ARURA

བོད་ལུགས་སྨན་གཉེར་ཆེད་ལས་དངོས་གཞི་ཚན་པའི་（ལོ་བཞི་ལམ་ལུགས）རྨ་འབྲེལ་སློབ་དེབ།

藏药学专业本科（四年制）系列教材

༄༅། །སྨན་གཞུང་གཅེས་བཏུས། །

གཙོ་སྒྲིག་པ། སྐལ་བཟང་རྡོ་རྗེ།

གཙོ་སྒྲིག་གཞོན་པ། བློ་བཟང་དོན་གྲུབ།

ཤོངས་མི། མཁའ་འགྲོ་སྐྱབས། གཡང་འབུམ་བཀྲ་ཤིས། ཤ་བོ་འབྲུག་མོ།

མི་རིགས་དཔེ་སྐྲུན་ཁང་།

འགོ་བརྗོད།

༄༅། །བོད་ལུགས་སྨན་གཉེར་ཆེད་ལས་དངོས་གཞི་ཚན་པའི་ (ལོ་བཞི་ལམ་ལུགས) སྨུ་འབྲེལ་སློབ་དེབ་འདི་ནི་མཚོ་སྔོན་སློབ་གྲྭ་ཆེན་མོ་བོད་ལུགས་གསོ་རིག་སློབ་གླིང་དང་། ཀན་སུའུ་ཀྲུང་ལུགས་གསོ་རིག་སློབ་གླིང་བོད་ལུགས་གསོ་རིག་སློབ་གླིང་། དེ་བཞིན་སི་ཁྲིན་དང་། པེ་ཅིན། ཡུན་ནན་བཅས་ཞིང་ཆེན་(གྲོང་ཁྱེར) ལྔའི་བོད་ཀྱི་གསོ་རིག་སྨན་རིག་གི་ཆེད་ལས་མཁས་པ་དང་སློབ་ཁྲིད་མི་སྣས་མཉམ་དུ་བསྒྲིགས་པའི་ཚོད་ལྟའི་སློབ་དེབ་ཅིག་སྟེ། མིག་སྔར་རྒྱལ་ནང་དུ་དངོས་སུ་པར་དུ་བསྒྲུན་པའི་ཉུང་ཆ་ཚང་བའི་རང་བཞིན་གྱི་བོད་ལུགས་སྨན་གཉེར་ཆེད་ལས་ཀྱི་དངོས་གཞི་ཚན་པའི་སློབ་དེབ་ཡིན་ལ། བོད་ལུགས་སྨན་པའི་ཆེད་ལས་དང་བོད་སྨན་ངོ་དམ་ཆེད་ལས་ཀྱིས་ཀྱང་ཚོད་ལྟར་བཀོལ་ཆོག

སློབ་དེབ་རྩོམ་སྒྲིག་བྱེད་པ་ནི་སློབ་གསོ་བྱ་བའི་ནང་དོན་གཙོ་བོ་ཞིག་ཡིན། བོད་ཀྱི་གསོ་རིག་སྨན་རིག་གི་སློབ་དེབ་ནི་རང་རེ་སྲོལ་རྒྱུན་གསོ་བ་རིག་པའི་བཤད་བྱ་དང་འཆད་བྱེད་ཀྱི་བདག་ཉིད་ཅན་ཏེ། རྗེ་བཙུན་གཡུ་ཐོག་པའི་རིང་ལུགས་ལ་འཇུག་མཁན་གྱི་སྐལ་ལྡན་དོན་གཉེར་ཅན་གང་མང་གསོ་སྐྱོང་བྱེད་པའི་བསླབ་གཞི་ཡིན་པ་མ་ཟད། གངས་ཅན་བོད་ཀྱི་རིག་པའི་གནས་ཆེན་ལྔའི་ཡ་གྱལ་དུ་གྱུར་པ་གཞན་རྗེས་སུ་འཛིན་པ་ཚེ་ཡི་རིག་བྱེད་གང་ཉིད་ཕྱོགས་ཡོངས་ནས་གོང་འཕེལ་དུ་ཕྱིན་པའི་མཚོན་རྟགས་གཙོ་བོའང་ཡིན།

དེ་ཡང་དུས་རབས20པའི་ལོ་རབས80པའི་དུས་མགོར་མཚོ་སྔོན་ཞིང་ཆེན་གྱིས་སྣེ་ཁྲིད་ནས་རྒྱལ་ཡོངས་བོད་ལུགས་གསོ་རིག་འབྲིང་རིམ་ཆེད་གཉེར་གྱི་ཚོད་ལྟའི་སློབ་དེབ་བསྒྲིགས་ཤིང་། སྤྱི་ལོ2001ནས2004ལོའི་ཟླ6པའི་བར་རྒྱལ་ཁབ་ཀྲུང་དབྱི་ངོ་དམ་ཅུའི་རྩ་འཛུགས་དང་འགོ་ཁྲིད་འོག་མཚོ་སྔོན་ཞིང་ཆེན་འཕྲོད་བསྟེན་ཐིང་དང་མཚོ་སྔོན་སློབ་ཆེན་བོད་ལུགས་གསོ་རིག་སློབ་གླིང་གཉིས་ཀྱིས་སྣེ་ཁྲིད་ནས། བོད་ལྗོངས་དང་། ཀན་སུའུ། སི་ཁྲིན། ཡུན་ནན་བཅས་ཞིང་ཆེན་(ལྗོངས) ལྔས་མཉམ་འབྲེལ་གྱིས་རྒྱལ་ཡོངས་བོད་ལུགས་གསོ་རིག་དངོས་ཚན་སློབ་གསོའི་འཆར་བཀོད་སློབ་དེབ་ཉིད་རྩོམ་སྒྲིག་པར་བསྒྲུན་བྱས་ཏེ། རང་རྒྱལ་དུ་གཅིག་གྱུར་དང་། ཚད་ལྡན། ཆ་ཚང་བཅས་ཡིན་པའི་བོད་ལུགས་སྨན་པའི་ཆེད་ལས་དངོས་ཚན་སློབ་དེབ་མེད་པའི་ལོ་རྒྱུས་ཀྱི་མཇུག་ཡོངས་སུ་བསྒྲིལ།

བོད་ཀྱི་གསོ་རིག་སྨན་རིག་གི་རིག་པའི་ཚན་ཁག་སྒོ་ཀུན་ནས་འཕེལ་རྒྱས་སུ་ཕྱིན་པ་དང་གསར་དུ་

བྱུང་བའི་ཆེད་ལས་ཀྱི་དགོས་མཁོར་གཞིགས་ནས། 2003ལོ་ནས་བཟུང་མཚོ་སྔོན་སློབ་ཆེན་བོད་ལུགས
གསོ་རིག་སློབ་གླིང་གིས་ལོ་དུ་མར་བོད་ལུགས་སྨན་གཉེར་ཆེད་ལས་ཀྱི་སློབ་གསོ་བསྐྱབས་པའི་ཉམས་མྱོང
ལས་ཐོན་པའི་ཐོག་མའི་ཁྲིད་ཡིག་ཁག་ཅིག་རྒྱང་གཞིར་བཟུང་ཐོག་ཆེད་གཉེར་མི་སྣ་རྩ་འཛུགས་ཀྱིས་མུ
འབྲེལ་སློབ་དེབ་འདི་ཉིད་རྩོམ་སྒྲིག་གི་ལས་ལ་དངོས་སུ་གཞོལ། དེ་ཡང་རྩོམ་སྒྲིག་གི་བྱ་བ་ལེགས་འགྲུབ
ཡོང་བར་ཁག་ཐེག་བྱེད་ཆེད་མཚོ་སྔོན་དང་། ཀན་སུའུ། བོད་ལྗོངས། སི་ཁྲོན། ཡུན་ནན། པེ་ཅིན
བཅས་ཞིང་ཆེན་དང་གྲོང་ཁྱེར་(ལྗོངས) དྲུག་གི་འབྲེལ་ཡོད་ཆེད་མཁས་ཀྱིས་གྲུབ་པའི་བོད་ལུགས་སྨན
གཉེར་ཆེད་ལས་དངོས་གཞི་ཚན་པའི་(ལོ་བཞི་ལམ་ལུགས) སློབ་དེབ་རྩོམ་ཞུས་ཨུ་ཡོན་ལྷན་ཚོགས
(གཤམ་དུ་མིང་བསྡུས་ཏེ་རྩོམ་ཞུས་ཨུ་ཡོན་ལྷན་ཚོགས་ཞེས་འབོད།) དང་གཞུང་ལས་ཁང་བཙུགས་ཏེ་རྩོམ
སྒྲིག་བྱ་བའི་མཛུབ་སྟོན་དང་རྒྱུན་འགན་སོ་སོར་བཞེས། མུ་འབྲེལ་སློབ་དེབ་འདི་ནི་མཚོ་སྔོན་སློབ་ཆེན
བོད་ལུགས་གསོ་རིག་སློབ་གླིང་གི་བོད་ལུགས་སྨན་གཉེར་ཆེད་ལས་དངོས་གཞི་ཚན་པའི་སློབ་ཁྲིད་འཆར
གཞི་དང་སློབ་ཁྲིད་རྩ་འཛིན་གྱི་རེ་འདུན་ལྟར། བོད་ལུགས་སྨན་པའི་ཆེད་ལས་ཀྱི་དངོས་ཚན་སློབ་དེབ
ལས་འབྲེལ་ཡོད་སློབ་དེབ་འགའ་དང་། ཐེངས་འདིར་གསར་དུ་བསྒྲིགས་པའི་སྨན་གཞུང་གཅེས་བཏུས
དང་། སྦྱོར་བ་སྨན། བོད་སྨན་རྩི་ཤིང་རིག་པ། བོད་སྨན་སྲོག་ཆགས་རིག་པ། བོད་སྨན་གཏེར་དངོས
རིག་པ། བོད་སྨན་དབྱེ་འབྱེད་རིག་པ། བོད་སྨན་འདུལ་སྦྱོང་རིག་པ། བོད་སྨན་བཟོ་རྩལ་གྱི་རྩ་བའི
རིགས་པ། བོད་སྨན་སྨན་སྦྱོར་རིག་པ་བཅས་སློབ་དེབ་གཙོ་ཆེ་བ་དགུ་ལས་གྲུབ། 2004ལོའི་ཟླ12པར།
མཚོ་སྔོན་ཞིང་ཆེན་མཐོ་རིམ་སློབ་གྲྭའི་བོད་ཡིག་སློབ་དེབ་རྩོམ་ཞུས་ཨུ་ཡོན་ལྷན་ཚོགས་ཀྱིས་ཞིང་ཆེན་ཕྱི
ནང་གི་ཆེད་ལས་མཁས་པ་རྩ་འཛུགས་བྱས་ཏེ་བོད་སྨན་འདུལ་སྦྱོང་རིག་པ་སོགས་སློབ་དེབ་དགུའི་མ་ཕྱིར
རྩོམ་ཞུས་གནང་ཞིང་སློབ་དེབ་ཁ་ཤས་ལ་བཟོ་བཅོས་ཀྱི་དགོངས་འཆར་བཏོན། རྩོམ་སྒྲིག་པ་རྣམས་ཀྱིས
བཟོ་བཅོས་བསམ་འཆར་ལྟར་འབད་བརྩོན་གྱིས་གསབ་སྣོན་ལེགས་བཅོས་བྱས་མཐར། 2005ལོའི་ཟླ
12པར་རྩོམ་ཞུས་ཨུ་ཡོན་ལྷན་ཚོགས་ཀྱིས་མུ་འབྲེལ་སློབ་དེབ་ཡོངས་ཀྱི་མ་ཕྱིར་ཞུ་དག་གཏན་འབེབས
གནང་།

མུ་འབྲེལ་སློབ་དེབ་འདི་རྩོམ་སྒྲིག་བྱེད་དུས་བོད་ཀྱི་གསོ་རིག་སྨན་རིག་གི་ཐུན་མོང་མ་ཡིན་པའི་ཁྱད
ཆོས་རྒྱུད་འཛིན་དང་། དེང་རབས་མཐོ་རིམ་གསོ་རིག་སློབ་གསོའི་བླང་བྱ་དང་སློབ་ཁྲིད་ཀྱི་ཆོས་ཉིད་ལ
ཡང་སྙོ་བསྟུན་ཅི་ཐུབ་ཀྱིས་སློབ་དེབ་ཀྱི་མ་ལག་རང་བཞིན་དང་། འཕྲུལ་ཚང་རང་བཞིན། ཚན་རིག
རང་བཞིན། བཀོལ་སྤྱོད་རང་བཞིན་དང་དབང་གྲགས་རང་བཞིན་བཅས་གཙོས་སུ་བཟུང་ཡོད། དེ
ཡང་སྒྲིག་སྟངས་ཐད་བོད་ལུགས་སྨན་གཉེར་ཆེད་ལས་ཀྱི་དངོས་ཚན་སློབ་མ་སྐྱེད་སྲིང་གི་དམིགས་ཡུལ
དང་མཐུན་ཞིང་སློབ་མའི་ཆེད་ལས་ཤེས་བྱ་དང་ལག་ལེན་དངོས་ཀྱི་བྱང་ཚད་གོང་དུ་སྤེལ་ཕྱིར། དེ་སྔའི

བོད་ལུགས་གསོ་རིག་སློབ་ཆེན་གྱི་སློབ་དེབ་རྩོམ་སྒྲིག་གི་ཉམས་མྱོང་སྤྱད་ལེན་དང་། ཆ་ཚང་བའི་སྒོ་ནས་བོད་ཀྱི་སྨན་རིག་གི་རྨང་གཞིའི་གཞུང་ལུགས་དང་གཞི་རྩའི་ཤེས་བྱ། གཞི་རྩའི་ནུས་རྩལ་བཅས་རྒྱུད་འཛིན་བྱེད་པ་གཙིགས་འཛིན་གྱིས་བོད་ལུགས་གསོ་བ་རིག་པའི་སློབ་ཁྲིད་ཀྱི་དགོས་མཁོ་དང་འཚམ་པར་བྱས་ཡོད་ལ། བོད་ལུགས་སྨན་རིག་འཕེལ་རྒྱས་ཀྱི་གྲུབ་འབྲས་དང་ཚུ་ཚད་གསར་བ་ཡང་མངོན་པར་མཚོན་ཡོད།

བོད་ལུགས་སྨན་གཉེར་ཆེད་ལས་ཀྱི་སློབ་དེབ་འདི་ལྟ་བུ་ཞིག་རྩོམ་སྒྲིག་བྱེད་པ་ནི་ཐེངས་དང་པོ་ཡིན་པས་སྐྱོན་དང་ནོར་འཁྲུལ་གྱི་ཆ་མང་དུ་མཆིས་སྲིད་ན། བོད་ལུགས་གསོ་རིག་སྨན་རིག་གི་སློབ་གསོ་བྱ་བ་གཉེར་མཁན་དང་རྒྱ་ཆེའི་ཀློག་པ་པོ་རྣམས་ཀྱིས་བོད་ལུགས་གསོ་བ་རིག་པའི་ཡར་རྒྱས་གོང་འཕེལ་གྱི་འགྲོས་དང་བསྟུན་ནས་དགོངས་འཆར་རིན་པོ་ཆེ་ལྷུག་སྤྲོལ་གྱིས་མུ་འབྲེལ་སློབ་དེབ་འདི་ཐོར་བས་དེང་རབས་བོད་ལུགས་གསོ་རིག་སྨན་རིག་གི་སློབ་ཁྲིད་ཀྱི་དགོས་མཁོ་དང་འཚམ་ཞིང་གངས་ལྗོངས་གསོ་བ་རིག་པའི་འཕྲིན་ལས་རླབས་པོ་ཆེའི་ཞབས་འདེགས་སུ་འགྱུར་ཐུབ་པར་སྨོན། །

བོད་ལུགས་སྨན་གཉེར་ཆེད་ལས་དངོས་གཞི་ཅན་པའི་
(ལོ་བཞི་ལམ་ལུགས) སློབ་དེབ་རྩོམ་ཞུས་ཨུ་ཡོན་ལྷན་ཚོགས་ཀྱིས།
2006ལོའི་ཟླ10པར།

前　言

藏药学专业本科(四年制)系列教材是由青海大学藏医学院、甘肃中医学院藏医学院、以及四川、北京、云南等省(市)的有关藏医药学专家和教学人员共同完成的一套试用性教材。是目前国内比较完整、配套的藏药学专业本科正规教材,也可供藏医、藏医药管理学专业本科试用。

教材建设是教育工作的重要组成部分,藏医药教材是体现藏医药学教学内容和教学方法的重要载体,是进行藏医药教学的基本工具,是全面推进素质教育,培养藏医药人才的重要保证,也是藏医药学科体系成熟的重要标志。早在 20 世纪 80 年代初,由青海省牵头编写了全国藏医中专系列试用教材;2001 年至 2004 年 6 月,在国家中医药管理局的组织领导下,青海省卫生厅和青海大学藏医学院牵头,联合西藏、甘肃、四川、云南等省(区)共同编写出版了全国藏医本科教育规划教材,从此,改变了我国以往没有统编、规范、配套的藏医学专业本科(五年制)教材的现状。

随着藏医药学学科体系的发展和新增专业的需要,自 2003 年开始,青海大学藏医学院在原有藏药学专业本科自编讲义的基础上,全面调研和组织人力正式进行藏药学教材的编写工作。为确保编写工作的顺利进行,成立了由青海、甘肃、西藏、四川、云南、北京等省市(区)的有关藏医药专家共同组成的藏药学专业本科(四年制)教材编审委员会(以下简称编委会),负责教材编写指导工作。编委会下设办公室,负责日常工作。根据《青海大学藏医学院藏药学专业本科(四年制)教学计划》和《教学大纲》的要求,确定了本专业主要教材由《藏药经典》、《藏药学原理》、《藏药植物学》、《藏药动物学、《藏药矿物学》、《藏药鉴定学》、《藏药炮制学》、《藏药制剂工艺原理》、《藏药方剂学》等9门课程教材及其相关藏医学专业本科教材科目组成。经过编写人员的积极努力，2004年12月青海省高校藏文教材审查委员会组织省内外藏医药专家对《藏药炮制学》等9门教材初稿进行审查通过，并对部分教材提出修改意见。各编写组根据修改意见，利用一年时间进一步修改完善后，2005年12月，编委会审定通过了本套教材全部初稿。

本套教材在编写原则上，坚持尊循藏医药传统的学科体系特色，同时紧密结合现代高等医药教育要求和教学规律，并提出了教材的系统性、完整性、科学性、实用性和权威性。在编写方法上，为符合藏药学专业本科(四年制)培养的目标、注意培养学生解决问题的实际能力，汲取有关藏医院校以往所编教材的经验，在理论联系实际，全面继承藏药学的基础理论、基本知识和基本技能方面加以提高，使之更符合藏医药教学的需要，反映出藏医药学术发展的新水平。

编写藏药学专业教材是一项开拓性的工作，随着藏医药高等教弃工作的不断发展，本套教材不可避免地还存在一些不足之处，诚切希望各地藏医药教学人员和广大读者在使用过程中，提出宝贵意见，以促使本套教材更臻完善和更加符合现代藏医药教学的需要。

藏药学专业本科(四年制)教材编审委员会

2006年10月

རྩོམ་སྒྲིག་གསལ་བཤད།

༄༅། །སྨན་གཞུང་གཅེས་བཏུས་ཞེས་པའི་སློབ་དེབ་འདི་ནི་མཚོ་སྔོན་དང་། ཀན་སུའུ། སི་ཁྲོན། ཡུན་ནན་བཅས་ཞིང་ཆེན་བཞི་མཉམ་འབྲེལ་བྱས་ནས་རྩོམ་སྒྲིག་མཛད་པའི་བོད་ལུགས་སྨན་གཉེར་ཆེད་ལས་དངོས་གཞི་ཚན་པའི་（ལོ་བཞི་ལམ་ལུགས）སློབ་དེབ་ཀྱི་ཡ་གྱལ་ཞིག་སྟེ། བོད་ལུགས་སྨན་གཉེར་ཆེད་ལས་ལ་སྦྱོད་རྒྱུར་འཚམ་ཞིང་། བོད་ཀྱི་གསོ་རིག་ཆེད་ལས་ཀྱི་སྨན་པ་དང་ནད་གཡོག་པའི་ཆེད་ལས་ཀྱིས་ཀྱང་བཀོལ་ཆོག

སློབ་དེབ་འདིའི་གཙོ་སྒྲིག་པ་ནི་མཚོ་སྔོན་སློབ་གྲྭ་ཆེན་མོ་བོད་ལུགས་གསོ་རིག་སློབ་གླིང་གི་དགེ་རྒན་ཆེན་མོ་གཞོན་པ་སྐལ་བཟང་རྡོ་རྗེ་དང་། གཙོ་སྒྲིག་གཞོན་པ་ནི་ཀན་སུའུ་ཀྲུང་ལུགས་གསོ་རིག་སློབ་གླིང་བོད་ལུགས་གསོ་རིག་སློབ་གླིང་གི་དགེ་རྒན་བློ་བཟང་དོན་གྲུབ་དང་། རྩོམ་སྒྲིག་མི་སྣ་ནི་མཚོ་སྔོན་ཞིང་ཆེན་བོད་ཀྱི་སྨན་རྩིས་ཞིབ་འཇུག་སོའོ་ཡི་མཁའ་འགྲོ་སྐྱབས། མཚོ་སྔོན་ཞིང་ཆེན་བོད་སྨན་ཁང་གི་གཡང་འབུམ་བཀྲ་ཤིས། བོད་ལྗོངས་བོད་ལུགས་གསོ་རིག་སློབ་གླིང་གི་ཞིབ་འཇུག་སློབ་མ་ཤ་བོ་འབྲུག་མོ་བཅས་ཡིན།

དེ་ཡང་སྒྲོལ་མ་སྐྱོ་འབུམ་དང་། འཇམ་དབྱངས་སྐྱོ་འབུམ། གཡུ་ཐོག་སྐྱོ་འབུམ། སྨན་མེད་རྒྱ་མཚོ། གཡུ་ཐོག་ཁྱུང་པོ་རྡོ་རྗེའི་རིན་པོ་ཆེའི་རོ་ནུས་ཞུ་རྗེས། དེའུ་དམར་བའི་ཚབ་ཡིག་ཡོངས་ཀྱི་བཅུད་བསྡུས་སོགས་སྨན་གཞུང་སྙིང་མའི་གྲས་བཅལ་འཚོལ་གྱིས་ཕྱོགས་བསྒྲིགས་བྱས་པ་དང་། སྨན་གཞུང་སོ་མ་རཱ་ཛ་དང་། དར་མོ་བའི་གསེར་མཆན་རྣམ་བཀྲ་གན་མཛོད་སོགས་ལས་ཀྱང་སྨན་གཉེར་ཆེད་ལས་ལ་གཅེས་པ་རྣམས་སློབ་དེབ་འདིར་བསྡུས་ཡོད། འདིར་བསྡུས་པའི་ཡིག་ཆ་རྣམས་ནི་ལོ་རྒྱུས་ཀྱི་ཡུན་རིང་ལ་ཞིབ་འཇུག་གི་རིན་ཐང་ལྡན་པ་མ་ཟད་གྲགས་ཆེ་བ་དང་མཁོ་ཆེ་བའི་གསུང་རྩོམ་ཤ་སྟག་ཡིན། སློབ་དེབ་འདི་སྒྲིག་པའི་སྐབས་གནའ་རྩོམ་གྱི་གཞིས་ལ་བརྟེ་འཛོག་བྱེད་པའི་རྩ་དོན་གཞིར་བཟུང་ནས་ཤེལ་གོང་ཕྲེང་དང་གསེར་མཆན་རྣམ་བཀྲ་གན་མཛོད། དེའུ་དམར་བའི་གསུང་རྩོམ་གཅེས་བཏུས། སོ་མ་རཱ་ཛ་སོགས་གཞུང་འགྲེལ་དང་། ཨེ་ཝམ་དང་མན་ངག་བྱེ་བ་རིང་བསྲེལ་སོགས་ཉམས་ཡིག་བཅུ་ཕྲག་ལྷག་ལ་དཔྱད་གཞི་བྱས་ཏེ་འཆད་མཉན་དང་ལྟ་ཀློག་བདེ་བའི་ཆེད་དུ་ཡིག་ནོར་ཡིན་ངེས་རྣམས་ལེགས་པར་བཅོས་ཤིང་འབྲི་ཚུལ་མི་གཅིག་པ་གཡར་ཀྱི་ལ་གཡར་ཁྲི་ལྟ་བུ་དཔྱད་གཞིར་ཆེ་བ་རྣམས་དང་ཤིང་ཀུན་ལ

ཤིང་ཁྲུན་ལྟ་བུ་མ་བཅོས་ཀྱང་དོན་གོ་བ་རྣམས་ནི་མ་ཡིག་ལྟར་རང་སོར་བཞག་ཡོད། མ་ཡིག་གི་གོ་རིམ་འཁྲུགས་པ་རྣམས་ཀྱང་སྔ་ཕྱིའི་བབས་དང་དོན་ལ་གཞིགས་ཏེ་ལེགས་པར་བཅོས་པ་དཔེར་ན། གསོ་དཔྱད་སྔོ་སྨན་ཚོགས་ཀྱི་མན་ངག་རིན་པོ་ཆེའི་འཁྲུངས་དཔེ་བསྟན་པ་ཞེས་བྱ་བ་སྒྲོལ་མ་སྔོ་འབུམ་དུ་གསོ་མ་རྩ་སྔ་ཕྱི་གཉིས་བྱུང་བའི་སྔ་མ་དེ་ཆ་མ་ཚང་བར་འདུག་པས་ཕྱི་མ་ཁོན་ལས་མ་བཀོད་པ་དང་། གསོ་དཔྱད་མན་ངག་སྔོ་འབུམ་ཞེས་བྱ་བའམ་འཇམ་དབྱངས་སྔོ་འབུམ་དུ་མ་ཡིག་ཤོག་ངོས་བཅུ་ནས་བཅུ་བཞི་བའི་ཤོག་ལྷེབ་ཉིན་སྲིབས་འཁྲུགས་འདུག་པ་རྣམས་ཚིག་གི་བབས་ལ་བལྟོས་ནས་གོ་རིམ་མ་འཁྲུགས་པར་བྱས་པ་ལྟ་བུའོ། ། གཞན་ཡི་གེ་དང་ཤོག་ལྷེ་ཆད་དམ་སྐྱམ་པའང་ཡོད་ཀྱང་བསྐང་ཐབས་མ་བྱུང་བས་མ་ཡིག་ལྟར་བཞག་ཡོད།

གཞུང་ལ་འཆད་མཉན་བདེ་ཕྱིར་མིང་དོན་བརྡ་སྤྲོད་རྣམ་ལྔ་དང་། སྨན་གྱི་རོ་ནུས་ཞུ་རྗེས་བཤད་པ་བཻཌཱུརའི་མེ་ལོང་སོགས་ལ་གཞུང་རང་གི་འགྲོས་དང་བསྟུན་ནས་ས་བཅད་ཞིབ་པར་དབྱེ་ཡོད་ལ། ལེའུ་དང་པོ་གསོ་དཔྱད་རིན་པོ་ཆེའི་འཁྲུངས་དཔེ་བསྟན་པ་ཞེས་པ་དང་ལེའུ་གཉིས་པ་གསོ་དཔྱད་སྔོའི་མན་ངག་སྔོ་འབུམ་ཞེས་བྱ་བ། ལེའུ་གསུམ་པ་གཡུ་ཐོག་སྔོ་འབུམ་བཅས་ལ་མ་རྩོམ་གྱི་ཁྱད་ཆོས་ལ་བརྩི་འཛོག་བྱེད་ཕྱིར་ས་བཅད་མ་ཕྱེ་བར་རང་སོར་བཞག་ཡོད་དེ། དཔེར་ན། ལེའུ་དང་པོ་གསོ་དཔྱད་རིན་པོ་ཆེའི་འཁྲུངས་དཔེ་བསྟན་པ་ཞེས་པར། བོད་ཡུལ་དུ་སྐྱེ་བའི་སྔོ་སྨན་ཤིང་སྨན་བཤད་ཅེས་སྟོང་རི་ཟླ་བ་ནས་སྔོ་སྨན་སྤྱོར་ཞེས་པའི་བར་སྔོ་སྨན་ཁག་ཅིག་བསྟན་རྗེས་སྨྲོན་ཤིང་སོགས་ཤིང་སྨན་ཁག་ཅིག་བྱུང་ལ། དེ་ནས་རྟ་ལྤགས་སོགས་སྔོ་སྨན་གྱི་རིགས་བཤད་རྗེས་ཡང་སྟར་བུ་སོགས་ཤིང་སྨན་བྱུང་བ་སོགས་ས་བཅད་དབྱེ་མི་བདེ་བའི་ཕྱིར་གནའ་རྩོམ་འདི་གསུམ་ལ་ས་བཅད་མ་ཕྱེ་པར་མ་རྩོམ་ཇི་བཞིན་དུ་བཞག་ཡོད། མ་ཡིག་གི་ཚིག་ཕྲད་སོགས་ནོར་བར་ཐག་ཆོད་པ་རྣམས་ནི་ཐད་ཀར་བཅོས་ཤིང་། ཐག་མ་ཆོད་པ་དང་དོགས་པ་ཡོད་རིགས་རྣམས་ལ་རྟགས[ ]འདིའི་ནང་དཔྱད་གཞིར་འོས་པ་བཀོད་ཡོད། གསལ་བཤད་བྱེད་དགོས་པའི་རིགས་རྣམས་ཤོག་ངོས་ཀྱི་གཤམ་དུ་མཆན་བཏབ་ཡོད་ལ། དཀྱུས་ཀྱི་ཟླ་རྟགས( )སུ་བྲངས་པའི་ཡིག་ཆུང་རྣམས་ནི་མ་ཡིག་གི་མཆན་ཡིན།

གཞན་ཡང་སྨན་ངོ་ངོས་འཛིན་ལ་ལི་ཤི་ཟངས་ཀྱི་གཟེར་ཆུང་འདྲ་ཞེས་པ་སོགས་འདྲ་ཡིག་བསྟན་ཏེ་སྨན་ངོས་འཛིན་པའི་བོད་ཀྱི་དམིགས་བསལ་ཁྱད་ཆོས་འདི་ལ་རྒྱུས་མངའ་ཡོང་བའི་ཆེད་དུ་འདྲ་ཡིག་གི་སྐོར་ཅིག་སློབ་དེབ་ཏུ་བསྒྲིག་འདུན་ཡོད་ཀྱང་མ་ཕྱི་མ་འགྱོར་བས་དེའི་ཚབ་ཏུ་སྨན་ངོ་གསལ་བྱེད་འདྲ་ཡིག་ཕྱོགས་བསྡུས་ཞེས་པ་ཤེལ་ཕྲེང་དང་། གཡུ་ཐོག་སྔོ་འབུམ། གསེར་མཆན་རྣམ་བཀྲ་གན་མཛོད་སོགས་གཞུང་རྙིང་མ་འགའ་ལས་གཅིག་ཏུ་བསྡུས་ཏེ་སློབ་དེབ་ཀྱི་མཇུག་ཏུ་བཀོད་ཡོད།

སློབ་དེབ་འདི་རྩོམ་སྒྲིག་གི་ཡུན་ཐུང་ཞིང་བྲེལ་འཚབ་ཀྱིས་བསྒྲིགས་པ་དང་སྨོས་སུ་རྩོམ་སྒྲིག་པའི་

ཤེས་རབ་ཀྱི་ན་ཆེས་ཆེར་ཕྲ་བས་མ་ཡིག་ལ་བཅོས་ཉེས་པ་དང་། ལོག་པར་རྟོག་པས་ནོར་ཡང་མ་བཅོས་པ། མཐོང་ཐོས་ཀྱི་རྒྱ་ཆུང་བས་བཅོས་དགོས་བཅོས་མ་ཐུབ་པ་སོགས་སྐྱོན་གྱི་ཕུང་པོ་ཅི་ནས་ཀྱང་མང་སྲིད་པས་བོད་ཀྱི་སྨན་རྩིས་རིག་པའི་མཁས་པ་རྣམས་ལ་བཟོད་པར་གསོལ་ཞིང་ལེགས་སུ་འཆོས་པར་ཞུའོ། །

རྩོམ་སྒྲིག་པས།

2006ལོའི་ཕྱི་ཟླ་10པར།

དཀར་ཆག

ལེའུ་དང་པོ། གསོ་དཔྱད་རིན་པོ་ཆེའི་འབྱུངས་དཔེ་བསྟན་པ་ཞེས་བྱ་བའི་རྒྱུད་བཞུགས་སོ། །[1]

རྒྱ་གར་གྱི་མཁན་པོ་ཤཱནྟི་གརྦའི་འགྱུར།

ས་བཅད་དང་པོ། གླེང་གཞི།

༄༅། །རྒྱ་གར་སྐད་དུ། ཙ་ཤ་པེ་དུ་ཤི་ན་ར་སའཛྫ་སར་ཨུ་པ་ནི་ཥར་ཏ་ན་ན་མ། བོད་སྐད་དུ། གསོ་དཔྱད་སྔོ་སྨན་ཚོགས་ཀྱི་མན་ངག་རིན་པོ་ཆེའི་འབྱུངས་དཔེ་བསྟན་པ་ཞེས་བྱ་བ། བཅོམ་ལྡན་འདས་སྨན་གྱི་ལྷ་བཻཌཱུརྱ་འོད་ཀྱི་རྒྱལ་པོ་ལ་ཕྱག་འཚལ་ལོ། །རིགས་གསུམ་མགོན་པོ་སྨན་གྱི་ལྷ་མོར་བཅས། །མཛོན་ཤེས་ལྡན་པ་དྲང་སྲོང་མཁས་རྣམས་ལ། །ལུས་ངག་ཡིག་གསུམ་དང་བས་གུས་པས་ཕྱག་འཚལ་ལོ། །འདི་སྐད་བདག་གིས་ཐོས་པའི་དུས་གཅིག་ན། བཅོམ་ལྡན་འདས་སྨན་གྱི་ལྷ་བཻཌཱུརྱ་འོད་ཀྱི་རྒྱལ་པོ་ཉིད། གཞན་འཕྲུལ་དབང་བྱེད་ལྷའི་ཕོ་བྲང་ན། བདུད་རྩིའི་དོན་བསྟན་པ་ཞེས་བྱ་བའི་ཏིང་ངེ་འཛིན་ལ་གནས

---

① གསོ་དཔྱད་རིན་པོ་ཆེའི་འབྱུངས་དཔེ་བསྟན་པ་ཞེས་བྱ་བའི་རྒྱུད་བཞུགས་སོ་ཞེས་པའི་དཔེ་འདི་ནི་རྒྱ་གར་གྱི་མཁན་པོ་ཤཱནྟི་གརྦའི་འགྱུར་ཡིན་པར་ཐེ་ཚོམ་མེད་སྙིང་ནས་ཁྲུས་རྒྱ་མཚོས་བཞེད་དེ། དཔེ་དེ་ཉིད་ཀྱི་མ་ཡིག་དབུ་ཤོག་སྟེང་གསོ་དཔྱད་རིན་པོ་ཆེའི་འབྱུངས་དཔེ་བསྟན་པ་ཞེས་བྱ་བ་ལེའུ་བརྒྱ་དང་ཉི་ཤུ་ཡོད་པ་ཤཱནྟི་གརྦའི་འགྱུར། སྒྲོལ་མ་སྔོ་འབུམ་དུ་གྲགས་པ་ས་རྣམ་བརྟགས། ལེགས་ཆ་པི་སྟོན་མ་བུར་བཀོད། ཅེས་ཕྱག་བྲིས་མཛད་འདུག དེའུ་དམར་བའི་གསོ་རིག་ཆོས་འབྱུང་དུ་ཡང་། རྒྱ་གར་གྱི་སྨན་པ་ཤནྟི་གརྦས་སངས་རྒྱས་ཀྱིས་གསུངས་པར་གྲགས་པའི་བལ་སྤྲོམ་སྨུག་པོའི་རྒྱུད་དང་། ཤོ་ལོ་ཀ་སྟེ་བཞི། བདུད་རྩི་ལྷུང་བཟེད་ཆེ་ཆུང་། བདུད་རྩི་བུམ་པ། སྨྱུན་རས་གཟིགས་ཀྱི་གསུང་དུ་འདོད་པ་སྤྱང་བ་ཏཱི་ལ། ཀླུ་སྒྲུབ་ཀྱི་གསུང་དུ་གྲགས་པ་མདོ་ལ། སྒྲོལ་མས་གསུངས་པར་གྲགས་པ་སྔོ་འབུམ་ལེའུ་བརྒྱ་ཉི་ཤུ་པ་རྣམས་བསྒྱུར་ནས་ཤིང་བསྒྱུར། ཞེས་གསུངས་པའི་སྔོ་འབུམ་ལེའུ་བརྒྱ་ཉི་ཤུ་པ་ནི་དཔེ་འདི་ཉིད་ལགས་ཀྱང་འདིར་བཞུགས་པའི་དཔེ་ལ་སྔོ་སྨན་དང་ཤིང་སྨན་སྐོར་ལས་ལེའུ་ཁ་ཚང་མ་འགྱུར་སྟེ། གཞུང་རང་གི་མཇུག་ཏུ་གསོ་དཔྱད་རིན་ཆེན་འབྱུངས་དཔེ་བསྟན་པ་ཞེས་བྱ་བའི་རྒྱུད་ཆེན་པོ་ལེའུ་བརྒྱ་དང་ཉི་ཤུའི་ནང་ནས་སྔོ་སྨན་སྣ་ཚོགས་ལེའུར་ཕྱུངས་ནས་འགྲོ་བའི་གཙོ་བོ་མི་རྣམས་ཀྱི་ཚེ་བསྲིང་བའི་ཕྱིར་དུ་བསྒྱུར་བ་རྫོགས་སོ། །ཞེས་གསུངས་པ་ལྟར་དང་། གཞན་ཡང་གཞུང་རང་གི་དབུ་རུ། བོད་ཡུལ་དུ་སྐྱེས་པའི་སྔོ་སྨན་ཤིང་སྨན་བཤད། །གནས་མཆོག་ཁྲིད་འཕགས་ཁ་བ་ཅན་འདི་ནི། །སྨན་མཆོག་ཟིལ་བ་ཅན་དུ་རབ་གྲགས་པ། །རྒྱ་གར་རྒྱ་ནག་བལ་པོ་གསེར་གླིང་ཡུལ། །དྲུ་གུ་དོལ་པོ་ཕྱུམ(ཕྲོམ)གྱི་ཡུལ་དག་ན། །སྨན་མཆོག་འདི་དག་མི་སྐྱེས་བོད་ཡུལ་སྐྱེས། །ཞེས་བོད་ཡུལ་དུ་སྐྱེས་པའི་སྨན་གྱི་མཚན་ཉིད་སྟོན་པའི་གཞུང་ཡིན་པས་བོད་དུ་བརྩམས་པའི་བསྟན་བཅོས་ཤིག་ཏུ་བརྩིས་ཀྱང་ཆོག་གམ་སྙམ། གཞུང་འདི་བརྩམས་པ་འམ་བསྒྱུར་བའི་དུས་ནི་རྒྱལ་པོ་ཁྲི་སྲོང་ལྡེ་བཙན་གྱི་སྐུ་རིང་ལ་ཡིན་པས་ལོ་རྒྱུས་ཀྱི་ཡུན་རིང་བ་དང་། སྨན་ཇོ་རེ་རེའི་མཇུག་ཏུ་སྨན་དེ་ཉིད་གཙོ་ཡིན་པའི་སྦྱོར་སྡེ་ཁ་ཤས་ཀྱང་བསྟན་འདུག་པས་དུས་ཕྱིས་ཀྱི་འབྱུངས་དཔེ་དང་མི་འདྲ་བར་ཞིབ་འཇུག་གི་རིན་ཐང་ཆེ་བ་མ་ཟད་ནད་ཐོག་ལག་ལེན་ལའང་ཅི་ནས་ཀྱང་མཁོ་བའི་ཡིག་ཆ་རིན་ཐང་བྲལ་བ་ཞིག་གོ །

ནས་བཞུགས་སོ། །ལྷ་དང་ལྷ་མོའི་ཚོགས་དཔག་ཏུ་མེད་པ་དང་། ལྷའི་དབང་པོ་ཚངས་པ་དང་། བརྒྱ་བྱིན་དང་། དྲང་སྲོང་མངོན་ཤེས་པ་དང་ལྡན་པ་རྣམས་དང་སྨན་གྱི་ལྷ་མོ་རྣམས་དང་ཐབས་གཅིག་ཏུ་བཞུགས་སོ། །དེའི་ཚེ་བཅོམ་ལྡན་འདས་ཀྱིས་བོད་ཡུལ་དུ་སྐྱེས་པའི་སྔོ་སྨན་བཤད། དེ་ནས་དྲང་སྲོང་མངོན་ཤེས་ལྡན་པའི་ལྷའི་རྒྱལ་ནས་བྱ་བ་འཁོར་དེ་ར་འདུས་པར་གྱུར་པ་ན། བདེ་བར་གཤེགས་པ་རྣམས་ཐམས་ཅད་བྱིན་གྱིས་བརླབས། ཆོས་རྣམས་ཐམས་ཅད་ཐུགས་སུ་ཆུད། །ཡི་དམ་རྗེ་བཙུན་སྒྲོལ་མ་ཡིས། །ལུང་བསྟན་རྗེས་སུ་གནང་བ་བྱིན། །ལྷ་ཡི་དབང་པོ་ཁྱོད་ཉིད་ལ། །བདེ་གཤེགས་རྣམས་ཀྱིསབྱིན་གྱིས་བརླབས། །གསོ་དཔྱད་རྒྱུད་སྡེ་ཐམས་ཅད་ཀྱི། །སྙིང་པོ་དོན་བསྡུས་ཟབ་མོ་ནི། །རིན་ཆེན་འབྱུངསདཔེའི་རྒྱུད་འདི་ཡིན། །གུས་པའི་ཚུལ་གྱིས་ཕྱག་བགྱིས་ལ། །སེམས་ཅན་རྣམས་ཀྱི་དོན་གྱི་ཕྱིར། །རིན་ཆེན་འབྱུངསདཔེའི་རྒྱུད་འདི་ཞུས། །བདག་གིས་ཁྱོད་ལ་ལུང་བསྟན་བྱ། །དེ་སྐད་བཀའ་བསྩལ་རྗེས་ཉིད་དུ། །དྲང་སྲོང་ལྷ་ཡི་རྒྱལ་པོ་ཡིས། །ཡི་དམ་རྗེ་བཙུན་སྒྲོལ་མ་ལ། །གུས་པར་ཕྱག་བཙལ་འདི་སྐད་ཞུས། །འགྲོ་བའི་ནད་སེལ་རྗེ་བཙུན་མ། །སེམས་ཅན་རེ་བ་བསྐོང་མཛད་ཕྱིར། །རིན་ཆེན་འབྱུངས་དཔེའི་རྒྱུད་གསུངས་ཤིག །བདག་ཅག་འཁོར་རྣམས་ཐམས་ཅད་ཉོན། །ཞེས་ཞུས་སོ། །དེ་ནས་སངས་རྒྱས་སྨན་ལྷ་ཡིས། །རྗེ་བཙུན་སྒྲོལ་མས་བྱིན་གྱིས་བརླབས། །དུས་གསུམ་ཧྲུཧྲ་སྐྱེས་མཛད་ཡུམ། །སེམས་ཅན་རྣམས་ཀྱི་ནད་སེལ་ཕྱིར། །རིན་ཆེན་འབྱུངསདཔེའི་རྒྱུད་ཉོན་ཅིག །བདག་གིས་ཁྱོད་ལ་བྱིན་གྱིས་བརླབས། ཞེས་གསུངས་སོ། །རིན་ཆེན་འབྱུངསདཔེའི་རྒྱུད་ལས་གླེང་གཞིའི་ལེའུ་སྟེ་དང་པོའོ། །

ས་བཅད་གཉིས་པ། དོན་མངོན་བསྟན་པ།

དེ་ནས་རྗེ་བཙུན་སྒྲོལ་མ་ཡིས། །གུས་པའི་ཚུལ་དུ་ཡང་དག་བཤད། །རིན་ཆེན་འབྱུངས་དཔེའི་རྒྱུད་འདི་ནི། །གསོ་དཔྱད་རྣམས་ཀྱི་རྩ་བ་འོ། །ཡིད་བཞིན་ནོར་བུ་ལྟ་བུ་སྟེ། །གསོ་དཔྱད་རྒྱུད་སྡེའི་རྩ་བ་ཡིན། །ལེའུ་བརྒྱད་དང་ཉི་ཤུ་ནི། །ཁྱོད་ལ་བསྟན་སྟེ་བཤད་པར་བྱ། །འཛམ་གླིང་ལོ་ཀ་ས་སྟེང་ན། །ག་བུར་སྨན་གྱི་རྒྱལ་པོ་དང་། །ཙནྡན་ལ་སོགས་ཤིང་གི་སྨན། །སྔོ་ཡི་རིགས་དང་སྲོག་ཆགས་ཀྱི། །རིགས་ལས་བྱུང་བའི་སྨན་རྣམས་དང་། །མཚལ་དང་ཁབ་ལེན་རབ་འབྱོར་དང་། །ཁང་ཀར་ལ་སོགས་རྡོ་སྨན་དང་། །དེ་ལ་སོགས་ཏེ་སྣ་ཚོགས་སྨན། །གང་ཡིན་ཕྱི་ཡི་འབྱུངསསདང་། །མཚན་ཉིད་འདྲ་ཡིག་རོ་ནུས་དང་། །སྦྱོར་ཐབས་ནད་རྣམས་གང་སེལ་བ། །དེ་དག་ཐམས་ཅད་རྒྱུད་འདིར་བཤད། །དེ་ཡང་སྨན་གྱི་རིགས་རྣམས་ཐམས་ཅད་ནི། །རྩ་བ་ལོ་འདབས

མེ་ཏོག་ཤུན་པ་དང་། །ཐང་ཆུ་ལ་སོགས་བཏུ་བའི་དུས་སུ་བཏུ། །འདིར་བཤད་ཡོན་ཏན་མ་ལུས་འབྱུང་བར་འགྱུར། །དེ་ཡང་རྩ་བ་དཔྱིད་དུས་ནུས་པ་ཆེ། །ལོ་མའི་སྨན་ནི་དབྱར་གསུམ་དུས་སུ་བཏུ། །མེ་ཏོག་དེ་ཉིད་རྒྱས་པའི་དུས་སུ་བཏུ། །འབྲས་བུ་དེ་ཉིད་སྨིན་དུས་ནུས་པ་ཆེ། །ཤུན་པགས་དེ་ཉིད་སྟོན་དཔྱིད་དུས་སུ་ཡིན། །ཐང་ཆུ་དགུན་དུས་བཏུས་ན་ནུས་པ་ཆེ། །འདི་རྣམས་མ་ནོར་ལེགས་པར་སྦྱར་བ་ཡིན། །ནད་རྣམས་ཐམས་ཅད་སེལ་བར་འགྱུར། །ཞེས་གསུངས་སོ། །རིན་ཆེན་འབྱུང་གནས་དཔེའི་རྒྱུད་ལས། དོན་མདོར་བསྟན་པའི་ལེའུ་སྟེ་གཉིས་པའོ། །

ས་བཅད་གསུམ་པ། བོད་ཡུལ་དུ་སྐྱེས་པའི་སྔོ་སྨན་ཤིང་སྨན་བཤད་པ།

བོད་ཡུལ་དུ་སྐྱེས་པའི་སྔོ་སྨན་ཤིང་སྨན་བཤད། །གནས་མཆོག་ཁྱད་འཕགས་ཁ་བ་ཅན་འདི་ནི། །སྨན་མཆོག་ཟིལ་བ་ཅན་དུ་རབ་གྲགས་པ། །རྒྱ་གར་རྒྱ་ནག་བལ་པོ་གསེར་གླིང་ཡུལ། །དྲུ་གུ་ཧོར་སོག་ཁྲུམ(ཁྲོམ)གྱི་ཡུལ་དག་ན། །སྨན་མཆོག་འདི་དག་མི་སྐྱེས་བོད་ཡུལ་སྐྱེས། །རི་རྩེ་གངས་ཀྱི་འདབ་མ་ན། །ཆུ་དང་རྫ་ཐན་འདྲེས་པའི་ནང་། །ལྷ་དང་དྲང་སྲོང་རྣམས་ཀྱིས་སྐྱེད། །ལོ་མ་འཁྲུག་ལས་ཟླ་བ་སྟེ། །སྡོང་བུ་ཁོང་སྟོང་ཕྲལ་རིང་། །མེ་ཏོག་སྔོ་དང་སེར་པོ་གཉིས། །མིང་ཡང་སོ་སོར་ལྷ་ཡིས་བཏགས། །མེ་ཏོག་སྔོ་སྨུག་ཡོད་པ་དེ། །གབུར་ནག་པོ་ཟིལ་གནོན་ཡིན། །འདི་ཡི་ནུས་པ་སྟོབས་དག་གིས། །ཤིང་བཙུད་གབུར་ཟིལ་གྱིས་གནོན། །རོ་ནི་ཁ་ལ་ནུས་པ་བསིལ། །ཚད་པའི་རིགས་དང་རིམས་རྣམས་ལ། །གཅིག་ཐང་བསྐུས་ལ་བཏང་གྱུར་ན། །ནད་རྣམས་མ་སོས་ཞི་བས་ན། །ཚེ་ཟད་འཆི་དུས་བབས་པ་ཡིན། །དེ་ལྟར་མ་ཡིན་འཚོ་བར་འགྱུར། །རྒྱས་ཚད་མེ་ལྟར་འབར་བ་ལ། །གབུར་ཟིལ་གནོན་འབྲས་བུ་གསུམ། །ཐང་དུ་བསྐུས་ལ་ཁོང་དུ་བཏང་། །གར་བབས་རྩ་ལ་དྲངས་པ་གཅེས། །ཤིན་ཏུ་ནད་ཚབས་ཆེ་བ་ན། །གབུར་ནག་པོ་བཙན་དང་ནི། །ཨ་རུ་ར་དང་རྣམ་གསུམ་པོ། །ཕྱེ་མ་ཆང་གིས་ཐུལ་ལ་བཏང་། །གོས་དྲོན་གྱོན་ལ་རྔུལ་ཡང་དབྱུང་། །ཕྱི་ལ་ཕྱེ་ཡིས་དྲིལ་ཕྱིས་བྱ། །ཚད་པའི་ནད་རྣམས་བ་སྤུར་འདྲེན། །འདི་ནི་ཐེ་ཚོམ་མེད་པ་ཡིན། །ཡང་ན་ཚད་ནད་རིམས་ནད་དང་། །འབྲུགས་དང་བསྡོངས་པ་ཐམས་ཅད་ལ། །སྦྱངས་ཀྱི་འོག་ཏུ་དྲངས་པར་བྱ། །སྦྱིང་སྨན་རྣོན་པོ་རྣམས་ཀྱི་སྟེང་། །གབུར་ནག་པོ་གླ་རྩི་དང་། །ཏིག་ཏ་ཏོང་ལེན་པར་པ་ཏ། །བསིལ་གྱི་སྦྱི་ཚན་བཏང་བྱས་ན། །ཚད་རིམས་འབྲུགས་ནད་ཐམས་ཅད་འཇོམ། །ཆུ་གྲང་ལྕུག་བཏང་ནད་སེལ་འགྱུར། །སྟོར་མེད་ནག་ཐུག་བཏང་ན་ཆད། །ཁ་ཟས་བསིལ་ལ་འཛེམ་པ་བཏང་། །སྐོམ་ན་མཛོ་ཏོལ་འོ་ཞོ་བཏང་། །ཟ་བ་ཙུར་ལ་སྦྱོ་བ་ན། །ཀོད་ཤ་ཚང་གསར་སད་མདའ

བཏང་། །སླིན་རྟགས་རྣ་བའོན་པ་དང་། །ཁ་སྣ་མིག་ནས་ཆུ་འབྱུང་དང་། །གར་ན་མི་འབྱུང་སླིན་པའི་རྟགས། །དེ་དུས་གདར་བ་སྦྱུད་པར་བྱ། །ཚད་རིམས་འབྲུགས་གསུམ་སེལ་བར་འགྱུར། །འདུ་བ་རྣམ་བཞི་འབྲུགས་གྱུར་ན། །གབུར་ནག་པོ་སྲང་ལྔ་དང་། །ཁྲིན་བུ་བྲེ་གང་སྙིང་པོ་དང་། །ཆུ་བྲེ་ལྔ་ཡི་ནང་དག་ཏུ། །ཆུ་དེ་སྨན་ལ་ཐིམས་པ་དང་། །གླ་རྩི་ཨ་བར་པི་ལིང་སྦྱར། །ཚ་ནད་ཤས་ཆེའི་མི་དག་ལ། །གངས་ཆུ་བསྙིལ་གྲང་དག་གིས་ཕྱུལ། །གྲང་ནད་ཅན་ལ་ཆང་གིས་ཕྱུལ། །ཐོན་འགྲོ་རྗེས་ནི་གོང་དང་འདྲ། །ནད་སེལ་སྨན་གྱི་རྒྱལ་པོར་གྲགས། །

མེ་ཏོག་དམར་སེར་སྔོང་རི་ཟིལ་བ་ཅན། །རོ་ནི་གོང་མ་དག་དང་འདྲ། །བདུད་རྩི་ཟིལ་བ་རྒྱུན་མི་ཆད། །འབྲས་བུ་དག་ནི་གོ་སྙོད་འདྲ། །དུམ་བུར་བཅད་ན་ཁུ་བ་སེར། །འདི་ཡི་ནུས་པས་སྐྲངས་རྣམས་འཇོམས། །སྨན་འཕྲོད་གཞན་སྦྱར་ཚད་རིམས་སེལ། །སྔོང་རི་ཟིལ་གནོན་པར་པ་ཏ། །ཆུ་རྟ་མོ་དང་གཡུ་མགོ་དང་། །ནར་(ནད)མ་སྦྱར་ཡང་ཞིབ་བྱས་ལ། །བཞི་ཀའི་ཆུ་དང་སྦྱར་བྱས་ལ། །སྐྲངས་པ་གར་བྱུང་སྟེང་དུ་བྱུག །འབྱར་དང་དམ་རྣམས་ལེགས་བྱས་ན། །སྐྲག་པ་ལ་སོགས་སྐྲངས་རྣམས་སེལ། །འདི་ནི་སྐྲངས་འདུལ་རྒྱལ་པོར་གྲགས། །ལརྫེ་[1] ལུག་རྩི་དོ་པོ་དང་། །གཟི་མའི་ཐལ་བ་སྦྲང་དཀར་སྦྱར། །གར་བྱུགས་ནད་རྣམས་སེལ་བར་བྱེད། །སྨན་འཕྲོད་གཞན་གྱིས་ནད་གཞན་སེལ། །རྟ་ཕྱུགས་སྐལ་བ་རལ་བ་དང་། །དངུལ་ཐལ་སྦྱར་བཏབ་སོས་པར་བྱེད། །ཡོན་ཏན་གཞན་ཡང་བསམ་མི་ཁྱབ། །

སྟོ་རྒྱལ་རྩི་མཆོག་མ་ཀི་ཏ། །གྲིབས་ཀྱི་རི་ལ་སྐྱེས་པ་ཡིན། །བོད་སྐད་དུ་ནི་རྩད་ཅེས་ཟེར། །དེ་ཡི་མཚན་ཉིད་བསྟན་པ་ནི། །ལོ་མ་སྔོན་པོ་འཛམ་ལ་ཕྲ། །སྡོང་བུ་ཀྱིན་དུ་དྲང་པོར་སྐྱེས། །མེ་ཏོག་དཀར་པོ་ར་ལ་ཆུང་། །འབྲས་བུ་ཤ་གྲོ་ཏ་ལྟར་ཕྲ། །རྩི་མཆོག་དེ་ཡི་སྐྱེས་ས་ན། །མདའ་རྒྱང་གང་བརྩུན་ཆད་དུ། །གབུར་ཙཛྙན་གླ་རྩི་ཡི། །དྲི་ཞིམ་སྤྱོས་ངད་རྒྱུན་མི་ཆད། །སྨན་འདི་སྐྱེས་སར་དུག་མི་སྐྱེས། །ལ་ཡང་འབྱུང་བར་མི་འགྱུར་རོ། །རོ་ནི་ཁ་ལ་རྩུབ་པ་ཡིན། །རང་གི་ནུས་པས་དུག་རྣམས་སེལ། །ཚད་ནད་སེལ་བའི་གབུར་ཡིན། །སྟོ་སྦྱོར་རྩི་སྦྱོར་ཤ་སྦྱོར་དང་། །རྫས་སྦྱོར་རིན་ཆེན་དབྱིག་དུག་དང་། །རིག་པའི་དུག་སོགས་བསམ་འདས་ལ། །འདི་ཡིས་མི་ཐུབ་དུག་རིགས་མེད། །གསེར་མདོག་གཅྲ་ཆུང་དང་ནི། །འོམ་བུ་ཏོང་ལེན་སུམ་ཅུ་ཏིག །རེ་རལ་ཁུར་ཆུང་ཁྲིག་ཆུང་དང་། །སེར་པོ་ཁྲག་རྐང་ཉ་མཁྲིས་དང་། །བོང་ང་དཀར་པོ་ག་ར་སྦྱར། །ཕྱི་མ་ལྟུགས་ཀྱི་ཁུ་བས་འཕྱུལ། །ཤ་དུག་སེལ་བར་བཤད་པ་ཡིན། །གཅིག་ཐང་ནུས་པས་ཤ་དུག་དང་། །ཚད་རིམས

① མ་ཡིག་ཏུ་དབུ་མེད་ལརྫེ་འདི་འདྲ་འདུག་པ་སྐྲུངས་སམ་དཔྱད།

མ་ལུས་སེལ་བར་བྱེད། །རྨ་རིགས་གསུམ་པོ་གང་ཡིན་ཡང་། །འདི་ཡི་ཕྱེ་མ་ཨ་བ་དང་། །དོམ་མཁྲིས་སྨན་མ་མཚལ་དཀར་སྦྱར། །རྨ་རྣམས་འདུབ་ལ་ཤ་འུ་གསོ། །ཆུ་དང་རྣག་རྣམས་སྐེམས་པར་བྱེད། །དུག་ལ་སོགས་པའི་ནད་གཞན་ལ། །སྨན་འཕྲོད་གཞན་དང་སྦྱར་བ་ཡིས། །ནད་རྣམས་ཐམས་ཅད་སེལ་བར་བྱེད། །རྩི་མཆོག་ཡོན་ཏན་བསམ་མི་ཁྱབ། །

ཟོ་སྨན་རྒྱལ་པོ་རིན་ཆེན་ནི། །བདུད་རྩི་ཨ་བ་ཞེས་བྱ་སྟེ། །སྤང་ལ་མི་སྐྱེས་བྲག་ལ་སྐྱེས། །ཨ་བ་དར་ལྡང་སྐྱད་པ་འདྲ། །ཨ་ལྦ་ཁབ་སྐྱ་གཤིབས་པ་འདྲ། །ཨ་ལྦ་ཕག་གི་ཟེ་བ་འདྲ། །ཨ་ལྦ་གཡུ་ཡི་ཕྲན་གཤིབས་འདྲ། །མེ་ཏོག་འབྲས་བུ་གང་ཡང་མེད། །རོ་དྲུག་གང་ཡང་མེད་པ་ཡིན། །ནུས་པས་མིག་ནད་སེལ་བ་དང་། །རྨ་རིགས་གང་རུང་སེལ་བར་བྱེད། །འདུ་བ་བཞི་བོའི་ནད་སེལ་འགྱུར། །དེ་ཡི་སྦྱོར་བ་བསྟན་པ་ནི། །ཨ་ལྦ་ལྕགས་ཕྱེ་སྦྲུལ་ཤ་དང་། །ཕུ་ཤུད་མིག་སྨན་ཡུང་བ་དང་། །སྐྱེར་པའི་ཁནྡ་སག་རྩི་སྦྱར། །རྣག་དང་རྨ་བྱུང་རྨེན་ངན་དང་། །ལིང་ཏོག་སྐྱ་རིབ་ལ་སོགས་པ། །ཁྱི་འུའི་ནུ་ཞོ་དང་སྦྱར་སྦྱུག །མིག་ནད་མ་ལུས་སེལ་བར་འགྱུར། །སྨན་མར་བྱས་ལ་ཁོང་དུ་བཏང་། །ཡེ་ཤེས་སྨན་དང་ལྡན་པར་འགྱུར། །ཨ་ལྦ་དོམ་མཁྲིས་རྒྱ་དྲུས་དང་། །སེར་པོ་ཁྲག་རྐང་ཆུ་རྟ་མོ། །སྤྱི་ཞུར་སེ་འབྲུ་སུམ་ཅུ་ཏིག །རེ་རལ་མཚལ་དཀར་ཕྱེ་མ་སྦྱར། །སྦྲང་རྩི་དང་སྦྱར་རྨ་ལ་གདབ། །ཁོང་དུ་བཏང་ལ་སྤྱོད་ལམ་གཟབ། །ཁ་ཟས་རིགས་པས་དཔྱད་ཅིང་བསྟེན། །རྨ་ཡི་ནད་རྣམས་འཚོ་བར་འགྱུར། །བསམ་གྱིས་མི་ཁྱབ་ཡོན་ཏན་ལྡན། །

སྤང་སྤོས་ཞེས་བྱའི་དྲི་བསུང་ཞིམ། །སྲིབ་རི་སྤང་ལ་སྐྱེས་པ་ཡིན། །ལོ་མ་གཡུ་ཡི་གཞོང་པ་འདྲ། །སྡོང་བུ་རིང་ལ་མེ་ཏོག་དམར། །ལུང་བ་དྲི་ཞིམ་སྤོས་དྲིར་འགྱུར། །དེ་ལ་ལྷ་རྣམས་རྟག་ཏུ་གནས། །བགེགས་ཀྱི་བར་གཅོད་འབྱུང་མི་འགྱུར། །རོ་ནི་ཅུང་ཟད་ཁ་བ་ཡིན། །རང་གི་ནུས་པས་ཚད་རིམས་དང་། །གག་ལྷོག་སྲིན་ནད་ཟ་ནད་འདྲེན། །ནད་རྣམས་གང་ཡིན་དེ་དག་ལ། །སྣ་རུ་བདུག་ལ་ཁོང་དུ་བཏང་། །སྦྱུག་པ་བྱས་ལ་སོས་པར་འགྱུར། །ཚད་རིམས་ནད་ལ་སྤང་སྤོས་དང་། །ག་བུར་ནག་པོ་ཙནྡན་དང་། །འབྲས་བུ་གསུམ་དང་ཏིག་ཏ་དང་། །མ་ནུ་བཞི་དང་སྦྱར་བ་ལ། །ཐང་དུ་བསྐུས་ཏེ་བཏང་བྱས་པས། །ཚད་རིམས་ནད་རྣམས་སེལ་བར་བྱེད། །གོས་ཀྱིས་བྱིབས་ལ་རྡུལ་འཕྱིན་བྱ། །ནད་རྣམས་གང་ཡིན་སེལ་བར་བྱེད། །གག་ལྷོག་ནད་རྣམས་གང་ཡིན་ལ། །སླ་རྩི་བ་སྦུ་ཤེལ་དང་དཀར། །ལུག་མིག་སེར་པོ་བཙན་དུག་དྲུག །ལྷ་བོ་ཚ་མཉམ་བཙན་དུག་ནི། །སྨན་མ་ཆུང་དུའི་ཚད་ཙམ་བཏང་། །ལོ་བརྒྱད་བྱིས་པའི་ཆུ་ཡིས་ཕྱུལ། །སྦྱུག་པ་བྱས་ལ་འདྲེ་ཅན་འཛེམས། །གག་ལྷོག་ནད་རྣམས་སེལ་བར་བྱེད། །དཀར་གསུམ་ཟས་ཀྱང་འཛེམ་པར་བྱ། །སྤང་སྤོས་ཤིང་ཀུན་གུ་གུལ་ནག །མེ་རུ་རྩེ་དང་ལང་ཐང་རྩེ། །ཐང་ཕྲོམ་ཤ་བའི་ཁྲག་དང་སྦྱར། །ཁོང་དུ

བཏང་བས་སྲིན་ནད་སེལ། །གཞན་ཡང་ཡོན་ཏན་བསམ་མི་ཁྱབ། །

ལྕུམ་ནི་རྫ་བྲག་དག་ན་སྐྱེས། །ཚེ་ཚུང་འབྲིང་གསུམ་ཡོད་པ་ཡིན། །ལོ་མས་ས་གཞི་གནོན་པ་ཡིན། །སྡོང་བུ་ཁོང་སྟོང་རིང་ལ་ལྗེམ། །མེ་ཏོག་དམར་པོ་སྦུངས་པ་འདྲ། །འབྲས་བུ་ཟླུར་གསུམ་བད་ཀན་སེལ། །རོ་ནི་སྐྱུར་ལ་རྩུབ་པ་ཡིན། །ལོ་མའི་ནུས་པས་བད་ཀན་སེལ། །རྩ་བའི་ནུས་པས་རྨ་རྣམས་གསོ། །སྤྱི་ཡི་ནུས་པས་འཁྲུ་བར་བྱེད། །མིང་ནི་རྣམ་གྲངས་བཅུ་གཅིག་ཡོད། །པདྨ་སྤྱི་རི་སྤྱི་ཡི་མིང་། །ལྷམས་པ(ལྕུམ་པ)དང་ནི་ཡུང་བ་དང་། །གསེར་ཤིང་བར་ཤུན་ཞོ་སྦྱར་བྱུག །ཡན་ལག་སེར་པོས་སྐྲངས་པ་སེལ། །དེ་རྗེས་མར་དཀར་དག་ཀྱང་བྱུག །སྐྲངས་པ་འཇིབ་ལ་ཤ་ཝ་གསོ། །ནུས་པ་འཕྲལ་དུ་འབྱུང་བ་འོ། །པདྨ་རྩ་རི་ཨ་རུ་ར། །ར་དུག་པ་ཡི་མེ་ཏོག་དང་། །ཤ་མ་དུར་བྱེད་བཞི་སྦྱོར་གྱིས། །ཁོང་རློག་གཟེར་ཐུང་འཛོམས་པར་བྱེད། །ཡང་ན་ཉིས་སྦྱོར་དྲག་པོ་སྟེ། །པདྨ་རྩ་རི་ཆ་གཅིག་དང་། །ཤ་མ་དུར་བྱེད་ཆ་གཅིག་སྦྱར། །གཟེར་ཐུང་ནད་རྣམས་སེལ་བར་བྱེད། །པདྨ་རྩ་རི་ཆ་དང་སྦྱར། །ཡན་ལག་བསྣད་པར་གྱུར་པ་ཡི། །ལྷོགས་ནད་སྤྲིན་ལྷར་བྱེད་པ་སེལ། །པདྨ་རྩ་རི་བུ་རམ་དང་། །ད་ཧྲིག་སྣ་ལོ་རྩ་བ་སྦྱར། །ཁོང་ནད་རྒྱུ་ལོང་རྣམས་ལ་ཕན། །སྦྱོངས་རྣམས་གང་ཡིན་ཐམས་ཅད་ལ། །པདྨ་རྩ་རི་བཏབ་བྱས་ན། །རྩམ་པ་འཛིན་ཅིང་ཆུས་མི་འཇིགས། །འདི་མེད་སྦྱོངས་དཀའ་མི་གཏོང་ངོ་། །འདི་ཡི་སྦྱོར་སྡེ་བསམ་མི་ཁྱབ། །

གཉན་ཐུབ་ཅེས་བྱ་སྲིབ་མོར་སྐྱེས། །ལོ་མ་གཡུ་བུན་འཐིབས་པ་འདྲ། །འདི་ཡི་ཕྱེ་མ་ར་འོས་སྦྱར། །སྐྲངས་པ་མཁྲེགས་པ་ཞི་བར་བྱེད། །ཁྲི་སྒྲི་དང་སྦྱར་རློག་ཐབས་ཐུབ། །རོ་ནི་ཙུང་ཟད་ཁ་བ་ཡིན། །བུག་དགུ་ནས་ཁྲག་འཛག་དང་། །ལུས་ཀྱི་རྨ་རྣམས་ཁྲག་འཛག་ལ། །འདིས་ནི་མི་ཐུབ་གང་ཡང་མེད། །མཛེར་བ་སེལ་བའི་སྨན་གཅིག་ཡིན། །དུག་སྤྲུལ་བཟུང་ཀྱང་དཀྲིས་པས་ཐུབ། །གཉན་ནད་རིགས་ནི་གང་ཡང་རུང་། །ཁོང་དུ་བཏང་ནས་རྩམ་བྱས་ན། །འདི་ཡིས་མི་ཐུབ་ནད་རྣམས་མེད། །འདི་ཡི་ཡོན་ཏན་བསམ་མི་ཁྱབ། །

བྱ་བྲ་པད་ཀྱི་རྩ་བ་ནི། །ར་འོའི་ནང་དུ་བསྐོལ་བྱས་ན། །བུ་རམ་བཅའ་སྣ་ཨ་རུ་ར། །རྒྱམ་ཚྭ་དག་དང་སྦྱར་བྱས་ནས། །ཕོ་བའི་མ་ཞུ་བད་ཀན་དང་། །སྐྲན་དང་ལྕུགས་དྲེག་སྙིང་པ་དང་། །སྦྱར་བ་འདི་ཡིས་འཁྲུ་བར་འགྱུར། །རྗེས་ལ་ཉེས་མེད་ནག་ཐུག་དང་། །རྒྱུང་བའི་ཕྱེ་མས་གྲི་བའི་ཐོར་བ་འཛོམས། །བྱ་བྲ་པ་ནི་སྤྱང་ཚེར་ལོ་མ་སྦྱར། །གྱེན་དུ་འདྲེན་པར་བྱེད་པའོ། །ཨ་བར་བུལ་ཏོག་ཟབ་ལག་ཅན། །རྒློ་དང་སྦྱར་འདྲེན་པར་བྱེད། །གཙོང་སྙིང་མཆིན་ནད་སྙིང་བ་ལ། །རྩ་བ་སུམ་གཉིས་སྤང་རྩི་སུམ་ཆ་སྦྱར། །ལུག་ཤ་གསར་བའི་ཁུ་བའི་ནང་། །བཏབ་ནས་འཐུང་ན་གཙོང་སྙིང་སེལ། །བྱ་བྲ་པད་དང་རྒྱ་ཚྭ་གཉིས། །ཕྱེ་མ་ཞིབ་བྱས་ཆུ་ལ་སྦྱར། །ཁྱོར་བ་གང་ཙམ་བཏང་བྱས

ན། །སྣ་ཁྲག་ལུག་པ་ཆད་པར་འགྱུར། །འདི་ཡི་སྦྱོར་སྡེ་དཔག་ཏུ་མེད། །

མིག་ནད་སེལ་བའི་ཨ་ཛ་ན། །བོད་སྐད་ཕུད་ཤུད་མིག་སྨན་ཟེར། །ཞིང་ནང་ས་ནག་དག་ལ་སྐྱེས། །ལོ་མ་ནག་ལ་རྩུབ་པ་ལ། །སྡོང་བུ་གྲུ་བཞི་གདེངས་ཀ་ཅན། །མེ་ཏོག་དཀར་པོ་ནམ་མཁར་འཕུར། །དར་དཀར་ཡོལ་བ་སྒྲེལ་བ་འདྲ། །འབྲས་བུ་མདོག་ནག་བཞི་བོ་ལ། །ཟུར་གསུམ་བྲ་བོ་གས་པ་འདྲ། །རོ་ནི་མངར་ལ་ཚ་བ་ཡིན། །རང་གི་ནུས་པས་མིག་ནད་སེལ། །མིག་ལ་རྨ་བྱུང་རྣག་པ་དང་། །སྨིན་སྐྱེས་ལིང་ཏོག་ཟུག་གཟེར་སེལ། །བད་ཀན་སྐྱ་རིབ་གང་ལ་ཡང་། །མིག་ནང་བཙུག་པས་སེལ་བར་བྱེད། །མིག་ནད་སེལ་བའི་སྨན་རྣམས་ཀྱི། །རྒྱལ་པོ་དག་ཏུ་བཤད་པ་ཡིན། །འདི་ནི་ནོར་བུའི་སྙིང་པོ་ཡིན། །ཡོན་ཏན་བསམ་མི་ཁྱབ་པའོ། །

ཆུ་ཤིང་འོམ་བུ་ཞེས་བྱ་བ། །ཆུ་ཀླུང་བྱེ་མའི་ནང་ན་སྐྱེས། །སྡོང་བུ་ཁོང་སྟོང་སྨྱུག་ལ་རིང་། །མེ་ཏོག་དམར་སྨུག་ཕུང་པོ་འཁྲུགས། །ལོ་མ་ཕྲལ་སྦོ་བ་ཡིན། །རང་གི་ནུས་པས་དུག་ནད་སེལ། །རོ་ནི་ཁ་ལ་མངར་བ་ཡིན། །ཤ་དུག་ལ་སོགས་དུག་རིགས་ལ། །འདི་ཡིས་མི་ཐུབ་གང་ཡང་མེད། །འོམ་བུ་ཤུག་པ་བ་སྤྲུ་མཚོ། །མཁན་པ་དཀར་པོའི་ལོ་མ་རྣམས། །ཚང་ངམ་ཆུ་ཡིས་རླན་བྱས་ལ། །ཟངས་ནང་བཙོས་ལ་ཏུང་ནང་བླུག །དེ་སྟེང་སྨན་བཏིང་ནད་པ་བསྙལ། །སྟེང་ནས་གོས་ཀྱིས་ལེགས་པར་བྱིབས། །རྩལ་དབྱུང་ཕྱིས་ན་འཁྲུགས་རིམས་ནད། །བ་སྤུ་བུ་གར་འདྲེན་པར་བྱེད། །བ་སྤུའི་སྦྱོངས་སུ་བཤད་པ་ཡིན། །འོམ་བུའི་མེ་ཏོག་བསྲེགས་ཐལ་དང་། །ཨ་རུ་ར་དང་བོང་ང་སྦྱར། །ཕྱི་མ་ཆུ་སྙོལ་ལྟག་གིས་འཕྱུལ། །གྲི་བ་འགགས་པའི་ནད་རྣམས་སེལ། །རང་གི་ནུས་པས་རྨོག་པ་འཛོམས། །ཆིག་ཐང་འགོ་བའི་ནད་རྣམས་ཐུབ། །རྨ་རྣམས་འདྲུབ་པའི་དར་ཡ་ཀན། །རྨ་གསར་དུད་པས་བདུག་ན་འཚོ། །འོ་མ་ཆུ་ནང་བཙོས་བཏང་ན། །མཆེར་བའི་ནད་རྣམས་སེལ་བར་བྱེད། །གླད་པའི་ནད་ལ་ཤུག་ཕྱེ་བཏང་། །གསེར་ཤིང་སེ་རྒོད་འོམ་བུ་གསུམ། །ཞུན་བྱས་བཏང་ན་དུག་ནད་སེལ། །

འབྲི་མོག་ཅེས་བྱའི་སྨན་མཆོག་ནི། །ས་ཁྲིབས་གྲམ་པ་དག་ལ་སྐྱེས། །ལོ་མ་སྐྱ་ལ་རབ་ཏུ་རྩུབ། །སྡོང་བུ་རྩ་བ་དམར་བ་ལ། །རོ་ནི་མངར་ལ་ཙུང་ཟད་ཁ། །རང་གི་ནུས་པས་གློ་ནད་སེལ། །འབྲི་མོག་མར་དཀར་སྦྱར་བ་ཡིས། །གློ་ནད་གསར་བ་སེལ་བར་བྱེད། །འབྲི་མོག་རྒྱ་སྐྱག་ཐང་བཏང་བས། །གློ་ཚད་ཁྲག་སྐྱུགས་གཅོད་པར་བྱེད། །འབྲི་མོག་རྒྱ་སྐྱག་བཙོད་དང་ནི། །སྤང་གི་རམ་བུ་མཛེ་མོ་ཤིང་། །དམར་པོ་ལྔ་ཡི་ཐང་གིས་ནི། །གློ་ནད་ཐམས་ཅད་སེལ་བར་འགྱུར། །གློ་ནད་གསར་བ་ཐམས་ཅད་སེལ། །འབྲི་མོག་བཙོད་དང་ཨ་རུ་ར། །གློ་ལ་རིམས་བྱུང་ནད་རྣམས་དང་། །གློ་བ་གོང་རལ་ཐམས་ཅད་འཚོ། །འབྲི་མོག་དོམ་མཁྲིས་མཚལ་དཀར་དང་། །ཨ་བ་དབང

པོ་ལག་པ་དང་། །ཀ་ར་དག་གི་ཧྲ་ལ་སྐྱོན། །མགོ་དང་བྱང་ཁོག་ཡན་ལག་རྒྱ། །ཇི་ལྟར་རྨུས་པ་འཚོ་བར་འགྱུར། །འཆི་མེད་བདུད་རྩི་ཆེན་པོ་ཡིན། །གཞན་ཡང་ཡོན་ཏན་བསམ་མི་ཁྱབ། །

འབྲི་ཀུ་རཎྜ་ཞེས་བྱ་བ། །ཀླུ་ཡིས་བསྟན་པའི་སྨན་མཆོག་ཡིན། །སྤྱང་དང་གཡའ་ཡི་མཚམས་ན་སྐྱེས། །ལོ་མ་ཁྲུར་མའི་ལོ་མ་འདྲ། །སྡོང་བུ་ཁོང་སྟོང་འོ་མ་འབབ། །མེ་ཏོག་སེར་པོ་གེ་སར་རྒྱུབ། །རོ་ནི་ཁ་ལ་ཙུས་པ་བསིལ། །རིམས་ནད་མེ་ལྟར་རྒྱས་པ་ལ། །ཚིག་ཐང་བཏང་བས་འཚོ་བར་འགྱུར། །འབྲི་ཀུ་རཎྜ་ཏིག་ཏ་དང་། །གསེར་ལོ་མེ་ཏོག་བ་ཤ་ཀ །ཨུཏྤལ་དུག་མོ་ཉུང་རྣམས་ནི། །ཆ་མཉམ་སྦྱེ་མ་ཆུ་སྐོལ་འཐུལ། །མཁྲིས་ནད་མ་ལུས་སེལ་བར་བྱེད། །འབྲི་ཀུ་ར་ན་རམ་སླེ་དང་། །ད་བྱིད་དཀར་དམར་ཨ་བ་དང་། །དབང་ལག་སྤྲང་རྩི་སྤྲིན་མ་རྣམས། །རྒྱ་རྣམས་མ་ལུས་འཚོ་འགྱུར་ཏེ། །ཁྱད་པར་མགོ་རྒྱ་འཚོ་བར་འགྱུར། །གཞན་ཡང་ཡོན་ཏན་བསམ་མི་ཁྱབ། །

དབྱིད་དཀར་པོ་ཞེས་བྱ་བ། །གངས་རི་མཐོ་བའི་རྫ་ལ་སྐྱེས། །ལ་ཐོད་དཀར་པོ་ཞེས་ཀྱང་བྱ། །བྱ་རྒོད་སྤུག་པ་ཞེས་ཀྱང་བྱ། །རྩ་བ་ལོ་སྡོང་ཆེ་བ་ལ། །ཕྱི་ན་སྤྲིན་བལ་དག་གིས་གཡོགས། །བྱ་རྒོད་ཐང་ལ་བབས་པ་འདྲ། །རོ་ནི་ཁ་ལ་ཙུས་པ་བསིལ། །སྔོག་པ་འདུལ་བའི་དར་ཡ་ཀན། །སྔོག་རིགས་གང་ཡང་འདུལ་བ་ལ། །ཚིག་ཐང་ཁོང་པར་བཏང་བྱས་ན། །སྐྲངས་ལ་ལུམས་བྱས་བདེ་བར་འགྱུར། །ད་བྱིད་དཀར་པོ་སྟག་ཤ་བ། །པཎྜ་རྩ་རི་པར་པ་ཏ། །འབམ་པོ་ཨ་བྱག་ཀུ་ཀུལ་སྦྱར། །ཆུ་སྒང་ཧྲ་བྱས་ཁོང་དུ་བཏང་། །རེ་ལྷག་ཐར་ནུ་ཨ་བྱག་དང་། །པཎྜ་རྩ་རི་ཁྲི་ལུད་སྦྱར། །སྐྲངས་ལ་འབྱར་བྱས་བདེ་བར་འགྱུར། །ད་བྱིད་དཀར་པོ་བདུད་རྩི་གསུམ། །ཐ་རམ་སྤྱི་ཞུར་ཨ་བ་དང་། །རྐང་ཆུང་བ་དང་སྟག་ཤ་བ། །སྟག་པའི་མེ་ཏོག་སེའུ་འབྲས་དང་། །པ་པ་རི་ཀུན་དབང་ལག་དང་། །ཆ་མཉམ་སྦྱེ་མ་ཆུས་འཐུལ་སྟེ། །ལུམས་དང་རྒྱ་ཚབས་གཞན་དང་འདྲ། །འདི་རྣམས་འཚོགས་པར་གྱུར་པས་ན། །མགོ་དང་ཡན་ལག་བྱང་ཁོག་རྒྱ། །ཚབས་ཆེན་དག་ཀྱང་མྱུར་དུ་འཚོ། །བདུད་རྩི་ཆེན་པོར་བཤད་པ་ཡིན། །ད་བྱིད་དཀར་པོ་མུ་ཟི་དང་། །མཚལ་དང་དངུལ་ཐལ་ཚ་བ་གསུམ། །སྣ་ཚོགས་ཐལ་སྨན་སྟག་ཤ་བ། །ཞིབ་བཏགས་ཆུ་སྒང་ཧྲ་ལ་སྐྱོན། །ཤ་སྨྱོན་རྨེན་ངན་ཐམས་ཅད་གཅོད། ཞན་ཡང་ཡོན་ཏན་བསམ་མི་ཁྱབ། །

ཡོན་ཏན་བརྒྱད་ལྡན་ཏིང་ཁྲིས་བར་མ་འདི། །དབེན་ལ་ཉམས་དགའ་ནགས་གསེབ་དག་ལ་སྐྱེས། །རྩ་བ་དཀར་པོ་ས་གཞི་ཁྱབ་པ་སྟེ། །ལོ་མ་སྔོན་པོ་རལ་གྲི་འཕྱུར་བ་འདྲ། །མེ་ཏོག་དམར་སྐྱ་ལོ་མའི་སྙིང་ན་འགེབས། །འབྲས་བུ་དམར་པོ་ཤིན་ཏུ་མཛེས་པ་དེ། །ནང་ན་རིང་བསྲིལ་ལྟ་བུ་དཀར་ལ་མཁྲིགས། །རོ་ནི་མངར་བསྐ་ཁ་དང་རྣམ་གསུམ་བཅས། །རྩ་བ་ལོ་འབྲས་སོ་སོར་རྒྱས་དུས་བཏུ། །མཁས་པའི་མན་ངག་དང་ལྡན་བཀོལ་བྱས་ནས། །ཚེ་རིང་རྒྱས་དགའ་སེམས་གསལ་བཅུད་

ཞེན་འགྱུར། །ད་བྱིད་དཀར་པོ་འབྲུ་གུ་ར་ན་དང་། །ཞུན་ཆེན་ཞུན་ཆུང་དག་དང་སྦྱར་བྱས་ན། །མགོ་དང་བྱང་ཁོག་ཡན་ལག་རྣ་རྣམས་འཚོ། །རྒྱ་ཚྭ་རྒྱམ་ཚྭ་ཙོང་ཟེ་ཀ་རར་སྦྱར། །བད་ཀན་སྨུག་པོའི་ནད་རྣམས་སེལ་བར་བྱེད། །མ་ནུ་སྦྲུ་ཤེལ་པི་ལིང་ལ་ལ་ཕུད། །སྦྱར་ནས་ཐང་བཏང་བད་ཀན་སྐྱ་པོ་སེལ། །སྤང་རྩི་གཡེར་མ་བྲེ་ག་གསུམ། །རྒྱ་སྐྱགས་ཁབ་ཞེན་སྤང་མ་ཚ་བ་གསུམ། །རྒྱ་ཚྭ་པད་མ་ཉིམ་པ་སྤུབ་མ་དང་། །ཕྱེ་ཚ་རྣམས་ནི་ནར་སོན་ཆང་དང་སྦྱར། །ཕྱོ་སྡོང་བཏང་ཞིང་ཁ་ཟས་དཀར་བག་བསྟེན། །ཟན་དྲོན་ཆང་ཀན་སྐོམ་ཤའི་ཚོས་ཁུ་བསྟེན། །རྩེའུ་ནད་ཆུ་ལམ་དག་ཏུ་འདྲེན་པར་བྱེད། །འདི་ནི་སྤོ་ཡི་སྐྱེ་གཟུགས་རོ་ལ་སྤྲོ། །གསལ་སྟོན་སྦྱོར་ཐབས་གཞུང་ཆེན་རྣམས་སུ་སྟོས། །

ནད་རྣམས་ཀུན་སེལ་ཐག་སྐྱེས་ག་བུར་དེ། །གཞུང་གཞན་དག་ལ་ཡུ་མོ་མདེལ་འཁྱིན་ཟེར། །ཉིན་མོ་སྲིབས་ཀྱི་ཐག་སྟོན་ལོགས་ལ་སྐྱེས། །ལོ་མས་ཐག་ལོགས་ཐམས་ཅད་ཁྱབ། །མེ་ཏོག་དཀར་སྤོ་དྲིལ་བུ་སྦུབས་པ་འདྲ། །གེ་སར་སེར་པོས་ཀུན་ཏུ་ནང་ནས་བརྐྱང་། །དུས་གསུམ་བཏུས་ནས་གྲིབ་སྐམ་བྱས་པ་དེ། །བདུད་རྩི་འཆི་མེད་སྨན་གྱི་རྒྱལ་པོ་དེ། །ཚད་པ་དྲག་པོ་རྒྱས་པའི་མི་དག་ལ། །གངས་ཆུའི་ནང་དུ་ཐང་སྐོལ་དེ་ཡི་ནང་། །ག་བུར་ཤིང་མངར་ཀ་ར་བཏབ་ལ་བཏང་། །དེ་རྗེས་བྱེ་ཡི་སྐྱོ་ཚ་དྲོད་བླུད་ཕན། །ཚད་རིགས་གང་ཡིན་བ་སྤུའི་ཁུང་བུར་འདྲེན། །སྨན་ཐུན་ཆེར་བཏང་གོས་དྲོས་བྱིབས་པ་འདྲ། །རྡུལ་དེ་མི་ཕྱི་རང་སར་སྐེམས་སུ་གཞུག །ཚད་རིགས་རྣམ་དྲུག་སེལ་བར་བྱེད། །དྲང་སྲོང་མཁས་པ་རྣམས་ཀྱིས་ཀྱང་། །གུར་གུམ་ཙུ་གང་ཀ་ར་གསུམ་དང་སྦྱར། །གློ་མཆིན་སྙིང་གི་ཚད་པའི་ནད་རྣམས་སེལ། །རྒྱ་སྤོས་ར་དུག་དང་སྦྱར་གག་ལྷོག་ནད་རྣམས་སེལ། །ཚ་བ་གསུམ་དང་ཅི་ཏྲ་ཀ །སྦུབ་མ་བུ་རམ་དང་སྦྱར་ན། །སྐྲན་དང་མ་ཞུའི་ནད་རྣམས་སེལ། །རེ་རལ་དང་སྦྱར་དུག་ནད་འཇོམས། །མར་དང་སྦྱར་ན་མཛེ་ཤུ་ཐུབ། །དྲི་ཆེན་དང་སྦྱར་མགོ་ནད་ཐུབ། །མགོ་བོ་བྱང་ཁོག་ཡན་ལག་གི །རྣ་ནི་ཆེ་ཆུང་གང་ཡང་རུང་། །ཆུ་མི་འཛིགས་དང་རྩ་ཆད་མཐུད། །ཁོང་དུ་བཏང་དང་རྣ་ལ་བཏབ། །གང་ཡང་རུང་བ་འཚོ་བར་འགྱུར། །བུད་མེད་བྱིས་པའི་རོ་དང་བཅས། །མ་ཐོན་གྱུར་པ་གང་ཡིན་པ། །རྒྱ་ཚ་རྒྱ་རུ་དུར་བྱིད་སྦྱར། །ཐེ་ཚོམ་མེད་པར་འབྱུང་བར་འགྱུར། །སྐྲངས་རིགས་གང་ཡིན་ཐམས་ཅད་ལ། །སྦྱོར་སྡེ་གཞན་ཡང་བཤད་ལྟར་སྦྱར། །དེས་ནི་ངེས་པར་སོས་པར་འགྱུར། །འདི་འདྲའི་སྦྱོར་བ་གཞན་ན་མེད། །

ཀླུ་བདུད་ནག་པོ་དར་ཡ་ཀན། །ཐག་ནག་དག་གི་ལོགས་ལ་སྐྱེས། །འཇམ་བུ་གླིང་ན་དགོན་པའི་སྨན། །ལོ་མ་ཁྲིད་པོ་རྩ་བ་དཀར། །མེ་ཏོག་དཀར་དམར་སེར་སྔོ་བཞི། །གཅིག་ཏུ་ངེས་མེད་སྐྱེས་པ་འབྱུང་། །བསིལ་འཇོམས་རྩ་བས་སྐྱེས་ས་ན། །མེ་ཏོག་དཀར་སྤོ་གང་ཡང་རུང་། །ཡོན་ཏན་དཔག་ཏུ་མེད་པ་ཡིན། །སྲི་ཁྱབ་སྦྱོར་ལུགས་གྲོགས་དང་ནི། །སྔ་ཁྲིད་ཟླ་ཤུག་གིས་སྒྱུར་བ་ནི། །བཞི

བརྒྱ་རྩ་བཞིའི་ནད་རྣམས་སེལ། །མཆོག་ཏུ་ཚ་བའི་ནད་ལ་བསྔགས། །ཚད་རིགས་གང་ཡང་ཏུང་བ
ཡི། །གཟེར་དང་ལུད་པ་མི་ཐུབ་ལ། །གཟེར་འཕྱིན་སེར་པོ་བཞི་ཆ་ལ། །འབིགས་བྱེད་ཐོན་མོ་ཆ
གཅིག་སྦྱར། །དར་རྩི་དམར་པོ་ཞུག་གིས་བྲབས། །ཀ་ར་དཀར་པོའི་ཏ་ལ་སྦྱོར། །སྨན་གྱི་ཐུན་ཡང
ཆེ་བ་གཅིག །བཏང་ན་ཚད་པ་སྟོངས་ནས་ཞི་བར་བྱེད། །ལུད་པ་ཁོགས་ནས་བདེ་བར་འགྱུར། །
དེ་རྗེས་སྤྲུས་ཀར་ཅུང་ཟད་བཏང་། །ཚད་པ་རི་ཐང་མཚམས་སུ་ཕེབས་མ་ཕེབས། །བརྟག་ལ་འདི་ནི་
གཅེས་པ་ཡིན། །མ་ཕེབས་སྨན་བཏང་ཕེབས་ན་སློད། །ཚད་འཇོམས་མན་ངག་སྨན་མཆོག
འདི། །ནོར་བུ་རིན་ཆེན་འདྲ་སྟེ་ཀུན་ལ་དགོན། །

བདུད་རྩི་ཕན་འདོགས་སྨན་གྱི་མཆོག །འགའ་ཞིག་སྟག་ཤ་བ་ཞེས་ཟེར། །ལ་ལ་རྡེའུ་ཚྭོམ
ཞེས་ཟེར། །ཡང་དག་མིང་ནི་ཆུ་ཏ་མོ། །སྲིབ་མོ་ཁ་སྟོད་དག་ན་སྐྱེས། །མཚན་ཉིད་རོ་དང་ནུས་པ
བཤད། །ལོ་མ་སྔོང་བུ་དམར་ལ་སྔོ། །མེ་ཏོག་དམར་སྔོ་ཅུང་ཟད་སྔོ་ལ་རྩུབ། །སྙིང་ལ་ཟུར་གསུམ
འབྱར་རྩི་ཅན། །འབྲས་བུ་རྒྱས་དུས་འབྱར་ན་ལྷེ། །རོ་ནི་ཅུང་ཟད་ཁ་མངར་ཚ། །སྟོན་ཟླ་ར་བའི་
ཉ་ལ་བཏུ། །སེར་དུད་མི་བཏང་གྲིབ་སྐམ་བྱ། །གཅོད་འདྲེན་འཁྲུ་བ་ཀུན་ག་ཚང་། །མགོ་བོའི་རྩ
ལ་སྦྲང་རྩི་སྦྱར། །ཚབས་ནི་ཆེ་ཆུང་གང་ཡིན་ཡང་། །མགོ་རྨས་མི་འཆི་བརྒྱ་བྱིན་གསུངས། །བྱང་
ཁོག་ཡན་ལག་རྨ་དག་ལ། །ཁོང་དུ་བཏང་ཞིང་རྨ་ལ་བཏབ། །རྩ་ཆད་མཐུད་ལ་ཆུ་རྣག་སྐེམས། །རྨ
སྨན་གཞན་དང་བསྲེས་པར་བྱ། །འབྲས་དང་རྨ་ལྷན་(ཀན)སྐྲངས་པ་ལ། །ཤ་རུ་སྲེན་ཐལ་གོ་ཐལ
སྦྱར། །བཤུལ་མཚལ་དང་སྦྱར་དེ་དག་སེལ། །ཁྲི་རྗེ་ཐོར་བ་ཤུ་བ་དང་། །སྐམ་པོ་བལ་ཞོག(བས
ལྷག)ལ་སོགས་པ། །ཡང་དགོས་རེ་ཞུག་ཐལ་བ་དང་། །ར་འོ་མར་དཀར་སྦྱར་བྱུག་སེལ། །ཆུ་སེར
ནད་རྣམས་ཐམས་ཅད་ལ། །བྲག་ཞུན་གྲེས་ཐལ་སྦྲང་སྦྱར་བྱུག །རི་གཟར་ཆུ་འདྲའི་ཆུ་སེར
གཅོད། །ཏ་དང་ཁྲི་ཕག་ཐོད་པ་གསུམ། །བསྲེགས་པའི་ཐལ་བ་དག་དང་ནི། །བཟང་དྲུག་གྲོས
བཞི་ཚ་བ་གསུམ། །ཉ་ཕྱིས་ཐལ་སྦྱར་སྐྲན་རིགས་འཇོམས། །པི་ལིང་དང་སྦྱར་དམུ་ཆུ་སེལ། །ཆུ
དགས(ཤུདག)ཀ་ར་དང་སྦྱར་ནས། །བྱང་ཁོག་ལ་སོགས་རྣག་རྣམས་སེལ། །ཙ་སྣ་དང་སྦྱར་མ་ཞུ
སེལ། །དབྱི་མོང་དང་སྦྱར་ཕོ་ལྷོག་འཇོམས། །རྒྱ་ཚ་དང་སྦྱར་ཆུ་འགགས་སེལ། །ཕ་ལ་འདད་ཀའི་
འབྲས་བུ་སྦྱར། །རྩ་ཆུ་འགགས་པའི་ནད་རྣམས་སེལ། །བ་ལེ་ཀ་དང་སྣེ་ཏྲེས་དང་། །སེ་བ་དམར
པོའི་འབྲས་བུ་སྦྱར། །རིམས་ནད་གསར་བ་ཐམས་ཅད་སེལ། །བུ་རམ་ཤ་ཆེན་ཛཱ་ཏི་སྦྱར། །གླང་
ནད་མ་ལུས་སེལ་བར་བྱེད། །ཤིང་ཀུན་ཏ་ཞུགས་སྙོག་སྐྱུ་དང་། །ཙེ་ཏུ་རྩི་དང་ལང་ཐང་རྩེ། །བྱི
ཏང་ཀ་དང་སྣ་རྩི་སྦྱར། །སྲིན་གྱི་གྲོང་ཁྱེར་སྟོངས་པར་བྱེད། །གསེར་གྱི་མེ་ཏོག་ཕོད(ཕུད)བུ
དང་། །བ་ཤ་ཀ་དང་ཏིག་ཏ་སྦྱར། །མཁྲིས་པའི་ནད་རྣམས་སེལ་བར་བྱེད། །ད་ལི་ཏིག་ཏ་ཙུ་སུ

དང་། །སེ་འབྲུ་དང་སྦྱར་བད་ཀན་སེལ། །ཞོ་དང་སྦྱར་ལ་སྐྲངས་འབྱར་བྱ། །རྟོག་པ་ལ་སོགས་སྐྲངས་ཐབས་སེལ། །ཐ་རམ་ན་རམ་ད་ཊིག་དང་། །ཤ་དྲིལ(ཤང་དྲིལ)རྣམ་ཉིད་དག་དང་སྦྱར། །ཚ་གྲང་འཁྲུ་བ་ཐམས་ཅད་གཅོད། །སྲུང་བ་གཞན་དང་སྐེར་བཏགས་ན། །གག་ལྟོག་མཛེ་རིགས་འགོ་ནད་ཐུབ། །དངུལ་ཐལ་རིག་གཅོད་སུ་ཟི་དང་། །གཅོད་སྨན་རྣོན་པོ་རྣམས་ཀྱི་སྙིང་། །འབྲས་ཀྱི་ཕུང་པོ་བཤིག་པར་བྱེད། །འདི་ཡི་ཡོན་ཏན་བསམ་མི་ཁྱབ། །བརྒྱ་བྱིན་ལྷ་ཡི་དབང་པོས་བཤད། །

དར་ཡ་ཀན་ལ་རིགས་ལྔ་ཡོད། །ལྷུང་ཤོད་སྐྱེས་པའི་དར་ཡ་ཀན། །མེ་ཏོག་དམར་པོ་ལོ་མ་སྔོ། །སྡོང་བུ་སྨུག་པོ་ཙུང་ཟད་རིང་། །ལོ་མ་དམར་པོ་ཏ་ལོ་ཟེར། །རི་གཤན་མགུལ་སྐྱེས་དར་ཡ་ཀན། །མེ་ཏོག་སྔོན་པོ་མདངས་དང་ལྡན། །ལོ་མ་ཙུང་ཟད་ཤ་ག་ཅན། །ཆུ་མིག་ནང་སྐྱེས་དར་ཡ་ཀན། །ལོ་མ་སྡོང་བུ་མེ་ཏོག་གསུམ། །གསུམ་གའི་དབྱིབས་དང་འདྲ་བ་ཡིན། །ལ་ལས་ཆུ་སྔོམ་ཞེས་ཀྱང་བྱ། །ཁྱད་པར་ཆུ་སྐྱེས་གང་ཡང་རུང་། །རིགས་ལྔ་ངེས་པ་མེད་པ་སྟེ། །ལོ་མ་མེ་ཏོག་དུས་སུ་བཏུ། །ཕྱི་མ་ཞིབ་བཏགས་དར་ལ་བཙགས། །དོམ་མཁྲིས་སྐྱེར་ཤུན་སྦུབས་མ་སྦྱར། །མགོ་བོ་ཚབས་ཆེར་ཆག་གྱུར་ཀྱང་། །རྨར་བཏབ་སྦྲང་མས་ཕྱི་ཚགས་བྱས། །ཁོང་དུ་བཏང་ན་སོས་པ་མགྱོགས། །ཙ་ཆད་མཐུད་དང་ཀླད་རལ་སོས། །ཆུར་བསྟུས་ཁོང་བཏང་མ་ཞུ་སེལ། །ཙ་བ་གདབ་ལ་ཆང་དུ་བསྐོལ། །འཕྱུང་བས་ཡོག་མོ་སྐྲངས་པ་རྗོལ། །བུ་རམ་དང་སྦྱར་གྲང་རླུང་འཇོམས། །ཉམས་ཆུང་ཕོ་བའི་མེ་དྲོད་བསྐྱེད། །གཞན་ཡང་སྦྱོར་སྡེ་ཀུན་དང་སྦྱར། །ནད་རྣམས་ཐམས་ཅད་སེལ་བར་བྱེད། །

ཐ་རམ་ཞིང་ནང་ལམ་ཁར་སྐྱེས། །ལོ་མ་སྲུབ་ལེབ་ཀོ་མཐིལ་འདྲ། །འབྲས་བུ་འདམ་བུ་ཀ་ར་འདྲ། །རོ་ནི་མངར་ལ་སྨོམ་དང་བཅས། །ཚོད་མས་བད་ཀན་ནད་རྣམས་སེལ། །རང་གི་ནུས་པས་བཤལ་བ་གཅོད། །རྨ་རྣམས་འདུབ་ཅིང་རྣག་རྣམས་སེལ། །ཐ་རམ་བྲེ་ཀ་ར་ཁྲག་སྦྱར། །མེས་ཚིག་རྨ་ལ་བདུད་རྩི་འདྲ། །རྒྱང་རྒྱུག་འབྲུམ་བུ་ནག་ལ་ཕན། །སྐག་ཁྲ་དོམ་མཁྲིས་དང་སྦྱར་ནས། །ཟླ་མཚན་འབྱམས་པ་མྱུར་དུ་གཅོད། །སྦྱོར་སྡེབས་ནད་རྣམས་ཐམས་ཅད་སེལ། །རི་ཤོའི་ཙ་བ་དང་སྦྱར་ན། །བད་ཀན་ནད་རྣམས་སྐྱུགས་པར་བྱེད། །ཟླ་གསུམ་ལ་བཏབ་མྱུར་དུ་འཚོ། །སྒྲ་བཟང་དང་སྦྱར་རིམས་ནད་སེལ། །འབྲས་བུ་ཆུ་སྦྱར་གློ་ནད་སེལ། །

ཤའུ་ལྡི་དར་ཞེས་ཀྱང་བྱ། །རྒྱང་ཤོག་པ་ཞེས་བྱ་བ་དེ། །རི་ཡི་ནང་ལ་ཆུ་ལ་སྐྱེས། །ལོ་མ་ཆེ་ལ་སྡོང་བུ་སྲུན། །མེ་ཏོག་སེར་པོ་བར་སྣང་ཁེངས། །འབྲས་བུ་པདྨའི་ས་བོན་འདྲ། །རོ་ནི་མངར་ལ་ཁ་བ་ཡིན། །རང་གི་ནུས་པས་བད་ཀན་སྐྱུགས། །ཞུ་རྗེས་བསིལ་དུ་འགྱུར་བ་ཡིན། །རྨ་རྣམས་འདུབ་ལ་ཙ་ཁ་འཛིན། །སྐོམ་དད་ཆུང་ལ་ཆུས་མི་འཇིགས། །རིམས་སྙིང་འབྱུང་དཀའ་མྱུར་དུ་སེལ། །གྲང

ཀླུང་ནད་ལ་དུག་དང་མཚུངས། །ཚ་ནད་སེལ་བའི་སྔོ་ཡིན་ནོ། །རྒྱ་ཏྲེས་དང་སྦྱར་ཤ་དུག་གསོ། །སྨིན་གཅོད་རྩ་ཁ་འཛིན་པར་བྱེད། །བྲག་སྤོས་འབྲི་མོག་ཨུཏྤལ་ལ། །སྤྱི་ཞུར་དག་དང་སྦྱར་བྱས་ནས། །བྱང་ཁོག་སྟོད་དུ་ཟླ་བྱུང་ནས། །གློ་སྙིང་ཚད་པ་སྐྱེས་པ་དང་། །ཐིགས་སྟོད་རྩང་པ་གཟེར་བ་སེལ། །ཁྱད་པར་ལུད་པ་ཁྲག་རྣག་འབྱུང་བ་སེལ། །འདི་ཡི་ཡོན་ཏན་བསམ་མི་ཁྱབ། །

བོང་ང་བ་ནི་བྲག་ལ་སྐྱེས། །ཡང་ན་ན་བ་དག་ལ་སྐྱེས། །ལ་ལས་ར་དུག་པ་ཡང་ཟེར། །ཟླ་ཡི་གཉེར་འཛག་གཉན་རྣམས་སེལ། །ན་རམ་ཟར་མ་ཞོ་བཙོས་གདབ། །ཚ་གྲང་འཁྲུ་བ་མ་ལུས་གཅོད། །ལ་ཁྲིམ་ཁྲག་རྐང་དང་སྦྱར་ནས། །མཆིན་ནད་མ་ལུས་སེལ་བར་བྱེད། །སྙིང་གི་བྲ་ཁྱོད་རེ་རལ་སྦྱར། །མཆིན་པ་དུག་ཐབས་གློ་བ་དུག་ཐབས་དང་། །ཚད་པ་རྙིང་བའི་ནད་རྣམས་སེལ། །སྐྲག་སྐྱུའི་མེ་ཏོག་ཐང་སྦྱར་ནས། །ཤ་རྩ་ཀླད་རྩ་རུས་རྩ་དང་། །སྙིང་གི་རྩ་ཚད་མཐུད་པར་བྱེད། །འོལ་མོ་སེ་དང་བྱི་ཏང་ག །ཕུར་མོ་དཀར་མོ་དང་སྦྱར་བས། །སྲིན་ནད་ཐམས་ཅད་འཇོམས་པར་བྱེད། །རྒྱུ་ནད་འབྲུམ་བུ་དམར་པོ་དང་། །བེའུ་སྐྱབས་འབྲུ་དང་རྡེའུ་ནད་སེལ། །གཞན་ཡང་དུག་ནད་ཀུན་ལ་ཕན། །སེར་མོ་བྲ་ཁྱུང་ཤ་ལ་ཡུ་རིང་དང་། །སྤྲེའུ་ཤིང་སེ་རྒོད་སྤང་རྒྱན་དཀར། །སྤང་སྤྲེ་དོ་བོ་དང་སྦྱར་ནས། །ཤ་དུག་ནད་རྣམས་སེལ་བར་བྱེད། །ལྕང་མ་རེག་ཚུགས (རེ་ཚུག) མེ་ཏོག་དང་། །རྒྱ་ཚའི་ཐང་བཏང་མ་ཞུ་ཆུ་སྲི་སེལ། །གཞན་ཡང་ཡོན་ཏན་བསམ་མི་ཁྱབ། །

ཆུ་འགྲམ་སྐྱེས་པའི་སྣ་ཆུང་བ། །ལོ་མ་སྔོང་བུ་སྡོ་སྐྱ་སྤུན། །མེ་ཏོག་སེར་པོ་གུར་གུམ་འདྲ། །རང་གི་ནུས་པས་ཤ་དུག་སེལ། །རོ་ནི་ཁ་ལ་ཅུང་ཟད་བསྐ། །མཁན་སྐྱུའི་ལོ་མ་བརྡུངས་པ་དང་། །རྒྱ་སྐྱག་ཞུ་མཁན་བསྲེས་ལ་བཏུལ། །རྟ་སྒང་སེར་ཁ་ལོར་ལོན་བཏུལ། །ཁྲ་བ་དེ་གཉིས་བསྲེས་སྦྱར་ལ། །སྨན་རེ་སླུད་ལ་ཉལ་བར་བྱ། །ཉམས་སྟོབས་ཆེ་ཆུང་དང་སྦྱར་ལ། །ཆུ་ནང་རྡོ་ལ་གླན་པར་བྱ། །རྩ་ཆེན་ཆད་དང་མངལ་ཀླུང་དང་། །བད་ཀན་མཚོ་རལ་གློ་རྡོལ་དང་། །སྣ་ཁྲག་ལུག་པ་གཅོད་པར་བྱེད། །སྦྱོར་བ་གཞན་གྱིས་ནད་རྣམས་སེལ། །ཡོན་ཏན་བསམ་གྱིས་མི་ཁྱབ་བོ། །

གཟེ་མ་རྒྱ་ཤོད་བྱེ་མར་སྐྱེས། །ལོ་མ་སྔོང་བོས་ས་གཞི་ཁྱབ། །མེ་ཏོག་ཆུང་ངུ་མཐོང་བ་དགའ། །འབྲས་བུ་ཚེར་མ་ར་མགོའི་དབྱིབས། །རོ་ནི་མངར་ལ་བྲོ་ཞིང་སྣོན། །རང་གི་ནུས་པས་གྲང་ཀླུང་སེལ། །རྩ་བ་ལྷ་ཡི་སྨུ་རོ[①]བཟང་། །འདི་མེད་ལྷ་བོས་ནད་མི་སེལ། །ངོ་ཤིག་ཁབ་དང་གླང་ཤུ་དང་། །མར་སྦྱར་བསྐུས་ན་དེ་དག་སེལ། །གཟེ་ཚང་ཀླུང་ནད་རེངས་འཁུམས་དང་། །མཁལ་ནད་གྲུམ་བུའི་ནད་ལ་བརྟགས། །ཐང་གིས་ཕྱུལ་བས་གྲང་ཀླུང་དང་། །བད་ཀན་ལ་སོགས

---

① མ་ཡིག་ཏུ་དབུ་མེད་ལ་ཛོ་ཅེ་འདི་འདྲ་འདུག་པ་འཕྲུལ་འཁོར་སྐྱོང་ས་སམ་དཔྱད།

ཀླུང་ནད་དང་། །ཆུ་འགགས་འོར་དང་སྐྱ་རྦབ་སེལ། །སྨན་གཞན་སྦྱོར་བས་ནད་གཞན་སེལ། །

གསེར་ཞིང་སེར་པོ་ཞེས་བྱ་བ། །ཕ་ལ་ཏ་ཀ་ཞེས་ཀྱང་བྱ། །སྐྱེར་བ་དཀར་པོ་ཞེས་ཀྱང་བྱ། །ཉིན་སྲིབ་དག་གི་མཚམས་སུ་སྐྱེས། །པགས་པ་བཤུས་ན་སྙིང་པོ་སེར། །མེ་ཏོག་སེར་པོ་མདངས་དང་ལྡན། །འབྲས་བུ་དམར་པོ་འོད་ཟེར་འབར། །རོ་ནི་སྐྱུར་ལ་ཅུང་ཟད་རྩུབ། །རང་གི་ནུས་པས་དུག་ནད་དང་། །རིམས་སྙིང་མིག་ནད་ཐམས་ཅད་སེལ། །འབྲས་བུས་ཕོ་བ་མེ་དྲོད་བསྐྱེད། །ཁ་ཟས་འཇུ་ལ་ཡིག་འབྱེད། །ཆུ་སྐོལ་དང་སྦྱར་ཆུ་སྲི་སེལ། །སྦྲང་སྦྱར་མིག་ནད་ཐམས་ཅད་སེལ། །ཁན་ཏྲ་མིག་སྦྱུགས་མཐོང་བར་འགྱུར། །མཆིན་ཙ་ཚད་གསོ་མཐུད་ཅིང་སྦྱོར། །བུད་མེད་ཟླ་མཚན་འབྱམས་པ་གཅོད། །འདི་ཡིས་ནད་རྣམས་ཞི་བྱེད་པས། །སྦྱོར་སྡེ་གར་འགྲོ་ནན་ཏན་བྱ། །

དབྱུལ་ཞིང་སྟག་པ་སྡོང་པོ་ཆེ། །པགས་པ་སྨུ་ལི་གྲུམ་ཞིང་འདྲ། །ལོ་མ་ལྗང་ཁོ་ཕྲ་ལ་སྲབ། །མེ་ཏོག་ལྗུག་པ་འདྲ་བ་སྐྱེ། །རང་གི་ནུས་པ་སྐམ་ལ་རྩེ། །མགོ་དང་ཡན་ལག་བྱང་ཁོག་རྒྱ། །འབྲུབ་ཅིང་རྣག་སྐེམ་ཤའུ་གསོ། །དུག་ནད་མ་ལུས་སེལ་བར་བྱེད། །རྫ་དང་ཤུ་བ་བལ་ཀློག་སེལ། །མར་སྦྱར་སྦྱུག་པས་སེལ་བར་འགྱུར། །

གྲེས་མ་དག་ལ་རིགས་གསུམ་སྟེ། །གཅིག་ནི་བྲག་སྐྱེས་སེའུ་ལྡང་། །གཅིག་ནི་ལུག་སྐྱེས་རྒྱ་གྲེས་མ། །གཅིག་ནི་རི་དང་སྤང་སྐྱེས་གྲེས་རྐོད་མ། །ལོ་མ་སྡོམ་ཞིང་ལེབ་ལ་རིང་། །མེ་ཏོག་དམར་སྨུག་མདངས་མི་གསལ། །རྒྱ་གྲེས་འབྲས་བུ་དམར་ལ་ཆེ། །གྲེས་རྐོད་འབྲས་བུ་དམར་ལ་ཆུང་། །བྲག་སྐྱེས་འབྲས་བུ་ཆུང་ལ་སྐྱོ། །རོ་ནི་ཅུང་ཟད་མངར་བ་ཡིན། །རང་གི་ནུས་པས་སྲིན་ནད་འཇོམས། །དེ་གསུམ་རྩག(བཙག)བརྡུང་ཁུ་བ་བཙོས། །མེས་ཚིག་ཐར་བསྐུས་མྱུར་དུ་འཚོ། །ཙ་བ་ཞིབ་བརྡུང་སྦྲང་དང་སྦྱར། །ཁ་གདོང་ཛ་ཤིག་སེལ་བར་བྱེད། །དེ་གསུམ་ཐལ་བ་དོམ་ཚིལ་དང་། །ཕག་ཚིལ་མཁལ་ཚིལ་སྦྱར་བ་དེ། །སྐྲ་དཀར་སྦྱུག་ན་ནག་པོར་འགྲོ། །ཁྲུ་བ་རྨ་ལ་སྦྱུག་པ་ཡིས། །ཆུ་སེར་འདྲེན་ལ་ཤ་རོ་གཅོད། །གཞན་ཡང་ཡོན་ཏན་བསམ་མི་ཁྱབ། །

རེ་ལྕག་ལོ་མ་མཐུག་ལ་ཟླུམ། །སྡོང་པོ་ཕན་ཕན་གཤིབས་པ་འདྲ། །མེ་ཏོག་མ་གས་སེའི་ཕུང་པོ་འདྲ། །གས་དུས་དཀར་དམར་མདངས་དང་ལྡན། །རོ་ནི་ཚ་ལ་རྩུབ་པ་ཡིན། །རང་གི་ནུས་པ་འཇམ་སྟེའི་སྨན། །ཙ་བ་ཞིབ་བརྡུང་མར་ཆང་བཙོ། །དར་རས་དག་ལ་བཙག་བྱས་ཏེ། །གཅེའུ་དང་ལྷང་པར་སྦྱར་བྱས་ལ། །འོག་སྒོ་ནས་བཏང་ཕོ་བའི་གྲང་ཀླུང་སེལ། །སྲིན་དང་བད་ཀན་འཁྲིལ་བ་དང་། །སྦྱིང་འཁྲིལ་ནད་རྣམས་འོག་སྒོར་འདྲེན། །ཐལ་བ་སྦྱར་བ་ར་དམར་དང་། །ཤུ་བ་ཀོམ་པོ་ལ་སོགས་སེལ། །སྨན་གཞན་སྦྱར་བས་གཞན་དག་སེལ། །

མེ་ཏོག་སྒྲང་སྣ་ཉིན་གྱི་སྲིབས་ལ་སྐྱེས། །ཙ་བ་གཅིག་ལ་སྡོང་པོ་བརྒྱ། །ལོ་མ་ཕྲ་ལ་འབྲུམ་བུ

ཅན། །མེ་ཏོག་དམར་པོ་ཕྲ་བ་ཡིན། །རང་གི་ནུས་པས་རྐྱ་ལ་ཕན། །ཡན་ཚ་དང་སྐྱུར་ཁོང་དུ་བཏང་། །ཆང་ནད་མ་ལུས་སེལ་བར་བྱེད། །ཚད་པ་མི་སྐྱེས་ཆང་ནད་མེད། །ཕྱེ་མ་ཆང་དང་མར་དུ་བསྐོལ། །དེས་ནི་དུག་ནད་རིམས་འཁྲུགས་གཅོད། །སྣ་ཁྲག་ལུག་པར་གྱུར་པ་ནི། །ཕྱེ་མ་བྱས་ལ་སྣ་ནང་བླུག །སྣ་ཁྲག་ངེས་པར་ཆད་པར་འགྱུར། །ཉ་བྲི་དག་གི་འབྲས་བུ་དང་། །ཐར་ནུ་སྐྱུགས་ཀྱིས་ཕོ་ཁར་ཡང་། །མཁྲིས་པ་རྒྱས་པ་སྐྱུགས་པར་བྱེད། །གཞན་ཡང་ཡོན་ཏན་བསམ་མི་ཁྱབ། །

པས་[པ]རེ་སྔོན་ས་གཞི་སྐམ་པོར་སྐྱེས། །ལོ་མ་འདབ་བཞི་ས་གཞི་མཉམ་པ་འདྲ། །མེ་ཏོག་སྔོན་པོ་ཅུང་ཟད་དམར་བའི་མདངས། །འབྲས་བུའི་དབྱིབས་ནི་སེམས་ཅན་སྙིང་དང་འདྲ། །སྔོ་དང་དམར་སྐྱ་མདོག་གསུམ་ནི། །སྨིན་པའི་དུས་སུ་འབྱུང་བ་སྟེ། །ནད་སེལ་སྨན་གྱི་རྒྱལ་པོར་གསུངས། །རོ་ནི་མངར་ལ་ཅུང་ཟད་ཁ། །བྱ་རོག་ཉོར་བུ་ཞེས་ཀྱང་བྱ། །གཡག་སྙིང་བ་དང་ལུག་སྙིང་བ། །མིང་གི་གདགས་བྱ་གསུམ་དུ་ཡོད། །རང་གི་ནུས་པས་རྐྱ་རྣམས་གསོ། །འཆི་མེད་དར་ཡ་ཀན་དུ་གྲགས། །ལོ་མ་མེ་ཏོག་འབྲས་བུ་དང་། །རྩ་བ་བཞི་པོ་དུས་སུ་བཏུ། །ཞུན་བྱས་ནད་ནི་གང་ཡང་རུང་། །ཁོང་ནད་དག་ལ་ཁོང་དུ་བཏང་། །འདི་ཡིས་མི་སོས་གང་ཡང་མེད། །མགོ་དང་ཡན་ལག་བྱུང་ཁོག་རྨ། ནད་ཀྱི་སྟེང་དུ་ཕོག་པ་དང་། །རྩ་ཆད་ལ་སོགས་གང་ཡིན་ལ། །ཞུན་དང་ཕྱེ་མ་སྦྱར་བ་དེ། །རྨ་ནང་བཏབ་ལ་ཁོང་དུ་བཏང་། །ཕྲགས་ནད་ཤ་ནད་རུས་ནད་དང་། །རྩ་ནད་མ་ལུས་སྦྱར་དུ་སེལ། །ལོ་མ་རྒྱས་དུས་ལོ་མ་བཏུ། །མེ་ཏོག་རྒྱས་དུས་མེ་ཏོག་བཏུ། །འབྲས་བུ་སྨིན་དུས་འབྲས་བུ་བཏུ། །རྩ་བའི་དུས་སུ་རྩ་བ་ཤེས། །ཕྱི་ཡི་ཞུན་དང་སྦྱར་བྱས་ན། །ནད་སེལ་སྨན་གྱི་རྒྱལ་པོ་སྟེ། །འདི་ཉིད་རྨ་རྣམས་འདྲུབ་པར་བྱེད། །ཆུ་སེར་འདྲེན་དང་རྣག་རྣམས་སྐེམ། །ནད་སེལ་པ་ས་(པ)རེ་སྔོན་འདི། །ལྷ་དབང་བརྒྱ་བྱིན་དག་གིས་བཤད། །རྟོག་འབྲས་རྨ་དང་ཤུ་བ་དང་། །གཡན་པ་ཐོར་བ་ཛེ་ཡི་རིགས། །མདོར་ན་ནད་རྣམས་གང་ཡིན་ཀུན། །བྱུག་པ་ཙམ་གྱིས་སེལ་བར་བྱེད། །གློ་ནད་སུར་ཡ་རྣག་ཁྲག་འབབ། །དེ་ཉིད་སེལ་འདོད་ཞུན་གྱི་ནང་། །བཙོད་དང་འབྲི་མོག་རྒྱ་སྐྱག་དང་། །འདམ་བུ་ཀ་ར་ལི་ག་དུར། །ཨ་བར་རྒྱུན་འབྲུམ་སྤར་བུ་རྣམས། །སྦྲང་རྩི་གཡུང་དང་སྦྱར་བྱས་ནས། །ནང་རེར་རིལ་བུ་བཅུ་གསུམ་བཏང་། །གློ་ནད་སེལ་བའི་སྨན་ཡིན་ནོ། །དོན་སྣོད་གཞན་གྱི་ནད་རྣམས་ལ། །སྦྱོར་སྡེ་གང་བྱེད་ནང་དུ་བཏང་། །དེ་དག་སེལ་བ་ཐེ་ཚོམ་མེད། །འདི་ཡི་ཡོན་ཏན་བསམ་མི་ཁྱབ། །

མེ་ཏོག་ཨ་བྱུག་པ་ཞེས་བྱ། །སྲིབ་མོའི་ན་བ་དག་ལ་སྐྱེས། །ལོ་མ་སྤོ་སྐྱ་སྤུན་ལ་རྩུབ། །སྡོང་པོ་དུག་གི་ཡུ་བ་འདྲ། །མེ་ཏོག་སེར་པོ་གསེར་གདུགས་ཕུབ། །ལུག་མིག་སེར་པོ་ཞེས་བྱ་སྟེ། །ལ་ལས་མེ་ཏོག་གུར་གུམ་སེར། །རོ་ནི་ཅུང་ཟད་ཁ་བ་ཡིན། །རང་གི་ནུས་པས་རྟོག་པ་འཇོམས། །མེ་ཏོག་

ལུག་མིག་སེར་པོ་དང་། །རྒྱལ་པོ་རེ་རལ་སྤང་སྤོས་དང་། །ཤུག་གུ་ཚེར་མ་ཅན་དང་བཞི། །ཆ་མཉམ་སྦྱར་མ་ལྡ་ཡི་ཟླིད། །བཙན་དུག་དང་ནི་རྒྱ་ཚ་གཉིས། །སྦྱན་མ་རེ་རེའི་ཚད་དུ་བྱ། །འདི་མིང་ཨ་བྱག་དྲུག་སྦྱོར་སྟེ། །ནག་པོ་དྲུག་སྦྱོར་ཞེས་ཀྱང་བྱ། །སྐྱོག་པའི་ནད་ལ་བདུད་རྩི་འདྲ། །ཁོང་སྨན་རྣམས་ཀྱི་རྒྱལ་པོ་ཡིན། །སྐྲངས་སྙིང་ར་དུག་ནག་པོ་དང་། །མངར་གྱིས་ཕྱི་ཏུ་ཐིད་པ་གཅེས། །གྲང་གླང་སྐྱེས་ན་སྐྱུ་ཚ་བཏང་། །པི་པི་ལིང་གི་ཐང་ཡང་གཏོང་། །ལུམས་ནི་གཞན་དང་མཐུན་པར་བཅོས། །སྐྱོག་སྐྲངས་འདུལ་བའི་གཉེན་པོ་ཡིན། །གཞན་ཡང་ཡོན་ཏན་བསམ་མི་ཁྱབ། །

འབམ་པོ་ཞེས་བྱའི་སྦྲ་ལྷུམ་ནི། །སྲིབ་མོ་སྤང་གི་ལོགས་ལ་སྐྱེས། །ལོ་མ་སྔོང་པོ་གོ་སྙོད་འདྲ། །དྲི་ནི་མནམ་ལ་རོ་ནི་ཏླན། །མེ་ཏོག་ཡོད་པ་མོ་ཡི་རིགས། །མེ་ཏོག་མེད་པ་ཕོ་ཡི་རིགས། །རང་གི་ནུས་པས་སྐྱོག་པ་འཇོམས། །འབམ་པོ་སྤོས་དཀར་རྒྱ་ཚ་དང་། །ར་དུག་རྣམ་བཞི་ཐུན་ཚད་ལ། །འབམ་པོ་དག་ནི་ཚོད་ཆུ་ཙམ། །སྤོས་དཀར་དག་ནི་ཚོད་སོར་ཙམ། །རྒྱ་ཚ་དག་ནི་ལན་ཚ་ཙམ། །ར་དུག་དག་ནི་ཚོད་ཐལ་ཙམ། །ཁོང་སྨན་དག་ཁུ་བཏང་བྱས་ན། །འདིས་ནི་སྐྱོག་རིགས་མ་ལུས་འཇོམས། །རྩ་བ་རྒྱང་བ་བཏང་བྱས་ན། །ཕྱིས་པ་ཆུང་དང་རྒན་པོ་དང་། །བྲུངས་ཟད་ནུས་ཉིར་མ་ཡིན་པ། །དར་མའི་ཚད་པ་འཇོམས་པར་བྱེད། །གག་སྐྱོག་འབྲས་གསུམ་མ་ཡིན་པ། །གཞན་གྱི་ནད་རྣམས་སེལ་མི་འགྱུར། །གག་སྐྱོག་འབྲས་གསུམ་སྨན་རྣམས་ལ། །ལུམས་བྱས་དེ་དག་འཇོམས་པ་ཡིན། །

རྒྱ་བ་ཞེས་བྱ་སྔོག་པའི་རིགས། །ཉིན་སྲིབས་སྤང་གི་ལོགས་ལ་སྐྱེས། །ལོ་མ་མཐུག་ལ་རིང་བ་ཡིན། །མེ་ཏོག་དམར་པོ་རབ་ཏུ་མཛེས། །འབྲས་བུ་ཟླུམ་པོ་སྔོ་ལ་གསལ། །རོ་ནི་ཚ་ལ་ནུས་པ་རྣོ། །རང་གི་ནུས་པས་གྲང་གླང་སེལ། །མགོ་དང་བྱང་ཁོག་ཡན་ལག་རྨ། །ནང་བཏབ་ཁོང་བཏང་རྣག་ཆུ་འབྱིན། །ཕོ་མཆིན་མཁལ་རྐེད་ན་བ་དང་། །སོ་ནད་གླང་སྲིན་ནད་དག་དང་། །ཁོང་བ་སྦྲོས་དང་དྲོད་ཆུང་དང་། །འཇུ་དཀའ་ཁོང་བའི་ནད་ཀུན་སེལ། །གླང་སྲིན་ནད་ལ་བདུད་རྩི་འདྲ། །ཞུན་བྱས་མར་སྦྱར་མཁལ་ནད་སེལ། །ཚང་བསྐོལ་སྟོར་བཏང་གོས་དྲོན་བྱ། །གཞན་ཡང་ཡོན་ཏན་བསམ་མི་ཁྱབ། །

བྲམ་ཞེས་བྱ་ཚེར་མའི་རིགས། །ཉིན་སྲིབས་གཉིས་ཀྱི་རི་ལ་སྐྱེས། །ཤིང་ཆུང་ཚེར་མ་ལོ་མ་ཆུང་། །མེ་ཏོག་སེར་པོ་སྦྱན་མ་འདྲ། །གང་བུ་འབྲས་བུ་སྦྱན་ཆུང་སྦྲོ། །རོ་ནི་མངར་ལ་ཡང་བ་ཡིན། །འབྲས་ཀྱི་རིགས་ལ་བདུད་རྩི་འདྲ། །བྲམའི་མེ་ཏོག་ཟངས་རྩི་བ། །མེ་ཏོག་ལུག་མིག་བ་དང་ནི། །ཤུག་པ་སྲིན་ཟྭེས་ཕྱེ་མ་དང་། །ཕུར་མོ་རྐང་གཅིག་ལོ་མ་སྦྱར། །འབྲས་ཀྱི་སྐྲངས་ཁྲིབ་ཚད་པ་དང་། །འབྲས་རིགས་གང་ཡིན་སེལ་བར་བྱེད། །ཉིན་ལོགས་བྲམ་གཅིག་འགྲེང་གི །རྩ་བ་བརྡུང

བའི་ཁྲུ་བའི་ནད། །ཐོན་བུ་ཁྲི་ལྕེ་གཉིས་བཏབ་ནས། །ཅུང་ཟད་མནན་ན་ལྷང་འགྱུར་ཏེ། །དུག་ནད་གསར་རྙིང་མེད་པ་དང་། །སྐྲན་དང་གྲང་བ་ཆུ་འགགས་སེལ། །རྗེས་དང་སྤྱོད་ལམ་གཞན་དང་འདྲ། །བྲ་མ་དཀར་པོའི་རྩ་བ་དང་། །བསེ་རྒོད་མ་ཡི་སྟོང་བུ་དང་། །ལྕགས་སྣ་མི་འདྲ་རིགས་གསུམ་ནི། །ཆུ་ནི་བྲེ་དྲུག་ནང་དུ་བསྐུ། །ཁྲུ་བ་ཕྱུལ་དོ་ལུས་པའི་ནང་། །སྐྱེར་བའི་བར་ཤུན་ཕྱུལ་གང་བསྐུ། །ཁྲུ་བ་ཕྱུལ་གང་ལུས་པ་དང་། །ནང་རེ་སྔོང་སྔགས་གང་རེ་བཏང་། །དུག་རྣམས་སེལ་བར་ཐེ་ཚོམ་མེད། །བྲ་མའི་རྩ་བ་དུག་འཇོམས་ཡིན། །གཞན་ཡང་ཡོན་ཏན་བསམ་མི་ཁྱབ། །

དབང་ལག་སྐམ་གཤེར་གཉིས་ལ་སྐྱེས། །ལོ་མ་ནུག་པའི་དབྱིབས་དང་འདྲ། །སྨུག་པའི་མདངས་དང་ལྡན་པ་ཡིན། །སྐམ་སྐྱེས་མེ་ཏོག་སྔོ་སེར་དམར། །སྡོང་པོ་རིང་ལྗེམ་སྦྲམ་པ་ཡིན། །ཆུ་སྐྱེས་མེ་ཏོག་དམར་བ་ཡིན། །རྩ་བ་མི་ཡི་ལག་པ་འདྲ། །སོར་མོ་ལྔ་བ་མི་ཡི་ལག །དྲུག་པ་རྡོ་རྗེའི་ལག་པ་ཡིན། །བཞི་བ་ཀན་མོའི་ལག་པར་གྲགས། །གསུམ་པ་གཉིས་པ་ཡོན་ཏན་དམན། །རོ་ནི་མངར་ལ་སྨུམ་བག་ཅན། །ཚེ་བསྲིང་འཆི་མེད་བཅུད་ལེན་སྨན། །བདུད་རྩི་དར་ཡ་ཀན་ཞེས་གྲགས། །འདི་ཡི་ཡོན་ཏན་བསམ་མི་ཁྱབ། །གཅིག་པོ་ལོ་གཅིག་བསྟེན་གྱུར་ན། །ཚེ་ནི་ལོ་བརྒྱ་ཐུབ་པར་བྱེད། །ཉིང་འཛིན་ལ་གསལ་མཁའ་འགྲོ་འདུ། །ནམ་མཁར་འགྲོ་བར་ཐེ་ཚོམ་མེད། །རྩ་བ་ཕྱེ་མཆང་དང་འོ་མར་བསྐུ། །མཁལ་ནད་གྲང་བ་སེལ་བ་དང་། །བུད་མེད་བརྒྱ་ལ་སྤྱོད་པར་ནུས། །རྡོ་རྗེ་ནོར་བུའི་སྟོབས་བསྐྱེད་ནས། །ས་བོན་ཞུ་རུ་འབྱུང་བར་འགྱུར། །སེམས་གསལ་རོ་ཙ་བཅུད་ལེན་ཡིན། །ཕྱེ་མ་ཞིབ་བཏགས་མིག་ལ་གདབ། །ཁ་བས་ཕྱིད་པར་མི་འགྱུར་རོ། །སྔོག་སྐྱུ་དང་ནི་གཉིས་པོ་དེ། །ལྕམ་ལྕེམ་བཏུང་བ་མར་དང་ཆུ་རུ་བསྐུ། །ཆུ་སྐེམ་མར་ནི་ལུས་པ་དང་། །ནང་རེ་ཁེམ་མགོ་རེ་བཟོས་ན། །མཆིན་པ་གྲང་ཀྲུས་ནད་རྣམས་དང་། །དམུ་ཆུ་སྐྲན་རིགས་གང་ཡིན་དང་། །སྙིང་རླུང་ལ་སོགས་སྙིང་ནད་དང་། །ལོང་དང་ཕོ་བར་སྲིན་ཞུགས་དང་། །རྩ་ཆུ་འགགས་པའི་ནད་རྣམས་ནི། །རྡོ་རྗེས་གཞན་འཇོམས་ཇི་བཞིན་ནོ། །རྩ་བ་ལྷ་པོའི་གཙོ་བོར་གསུངས། །འདི་ཡི་ཡོན་ཏན་བསམ་མི་ཁྱབ། །ལྷ་དབང་བརྒྱ་བྱིན་བདུད་རྩི་སྨན། །འདི་ལས་ནུས་པ་ཆེ་བའི་སྨན། །འཛམ་གླིང་འཇིག་རྟེན་དག་ན་མེད། །སྦྱོར་བ་གཞན་ལ་བཏང་བས་མཆོག །རྒྱ་ལ་གླན་ན་འཆི་མེད་སྨན། །

ཐོ་སྨན་ཐོར་ཞེས་བྱ་བ་ནི། །ཆེ་ཆུང་རིགས་གཉིས་ཡོད་པ་ཡིན། །སྤང་སྐྱེས་ཐོར་ཆུང་དག་ཏུ་བཤད། །ཞིང་ནང་སྐྱེས་པ་ཐོར་ཆེན་ཡིན། །ལོ་མ་དམར་སྨུག་མེ་ཏོག་དབྱིབས། །མེ་ཏོག་དམར་སྨུག་རྒྱ་ཕོར་དབྱིབས། །རོ་ནི་ཁ་ལ་མངར་བ་ཡིན། །ལོ་མ་མེ་ཏོག་བཅས་ཕྱེ་མ། །བསྐོལ་ཐང་འཐུང་ན་གཟེར་ཐབས་ནད། །རིམས་སྙིང་ཁྲག་འབྲུམ་ཤ་རོ་དང་། །མིག་ནད་མ་ལུས་སྲིན་གྱི་ནད། །ཆུ

ཉེར་དང་ནི་གློ་ན་བ། །བྲང་རྒྱབ་ཙིབ་ལོགས་གཟེར་བ་དང་། །རྐང་ལག་ལྷུ་ཚིགས་ཆུ་སེར་བབས། །གདོང་སྐྲངས་རོ་སྟོད་མཐེང་བ་དང་། །ཚད་སྙིང་འབྱངས་དཀའི་ནད་རྣམས་སེལ། །རིམས་ནད་ཚད་པ་རྒྱས་པ་ལ། །ཁོང་དུ་བཏང་ལ་གོས་ཀྱིས་བཀབ། །ག་བུར་རྡུལ་འབྱིན་དག་དང་འདྲ། །ཕྱེ་ཡིས་དྲིལ་ཕྱིས་བྱ་བ་གཅེས། །མང་པོ་བསྡུས་ལ་ཞུན་དུ་བྱ། །རྩ་བ་ལྤ་དང་སྦྱར་བའམ། །ཡང་ན་རང་ཉིད་རྐྱང་བར་བཏང་། །གཅོང་ནད་སྐུམ་ཅུ་སོ་རྦུག་དང་། །བུད་མེད་མངལ་ནད་མཁལ་ནད་དང་། གཟེར་དང་ཆུ་སེར་ནད་རྣམས་སེལ། །འདི་ནི་ནོར་བུ་རིན་ཆེན་འདྲ། །སྦྱོར་སྡེ་གཞན་བྱས་ནད་གཞན་སེལ། །

སྨྲན་ཤིང་ལྕོ་བལ་རོང་ན་སྐྱེས། །དབྱིབས་ནི་རིན་ཆེན་མཆོད་སྡོང་འདྲ། །ལོ་མ་གཡུ་ཡི་ སྤྲིན་ཕུང་འདྲ། །མེ་ཏོག་དམར་པོ་མེ་ལྕེ་ཕྱེད་པ་འདྲ། །སྙིང་པོ་རོ་ནི་མངར་ལ་རྩུབ། །རང་གི་ནུས་པས འཁྲུ་བར་བྱེད། །བསྐོལ་ཐང་འོར་ནད་སེལ་བར་བྱེད། །ཁོང་བ་སྲིན་ཞུགས་ནད་རྣམས་ལ། །ཐང་ གིས་སྦྱུར་དུ་སེལ་བར་བྱེད། །སྨྲན་ཤིང་རེ་ལྷུག་དུད་པ་ཚ། །ཀ་ཤོ་ཀན་རྐ་རྩ་བ་དང་། །མར་དང་འོ་ མ་སྦྱར་བ་ཡིས། །ཤ་སར་མར་བཏང་སྨད་ནྲུང་སེལ། །ཐང་དང་མར་སྦྱར་བཏང་བྱས་ན། །ལུད་པ་ དབུགས་མི་བདེ་བ་འཇོམས། །བད་ཀན་ནད་ལ་ཙུང་ཟད་གནོད། །ཤིང་ཁྲུན་ཛྙ་ཧི་ཤ་ཆེན་སྦྱར། ། སྙིང་རླུང་ནད་རྣམས་སེལ་བར་བྱེད། །དེ་ཡི་ཐང་ཆུས་སྐྲངས་དང་རྨ། །འབྲས་དང་རྟོག་ནད་ཤུ་ འབྲུམ་དང་། །འཚེད་དཀའི་ཐོར་བ་ལ་སོགས་འཇོམས། །སྦྱོར་སྡེ་གཞན་ཡང་དཔག་ཏུ་མེད། །

བདུད་རྩི་ད་ལི་ཞེས་བྱ་བ། །བལ་ཡུལ་སྲུར་དཀར་ཞེས་བྱ་སྟེ། །སྲིབ་མོའི་རི་མཐོ་དག་ལ་ སྐྱེས། །སྡོང་པོ་དཀར་ལ་ལོ་མ་ཁམ། །མེ་ཏོག་དཀར་ལ་འབྲས་བུ་ཅན། །རོ་ནི་མངར་ལ་ཁ་བ ཡིན། །རང་བཞིན་རོ་འཇམ་ནུས་པ་ནི། །རླུང་མཁྲིས་བད་ཀན་སྐྱད་འགགས་དང་། །གློ་ནད་མ ལུས་སེལ་བར་བྱེད། །ཕོ་རིས་པི་ལིང་བཙའ་ལྷ་དང་། །མ་ནུ་ག་ར་སྦྱར་བཏང་ན། །གློ་ནད་རིམས དང་ཕོ་བའི་ནད། །ཆམ་པ་སྙིང་བ་མ་ལུས་སེལ། །ད་ལི་བདུན་པ་སྨན་གྱི་མཆོག །སྐྲངས་འདུལ ལུམས་ལ་འདི་ཉིད་བསྟགས། །འདི་ཡི་སྨན་སྦྱོར་བརྗོད་མི་ལང་། །ལྷ་ཆེན་ཚངས་པའི་བདུད་རྩི ཡིན། །

བ་ལུ་ནག་པོ་སུར་ནག་ཡིན། །བ་ལུ་དག་དང་སྐྱེས་ས་མཐུན། །སྡོང་བུ་ལོ་མ་ནག་པ་ལ། །མེ ཏོག་དམར་ལ་འབྲས་བུ་ཅན། །རོ་ནི་ཚ་ལ་ནུས་པ་དྲོད། །ཐོང་དུག་ནག་པོ་ཞེས་བྱ་སྟེ། །འདི་ཡི་ལོ འབྲས་ཆ་གཅིག་དང་། །ཚ་བ་གསུམ་པོ་ཆ་གཅིག་སྦྱར། །གྲང་ནད་སེལ་བར་ཐེ་ཚོམ་མེད། །གག རྟོག་ནད་ལ་ལུམས་བྱས་ན། །བདུད་རྩི་ལྷ་བུར་འཚོ་བ་ཡིན། །གསེར་མདོག་བུ་རམ་པི་པི་ལིང་། ། སྦྱར་བས་ཕོ་བའི་གྲང་རླུང་སེལ། །ཡོན་ཏན་མང་སྟེ་བརྗོད་མི་ལང་། །

སེ་རྒོད་མ་ཞེས་བྱ་བ་ནི། །སྲིབས་མོའི་ནགས་ཀྱི་ནང་ལ་སྐྱེས། །སྔོང་པོ་ཁོང་སྔོང་ཤྲན་པ་སྨུག །མེ་ཏོག་དམར་པོ་རྩ་བ་སྨུག །འབྲས་བུ་ཆེ་ལ་རབ་ཏུ་དམར། །ནུས་པ་དྲོད་ལ་སྐམ་ཞིང་འཛམ། །རང་གི་ནུས་པས་དུག་ནད་སེལ། །སེ་རྒོད་སྐྱེར་དཀར་འོམ་བུ་གསུམ། །ཞུན་བྱས་དུག་རིགས་མ་ལུས་ཐུབ། །སེ་རྒོད་མ་དང་བྱ་རྒོད་སྤོས། །གསེར་ཤིང་བར་ཤྲུན་བོང་ང་དཀར། །འོམ་བུ་ཅུང་མ་ཁ་སྨུག་སྐམ། །ཐག་ཞུན་དཔའ་བོ་དཀར་སེར་དང་། །ལྷམ་བུ་རེ་རལ་གཉྫ་ཆུང་། །དར་ཡ་ཀན་ནི་སྔོན་པོ་དང་། །ག་ར་དཀར་པོ་དང་སྦྱར་སྟེ། །དུག་རིགས་མ་ལུས་ཐམས་ཅད་ལ། །འདི་ཡིས་མི་ཐུབ་གང་ཡང་མེད། །སེ་རྒོད་སྨུག་མའི་ལོ་མ་དང་། །རྟོང་ལེན་གསུམ་པོ་ཞིབ་བཏགས་ཏེ། །མེ་ལོང་སྟེང་དུ་ཞོ་དང་སྦྱར། །རྨ་ལ་བྱུགས་ན་འདྲུབ་པར་བྱེད། །སེ་རྡོ་འདམ་བུ་ག་ར་དང་། །ག་བྲ་བ་དང་འབྲི་མོག་དང་། །ཤིང་མངར་སྤྲང་རྩི་དང་སྦྱར་ན། །གློ་ནད་མ་ལུས་རྣག་རྣམས་སྐེམ། །ཡི་ག་འཆེད་ཅིང་རིམས་སྙིང་སྦྱོང་། །བད་ཀན་ནད་རྣམས་འོག་སྒོར་འདྲེན། །ཐག་ལ་སྐྱེས་པའི་སེ་རྒོད་མ། །ལོ་སྔོང་མེ་ཏོག་འབྲས་བུར་བཅས། །ཞུན་དུ་བྱས་པ་དེ་ཡི་ནང་། །གུར་གུམ་ཐག་ཞུན་ཕྱི་ཡང་ཀུ །ག་ར་དང་སྦྱར་མཆིན་ཚད་སེལ། །ཟས་སུ་སླང་མོ་སྦྲུམ་མའི་ཤ །སྐམ་དུ་དར་བ་ཆུ་བསླད་བཏང་། །སྐབས་སུ་བུ་རམ་སྦྱར་བ་བཏང་། །ཐོར་བུའི་རླུང་ཡང་ནོན་པར་འགྱུར། །

ཤྲུག་པ་སྤམ་བདུད་རྩི་ཟིལ་བ་ཅན། །ཉིན་མོའི་རི་རྩེ་མཐོན་པོར་སྐྱེས། །ལུམས་རྣམས་ཀུན་གྱི་གྲོགས་སུ་འགྱུར། །རྩལ་འབྱིན་དག་ལ་སྤམ་དང་། །སུར་དཀར་སྤེན་མའི་མེ་ཏོག་བཅོ། །འོག་ནས་བདུག་ལ་རྩལ་འབྱུང་བ། །ཕྱིས་ཏེ་ལན་གསུམ་བསྐྱུར་བ་བྱ། །རིམས་སྙིང་ལུས་ཞེན་མཆིན་ནད་དང་། །རྐང་ལག་འཁྲུམས་དང་ཞ་བ་དང་། །འབྲུགས་ནད་ལ་སོགས་མ་ལུས་ཀུན། །བདེ་བར་འགྱུར་བ་ཐེ་ཚོམ་མེད། །ཐང་དུ་བསྐུས་པའི་ཁུ་བ་ཡིས། །ཆུ་འགགས་ནད་རྣམས་ཐམས་ཅད་སེལ། །རྒྱ་ཤྲུག་འབྲས་བུ་དྲོ་ལ་བཏྲན། །གློ་མཆིན་མཁྲིས་པའི་ནད་རྣམས་སེལ། །ཞུ་རྗེས་བསིལ་བའི་མཆོག་ཡིན་ནོ། །རྒྱ་ཤྲུག་ལོ་བཟང་འབྲས་བུའི་ཞུན། །མཁལ་ནད་ཆུ་སེར་ཐམས་ཅད་སེལ། །རྨ་ལ་བཏབ་ན་མྱུར་དུ་འཚོ། །བད་ཀན་ནད་ལ་ཕན་པར་འགྱུར། །

ཐང་ཤིང་སྲིབས་མོའི་ལོགས་ལ་སྐྱེས། །ཡལ་ག་ལོ་མས་ནམ་མཁའ་ཁྱབ། །མེ་ཏོག་མ་སྐམ་དུས་སུ་བཏུ། །རོ་ནི་ཁ་ལ་ཅུང་ཟད་རྩུབ། །རང་བཞིན་དྲོ་ཞིང་སྐམ་པ་ཡིན། །མེ་ཏོག་ལོ་མར་བཅས་པའི་ཞུན། །ཟོས་ན་ས་བོན་འཕེལ་བར་བྱེད། །སྐར་བུ་དང་སྦྱར་ལུད་པ་རྣག་ཁྲག་འདྲེན། །རྨ་ཁར་བཏབ་པས་རྨ་ཡང་འདྲུབ། །སྣ་ཁྲག་འདྲེན་ཞིང་སྐེམ་པར་བྱེད། །ཐང་ཆུས་ཆུ་སེར་སེལ་བར་བྱེད། །འཕྲོད་སྨན་གཞན་སྦྱར་ནད་རྣམས་སེལ། །

རྒུན་འབྲུམ་ཤིང་ཐོག་རྣམས་ཀྱི་བཅུད། །རོང་གི་ནགས་ཀྱི་ནང་དུ་སྐྱེས། །ལོ་མ་སྔོར་ཆུང་སྔོང་

བོ་རིང་། །སྡོང་བོ་དབྱི་མོང་སྡོང་བོ་འདྲ། །མེ་ཏོག་དམར་ཆུང་མཐོང་བ་དཀའ། །འབྲས་བུ་དམར་སྨུག་འོད་དང་བཅས། །རོ་ནི་མངར་ལ་ཅུང་ཟད་སྐྱུར། །སྨུམ་ཞིང་དྲང་ (གྲང་) ཀླན་བཅས་པ་ཡིན། །རང་གི་ནུས་པས་འབྲུ་བ་གཅོད། །ཏ་ཅང་མང་ན་འབྲུ་བར་བྱེད། །གློད་ནད་གློ་ནད་གང་ཡིན་ལ། །རྒྱུན་ཆང་སྦྱང་རྩི་སྦྱར་བས་སེལ། །གློ་ནད་རིམས་སྙིང་ཆམ་པ་དང་། །ཚད་པས་མཆིན་པ་རྒྱས་པ་ལ། །རྒྱུན་འབྲུམ་ཐྲག་ཞུན་ཕྱི་ཡང་ཀུ །སྦྱར་བས་སྤུར་དུ་ཞི་བར་འགྱུར། །རྒྱུན་ཆང་སྙོམས་ལ་ལུས་པོ་བདེ། །བད་མཁྲིས་ནད་ལ་ཅུང་ཟད་གནོད། །རྒྱུན་འབྲུམ་ཆུ་ནང་བསྐྱངས (བསྒྲུངས) པ་ཡིས། །བྱིས་པའི་གློ་རིམས་ནད་ལ་ཕན། །འཕྲོད་སྨན་གཞན་དང་སྦྱར་བ་ཡིས། །ནད་རྣམས་ཐམས་ཅད་སེལ་བར་བྱེད། །ཡོན་ཏན་བརྗོད་ཀྱིས་མི་ལང་ངོ་། །

ཧ་ལྷགས་པ་ནི་རྣམ་པ་གཉིས། །རི་དང་ལྷུང་ལ་སྐྱེས་པ་ཡིན། །གཉིས་པོ་སྐྱེས་ལུགས་གཅིག་པ་ཡིན། །ལོ་མ་གྲུ་བཞི་མཐུག་པ་ལ། །འབྲུམ་བུ་ཐུག་ཐུག་ཡོད་པ་ཡིན། །སྡོང་པོ་གྲུ་བཞི་ཐིག་ཤིང་འདྲ། །མེ་ཏོག་སྔོ་དམར་དཀར་བ་ཡོད། །ཚེར་མ་དང་བཅས་ཁྲི་མཇུག་འདྲ། །དྲི་ཞིམ་སྔོ་སྨན་མཆོག་ཏུ་བཤད། །རི་ལ་སྐྱེས་པས་སྲིན་ནད་སེལ། །རོ་ནི་ཅུང་ཟད་མངར་དང་ཁ། །སྤང་སྤོས་ཕུར་དཀར་ལོམ་དང་། །སྐྱེ་བའི་འབྲས་བུ་སྦྱར་བ་ཡིས། །སྲིན་ནད་ཐམས་ཅད་སེལ་བར་བྱེད། །ལྷུང་དང་ནགས་ལ་སྐྱེས་པ་ཡི། །ཧ་ལྷགས་མ་ནི་དྲོ་ལ་སྙོམ། །ད་ཧྲིག་དང་སྦྱར་འབྲུ་བ་གཅོད། །ལོ་མ་བརྡུང་ལ་རྨ་ལ་གླན། །རྨ་ཁག་ཤེར་ཞིང་འཚོ་རྐང་འདུབ། །ཀླ་མཚན་འབྱམས་དང་ཆུ་འགགས་སེལ། །ས་བོན་བླུག་པ་གཅོད་པའི་མཆོག །བཅུད་ལེན་དག་ཏུ་འགྱུར་བ་ཡིན། །དསྨུ་ཆུ་སྐེམ་པའི་མཆོག་ཏུ་བཤད། །སྦྱོར་སྡེ་གཞན་ཡང་བསམ་མི་ཁྱབ། །

མེ་ཏོག་ལུག་མིག་སྤང་དང་ཚལ་ལ་སྐྱེས། །ལོ་མ་སྔོ་སྐྱ་ཆུང་ལ་སྙོར། །སྡོང་བོ་སྨུག་ལ་རིང་བ་ཡིན། །འདབ་མ་ཨུཏྤལ་སྔོན་པོ་འདྲ། །སྙིང་པོ་ལུག་མིག་ལྟ་བུའོ། །རོ་ནི་ཅུང་ཟད་ཁ་བ་ཡིན། །ཁོང་དུ་བཏང་ན་སྐྱིག་པ་འཛོམས། །ལུམས་སུ་བྱས་ན་ཀླད་ནད་འཛོམས། །བསིལ་བས་ཚད་ནད་མ་ལུས་སེལ། །དུག་ནད་སེལ་བར་བྱེད་པ་སྟེ། །ཡོན་ཏན་བསམ་གྱིས་མི་ཁྱབ་བོ། །

སྟོན་བུ་ཞེས་བྱ་ཁ་སྨད་སྐྱེས། །སྡོང་བུ་སྔོ་ལ་མེ་ཏོག་དཀར། །ལོ་མ་དམར་སྔོ་དགུན་མི་སྐམ། །ཤུན་པ་བསྟུས་པས་ཐོག་གུ་འབྱུང་། །རོ་ནི་ཚ་ལ་རྩུབ་པ་ཡིན། །ནུས་པས་ནད་རྣམས་ཕྱུར་དུ་འཕྱིན། །སྟོན་བུ་དུར་བྱིད་དན་རྒ་དང་། །ཐར་ནུ་ཁྲོན་བུ་རེ་ལྕག་པ། །ཆང་སྦྱར་བཏང་བས་གླང་ཐབས་བཤལ། །དུག་ལ་འོམ་བུའི་ཁྲུ་བས་འཕྲུལ། །ཁྲག་ལ་རྒྱ་ཚའི་ཁྲུ་བས་འཕྲུལ། །རིམས་ལ་སླེ་ཏྲེས་ཁྲུ་བས་འཕྲུལ། །གློ་ལ་འབྲི་མོག་ཁྲུ་བས་འཕྲུལ། །ཚད་པའི་ནད་ལ་སོགས་པ་དང་། །བཞི་བརྒྱ་རྩ་བཞིའི་ནད་རྣམས་འཕྲོ། །རང་བཞིན་འཇམ་ལ་རྙོ་ལ་འཕྲོ། །གློ་གཟེར་རྒྱུ་གཟེར་ལ་སོགས

འཇོམས། །བོང་ང་དཀར་ནག་གཉིས་ཆ་མཉམ། །ཚྭ་དང་སྐྱུ་མ་བྱས་ལ་སྦྲང་ལ་བྱུག །སྔོག་པ་ལ་སོགས་སྦྲངས་རྣམས་འདུལ། །བསྒྲུ་སྨན་དག་ཏུ་བཏང་བྱས་ན། །ཁོང་བའི་རླུང་སྐྲན་ལ་སོགས་དང་། །ཆུ་རྒྱུས་འཁྲུམས་པ་ལ་སོགས་གསོ། །རྣ་འོན་ནང་དུ་ཁྲུ་བ་བླུག །རྣ་བས་སྒྲ་རྣམས་ཐོས་པར་འགྱུར། །སྟུག་སྐམ་ནད་ལ་ཤིན་ཏུ་རྣོ། །ཏིལ་མར་དང་སྦྱར་དུག་ནད་སེལ། །རྗེ་དང་ཤུ་བ་ལ་སོགས་པ། །མར་སྦྱར་བྱུག་ན་མྱུར་དུ་སེལ། །ནད་སེལ་སྨན་མཆོག་འདི་ཡིན་ནོ། །

རེ་རལ་དག་ལ་རྣམ་པ་གསུམ། །རྒྱལ་པོ་ཉིན་གྱི་བྲག་ལ་སྐྱེས། །ལོ་མ་མེ་ལྕེ་མཆེད་པ་འདྲ། །རྩ་བ་གཡུ་སྦྲུལ་འཁྱིལ་བ་འདྲ། །རོ་ནི་ཅུང་ཟད་མངར་ལ་བསིལ། །ཆུ་ལ་བསྐུས་ལ་ཕྱེད་ཙམ་སྐམ། །མང་ཉུང་ཅི་རན་ཚོད་དང་སྦྱར། །རྨ་ལ་ཆུ་ཡིས་མི་གནོད་ཅིང་། །སྙིང་གི་ཚད་པ་འདིས་སེལ་འགྱུར། །དུག་ནད་ཐམས་ཅད་སེལ་བར་འགྱུར། །བློན་པོ་ཉིན་གྱི་བྲག་ལ་སྐྱེས། །ཡང་ན་སྤང་དང་ཤིང་ལ་སྐྱེས། །ལོ་མ་ཁ་དབྲག་འབྲེལ་ཁ་ཅན། །ཤིང་མངར་དང་སྦྱར་གློ་ཚད་སེལ། །ལུག་མུར་དང་སྦྱར་རྙིང་བའི་རིམས་ཚད་སེལ། །བྲག་ཞུན་དང་སྦྱར་མཆིན་ནད་སེལ། །བུ་རམ་དང་སྦྱར་བད་ཀན་སྐྱ། །མིག་ཕྱུགས་ཆུ་སེར་ནད་ལ་ཕན། །འབྲས་བུ་སྦྲངས་ལ་བདུད་རྩི་འདྲ། །བུ་རམ་དང་སྦྱར་འོ་མས་འཕྱུལ། །མཆིན་ནད་སྐྲན་དང་མཁལ་ནད་སེལ། །ཆུ་དང་སྦྱར་ན་ཆུ་འགགས་སེལ། །བཙུན་མོ་བྲག་གི་སེར་གར་སྐྱེས། །ལོ་མ་གསེར་གྱི་ཐིག་ལེས་བརྒྱན། །སྐོལ་ཐང་མཆིན་པའི་ཚད་པ་དང་། །མཆིན་ནད་མཆིན་དྲི་འགྲམས་ལ་ཕན། །རྨ་ལ་བཏབ་དང་ཁོང་དུ་བཏང་། །སྦྲང་དང་བུ་རམ་གདབ་པར་བྱ། །བད་ཀན་དུག་ནད་ཕོ་བ་ན། །མཆིན་སྐྲན་མཁལ་ཟེད་རླུང་ནད་སེལ། །ཡང་ན་ཆང་གིས་འཕྱུལ་ལ་བཏང་། །འདིས་ནི་གསོད་ཀའི་རྨ་རྣམས་འཚོ། །རྣག་སྐེམ་དག་གི་མཆོག་ཏུ་བཤད། །

གཡའ་ཁྲི་སྔོན་པོ་རི་གཉན་གངས་ལ་སྐྱེས། །ལོ་མ་མེ་ཏོག་སྔོ་ལ་ཅུང་ཟད་སྐྱ། །རོ་ནི་ཁ་ལ་ནུས་པས་ནད་རྣམས་སྐྱུགས། །ཆིག་ཐང་བཏང་བས་སྙིང་གི་ཚད་པ་སེལ། །འཐིབ་ཅིང་སྨྱོས་པའི་ཚད་པ་དང་། །བརྒྱལ་ཞིང་འཐོག་པའི་ཚད་པ་ལ། །ར་ཁྲག་སྐག་ཁུའི་ནང་དུ་སྦྱར། །སྨན་གྱི་ཐུན་ནི་ཆེ་བར་བཏང་། །སྙིང་གི་ཚད་པ་སེལ་བ་ལ། །འདི་ཡི་གོང་ན་སྨན་གཞན་མེད། །སྦྱོར་སྡེ་གཞན་སྦྱར་ནད་གཞན་སེལ། །

སེར་པོ་ཁྲག་རྐང་ཞེས་བྱ་བ། །ཉིན་གྱི་བྲག་གི་གསེབ་ན་སྐྱེ། །ལྷུམ་བུ་ཨུགས་ཀྲུ་ཅན་ཀྱང་ཟེར། །སྡོང་བུ་རིང་ལ་ཡིད་ཙམ་སེར། །ལོ་མ་གཡུ་བུན་གཏོར་བ་འདྲ། །མེ་ཏོག་གསེར་གྱི་གའུ་འདྲ། །འབྲས་བུ་ཆུང་ཞིང་ཤིགས་པ་འདྲ། །རོ་ནི་ཅུང་ཟད་ཁ་བ་ཡིན། །སྟོན་ཟླ་ར་བའི་ཉ་ལ་བཏུ། །ཚད་རིམས་དུག་ནད་གང་ལ་ཡང་། །འདིས་ནི་མི་འཚོ་ནད་གཞན་མེད། །རྨ་རྣམས་འཛུབ་ལ་རུས་པ་འཇོར། །གཞན་ཡང་ཡོན་ཏན་བསམ་མི་ཁྱབ། །ཚད་པ་དྭངས་སྙིགས་འབྱེད་པར

བྱེད། །མ་སྨིན་པ་རྣམས་སྨིན་པར་བྱེད། །ཚ་ནད་འཇོམས་པའི་བདུད་རྩིར་བཤད། །

བྲི་ཡང་ཀུ་ནི་མཆིན་པའི་ཚད་པ་སེལ། །ཉིན་སྲུབས་འདྲ་སྟེ་ཕལ་ཆེར་སྲིབ་ལ་སྐྱེས། །སྣང་ལ་དར་སྔོན་འཕྱུར་བ་འདྲ། །རོ་ནི་མངར་ལ་ཁ་དང་བཅས། །བུ་རམ་གྱི་ཤང་ཀ་ར་སྦྱར། །མཆིན་ནད་ཐམས་ཅད་སེལ་བར་བྱེད། །ཞུན་དུ་བྱས་ན་བད་ཀན་སེལ། །ཁྲག་གཅོད་རྒྱ་འབྲུབ་ཆུ་སེར་སྐེམ། །ཡོན་ཏན་བསམ་གྱིས་མི་ཁྱབ་བོ། །

སླེ་བ་ཞེས་བྱ་སྲིབ་མོར་སྐྱེས། །ལོ་མ་ཕྲལ་མེ་ཏོག་ནི། །ཨུཏྤལ་སྔོན་པོ་དག་དང་འདྲ། །ཞིང་དང་རི་ཡི་ཤིང་དག་ལ། །འཁྲིས་ནས་སྐྱེས་པའི་ལྕུམ་སྔན་དེ། །རང་གི་ནུས་པས་སྣ་དྲི་ཆོར། །སླེ་བའི་མེ་ཏོག་ཧོང་ལེན་དང་། །ཏ་ལོ་སྨུག་མའི་པགས་པ་རྣམས། །སྣ་ནང་བླུག་པས་དྲི་མི་ཆོར། །མགོ་ནད་(ལ་སོགས)སྣ་ལ་འཇུག །དེ་ཕྱིར་གསང་བའི་སྨན་གཅིག་ཡིན། །གཅིག་པུར་བཏང་བས་དང་ག་འབྱེད། །སྒྲུ་རུ་ར་དང་སེ་འབྲུ་སྦྱར། །སྤར་བུ་བུ་རམ་ཏ་ལ་སྦྱོར། །སྐྱིད་བྱེད་ནད་གཞི་གང་ཡང་རུང་། །ཡིག་འབྱེད་ལ་དང་ག་བདེ། །སྨན་འཕྲོད་གཞན་གྱིས་ནད་གཞན་སེལ། །

ཁུར་མང་བདུད་རྩི་དར་ཡ་ཀན། །ནད་སེལ་བདུད་རྩི་སྤུན་བཞི་རུ། །རྒྱུད་སྡེ་རྣམས་སུ་གསུངས་པ་ཡིན། །ཁུར་མང་དཀར་ནག་རྣམ་གཉིས་དང་། །རྒྱ་ཁུར་ཞ་ཁུར་རྣམ་བཞིའོ། །མེ་ཏོག་དཀར་པོ་ཁུར་དཀར་སྟེ། །སེར་པོ་ནག་པོར་བཤད་པ་ཡིན། །རྒྱ་ཁུར་བོངས་རིང་སྡོང་བུ་ལྡེམ། །མེ་ཏོག་ཕྲེང་བས་ཀུན་ཏུ་ཁྱབ། །ཞ་ཁུར་ལོ་མ་ཕྲལ་སྨུམ། །རོ་ནི་ཁ་ལ་ཡིད་ཙམ་འབོལ། །རྩ་བ་རམ་པ་འདྲ་བའོ། །མིང་ནི་སྐྱབས་དང་ལས་དཀར་ཟེར། །རང་གི་ནུས་པས་ཚད་རིམས་སེལ། །རྒྱ་ཁུར་ཆོད་མ་བྱས་པའི་ནང་། །སྣ་སྐྱ་བཏབ་ན་ཚད་ནད་འཇོམས། །ཞ་ཁུར་བོང་ང་དཀར་པོ་དང་། །སྲི་མོང་སྟག་ཚུང་ཀུ་བྲུས་དང་། །མཚལ་དང་ག་ར་སྦྱར་བྱས་ཏེ། །རྒྱ་ཡི་ནང་དུ་བཏབ་པ་ན། །རྒྱ་འབྲུབ་ཆུ་སེར་རྣག་སྐེམ་མོ། །ཞ་ཁུར་ལ་སོགས་སྤུན་བཞི་ཡི། །རྩ་བ་ལོ་མ་མེ་ཏོག་གསུམ། །གཅིག་ཏུ་ཞུན་བྱས་རྒྱ་ལ་བཏབ། །ཁོང་དུ་བཏང་ན་འཆི་མེད་ཡིན། །རྩ་བས་རྩ་ཆད་མཐུད་པར་བྱེད། །ལོ་མས་པགས་པ་རལ་བ་གསོ། །མེ་ཏོག་རུས་པ་ཆག་གས་སྦྱོར། །སུམ་སྦྱར་ཞུན་བྱས་ཆུས་མི་འཛིགས། །གསུམ་པོའི་ནུས་པས་ཤའུ་གསོ། །རྒྱ་གསར་དག་གི་ཁྲག་ཀྱང་གཅོད། །ཆོད་མས་རིམས་དང་འཁྲུ་ནད་སེལ། །སྦྱོར་སྡེ་གཞུང་ཆེན་གཞན་དུ་ཤེས། །

སྤང་རྩི་སྤུན་གསུམ་བྱ་བ་ནི། །སྤང་རྩི་དོ་བོ་ལུག་རྩི་དང་། །སྤང་རྩི་འབྱར་བག་ཅན་ཡིན་ནོ། །སྤང་རྩི་དོ་བོ་ཁ་ལུང་སྐྱེས། །ལོ་མ་འདབ་མ་ཉ་ག་མེད། །སྔོན་བུ་རིང་ལ་མེ་ཏོག་དཀར། །ཀས་པ་མི་ཀན་མགོ་བོ་འདྲ། །བདུད་རྩི་པེར་ཀ་ཞེས་ཀྱང་ཟེར། །རོ་ནི་ཁ་ལ་རྩུབ་པ་ཡིན། །རང་གི་ནུས་པས་ཆུ་སེར་དང་། །རིམས་འཁྲུགས་དུག་ནད་ཐམས་ཅད་དང་། །རྒྱ་ཡི་ཚད་པ་སེལ་བར་

བྱེད། །སྙིང་རྩིའི་ལོ་མ་ཞོ་ལྷ་དང་། །ཞེལ་དང་དཀར་པོ་དོམ་མཁྲིས་དང་། །གྲི་གུ་གསེར་ཐིག་ལ་ཆུ་བ། །བོང་ང་དཀར་པོ་རྣམ་པ་ལྔ། །ཞོ་རེ་ཚ་མཉམ་བཏང་བར་བྱ། །ག་བུར་གྲི་རྩེ་གང་བཏབ་ལ། །ཕྱེ་མ་སྦྱོར་བ་བཅུ་པ་ནི། །མགོ་དང་ཡན་ལག་བྱང་ཁོག་རྒྱ། །འཚོ་ཞིང་ཚད་རིམས་ཐམས་ཅད་སེལ། །ཁྱད་པར་མགོ་བོའི་རྒྱ་ལ་བཟློགས། །མར་དང་སྦྱར་ལ་ཁོང་དུ་བཏང་། །ཆུ་སེར་ནག་ཁྲག་གཙོད་པར་བྱེད། །ཡུག་རྩི་དོ་བོ་ཞེས་བྱ་བ། །ས་དྲི་བཟང་བོའི་སྤང་ལ་སྐྱེས། །ལོ་མ་ཐལ་བལ་དང་བཅས། །མེ་ཏོག་ནག་པོ་དྲི་ཞིམ་བྲོ། །རང་གི་ནུས་པས་ཚད་རིམས་སེལ། །གོང་ལྟར་རྒྱ་རྣམས་འཚོ་བར་བྱེད། །

སྤང་རྩི་འབྱར་བག་ཅན་ཞེས་པ། །ས་བཟང་སྤང་རི་དག་ལ་སྐྱེས། །ལོ་མ་ས་འགེབས་ཉ་ག་ཅན། །འབྲས་བུ་ནག་པོ་རྩ་བ་སྲ། །ལྷམ་བུ་རུ་ཏ་ཞེས་ཀྱང་བྱ། །སྤང་རྩི་འབྱར་བག་ཅན་ཞེས་བྱ། །རིམས་དང་ཚད་ནད་ཐམས་ཅད་དང་། །མི་ཕྱུགས་ཆུ་སེར་ནད་རྣམས་དང་། །རྒྱ་དང་གཙོང་ནད་མ་ལུས་སེལ། །ཁྱད་པར་ལྷང་པའི་རྩ་ནད་སེལ། །འདི་ཡི་ཡོན་ཏན་བསམ་མི་ཁྱབ། །ཁྱད་པར་སྤང་རྩི་མགོ་ཏོག་ནི། །ཡོན་ཏན་བསམ་གྱིས་མི་ཁྱབ་སྟེ། །ཨུ་སུ་མ་ནུ་གཉིས་སྦྱར་བས། །བད་ཀན་སྨུག་པོའི་ནད་རྣམས་སེལ། །ཤུ་གུ་ཚེར་མ་ཅན་དང་ནི། །ར་དུག་པ་དང་སྤང་སྤོས་དང་། །མི་རུས་རྣམས་ནི་སེར་ཙམ་བསྲེག །ར་ཐུག་སྦྲི་དང་ལྷ་བོ་སླམས། །སྐྱོག་ནད་ལྷ་བོ་གང་ཡང་རུང་། །ཐུར་མགོ་རེ་རེ་བཏང་བར་བྱ། །སྨན་ནད་ཕྱུང་ན་ཐུན་ཆུང་བྱ། །སྨན་བཏང་རྗེས་ལ་སྐྱུགས་ན་ཐུབ། །ཆུ་དང་དོམ་མཁྲིས་སྦྱར་བ་བླུད། །སྦྲིད་དང་རེངས་ན་སྐྱུ་ཚ་བཏང་། །དེ་ཡིས་མི་བདེ་རྒྱ་ཚྭ་བཏང་། །སྐྱོག་ནད་རིགས་རྣམས་གང་ཡིན་པ། །སྤང་རྩི་དོ་བོའི་སྦྱོར་བ་འདིས། །ཐེ་ཚོམ་མེད་པར་འཚོ་བར་གསུངས། །རྩ་བ་ལོ་མ་མེ་ཏོག་བཅས། །རློན་པ་བརྡུང་བའི་ཁུ་བ་ཡིས། །རོ་སྟོད་ཡན་ལག་ནད་རྣམས་སྐྱུགས། །ཕྱེ་མ་འོ་མར་སྦྱར་བཏང་ན། །ཁྲག་ཏུ་བཤལ་དང་ཚད་རྙིང་སེལ། །ཁྱད་པར་ཡི་ག་འཆུས་པ་དང་། །བད་ཀན་སྐྱ་སེར་རྒྱས་པ་དང་། །མཁྲིས་པ་ཤ་སེར་མིག་སེར་ནད། །དེ་ལ་སོགས་པའི་ཚད་རིམས་རྣམས། །འདི་ཡིས་འཚོ་བར་ཐེ་ཚོམ་མེད། །

ཤང་དྲིལ་སྨན་གསུམ་དཀར་དམར་སྔོ། །དཀར་དམར་རྣམ་གཉིས་ཆུ་ནང་སྐྱེས། །སྨུག་པོ་རི་ལ་སྐྱེས་པ་སྟེ། །རོ་ནི་ཅུང་ཟད་ཁ་མངར་བཅས། །ལོ་མ་ཆུ་སྔོ་འདྲ་ལ་དཀར། །སྔོང་བུ་རིང་ལ་མེ་ཏོག་ནི། །དྲིལ་བུ་གདུགས་ཆེན་ཕུབ་པ་འདྲ། །སེར་པོ་ལུ་གུ་རྐང་དམར་གྱིས། །ཆུ་སྐོལ་དང་སྦྱར་སྦྲོས་ནད་སེལ། །རྒྱ་བཤལ་ནད་ལ་བདུད་རྩི་འདྲ། །ཤང་དྲིལ་དམར་པོས་ཚད་པ་འཇོམས། །རྒྱ་ལོ(སྐྱ་ལོ)རྐང་གཅིག་ཁུག་རྟའི་སྦྲུན། །གསུམ་པོ་སྦྱར་བཏང་དམར་བཤལ་གཅོད། །དྲི་ཆུ་དང་སྦྱར་རྩ་ཁ་སྡོམ། །སྤང་རྩི་དང་སྦྱར་ཆུ་སེར་སེལ། །འབྲི་མོག་དང་སྦྱར་གློ་ནད་སེལ། །ཕྱི་ཡང་ཀུ་སྦྱར་འོ་

མར་བསྒོལ། །མཆིན་པའི་ཚད་པ་འཇོམས་པར་བྱེད། །ཚེར་ནག་འབྲས་བུ་དང་སྦྱར་ན། །མཆེར་ནད་ཐམས་ཅད་སེལ་བར་བྱེད། །ཏིག་ཏ་དང་སྦྱར་རིམས་ནད་སེལ། །ཀུན་ལ་ག་ར་སྦྱར་བར་བྱ། །ཛ་ཆུ་གངས་ཆུས་འཕྱུལ་ལ་བཏང་། །འདི་ནི་དམར་པོ་དར་ཡ་ཀན། །དབུ་བཟང་དྲིལ་བུ་དམར་པོར་གྲགས། །སྨུག་པོ་རི་དང་སྐམ་སར་སྐྱེས། །ཤང་དྲིལ་སྨུག་པོ་བྱ་བ་སྟེ། །ལ་ལས་ཤ་ཕོ་རྒྱུ་མཐའང་ཟེར། །རྨ་ལ་བཏབ་ན་འདྲུབ་པར་བྱེད། །ཆུ་མི་འཛིགས་པའི་སྨན་ཡིན་ནོ། །ཐུན་གསུམ་གཅིག་ཏུ་སྦྱར་བས་ནི། །བཞི་བརྒྱ་རྩ་བཞིའི་ནད་རྣམས་སེལ། །

ཐག་ཇ་ཏ་ལོ་ཐག་ལོགས་སྐྱེས། །ལོ་མ་ལེབ་ལ་མེ་ཏོག་ནི། །དཀར་རམ་སྨུག་གམ་སེར་བ་ཡོད། །རོ་ནི་ཁ་ལ་མངར་བ་ཡིན། །རང་གི་ནུས་པས་མཁལ་ནད་སེལ། །བུར་དཀར་དང་སྦྱར་གྲང་ཆུང་སེལ། །ཚ་བ་གསུམ་སྦྱར་བད་ཀན་འཇོམས། །ལུས་ཀྱི་ནད་ཡོད་ཐམས་ཅད་དང་། །ཚ་གྲང་གང་ཡིན་སྨན་དང་སྦྱར། །ནད་རྣམས་སེལ་བར་ཐེ་ཚོམ་མེད། །མགོ་དང་ཡན་ལག་བྱུང་ཁོག་རྨ། །རྨ་ཁོང་གཉིས་སུ་བཏང་བ་ན། །རྨ་འདྲུབ་ཤའུ་གསོ་བ་ཡིན། །སྦྱོར་སྡེ་གཞན་དུ་བཤད་ལྟར་བྱ། །

རྒྱལ་མཚན་གང་གཱ་ཆུང་གི་སྨན། །ཟུར་བཞི་ལོགས་བརྒྱད་རྩེ་མོ་དབལ། །དེ་སྟེང་མེ་ཏོག་ཡང་ཐོག་ཕྱིང་། །རོ་ནི་ཁ་ལ་ནུས་པ་བསིལ། །ཚིག་ཐང་དུག་ནད་ཚད་རིམས་སེལ། །ལྷ་ཡི་དབང་པོ་བརྒྱ་བྱིན་གྱིས། །སེམས་ཅན་དོན་དུ་བདུད་རྩིར་བཞག །གང་གཱ་ཆུང་དང་བུར་དཀར་དང་། །སྤྲང་རྩི་དག་ལ་གཞི་བླངས་ཏེ། །སྨན་མར་རྒྱུན་དུ་བསྟེན་པ་ན། །ལུས་སྟོབས་རྒྱས་ལ་མདངས་དང་ལྡན། །ཚང་བཟང་ནར་སོན་བསྟེན་པ་དང་། །ལུག་ཤའི་ཚི་ཁུ་སྦྱིད་ལྡན་བསྟེན། །དཔའ་བོ་དཀར་སེར་སླ་རྩི་དང་། །བོང་ང་དཀར་དང་སྤྲང་རྩིས་སྦྱུ། །དུག་ནད་མ་ལུས་སེལ་བར་བྱེད། །ཡང་ན་སླང་ཆེན་ཆིག་ཐུབ(སུ་མི་སྨན)དང་། །རེ་རལ་ཕྱུང་སྟེར་དཀར་སྨུག་དང་། །སྲིད་མའི་ལོ་མ་སྤྲང་རྩིར་སྦྱར། །དུག་ནད་ཐམས་ཅད་འཇོམས་པར་བྱེད། །

རྩི་དམར་རྐང་གཅིག་སྲིབས་སྤང་སྐྱེས། །ལོ་མ་ཨུཏྤལ་གྱིས་པ་འདྲ། །རྩ་བ་གཅིག་ལ་སྡོང་པོ་བརྒྱ། །གསེར་གྱི་མེ་ཏོག་སྡོང་དང་ལྡན། །བདུད་རྩི་ཟིལ་བ་རྒྱུན་པར་ཆགས། །དྲི་ཞིམ་རོ་ནི་མཆོག་ཏུ་ཁ། །ཚད་པའི་ནད་ཀྱི་བདུད་རྩི་ཡིན། །ཚད་རིམས་ནད་རྣམས་སྨན་འདིས་སེལ། །ཀུན་གྱི་སྦྱོར་སྡེར་མེད་མི་རུང་། །འདི་མེད་ནད་ནི་སོས་མི་འགྱུར། །རྨ་ནི་ཇི་ལྟར་ཚབས་ཆེ་ཡང་། །འདི་བཏང་འཆི་བས་འཇིགས་མི་དགོས། །ག་ར་དང་སྦྱར་སྙིང་ཚད་སེལ། །གངས་ཆུ་དང་སྦྱར་འདུས་རིམས་སེལ། །ཚད་པའི་གཟེར་སྦྱོང་ནང་དུ་བཏང་། །ཚད་ནད་མ་ལུས་འདོན་པར་བྱེད། །ཚ་ནད་བྱུང་ན་སྨན་འདི་དགོས། །གཞན་ཡང་ཡོན་ཏན་བསམ་མི་ཁྱབ། །

ཨཧྲི་ཀྵ་ནི་སྤང་ལ་སྐྱེས། །ལོ་མ་རམ་ཉེའི་ལྡུང་འདྲ་རིང་། །སྡོང་བུ་སྨུག་པོ་ལྡེམ་པ་ཡིན། །མེ་

ཧོག་སླུག་པོ་ཐུར་དུ་སྤུབས། །ར་ས་ཧྲི་ར་ཞེས་ཀྱང་བྱ། །མིང་ནི་ཁྲིལ་བ་ཞེས་བྱ་སྟེ། །རྩ་བ་སྔོག་གཅིག་མ་དང་འདྲ། །འབྲས་བུ་ཨ་རུ་ར་སླེང་པོ། །རོ་ནི་མངར་ལ་ནུས་པ་བསིལ། །རང་གི་ནུས་པས་རྨ་རྣམས་གསོ། །དོམ་མཁྲིས་ཆུ་རྩ་དཔའ་སེར་ཀོན(པ་ཡག)། །སྤལ་རྒྱབ་ལྷ་སྤྲུར་རྨ་ལ་གདབ། །མགོ་ཆག་ཛེ་ལྟར་ཚབས་ཆེ་ཡང་། །སོས་འགྱུར་འདི་ལ་ཟེ་ཅོམ་མེད། །ཀྱུ་དྲུས་བསྣན་པས་ཤའུ་གསོ། །རྩ་ཆད་སྔོང་ང་སེར་པོ་བསྣན། །ཉུས་གྲུམས་སྤྱི་ཞུར་བསྣན་པར་བྱ། །ཀླད་ལུག་མྱུ་ཏིག་བསྣན་པས་ཆད། །སྤྱི་ཞུར་ཤེལ་ཏང་ལུག་རྩི་དོ། །བོང་བུ་ལྕན་ཚ་གུར་གུམ་དང་། །ཉུ་རྟའི་མེ་ཏོག་སྤྲང་རྩི་སྦྱར། །རིལ་བུ་བྱས་པ་ཁོང་དུ་བཏང་། །མགོ་སྨན་རྣམས་ཀྱི་རྒྱལ་པོ་ཡིན། །འདི་ཡི་སྦྱོར་ལུགས་དཔག་ཏུ་མེད། །ཨ་རུ་ར་དང་དྲི་ཆུར་སྦྱར། །ཤ་དུག་སྨུར་དུ་སེལ་བར་བྱེད། །ཚ་ལ་དང་སྦྱར་ཤ་དུག་སྦྱར་དུག་སེལ། །རྩ་བ་ལོ་མ་བྱེ་མ་ཡིས། །རྨ་རྣམས་གསོ་བར་བཤད་པ་ཡིན། །གཞན་ཡང་སྦྱོར་སྡེ་བསམ་མི་ཁྱབ། །

པར་པ་ཏ་ཡིས་མཁྲིས་རིམས་སེལ། །ཆམ་པ་གསར་བ་རིམས་གསར་དང་། །མ་སྨིན་ཚད་སེལ་བདུད་རྩི་ཡིན། །ལོ་མ་སྔོ་ལ་ཕྲང་པོ་ཆེ། །སྡོང་པོ་ཆེ་ལ་མེ་ཏོག་དཀར། །འབྲས་བུ་སྨོན་སྲན་དབྱིབས་སུ་འདུག །རོ་ནི་ཁ་ལ་ནུས་པ་བསིལ། །ཨ་བར་འབྲི་མོག་རྒྱ་སྐག་དང་། །མཚལ་དང་པི་པི་ལིང་སྦྱར་སྟེ། །ག་ར་དཀར་པོའི་ཧ་ལ་སྦྱིན། །གངས་དཀར་ཆུ་ཡིས་འཕྱུལ་བཏང་ན། །ཚད་པས་གློ་བརྗོལ་བ་སེལ། །རིམས་ཀྱི་རིགས་ལ་སྨོས་ཅི་དགོས། །སྨིན་དུས་གཏར་ཁ་བྱ་བ་གཅེས། །གྲོ་ཟན་སྦྲང་མར་སྐམ་ཤ་བཏང་། །དར་བ་ཆུས་སླད་སྐོམ་དུ་བཏང་། །

ཤེལ་ཏང་དཀར་པོ་སྤང་ལ་སྐྱེས། །ལོ་མ་སྔོན་པོ་མཐུག་འཇམ་རིང་། །སྡོང་པོ་དམར་ལ་མེ་ཏོག་དཀར། །འབྲས་བུ་ནག་པོ་ལྟུགས་ཕྱེ་འདྲ། །རོ་ནི་ཁ་ལ་རྩུབ་པ་ཡིན། །ནུས་པས་འབྲུ་བ་ཐམས་ཅད་གཅོད། །ཚད་རིམས་ནད་རྣམས་སེལ་བར་བྱེད། །ཁྱད་པར་མཆིན་པའི་ཚད་པ་སེལ། །ཤིང་མངར་རྒྱུན་འབྲུམ་ག་ར་སྦྱར། །གཡེར་ཆུ་དག་གིས་འཕྱུལ་བཏང་ན། །སྐད་འགགས་ནད་ལ་བདུད་རྩི་ཡིན། །ལོ་མ་མེ་ཏོག་བཙས་པ་བརྡུང་། །ར་དུག་གཉན་ཐུབ་ཁྲུ་བ་གདབ། །རྟོག་སྤྲངས་ཆུ་སེར་བྱུང་བ་ཡང་། །མྱུར་དུ་སེལ་བར་ཤེས་པར་བྱ། །མར་དང་སྦྱར་ན་བཙངས་པ་སེལ། །ཆིག་ཐང་རིམས་ལ་བདུད་རྩིར་འགྱུར། །སྦྱོར་སྡེ་གཞན་ཡང་བསམ་མི་ཁྱབ། །

སྤང་རྒྱན་དཀར་པོ་རྫ་སྤང་སྐྱེས། །ལོ་མ་ཆུང་ལ་མེ་ཏོག་རྒྱས། །ཆིག་ཐང་རིམས་ལ་བདུད་རྩིར་འགྱུར། །རོ་ནི་ཁ་བས་ཚད་རིམས་སེལ། །གློ་ནད་སེལ་བའི་དར་ཡ་ཀན། །སྐད་འགགས་ནད་ལ་ཆིག་ཐང་ཐུབ། །གློ་གཅོང་ཟ་བྱེད་སུར་ཡ་དང་། །གློ་ནད་ཐམས་ཅད་རྒྱས་པ་ལ། །སྤང་རྒྱན་འབྲི་མོག་སྲོ་ལོ་དང་། །ག་བྲ་བ་དང་ལི་ག་དུར། །ཤིང་མངར་ཨ་རུ་ར་དང་སྦྱར། །གློ་ནད་མ་ལུས་སེལ

བར་བྱེད། །སྒོ་ཙ་གང་རྒྱས་གདར་བར་བྱ། །ཨ་རུ་ར་དང་ད་ལི་དང་། །ཤིང་མངར་རྒྱུན་འབྲུམ་སྦྱར་བྱས་ན། །རིམས་སྙིང་འབྱུངས་དཀའ་སེལ་བར་བྱེད། །རྒྱ་སྤོས་དང་སྦྱར་གག་པ་སེལ། །ཚིག་ཐང་གྲི་འགགས་ནད་ལ་ཕན། །ཡོན་ཏན་བསམ་གྱིས་མི་ཁྱབ་བོ། །

སྤང་རྒྱན་སྔོན་པོ་སྨུག་པོ་གཉིས། །སྤུན་གསུམ་ལོ་མ་འདྲ་བ་སྟེ། །རོ་ནུས་བསིལ་ཡང་སོ་སོར་ཡོད། །རོ་ནི་ཁ་ལ་ནུས་པ་བསིལ། །འབྲུམ་ནག་མ་ལུས་འཇོམས་པར་བྱེད། །སྤང་རྒྱན་དཀར་སྔོན་སྨུག་པོ་གསུམ། །སླ་རྩི་ཚ་ལ་ཞེལ་ཏང་དྲུག །དྲི་ཆུ་དང་སྦྱར་ཤ་དུག་འཇོམས། །ཕུར་མོང་བྱི་ཏང་ག་དང་སྦྱར། །སྲིན་ནད་མ་ལུས་འཇོམས་པར་བྱེད། །རྒྱ་ཚ་ཝུམ་པ་རྡིག་སྲིན་སྦྱར། །ཆུ་འགགས་ནད་རྣམས་འབིགས་པར་བྱེད། །ཆུ་རུག་པ་ཡིས་ཆུ་མི་འཛིགས། །སྤལ་རྒྱབ་དང་སྦྱར་སྙོང་རིབ (སྙིང་རིབ) གསོ། །ཁབ་ལེན་དང་སྦྱར་ལྕ་བ་འགུགས། །ཆུ་དང་སྦྱར་ན་ལིང་ཏོག་སེལ། །མར་དང་སྦྱར་ན་མགུལ་འགགས་སེལ། །གཞན་ཡང་ཡོན་ཏན་བསམ་མི་ཁྱབ། །

ཕུར་མོང་དཀར་ནག་སྨུག་པོ་གསུམ། །སྤུན་གསུམ་སྐྱེ་ས་སོ་སོར་ཡོད། །དཀར་པོ་བདུད་རྩི་ཟིལ་བ་ཅན། །ཉིན་སྲིབས་རི་མཐོ་དག་ལ་སྐྱེས། །ལོ་མ་སྤོ་ལ་སྡོང་བུ་རིང་། །མེ་ཏོག་དཀར་པོ་དྲི་ཞིམ་པ། །རོ་ནི་ཁ་ལ་ཚ་བ་ཡིན། །ཚིག་ཐང་རིམས་ནད་སྲིན་ནད་སེལ། །སྨུག་སྐྱ་ལང་ཐང་བྱི་ཏང་ག །རྨེ་རུ་རྩི་དང་ཤ་བའི་ཚིལ། །ར་ཐུག་ཚིལ་དང་སྦྱར་བྱས་ན། །སྲིན་རྣམས་བཤང་ལམ་དག་ཏུ་འདྲེན། །སྦྱོར་སྡེ་སྲིན་སེལ་གཞན་ཡང་སྦྱར། །

ཕུར་ནག་སྲིབས་ཀྱི་ཁ་སྣད་སྐྱེས། །མེ་ཏོག་སྔོ་ལ་ནག་པོ་སྐྱེས། །དྲི་ནི་མི་ཞིམ་རོ་ཡང་ཁ། །ཕུར་ནག་མཆོ་ཡི་ཁན་རྡ་དང་། །ཚས་མ་མྱང་རྩི་སྤྲུས་རྣམས་ནི། །ར་ཡི་ཁྲག་གིས་སྦྲུས་བྱས་ནས། །དྲེག་སྐྲངས་སྦྱུང་སར་དམ་དུ་དགྲིས། །ཁྲི་སྤུ་ར་བལ་སྐྲུད་པས་བཅིང་། །སྨན་བཅད་བྱས་ལ་ཉལ་བར་བྱ། །དྲེག་ནད་ལ་ནི་ཕན་པར་འགྱུར། །གཞན་ཡང་ཡོན་ཏན་བསམ་མི་ཁྱབ། །

ཕུར་མོང་སྨུག་པོ་ཉིན་ཐག་ལ། །སྐྱེས་ཏེ་མེ་ཏོག་སྨུག་པོའི་མདོག །སླ་སྙང་བར་ནི་གྲགས་པ་ཡིན། །མེ་ཏོག་བསྐོལ་ཐང་ཙོ་ལོག་འཇོམས། །སླང་ཐབས་དྲག་པོའི་ནད་ཀུང་སེལ། །ཟེ་ཚ་པི་ལིང་བཅའ་ལྷ་དང་། །སྦྱར་བས་མ་ཞུའི་ནད་རྣམས་འཇོམས། །སྣ་ལོ་པི་ལིང་སུམ་སྦྱོར་གྱིས། །རྒྱུ་ལོང་ནད་རྣམས་འཇོམས་པར་འགྱུར། །གཞན་ཡང་ཡོན་ཏན་བསམ་མི་ཁྱབ། །

སྤྲི་ཏ་ས་འཛིན་ཞེས་བྱ་བ། །ལ་ལས་རྒྱལ་མ་རྒྱུ་མ་ཟེར། །ལོ་མ་དམར་པོ་ཆུང་བ་ལ། །སྡོང་བུ་དམར་པོས་ས་གཞི་ཁྱབ། །མེ་ཏོག་དཀར་པོ་ཆུང་བ་ཡིན། །འབྲས་བུ་རི་ལུ་དབྱིབས་དང་འདྲ། །ལ་ལས་ཙི་ཙི་མོ་ཞེས་ཟེར། །རོ་ནི་ཙུང་ཟད་མངར་སྐྱུར་ཡིན། །ནུས་པས་སྐྱོད་ཏུ་འདྲེན་པར་བྱེད། །ཕྱི་མ་བྱུས་ལ་རྒྱལ་ལ་གདབ། །རྨེན་ངན་སྐྱེས་དང་སྐྲངས་པ་འཇོམས། །ཤུ་བ་སྐྱ་སྤོ་ལ་སོགས་ལ། །མར་

སྦྱར་སྦྱུག་ན་བདེ་བར་འགྱུར། །གཞན་ཡང་ཡོན་ཏན་བསམ་མི་ཁྱབ། །

མེ་ཏོག་སིང་མ་ཞེས་བྱ་བ། །སྲིབས་ཀྱི་ན་བ་དག་ལ་སྐྱེས། །མེ་ཏོག་དམར་པོ་ས་མདོག་བསྒྱུར། །རོ་ནི་ཁ་ལ་རྩ་ནད་སེལ། །རང་གི་ནུས་པས་མགོ་རྩ་གསོ། །སིང་མ་མེ་ཏོག་སྟག་ཤ་བ། །ཧ་ལྷགས་མ་དང་བོང་ང་དཀར། །ཐེ་གུ་གསེར་ཐིག་པ་ཏོ་ལ། །སྤང་རྩི་དོ་བོ་འདི་རྣམས་ནི། །ཁཛྫ་བྱས་པའི་ནང་དག་ཏུ། །ཏུ་ཧ་ཤུ་དག་ཁ་ཚར་གདབ། །མགོ་རྩ་ཧེ་ལྷར་ཐུ་ཡང་སེལ། །སིང་མ་མེ་ཏོག་དོམ་མཁྲིས་དང་། །ཏུ་ཧ་སྦྱིན་བཞི་སྦྱར་བ་ཡིས། །རྩ་རྣམས་འབྲུབ་ལ་རྩེན་རྣམས་གཙོད། །རྣག་རྣམས་སྐེམས་པའི་མཆོག་ཏུ་བཤད། །

གྲོ་མ་ཞེས་བྱ་ལ་ལུང་སྐྱེས། །ལོ་མ་དམར་ཐོ་སྐྱ་བ་ལ། །སྡོང་བུ་ས་སྟེང་ཁྱབ་པར་སྐྱེས། །མེ་ཏོག་སེར་པོ་མདངས་དང་ལྡན། །རོ་ནི་མངར་ལ་ནུས་པ་བསིལ། །སྟོན་དུས་དྲོད་དུ་འགྱུར་བ་ཡིན། །སྟོན་ཁའི་གྲོ་མ་བཟང་པོ་དང་། །བྲ་བོ་བུ་རམ་བསྲེས་ལ་བཏགས། །ཟན་དྲོན་བྱས་བཏང་ཚད་འབྲུ་གཙོད། །སྐེམ་དུ་སྐྱེར་བའི་འབྲས་བུའི་ཕྱེ། །སིང་བུ་རྩེ་ཚག་ནང་བཏབ་བཏང་། །ག་བྲ་རྩ་བ་རྒྱ་སྐོལ་བཏང་། །ན་སར་བྲ་བའི་ཟན་དུགས་བྱ། །ཚད་པས་འབྲུ་བ་སེལ་བར་བྱེད། །ཡང་ན་གྲོ་སྐམ་ཕྱེ་མ་ཡི། །ཟན་དྲོན་བྱས་བཏང་ཚད་འབྲུ་གཙོད། །སྐོག་སྐྱ་འོ་མར་བསྐོལ་བ་ནི། །བཏུང་བ་དག་ཏུ་བཏང་བར་བྱ། །ཚ་འབྲུ་གྲོ་མས་སེལ་བར་བྱེད། །འདི་ལ་སྦྱོར་སྡེ་མང་པོ་མེད། །

ག་བྲ་བ་ཞེས་བྱ་བ་ནི། །བོད་ཡུལ་ཆུ་ཀླུང་ཡུར་བར་སྐྱེས། །དེ་མིང་ཆུ་སྔོ་བ་ཡང་ཟེར། །སྐྱེས་ལུགས་སྔོ་མང་གཞན་དང་འདྲ། །རོ་ནི་ཚུང་ཟད་སྐྱུར་བ་ཡིན། །སྔོ་མང་རྩ་བ་ཨ་གྲོང་དང་། །ཙུ་གང་རྩི་དམར་པི་པི་ལིང་། །ཨ་རུ་ར་དང་ལི་ག་དུར། །ཚ་ལ་ག་ར་བརྒྱད་འགྱུར་སྦྱར། །གློ་ནད་གསར་བ་རྣག་ཁྲག་རྣམས། །འདིས་ནི་གཙོད་དང་སྐེམ་པར་བྱེད། །ག་བྲ་བ་དང་ལི་ག་དུར། །ཙུ་གང་གུར་གུམ་ཨ་གྲོང་སྦྱར། །འདིས་ཀྱང་གློ་ནད་སྐེམ་པར་བྱེད། །ག་བྲ་བ་དང་ཡུལ་ཤ་མོང་། །འདི་གཉིས་གློ་ནད་གསར་བ་སེལ། །གཞན་ཡང་ཡོན་ཏན་བསམ་མི་ཁྱབ། །

གློ་སྨན་རྒྱལ་པོ་ཨ་གྲོང་བ། །བྱང་གི་རི་ལ་སྐྱེས་པ་ཡིན། །ལོ་མ་ཐོ་ལ་ཉ་ག་ཅན། །སྡོང་པོ་ཀླུ་ཤིང་ནག་པོ་འདྲ། །མེ་ཏོག་གསེར་གྱི་ཚོ་ལོ་འདྲ། །བདུད་རྩི་ཟིལ་བ་སྟུམ་གྱིས་བརྒྱན། །བྱང་ཁོག་སྟོད་དུ་རྣག་གསོག་པ། །སྐེམ་དང་སྦྱོར་བ་འདྲེན་པ་ལ། །འདི་ནི་བདུད་རྩི་ལྷ་བུ་འོ། །ཨ་གྲོང་བ་དང་ཙུ་གང་དང་། །ག་བྲ་སྲོ་ལོ་རྒྱུན་འབྲུམ་དང་། །ཤིང་མངར་བ་ལུའི་མེ་ཏོག་རྣམས། །སྟར་བུ་བུར་དཀར་སྦྱར་ལ་བཏང་། །གློ་གཙང་ཚད་པ་ཐམས་ཅད་དང་། །བྱང་ཁོག་རྣག་རྣམས་སྐེམ་པར་བྱེད། །གློ་ནད་གང་ཡིན་ཐམས་ཅད་ཀྱི། །སྨན་སྦྱོར་དག་ཏུ་སྨན་འདི་བཏབ། །གློ་ནད་སེལ་བའི་བདུད་རྩི་ཡིན། །ཡོན་ཏན་བསམ་གྱིས་མི་ཁྱབ་བོ། །

ཧ་དུ་ར་ཞེས་བྱ་བ་ནི། །བོད་སྐད་དུ་ནི་ཐང་ཕྲོམ་ཟེར། །མཚེར་ཙ་ཀུན་དང་ལུད་ལ་སྐྱེས། །ཙ་བ་སྔོང་བོ་ལོ་མ་སྲོམ། །མེ་ཏོག་དཀར་ནག་མཐུག་པ་ལ། །འབྲས་བུ་སོ་མ་ར་ཙ་འདྲ། །རོ་ནི་ཚ་ལ་ནུས་པས་ནི། །སྐྲག་འབྲས་ལ་སོགས་སྐྲངས་རྣམས་འདུལ། །ཧ་དུ་ར་དང་གུ་གུལ་ནག །ཆུ་དག་སླ་རྩི་སྨུ་ཟེ་དང་། །ལྷོང་རོས་ཤིང་ཀུན་བདུན་སྦྱོར་བྱ། །བྱ་རོག་བྱ་རྒོད་སྤྱང་ཀིའི་ཤ །རྙེད་ན་གོང་གི་སྟེང་དུ་བསྣན། །ཆུ་གྲང་ཕུལ་ལ་ཁོང་དུ་བཏང་། །ལོ་བརྒྱད་བྱིས་པའི་ཆུ་དང་ནི། །མངར་གསུམ་སྦྱར་ལ་ཕྱི་ལ་བྱུག །སྐྲག་པ་གསོན་ར་དུག་བསྣན། །སྐྲག་རིགས་མ་ཡིན་གང་ཡིན་པ། །སྨན་འདིས་མ་ལུས་འཚོ་བར་བྱེད། །ཧ་དུ་ར་དེ་མེར་བསྲེགས་ན། །གདོན་བགེགས་ཞུགས་པ་འབྲོས་པར་འགྱུར། །ལོ་མ་བརྡུངས་པ་རྨ་སྟེང་གླན། །མཚོན་རྨ་གང་དུང་མི་སྐྲངས་སོ། །མི་ཕྱུག་གང་ཡང་དུང་བཡི། །བུ་དང་ཤ་མ་མ་བྱིན་ན། །ཐང་དུ་བསྟུས་ཏེ་བཏང་གྱུར་ན། །བུ་དང་ཤ་མ་འབྱུང་བར་འགྱུར། །སུག་སྨེལ་ཕྱམ་པ་དང་སྦྱར་བཏང་། །རྒྱ་ཡི་སྐྱོམ་དད་སེལ་བར་བྱེད། །སྲིན་ནད་མ་ལུས་སེལ་བར་བྱེད། །ཡོན་ཏན་བསམ་གྱིས་མི་ཁྱབ་བོ། །

སྲིན་ནད་འཇོམས་པའི་ལང་ཐང་རྩེ། །ཉིན་གྱི་ཁ་སྐད་དག་ལ་སྐྱེ། །ཙ་བ་ཆུང་ལ་ལོ་མ་སྐྱ། །སྔོང་བོ་རིང་ལྗེམ་མདའ་སྨུག་ཙམ། །སྔོང་བོ་ཐམས་ཅད་མེ་ཏོག་རྒྱས། །གང་བུ་ཟླུམ་པོ་འབྲས་བུ་ནག །རོ་ནི་ཚ་ལ་སྲིན་ནད་འཇོམས། །ཤ་བའི་ཚིལ་དང་སྦྱར་བྱས་ནས། །སླང་ངའི་ནང་དུ་ཆུ་བླུག་ལ། །མཁར་གོང་སྲིན་ཟོས་བསྲེགས་པའི་སྟེང་། །མེ་བཞག་དེ་སྟེང་སྨན་བསྲེགས་ནས། །ནད་པའི་ཁ་གདངས་བདུག་པར་བྱ། །མགོ་བོ་ར་ཡི་ལྤགས་པས་བཏུམ། །ནམ་ཚོང་ཡན་ཆད་ཁ་སོ་དང་། །མགོ་བོའི་སྟེང་དུ་ར་ལྤགས་གཡོགས། །སྲིན་ནད་ཐམས་ཅད་འཇོམས་པར་བྱེད། །སྨེ་ཏུ་རྩེ་དང་བྱི་ཏང་ག །ཕུར་མོང་ལོ་མ་ཤིང་ཀུན་དང་། །སྤང་སྤོས་གླ་རྩི་ཏ་ལྤགས་མ། །ར་ཡི་འོ་མ་སྣོག་སྐྱུ་སྦྱར། །བླུད་ན་ཁོང་བའི་སྲིན་རྣམས་འཇོམས། །སྦྱོར་བའི་སྡེ་ཚན་གསང་བ་སྟེ། །ཤེའུ་མཆིན་པ་ལང་ཏང་རྩེ། །ཆ་མཉམ་བླུད་ན་བརྒྱལ་བར་འགྱུར། །ཆུ་འཛམ་མར་བཏབ་བླུད་ན་སོས། །གཞན་ཡང་སྦྱོར་སྡེ་བསམ་མི་ཁྱབ། །ནད་རྣམས་སེལ་བའི་སྨན་ཡིན་ནོ། །

ཐར་ནུ་ཉིན་སྲིབས་གཉིས་ཀར་སྐྱེས། །ཙ་བ་ལོ་སྔོང་མཐུག་ལ་འཛམ། །འོ་མའི་རྒྱ་མཚོ་སྐྱེད་པར་བྱེད། །ལོ་མ་མེ་ཏོག་འབྲས་བུ་དམར། །རོ་ནི་ཚ་ལ་བཤལ་བ་སྟེ། །ནུས་པ་རྗེ་དང་ཐོར་བ་འཇོམས། །ཞུན་བྱས་ནད་རྣམས་མ་ལུས་བཤལ། །བད་ཀན་ནད་རྣམས་སྟོད་དུ་འདྲེན། །ཨ་བར་རྒྱམ་ཚ་སླ་རྩི་དང་། །པི་པི་ལིང་སྦྱར་ཁོང་དུ་བཏང་། །འདུ་བ་རྣམ་བཞིའི་ནད་རྣམས་སེལ། །མན་ངག་སོ་སོར་བསྒྱུར་བ་གཅེས། །སྲིན་ནད་མ་ལུས་སེལ་བར་བྱེད། །སྨན་རྫས་ནག་ཕྲུག་ཚོ་གུ་བཏང་། །ཟན་དྲོན་དག་ནི་བཏང་བར་བྱ། །སྤྱོད་ལམ་གཟབ་བྱས་ནད་རྣམས་སེལ། །ཡོན་ཏན

བསམ་གྱིས་མི་ཁྱབ་བོ། །

ཀ་ཤོ་ཀན་ཧྲ་ཞེས་བྱ་བ། །རྒྱ་ཤོད་དག་ནས་སྐྱེས་པ་སྟེ། །རྩ་བ་ཐང་ཕྲོམ་རྩ་བ་འདྲ། །ལོ་མ་སྔོ་སྐྱ་འབྱར་རྩི་ཅན། །སྡོང་པོ་ཚིགས་པ་མང་པོས་བརྒྱན། །མེ་ཏོག་དམར་པོ་མཛེས་པའི་ཚུལ། །རོ་ནི་མངར་ལ་ཚ་བ་ཡིན། །ནུས་པས་སྨད་ཀྱི་དྲོད་སྐྱེད་ཅིང་། །ཕོ་ལོང་རྒྱ་མའི་དྲོད་སྐྱེད་ཅིང་། །རྩ་བ་ལྔ་ཡི་ནང་ན་མཆོག །གག་པ་ལྡོག་པ་གང་ཡིན་གྱི། །ཁོང་སྨན་དུ་ནི་བཟང་བ་ཡིན། །ཀ་ཤོ་ཀན་ཧྲ་སྒང་ཚེར(སྒྲུང་ཚེར)དང་། །ཧྲི་ཏ་ས་འཛིན་ར་འོ་སྦྱར། །བད་ཀན་སྐྱོད་དུ་འདྲེན་པར་བྱེད། །སྦྱོར་སྡེ་གཞན་ཡང་བསམ་མི་ཁྱབ། །

ཆུདག་ཆུ་ཡི་ནང་ན་སྐྱེས། །ལོ་མ་འབྲས་ཀྱི་སོག་མ་འདྲ། །རྩ་བ་ཆུ་དག་ཁྲི་གཉེར་ཅན། །དཀར་ནག་རྣམ་པ་གཉིས་ཡོད་དེ། །རོ་ནི་ཚ་ལ་རྩུབ་པ་ཡིན། །དཀར་པོ་ཀྲུ་དྲུས་ཞེས་བཤད་དོ། །རང་གི་ནུས་པས་གཅོད་པར་བྱེད། །ཆུ་དག་ཏུ་ཧ་སྟག་ཤ་བ། །མི་ནུས་བཙའ་མ་བཟློགས་པ་དང་། །དབྱི་མོང་འབྲུ་གུ་སྲུབ་མ་དང་། །སྲིན་དང་གླ་རྩི་སྦྱར་བ་ཡི། །རྨ་རྙིང་རྨེན་ངན་གཅོད་པར་བྱེད། །ཤའུ་གསོ་སྐྱེད་བྱེད་པ་ཡིན། །ཆུ་དག་དང་ནི་སྟག་ཤ་བ། །བྱ་རྐོད་སྤོས་དང་བོང་ང་ནག །ཨ་རུ་ར་དང་སྦྱར་བྱས་ཏེ། །ཆུ་གྲང་ཕུལ་ན་ལྡོག་པ་འཛོམས། །ཤུ་དག་ནག་པོ་བོང་ང་ནག །ཨ་རུ་ར་དང་སྦྱར་བྱས་ན། །གཟེར་ཐུང་ནད་རྣམས་སེལ་བར་བྱེད། །ཆུ་དག་འདམ་བུ་ཀ་ར་དང་། །བོང་ང་དཀར་པོ་ཀྲུ་དྲུས་དང་། །མཚལ་དང་ཀ་ར་སྦྱར་བ་ཡིས། །རྨ་ཡི་རྨེན་ངན་གཅོད་པར་བྱེད། །ཤའུ་གསོ་སྐྱེད་བྱེད་པ་ཡིན། །ཆུ་དག་འདམ་བུ་ཀ་ར་ཡིས། །མེ་ཡིས་འཚིག་པའི་རྨ་རྣམས་གསོ། ཆུ་དག་དཀར་པོ་བུར་དཀར་སྦྱར། །དྷ་ཏི་ལི་ཤི་སྲུག་སྨེལ་དང་། །ཤིང་ཀུན་ཚ་བ་གསུམ་སྦྱར་བས། །སྙིང་རླུང་ནད་རྣམས་གསོ་བར་བྱེད། །གཞན་ཡང་ཡོན་ཏན་བསམ་མི་ཁྱབ། །

ཟངས་རྩི་བ་ཞེས་བྱ་བ་ནི། །ས་ནག་ལུད་ཀྱི་ནང་ན་སྐྱེ། །མཁན་པ་ལྷ་བུ་དྲི་ཡང་ཆེ། །ལོ་མ་མཉེན་ལ་ཉ་ག་ཅན། །སྡོང་པོ་སྤྲེའུ་ཛ་མ་འདྲ། །མེ་ཏོག་འབྲས་བུ་མཁན་དམར་འདྲ། །རོ་ནི་ཚ་ལ་ཅུང་ཟད་ཁ། །ནུས་པས་སྲིན་ནད་མ་ལུས་སེལ། །ཤིང་ཀུན་ལང་ཐང་རྩེ་ཏུ་རྩེ། །ཧ་ཤྲགས་མ་དང་སྐྱེ་འབྲུམ་དང་། །ཤ་བའི་ཞིལ་དང་སྦྱར་བྱས་ན། །སྲིན་ནད་མ་ལུས་སེལ་བར་བྱེད། །ར་དུག་གླ་རྩི་ཨ་རུ་ར། །ཆུ་དག་ནག་པོ་བྱི་ཚེར་མ། །གཉན་ཐུབ་ནག་པོ་དང་སྦྱར་བས། །ལྡོག་རིགས་ཐམས་ཅད་སེལ་བར་བྱེད། །སྙིང་དུ་བྱུགས་ལ་ཁོང་དུ་བཏང་། །དཀར་གསུམ་མངར་གསུམ་མི་བཏང་ངོ་། །ཟངས་རྩི་ཤང་ཤང་བྲིལ་བུ་དམར། །ག་བྲ་སྤྲོ་ལོ་དཀར་པོ་སྦྱར། །མི་ཕྱུགས་ཆུ་སེར་ནད་རྣམས་སེལ། །སྤྲོ་ལོ་དཀར་པོ་བོང་ང་དཀར། །མཁན་དམར་རྒྱལ་མཚན་གང་གཱ་ཆུང་། །ཆུ་སྦྱར་ཁོང་བཏང་དུག་ནད་སེལ། །དུག་ནད་ཕོ་བར་འདུས་པ་ན། །དན་ད་ལྷ་བདུན་མར་དུ་བཏུམ། །དེ་

བཏང་དུག་ནད་བཤལ་དུ་འོང་། །ཟངས་རྩི་རྒྱ་མཚོའི་བྱེ་མ་དང་། །རྒྱ་ཚ་མཚལ་དཀར་སྦྱར་ལ་བཏང་། །དེས་ནི་རྩ་ཡི་བཤལ་དུ་འགྱུར། །

བྲ་བོ་ཞེས་བྱའི་སྔོ་ལྡུམ་ནི། །ལོ་མ་དམར་སྔོ་མཐུག་པ་ལ། །སྡོང་བུ་དམར་སྔོ་མེ་ཏོག་ཅན། །འབྲས་བུ་ནག་སྐྱ་རྣམ་གཉིས་ཡོད། །རོ་ནི་ཁ་དང་མངར་བ་ཡིན། །རང་གི་ནུས་པས་རྒྱུ་ནད་སེལ། །རྒྱུ་མ་འཁྲིག་ཅིང་ན་བ་ལ། །གང་དུ་ན་བའི་སྟེང་དག་ཏུ། །བྲ་བོ་ཚ་མོ་བརྗོས་པ་འཐམ། །བྲ་ཟན་དག་གིས་དུགས་བྱས་ན། །རྒྱུ་མ་འཁྲིག་ཅིང་ན་བ་སེལ། །བྲ་ཟན་ཁུར་མང་ཚོད་མར་བཅས། །བཏང་བས་ཚད་ནད་མ་ལུས་འཇོམས། །སྨན་ཆུང་རྐྱང་བའི་ཟན་དྲོན་ནམ། །ཚོད་མ་བྱས་ན་དང་ཁ་འབྱེད། །ནས་དཀར་བཙོས་པའི་ཁུ་བ་དང་། །ཟན་ཆུང་ཟན་གྱིས་དང་ག་འབྱེད། །ནས་དཀར་གྲུས་ཆང་ཟན་ཆུང་ཟན། །ནད་རྣམས་གང་ཡིན་དང་ཁ་འགགས། །དེ་དག་མ་ལུས་སེལ་བར་བྱེད། །དང་ཁ་འབྱེད་པའི་སྡེ་ཚན་ཡིན། །

ཨུག་ཆོས་ཞེས་བྱའི་མེ་ཏོག་ལ། །རིགས་ནི་རྣམ་པ་གཉིས་སུ་ཡོད། །དཀར་དམར་གཉིས་སུ་ཤེས་པར་བྱ། །དམར་པོ་སྤང་དང་བྲག་ལ་སྐྱེས། །ལོ་མ་ས་འབྱར་ཉ་ག་ཅན། །མེ་ཏོག་སྨུ་ནུའི་ཕུང་པོ་འདྲ། །ལི་ཁྲི་ལྷ་བུའི་དམར་འཇམ་མཛེས། །མེ་ཏོག་དབུས་ན་རྡོ་རྗེའི་སྣ། །གང་བུ་རྣ་བའི་རྣ་ཅོ་འདྲ། །ནང་འབྲས་རྒྱ་ཡི་སྲན་ཆུང་འདྲ། །རོ་ནི་ཁ་ལ་མངར་བ་ཡིན། །རང་གི་ནུས་པས་རླུང་འཁྱིལ་འཇིན། །རླུང་ཐབས་རླུང་གིས་གྱེན་ལོག་ན། །བུལ་ཏོག་དང་སྦྱར་རེངས་བུར་བཏང་། །ཨུག་ཆོས་མེ་ཏོག་རྩ་བ་འཐམ། །འབྲས་བུ་བུལ་ཏོག་ཆུ་སྐོལ་བླུད། །རླུང་ཐབས་ནད་རྣམས་གང་ཡིན་དང་། །རླུང་ལོག་ནད་རྣམས་ཐུར་དུ་འདྲེན། །ནད་སེལ་སྨན་གྱི་རྒྱལ་པོར་བཤད། །

ཨུག་ཆོས་དཀར་པོ་ཞེས་བྱ་བ། །ལོ་མ་ཨུག་ཆོས་འདྲ་བ་ལ། །མེ་ཏོག་ཨུག་ཆོས་འདྲ་སྟེ་དཀར། །རོ་ཁ་ནུས་པས་ཆུ་སེར་སྐེམ། །འདི་ཡི་སྨན་གྱི་སྦྱོར་བ་ནི། །ཆུ་སེར་ནད་འདྲེན་བཤལ་ཞེས་བྱ། །ཨུག་ཆོས་དཀར་པོའི་རྩ་བ་ཤག །སྤང་རྒྱན་དཀར་པོ་ཤེལ་ཐང་དཀར། །སྤྱང་ཚེར་དཀར་པོ་དབྱི་མོང་དཀར། །སྨག་ཤད་དཀར་དང་བ་སྤྲུ་དཀར། །བྲ་མ་དཀར་པོ་དང་བརྒྱད་ལ། །ཞོ་ནི་བདུན་བདུན་ཆ་མཉམ་སྟེ། །གུ་གུལ་དཀར་པོ་ཞོ་གཅིག་བསྣན། །རྩི་བཞིན་བཏགས་ལ་དར་ཚགས་བྱ། །སྦྲང་སྦྱར་རིལ་བུ་ལུག་རིལ་ཙམ། །ལྟོ་སྟོང་གསུམ་གསུམ་མྱུར་དུ་བཏུག །འདི་ཡི་ཕན་ཡོན་བསྟན་པ་ནི། །མཛེ་ནད་དྲེག་དང་གྲུམ་བུ་དང་། །རྦུས་ནད་ཆུ་སེར་རྒྱས་པ་ཡི། །རྦུས་མགོ་གར་ཡོད་ན་བ་དང་། །ཚིགས་ལ་ཞེན་པའི་ཆུ་སེར་ནད། །རྐང་དང་ཤ་ཚིལ་ཞུ་བ་དང་། །ཤ་མདངས་བར་གྱི་ཆུ་སེར་རྣམས། །སེལ་འགྱུར་བདུད་རྩི་ལྷ་བུའི་སྨན། །ཆུ་སེར་འདྲེན་བྱེད་དཀར་པོ་དགུ །བཤལ་གྱི་རྒྱལ་པོར་བཤད་པ་ཡིན། །གཞན་ཡང་སྦྱོར་སྡེས་ནད་སེལ་འགྱུར། །

སེབ་དམར་པོ་ཞེས་བྱ་བ། །ཤིང་རྩུབ་ཚེར་མ་ཟུར་གསུམ་སྔོ། །མེ་ཏོག་དཀར་པོ་འབུམ་བུ་ཅན། །འབྲས་བུ་ཀ་ཙེ་སྨིན་ལེགས་འདྲ། །རོ་ནི་མངར་ལ་སྐྱུར་བ་སྐྱེ། །རང་གི་ནུས་པས་རིམས་ནད་སེལ། །སེ་བའི་འབྲས་བུ་དམར་པོ་དང་། །བྲ་བོ་དང་ནི་སྲན་མ་དང་། །སྲན་ཆུང་དང་ནི་བུ་རམ་རྣམས། །བསྐོལ་བའི་ཁུ་བ་བླུད་པའམ། །བཙོས་པའི་ཡོས་རྣམས་བཏང་བྱ་ན། །རིམས་ནད་རིམས་རྣམས་གང་ཡིན་ཡང་། །འདིས་ནི་ཐེ་ཚོམ་མེད་པ་ཡིན། །ཚད་རིམས་གསར་རྙིང་གང་ཡིན་གྱི། །ཐང་གི་ནང་དུ་འདི་བཏབ་ན། །ཚད་རིམས་གསར་རྙིང་མ་ལུས་བྱང་། །

ར་དུག་པ་ཞེས་བྱ་བ་ནི། །སྲིབས་ཀྱི་ནགས་ཚལ་ས་གཞིར་སྐྱེས། །རིགས་ནི་རྣམ་པ་བཞི་རུ་འདོད། །དཀར་སེར་དམར་པོ་ནག་དང་བཞི། །སྐྱེས་པ་ཕྱོགས་བཞི་དག་ན་སྐྱེས། །སྤྱི་ཡི་ལོ་མ་མཁན་པ་འདྲ། །སྡོང་བུ་རིང་ལ་ལྷེམ་པ་ཡིན། །མེ་ཏོག་རང་རང་ཁ་དོག་ཡོད། །ཡུལ་རིགས་མི་མཐུན་སྐད་མི་མཐུན། །དེ་ཕྱིར་ཐམས་ཅད་བོད་སྐད་བསྒྱུར། །བོང་ང་དཀར་ནག་དམར་སེར་ཡིན། །དཀར་དམར་སེར་གསུམ་སྨན་ཡིན་ནོ། །སྨན་གསུམ་རོ་ནི་ཁ་བ་ཡིན། །ནག་པོ་དུག་ཡིན་སྨན་ཡང་ཡིན། །རང་གི་ནུས་པས་དུག་ནད་རིམས། །ཚད་པ་དང་ནི་རིམས་རྙིང་སེལ། །དཀར་པོ་ཆིག་འདྲེང་[འགྲེང་]ལུས་རིང་བ། །མེ་ཏོག་དཀར་དམར་རི་མོ་ཅན། །རྩ་བ་ལོ་མ་དུས་སུ་བཏུ། །ལེགས་སྐམ་ཤུ་གུ་ཚེར་མ་ཅན། །ཁྲིན་བུ་དང་སྦྱར་ཁོང་དུ་བཏང་། །གག་པའི་རིགས་རྣམས་གང་ཡིན་ཡང་། །གསུམ་སྦྱོར་སྨན་གྱིས་སེལ་བར་འགྱུར། །སྐྲངས་པོ་ཆེ་བར་གྱུར་པ་ན། །གཙགས་བུས་དྲལ་ལ་གདབ་པར་བྱ། །ཆིག་ཐང་སྔོག་ནད་མ་ལུས་སེལ། །སྦྱོར་སྡེ་གཞན་ཡང་བསམ་མི་ཁྱབ། །

ར་དུག་དམར་པོ་ཞེས་བྱ་བ། །བོང་ང་དམར་པོ་ཞེས་ཀྱང་བྱ། །ལོ་མ་སྡོང་བོ་གོང་དང་འདྲ། །མེ་ཏོག་རྒྱས་སྐབས་མེ་ཏོག་འདྲ། །རྩ་བ་དམར་ལ་རོ་ནི་ཁ། །རང་གི་ནུས་པས་དུག་ནད་འཇོམས། །ཁྱད་པར་བཙན་དུག་ནུས་པ་རྣམས། །ཟླ་བ་བཞིན་དུ་སྨོས་ཅི་དགོས། །དུག་སྨན་གཞན་གྱི་ནུས་པ་རྣམས། །འདི་ཡིས་ཐམས་ཅད་ཟིལ་གྱིས་གནོན། །ཆིག་ཐང་དུག་རྣམས་མ་ལུས་འཇོམས། །ཚད་རིམས་མེ་ལྟར་འབར་བ་ལ། །འདི་ཡིས་མྱུར་དུ་གསོ་བར་བྱེད། །སྙིང་རླུང་ཅན་གྱི་ནད་པ་ལ། །ཨ་རུ་ར་དང་བྱིས་པའི་ཆུ། །སྦྱར་བཏང་མྱུར་དུ་སོས་པར་བྱེད། །བོང་ང་དམར་པོ་སུམ་ཆ་ལ། །ཨ་རུ་སུམ་གཉིས་གཟེར་ཐུང་སེལ། །བོང་ང་ཨ་བར་སུམ་གཉིས་ལ། །སྟོང་རི་སུམ་ཆ་སྦྱར་བཏང་ན། །སློ་སྙིང་ཏྲེ་ཏྲེ་ཧོ་ལ་བསྡུགས། །དམར་པོ་ཐུན་གཅིག་རྩ་བ་སྟེ། །ཐར་ནུ་སུམ་ཆ་ལྷུམ་རྩ་ནི། །སུམ་གཉིས་གོང་ལྟར་སྦྱར་བ་ན། །གཟེར་ནད་ཐམས་ཅད་སེལ་བར་བྱེད། །ཡོན་ཏན་བརྒྱད་ལྡན་སྨན་ཡིན་ལ། །ནད་བརྒྱ་འཇོམས་པའི་སྨན་ཡིན་ནོ། །

བོང་ང་སེར་པོ་ཞེས་བྱ་བ། །ར་དུག་སེར་པོ་ཞེས་ཀྱང་བྱ། །ལོ་མ་སྡོང་བུ་སྔར་དང་འདྲ། །མེ་

ཧོག་ཅུང་ཟད་སེར་བའི་མདངས། །རོ་ཁ་ནུས་པ་བསིལ་བ་ཡིན། །དུག་རིགས་ཚད་པའི་ནད་རྣམས་ལ། །འདི་ཡིས་མི་སེལ་ནད་གཞན་མེད། །ཁྱད་པར་མཁྲིས་པའི་རིགས་ལ་བསྔགས། །ཏིག་ཏ་ཡི་ཆེར་པར་པ་ཏ། །གུར་གུམ་དང་ནི་ལྦ་བོ་སྦྱར། །ཀ་ར་དྲུག་འགྱུར་ཆུ་གྲང་ཏྲ། །ནད་རྣམས་མ་ལུས་ཀུན་སེལ་སྟེ། །ཁྱད་པར་འབྲུགས་རིམས་ཐམས་ཅད་སེལ། །སྦྱོར་སྡེ་གཞན་གྱིས་གཞན་ཡང་སེལ། །

རུ་དུག་ནག་པོ་བཙན་དུག་ཡིན། །འདི་ནི་དུག་དང་སྨན་གཉིས་ཡིན། །གཅིག་པུ་གསོད་བྱེད་དུག་ཡིན་ནོ། །སྦྱོར་བ་ལེགས་བྱས་ནད་གཞན་སེལ། །བདུད་རྩི་ལྟ་བུའི་སྦྱོར་བ་བཤད། །སྨན་ཆེན་བཟང་པོ་ཞོ་གཅིག་ལ། །གསེར་མདོག་ཕྱེ་མ་ཞོ་གཉིས་སྦྱར། །མ་གི་ཏ་ནི་ཞོ་ཕྱེད་དང་། །པི་པི་ལིང་ནི་བཞི་ནམ་གཅིག །ལོ་བརྒྱད་བྱིས་པའི་ཆུ་དང་སྦྱར། །རིལ་བུ་སྲན་མ་འབྲིང་པོ་ཙམ། །ལྔ་བདུན་བཏང་ལ་སྤྱོད་ལམ་སྲུང་། །ཡང་ན་སྐྱོ་ཚ་སྔོར་ཅན་བཏང་། །འདི་ནི་ནད་བརྒྱ་སྨན་གཅིག་ཡིན། །འདི་ཡིས་རླུང་ནད་མ་ལུས་དང་། །བད་ཀན་སྐྱ་བོ་དམུ་ཆུ་དང་། །སྐྲན་དང་དམུ་རྫིང་ཐམས་ཅད་དང་། །གག་ལྷོག་གཟེར་གསུམ་ནད་རྣམས་འཇོམས། །འདི་ཡིས་མི་སེལ་གང་ཡང་མེད། །ནད་འཇོམས་སྨན་གྱི་སྦྱོར་བ་ཡིན། །

སྟར་བུ་གདུག་རྩུབ་ཆེར་མ་ཅན། །རིགས་ནི་དཀར་ནག་གཉིས་ཡོད་དེ། །ཤིང་སྡོང་ཆེན་པོར་སྐྱེས་པ་ལ། །ལོ་མ་ཆུང་ལ་སྐྱ་བ་སྟེ། །འབྲས་བུ་གསེར་གྱི་སྲན་མ་འདྲ། །སྲིབས་ལུང་ནགས་ཚལ་དག་ལ་སྐྱེས། །རོ་ནི་སྐྱུར་ལ་ལྕེ་ཡང་འབིགས། །སྟར་ཆེན་ནུས་པས་དངུལ་ཆུ་བཞིག །སྟར་ཆུང་ནུས་པས་གློ་ནད་སེལ། །སྟར་བུ་མ་ནུ་སེ་རྒོད་དང་། །ཙ་གང་སྲོལ་དཀར་ལ་ཁྲིམ་དཀར། །སྦྲང་རྩི་དང་སྦྱར་གློ་གཅོང་སེལ། །སྟར་བུ་རྒུན་འབྲུམ་ཨ་གྲོང་བ། །ཙ་གང་འབྲི་མོག་རྣམ་པ་ལྔ། །སྦྲང་རྩི་དང་སྦྱར་གློ་སྙིང་སེལ། །ཁ་ཟས་ཧ་ཆུང་ཤ་ཡང་ཞིམ། །སྦྱོར་སྡེ་གཞན་ཡང་བསམ་མི་ཁྱབ། །

མགལ་ཞེས་བྱ་ལྕང་མའི་རིགས། །ལོ་མ་རྒྱབ་སྐྱ་སྐྲངས་པ་འདྲ། །པགས་པ་ལྕང་མ་འདྲ་བ་ལ། །རོ་ནི་ལྕང་མ་དག་དང་འདྲ། །དེ་ཡི་ཤུན་པ་སེང་ལྡེང་དང་། །སླ་སྨང་དང་ནི་ངོང་ག་དང་། །སྤང་རྒྱན་སྔོན་པོ་ལྔ་འདི་རྣམས། །ལེགས་བཏགས་འབྲུམ་བུའི་ནད་རྣམས་སེལ། །སྲོ་ལོ་དཀར་པོའི་རྩ་བ་བསྐོལ། །ཆུ་ལ་བཤལ་ནས་སྐམ་པ་དང་། །ཨ་གྲོང་བ་དང་རྒུན་འབྲུམ་དང་། །ཟངས་རྩི་བ་དང་རྣམ་པ་ལྔ། །སྦྱར་ནས་བཏང་བས་གློ་ནད་སེལ། །གཅིག་ཏུ་བསྐོལ་བའི་ཁུ་བའི་ཐང་། །ཡུན་བསྲིང་བསྟེན་ན་གློ་གཅོང་སེལ། །གློ་བའི་གོ་རལ་བྱུང་གྱུར་ན། །དམར་པོ་ལྔ་ཡི་ཐང་ནང་དུ། །ཙ་གང་ཨ་གྲོང་ག་བྲ་བ། །སྲི་ཞུར་ལྷ་ཡི་གློ་བ་དང་། །བསེ་རུ་གུ་དོར་ཏ་གློ་སྦྱར། །སྦྲང་སྦྱར་ནད་རྣམས་སེལ་བར་བྱེད། །གཞན་ཡང་ཡོན་ཏན་བསམ་མི་ཁྱབ། །

བདུད་རྩི་ཟིན་ཏིག་རྣམ་གཉིས་ནི། །རི་མཐོ་རྩྭ་ཡི་ཆུ་ནང་སྐྱེས། །མེ་ཏོག་དཀར་དང་དམར་བ་ཡིན། །ཤ་ལྷེམ་རྣམ་གཉིས་ཞེས་ཀྱང་ཟེར། །མེ་ཏོག་དཀར་པོ་ཨོག(མགོ་ཟེར་བའང་འདུག)ནག་པ། །མེ་ཏོག་སྨུག་པོ་ཕུ་ཤུད་མགོ །དཀར་པོས་ནད་རྣམས་ཐམས་ཅད་སྐྱུགས། །དམར་པོས་གག་ཏོག་ཐམས་ཅད་སེལ། །རྡུག་སྐྱེར་བ་སྟག་ཤ་བ། །སྤང་རྩི་དོ་བོ་ཤེལ་ཏང་རྣམས། །བསྐོལ་ལ་ཁོང་བཏང་ཏོག་པ་འཇོམས། །ཁ་ཟས་ནག་ཐུག་ཚ་མེད་བཏང་། །བསྲེགས་པ་ལ་སོགས་ཚོད་དང་སྦྱར། །ནད་དང་གང་ཉེའི་རྩ་ལ་གཏར། །སྟག་ཤ་ཟིན་ཏིག་བོང་ང་ནག །ལུམས་བྱས་ནད་རྣམས་འཚོ་བར་འགྱུར། །ཁོང་དུ་བཞི་སྦྱོར་རིལ་བུ་བཏང་། །གག་ཏོག་འཇོམས་པའི་གཉེན་པོ་ཡིན། །

ཧོང་ལེན་རི་མཐོའི་རྩྭ་ལ་སྐྱེས། །ལོ་མ་ནས་ཀྱི་ལྗང་བུ་འདྲ། །ཕོ་ལ་མེ་ཏོག་སྡོང་བུ་ཡོད། །མོ་ལ་སྡོང་བུ་མེད་པ་ཡིན། །རང་གི་ནུས་པས་རིམས་སྙིང་སེལ། །གློགས་དང་སྦྱར་ན་ཆུ་མི་འཛིགས། །བ་མར་སྦྱར་བཏང་མིག་ཀྱང་སྔོ། །སྨད་ཀྱི་ཚད་པའི་རིགས་རྣམས་སེལ། །གང་གྭ་ཆུང་དང་བོང་ང་དམར། །གླང་ཆེན་ཆིག་ཐུབ(སུ་མི་སྨན)གསེར་མདོག་དང་། །པི་སྐྱེས་རེ་རལ་ཟི་ཤིགས་འཁྲོམ། །ཕུར་སླེབས་སྣ་ཆུང་ཞིབ་བཏགས་ལ། །རིལ་བུ་བྱས་ལ་ཁོང་དུ་བཏང་། །ཤ་དུག་སྦྱར་དུག་ལ་སོགས་པ། །ཧོང་ལེན་དགུ་ཡི་སྦྱོར་བས་འཇོམས། །ནད་སེལ་སྨན་སྦྱོར་བསམ་མི་ཁྱབ། །

ནག་པོ་ཆིག་ཐུབ་ཅེས་བྱ་བ། །ལོ་མ་ཐྲི་དུག་པ་དང་འདྲ། །འབྲས་བུ་གོ་སྙོད་འབྲས་བུ་འདྲ། །དེ་དང་ཐང་ཕྲོམ་འབྲས་བུ་དང་། །གཡེར་མའི་མེ་ཏོག་ཤ་རྩི་བ། །སྟག་ཤ་མཁན་རྩ་དབྱི་མོང་དང་། །ཡུ་མོ་མདེའུ་འབྱིན་དག་དང་སྦྱར། །ཞིབ་བཏགས་བྱིས་པའི་ཆུ་དང་སྦྱར། །གཉན་ནད་ཏོག་པའི་རིགས་རྣམས་འཇོམས། །ལུམས་དང་དམ་ལ་སོགས་པ་རྣམས། །གསོ་དཔྱད་གཞན་དུ་བསྟུན་པར་བྱ། །སྦྱོར་སྡེ་གཞན་ཡང་བསམ་མི་ཁྱབ། །

རྩ་མཁྲིས་ནད་མ་ཞེས་བྱ་བ། །ས་གཞི་བདེ་འཛམ་དག་ལ་སྐྱེས། །ལོ་མ་སྔོ་ལ་ཅུང་ཟད་རྩུབ། །མེ་ཏོག་སེར་ཆུང་འདབ་བཞི་ཡོད། །རོ་ནི་ཁ་ལ་ནུས་པ་རྩུབ། །མཁྲིས་ནད་མ་ལུས་སེལ་བར་བྱེད། །འདི་ཡི་སྦྱོར་བ་བསྟན་པ་ནི། །ཏིག་ཏ་སྐྱེར་བའི་བར་ཤུན་དང་། །མནུ་ཧོང་ལེན་སྒྲ་བཟང་རྣམས། །ཀ་ར་དཀར་པོའི་ཧ་ལ་སྦྱོན། །ཆུ་སྐོལ་གྲང་མོས་འཕྱུལ་ལ་བཏང་། །མཆིན་མཁྲིས་ཚད་པ་མ་ལུས་དང་། །འཁྲུགས་སྙིང་འབྱམས་པ་སེལ་བར་འགྱུར། །ཁ་ཟས་གླང་ཀོ་ར་ཤ་བཏང་། །སྐོམ་དུ་ཞོ་དར་ཆུ་ནང་དུ། །བུར་དཀར་བཏབ་ལ་བླུད་པར་བྱ། །ཐེ་ཚོམ་མེད་པར་ཐུབ་པར་འགྱུར། །

རྒྱ་སྐྱེའུ་དམར་པོ་བོད་སྐྱེའུ་སྔོ། །རིགས་ནི་གཉིས་སུ་བཤད་པ་ཡིན། །རྒྱ་སྐྱེའུ་ལུད་དང་མ་ཐལ་སྐྱེ། །རྩ་བ་སྡོང་པོ་དམར་བ་སྐྱེ། །ལོ་མ་དམར་སྔོ་ཤིན་ཏུ་མཐུག །དབྱིབས་ནི་ཟླུམ་ལ་འབྲས་བུ་རྒྱས། །བདུད་རྩི་ཟིལ་བ་ཆགས་པ་འདྲ། །ནད་རྣམས་ཐམས་ཅད་སེལ་བ་ཡིན། །སྐྱེ་འབྲས་ཀ་ཤོ

ཀཱན་ཏྲ་དང་། །གུ་གུལ་ནག་པོ་དུད་པ་བཞི། །ཚ་མཉམ་བ་ཆུས་འདམ་བཏགས་བྱ། །རིལ་བུ་སྲན་མ་ཙམ་གྱི་ཚད། །བ་ཆུ་ཕུལ་གང་ནང་དག་ཏུ། །རི་ལུ་སྲན་མ་བདུན་བདུན་བསྒྱུར། །དགོང་དང་ཐོ་རེངས་དུས་སུ་བཏང་། །བྱིབས་ལ་རྟུལ་དུ་འབྱིན་པར་བྱ། །ཉིན་གཅིག་བཏང་ཞིག་ཚད་བཏང་། །སྨན་ནད་དྲན་ཉམས་འགྱེལ་བ་འོང་། །དེ་ལ་འཛིགས་པར་མི་བྱའོ། །རླུང་ཤས་ཆེ་ན་ཆང་དང་སྦྱར། །རྗེས་ལ་དང་ག་འགགས་གྱུར་ན། །ཨ་རུ་ར་དང་བོང་ང་དཀར། །ཐག་ཞུན་རི་ལུ་སྲན་ཙམ་བཏང་། །དུག་རིགས་མ་ལུས་ཐམས་ཅད་ནི། །སྦྱོར་བ་འདི་ཡིས་མྱུར་དུ་སེལ། །ཁྱད་པར་ཚ་མཁྲིས་དག་ལ་བརྟགས། །དུག་ནད་རྣམས་ཀྱི་བདུད་རྩི་ཡིན། །གཞན་ཡང་ཡོན་ཏན་བསམ་མི་ཁྱབ། །

བོད་སྨེའི་སྔོན་པོ་ཞིང་ནང་སྐྱེས། །ལོ་མ་གཡུ་ཡི་བསིལ་ཡབ་འདྲ། །རྒྱབ་ཏུ་བདུད་རྩིའི་ཟིལ་བ་ཆགས། །རོ་ནི་མངར་ལ་ཡིད་ཙམ་ཚ། །ཁོང་བཏང་རྒྱ་ལ་ཆུ་མི་འཛིགས། །ཁབ་ལེན་རྡོ་དང་སྦྱར་བྱས་ནས། །ཁོང་དུ་བཏང་ལ་རྒྱ་ལ་བཏབ། །རུས་ཆེན་ལ་ཟུག་མདེའུ་ལྷུགས་འབྱིན། །ཟས་སུ་སྤང་ཟན་ཤ་བའི་ཤ། །སྙོམ་དུ་ངེས་མེད་འཚོལ་བ་བླུད། །འདི་ནི་གནད་ཀྱི་གདམས་ངག་ཡིན། །ཟླ་ཕྱེད་ཞག་བཅུའི་བར་གྱི་ནི། །ཟུག་རྫུ་མ་ལུས་འཛོམས་པ་ཡིན། །བོད་སྨེ་སྔོན་པོ་དུལ་མ་དེ། །རྒྱ་ལ་བཏང་དུ་མི་རུང་བ། །དྲང་སྲོང་ཀུན་གྱིས་བཤད་པ་ཡིན། །རྒྱ་བཞིག་མདེའུ་འབྱིན་དུས་བཏང་། །སྦྱོར་སྡེ་མང་པོ་འདི་ལ་མེད། །

ནད་མ་སྨུན་གསུམ་བྱ་བ་དེ། །ནད་མ་འབྱར་མ་ཞེས་བྱ་བ། །ནད་མ་སྨུན་གསུམ་མོན་བུ་དང་། །ནད་མ་སྐྱིད་མ་སྨུན་གསུམ་མོ། །ནད་མ་འབྱར་མའི་མཚན་ཉིད་ནི། །ཡུལ་ནི་དྲོ་བའི་ས་ལ་སྐྱེ། །ལོ་མ་སྔོན་པོ་རྩུབ་པ་ལ། །སྡོང་བུ་གྲུ་བཞི་རིང་བ་ཡིན། །མེ་ཏོག་མཐིང་ཤུན་རྡེ་རྩེ་འདྲ། །འབྲས་བུ་སྨུན་ལ་ཀླམ་པོ་སྟེ། །ལོ་མ་འདབ་བཞི་འབྱར་ཞིང་འཁྲིལ། །རོ་ནི་ཁ་ལ་ཅུང་ཟད་མངར། །ནུས་པས་རྒྱ་རྣམས་གསོ་བར་བྱེད། །རྩ་བ་ལོ་མ་མེ་ཏོག་དང་། །འབྲས་བུས་ནད་རྣམས་ཐམས་ཅད་སེལ། །རྒྱ་ལ་བཏབ་ཅིང་ཁོང་དུ་བཏང་། །རྒྱ་ལ་བཏབ་པས་འདྲུབ་པར་བྱེད། །ཆུ་རྣག་སྐྲིམ་པའི་རྒྱལ་པོ་མཆོག །ཁོང་དུ་བཏང་ན་རྩ་ཁ་འཛིན། །རྩ་གཉན་ཚད་ཀྱང་འཛིགས་མི་དགོས། །ཟས་སྙོམ་ངེས་མེད་ཚ་སྐྱུར་བསྲེས། །བདུད་རྩི་རྒྱ་གསོའི་སྨན་ཡིན་ནོ། །ནད་མ་རྒྱུན་བུའི་མཚན་ཉིད་ནི། །ཆུ་ཀླུང་ཆེན་པོའི་འགྲམ་ན་སྐྱེས། །ལོ་མ་རྩུབ་མོ་གང་རིག་འཁྲིལ། །འབྲས་བུ་ལུང་ཐང་འབྲས་བུ་འདྲ། །བྱང་ཁོག་རྒྱ་རྣམས་གང་ལ་ཡང་། །ཁོང་དུ་བཏང་ན་ཆུས་མི་འཛིགས། །ཆུ་རྒྱུས་ཆད་པ་འབྲེལ་བར་འགྱུར། །ལྷབ་འབྲོས་པ་བསྐྱོགས་པར་ནུས། །རྒྱ་ཁོང་གཉིས་སུ་བཏང་བར་བྱ། །སྨུན་གསུམ་སྦྱར་ན་རྒྱ་སྐོར་གསུམ། །གསོ་བྱེད་སྨན་གྱི་རྒྱལ་པོར་བཤད། །ཀ་ར་དང་སྦྱར་རྒྱ་ལ་གདབ། །རྨེན་ངན་གཙོད་ལ་ཤའུ་གསོ། །ཤ་བ་རི་བོང་ཉ་ཤ་སྤང་། །ཁ་ཟས་མར་གསར་འབྲས་ཟན་

བཏང་། །སྐོམ་དུ་ཆུ་གདུས་བླུད་པར་བྱ། །སྦྱོར་སྡེ་གཞན་ཡང་བསམ་མི་ཁྱབ། །

ནད་མ་སྨིན་མ་ཞེས་བྱ་བ། །ཞིང་གི་དབུས་རྣམས་ཀུན་ཏུ་སྐྱེས། །ལོ་མ་འབྱར་ཞིང་ཆུང་བ་ལ། །སྡོང་བོ་གཡུ་ཞགས་འཁྱིལ་བ་འདྲ། །འབྲས་བུ་སྤྲལ་བའི་སྙིང་ང་འདྲ། །གང་ལ་ཉེ་བ་འབྱར་ཞིང་འཁྲིལ། །རོ་ནི་ཁོང་དང་འདྲ་བ་ལ། །ནུས་པས་རྒྱ་རྣམས་གསོ་བའི་སྨན། །རྩ་བ་ལོ་སྡོང་འབྲས་བཅས་པ། །ཞུན་བྱས་ཕྱེ་མ་ཤིང་མངར་དང་། །ཆུ་ཏ་མོ་དང་སྦུབ་མ་རྣམས། །ཁོང་དུ་བཏང་ལ་རྒྱ་ལ་གདབ། །མགོ་རྒྱ་གླུད་པ་རལ་ཡང་འཚོ། །བྱང་ཁོག་སྟོད་སྨད་རྒྱ་ཡང་འཚོ། །ཡན་ལག་ཆག་འགྲམས་ཐམས་ཅད་འཚོ། །རྒྱ་ཡི་སྐྱོན་དྲུག་སེལ་བར་བྱེད། །ནད་མ་སྨིན་གསུམ་དོམ་མཁྲིས་དང་། །ཨན་འདུམ་དཀར་ནག་སྟེའུ་ལོ་མ་དང་། །ཆུ་དུག་རྣམས་ནི་ཞུན་བྱས་ནས། །རྒྱ་ཁོང་གཉིས་ཀར་བཏང་བྱས་ན། །རྒྱ་ཡི་སྐྱོན་དྲུག་སེལ་བར་བྱེད། །ཡོན་ཏན་གཞན་ཡང་བསམ་མི་ཁྱབ། །

སླ་ལོ་སྲིབས་ཀྱི་རི་ལ་སྐྱེས། །ལོ་མ་ཅུང་ཟད་རྩུབ་པ་ལ། །སྡོང་བོ་དམར་པོ་རིང་ལ་ལྗེམ། །མེ་ཏོག་དཀར་པོ་སྲིན་ཕུང་གཏིབས། །རོ་ནི་ཅུང་ཟད་ཁ་སྐྱུར་རྩུབ། །ནུས་པས་ཁོང་ནད་གཅོང་རྙིང་སེལ། །ནས་དཀར་དྲུས་ཕྱེ་དག་དང་གདུ། །ཡུན་བསྲིང་མང་དུ་འཐུང་གྱུར་ན། །མཁལ་ཤེད་རླུང་གཟེར་ཐམས་ཅད་དང་། །བུ་བཅས་རྗེས་ཀྱི་རླུང་གཟེར་འཇོམས། །བུ་ག་དགུ་ནས་ཁྲག་འཛག་དང་། །རྨས་པའི་ཁྲག་འཛག་གཅོད་པར་བྱེད། །སླ་ལོའི་རྩ་བ་ཁུག་ཏའི་ཤ །སྦྱར་ལ་བཏང་བས་རྒྱུ་གཟེར་དང་། །དམར་བཤལ་ནད་རྣམས་འཇོམས་པར་བྱེད། །ཁ་ཟས་འབྲས་ཆན་ཞོ་ཕྲུམ་བཏང་། །ཆང་དང་ལུག་ཤ་ཉེ་མི་རུང་། །རྒྱུ་ནད་འཁོར་བ་ན་གྱུར་ན། །སླ་ལོའི་རྩ་བ་ཙོང་ཞི་དང་། །བཙོད་དང་སྦྲང་སྦྱར་བཏང་བྱས་ན། །མྱུར་དུ་བདེ་བར་འགྱུར་བ་ཡིན། །འབྱུང་བོ་སྲུང་བའི་ཚོགས་བྱ། །སླ་ལོའི་རྩ་བ་རྡོ་གསུམ་དང་། །ཟླུམ་པ་ཤ་གུ་ཚེར་མ་ཅན། །ཆང་ལ་སྦྱར་བཏང་ཆུ་འགགས་སེལ། །གཞན་ཡང་སྦྱོར་སྡེ་བསམ་མི་ཁྱབ། །

ཤིང་ཞིམ་སྡོང་བོ་བསེ་ཚོ་འདྲ། །ལོ་མ་གཡུ་ཡི་གཤོག་བརྒྱང་འདྲ། །ཐོག་བུ་སྦྲུ་རུའི་ཛ་ཡབ་འདྲ། །རོ་ནི་སྐྱུར་ལ་ཞུ་རྗེས་མངར། །བད་ཀན་སྨུག་པོའི་ནད་འཇོམས་ཞེས། །སངས་རྒྱས་རྣམས་དང་དྲང་སྲོང་གསུངས། །རྩ་ལྟོ་གཉིས་ཀྱི་སྦྱོར་དག་ལ། །འདི་བཏང་ནད་རྣམས་ཐམས་ཅད་སེལ། །བུལ་ཏོག་སེངས་པོ་ཆུ་རྩ་སྦྱར། །ཁོང་དུ་བཏང་བས་ལྷན་ཐབས་དང་། །སྨད་དུ་རྒྱས་པའི་ནད་རྣམས་འདྲེན། །སྐྱུགས་ཀྱི་སྨན་ནང་བཏང་གྱུར་ན། །སྟོད་ནད་ཐམས་ཅད་སེལ་བར་བྱེད། །སྐྲངས་རྣམས་ནན་བྱས་དཀྲིས་ན་བདེ། །ལ་ཕོད་རྩ་བ་དང་སྦྱར་ནས། །བཏང་ན་ནད་རྣམས་ཐམས་ཅད་བཤལ། །བསེ་ཡབ་སླ་ལོའི་རྩ་བ་དང་། །ཆང་སྦྱར་བླུད་ན་རྒྱུ་ནད་སེལ། །རྗེས་ལ་གཅད་རན་དུས་དག་ཏུ། །ཚ་བ་གསུམ་དང་མར་ཁུ་བླུད། །ར་ཕག་ཤ་དང་ཆང་སྐྱུར་སྤང་། །གཞན་ཡང་ཡོན

ཧན་བསམ་མི་ཁྲབ། །

ཉ་དུག་དཀར་པོའི་མཚན་ཉིད་ནི། །ལོ་མ་གཡུ་ཡི་སྤར་ཞགས་འདྲ། །མེ་ཏོག་སེ་བའི་མེ་ཏོག་འདྲ། །རོ་ནི་མངར་ལ་ཚ་བ་ཡིན། །ནུས་པས་སྲིན་བུ་གསོད་པར་བྱེད། །ཉ་རྣམས་འཆི་དང་བརྒྱལ་བར་བྱེད། །དེ་ཡི་རྩ་བ་སྐམ་པོའི་ཕྱེ། །ཕུར་མོང་དཀར་པོ་ཞིང་མངར་རྣམས། །སྦྲང་རྩི་དང་སྦྱར་བཏང་བྱས་ན། །བད་ཀན་ནད་དང་སྲིན་ནད་རྣམས། །སྐྱུགས་པར་འགྱུར་བར་ཐེ་ཚོམ་མེད། །ཆུ་སྐོལ་ཟླུམ་རྩས་ཡང་ཡང་དྲངས། །སྦྱོར་སྡེ་གཞན་ཡང་བསམ་མི་ཁྲབ། །

རི་ཤོ་རྩ་བ་འབྲི་ཏ་དང་། །པི་པི་ལིང་དང་ཨ་རུ་ར། །སྒྲ་བཟང་མོན་སྲན་ཉི་དགའ་དང་། །ར་འོར་བསྐོལ་ལ་ཁོང་དུ་བཏང་། །ལྷ་བདུན་བར་དུ་སྐྱུགས་པ་སྦྱང་། །ཐར་ནུ་བཏུལ་བའི་ཁུ་བ་ནི། །ཞྭག་ཏུ་ཡང་དང་ཡང་དུ་བཏང་། །རྗེས་ལ་ཚོ་ཁུ་ཚྭ་མེད་ཞིམ། །བད་ཀན་ཆུ་སྐྱུགས་གྲང་བ་དང་། །ཕོ་བའི་མེ་དྲོད་ཉམས་པ་ཡི། །ནད་རྣམས་མ་ལུས་སེལ་བར་བྱེད། །

མཆིན་པ་བཙད་འཁྱོར་ཞེས་བྱ་བ། །སྤོ་སྨན་རྣམས་ཀྱི་རྒྱལ་པོ་མཆོག །ཉིན་ལུང་སྲིབས་ཀྱི་སྨད་ན་སྐྱེས། །ལོ་མ་གཡུ་ཡི་མེ་ལོང་འདྲ། །མེ་ཏོག་གསེར་གྱི་ཅོང་ཅོང་འདྲ། །རོ་ནི་ཚ་ལ་ཡིད་ཙམ་ཁ། །རང་གི་ནུས་པས་རྨ་འཁྱོར་བྱེད། །མཆིན་པའི་ནད་ལ་བདུད་རྩི་འདྲ། །བཙད་འཁྱོར་བདུད་རྩི་དོམ་མཁྲིས་དང་། །གུར་གུམ་བྲག་ཞུན་ཕྱི་ཡང་ཀུ །འདི་ལྔ་ཆ་མཉམ་ར་ཁྲག་སྦྱར། །མཆིན་གས་དང་ནི་མཆིན་སྐྲན་དང་། །མཆིན་པ་བསྣད་པ་ལ་སོགས་པ། །འདི་ཡིས་ཐེ་ཚོམ་མེད་པར་འཚོ། །བཙད་འཁྱོར་མར་དང་སྦྱར་བྱས་ནས། །རྨ་རྙིང་འཚོ་དཀའ་ལ་བྱུགས་ན། །ཉིན་ཞག་གསུམ་ན་འཚོ་བ་ཡིན། །གཞན་ཡང་རྒྱ་རྫི་གཡན་པ་དང་། །ཤུ་བ་རྨ་རྙིང་ཐོར་བ་དང་། །རྟ་ཡི་རྒྱབ་ཆད་ལ་སོགས་པ། །མར་སྦྱར་བྱུགས་ན་འཚོ་བར་འགྱུར། །

སྤོ་ཡི་གཙོ་བོ་བྲི་ག་ནི། །འབོལ་བའི་ས་དང་ཞིང་ནང་སྐྱེས། །ལོ་མ་སྤོ་མཐུག་མདངས་དང་ལྡན། །སྡོང་པོ་མདའ་སྨུག་ལྟ་བུར་རིང་། །མེ་ཏོག་དཀར་པོ་ཆུང་བ་ཡིན། །གང་བུ་ཟ་དང་འདྲ་བའི་ནང་། །འབྲས་བུ་དམར་པོ་སེ་སྙོང་འདྲ། །རོ་ནི་སྐྱུམ་ལ་ཚ་བ་ཡིན། །ནུས་པས་ནད་རྣམས་ཐམས་ཅད་སེལ། །ཆུ་ནང་ཞིགས་པར་གདུས་བྱས་ཏེ། །སྤོར་ཆེན་སྦྲང་རྩི་ཁ་ཚར་གདབ། །བུར་དཀར་སྦྱར་བཏང་བད་ཀན་སེལ། །སྨན་དེ་བཏང་བའི་དུས་ཉིད་དུ། །ཆུ་དེ་བསྒྲུང་བ་དམ་ཚིག་ཡིན། །གུར་གུམ་ལི་ཤི་སུག་མེ་[སྨེལ]དང་། །བུར་དཀར་དང་ནི་སྦྱར་བྱས་ན། །མཆིན་དྲིའི་ནད་རྣམས་སེལ་བར་བྱེད། །ཤུ་དག་ཆུ་ལྷུམ་ཟངས་རྩི་བ། །ཆུ་གྲང་དང་སྦྱར་ཆུ་ཤོར་སེལ། །རྩ་བ་ལྔ་དང་ཚ་བ་གསུམ། །ཙྭ་སྣ་གང་འཚོགས་བུར་དཀར་སྦྱར། །མཁལ་མའི་ནད་རྣམས་འཚོ་བར་བྱེད། །སྦྱོར་སྡེ་གཞན་གྱིས་ནད་གཞན་སེལ། །

ཁྱི་རུག་ཞིང་གི་ནང་ན་སྐྱེས། །ལོ་མ་མཐིང་ཤུན་ཟ་ཡབ་འདྲ། །འབྲས་བུ་སྨུ་མེན་མཚོད་སྡོང་འདྲ། །རོ་ནི་བསྐ་ལ་ཡིད་ཙམ་ཚ། །རང་གི་ནུས་པས་བད་ཀན་སེལ། །ཧིག་ཏ་ཧོང་ལེན་བ་ལེ་ཀ །གསེར་གྱི་མེ་ཏོག་ཨུ་སུ་དང་། །ཨུཏྤལ་སྔོན་པོ་དང་སྦྱར་ཏེ། །ཀ་ར་དྲུག་འགྱུར་རྟ་ལ་སྦྱིན། །བད་ཀན་སྐྱ་བོ་སེལ་བར་བྱེད། །བཙོས་པའི་ཚོད་མ་ཐང་དང་འདྲ། །བད་ཀན་ནད་དང་རིམས་གསར་ལས། །སྦྱར་དུ་རྒྱལ་བར་བྱེད་པ་ཡིན། །རྨ་གསར་ལ་གདབ་ཁྲག་ཀྱང་ཆད། །ཆུ་རུག་དོམ་མཁྲིས་སྲན་མ་དང་། །ཨན་ལྷུམ་བྱེའུ་རུག་རེ་རལ་དང་། །སྦྱོར་དང་ནད་མ་སྨུན་གསུམ་སྦྱར། །སྦྲང་རྩིས་རིལ་བུ་བྱས་པ་དེ། །མགོ་དང་བྱང་ཁོག་ཡན་ལག་གི །རྨ་ལ་གདབ་ཅིང་ཁོང་དུ་བཏང་། །རྨ་ནམས་འབྱུབ་ཅིང་ཆུ་སེར་སྐེམས། །ཤ་ནད་རུས་ནད་རྩ་ནད་འབྱུངས། །རྨ་ནམས་གསོ་བའི་དར་ཡ་ཀན། །སྐོམ་ཤ་ར་ཤ་ཕག་ཤ་བཏང་། །སྐོམ་དུ་བ་རའི་འོ་སྐོལ་བཏང་། །ལུག་ཤ་ཆང་ནི་སྤང་བར་བྱ། །ཞིང་ཀུན་སླ་རྩི་དང་སྦྱར་ནས། །སོ་ནད་ལ་བདུག་སྲིན་ནད་འབུད། །གཞན་ཡང་ཡོན་ཏན་བསམ་མི་ཁྱབ། །

ཆུ་རུག་གྲང་དྲོའི་མཚམས་ན་སྐྱེས། །རྩ་བ་གཡུ་སྦྲུལ་འཁྱིལ་བ་འདྲ། །ལོ་མ་གཡུ་ཡི་ཏབ་རྩེ་འདྲ། །མེ་ཏོག་དམར་ལ་ཙུང་ཟད་སྔོ། །རང་ནུས་ཆུ་རྒྱུས་ཆད་པ་འབྲེལ། །ཧོང་ལེན་བྱ་ཁྱུང་དང་སྦྱར་ན། །ཆུ་མི་འཛིགས་ལ་སྐོམ་དང་སེལ། །རྨ་སྨན་ནམས་ཀྱི་འཕྲོད་དུ་བཟང་། །ཆུ་རུག་སྦྱོས་དཀར་ཞིམ་པ་དང་། །སོ་མ་ར་ཙ་ཏིལ་དཀར་ནག །སྦྲང་རྩི་དང་སྦྱར་ཁོང་དུ་བཏང་། །ཆུ་སེར་ནད་ནམས་འདྲེན་པར་བྱེད། །གཞན་ཡང་ཡོན་ཏན་བསམ་མི་ཁྱབ། །

གཉེན་པོ་བྱ་ཁྱུང་རི་སྟོད་སྐྱེས། །ལོ་མ་སྟོང་ཁེབས་གཤིབས་པ་འདྲ། །སྤངས་ན་གཡུ་ལྕུམ་རྒྱལ་པོ་འདྲ། །རོ་ནི་ཁ་ལ་མཁྲིས་བག་ཅན། །མེ་ཏོག་འབྲས་བུ་གཉིས་ཀ་མེད། །རང་གི་ནུས་པ་ཆུ་མི་འཛིགས། །གྲོགས་དང་སྦྱར་ན་ཚད་ནད་སེལ། །

གཉན་ཐུབ་སྟོང་རི་ཟིལ་བ་ཅན། །(ལྟགས)ཧིག་ཏ་སུམ་ཧིག་བ་ཤ་ཀ །སྤང་རྩི་(དོ་ཕོ)ཤེལ་ཏང་པར་པ་ཏ། །ཞིབ་བཏགས་ཀ་རའི་རྟ་ལ་སྦྱིན། །ཆུ་གྲང་དག་གིས་འཁྱུལ་བཏང་ན། །ཚད་རིགས་མ་ལུས་ཐམས་ཅད་སེལ། །ཁྱད་པར་འཁྲུགས་རིམས་སྦྱང་དཀའ་སེལ། །འཕྲོད་སྨན་དང་སྦྱར་ནད་གཞན་སེལ། །

སྲེ་མོ་སྟག་ཆུང་མཚན་ཉིད་ནི། །ལོ་མ་ཙུང་ཟད་ནར་མོ་ལ། །སྡོང་པོ་གཡུ་ཡི་མཆོད་སྡོང་འདྲ། །མེ་ཏོག་གསེར་གདུགས་ཕུབ་པ་འདྲ། །ལོ་མ་མེ་ཏོག་གང་ཡང་རུང་། །ན་ལེ་ཤམ་དང་སུག་སྨེལ་དང་། །བུ་རམ་དཀར་པོ་རྐོད་འོ་བཙོས། །ཞོ་བོ་སྦྱར་ལ་ཁོང་དུ་བཏང་། །མཆིན་ཁྲག་ཕོ་བར་ལྷུང་བ་སེལ། །རང་ནུས་ཕོ་མཆིན་ཚད་པ་སེལ། །སྐྱུག་པོ་རྒྱས་པར་གྱུར་པ་ལ། །སྟག་ཆུང་མ་ནུ

བཞི་བ་དང་། །ཙ་སྒྲུ་བསེ་ཡབ་བདུན་པོ་སྦྱར། །སྨུག་པོ་རྒྱས་པ་སེལ་བར་བྱེད། །སྟག་ཆུང་སྙི་བའི་མེ་ཏོག་དང་། །སྲིད་མའི་མེ་ཏོག་དམར་པོ་དང་། །ཙ་སྒྲུ་བསྐོལ་བའི་ཐང་དང་སྦྱར། །ཁོང་བཏང་སྨུག་པོའི་ཟུག་གཟེར་འཛོམས། །གཞན་ཡང་ཡོན་ཏན་བསམ་མི་ཁྱབ། །

བདུད་རྩི་དོ་བ་ཞེས་བྱ་བ། །ལོ་མ་ཆུང་ལ་སྡོང་པོ་སྔོ། །མེ་ཏོག་སེར་པོ་རབ་ཏུ་རྒྱས། །འབྲས་བུ་ཟི་ར་དཀར་པོ་འདྲ། །རོ་ནི་ཁ་མངར་ཟླ་རྣམས་འདྲུབ། །རང་གི་ནུས་པས་མིག་ནད་སེལ། །སུམ་ཅུ་ཏིག་དང་རྩ་མཁྲིས་དང་། །པར་པ་ཏ་སྦྱར་ཆུ་ཡིས་དབྱུལ། །ཟས་སུ་ནག་ཐུག་སླ་བ་བཏང་། །རིམས་ནད་ཐམས་ཅད་ཐུབ་པ་ཡིན། །རླུང་སྐྱེས་ཚ་བ་གསུམ་པོ་དང་། །བུར་དཀར་དང་སྦྱར་ཚོད་ཟིན་བཏང་། །རི་ཐང་མཚམས་སུ་གཟབ་པར་བྱ། །གཞན་ཡང་ནད་རྣམས་མ་ལུས་སེལ། །

བདུད་རྩི་བུམ་པ་གཡུ་ཡི་རྒྱལ་མཚན་འདྲ། །དྲི་ཆེ་རོ་ཁ་ནུས་པས་སྲིན་རྣམས་གསོད། །ཤིང་མངར་སྲིན་ཐལ་སྤང་རྒྱན་དཀར། །ཀ་ར་དང་སྦྱར་གློ་ནད་སེལ། །ཕུར་མོང་ཡོ་མ་སྤང་སྤྲོས་དང་། །ཐང་ཁྲོམ་འབྲུ་གུ་དང་སྦྱར་ན། །སྲིན་ནད་མ་ལུས་སེལ་བར་བྱེད། །གཞན་ཡང་ཡོན་ཏན་བསམ་མི་ཁྱབ། །

བདུད་རྩི་ཉེ་ཤིང་ཞེས་བྱ་བ། །ཉི་མ་སྲིབས་ཀྱི་རི་མཚམས་སྐྱེས། །ལོ་མ་ལྷུགས་ཕྱེ་གཏོར་བ་འདྲ། །འབྲས་བུ་ལྷུགས་ཀྱི་སྲན་ཆུང་འདྲ། །རོ་ནི་ཁ་ལ་བསྐ་བ་སྟེ། །ནུས་པས་བད་ཀན་སྙིན་ཐབས་སེལ། །རྩ་བ་ལྡ་ལ་འདི་ཉིད་མཆོག །ཉེ་ཤིང་བུར་དཀར་སྦྲང་རྩི་སྦྱར། །ཟས་བསྡམས་ནངས་གསུམ་བསྟེན་པ་ན། །བད་ཀན་སྙིན་ཐབས་ཞི་བར་བྱེད། །བྱང་ཁོག་ལ་སོགས་རྣག་སྐེམ་ལ། །འདི་ནི་མཆོག་ཏུ་གྱུར་པ་ཡིན། །མཁལ་འགྲམས་གྲང་བ་ཐམས་ཅད་དང་། །ཆུ་སེར་ནད་ལ་བདུད་རྩི་འདྲ། །བསིལ་དྲོད་གཉིས་ཀར་འགྲོ་བ་ཡིན། །འདི་ཡི་ཡོན་ཏན་བསམ་མི་ཁྱབ།

ལྷ་བ་དག་ལ་རིགས་གསུམ་ཡོད། །ལྷ་ཁོད་སྲིབ་ཀྱི་ནགས་ལ་སྐྱེས། །ལོ་མ་གཡུ་ཡི་མཛལ་འདྲ། །མེ་ཏོག་དམར་སྔོ་གདུགས་ཕུབ་འདྲ། །གདུག་རྩུབ་ཚེར་མས་ཐམས་ཅད་རྒྱན། །རང་གི་ནུས་པས་སྦྲུལ་དུག་གསོད། །རྩ་བ་ལྷ་ཡི་གཙོ་བོ་ཡིན། །

ལྷ་གཡུང་ཞིང་གི་ནང་ན་སྐྱེས། །ལོ་མ་གོ་སྙོད་འདྲ་བ་ལ། །སྡོང་པོ་སྨུག་པོ་མེ་ཏོག་དཀར། །འབྲས་བུ་གོ་སྙོད་འདྲ་བ་ལ། །རོ་ནི་ཚ་ལ་ཁ་མངར་བཅས། །ནུས་པས་བད་ཀན་གྲང་བ་དང་། །ཕོ་བའི་ནད་རྣམས་ཐམས་ཅད་དང་། །གྲང་བའི་ནད་ལ་མཆོག་ཏུ་ཕན། །ཆུ་སེར་ནད་རྣམས་ཐམས་ཅད་སེལ། །རྩ་བ་ལྷ་ཡི་སྦྱོར་སྡེར་ཤེས། །

བ་གླང་ལྷ་བ་ཞེས་བྱ་བ། །ཤིང་དང་ཛ་མོའི་ནང་ན་སྐྱེས། །ལྷ་གཡུང་བུ་རམ་ཙོང་ཞི་སྦྱར། །བད་རླུང་གཉིས་ལྡན་སྙིང་ནད་སེལ། །སྙིང་གསང་མེ་ཡིས་བསྒྲིགས་པ་དང་། །ཐུར་མ་དང་ནི་རིག

པས་དཔྱད། །ལན་ཚ་གཡེར་མ་ཚ་བ་གསུམ། །སྐྱག་ཤ་བ་དང་ཉ་སྨན་པ། །བསེ་ཡི་འབྲས་བུ་སྨུ་ཟེ་དང་། །ཤུལ་ཆོལ་དང་སྦྱར་འབྲས་ལ་སྦྱུགས། །སྙིང་ནས་འཇགས་འདི་བསྐྲིས་བྱས་ལ། །འབྲས་རིགས་མ་ལུས་འཛོམས་པར་བྱེད། །ཟས་སུ་བཅུད་མེད་ཐམས་ཅད་བཏང་། །མེ་བཙའ་གར་བབས་གསང་ལ་བསྲེགས། །སྤྱོད་ལམ་གཞན་དང་མཐུན་པར་བྱ། །གཞན་ཡང་ཡོན་ཏན་བསམ་མི་ཁྱབ། །

ཟོ་སྨན་རྒྱལ་པོ་ཙ་ཏ་ར[1]། །བོད་སྐད་དུ་ནི་སྲུབ་མ་ཟེར། །ཙ་བ་སེར་པོ་ཕྲལ་སྲུན། །ལོ་མ་ཕོ་འདྲ་སྲུ་ཆུང་ཅན། །སྡོང་པོ་རིང་ཞེམ་གདུགས་ཤིང་འདྲ། །སྐྲངས་རྩོས[2] སྦྱང་ན་སྦྱུགས་བྱས་པན། །སྦྱོར་སྡེ་འདི་ལ་མང་པོ་མེད། །

ལུག་མུར་ལ་ལུང་དག་ལ་སྐྱེས། །ལོ་མ་ནག་ལ་མཐུག་ཅིང་རྩུབ། །སྡོང་བུ་མཁར་ཐབས་དམར་སྐྱ་ལ། །མེ་ཏོག་དམར་སྨུག་རིམ་པར་རྒྱས། །ཙ་བ་སྔོག་སྐྱའི་གཡག་དང་འདྲ། །རོ་ནི་མངར་ལ་བསྐ་བ་ཡིན། །རང་གི་ནུས་པས་གློ་གཙོང་སེལ། །མཁལ་ནད་ཆུ་སེར་ནད་རྣམས་དང་། །མི་ཟད་འབྲུགས་ནད་ཐམས་ཅད་ལ། །ལུག་མུར་ཙ་བ་བདུད་རྩི་འདྲ། །ལུག་མུར་ཙ་བ་ཆུ་ཁོད་སྦྱར། །བད་ཀན་གྲང་རླུང་འཐབ་པའི་ནད། །འདི་ཡིས་སེལ་འགྱུར་གཞན་གྱིས་མིན། །རྩི་མར་དག་དང་སྦྱར་བཏང་ན། །གྲང་བའི་སྲིན་རྣམས་ཞི་བར་འགྱུར། །ཙ་བ་ལྷ་དང་སྦྱར་བྱས་ན། །དེ་ལྟས་གང་སེལ་ནད་རྣམས་ལ། །འདིས་ནི་མཆོག་ཏུ་ཇོ་བར་བྱེད། །གློ་འབྲུགས་ཚམ་རིམས་གཉེར་ཐབས་དང་། །ཤ་དུག་ལ་སོགས་ཐམས་ཅད་ལ། །ཙ་བ་ཆུ་ལ་བསྐོལ་བ་བཏང་། །དེ་དག་ཐམས་ཅད་སེལ་བར་བྱེད། །ཏ་སྤྲུགས་འབྲུག་པའི་ཁོང་སྨན་མཆོག །གཞན་ཡང་ཡོན་ཏན་བསམ་མི་ཁྱབ། །

ཏིག་ཏ་དག་ལ་རིགས་གཉིས་ཏེ། །གསེར་དངུལ་ཏིག་ཏ་རྣམ་པ་གཉིས། །དངུལ་ཏིག་མེ་ཏོག་དཀར་བ་སྟེ། །ལོ་མ་སྡོང་པོ་རབ་ཏུ་རིང་། །རོ་ནི་ཁ་ལ་ནུས་པ་རྩུབ། །ཚ་ནད་ཐམས་ཅད་སོས་པར་བྱེད། །གསེར་ཏིག་ཡུངས་དཀར་སྡོང་པོ་འདྲ། །ལོ་མ་སྡོང་པོ་མེ་ཏོག་སེར། །རོ་ནི་ཁ་བའི་མཆོག་ཡིན་ནོ། །རང་གི་ནུས་པས་བད་ཀན་སེལ། །ཆིག་ཐང་ནུས་པས་བད་ཀན་འཛོམས། །ཏིག་ཏ་བྲག་ཞུན་གུར་གུམ་དང་། །གླི་ཏང་ཀ་ར་བ་ལེ་ཀ །སྦྱར་བཏང་མཆིན་པའི་ཚ་བ་སེལ། །ཁ་ཟས་ཡང་ལ་རྩུབ་པ་བསྟེན། །སྤྱོད་ལམ་སོས་དལ་ཡིད་འོང་འགྲོགས། །གདམ་མང་མི་སྨ་བསིལ་གནས་བསྟེན། །བད་ཀན་སྐྱ་སེར་སྨུག་ནག་སོགས། །ཐམས་ཅད་སེལ་བའི་བདུད་རྩི་ཡིན། །བདུད་རྩི་ཨ་མྲི་ཏ་རུ་གྲགས། །འདི་ཡི་ཡོན་ཏན་བསམ་མི་ཁྱབ། །

---

① མཇུག་ཏུའང་ཟོ་སྨན་རྒྱལ་པོ་ཙ་ཏ་ར་གཅིག་བྱུང་བས་བཟློས་འདྲ་ཡང་མ་ཡིག་ལྟར་བཞག
② མ་ཡིག་ཏུ་དབུ་མེད་ཏྲས་ལྟ་བུར་འདུག་པ་སྤྲོས་ཡིན་ནམ་དཔྱད།

ཉ་སྨན་པ་ཞེས་བྱ་བ་ནི། །རྫིག་དུག་ནག་པོ་ཞེས་ཀྱང་བྱ། །སྲིབས་མོའི་རི་ལ་སྐྱེས་པ་ཡིན། །ལོ་མ་ཆུང་ལ་སྐུམ་པའི་མདངས། །འབྲས་བུ་གོ་སྙོད་འབྲས་བུ་འདྲ། །རང་གི་ནུས་པས་ཡན་ལག་གི །ཉ་རྣམས་སྐྲངས་པ་འདུལ་བར་བྱེད། །འབྲས་བུ་སླ་རྩི་སྦྱར་བ་ཡིས། །གཉན་ནད་མ་ལུས་སེལ་བར་བྱེད། །ཡན་ལག་བཞི་ཡི་གཉན་ནད་ལ། །ལུམས་བྱས་མྱུར་དུ་སོས་པར་འགྱུར། །ས་རྫིག་ཆུ་རྫིག་ལ་སོགས་པའི། །གཉན་ནད་མ་ལུས་སྐྲངས་པ་ལ། །བོང་བཏང་ལུམས་ཀྱིས་མྱུར་དུ་འཚོ། །སྦྱོར་སྡེ་གཞན་གྱི་གྲོགས་དང་སྦྱོར། །གག་རྫིག་འབྲས་གསུམ་སེལ་བར་བྱེད། །ཡོན་ཏན་གཞན་ཡང་བསམ་མི་ཁྱབ། །

སུམ་ཙུ་ཏིག་ནི་སྲིབས་མོར་སྐྱེས། །ལོ་མ་པདྨ་སྤྲུངས་པ་འདྲ། །སྡོང་པོ་བྱུ་རུའི་མཆོད་སྡོང་འདྲ། །མེ་ཏོག་གསེར་གྱི་པདྨ་འདྲ། །སྙིང་ནི་རྒྱལ་པོ་གདན་བཞུགས་འདྲ། །རང་གི་ནུས་པས་རུས་ཚད་སེལ། །ཚད་རིམས་ནད་ལ་བདུད་རྩི་འདྲ། །ཕྱིན་དཀར་མེ་ཏོག་སུམ་ཙུ་ཏིག །སྙིང་ཚོ་ཤ་དང་ག་ར་སྦྱར། །གངས་སྙིང་ཆུ་ཡིས་ཕྱུལ་བཏང་ན། །སྙིང་དང་རུས་པའི་ཚད་པ་སེལ། །སུམ་ཙུ་ཏིག་དང་བ་ཤ་ཀ །འབྲས་བུ་གསུམ་དང་བ་ལེ་ཀ །མ་ནུ་སླེ་ཏྲེས་ཀན་ཏ་ཀ །སྣ་ཐང་གདུས་པའི་ཁུ་བ་ཡིས། །མ་སྨིན་རིམས་དང་འཁྲུགས་ནད་སེལ། །འདི་ནི་བསིལ་སྨན་རྒྱལ་པོར་བཤད། །རིམས་ནད་ཚད་པ་སེལ་བའི་སྨན། །སུམ་ཙུ་ཏིག་དང་སླེ་ཏྲེས་དང་། །བྱི་ཚེར་དུག་ཉུང་ག་ར་སྦྱར། །(བྱི་ཚེར་ར་དུག་ཡུངས་ཀར་སྦྱར་ཟེར་བའང་འདུག) བོང་བཏང་བྱིབས་ལ་རྫུལ་དུ་དབྱུང་། །རུས་ནད་གྲུམ་བུ་སེལ་བར་འགྱུར། །གཞན་ཡང་ཡོན་ཏན་བསམ་མི་ཁྱབ། །

དུར་བྱིད་ཐར་ནུ་དཀར་དང་འདྲ། །ལོ་མ་སྡོང་བུ་ཁ་དོག་འདྲ། །རྩ་བ་ཕྲལ་ནུས་པ་ཆེ། །རང་གི་ནུས་པས་ཐུར་དུ་འདྲེན། །བཞི་བརྒྱ་རྩ་བཞིའི་ནད་རྣམས་ལ། །འདི་མེད་ནུས་པ་འབྱུང་མི་སྲིད། །དུར་བྱིད་སི་རུས་བཙའ་མ་དང་། །ར་ཡི་ཆང་མར་བསྲེས་པ་ཡིས། །བྱུག་པ་བྱས་ན་ཡན་ལག་ནད། །སྲིན་ལྷར་བྱེར་བ་ཐམས་ཅད་སེལ། །དེ་སྟེང་མི་ཚིལ་དྲོ་བས་གཡོགས། །ཡང་ན་བ་སེར་མར་གསར་དང་། །ཚིགས་མ་སྦྱར་བའི་བྱུག་པ་བྱ། །སྐྲངས་རྣམས་མ་ལུས་ཐམས་ཅད་སེལ། །གཞན་ཡང་ཡོན་ཏན་བསམ་མི་ཁྱབ། །

ཆུ་ཀླུང་འགྲམ་སྐྱེས་ཛ་ཏི་ཀ །ལོ་མ་གཡུ་ཡི་སྡེར་མོ་འདྲ། །འབྲས་བུ་ལྕགས་ཀྱི་སྲན་མ་འདྲ། །དྲི་དང་རོ་མཆོག་ཕུན་སུམ་ཚོགས། །རང་གི་ནུས་པའི་ཕན་ཡོན་ནི། །ཆིག་ཐང་རླུང་ནད་འབྱམས་པ་གཅོད། །སྣ་སྐྱུ་དང་སྦྱར་བད་རླུང་སེལ། །པི་ལིང་སྣ་ཁོད་ཤིང་ཚ་སྦྱར། །ཕོ་བའི་མེ་དྲོད་ཉམས་པ་དང་། །མ་ཞུ་གསར་སྙིང་ནད་ལ་བསྟུགས། །འབྲས་བུ་ཟན་དྲོན་སྦྱར་བྱས་ཏེ། །སྐྲངས་ཀྱི་སྟེང་ལ་གླན་བྱས་ན། །སྐྲངས་རླུང་ཇི་ལྟར་འདུལ་དཀའ་འདུལ། །སྦྱོར་སྡེ་གཞན་ཡང་བསམ་མི

ཁྲབ། །

བདུད་རྩི་གསང་བའི་སྨན་གཅིག་ནི། །སྲིབ་རི་མཐོན་པོ་དག་ལ་སྐྱེས། །རྩ་བ་ལྩ་བའི་རྩ་བ་འདྲ། །ལོ་མ་རྫོང་བུའི་རྩེ་མོ་འདྲ། །འབྲས་བུ་གོ་སྙོད་འབྲས་བུ་འདྲ། །རོ་ནི་ཚུང་ཟད་ཁ་བ་ཡིན། །རང་གི་ནུས་པས་འཁྲུགས་རིམས་དང་། །གཟེར་ཐུང་ནད་རྣམས་སེལ་བར་བྱེད། །རྩ་བ་དཀྲུན་གྱི་དུས་སུ་བཀོ། །སྐྱང་ཚེར་རྩ་བ་སོ་མ་ར(ཙ)། །ཆུ་ཕྱུལ་གསུམ་བསྐོལ་སུམ་གཅིག་ལུས། །ཁུ་བ་བཙགས་བཏང་ཚད་པ་སེལ། །དབྱར་དུས་ལོ་མ་དག་དང་སྦྱར། །སྟོན་དུས་འབྲས་བུ་དག་དང་སྦྱར། །གཟེར་ཐུང་འཁྲུགས་རིམས་གཉིས་ཀ་སེལ། །གདར་ཁ་ལ་སོགས་གཞན་དང་འདྲ། །ཡོན་ཏན་གཞན་ཡང་བསམ་མི་ཁྱབ། །

ཟྭ་ལ་རྒོད་གཡུང་རིགས་གཉིས་ཡོད། །ཟྭ་རྒོད་བྲག་ལ་སྐྱེས་པ་ཡིན། །རྩ་ནད་མ་ལུས་འདྲེན་པར་བྱེད། །ཀླུང་དུ་སྐྱེས་པའི་ཟྭ་ཡིས་ནི། །བད་ཀན་བསྐྱེད་པས་སྦྱོར་བ་དམན། །ཟྭ་གཡུང་དག་གི་ནུས་པས་ནི། །བུད་མེད་ནུ་མ་ཆུ་སེར་སེལ། །ཚིག་ཐང་གདུས་པའི་ནང་དུ་ནི། །ཐེ་ག་སྤྲང་རྩི་ཁ་ཚར་གདབ། །ཁ་ཟས་སྐྱུ་ལ་བཙུད་མེད་བཏང་། །ཙུང་ཟད་ཁྲུགས་ནས་རུས་ཁུ་དང་། །མར་ཁུ་དག་ནི་བཏང་བར་བྱ། །སྨན་སྦྱོར་འདི་ནི་བདུད་རྩི་འདྲ། །སྦྱོར་སྡེ་གཞན་ཡང་བསམ་མི་ཁྱབ། །

རྒྱ་རྩི་བ་ཞེས་བྱ་བ་ནི། །ལོ་མ་གཡུ་བུན་གཏོར་བ་འདྲ། །མེ་ཏོག་དུང་གི་སྡོང་པོ་འདྲ། །འབྲས་བུ་ལྩགས་ཀྱི་གོང་བུ་འདྲ། །རོ་ནི་ཚ་རྩུབ་དྲི་བསུང་ལྡན། །རང་གི་ནུས་པས་སྐྲངས་རྣམས་འདུལ། །རྨ་ནད་རྨེན་སྐྱེས་ཤུ་ལེབ་དང་། །རྒྱ་རྗེ་མཛེ་དང་འབྲས་ནད་དང་། །དྲེག་དང་ཐོར་བ་ཆུ(ཤུབ)ནད་ལ། །མར་དང་སྦྱར་ནས་བྱུག་པ་ན། །མྱུར་དུ་ཞི་བར་འགྱུར་བའོ། །གདར་ག་རྨེན་སྐྱེས་ནད་རྣམས་ལ། །གཞན་ཡང་ཡོན་ཏན་བསམ་མི་ཁྱབ། །

ཡུང་(ཡོ)འབོག་ཤིང་ནི་སྡོང་པོ་ཅན། །ལྷུང་མའི་ལོ་མ་འབྲས་བུ་འདྲ། །རོ་ནི་ཙུང་ཟད་ཁ་བ་ཡིན། །རང་གི་ནུས་པས་ཚིགས་ནད་སེལ། །ཡུང་(ཡོ)འབོག་ཤུག་པའི་ཐང་ཆུ་དང་། །སྡོང་དའི་ནང་གི་སེར་པོ་དང་། །རུས་པའི་སྤྲིན་དང་སྦྱར་བྱས་ནས། །ཚིགས་ནད་རྒྱུ་ལྟར་འཁྲིལ་བ་དང་། །ཡན་ལག་ཚིགས་ཁ་སྐོམ་ཕྲིར་བྱུག །ཕྲིང་བ་ཏབ་སྟོད་དམ་བུས་བསྣམས། །ཚིགས་མིག་ན་སར་མེ་བཙའ་བྱ། །རས་འཇག་དག་གིས་ལེགས་པར་དཀྲིས། །ལུས་པོ་འབོལ་སྨན་ཁྲི་ལ་བཞག །འཕྲལ་ལ་ན་བར་གྱུར་བ་ན། །ལུས་པོ་འགུལ་བསྐྱོད་མི་བྱའོ། །ཚིགས་ནད་ཇི་ལྟར་ཐུ་ཡང་འཚོ། །

འདམ་བུ་ག་ར་ཞེས་བྱ་བ། །ཆུ་མིག་ལུ་མའི་ནང་ན་སྐྱེས། །ལོ་མ་བཙོང་གི་ལོ་མ་འདྲ། །སྙེ་མ་རམ་བུ་ལྷ་བུར་ལྡེམ། །རོ་ནི་འཇམ་ལ་མངར་བའོ། །རང་གི་ནུས་པས་རུས་ཚད་སེལ། །གློ་སྙིང་ནད་ལ་བདུད་རྩི་འདྲ། །རུས་ཚད་གང་གིས་མ་གསོས་ན། །འདམ་བུ་ག་རའི་ཐང་ནང་དུ། །འབྲས་བུ

གསུམ་དང་སློ་ཊེས་དང་། །ཡི་གུ་དུར་གྱི་ཕྱེ་མ་གདབ། །ཁམས་ཀྱིས་ཅི་ནུས་བླུད་པར་བྱ། །ཁ་ཟས་ཐ་ཟན་གཡུང་ཤ་དང་། །མར་སར་འབྲས་ཆན་བཏང་བར་བྱ། །ཉུས་ནད་གྲུམ་བུ་འཚོ་བར་འགྱུར། །སྦྱོར་སྡེ་གཞན་ཡང་བསམ་མི་ཁྱབ། །

སྤྱི་ཞུར་ཤིང་དཀར་རྩབ་མོ་ནི། །རྫ་ཡི་རོང་གི་ནགས་སུ་སྐྱེས། །ཤུག་པ་ཕྱུང་མ་སྦྱར་བ་འདྲ། །རང་གི་ནུས་པས་ཉུས་ནད་སེལ། །ཆུ་ཉུ་བསྒྱུངས་ལ་ཁོང་དུ་བཏང་། །གང་ཡིན་རྨ་རྣམས་ཐམས་ཅད་ལ། །ཆུ་མི་འཛིགས་པའི་གཙོ་མོ་ཡིན། །སྤྱི་ཞུར་ཨ་བ་སྲྨ(སྲད་མ་ཟེར་བའང་སྣང་ངོ)སྦྱར། །རྨ་ལ་བཏབ་བཏང་ཁོང་དུ་བཏང་། །མགོ་རྨ་གླད་པ་རལ་ཡང་འཚོ། །ཐལ་ག་རྫོ་རྗེ་དང་སྦྱར་ན། །རྐང་ལག་ལྷ་བ་སྐོམས་པར་བྱེད། །སྨུ་ཟི་དང་ནི་སྦྱར་བ་ན། །རྐང་གི་ཉལ་རྣམས་གཅོད་པར་བྱེད། །འབྲས་བུ་གསུམ་དང་སྦྱར་བ་ན། །རྐང་གི་ཤའུ་བསྐྱེད་པར་བྱེད། །བཟང་དྲུག་དང་ནི་གུ་གུར་ཆུས། །རྐང་གི་ཚད་པ་གསོད་པར་བྱེད། །གུ་གུལ་དང་ནི་རྒྱ་སྤོས་དང་། །སྣག་སྐྱའི་ཆུ་དང་སྦྱར་བ་ཡིས། །རྐང་ལ་འབུ་ཞུགས་ཐམས་ཅད་སེལ། །ཨ་བ་ཐྲག་ཞུན་ཉེ་ཤིང་རམ་ཉེའི་རྩ། །དོམ་མཁྲིས་མཚལ་དང་སྦྱར་བ་ཡིས། །རྐང་རིང་ཆག་པ་མཐུད་པར་བྱེད། །གཞན་ཡང་ཡོན་ཏན་བསམ་མི་ཁྱབ། །

སྲད་མ་དག་ལ་རིགས་གསུམ་སྟེ། །དཀར་དམར་སྔོན་པོ་གསུམ་ཡིན་ནོ། །དཀར་པོ་མེ་ཏོག་དཀར་བས་ཏེ། །དཀར་པོས་བད་ཀན་སྐྱ་བོ་སེལ། །དམར་པོ་མེ་ཏོག་དམར་བ་ཡིན། །བད་ཀན་སྨུག་པོའི་ཟུག་གཟེར་འཇོམས། །སྔོན་པོ་མེ་ཏོག་སྔོན་པོ་སྟེ། །མཆོག་ཏུ་རྨ་ནད་ཐམས་ཅད་འཚོ། །སྲད་མའི་མེ་ཏོག་ཊོང་ལེན་དང་། །ཕྱུང་མ་སྦྱར་བའི་པགས་པ་དང་། །ཕག་བྲུན་བསྲེགས་པའི་ཐལ་བ་དང་། །གླ་རྩི་དྲི་ཆུ་སྦྱར་བ་ཡིས། །གཟེར་ཐུང་ནད་རྣམས་འཚོ་བར་བྱེད། །ཐལ་སྨན་ག་བུར་ནག་པོ་ཡིན། །སྲད་མའི་ལོ་མ་བོང་ང་དང་། །རེ་རལ་སྦྱར་བས་དུག་ནད་འཇོམས། །སྲད་མའི་མེ་ཏོག་དགུ་དང་ནི། །སྔོ་བའི་མེ་ཏོག་དར་ཡ་ཀན། །སེམས་ཅན་དོམ་གྱི་མཁྲིས་པ་རྣམས། །དམར་པོ་གསུམ་གྱི་ཏ་ལ་སྦྱིན། །བད་ཀན་སྨུག་པོ་མཆོ་རལ་ནས། །ཁྲག་ཏུ་རྒྱུགས་པའི་རྩ་ཁ་སྡོམ། །ཁྲག་གཅོད་པ་ལ་ཐེ་ཚོམ་མེད། །སྤྱི་ཡི་ཁྲག་གཅོད་སྨན་དུ་བཟང་། །སྲད་མའི་མེ་ཏོག་དམར་པོ་དང་། །དརཡ་ཀན་ནི་སྔོན་པོ་དམར། །སྔོ་བའི་མེ་ཏོག་དོམ་མཁྲིས་དང་། །བཙོད་དང་འབྲི་མོག་རྒྱ་སྐྱེག་གི །ཐང་གིས་ཕྱལ་ན་མཆིན་ནད་དང་། །བད་ཀན་སྨུག་པོ་ཁྲག་རྒྱུགས་གཅོད། །སྲད་མའི་མེ་ཏོག་རྒྱམཚ་དང་། །བ་ཤ་ཀ་ཡི་ཐང་གིས་ནི། །བད་ཀན་སྨུག་པོ་འདྲིལ་བ་འཇོམས། །སྲད་དམར་མེ་ཏོག་ཉེའུ་ཤིང་བ། །བུལ་ཏོག་ཆུ་སྐོལ་སྦྱར་བ་ཡིས། །བད་ཀན་སྨུག་པོའི་ཟུག་གཟེར་འཇོམས། །སྲད་མ་སྤུན་གསུམ་ཞུན་གྱིས་ནི། །རྨ་ཡི་རིགས་རྣམས་འཚོ་བར་བྱེད། །སྦྱོར་སྡེ་ཀུན་གྱི་གྲོགས་སུ

འགྱུར། །ཡོན་ཏན་བསམ་གྱིས་མི་ཁྱབ་བོ། །

ཐང་ཤོ་བ་ཞེས་བྱ་བ་ནི། །ཤོ་མང་ལོ་མ་ཕྲལ་རིང་། །གཅིག་པུར་སྐྱེས་ཀྱི་འབྲས་བུ་དང་། །རྩ་བ་ལོ་མར་བཅས་པ་དང་། །མ་གསར་ཁྲིའུའི་ཕྱུ་ཚན་དང་། །ཕྱིས་པའི་འོ་སྐྱུགས་བོང་ང་དཀར། །ཐུས་པ་མང་པོ་རྫ་ནང་བསྲེགས། །དེ་ཡི་ཐལ་བ་དཀར་པོ་དང་། །བཟང་དྲུག་དག་དང་སྦྱར་བཏང་ན། །དྲུག་ནད་མ་ལུས་ཐམས་ཅད་སེལ། །རྩ་བ་བསྲེག་པའི་ཐལ་བ་ཡིས། །ཤུ་བའི་རིགས་རྣམས་ཐམས་ཅད་འཚོ། །གཞན་ཡང་ཡོན་ཏན་བསམ་མི་ཁྱབ། །

རྐྱལ་བ་ཞེས་བྱའི་ཤིང་དེ་ནི། །སྦྱར་བ་འདྲ་ལ་ཅུང་ཟད་དཀར། །མཛེར་བ་མང་ལ་མཁྲིགས་པ་སྟེ། །དེ་ཡི་ཤུན་པ་བཤུས་པ་དང་། །མཁལ་སྲན་དཀར་པོའི་ལོ་མ་དང་། །རྩི་མར་གསུམ་ནི་སྦྱར་བྱས་ཏེ། །ཆུ་གྲང་དག་གིས་ཕྱུལ་བཏང་ན། །ཚ་རིམས་གཟེར་ཐུང་ནད་རྣམས་སེལ། །ཞུན་བྱས་རྨ་རྣམས་འཚོ་བར་བྱེད། །གཞན་ཡང་ཡོན་ཏན་བསམ་མི་ཁྱབ། །

གཡའ་རྩི་རྩ་ཞེས་བྱ་བ་སྟེ། །ལོ་མ་སྤང་ལ་རྩྭ་ལྷར་སྐྱེས། །སྡོང་པོ་མེ་ཏོག་འབྲས་བུ་མེད། །ལོ་མ་ཅུང་ཟད་ལེབ་པ་ཡིན། །ལོ་མ་སྐྱ་ལ་རོ་ནི་ཁ། །དེ་དང་བོང་ང་དཀར་པོ་སྦྱར། །རྩི་དམར་ཀང་གཅིག་ཨ་རུ་ར། །ག་ར་དྲུག་འགྱུར་ཆུ་གྲང་བཏང་། །ཚད་རིམས་རྒྱས་པའི་ནད་རྣམས་ལ། །འདི་ཡིས་མི་ཐུབ་ནད་མེད་དོ། །ཕྱིར་ཡང་བསིལ་བ་ག་བུར་འདྲ། །ག་བུར་འགྲོ་བའི་ནད་རྣམས་ལ། །འདི་ཡིས་མི་སེལ་གང་ཡང་མེད། །སྦྱོར་སྡེ་གཞན་ཡང་བསམ་མི་ཁྱབ། །

ཚངས་པ་ལྷ་ཡི་མེ་ཏོག་ནི། །ཉིན་རི་བྲག་གི་ཡོགས་ལ་སྐྱེས། །ལོ་མ་ཟོ་སྐྱ་སྨུ་ཅན་རྩུབ། །མེ་ཏོག་སེར་པོ་གསེར་མདོག་ཅན། །རོ་ནི་ཁ་ལ་རྩུབ་པ་ཡིན། །རང་གི་ནུས་པས་གློ་ནད་སེལ། །དེ་ཡི་ལོ་མ་མེ་ཏོག་བཅས། །སྲོ་ལོ་དཀར་པོ་ཨ་ཀྲོང་བ། །ཤིང་མངར་རྒུན་འབྲུམ་ཅུ་གང་སྦྱར། །པི་པི་ལིང་ནི་མར་བཙོས་བཏང་། །གློ་ནད་ཐམས་ཅད་སེལ་བར་བྱེད། །གཞན་ཡང་ཡོན་ཏན་བསམ་མི་ཁྱབ། །

སྐྱེ་རྩེ་ལོ་མ་ནག་ལ་རྩུབ། །སྡོང་བུ་མེ་ཏོག་འབྲས་བུ་གསུམ། །ཡུངས་ནག་དག་དང་འདྲ་བ་ཡིན། །རོ་ནི་ཚ་ལ་རྩུབ་པ་ཡིན། །ནུས་པས་སྐྲངས་དང་རྨོག་པ་འདུལ། །སྐྱེ་རྩེ་ཤང་རྩེ་བོང་དུག་པ། །བཙན་དུག་ཐར་ནུ་རེ་ལྐུག་པ། །མུ་ཟི་སྐྱེ་རྩེ་སྦྱར་བ་ཡིས། །རྨོག་པའི་སྐྲངས་རྣམས་མ་ལུས་འདུལ། །མེ་རྨོག་དེ་སྙེང་སྦྱང་ཚེར་དང་། །ཟི་ར་སྣག་ཚ་ཙྭ་སྦྱར་ལ་བཏུག །ས་རྨོག་དེ་སྙེང་མི་རྟ་ཤ། །གཡག་དང་སྤྱང་ཀི་སྲི་མོང་ཞག །སྤལ་སྦལ་ཤ་རྣམས་ཆང་སྦྱར་བསྐྱུ། །རླུང་རྨོག་དེ་སྙེང་ཕག་ཁྲག་དང་། །སྐྱ་ཀའི་ཁྲག་དང་སྦྲང་རྩི་བཏུག །ཆུ་རྨོག་དེ་སྙེང་བྱ་རྒོད་ཚིལ། །བྱ་རོག་མཁྲིས་པ་སྤྱང་ཀིའི་ལྕེ། །སྐྱང་དུག་གླ་རྩི་སྣག་ཚ་དང་། །མི་སྐྲ་དུད་པ་ཆུ་ངན་སྦྱར། །བྱུགས་པས་ཆུ་རྨོག་སེལ་བར

བྱེད། གཞན་ཡང་སྦྱོར་སྡེ་དཔག་ཏུ་མེད། །

ཤང་རྩེ་སྙི་རྩེ་འདྲ་བ་ལ། །སྡོང་བོ་རིང་ལྡེམ་ནམ་མཁའ་ཁེངས། །འབྲས་བུ་ཆུང་ལ་སེར་བ་ཡིན། །རོ་ནི་ཚ་ལ་དྲག་པོའི་རྫས། །སྲོག་སེར་རྫས་སུ་འདི་དག་བཟང་། །རང་གི་ནུས་པས་སྡོག་པ་འཇོམས། །སྡོག་རིགས་གང་ཡིན་ཐམས་ཅད་ལ། །ཁོང་དུ་བཏང་དང་བྱུག་པས་སེལ། །སྦྱོར་སྡེ་གཞན་གྱི་ནང་དུ་བཏང་། །གང་ཡིན་འབྲས་དང་སྐྲན་ནད་འཇོམས། །གཞན་ཡང་ཡོན་ཏན་བསམ་མི་ཁྱབ། །

ཡུངས་དཀར་ཡོ་མ་སྡོང་བོ་དང་། །མེ་ཏོག་ཡུངས་ནག་དག་དང་འདྲ། །འབྲས་བུ་སེར་ལ་སྔོང་ང་འདྲ། །རོ་ནི་ཚ་ལ་རྩུབ་ཅིང་སྣུམ། །རང་གི་ནུས་པས་དུག་ནད་སེལ། །ཆིག་ཐང་འབྱུང་བས་ཤ་དུག་ཐུབ། །ཡུངས་ཀར་དཔའ་བོ་དཀར་སེར་དང་། །གང་གཱ་ཆུང་དང་ཨ་རུ་ར། །རྩད་དང་འཕྲུར་སླེབས་བོང་ང་དཀར། །གཅིག་ཏུ་སྦྱར་སྟེ་བཏང་བ་ཡིས། །དུག་ནད་གང་ཡིན་ཐམས་ཅད་ཐུབ། །ནུས་པ་འཕྲུལ་དུ་འབྱིན་པར་བྱེད། །ཡུངས་ཀར་སེང་ཁྲིམ་ཆུ་དག་དང་། །རྒྱ་ཚ་སྣག་པའི་ལྡེ་གུ་སྦྱར། །གདོང་བསྐུས་པདྨའི་མདངས་ལྡན་འགྱུར། །ཡུངས་ཀར་བཅོད་དང་སྐག་ཁྲ(ཅག་ཡུག་ཟེར་སྣང)དང་། །སྤོར་ནི་རྣམ་གཉིས་ར་མར་བསྐོལ། །ལྡེ་གུ་གདོང་ལ་བསྐུས་པ་ན། །ཉི་མ་འཆར་ཀའི་མདངས་འདྲར་འགྱུར། །ཡུངས་ཀར་སྤྱི་མ་སྔོང་རོས་གཉིས། །ར་འོ་དང་སྦྱར་ལྡེ་གུ་ཡིས། །གདོང་བསྐུས་ཟླ་བའི་འོད་བཞིན་འགྱུར། །སྦྱོར་བ་གཞན་ཡང་བསམ་མི་ཁྱབ། །

ཉུང་མའི་མེ་ཏོག་ས་བོན་ནི། །རོ་ཁ་ནུས་པས་འབྲུ་བ་སེལ། །ཉུང་མ་མེ་ཏོག་སྤྲང་རྩི་དང་། །ཁུར་མང་མེ་ཏོག་གུར་གུམ་རྣམས། །འབྲས་ཁྲུས་ཕྱུལ་བཏང་འབྲུ་བ་སེལ། །མཆོག་ཏུ་རིམས་ཀྱིས་འབྲུ་བ་སེལ། །ཉུང་མས་དུག་ནད་སྲུང་དང་སྦྱོངས། །ཉུང་མའི་ས་བོན་ཚ་ལ་དང་། །སྤྲང་རྩི་རྩད་དང་ལྕུགས་སྨྱི་དང་། །སླ་རྩི་དང་ནི་ག་ར་སྦྱར། །གམ་སྦྱི་གངས་ཆུས་ཕྱུལ་ལ་བཏང་། །ཤ་དུག་ནད་རྣམས་སེལ་བར་བྱེད། །གཞན་ཡང་ཡོན་ཏན་བསམ་མི་ཁྱབ། །

ལ་ཕུད་[ལ་ཕུག]ཅེས་བྱ་ཉུང་མའི་རིགས། །ལོ་མ་ནག་ལ་སྤུ་ཆུང་ཅན། །མེ་ཏོག་དཀར་ལ་དམར་བའི་མདངས། །རྩ་བ་སྐྱོང་ལ་རོ་ནི་ཚ། །རང་གི་ནུས་པ་མ་ཞུའི་ནད། །ཐམས་ཅད་འཇོམས་བྱེད་ཁྱད་པར་སྨན། །ལ་ཕུད་བརྟུང་བའི་ཁུ་བ་ནི། །བཙིར་ནས་སྣ་ཡི་ནང་དུ་བླུགས། །མགོ་བོའི་ནད་རྣམས་ཐམས་ཅད་སེལ། །ལ་ཕུད་སྐམ་པོའི་ཕྱེ་མ་ནི། །ཆུ་ལ་བསྐོལ་འཐུང་མ་ཞུ་སེལ། །ཞོར་ལ་ཧླུང་ནད་སེལ་བར་བྱེད། །ལ་ཕུག་ཁུ་བ་རྣ་བར་བླུགས། །རྣ་བའི་ནད་རྣམས་ཐམས་ཅད་སེལ། །ལ་ཕུད་རྩ་བ་བརྟུངས་པ་ཡི། །ཚོད་མས་ནད་རྣམས་ཀུན་སེལ་སྟེ། །ཁྱད་པར་དམུ་རྫིང་སྐྲན་ནད་དང་། །གྲང་ཧླུང་ལུས་ཞེ་དབུགས་མི་བདེ། །སྐད་དབྱུང་མི་བདེ་རྟུག་སྐམ་དང་། །དུག་ནད་མཁྲིས

ནད་མ་ལུས་སེལ། །གཞན་ཡང་སྦྱོར་བ་བསམ་མི་ཁྱབ། །

གསོ་མ་ར་ནི་ཀླུང་ཤོད་སྐྱེས། །ལོ་མ་རྩོ་ལ་ཉ་ག་ཅན། །སྡོང་བོ་སྦོམ་ལ་རིང་བ་ཡིན། །ཤུན་པ་གོས་དང་ཐག་པའི་རྒྱུ། །འབྲས་བུ་གྲོ་བོ་སྨུམ་པའི་མདངས། །རོ་ནི་མངར་ལ་སྨུམ་པ་ཡིན། །རང་གིས་ནུས་པས་རླུང་ནད་སེལ། །མགོ་བོའི་རླུང་ནད་བཅོས་འདོད་ན། །དང་པོ་སྐྲ་དེ་ལེགས་པར་བཞར། །གསོ་མའི་འབྲས་བུ་ཕུལ་གང་བཏང་། །ཟར་མའི་འབྲས་བུ་ཕུལ་གང་བཏང་། །ཁ་རུ་ཚྭ་ནི་སྲང་གང་བཏང་། །དེ་རྣམས་མ་ཧེའི་མར་དང་སྦྱར། །སླ་བར་བྱས་ལ་མགོ་ལ་བྱུགས། །གྲོད་པས་དེ་སྙིང་བཀབ་ན་ཕན། །ཡང་ན་གསོ་མ་ཟར་མ་བརྡོས། །སྤུབ་མ་སྒོག་སྐྱ་བཏུངས་ནས་ནི། །མ་ཧེའི་མར་སྦྱར་མགོ་ལ་བྱུག །གྲོད་པས་བཏུམ་ལ་ཞག་གསུམ་བཞག །མགོ་བོའི་རླུང་ནད་ཐམས་ཅད་འཇོམས། །སྦྱོར་སྡེ་གཞན་ཡང་བསམ་མི་ཁྱབ། །

ཟར་མ་ལོ་མ་ཕྲ་ལ་ཆུང་། །མེ་ཏོག་མཐིང་སྐྱ་མདངས་དང་ལྡན། །གང་བུ་སྣན་རྙེ་གང་བུ་འདྲ། །འབྲས་བུ་དམར་ལེབ་མདངས་དང་ལྡན། །རོ་ནི་མངར་ལ་སྨུམ་པ་ཡིན། །ནུས་པས་རླུང་ནད་མ་ལུས་སེལ། །དོན་སྙོད་ལ་སོགས་གང་ལ་ཡང་། །ནད་ཞུགས་དེ་ལ་མར་གྱིས་བྱུགས། །དེ་དག་སེལ་བར་ཐེ་ཚོམ་མེད། །ཁོང་བཏང་རླུང་ནད་མ་ལུས་སེལ། །དོན་སྙོད་མ་ལུས་གང་ལ་ཡང་། །ཟར་མའི་འབྲས་བུ་ཕུལ་དོ་བརྗོས། །ཐག་བཙོང་སྲང་གང་བཏུངས་པ་དང་། །གསོ་མའི་འབྲས་བུ་ཕུལ་དོ་དང་། །ཁ་རུ་ཚྭ་ནི་སྲང་གང་དང་། །ཁྱིམ་བྱའི་སྒོང་ང་ཞིབ་བཏགས་ཏེ། །འབྲི་ཡི་འོ་མས་སྦྲུས་ནས་ནི། །མཚོགས་མ་མ་གཏོགས་མགོ་ལ་བྱུགས། །དེ་སྙིང་གྲོད་པ་བཀབ་པ་དང་། །དར་འཇག་དག་གིས་དཀྲིས་བྱས་ལ། །ཞག་གསུམ་བར་དུ་བཞག་བྱས་ཏེ། །ལན་གསུམ་དེ་ལྟར་བྱས་གྱུར་ན། །རྟག་ཏུ་གླད་པ་ན་བ་དང་། །རླུང་ཞུགས་གླད་པའི་གྲང་བ་ཅན། །གླད་ནད་སྙིང་བ་གསོ་བར་བྱེད། །གཞན་ཡང་ཡོན་ཏན་བསམ་མི་ཁྱབ། །

ཤིང་མངར་ལོ་མ་རྩོ་ལ་ཆུང་། །རྩ་བ་སེར་ལ་རོ་ནི་མངར། །རང་གི་ནུས་པས་གློ་ནད་སེལ། །ཤིང་མངར་སྲོ་ལོ་རུ་རྟ་དང་། །རྒུན་འབྲུམ་དང་ནི་སྟར་བུ་དང་། །འབྲི་མོག་བར་ཤུན་སྦྱར་བྱས་ལ། །ཀ་ར་སྦྲང་རྩིའི་རྟ་ལ་སྦྱོར། །གློ་ནད་མ་ལུས་སེལ་བར་བྱེད། །སྤང་རྒྱན་དཀར་པོ་ཤིང་མངར་དང་། །སྦྲང་རྩི་སྦྱར་ལ་གློ་ནད་སེལ། །འདི་ཡི་སྦྱོར་སྡེ་བསམ་མི་ཁྱབ། །

གཡེར་མ་ཞེས་བྱ་ཤིང་གི་རིགས། །ཤིང་ནག་གདུག་ཟུབ་ཚེར་མ་ཅན། །མེ་ཏོག་སེར་ཆུང་འབྲས་བུ་ནི། །རོ་དང་ལྡན་ཏེ་རབ་ཏུ་རྩུབ། །རང་གི་ནུས་པས་སྐད་ཀུང་བདེ། །ཙ་ཁ་འབྱེད་པའི་མཆོག་ཏུ་བཤད། །ཚིག་ཐང་ནུས་པས་སྐད་འགགས་སེལ། །པི་པི་ལིང་ནི་རྗོག་པོ་བདུན། །མར་ཁུའི་ནང་དུ་བཙོས་ནས་ནི། །གཡེར་མ་སྲོ་ལོ་དཀར་པོ་གཉིས། །ངད་ཡལ་ཁ་ཚར་བཏབ་འཕྱུང

ན། །སྒློ་བུར་སྐད་འགགས་ནད་རྣམས་སེལ། །གཡེར་མ་སྟར་བུ་པི་པི་ལིང་། །སྦྲང་རྩི་དང་སྦྱར་གྲི་འགགས་སེལ། །གཡེར་མ་ཤིང་མངར་རྒུན་འབྲུམ་དང་། །སྟར་བུ་དང་སྦྱར་སྒློ་ནད་སེལ། །གཡེར་མའི་འབྲས་བུ་ཁ་གསུམ་གས། །སྦྲང་དཀར་ཞོ་དང་དུད་པ་སྦྱར། །བྱེའུ་མཆིལ་བའི་སྦྲུན་དང་ནི། །གཡེར་མ་དང་སྦྱར་ལུམས་བྱས་ན། །འབྲས་ནད་ཐམས་ཅད་སེལ་བར་འགྱུར། །འདི་ལ་ཐེ་ཚོམ་མེད་པར་འགྱུར། །གཡེར་ཆེན་ཁྱོར་གང་ལེགས་བཏུལ་ཏེ། །ཕག་གི་ནང་ཆ་སྙིང་བ་དང་། །བསྐོལ་ཐང་ནང་གཅིག་མ་ཆག་བྱ། །མཁལ་མ་རྩ་ཆད་ཐམས་ཅད་སེལ། །འདི་ནི་བདུད་རྩི་ཆེན་པོ་སྟེ། །རྒྱུད་གཞུང་ཆེན་པོར་སྤྲས་པ་ཡིན། །ཡོན་ཏན་གཞན་ཡང་བསམ་མི་ཁྱབ། །

ཐོ་སྨན་རྒྱལ་པོ་ཤ་མོ་བཞི། །སྐྱེས་ས་མཚན་ཉིད་བསྟན་པ་ནི། །གསེར་ཤ་མོ་ནི་སྤང་ལ་སྐྱེས། །ཕྱི་དབྱིབས་དཀར་སེར་མདངས་དང་ལྡན། །ནང་ནི་གདུགས་ཀྱི་ཡུ་བ་འདྲ། །དབུས་ན་གདུགས་ཡུས་འདེགས་པ་འདྲ། །རོ་ནི་མངར་ལ་འཇམ་པ་ཡིན། །གསེར་ཤའི་ནུས་པས་ཤ་དུག་འཇོམས། །གསེར་ཤ་མོ་ཡི་ཕྱེ་མ་དང་། །དེ་ཡི་ཕྱེད་ཚད་བུལ་ཏོག་དང་། །དེ་ཕྱེད་ལན་ཚ་ཆ་མཉམ་ལ། །གངས་ཆུའི་རྟ་ལ་སྐྱོན་ལ་བཏང་། །ཤ་དུག་ནད་རྣམས་སེལ་བར་འགྱུར། །ཡུན་རིང་འཁྲུ་བ་མ་ཆད་ན། །གསེར་ཤ་མོ་དང་ད་ཧྲིག་དང་། །སྨག་དང་གསུམ་པོ་ཞོ་བཙོས་གདབ། །འཁྲུ་བ་ཐམས་ཅད་སེལ་བར་འགྱུར། །ཡང་ན་ཤ་མོ་གང་རྙེད་དང་། །ལོ་བཙན་ཐ་རམས་སྔོན་གྱི་སྦྱར། །ཚ་འཁྲུ་གངས་ཆུ་དག་དང་སྦྱར། །གྲང་འཁྲུ་དག་ལ་ཆང་དང་སྦྱར། །སྤྱོད་ལམ་ཁ་ཟས་གཞན་དང་མཐུན། །འདིས་ནི་ནད་རྣམས་ཀུན་སེལ་སྟེ། །ཁྱད་པར་བཤལ་ནད་མ་ལུས་སེལ། །

ལུད་ཀྱི་ཤ་མོ་ཞེས་བྱ་བ། །ལུག་ལུད་སྐྱེས་པའི་ཤ་མོ་དང་། །ཏ་ལྷགས་པ་དང་པར་པ་ཏ། །སླ་བའི་རིལ་མའི་ཐལ་བ་དང་། །ཚེར་སྔོན་མེ་ཏོག་བཅས་པ་རྣམས། །ཞོ་དང་སྦྱར་ལ་བྱུག་པར་བྱ། །ཁོང་དུ་ཡང་ནི་བཏང་བར་བྱ། །རྣག་གིས་ལུས་ནི་མ་རུང་བ། །སེལ་བར་ཐེ་ཚོམ་མེད་པ་ཡིན། །

ཞིང་གི་ཤ་མོ་ཞིང་ལ་སྐྱེས། །ཞིང་ལུད་སྐྱེས་པའི་ཤ་མོང་རིགས། །བསྲེགས་པའི་ཐལ་བས་གྲི་འགགས་སེལ། །

ཀླུང་སྐྱེས་ཤ་མོ་དམར་པོ་ནི། །ཐ་རམས་སྨག་དང་ད་ཧྲིག་སྦྱར། །འཁྲུ་བ་རྩད་ནས་གཅོད་པར་བྱེད། །སྦྱོར་སྡེ་གཞན་ཡང་བསམ་མི་ཁྱབ། །

བ་སོ་སོག་ལ(ཕ་བ་དགོ་དགོ)ཞེས་བྱ་བ་ནི། །སྲིབ་རིའི་སྤང་ལ་སྐྱེས་པ་ཡིན། །མདོག་དཀར་དངུལ་གྱི་ལྷ་བ་འདྲ། །རྐས་དུས་ནང་ནས་དུད་པ་ཐུལ། །རང་གི་ནུས་པས་ཁྲག་གཅོད་སྨན། །མ་བསྲེག་ཐལ་སྨན་ཞེས་བྱའོ། །བ་སོ་སོག་ལ་དང་མི་མཁྲིས་དང་། །ཉ་མཁྲིས་དང་ནི་དོམ་མཁྲིས་བཞི། །ཆུ་གྲང་དང་སྦྱར་སྟོ་བར་བཏང་། །རྩ་ཆད་ཁྲག་རྣམས་གཅོད་པར་བྱེད། །བ་སོ་སོག་ལ་དང་སྦྲང་རྩི

སྦྱར། །ཁྲག་འཛག་རྩ་ལ་གླན་པ་ཡིས། །རྩ་ཡི་ཁྲག་རྣམས་གཅོད་པར་བྱེད། །སྦྱོར་སྡེ་གཞན་ཡང་བསམ་མི་ཁྱབ། །

ཤ་སྔོག་ཅེས་བྱ་ནགས་ལ་སྐྱེས། །ལོ་མ་བཙོང་འདྲ་མེ་ཏོག་སེར། །རོ་ནི་མངར་ལ་ཙུང་ཟད་ཚ། །རང་གི་ནུས་པས་མོ་ནད་སེལ། །སྲིན་ནད་མ་ལུས་འཛོམས་པར་བྱེད། །ཆིག་ཐང་སྲིན་ནད་མ་ལུས་སེལ། །ཤ་སྔོག་པ་དང་སྤང་སྤོས་དང་། །སྔོག་སྐྱ་དང་ནི་ཧ་ཤུགས་མ། །ཕུར་མོང་ལོ་མ་དང་སྦྱར་བ། །འོ་མས་ཕུལ་བཏང་སྲིན་ནད་འཛོམས། །བད་ཀན་ནད་ལ་དུག་དང་འདྲ། །སྲིན་ནད་སེལ་བའི་དར་ཡ་ཀན། །སྦྱོར་བ་གཞན་ཡང་བསམ་མི་ཁྱབ། །

ཆུ་ནང་སྐྱེས་པའི་ཆུ་བལ་མོ། །སྔོན་པོ་བལ་དང་འདྲ་བ་སྟེ། །རང་གི་ནུས་པས་སྐམ་རྩི་ཡིན། །ཆུ་བལ་མོ་དང་དུད་པ་དང་། །སྲན་མ་གསུམ་བསྲེགས་ཐལ་བ་དང་། །གྲིས་མ་བསྲེགས་པའི་ཐལ་བ་དང་། །ཞོ་དང་མར་ནག་སྦྱར་བ་ནི། །རྨ་དང་འབྲས་རྣམས་སྐམ་པར་བྱེད། །ཆུ་བལ་གྲིས་མའི་རྩ་བ་དང་། །འདམ་བུ་ཀ་ར་སྦྱར་བ་ཡིས། །མེ་ཡིས་ཚིག་པའི་རྨ་རྣམས་གསོ། །

རམ་བུ་ཞེས་བྱའི་སྨན་རྩི་ནི། །སྤྱིབས་མོའི་རི་དང་ཐང་ལ་སྐྱེས། །ལོ་མ་རལ་གྲི་འདྲ་ལ་རིང་། །རྩ་བ་དམར་པོ་སྤུན་པ་ཡིན། །མེ་ཏོག་དཀར་པོ་ཁྱི་མཇུག་འདྲ། །འབྲས་བུ་རམ་བུ་དམར་ལ་ཆུང་། །རང་གི་ནུས་པས་འབྲུ་བ་གཅོད། །རོ་ནི་ཁ་མངར་གཉིས་དང་ལྡན། །རམ་བུ་འབྲས་གཉིས་མཉམ་པོར་བཙོས། །ད་ཧྲིག་སླ་ལོའི་རྩ་བ་དང་། །སྨག་དང་སྦྱར་ནས་བཏང་གྱུར་ན། །འབྲུ་བའི་རིགས་རྣམས་གང་ཡིན་གཅོད། །གྲང་འབྲུ་ལ་ནི་ཆང་དང་སྦྱར། །ཚ་འབྲུ་ལ་ནི་ཆུ་དང་སྦྱར། །ཚ་གྲང་མཉམ་འབྲུ་འོ་མར་སྦྱར། །ནད་སེལ་སྨན་དུ་བཤད་པ་ཡིན། །

སྣུམ་ཆུང་བ་ཞེས་བྱ་བ་ནི། །སྲིབ་སྐྱེས་སྣུམ་ལ་ཆིག་འགྲིང་སྟེ། །ལོ་མ་སྡོང་བུ་ཆུ་བ་འདྲ། །ཤིན་ཏུ་ཕྲ་ལ་ལྡེམ་པ་ཡིན། །རོ་ནི་ཙུང་ཟད་ཁ་བའི་ཚུལ། །རང་གི་ནུས་པས་རྨ་རྣམས་གསོ། །སྣུམ་མ་ཆིག་འགྲིང་རྩ་བ་དང་། །གུར་གུམ་བོང་ང་དཀར་པོ་དང་། །བདུད་རྩི་དོ་བོ་བྲག་སྤོས་དང་། །ཤེལ་ཏང་དཀར་པོ་ཙུ་གང་དང་། །དོམ་མཁྲིས་ནམ་མཁའི་མེ་ཏོག་སྤྲང་། །སྦྱར་བ་མགོ་སྨན་མཆོག་ཏུ་བསྔགས། །ཡན་ལག་བྱ་ཁོག་རྨ་རྣམས་གསོ། །ཡོན་ཏན་བསམ་གྱིས་མི་ཁྱབ་བོ། །

ཁྲིག་ཆུང་བ་ཞེས་བྱ་བའི་སྨན། །ལོ་མ་རྒྱབ་སྐྱ་ཤ་ག་ཅན། །ཁྲག་གཅོད་སྨན་གྱི་གཙོ་བོ་ཡིན། །རང་གི་ནུས་པས་ཁྲག་གཅོད་དེ། །ཁྲིག་ཆུང་བ་དང་བ་སྤུ་བ། །རམ་ལྷང་ཁུ་བ་དོམ་མཁྲིས་སོགས། །མཁྲིས་པ་སྙིང་ཚད་དང་སྦྱར་ནས། །ཁོང་དུ་བཏང་ན་ཁྲག་རྣམས་གཅོད། །ཁྲིག་ཆུང

ཞེའུ་ཚུ་མཚལ་དང་། །དོམ་མཁྲིས་དང་ཞི་ཀ་ར་དང་། །སྟེའུ་རམ་གཡགས[1] སིན་ཧྥི་ར་དང་། །བྱད་མེད་ཁྱིའུ་འཕྲུང་ནུ་ཞོ་སྦྱར། །གང་ཐུང་རྒྱ་ཡི་ཤའུ་གསོ། །ཁྲག་གཅོད་སྨན་གྱི་གཙོ་བོ་ཡིན། །གཞན་ཡང་ཡོན་ཏན་བསམ་མི་ཁྱབ། །

མནུ་དག་ལ་རིགས་བཞི་ཡོད། །སྦྲུལ་དཀར་དང་ནི་ཤུ་ཐུར་དང་། །སྤ་སྐམ་མ་ནུ་བསེ་མ་ནུ། །རིགས་ནི་རྣམ་པ་བཞི་ཡིན་ནོ། །སྦྲུལ་དཀར་མ་ནུ་ཞེས་བྱ་བ། །ལྷུམ་རའི་ནང་དུ་བཏབ་ན་སྐྱེས། །ལོ་མ་རི་སྔོ་མ་དང་འདྲ། །མེ་ཏོག་སེར་པོ་རི་སྔོ་འདྲ། །རྩ་བ་དཀར་མཁྲིགས་ཡུང་མ་འདྲ། །མནུ་བཞི་པོ་གང་ཡང་རུང་། །སླེ་ཏྲེས་ཀན་ཊ་ཀ་རི་སྣ། །བཞི་ཐང་བཏང་བས་བད་ཀན་དང་། །རླུང་ལྡན་རིམས་ནད་མ་ལུས་སེལ། །མནུ་སླེ་ཏྲེས་ཉིས་ཐང་གིས། །བད་ཀན་གྲང་བ་སེལ་བར་བྱེད། །མནུ་གོ་སྣོད་རྩ་བ་རྣམས། །བུ་རམ་དང་སྦྱར་ཐང་དུ་བསྐོལ། །བད་ཀན་གྲང་བའི་ནད་རྣམས་སེལ། །ཚིག་ཐང་བད་ཀན་རིགས་རྣམས་འཇོམས། །སྦྱོར་སྡེ་ཀུན་ལ་ཤེས་པ་སྟེ། །ཡོན་ཏན་བསམ་གྱིས་མི་ཁྱབ་བོ། །

བྲ་མ་དཀར་པོའི་རྩ་བ་དང་། །སེ་རྒོད་མ་ཡི་སྡོང་བུ་དང་། །ཞུགས་སྣ་མི་འདྲ་རིགས་གསུམ་དང་། །ཆུ་ནི་བྲེ་དྲུག་ནང་དུ་བསྐྱུ། །ཁུ་བ་ཕུལ་དོ་ལུས་པའི་ནང་། །སྐྱེར་བའི་བར་ཤུན་ཕུལ་གང་བསྐྱུ། །ཁུ་བ་ཕུལ་གང་ལུས་པ་དང་། །ནང་རེ་སྒོང་ང་གང་རེ་བཏང་། །དུག་ནད་ཐམས་ཅད་སེལ་བར་བྱེད། །བྲ་མའི་རྩ་བ་དུག་འཇོམས་ཡིན། །གཞན་ཡང་ཡོན་ཏན་བསམ་མི་ཁྱབ། །

ཀན་ཊ་ཀ་རི་ཞེས་བྱ་བ། །སྲིབ་ཀྱི་ནགས་རི་དག་ལ་སྐྱེས། །སྡོང་བུ་སེ་བ་གཞོན་ནུ་འདྲ། །མེ་ཏོག་དཀར་སེར་མདངས་དང་ལྡན། །འབྲས་བུ་དམར་པོ་ཕྲུངས་ནས་སྐྱེས། །རོ་ནི་མངར་ལ་སྐྱུར་བ་ཡིན། །རང་གི་ནུས་པས་རིམས་ཚམ་སེལ། །འབྲས་བུ་ཞུན་དུ་བྱས་པ་ནི། །ཚད་རིམས་ནད་ལ་བདུད་རྩི་འདྲ། །ཀན་ཊ་ཀ་རི་སླེ་ཏྲེས་དང་། །མནུ་བཅའ་སྣ་བསྐོལ་བ་ཡི། །ཁུ་བས་བད་རླུང་ཤས་ཆེའི་ནད། །ལུད་པ་དབུགས་མི་བདེ་དང་བཅས། །ཡི་ག་འཆུས་དང་ཚིབ་ལོགས་ཟུག །འདུས་པ་ལས་གྱུར་རིམས་དང་ནི། །བད་ཀན་རིགས་རྣམས་ཐམས་ཅད་སེལ། །ཚིག་ཐང་སྟེང་དུ་ཧིག་ཏ་བསྣན། །བསྐོལ་ཐང་རིམས་བརྒྱ་མ་ལུས་སེལ། །ཀན་ཊ་ཀ་རི་བཅའ་སྣ་དང་། །སླེ་ཏྲེས་བསྐོལ་བའི་ཁུ་བའི་ནང་། །པི་པི་ལིང་གི་ཕྱེ་མ་གདབ། །རིམས་ཀྱིས་ཡི་ག་འཆུས་པ་དང་། །ལུད་པ་དབུགས་མི་བདེ་དང་གཟེར། །མེ་དྲོད་ཉམས་དང་ཚ་རིམས་སེལ། །སྦྱོར་སྡེ་གཞན་ཡང་བསམ་མི་ཁྱབ། །

ཕྱི་ཚེར་མ་ཞེས་བྱ་བ་ནི། །རྒྱ་ནོད་དྲོད་ཆེའི་ཡུལ་དུ་སྐྱེས། །ལོ་མ་ཆེ་ལ་ནག་ཅིང་མཐུག །

① མ་ཡིག་ཏུ་གསགས་དང་གཡགས་ལྟ་བུ་གང་ཡིན་མི་གསལ།

སྡོང་བོ་ཐུང་ལ་མཐུག་ཅིང་སྲ། །སྐེ་མ་གོས་ལ་འབྱར་ཞིང་འཁྲི། །འབྲས་བུ་མཆེར་བའི་མདོག་དང་འདྲ། །རོ་ནི་ཁ་ལ་རྩུབ་པ་ཡིན། །རང་གི་ནུས་པས་ཆུ་འགགས་སེལ། །ཚད་རིམས་ནད་ལ་བདུད་རྩི་འདྲ། །ཁྱི་བཟུང་གཟི་མ་སྦུབ་མའི་རྩ། །ཨ་རུ་ར་དང་དོང་ག་བསྐོལ། །སྲང་རྩིར་བཅས་པ་བསྐོལ་འཐུང་ན། །གཅིན་སྲི་ཆུ་འགགས་ནད་རྣམས་སེལ། །ཁྱི་ཚེར་ཕླ་སྒང་ཨ་རུ་ར། །བསྐོལ་ཐང་ནུ་ཞོ་དང་སྦྱར་བླུད། །ཁྱིས་པའི་ཚ་རིམས་མ་ལུས་སེལ། །སྔོག་པའི་ནད་ལ་བདུད་རྩི་འདྲ། །སྦྱོར་སྡེ་གཞན་ཡང་བསམ་མི་ཁྱབ། །

ཙནྡན་ཏྲ་ཕཏྲ་ཏུའི་ཤིང་། །སྤོ་བལ་གཏིང་ན་སྐྱེས་པ་སྟེ། །སྡོང་བོ་ཆེ་ལ་མཁྲེགས་པ་ཡིན། །ལོ་མ་ཕྲལ་དྲི་ཡང་ཞིམ། །རོ་ནི་ཁ་ལ་རྩུབ་པ་ཡིན། །རང་གི་ནུས་པས་ཚ་གྲང་འཇོམས། །ཙནྡན་ཡུང་བ་ཏིག་ཏ་དང་། །རྟོང་ལེན་དང་ནི་པར་པ་ཏ། །ཞོ་དང་སྦྱར་ལ་སྐྱངས་ལ་བཏུགས། །དེ་ཡིས་ཚ་གྲང་མ་ལུས་འཇོམས། །ཙནྡན་ཏྲ་ཕཏྲ་ཏུ་དང་། །གོ་སྙོད་ཤུ་བ་བ་སྤུ་བ། །སྤང་སྤོས་མར་ནག་སྦྱར་བཏུགས་ན། །ཀླུང་གིས་སྐྲངས་པ་འཇོམས་པར་བྱེད། །ཚ་རིམས་ཆུ་སེར་ནད་རྣམས་ཀུན། །འདིས་ནི་ཐམས་ཅད་འཇོམས་པ་ཡིན། །སྦྱོར་སྡེ་གཞན་ཡང་བསམ་མི་ཁྱབ། །

ཁམ་བུ་ཞེས་བྱའི་ཤིང་དེ་ནི། །རོང་ཁུང་ཟབ་པའི་ནང་དུ་སྐྱེས། །སྡོང་བོ་ཆེ་ལ་རབ་ཏུ་མཁྲེགས། །ལོ་མ་རྒྱ་ལྕང་ལོ་མ་འདྲ། །མེ་ཏོག་དཀར་པོ་འབྲས་བུ་ཅན། །རང་གི་ནུས་པས་རྨ་རྣམས་གསོ། །ཁམ་འབྲས་དག་གི་མར་ཁུ་དང་། །གཡེར་ཤིང་ལྷམ་འབྲུ་སྨྱུང་རྩི་སྦྲུས། །སྣ་མའི་ལོ་མ་སྦྱང་གིའི་སྨྱུ། །ཁ་རུ་རྩི་རྣམས་ཀ་ར་སྦྱར། །ཆུ་སྦྱར་ཁོང་བཏང་རྨ་ལ་བཏུགས། །རྨ་ནད་ཐམས་ཅད་གསོ་བ་དང་། །ཆུ་མི་འཛིགས་པའི་སྨན་མཆོག་ཡིན། །མར་ཁུ་ཞུ་བ་ལ་བཏུག་ན། །ནད་རྣམས་མ་ལུས་སེལ་བ་སྟེ། །ཞུ་བ་བས་ལྷག་ཐམས་ཅད་འཚོ། །མཛེ་བོའི་སྣིན་མ་སྐྱེས་པར་བྱེད། །སྦྱོར་སྡེ་གཞན་ཡང་བསམ་མི་ཁྱབ། །

བེ་ཤིང་ཞེས་བྱའི་སྡོང་བོ་མཁྲེགས། །ལོ་མ་མཁྲེགས་ཤིང་སྣོར་ལ་ལེབ། །ཅུང་ཟད་ཚེར་མ་ཡོད་པ་ཡིན། །འབྲས་བུ་དྷ་ཏི་ཕ་ལ་འདྲ། །བེ་ཤིང་ལོ་འབྲས་ཤིང་མངར་དང་། །འདམ་བུ་ཀ་ར་དབང་པོ་ལག །རེ་རལ་དང་ནི་རྒུན་འབྲུམ་དང་། །རྟོང་ལེན་སྤང་རྩི་དོ་བོ་རྣམས། །ཆུ་ལ་བཏབ་འཐུང་རྨ་ནད་འཚོ། །ཆུ་མི་འཛིགས་ཀྱི་རྒྱལ་པོ་སྟེ། །ཡན་ལག་ཆུ་འཐུང་ཞེས་བྱའོ། །བེའུ་ཤིང་གིས་འབྲས་ནད་གསོ། །བེ་ཤིང་དག་གི་ལོ་མ་དང་། །སྟག་མའི་མེ་ཏོག་དག་དང་ནི། །ལྷམ་པ་རྒུན་འབྲུམ་ཤིང་མངར་དང་། །རྩེ་ལ་བའི་ཤིང་གི་བར་ཤུན་དང་། །སླང་དང་ཤ་བ་དགོ་བ་དང་། །དེ་ཕོ་ཕྱི་རྗེར་ཐལ་བ་དང་། །ར་ཏུའི་ཐལ་བ་ག་ར་རྣམས། །འོ་མ་དང་སྦྱར་རིལ་བུ་བྱ། །ཆུ་ཡིས་ཕུལ་ལ་ཁོང་དུ་བཏང་། །རྨ་རྣམས་གསོ་ལ་ཆུས་མི་འཛིགས། །བེའུ་ཤིང་རྨ་རྣམས་ཀུན་གྱི་སྨན། །སྦྱོར་སྡེ་གཞན

ཡང་བསམ་མི་ཁྱབ། །

ཏུ་རག་ཤ་ཞེས་བྱ་བའི་ཤིང་། །སྡོང་པོ་ཆེ་ལ་ལོ་མ་སྲོམ། །མེ་ཏོག་དཀར་པོ་འབྲས་བུ་ཙན། །གདུག་པ་ཅན་གྱི་ཤིང་ཡིན་ནོ། །རག་ཤའི་ཕྲེང་བ་ཆ་གཅིག་དང་། །སྣག་མའི་ལོ་མ་ནེ་གུ་ཆུང་། །རྨ་བྱའི་སྒྲོ་དང་སྨུ་ཏིག་དང་། །གོ་སྙོད་ལྷ་པོ་ཆ་མཉམ་སྦྱོ། །ཚ་གྲང་སྐྲན་ལ་ཧོང་ལེན་དང་། །སྦྱར་བ་མན་ངག་དམ་པ་སྦྱོ། །ཆུ་སྦྱར་རྨ་དང་སྐྲངས་ལ་བྱུག །ཏུ་རག་ཤ་ཡི་སྐྲངས་འཇོམས་ཡིན། །

སྣག་མའི་ཤིང་ནི་སྲིབ་མོར་སྐྱེས། །སྡོང་པོ་རབ་ཏུ་མཁྲེགས་པ་ལ། །ལོ་མ་ཕ་ལྕུང་ནང་ན་བལ། །མེ་ཏོག་དམར་སྨུག་དཀར་པོ་མཛེས། །རང་གི་ནུས་པས་རྣག་རྣམས་སྐེམ། །སྣག་མའི་མེ་ཏོག་རྡོ་ཞུ་དཀར། །ཕླ་ཙི་རྒྱ་ཚྭ་རྣམ་གཉིས་དང་། །མུ་ཟི་ལེགས་པར་བཏུལ་བ་རྣམས། །བྱང་ཁོག་རྣག་ཞུགས་ཁོང་དུ་བཏང་། །ལྒགས་པ་རྟུལ་དང་རྟུལ་དང་སྦྱོ། །བལ་ལ་བྱུག་ལ་སྙིང་ནས་བཀབ། །རྣག་སྐེམ་རྒྱ་ཡི་འབྲུབ་སྨན་ཡིན། །སྣག་མའི་མེ་ཏོག་རྣག་སྐེམ་ཡིན། །སྣག་མའི་མེ་ཏོག་དུག་ལྷེ་ཕྱུངས་པ་དང་། །ཐར་ནུ་དང་ནི་བྲུལ་ཏོག་དང་། །ཡུང་བ་དང་ནི་ལང་ཐང་རྩེ། །དེ་རྣམས་མན་ངག་ཤེས་གྱུར་ན། །མཆིན་པ་གླང་ཐབས་གྲོལ་མ་དང་། །དེ་རྣམས་མ་ལུས་ཐམས་ཅད་སེལ། །

ལྕང་མ་སྦྱར་བ་ཞེས་བྱ་བ། །སྡོང་པོ་ལོ་མ་ཆེ་བ་ལ། །མེ་ཏོག་བལ་འདྲ་དཀར་པོ་འབྱུང་། །འབྲས་བུ་ཤིང་ཏན་འབྲུམ་པ་ཅན། །ལྕང་མ་སྦྱར་བའི་ཤུན་པ་དང་། །ཁྲག་གཅོད་སྨན་རྣམས་ཞོ་དང་སྦྱར། །ཙ་སྐྱོན་དག་གིས་སྐྲངས་པ་ལ། །བྱུགས་པས་སྐྲངས་རྣམས་ཐམས་ཅད་འཇོམས། །མཁྲིས་ཙ་སྐྲངས་ན་ཞོ་དང་སྦྱར། །རླུང་ཙ་སྐྲངས་ན་བུ་རམ་སྦྱར། །ཙ་སྐྱོན་སྐྲངས་པའི་ནད་འཇོམས་པར། །ལྕང་མ་སྦྱར་བའི་ཤུན་པ་བཟང་། །རྒྱ་ལྕང་དཀར་(པོ)ལེགས་པ་ཡིན། །ཙ་ཡི་རྣག་ཆུ་བུ་གར་འདྲེན། །ལྕང་མའི་མེ་ཏོག་རྒྱ་ཆེ་དང་། །མུ་ཟི་སེར་པོ་རྡོ་ཁྲུ་དཀར། །དེ་རྣམས་ཞོ་དང་སྦྱར་ལ་བླུད། །ཙ་རྣག་སྐྲངས་མགོ་འདྲེན་པའི་སྨན། །ལྕང་མའི་སྨན་སྦྱོར་དམ་པ་ཡིན། །

སྲིན་ཤིང་སྣ་མ་ཞེས་བྱ་བ། །དགུན་ཡང་ལོ་མ་མེ་ཏོག་ཡོད། །སྲིན་ཤིང་གྱི་ལྷེ་དཀར་པོ་དང་། །བོང་ང་དཀར་པོ་གང་གཱ་ཆུང་། །སྤང་རྒྱན་དཀར་པོ་དཔའ་བོ་སེར། །སེ་རྒོད་འབྲས་བུ་བར་ཤུན་དང་། །སྐྱེར་བའི་བར་ཤུན་ཅི་བཞིན་བཏགས། །ཆུ་གྲང་ཏ་ལ་སྐྱོན་ལ་བཏང་། །དུག་ནད་མ་ལུས་འཇོམས་པར་བྱེད། །གཞན་ཡང་ཡོན་ཏན་བསམ་མི་ཁྱབ། །

སྲ་བའི་ཤིང་ནི་ཤིན་ཏུ་གཞོན། །མུ་ལེ་གྲུམ་ཤིང་ལ་སོགས་པའི། །ཤིང་གཞན་དག་ལ་འཁྲིས་ནས་སྐྱེས། །སྲ་བའི་བར་ཤུན་སྒྲོན་ཤིང་དང་། །ལྕང་མའི་བར་ཤུན་དག་དང་ནི། །བྲ་མའི་ཙ་བ་རྣམས་སྦྱར་སྟེ། །སྐ་སླ་ལུག་ཞོའི་ཚོད་དུ་བྱ། །ཚ་སྐྲངས་ལ་ནི་ཞོ་དང་སྦྱར། །གྲང་སྐྲངས་ལ་ནི་ཆུ་དང་སྦྱར། །ཤ་ལ་མི་མངོན་བྱུག་པ་ན། །ཚ་གྲང་སྐྲངས་རྣམས་འདི་ཡིས་སེལ། །གཞན་ཡང་ཡོན་

ཏན་བསམ་མི་ཁྱབ། །

ཀོ་ཁྱུན་ཞེས་བྱ་ཁམ་བུའི་རིགས། །སྡོང་པོ་ལོ་མ་མེ་ཏོག་རྣམས། །ཁམ་བུ་དག་དང་འདྲ་བ་ལ། །འབྲས་བུ་ཁམ་བུའི་ཇོག་པོ་འདྲ། །རོ་ནི་མངར་ལ་སྐྱུར་བ་སྟེ། །རང་གི་ནུས་པས་རྒྱུ་ནད་སེལ། །རྒྱུ་མ་འཁྲོག་ཅིང་དེ་ནས་འཁྲུ། །དེ་བཙོས་པ་ཡི་ཐབས་བསྟན་པ། །ནད་པའི་ཞབས་སུ་ཁུང་བུ་བསྒོ། །ནང་དུ་མེ་བཞག་སྟེང་དུ་སྡོད། །དེ་ནང་བ་ལུ་ཤུག་པ་དང་། །སྤྲ་བ་གསུམ་པོ་འཚོས་པར་བཙོས། །ཚོས་ནས་སྟེང་དུ་ཕུར་བ་བརྡིང་། །ནད་པའི་འོག་སྒོ་དག་ནས་བདུག །རྩི་མར་འབྲུ་མར་བསྐུ་མཉེ་བྱ། །ཀོ་ཁྱུན་མར་སྦྱར་ལྟོ་རུ་བཏང་། །རྒྱུ་ལོང་འཁྲོག་ཅིང་འཁྲུ་བ་སེལ། །གཞན་ཡང་ཡོན་ཏན་བསམ་མི་ཁྱབ། །

སེའབྲུ་ཞེས་བྱ་ཇྲོད་ཀྱི་རིགས། །སྡོང་པོ་གདུགས་ཀྱི་ཚུལ་དུ་འཕྱིལ། །ལོ་མ་སྔོར་ལ་ཆུང་བ་སྟེ། །མེ་ཏོག་དཀར་པོ་རབ་ཏུ་མཛེས། །འབྲས་བུ་ཀུ་བའི་དབྱིབས་དང་འདྲ། །ནང་དུ་འབྲས་བུས་རབ་ཏུ་གང་། །རོ་ནི་སྐྱུར་མངར་སྟུམ་པ་ཡིན། །རང་གི་ནུས་པས་གྲང་རླུང་སེལ། །ཕོ་བའི་མེ་དྲོད་བསྐྱེད་པའི་མཆོག །སེའབྲུ་ཤིང་ཚ་པི་པི་ལིང་། །སུག་སྨེལ་དང་ནི་བཞི་པོ་སྟེ། །ཚ་མཉམ་ཀ་ར་དེ་ཡི་ཚད། །བད་རླུང་ཀུན་སེལ་དང་ག་འབྱེད། །སེའབྲུ་ཤིང་ཀུན་ཁ་རུ་ཚྭ། །སྣར་བུ་བཅའ་སྣའི་ཕྱེ་མ་སྦྱར། །སྙིང་ལ་བད་རླུང་ཞུགས་པ་དང་། །གྲང་ནད་མ་ལུས་སེལ་བར་བྱེད། །སེའབྲུ་ཧོ་ཏི་ཀ་ཀོ་ལ། །སུག་སྨེལ་དབྱི་མོང་ཙི་ཏྲ་ཀ །ཚ་བ་རྣམ་གསུམ་བཞི་འགྱུར་བྱེད། །ཚ་མཉམ་ཕྱེ་མ་འདི་ཉིད་ལ། །སེའབྲུ་དགུ་བ་ཞེས་བྱ་སྟེ། །གྲང་ནད་མ་ལུས་སེལ་བར་བྱེད། །སེའབྲུ་ཤིང་ཚ་ཀ་ཀོ་ལ། །ཧོ་ཏི་སུག་སྨེལ་གུར་གུམ་དྲུག །ཞོ་རེ་ཚ་མཉམ་ཞོ་དྲུག་དང་། །པི་པི་ལིང་ནི་ཞོ་གཉིས་དང་། །བཅའ་སྣ་ཞོ་བཞི་དང་སྦྱར་ལ། །སེའབྲུ་བརྒྱད་པའི་ཕྱེ་མ་རྣམས། །ཕྱེ་མའི་རྒྱལ་པོ་འདི་དག་གིས། །བད་རླུང་ནད་གཞི་ཐམས་ཅད་དང་། །རླུང་གི་སྙིང་སྲན་འཛོམས་པར་བྱེད། །སེའབྲུ་སྲང་བརྒྱད་འུ་སུ་དང་། །ཙི་ཏྲ་ཀ་དང་པི་པི་ལིང་། །དོང་གྲ་དེ་གསུམ་སྲང་རེ་རེ། །མར་སྲང་བཞི་བཅུ་ཆུ་བྲེ་བཞི། །བསྐོལ་བ་སེའབྲུ་ལྔ་བ་ཡི། །སྨན་མར་སྙིང་ནད་སྐྱ་རབ་དང་། །མཆེར་ནད་གཞང་འབྲུམ་ཕོ་དྲོད་ཆུང་། །བུད་མེད་སྨད་ཀྱི་གྲང་རླུང་སེལ། །སེ་འབྲུ་ཚ་བ་གསུམ་པོ་ནི། །ཙ་བ་སྨན་བཞིར་བཞག་བྱས་ལ། །ཁ་བསྒྱུར་སྨན་བཞིས་བསྒྱུར་བྱས་ལ། །སེ་འབྲུ་བརྒྱད་པའི་སྨན་སྦྱོར་ཏེ། །གྲང་བའི་ནད་སེལ་བདུད་རྩི་ཡིན། །རིན་ཆེན་འབྱུངས་དཔེའི་རྒྱུད་འདིར་བཤད། །སྨན་མཆོག་འདི་ཡི་སྦྱོར་སྡེ་ནི། །བསམ་མི་ཁྱབ་ལ་བརྗོད་མི་ལང་། །

ད་ཏྲིག་ཅེས་བྱའི་ཤིང་དེ་ནི། །ཚད་པ་ཆེ་བའི་ནགས་ལ་སྐྱེས། །སྡོང་པོ་ཆེ་ལ་ཤུན་པ་སྐྱ། །མེ་ཏོག་དམར་ཆུང་ལོ་མ་སྲ། །འབྲས་བུ་ལུག་ཤིག་སྒོང་ང་འདྲ། །རོ་ནི་སྐྱུར་ལ་མངར་བ་ཡིན། །ནུས

པས་ཁྲུད་པར་འགྲོ་བ་གཙོད། །དེ་རིག་ཚིག་ཐང་ནུས་པ་ཡིས། །ཁྲིས་པའི་གྲང་བཤལ་གཙོད་པར་བྱེད། །དེ་རིག་འོམ་བུའི་མེ་ཏོག་དང་། །སྤང་གི་རམ་བུ་ཞོ་ནང་བཙོ། །གྲང་འགྲོ་གཙོད་པའི་དར་ཡ་ཀན། །དེ་རིག་ཐ་རམ་ཤིང་དྲིལ་དམར། །ཁྱུག་རྟའི་སྦྲུན་དང་སྣ་ལོ་དང་། །མོན་ལུག་གླ་སྒང་སྦྱར་བ་ཡིས། །ཚད་འགྲོ་དམར་ནད་སེལ་བར་བྱེད། །དེ་རིག་བཙའ་སྣ་མོན་ཆ་ར། །ལུག་གུ་རྐང་མར་མོན་ལུག(བུ་རམ་ཟེར་བའང་འདུག)དང་། །ཆ་མཉམ་མར་དང་སྦྱར་བ་ཡིས། །གྲང་སྦྱོས་ནད་རྣམས་སེལ་བར་བྱེད། །གཞན་ཡང་ཡོན་ཏན་བསམ་མི་ཁྱབ། །

བྱི་ཏང་ག་ཞེས་བྱ་བའི་སྨན། །སྡོང་པོ་ཕྲལ་རིང་བ་སྐྱེ། །ལོ་མ་སྔོ་སྐྱ་རྩུབ་པ་ཡིན། །མེ་ཏོག་སྔོ་དམར་ཆུང་བ་སྐྱེ། །འབྲས་བུ་སྲུན་མ་སད་ཁྱིར་འདྲ། །རོ་ནི་མངར་ལ་སྐྱུར་བ་ཡིན། །རང་གི་ནུས་པས་སྲིན་བུ་ཡི། །གྲོང་ཁྱེར་ཐམས་ཅད་གསོད་པར་བྱེད། །བྱི་ཏང་ག་ནི་རྡོག་གཅིག་གིས། །སྲིན་བུའི་གྲོང་ཁྱེར་རེ་རེ་འཇོམས། །བྱི་ཏང་ག་དང་ལང་ཐང་རྩེ། །ཙི་ཏྲ་ཀ་དང་རྟ་ལྷགས་མ། །ངང་བ་ཚིག་རྒྱུག་སྤང་སྤོས་དང་། །ཕུར་མོང་དཀར་པོའི་ལོ་མ་སྦྱར། །བྱི་ཏང་ག་ཡི་བདུན་སྦྱོར་ཏེ། །སྲིན་ནད་དག་ལ་བདུད་རྩི་འདྲ། །ཁྱད་པར་གླད་པའི་སྲིན་ལ་བརྟགས། །བྱི་ཏང་ག་དང་ལང་ཐང་རྩེ། །ངང་བ་ཚིག་རྒྱུག་ཤ་བའི་ཁྲག །ར་གླད་དང་སྦྱར་གསང་ལ་བཏང་། །གླད་ནད་སྲིན་རིགས་མ་ལུས་འཇོམས། །བྱི་ཏང་ག་དང་རྩེ་ཏྲ་རྩི། །རྒྱ་རུ་ར་དང་སླ་རྩི་དང་། །རྟ་ལྷགས་མ་དང་བྱི་བཟུང་མ། །ཤ་བའི་མཇུག་མ་ལང་ཐང་རྩེ། །གུ་གུལ་ནག་པོ་དག་དང་དགུ །བྱི་ཏང་ག་ཡི་དགུ་སྦྱོར་སྐྱེ། །འདི་ཡི་ནུས་པ་བསམ་མི་ཁྱབ། །གཞན་ཡང་ཡོན་ཏན་བརྗོད་མི་ལང་། །

སེང་ལྡེང་ཞེས་བྱའི་ཤིང་དག་ནི། །ཚད་པས་གདུང་བའི་ཡུལ་དུ་སྐྱེས། །སྡོང་པོ་ཆེ་ལ་རབ་ཏུ་མཁྲེགས། །ལོ་མ་ཕག་གི་ཟེ་བ་འདྲ། །རོ་ནི་ཡིད་ཙམ་ཁ་བ་ཡིན། །རང་གི་ནུས་པས་ཆུ་སེར་སྐེམ། །སེང་ལྡེང་དཀར་དམར་གང་ཡང་རུང་། །ཙན་དན་དཀར་དམར་སྤོས་དཀར་དང་། །སྤྲུན་ཤིང་སེ་རྒོད་བེ་འབྲས་དང་། །སུ་ཟེ་སུ་ལ་རྣམ་གཉིས་དང་། །སྤང་གཡུང་དང་སྦྱར་ལྡེར་བཏང་ན། །བྱང་ཁོག་ནག་སྐེམས་ཐེ་ཚོམ་མེད། །སེང་ལྡེང་སྐྱེར་དཀར་སེ་རྒོད་མ། །ཙན་དན་སུ་ཟེ་ཀྱྀ་ཚ་དང་། །ཆུ་དག་བྱང་བ་སྦུབ་མ་དང་། །བོང་བུ་ལན་ཚྭ་དག་དང་བཅུ། །ཆ་མཉམ་བཤུལ་ཚིལ་མར་རྙིང་སྦྱར། །ཉི་མ་མེ་ལ་བྱུག་ཅིང་བདུག །ཆུ་སེར་དག་གི་ནད་རྣམས་དང་། །ཤུ་བ་སྐམ་པོ་མ་རུང་བ། །སྨུར་དུ་སེལ་བར་ཐེ་ཚོམ་མེད། །སེང་ལྡེང་ཤེལ་ཐང་དཀར་པོ་དང་། །བཙོད་དང་འབྲི་མོག་རྒྱ་སྐྱེགས་དང་། །སྤང་གི་རམ་བུ་སྤང་རྒྱན་དཀར། །འདམ་བུ་ག་ར་ཤིང་མངར་དང་། །སྟར་བུ་དང་ནི་རྣམ་པ་བཅུ། །ཆ་མཉམ་ག་ར་དྲུག་འགྱུར་སྦྱར། །ཆུ་གྲང་དག་གི་རྟ་ལ་སྐྱོན། །གློ་ནད་མ་ལུས་སེལ་འགྱུར་ཏེ། །མཆོག་ཏུ་གློ་ནད་སུར་ཡ་སེལ། །ཆུ་སེར་ནད་འཇོམས་སེང་ལྡེང་གི །ལོ་མ་ཤུན་

པགས་སྔོང་བོ་དང་། །སྐྱུར་པོ་སེ་ཤིང་དབྱིབས་ཆུང་བ། །ཞུན་བྱས་བྱང་བ་རྒྱ་ཚ་དང་། །བྱེ་མ་སྡིག་སྲིན་ཉི་དཀའ་སྦྱར། །འཕྲུམ་གྱི་རྩ་སྦྱོང་འདི་ཡིན་ཏེ། །བཏང་ཐབས་གཞུང་གཞན་དག་དང་འདྲ། །མགོ་དང་བྱང་ཁོག་ཡན་ལག་གི །རྒྱ་ཏུ་ཆུ་སེར་ནག་ཞུགས་དང་། །རྩ་ནད་མ་ལུས་འགྲམས་པ་དང་། །དྲེག་དང་གྲུམ་བུ་ཆུ་སེར་དུག །མཁལ་ནད་མཆིན་ནད་ལ་སོགས་པ། །སྦྱོང་འདིས་སྨྱུར་དུ་སེལ་བར་འགྱུར། །རྫེས་དང་ཡོག་གནོན་གཞན་དང་འདྲ། །སེང་ལྡེང་ཐལ་ཀ་རྡོ་རྗེ་དང་། །སོ་མ་ར་ཙ་སྤྲུས་དཀར་དང་། །ཤེལ་ཐང་དཀར་པོའི་རྩ་བ་དང་། །སྐྱེར་དཀར་རྩ་བ་ཨ་བར་ནག །སེང་ལྡེང་བདུན་གྱི་སྨན་ཡིན་ཏེ། །ཆུ་དང་འོ་མ་མར་གསུམ་ལས། །ཚུལ་བཞིན་བསྐུས་ལ་སྦྲང་རྩིས་སྦྲན། །སྨན་མར་ཟླ་བ་གཅིག་བརྟེན་ན། །དྲེག་དང་གྲུམ་བུ་རྨུས་ནད་དང་། །ཆུ་སེར་ནད་རྣམས་མ་ལུས་འཇོམས། །སེང་ལྡེང་དང་ནི་ཙི་ཏྲ་ཀ །ཆ་མཉམ་ཆུ་ནང་བསྐུས་པའི་ཐང་། །ཁ་ནང་འབྲས་དང་སོ་རྩའི་འབྲས། །ཁ་ནད་ཐམས་ཅད་སེལ་བར་བྱེད། །སྦྱོར་སྡེ་གཞན་ཡང་བསམ་མི་ཁྱབ། །

ཀོ་ལ་ (ལང་) ཀ་ཞེས་བྱ་བ་དེ། །ཚད་པས་གདུང་བའི་ཡུལ་དུ་སྐྱེས། །ལོ་མ་ཏེའུ་སྔོག་དང་འདྲ། །རྩ་བ་སྣ་དང་འདྲ་བ་ལ། །རོ་ནི་ཚ་དང་ཁ་དང་བཅས། །ནུས་པས་རྒྱ་རྣམས་དྲོད་དུ་བསྒྱུར། །མཁལ་ནད་གྲང་བ་རྒྱས་པ་ཡིས། །ལུས་པོ་དྲོད་ཆུང་རྐང་པ་བཤལ། །མཚན་མ་མི་ལྡང་ས་བོན་མེད། །ཕོ་བ་དྲོད་ཆུང་གྲང་སྐྲན་རྒྱས། །མདོར་ན་གྲང་བའི་ནད་རྣམས་སེལ། །དབྱིད་གཙོ་བོ་དག་ཏུ་བཞག །མཁལ་མ་ཝེ་ཤ་ཙི་ཏྲ་ཀ །སེ་འབྲུ་སུག་སྨེལ་ཚ་བ་གསུམ། །རྒྱ་ཚྭ་རྒྱམ་ཚྭ་ཤིང་ཚ་དང་། །སྨུ་ལ་རྣམ་གཉིས་གཙང་བཞི་དང་། །བུ་རམ་དཀར་པོ་དང་སྦྱར་ལ། །ཀོ་ལང་ཀ་ཡི་ཐབས་ཀྱིས་སྦྲན། །ཟླ་བ་གཅིག་ཏུ་བརྟེན་བྱས་ན། །མཁལ་ནད་གྲང་སྐྲན་ནད་རྣམས་ལ། །མཆོག་ཏུ་མོ་རྩལ་སྐྱེད་པར་བྱེད། །བདུད་རྩི་ལྷ་བུར་འགྱུར་བ་ཡིན། །ཀོ་ལང་ཀ་དང་དབྱིད་དང་། །ཤིང་ཁུན་སུག་སྨེལ་ཙི་ཏྲ་ཀ །ལ་ལ་ཕུད་དང་ཨུ་སུ་དང་། །སོ་མ་ར་ཛ་ཚ་བ་གསུམ། །ཁ་རུ་ཚྭ་དང་བཅུ་གཉིས་པོ། །ཆ་མཉམ་ཕྱེ་མ་བུ་རམ་སྦྱར། །གྲང་ནད་མ་ལུས་སེལ་འགྱུར་སྟེ། །ཁྱད་པར་ཕོ་བའི་མེ་དྲོད་ཉམས། །མཆིན་སྐྲན་རྒྱས་པ་ལ་སོགས་སེལ། །བདུད་རྩི་སྣ་ཀོད་ཀོ་ལང་ཀ །རླུང་མཁྲིས་བད་ཀན་འདུས་པའི་ནད། །ཐམས་ཅད་སེལ་བར་ཐེ་ཚོམ་མེད། །བད་ཀན་སྨུག་པོ་དུག་ནད་དང་། །ཚད་ནད་རྒྱས་པའི་གང་ཟག་ལ། །འདི་དག་བཏང་དུ་མི་རུང་ངོ་། །འདི་ཉིད་ཡོན་ཏན་ཀུན་ཚང་བས། །གཞན་ཡང་སྦྱོར་སྡེ་བསམ་མི་ཁྱབ། །

ངོ་བ་དག་ལ་རིགས་གཉིས་ཏེ། །ཀོད་གཡུང་རྣམ་པ་གཉིས་ཡིན་ནོ། །རི་ལ་སྐྱེས་པ་དོ་ཀོད་ཡིན། །ཞིང་ལ་སྐྱེས་པ་གཡུང་ཡིན་ནོ། །དེ་གཉིས་ལོ་སྔོང་འབྲས་བུ་འདྲ། །ལོ་མ་སྣུམ་ལ་མཐུག་པ་ཡིན། །མེ་ཏོག་དཀར་དམར་མདངས་དང་ལྡན། །འབྲས་བུ་སྦྲུ་ཏུ་སྦྲུངས་པ་འདྲ། །རོ་ནི་ཚ་ལ་ཞུ

ཛེས་དྲོ། །རང་གི་ཞུས་པས་སྲིན་ནད་དང་། །སྐྲངས་དང་འབྲས་དང་ཤ་རྨོ་འདུལ། །དོ་བའི་ཚིག
ཐང་ཞུས་པ་ཡིས། །ཕོ་ལོག་གླང་ཐབས་ནད་རྣམས་དང་། །ཡོང་ཁའི་སྲིན་བུའི་ནད་རྣམས་སེལ། །
དོ་བ་ཤིང་ཀུན་གླ་རྩི་དང་། །སྤྲོར་དང་ངང་བ་ཚིག་རྒྱུག་དང་། །མཆུར་དཀར་ཚ་བ་གསུམ་པོ
དང་། །ལང་ཐང་རྩི་དང་རྩེ་རུ་རྩེ། །ཏ་ལྷགས་མ་དང་བྱི་ཏང་ག །ཟངས་རྩི་བ་དང་སྤང་སྤྲོས
དང་། །དོ་བའི་སྨན་སྦྱོར་བཅོ་ལྔ་འདི། །ཤ་བའི་ཚིལ་དང་སྦྱར་བྱས་ལ། །ཁོང་དུ་བཏང་བའི་ཕན
ཡོན་གྱིས། །གླད་སྲིན་ནད་དང་ཡོང་གའི་སྲིན། །ལུས་ཀྱི་སྲིན་ནད་མ་ལུས་སེལ། །དོ་བ་སྣོག་སྐྱ་ཤིང
ཀུན་དང་། །རྒྱ་ཚ་ཧིག་པ་བྱང་བ་དང་། །ཨཛྫ་ཀ་དང་བདུན་པོ་སྦྱར། །གྲང་བ་ཅན་ལ་ཆང་དང་
སྦྱར། །ཚ་བ་ཅན་ལ་ཆུ་གྲང་འཕྱུལ། །ཚ་གྲང་ཆུ་འགགས་ནད་རྣམས་སེལ། །རྩ་སྒོ་ཆུ་སྒོའི་སྲིན་ནད
སེལ། །དོ་བ་མུ་ཟི་ཤོང་རོས་དང་། །ཤ་རུ་བསྲེགས་པའི་ཐལ་བ་དང་། །རུལ་ཐལ་མུག་དང་སྟག་ཤ
བ། །པར་པ་ཏ་དང་བརྒྱད་པོ་དེ། །ཆ་མཉམ་བཞུལ་ཚིལ་དང་སྦྱར་ལ། །སྟོག་སྐྲངས་ལ་སོགས་སྟེང
དུ་བསྒུགས། །བསིལ་དྲོད་སྐོམ་པའི་ཁ་ཟས་བཏང་། །སྐྲངས་འདུལ་ཤ་རྨོ་གཅོད་པ་དང་། །ཤའུ་སྨུར
དུ་སྐྱིད་པར་བྱེད། །སྦྱོར་སྡེ་གཞན་ཡང་བསམ་མི་ཁྱབ། །

གཡུ་ལྷུམ་གསེར་མགོ་ཞེས་བྱ་བ། །ཉིན་སྲིབ་གཉིས་ཀྱི་རི་ལ་སྐྱེས། །ལོ་མ་མཐུག་ཅིང་རབ་ཏུ
སྟུམ། །སྡོང་པོ་སྔོན་པོ་ཕྲ་ལ་ལྡེམ། །མེ་ཏོག་སེར་པོ་མཛེས་པ་ལ། །ཡལ་དུས་ཤ་སྤྲང་སྨིག་པ
འདྲ། །འབྲས་བུ་ལ་ལ་ཕུད་དང་འདྲ། །རོ་ནི་གོ་སྙོད་དག་དང་འདྲ། །རང་གི་ཞུས་པས་སྐྲངས
རྣམས་འདུལ། །བསྣད་པའི་མིག་ལ་བདུད་རྩི་འདྲ། །རྨ་འབྲས་གསོས་སུ་མི་བཏུབ་དང་། །སྐྲངས
རིགས་གང་ཡིན་སྦྱང་བ་ལ། །གཡུ་ལྷུམ་གསེར་མགོ་སྟག་ཤ་བ། །ནད་མ་འབྱར་མ་ཨ་ལྷུམ་མར། །རྒྱ
ཧྲུ་ར་དང་སྤྲུ་བ་དང་། །ཞིབ་བཏགས་ཞོ་དང་སྦྱར་བྱས་ལ། །སྐྲངས་སྟེང་འབྱར་བྱ་སྨུར་དུ་འཚོ། །
མཆོག་ཏུ་སྟོག་པའི་སྐྲངས་པ་འདུལ། །སྐྲངས་འདུལ་གཡུ་ལྷུམ་གསེར་མགོ་དང་། །ཤ་སྤྲང་མིག་དང
ཨ་བ་དང་། །སྐྱེར་དཀར་བར་ཤུན་སག་རྩི་དང་། །ཨུ་རྒྱལ་སྔོན་པོ་དོམ་མཁྲིས་དང་། །ཏི་ཚ་སེར་པོ
ག་ར་སྦྱར། །མར་དཀར་ལ་སྦྱར་མིག་ལ་བསྒུགས། །མིག་ནད་གང་ཡང་སེལ་བར་བྱེད། །ཤ་སྤྲང་མིག
དང་གཡེར་མ་དང་། །དོ་ཁོད་པོང་བུ་ལན་ཚ་དང་། །དབྱི་མོང་སྤུབ་མ་ཐར་ནུ་དང་། །རྒྱ་ཙྭ་རྒྱམ་ཙྭ
སྐྱེར་ཐལ་དང་། །ཆུ་ཡི་གླང་མ་མ་གལ་ཐལ། །སྟག་ཤ་བ་དང་བཅུ་གསུམ་མོ། །ཕྱེ་མ་བྱས་ལ་འབྲས
ལ་བསྒུགས། །བ་སྤྲུ་ཁྲི་ཙྭེ་ཐང་ཁྲོམ་གསུམ། །ཁོང་དུ་སྨན་ཆེན་རིལ་བུ་བཏང་། །འབྲས་རིགས་མ་ལུས
སེལ་བར་འགྱུར། །སྦྱོར་སྡེ་གཞན་ཡང་བསམ་མི་ཁྱབ། །

གོ་སྙོད་ཁ་ལུང་ཆུ་ནང་སྐྱེས། །ལོ་མ་ལེབ་ལ་ཉ་ག་ཅན། །སྡོང་པོ་ཕྲ་ལ་རིང་བ་སྐྱེ། །མེ་ཏོག
དཀར་པོ་གདུགས་ལྟར་ཟླུམ། །འབྲས་བུ་ལ་ལ་ཕུད་དང་འདྲ། །རང་གི་ཞུས་པས་སྐྲངས་འདུལ

ཞིང་། །མིག་ནད་སེལ་ལ་དང་ག་འབྱེད། །བད་ཀན་སྐྱ་བོའི་ནད་རྣམས་སེལ། །གོ་སྙོད་འབྲས་བུ་སེའབྲུ་དང་། །མ་ནུ་ཚ་བ་གསུམ་པོ་དང་། །ཤིང་ཚ་སུག་སྨེལ་རྒྱ་ཚྭ་དང་། །ཟྀ་ར་དཀར་ནག་ག་རསྦྱར། །ཕོ་བའི་མེ་དྲོད་སྐྱེད་པར་བྱེད། །དང་ག་འགགས་པ་འབྱེད་པའི་མཆོག །གོ་སྙོད་ཛྙ་ཧི་ཤིངཚ་དང་། །ཚ་བ་གསུམ་པོ་ལ་ལ་ཕུད། །གུར་གུམ་དག་དང་སྦྱར་བཏང་ན། །གྲང་རླུང་གྲང་སྐྲནསེལ་བར་བྱེད། །གོ་སྙོད་ཤིང་ཚ་དོམ་མཁྲིས་དང་། །ཟྀ་ར་སུག་སྨེལ་ག་གོ་ལ། །ཚ་བ་གསུམ་པོ་དགདང་དགུ །ག་ར་སུམ་འགྱུར་དང་སྦྱར་ལ། །ནང་མ་བཅུ་ཙམ་བཏང་བྱས་ན། །ལྒགས་དྲེག་སྙེནསྐྲན་མ་ཞུའི་ནད། །བད་ཀན་སྙོད་ཛིངས་དང་ག་འགགས། །དེ་རྣམས་སེལ་བར་ཐེ་ཚོམ་མེད། །གོསྙོད་ཚ་བ་གསུམ་པོ་དང་། །རྒྱམ་ཚ་དང་སྦྱར་ཕྱེ་རུ་བཏང་། །རྐང་ལག་མཐིལ་བཞི་བྱུག་པར་བྱ། །སྤྱི་གཙུག་སྐྲུམ་དང་མ་ཐལ་བྱ། །སྐྱ་རིབ་མིག་ནད་མ་ལུས་སེལ། །གོ་སྙོད་བཙའ་སྣ་ཨ་རུ་ར། །ཚམཉམ་ཕྱེ་མ་ཆུ་ཡིས་ཕུལ། །དྲོད་བསྐྱེད་ཡི་ག་འབྱེད་པར་བྱེད། །གོ་སྙོད་སུག་སྨེལ་ཙི་ཏྲ་ཀ །ཚ་བགསུམ་དང་ལྡེ་མྱང་ཚྭ། །ཤིང་མངར་རྒྱམ་ཚྭ་ཁ་རུ་ཚྭ། །བཅུ་པོ་ཆ་མཉམ་བུ་རམ་སྦྱར། །རི་ལུ་དྲོདལྡན་འདི་ཡིས་ནི། །སྐྲན་དང་མ་ཞུ་བད་ཀན་གྲང་། །སྙེན་དང་ལྒགས་དྲེག་མ་ལུས་སེལ། །སྐྲངས་པོམ་ལུས་འདུལ་བ་དང་། །དང་ག་འབྱེད་པར་བྱེད་པ་ལ། །ཕོ་སྨན་འདི་ཡི་གོང་ན་མེད། །འདི་ཡི་ལོམ་བད་ཀན་དང་། །གྲང་རླུང་ཅན་ལ་དུག་དང་འདྲ། །འབྲས་བུས་ནད་སེལ་ཤེས་པར་བྱ། །སྦྱོར་སྡེགཞན་ཡང་བསམ་མི་ཁྱབ། །

ཨརྫ་ཀ་ཞེས་བྱ་བ་དེ། །ཁ་སྐད་དམའ་བའི་ལུད་(ལུང་)ནང་སྐྱེས། །ལོ་མ་ཉི་དགའ་ཅན་ཟེརལ། །འབྲས་བུ་ཨརྫ་ཀ་ཞེས་བྱ། །རྩ་བ་ལོ་སྡོང་བཅས་པ་ལ། །ལྷམ་པ་ཞེས་ནི་མིང་དུ་བཏགས། །རོ་ནི་མངར་ལ་བསྐ་བ་ཡིན། །རང་གི་ནུས་པས་ཆུ་འགགས་སེལ། །རྨ་དང་རྣག་སྐེམས་ཁ་མི་སྐམ། །ལྷམ་པ་ཐིག་སྲིན་སུག་སྨེལ་དང་། །རྒྱ་ཚ་ཕྱེ་མ་ཆང་གིས་འཕུལ། །གྲང་བའི་ཆུ་འགགས་སེལ་བརབྱེད། །ལྷམ་པ་ཤུ་དག་ཚེར་མ་ཅན། །ཐང་དུ་བསྐུས་པའི་ནང་དག་ཏུ། །སུག་སྨེལ་བུ་རམ་དང་སྦྱརལ། །ཆང་གིས་ཕུལ་ལ་བཏང་བ་ཡིས། །རླུང་གིས་ཆུ་འགགས་སེལ་བར་བྱེད། །ཆིག་ཐང་བཏང་ནའབྲུ་བ་གཅོད། །ལྷམ་པ་ཀེའུ་འཛོམ་རྒྱ་བ་དང་། །སྲད་མ་དམར་པོའི་མེ་ཏོག་དང་། །དོམ་མཁྲིསདང་སྦྱར་ཁོང་དུ་བཏང་། །རྨ་ལ་ཡང་ནི་གདབ་པར་བྱ། །མགོ་དང་ཡན་ལག་བྱང་ཁོག་རྨ། །གངལྟར་རྨས་ཀྱང་འཚོ་བར་འགྱུར། །ལྷམ་པ་གཡེར་ཆུང་སྲང་ཙི་དང་། །སུག་སྨེལ་ག་ར་སྦྱར་བ་ཡིས། །ཡིག་ཆུས་པ་སེལ་བར་བྱེད། །ལྷམ་པ་ལོ་བཅན་ཐེང་པོ་དང་། །ཁྲུག་ཏའི་སྦྲུན་དང་བུ་རམ་དང་། །འོམ་བུའི་མེ་ཏོག་སྣ་ལོ་དང་། །ཆ་མཉམ་ཐང་ནི་གངས་ཆུས་ཕུལ། །ཟས་སྐམ་ཅུང་ཟད་བསྐམ་པརབྱ། །རྒྱ་ནད་དམར་བཤལ་གསོ་བར་འགྱུར། །རྩ་སྦྱོངས་ལ་སོགས་སྦྱོངས་རྣམས་ཀྱི། །སྦྱོར་སྡེའི

གྲོགས་སུ་འདི་མེད་ན། །ངལ་བ་དོན་མེད་ལས་ཡིན་ནོ། །སྦྱོར་སྡེ་གཞན་ཡང་བསམ་མི་ཁྱབ། །

ཨུ་ཤུ་ཞེས་བྱའི་སྨན་མཆོག་ནི། །རྒྱ་གར་རྒྱ་ནག་ཡུལ་རྣམས་ཀྱི། །ལྷུམ་ར་དག་ཏུ་སྐྱེས་པ་སྟེ། །ལོ་མ་སྔོན་པོ་མེ་ཏོག་ནི། །ཁ་སྐྱོད་དག་དང་འདྲ་བ་ལ། །འབྲས་བུ་ག་ཨུ་ཁ་སྦྱོར་འདྲ། །རོ་ནི་ཚ་མངར་ལན་ཚའི་རོ། །རང་གི་ནུས་པས་བད་ཀན་འཇོམས། །མཆོག་ཏུ་སྨུག་པོ་འཇོམས་པར་བྱེད། །རྩ་བ་ལོ་སྔོན་འབྲས་བུ་གསུམ། །ཁྱད་པར་མེད་དེ་མ་གི་ཏ། །ཨུ་ཤུ་བསེ་ཡབ་ཀྲུང་བ་དང་། །མནུ་སྙི་ཧྲིས་ཞིམ་ཤིང་སྣ། །བདུན་པོ་ཆ་མཉམ་ཐང་བཏང་ན། །བད་ཀན་སྐྱ་སེར་འཇོམས་པར་བྱེད། །མ་ནུ་ཨུ་ཤུ་དོམ་མཁྲིས་དང་། །གུར་གུམ་སྐག་ཁྱེར་སྦྱར་བ་ཡིས། །བད་ཀན་སྨུག་པོ་ཁྲག་སྨུག་གཅོད། །ཨུ་ཤུ་གོ་སྐྱོད་ལ་ལ་ཕུད། །སེ་འབྲུ་ཤིང་ཚ་སུག་སྨེལ་དང་། །ན་གཱ་གེ་སར་ཙུ་གང་དང་། །ཚ་བ་གསུམ་པོ་བྱི་ཆེར་ལག །སྨན་ཧྲ་པ་ཏྲ་བཅུ་བཞི་སྦྱར། །ག་ར་དུག་འགྱུར་ཏ་ལ་སྐྱོན། །ཕྱི་མའི་སྦྱོར་སྡེ་འདི་ཉིད་ཀྱིས། །མཆིན་མཆེར་གྲང་བའི་ནད་རྣམས་དང་། །མ་ཞུ་གསར་སྙིང་ཚང་ནད་དང་། །འབྲུ་བ་གསར་སྙིང་གཞང་འབྲུམ་དང་། །ལུད་པ་ལུ་དང་དབུགས་མི་བདེ། །ཕོ་བ་མེ་དྲོད་ཉམས་པ་དང་། །དང་ག་འགགས་པའི་ནད་རྣམས་སེལ། །ཨུ་ཤུ་ཙོང་ཞི་མ་ནུ་དང་། །སྲན་མ་དམར་པོ་མེ་ཏོག་དང་། །ལུག་རུ་དམར་པོའི་མེ་ཏོག་དང་། །ཡ་བག་ཀླུ་ར་སྦྱར་བ་ཡིས། །བད་ཀན་སྨུག་པོའི་གཟེར་རྣམས་འཇོམས། །ཨུ་ཤུ་ཚ་བ་གསུམ་སྦྲོན་ཤིང་། །ཕྱི་ཏང་ཀ་དང་རྣམ་དྲུག་གི །ཆ་མཉམ་ཐང་གིས་ཁྲག་བཤལ་གཅོད། །ཨུ་ཤུའི་ཐང་ལ་ག་ར་དང་། །སྦྲང་རྩི་བཏབ་ལ་ནང་མ་ལྡར། །བཏང་ན་བདུད་རྩི་སྙོམ་ཐང་སྟེ། །ཚ་གྲང་གང་རུང་སྐོམ་དད་སེལ། །ཨུ་ཤུ་ཏིག་ཏ་ཆ་མཉམ་ཐང་། །བདུད་རྩི་ཉིས་ཐང་ཞེས་བྱ་སྟེ། །ཚ་རིམས་ནད་དང་བད་ཀན་ནི། །སྨུག་པོའི་ཚད་པ་སེལ་བར་བྱེད། །ཨུ་ཤུ་གསེར་མདོག་ཕུ་ཤེལ་རྩེ། །གསེར་གྱི་མེ་ཏོག་དུག་མོ་ཉུང་། །ཆ་མཉམ་ཐང་གིས་སྨུག་པོ་འཇོམས། །ཨུ་ཤུ་སྙི་ཧྲིས་ཏིག་ཏ་དང་། །མ་ནུ་གུར་གུམ་ཆ་མཉམ་ཐང་། །བད་ཀན་སྨུག་པོའི་ནད་རྣམས་སེལ། །གཞན་ཡང་ཡོན་ཏན་བསམ་མི་ཁྱབ། །

སྒོག་པ་ཀེའུ་ཧྲེ་ཞེས་བྱ་བ། །ཁ་ལུང་སྤང་དང་ས་ལ་སྐྱེས། །རྩ་བ་དཀར་པོ་ལག་པ་འདྲ། །ལོ་མ་སྒོག་སྐྱ་དག་དང་འདྲ། །མེ་ཏོག་དཀར་པོ་མི་ཀན་མགོ །རོ་ནི་ཚ་དང་ཁ་བ་ཡིན། །རང་གི་ནུས་པས་རྩ་རྣམས་གསོ། །སྐྲངས་འདུལ་རྒྱུ་རྣག་སྐྱེམས་པ་དང་། །སྒོག་པ་འབྲས་དང་གག་པ་འདུལ། །ཀེའུ་ཧྲེ་ཤ་སྒོག་ཤིང་ཀུན་དང་། །སྦྲ་རྩི་ཏ་ཤྲུགས་རྒྱ་ཏུ་རྩི། །ཤ་བའི་ཚིལ་དང་རིལ་བུ་བྱ། །ཁོང་བཏང་ཁ་སྣར་བདུག་པར་བྱ། །སྲིན་ནད་ཐམས་ཅད་སེལ་བར་བྱེད། །ཀེའུ་ཧྲེ་སྡིག་ཤ་བ་དང་ནི། །གཡུ་སྔོང་གསེར་མགོ་པར་པ་ཏ། །ཛྭགས་ཀྱུ་བ་དང་ཉ་སྨན་པ། །འདི་རྣམས་ཆ་མཉམ་བཏུང་ཕྱེ་མ། །གག་སྒོག་འབྲས་ལ་གདབ་པར་བྱ། །སྦྱར་དུ་སེལ་བར་ཐེ་ཚོམ་མེད། །ཐང་དུ་བསྐུས་པ་བཏང

བ་ཡིས། །རིམས་གསར་མྱུར་དུ་སེལ་བ་དང་། །གློ་ཚམ་ནད་ལ་བདུད་རྩི་འདྲ། །སྦྱོར་སྡེ་གཞན་ཡང་བསམ་མི་ཁྱབ། །

དབྱི་མོང་དཀར་ནག་རིགས་གཉིས་ཡོད། །ཉིན་སྲིབས་གཉིས་ཀ་དག་ལ་སྐྱེས། །རྩ་བ་ཙི་ཏྲ་ཀ་དང་འདྲ། །སྡོང་པོ་ཤིང་གཞན་དག་ལ་འཁྲི། །ལོ་མ་ནག་ལ་ཟུང་ཟད་རྩུབ། །མེ་ཏོག་སེར་པོ་འབྱུང་བ་ཡིན། །ཟ་ཆེད་ནག་པོ་ཁ་རྒྱ་ར། །དབྱི་མོང་ནག་པོ་ཞེས་བཤད་དེ། །སྦྱོར་བ་དམན་པར་ཤེས་པར་བྱ། །ཡོན་ཏན་འདིར་ནི་མི་བཤད་དོ། །མེ་ཏོག་དཀར་པོ་སྐྱེས་པ་དེ། །ཀྲད་མཆོག་ནེམ་པ་ཞེས་བྱ་བ། །དབྱི་ཆུང་བ་ཞེས་གྲགས་པ་ཡིན། །གྲང་སྐྲན་འདུལ་བའི་དར་ཡ་ཀན། །རོ་ནི་ཚ་ལ་ཡིད་ཙམ་མངར། །རང་གི་ནུས་པས་ཁྲོད་བསྐྱེད་ཅིང་། །སྐྲན་རིགས་མ་ལུས་འཇོམས་པར་བྱེད། །ནེམ་པ་རྒྱ་ཚ་ལ་ལ་ཕུད། །དོང་གྲ་པི་ལིང་ཨ་རུ་ར། །ཆ་མཉམ་ཕྱེ་མ་མེ་འདྲ་འདི། །བད་རླུང་སྐྲན་རྣམས་སེལ་བར་བྱེད། །ནེམ་པ་མནུ་ཨ་རུ་ར། །རུ་རྟ་དུར་བྱིད་ལ་ལ་ཕུད། །དོང་གཙུད་དག་ཁ་རུ་ཚ། །ཚབ་གསུམ་དང་ཤིང་ཀུན་དང་། །ཀ་ཤོ་ཀན་རྒྱ་འདི་རྣམས་ཕྱེ་མ། །ཆུས་ཕུལ་གྲང་སྐྲན་མ་ལུས་འཇོམས། །ཆུ་སེར་སྐྲན་བརྒྱད་ཨ་ཟ་མོ། །རྗོ་གསུམ་ཨ་རུ་ར་བཅུ་གཉིས། །ཞིབ་བཏགས་ཕྱེ་མ་ཆང་གིས་ཕུལ། །དམུ་རྫིང་ནད་དང་མཛེ་རིགས་དང་། །སྐྲན་རིགས་གང་ཡིན་ཆུ་སེར་འཇོམས། །དབྱི་མོང་ལ་སོགས་ཚ་བ་དྲུག །ཙོང་ཞི་ཆུ་དག་ཡ་བག་ཀླུ། །གསེར་མདོག་དུར་བྱིད་ཧྣ་ཧི་དང་། །རྩ་བ་ལྷ་དང་སུག་སྨེལ་དང་། །ལ་ལ་ཕུད་རྣམས་ཆ་མཉམ་སྦྱར། །བུ་རམ་དཀར་གི་མགོ་བསྐུས་ལ། །རིལ་བུར་རིལ་ཚད་ཙམ་བྱ། །ནང་རེ་ལྔ་ལྔ་ཆང་གིས་ཕུལ། །ལུག་ཤ་གསར་འཇམ་ཆང་ཡང་བཏང་། །བསྐུ་མཉེ་དུགས་ལུམས་གཞུང་ལྟར་བྱ། །གར་བབས་གསང་རྣམས་ཚོས་པར་བསྲེག །སྐྲན་རིགས་མ་ལུས་འཇོམས་པར་བྱེད། །སྦྱོར་སྡེ་གཞན་ཡང་བསམ་མི་ཁྱབ། །

བོང་བུ་ལན་ཚྭ་ཞེས་བྱ་བ། །སྲིབས་ཀྱི་ནགས་དང་སྤང་ལ་སྐྱེས། །རྩ་བ་ཟུང་ཟད་ཕྲ་བ་ལ། །ལོ་མ་སྐྱ་སྨུག་ཉ་ག་ཅན། །མེ་ཏོག་སེར་པོ་གསེར་འོད་འབར། །རོ་ནི་ཚ་ལ་ཁ་བ་ཡིན། །རང་གི་ནུས་པས་གྲང་སྐྲན་དང་། །གག་པའི་རིགས་འདུལ་དམུ་ཆུ་སྐེམས། །བོང་བུ་ལན་ཚ་ཁ་རུ་ཚྭ། །སེ་འབྲུ་པི་ལིང་དབྱི་མོང་སྣ། །ཙ་ཏ་ར་རྣམས་ཆ་མཉམ་ཐང་། །ནང་བཅུ་བཏང་ན་སྐྲན་ནད་རྣམས། །མྱུར་དུ་སེལ་བར་འགྱུར་བ་ཡིན། །བོང་བུ་ལན་ཚྭ་གོ་བོའི་སྐྲན། །ནེ་ཙོ་སྐྲན་དང་ལུག་ཚོན་སྐྲན། །ཁ་རུ་ཚ་དང་པི་པི་ལིང་། །ཧྣ་ཧི་སྣར་བུ་ཆ་མཉམ་ལ། །ཞིབ་བཏགས་བུ་རམ་ཙོང་ཞི་སྦྱར། །བད་རླུང་གཉིས་ལྡན་སྐྲན་ནད་སེལ། །སྐྲན་གསང་མེ་ཡིས་བསྲེག་པ་དང་། །ཕྱུར་མ་ལ་སོགས་རིགས་པས་དཔྱད། །ལན་ཚ་གཡེར་མ་ཚ་བ་གསུམ། །སྣག་ཤ་བ་དང་ཉ་སྨན་པ། །བསེ་ཤིང་འབྲས་བུ་སྨུ་ཟེ་དང་། །བཤལ་ཚིལ་དང་སྦྱར་འབྲས་ལ་བྱུགས། །སྐྱེང་ནས་འཇག་གིས་དགྲིས་བྱས་པས། །འབྲས

རིགས་མ་ལུས་འཇོམས་པར་བྱེད། །ཟས་སུ་བཅུད་མེད་ཐམས་ཅད་བཏང་། །མི་བཙའ་གར་བབས
དཔྱད་ལ་བསྲེག །སྤྱོད་ལམ་གཞན་དང་མཐུན་པར་བྱ། །གཞན་ཡང་ཡོན་ཏན་བསམ་མི་ཁྱབ། །

ཟོ་སྨན་རྒྱལ་པོ་ཙ་ཏ་ར། །བོད་སྐད་དུ་ནི་སྤུབ་མ་ཟེར། །ཙ་བ་སེར་པོ་ཕྲལ་ལ་སྤུན། །ལོ་མ་སྦྱོར
འདྲ་སྤུ་ཆུང་ཅན། །སྡོང་པོ་རིང་ལྡེམ་གདུགས་ཤིང་འདྲ། །མེ་ཏོག་དཀར་ཟོ་མདངས་མི་གསལ། །
འབྲས་བུ་སྔོན་པོ་ལྕགས་ཀྱུ་ཅན། །རོ་ནི་ཚ་ལ་ཁ་བ་ཡིན། །རང་གི་ནུས་པས་གྲང་སྨན་སེལ། །གྲང་
སྨན་ནད་ལ་བདུད་རྩི་འདྲ། །དེ་ཡི་སྦྱོར་སྡེ་བསྟན་པ་ནི། །གྲང་སྨན་ནད་རྣམས་རྒྱས་པ་ལ། །ཟོ་ཡི
རྒྱལ་པོ་ཚ་བ་གསུམ། །སྨན་གྱི་ཚ་བ་གསུམ་པོ་དང་། །ཅི་ཏྲ་ཀ་དང་ཤིང་ཚ་དང་། །སེ་འབྲུ་སུག་སྨེལ
ལ་ལ་ཕུད། །རྒྱ་ཙྭ་རྒྱམ་ཙྭ་ཁ་རུ་ཙྭ། །ཅོང་ཞི་བྲུལ་ཏོག་ཆ་མཉམ་ཐང་། །ཉིན་གཅིག་ཐེངས་གསུམ
བླུད་པ་ན། །གྲང་སྨན་སྦུར་དུ་ཞི་བར་བྱེད། །ཟས་སུ་ལུག་ཤ་སྤྱོད་ཐུན་བཏང་། །རྐྱམ་དུ་ནར་སོན
ཆང་ཡང་བཏང་། །སྨན་གསང་ཐམས་ཅད་བསྲེག་པ་དང་། །སྤྱོད་ལམ་ལྷན་དང་བསེར་བུ་སྤང་། །
གྲང་སྨན་འདུལ་བའི་དར་ཡ་ཀན། །ཙ་ཏ་ར་དང་རྗོ་ཞུན་དང་། །ལུད་ཀྱི་ཤ་མོ་མཚུར་དཀར
དང་། །ངང་བ་ཚིག་ཐུབ་ར་ཁྲག་སྦྲུར། །ཁོང་བཏང་འབྲུམ་པ་ལ་གདབ་བྱ། །དཀར་རིགས་ཆང་ནི
དུག་ལྟར་སྤང་། །གག་པའི་རིགས་རྣམས་སོས་པར་འགྱུར། །ཙ་ཏ་ར་དང་སྨན་ཆེན་དང་། །ར་དུག
རྒྱ་སྐྱག་འབུ་སུ་རྟང་། །དུར་བྱིད་ཐར་ནུ་ཨ་རུ་ར། །བཙོད་དང་ཕབས་དང་རྡེའུ་ལོའི་ཤ །བཅུ
གཅིག་ཆ་མཉམ་ཕྱེ་མ་དེ། །ཆུ་གྲང་དང་སྦྱར་གག་པ་དང་། །དྲེག་གྲུམ་སྐྲངས་རྣམས་ཐམས་ཅད
སེལ། །གོང་ལྟར་དཀར་དང་ཆང་འཕྲུང་སྤང་། །ཙ་ཏ་ར་དང་ཨ་རུ་ར། །རུ་ཏ་བཙའ་སྒ་ཁ་རུ
ཚ། །ཆ་མཉམ་ཕྱེ་མ་ཆུ་སྐོལ་ཕུལ། །ཞུ་ནས་ཆུ་སྐོལ་འཕྲུང་ཚད་བླུད། །གོས་དྲོན་བྱིབས་ལ་རྔུལ
དབྱུང་ཕྱིས། །མཁུའི་རྐྱེན་གྱིས་སྐྲངས་པ་དང་། །གཡན་པ་ཤུ་བ་བྱུང་བ་རྣམས། །འཚོ་བར་འགྱུར
བར་ཐེ་ཚོམ་མེད། །གཞན་ཡང་སྦྱོར་སྡེ་བསམ་མི་ཁྱབ། །

ཟོ་སྨན་དོམ་མཁྲིས་ཞེས་བྱ་བ། །སྲིབ་མོའི་ས་ནག་སྐྱང་ལ་སྐྱེས། །ལོ་མ་ཟོ་སྐྱ་སྤུན་ལ་ཆུང་། །
ཙ་བ་ཆུང་ལ་སྡོང་པོ་རིང་། །མེ་ཏོག་སྔོན་པོ་སྤུངས་པ་འདྲ། །རོ་ནི་ཁ་དང་མངར་བའི་ཚུལ། །རང
གི་ནུས་པས་རྨ་རྣམས་གསོ། །དོམ་མཁྲིས་རམ་བུ་དབང་པོ་ལག །སྤྲིན་མ་རྣམས་གསུམ་དོམ་མཁྲིས
བདུན། །སྦྲང་སྦྱར་རྨར་གདབ་ཁོང་དུ་བཏང་། །རྨ་ནད་གསུམ་པོ་གང་ཡིན་ཡང་། །འདིས་ནི་ཐེ
ཚོམ་མེད་པར་འཚོ། །ཆེན་གཅོད་ཤའུ་གསོ་བར་བྱེད། གཞན་ཡང་ཡོན་ཏན་བསམ་མི་ཁྱབ། །

ཟོ་སྨན་རྒྱལ་པོ་འཕུར་སླེབས་ནི། །ལྷོ་རོང་ཚད་པས་གདུང་བའི་ཡུལ། །ཤིང་སྡོང་ཆེ་ལ་འཁྲིས
ནས་སྐྱེས། །ལོ་མ་མཐུག་ལ་རིང་བ་ཡིན། །མེ་ཏོག་སེར་སྐྱ་ཆུང་བ་སྟེ། །འབྲས་བུ་སེར་པོ་ཆུང་བ
ཡིན། །རོ་ནི་ཁ་ལ་རྩུབ་པ་ཡིན། །རང་གི་ནུས་པས་དུག་ནད་སེལ། །དུག་ནད་སེལ་བའི་མ་གི

ཏ། །ཆིག་ཐང་བསྐུས་ལ་འཐུང་གྱུར་ན། །དུག་ནད་ཐམས་ཅད་སེལ་འགྱུར་ཏེ། །ཁྱད་པར་ཟོ་སྦྱོར་འཚོ་བར་འགྱུར། །འཕྲུར་སླེབས་གསེར་མདོག་ཨ་རུ་ར། །ཡུངས་ཀར་འོམ་བུའི་མེ་ཏོག་དང་། །བོང་ང་དཀར་དམར་དཔའ་བོ་སེར། །གང་གཱ་ཆུང་དང་ཆིག་ཐུབ་དང་། །ཤུ་དག་དཀར་ནག་གསེར་ཐིག་དང་། །ཆ་མཉམ་སྦྱར་བའི་རིལ་ལུ་ཡིས། །དུག་ནད་ཐམས་ཅད་སེལ་འགྱུར་ཏེ། །འདི་ལ་ཐེ་ཚོམ་མེད་པ་ཡིན། །ཤ་དུག་ལ་སོགས་འཚོ་བར་བྱེད། །གཞན་ཡང་ཡོན་ཏན་བསམ་མི་ཁྱབ། །

བྱ་རོག་ཤུང་མ་ཞེས་བྱ་བ། །སྲིབ་མོའི་ཁ་སྐྱོད་དག་ལ་སྐྱེས། །ལོ་མ་ལེབ་ལ་ཉ་ག་ཅན། །ལོ་མའི་རྒྱབ་ནི་སྐྱ་བ་ཡིན། །རྩ་བ་སྔོང་བོ་པགས་པ་ནག །རྩ་བ་པགས་པ་བྲེས་པ་ན། །སྨིན་དང་འདྲ་སྐྱེད་མ་ལ་འབྱར། །རང་གི་ནུས་པས་འབྲས་རྣམས་སེལ། །བྱ་རོག་ཤུང་མའི་རྩ་བ་དང་། །ལོ་མ་དང་ནི་ཆུ་དག་དང་། །དངུལ་ཐལ་དབྱི་མོང་སྤུབ་མ་དང་། །བོང་བུ་ལན་ཚ་ཟངས་ཐལ་དང་། །སྦྲང་རྩིས་རིལ་བུ་བྱས་ནས་ནི། །རྨ་ལ་བདབ་ན་འབྲས་རྣམས་སེལ། །གཞན་ཡང་རུལ་གཅོད་ཀུན་ལ་བརྟགས། །བྱ་རོག་ཤུང་མའི་སྦྱོར་བ་འདི། །ཟགས་ནད་འབྲས་ཀྱི་གཉེན་པོ་ཡིན། །གཞན་ཡང་ཡོན་ཏན་བསམ་མི་ཁྱབ། །

སྤྲུང་ཚེར་ནག་པོ་ཞེས་བྱ་བ། །སྲིབ་ཀྱི་ས་ནག་དག་ལ་སྐྱེས། །ལོ་མ་ས་གཞི་མཉམ་པ་འདྲ། །ལོ་མ་ཉ་ག་ཚེར་ཅན་སྨུན། །སྡོང་བོ་རིང་ལ་ལྡེམ་པ་ཡིན། །མེ་ཏོག་ཏ་ཡི་དོམ་དོམ་འདྲ། །རང་གི་ནུས་པས་འབྲས་རྨ་འདུལ། །སྤྲུང་ཚེར་དམར་(དཀར་ཟེར་བའང་འདུག)དང་རི་ཤོ་མང་། །སྤང་སྤོས་འོམ་བུ་རེ་ལྕག་པ། །བལ་བུ་ཚེ་(མཚེ)དང་ཤུག་པ་དང་། །ཀྱི་ལྕེ་སྤྲུ་བ་འབམ་པོ་དང་། །ཕུར་མོང་ཤུག་པ་ཚེར་མ་ཅན(སྲིན་ཟན་ཟེར་བའང་འདུག)། །ཀ་ཤོ་ཀན་རྒྱ་ཤ་ཆེན་རྣམས། །ལུམས་བྱས་འབྲས་རོ་ཕྱིར་མི་ལྡོག །འབྲས་ཀྱི་ཕྱི་རྗེས་གཅོད་པ་སྟེ། །གཞན་ཡང་ཡོན་ཏན་བསམ་མི་ཁྱབ། །

སླ་སྣང་ཞེས་བྱའི་ཤིང་དེ་ནི། །སྡོང་བོ་སྐྱ་ལ་ལོ་མ་ཆུང་། །མེ་ཏོག་སྣེ་མཁྲི་མཏུག་འདྲ། །དྲི་མི་ཞིམ་ལ་རོ་ནི་ཚ། །རང་གི་ནུས་པས་ལྐོག་པ་འདུལ། །སླ་སྣང་ཤིང་གི་ལོ་མ་དང་། །རྩི་དམར་ཏོང་ལེན་རྒྱ་སྤོས་པ། །ཤེལ་ཏང་དཀར་པོ་བོང་ང་དཀར། །ཡུ་མོ་མདེའུ་འབྱིན་ཕྱེ་མ་རྣམས། །ཆ་མཉམ་ཆུ་གྲང་ཏ་ལ་སྦྱོན། །འཁྲུགས་རིམས་ལྐོག་གཟེར་ལ་སོགས་དང་། །ཚད་ནད་མ་ལུས་ཐམས་ཅད་སེལ། །གཞན་ཡང་ཡོན་ཏན་བསམ་མི་ཁྱབ། །

བེ་ཞབ་ཙུམ(བེ་ཞབས་ཙམ་ཟེར་བའང་འདུག)ཞེས་བྱ་བ་ནི། །བྲག་ལ་སྐྱེས་པའི་ཟོ་སྨན་ནོ། །ལོ་མ་སེ་ཕུང་འདྲ་ལ་རླུམ། །དེ་དང་བྲག་ཇ་ཏ་བོ་དང་། །བྲག་ཞུན་གུར་གུམ་ཕྱེ་མ་རྣམས། །ར་ལུག་ལ་སོགས་མཆིན་པ་ལ། །བདབ་བཏང་མཆིན་ནད་མ་ལུས་སེལ། །བེ་ཞབས་ཙུམ་པའི་སྨན་སྦྱོར

འདི། །མཆིན་པའི་ནད་ལ་བདུད་རྩི་འདྲ། །སྐོམ་དུ་ཐག་ཞུན་གུར་གུམ་དང་། །མཛོ་དར་ཞོ་ཡང་བཏང་བར་བྱ། །སྦྱོར་ཞེ་གཞན་སྦྱར་ནད་གཞན་སེལ། །

ནད་རྣམས་ཀུན་སེལ་སླེ་ཏྲེས་ནི། །ཉིན་སྲིབ་མཚམས་ན་སྐྱེས་པ་སྟེ། །སྡོང་པོ་ཐྲ་མའི་སྡོང་པོ་འདྲ། །ལོ་མ་སྔོར་ཆུང་ཤིན་ཏུ་སྟུམ། །མེ་ཏོག་དཀར་པོ་རབ་ཏུ་མཛེས། །འབྲས་བུ་མདངར་སྨུམ་རབ་ཏུ་ཞིམ། །རོ་ནི་མངར་ལ་ནུས་པ་བསིལ། །ནད་རྣམས་མ་ལུས་སེལ་བར་བྱེད། །རླུང་མཁྲིས་བད་ཀན་འདུས་པའི་ནད། །ཚ་གྲང་གང་ཡིན་ཐམས་ཅད་སེལ། །བཅུད་ལེན་རྣམས་ཀྱི་སྨན་མཆོག་ཡིན། །ཆིག་ཐང་རླུང་ནད་མ་ལུས་སེལ། །མ་ནུ་ཀན་ཏྲ་ཀ་རི་སྐ། །བཞི་ཐང་ནུས་པས་ཚ་གྲང་གི །ནད་རྣམས་ཀུན་གྱི་གཉེན་པོ་མཆོག །རྩ་བ་སྔོང་བུ་ལོ་མ་དང་། །འབྲས་བུ་གང་བྱུང་ཁྱད་པར་མེད། །རླུང་ཚད་འདྲེས་པའི་ནད་རྣམས་ལ། །དར་ཡ་ཀན་ཞེས་བྱ་བ་ཡིན། །སླེ་ཏྲེས་སེ་འབྲུ་ཧྲུ་ཏི་དང་། །སུག་སྨེལ་ད་ལི་ཀ་ཀོ་ལ། །ཤིང་ཚ་རྒྱམ་ཚྭ་པི་པི་ལིང་། །ཁ་རུ་ཚྭ་དང་སྦྱར་བ་ཡི། །སླེ་ཏྲེས་བཅུ་བ་ཞེས་བྱ་བ། །བུ་རམ་དང་ནི་སྦྱར་བྱས་ཏེ། །ཟླ་བ་གཅིག་ཏུ་བཏང་བ་ཡིས། །རླུང་ནད་བརྒྱ་དང་རྩ་གཅིག་དང་། །གྲང་སྨན་རིགས་རྣམས་ཐམས་ཅད་དང་། །ཕོ་བ་མེ་དྲོད་ཉམས་པ་དང་། །མཆོག་ཏུ་ཕོ་བའི་དྲོད་ཆུང་རྣམས། །སེལ་འགྱུར་འདི་ལ་ཐེ་ཚོམ་མེད། །སླེ་ཏྲེས་ཚ་བ་གསུམ་པོ་དང་། །བུ་རམ་ཤིང་ཚ་རྒྱམ་ཚ་དང་། །གོ་ཐལ་ཙོང་ཞི་ཙི་ཏྲ་ཀ །ཟེ་ཚ་ཡ་བ་ཀྵ་ར་དང་། །ཁ་རུ་ཚ་དང་སྦྱར་བ་དེ། །སླེ་ཏྲེས་བཅུ་གསུམ་ཞེས་བྱ་སྟེ། །མ་ཞུའི་ནད་དང་རྫེའུ་སྐྲན་དང་། །བད་ཀན་ལྷེན་སྐྲན་ལྷུགས་དྲེག་སེལ། །གཞན་ཡང་འདི་ཡི་སྦྱོར་སྡེའི་སྨན། །བསམ་གྱིས་མི་ཁྱབ་ཡོན་ཏན་ཡོད། །

ཤིང་ཚ་ཞེས་བྱ་དྲོད་ཀྱི་རིགས། །རོང་གི་ནགས་རི་མཐུག་སར་སྐྱེས། །སྡོང་པོ་མཁྲེགས་ལ་ལོ་མ་ཆུང་། །ཤུན་པ་འཐུག་སྲབ་རྣམ་པ་གཉིས། །སྲབ་པ་དྲོད་ཆེ་མཐུག་པ་སྨོམས། །རོ་ནི་ཚ་མངར་བསྐ་དང་འདྲ། །ལན་ཚྭའི་རོ་དང་རྣམ་པ་བཞི། །རང་གི་ནུས་པས་དྲོད་རྣམས་བསྐྱེད། །ཤིང་ཚ་སུག་སྨེལ་པི་པི་ལིང་། །སེ་འབྲུ་ཙི་ཏྲ་ཀ་དང་ནི། །ཟི་ར་དཀར་ནག་ད་ལི་སྦྱར། །ནད་རྣམས་མ་ལུས་སེལ་འགྱུར་ཏེ། །ཕོ་བའི་མེ་དྲོད་བསྐྱེད་པ་དང་། །ཡི་ག་འཆེད་པའི་སྨན་མཆོག་ཡིན། །ཤིང་ཚ་ལ་ཕུག་སྔོག་སྐྱ་སྦྱར། །འདྲིས་ཀྱང་དང་ག་འཆེད་པར་བྱེད། །མཆོག་ཏུ་བད་ཀན་སྐྱ་པོ་ཡིས། །དང་ག་འགགས་པ་སེལ་བར་བྱེད། །ཤིང་ཚ་ཨ་རུ་རྒྱམ་ཚྭ་གསུམ། །ལ་ཕུག་སྐམ་པོའི་ཕྱེ་མ་དང་། །ཙོང་ཞི་བུ་རམ་སྦྱར་བ་ཡིས། །རླུང་གིས་དང་ག་འགགས་པ་སེལ། །ཤིང་ཚ་ད་ཏྲིག་མོན་ཆ་ར། །སྨག་དང་འོམ་བུའི་མེ་ཏོག་དང་། །ཐ་རམ་བུ་རམ་སྦྱར་བ་ཡིས། །ཚ་གྲང་གང་ཡིན་རྒྱུན་བཤལ་གཅོད། །ཤིང་ཚ་ཧྲུ་ཏི་ཤིང་ཁྲན་དང་། །ལི་ཤི་སུག་སྨེལ་སེ་འབྲུ་དང་། །ཏང་ཀུན་དང་ནི་སྙིང་ཞོ་ཤ །བུ་རམ

བཟང་པོ་དང་སྦྱར་ལ། །ཟླ་བ་གཅིག་ཏུ་བསྟེན་བྱས་ན། །ཁ་ཟས་ཐྲོད་ལ་བསྟེན་བྱ་ཞིང་། །ཡིད་འོང་དབེན་པའི་གནས་དག་ཏུ། །གྲོགས་པོ་བཟང་པོ་བསྟེན་པ་ནི། །ཆོས་ལ་བརྟེན་ནས་གནས་བྱས་ན། །སྙིང་རླུང་ནད་རྣམས་མ་ལུས་པ། །མྱུར་དུ་སེལ་བར་ཐེ་ཚོམ་མེད། །ཤིང་ཚ་ད་ལི་ཚ་བ་གསུམ། །མ་ནུ་སོ་ཐལ་ཟེ་ཙྭ་དང་། །མི་དང་སྤྱང་གི་གྲུམ་པའི་ཤ །གཞན་ཡང་ཙྭ་སྣ་ཚོགས་ཚད་དང་། །ཐལ་སྨན་རྣོན་པོ་ཚོགས་ཚད་སྦྱར། །ཅོང་ཞི་བུ་རམ་སྦྱར་བ་ཡི། །ཕྱེ་མ་རིལ་བུ་གང་ཡང་རུང་། །ཡུན་དུ་བསྟེན་ལ་སྤྱོད་ལམ་གཟབ། །སྨན་རིགས་རྣམ་བརྒྱད་གང་ཡང་རུང་། །སྦྱོར་སྡེ་བཟང་པོ་འདི་ཡིས་ནི། །སྨན་གྱི་རི་བོ་འཛོམས་པར་འགྱུར། །མི་ཐུར་དཔྱད་དང་ཁ་ཟས་རྣམས། །གཞུང་ཆེན་རྣམས་དང་བསྟུན་པར་བྱ། །ཤིང་ཚ་སྨན་རྣམས་ཀུན་གྱི་མཆོག །སྦྱོར་སྡེ་བསམ་གྱིས་མི་ཁྱབ་པོ། །འདི་ཡི་ཡོན་ཏན་བསམ་མི་ཁྱབ། །

གླང་ཆེན་ཆིག་ཐུབ་ཅེས་བྱའི་ཤིང་། །སྲིབ་རི་དག་ལ་སྐྱེས་པ་སྟེ། །ལོ་མ་མེ་ཏོག་ཆུང་བ་ལ། །རྩ་བ་ཆེན་པོ་གླང་ཆེན་གཟུགས། །འབྲས་བུ་དམར་ནག་གདུགས་འདྲ་བ། །རོ་ནི་ཁ་དང་བསྐ་བ་ཡིན། །རང་གི་ནུས་པས་དུག་ནད་དང་། །ཚ་རིམས་ནད་རྣམས་སེལ་བར་བྱེད། །བསིལ་སྨན་རྣམས་ཀྱི་རྒྱལ་པོར་བཤད། །ཤ་དུག་ནད་རྣམས་སེལ་འདོད་ན། །གླང་ཆེན་ཆིག་ཐུབ་འབྲི་ཤ་ཐྲམ། །ཏང་ཀུན་གསེར་མདོག་སྐྱེར་དཀར་དང་། །ཨ་བར་དན་དུར་ཚུ་གྲང་སྦྱར། །ཡང་ན་ཆང་གིས་འཕྱུལ་ལ་བཏང་། །ཤ་དུག་ནད་རྣམས་འབྲུ་བར་འགྱུར། །རྗེས་ལ་སྤྱོད་ལམ་གོང་དང་འདྲ། །ཀུན་གྱི་སྦྱོར་སྡེར་བཏང་བར་བྱ། །དུག་སེལ་བསིལ་སྨན་རྒྱལ་པོ་ཡིན། །སྦྱོར་སྡེ་གཞན་ཡང་བསམ་མི་ཁྱབ། །

དན་དཀྲ་པོ་ཞེས་བྱ་བ། །སྲིབ་རིའི་ནགས་ཀྱི་ནང་ན་སྐྱེས། །རྩ་བ་སྦོམ་ལ་ཤིན་ཏུ་རིང་། །ལོ་མ་ཕྲལ་ཅུང་ཟད་རྩུབ། །སྡོང་པོ་རིང་ལ་འཁྲི་ཞིང་སྐྱེས། །མེ་ཏོག་དཀར་པོ་གང་བུ་ཅན། །འབྲས་བུ་ཁྲ་བོ་དན་རོག་འདྲ། །རོ་ནི་མངར་ལ་ཚ་བ་ཡིན། །རང་གི་ནུས་པས་བད་ཀན་དང་། །འདུས་པའི་ནད་རྣམས་སྟོད་དུ་འདྲེན། །སྨད་དུ་བཤལ་བའི་ལས་ཀྱང་བྱེད། །ནད་རྣམས་ཐམས་ཅད་གར་གནས་ཀྱང་། །སྟོད་སྨད་གཉིས་སུ་འདྲེན་བཤལ་བྱེད། །དན་ཁྲ་སྤྱང་ཚེར་པོ་སོ་ཚ། །རི་ཤོ་ཆུ་དག་བུ་རམ་སྦྱར། །རླུང་ནད་མ་ལུས་འདྲེན་པར་བྱེད། །གོང་མ་རྣམས་ཀྱི་སྙིང་དག་ཏུ། །སྐྱེ་འབྲས་གསེར་གྱི་མེ་ཏོག་དང་། །ཏིག་ཏ་དུག་མོ་ཉུང་བསྣན་པ། །མཁྲིས་ནད་མ་ལུས་རྩད་ནས་འདྲེན། །མ་ནུ་སླེ་ཏྲེས་ཀན་ཊ་ཀ་རི་སྒྲ། །ཏིག་ཏ་ཨུ་སུ་སེ་ཡབ་སྦྱར། །བད་ཀན་ནད་རྣམས་འདྲེན་པར་བྱེད། །དེ་ལ་སོགས་པའི་ནད་རྣམས་ལ། །རང་རང་ཁ་འཛིན་སྨན་དང་སྦྱར། །དེ་དག་མ་ལུས་འདྲེན་པར་བྱེད། །སྦྱོར་སྡེ་གཞན་གྱི་གྲོགས་སུ་འགྲོ། །གཞན་ཡང་ཡོན་ཏན་བསམ་མི་ཁྱབ། །

དང་མ་དག་ལ་རིགས་གཉིས་ཏེ། །སེར་པོ་སྔོན་པོ་རྣམ་གཉིས་སོ། །སེར་པོ་ཤིང་སྡོང་ཆེ་བ་ལ། །ལོ་མ་སེར་འཕྱུག་སྔོར་ལ་སྨུམ། །རོ་ནི་ཁ་ལ་ནུས་པ་བསིལ། །རང་གི་ནུས་པས་རྨ་རྣམས་གསོ། །དང་མ་སེར་པོ་སྐྱག་ཤ་བ། །ཟིན་ཏིག་རྣམ་གཉིས་མདེའུ་འབྱིན་དང་། །དོམ་མཁྲིས་རྣམས་ནི་སྦྱར་བྱས་ལ། །མགོ་དང་ཡན་ལག་བྱང་ཁོག་རྨ། །ཁོང་དུ་བཏང་ལ་རྨ་ནང་གདབ། །མྱུར་དུ་འཚོ་བར་ཐེ་ཚོམ་མེད། །སྦྱོར་སྡེ་གཞན་ཡང་བསམ་མི་ཁྱབ། །

དང་མ་སྔོན་པོ་ཞེས་བྱ་བ། །ལོ་མ་སྡོང་པོ་སྔོ་སྐྱ་སྲུན། །མེ་ཏོག་སེར་ལ་གང་བུ་ཅན། །ནང་གི་འབྲས་བུ་གླ་སྲན་འདྲ། །རོ་ནི་ཁ་ལ་ནུས་པ་བསིལ། །བད་ཀན་སྟོད་འདྲེན་བདུད་རྩི་ཡིན། །འདི་ཡི་སྦྱོར་སྡེ་བསྟན་པ་ནི། །དང་མ་སྔོན་པོ་མནུ་དང་། །ཨུ་ཤུ་ཏིག་ཏ་བ་ལེ་ཀ །གསེར་གྱི་མེ་ཏོག་དུག་མོ་ཉུང་། །ཙན་ཞི་དག་དང་མཉམ་སྦྱར་ཏེ། །གམ་བྷི་ཚུ་སྐྱོལ་དག་གིས་འཕྱུལ། །བད་ཀན་ལ་གནོད་ཁ་ཟས་སྤྱང་། །བད་ཀན་སྨུག་པོ་སྐྲ་སེར་རྣམས། །མྱུར་དུ་ཞི་བར་བྱེད་པ་ཡིན། །དང་མ་སྔོན་པོའི་ནུས་པ་ཡིས། །བད་ཀན་སྟོད་དུ་འདྲེན་བྱེད་ཅིང་། །སྨན་གྱི་ནུས་པ་འཕྲུལ་བསྐྱེད་པས། །འདི་ཡི་སྦྱོར་སྡེ་བསམ་མི་ཁྱབ། །

བྲི་ཤུ་གསེར་ཐིག་ཅེས་བྱ་བ། །ལོ་མ་སྡོང་པོ་སྔོ་སྐྱ་སྲུན། །མེ་ཏོག་སེར་པོ་གང་བུ་ཅན། །བྲི་ཤུ་གསེར་ཐིག་ཅེས་ཀྱང་བྱ། །ཐག་དང་ཕ་ཝོང་སྐྱང་ལ་སྐྱེས། །ལོ་མ་ཕྲལ་ལྟེམ་པ་ཡིན། །ཕྱི་ནང་མེད་པར་སེར་ཐིག་ཅན། །རོ་ནི་མངར་ལ་ཙུང་ཟད་ཁ། །རང་གི་ནུས་པས་དབྱིག་དུག་སེལ། །རིན་ཆེན་དབྱིག་དུག་སེལ་འདོད་པས། །གཙོ་བོའི་སྦྱོར་བ་གསེར་ཐིག་གི །ཞུན་ལ་གཞི་བླངས་སྨན་གཞན་རྣམས། །སྦྱོར་སྡེ་མཐོར་བཏང་བྱས་ན། །མྱུར་དུ་འཚོ་བར་ཤེས་པར་བྱ། །གཏར་སྦྱོངས་སྤྱོད་ལམ་གཞན་དང་འདྲ། །དུག་སེལ་སྨན་དུ་གཞུང་འདིར་བཤད། །མགོ་དང་ཡན་ལག་བྱང་ཁོག་རྨ། །ཐོག་སངན་དང་རྨ་ཚབས་ཆེ། །ཁྲག་དང་ཆུ་སེར་རྣག་རྒྱུས་རྣམས། །གསོ་བར་དཀའ་བའི་ནད་དག་ལ། །གསེར་ཐིག་ཉ་སྨན་དོམ་མཁྲིས་དང་། །ཤུམ་ཙུ་ཏིག་དང་སྐྱག་ཤ་བ། །སྲན་མ་དམར་པོ་ཨན་ལྕུམ་པ། །རམ་ཉེ་དབང་ལག་ཨ་བ་དང་། །སྲོག་ཆགས་དོམ་གྱི་མཁྲིས་པ་དང་། །བཅུ་གཅིག་སྦྱོར་བ་འདི་དག་ནི། །རྨ་ནང་བཏབ་ཅིང་ཁོང་དུ་བཏང་། །གསོ་དཀའི་རྨ་ནད་འཚོ་བར་འགྱུར། །སྦྱོར་སྡེ་གཞན་ཡང་བསམ་མི་ཁྱབ། །

སླ་བ་སྲུན་མ་ཞེས་བྱ་བ། །ཁ་སྟོད་དག་ལ་སྐྱེས་པ་སྟེ། །ལོ་མ་སྡོང་པོ་སྲུན་ལ་སྐྱ། །མེ་ཏོག་སྔོ་དམར་གང་བུ་ཅན། །འབྲས་བུ་ལེབ་མོ་ཁ་སྦྱོར་ལ། །རོ་ནི་ཁ་དང་མངར་བ་ཡིན། །རང་གི་ནུས་པས་བད་སྲིན་དང་། །གཟེར་ནད་ཀློག་སྐྲངས་འདུལ་བར་བྱེད། །སླ་སྲུན་མ་དང་ཧོང་ལེན་དང་། །སྦྱི་ཞུན་ཕག་བྲུན་དཀར་པོ་བཞི། །ཆ་མཉམ་དུད་པ་མ་ཤོར་བར། །བསྲེགས་ནས་དྲི་ཆུ་དག་དང་

སྦྱར། །ཁོང་དུ་བཏང་བས་གཟེར་རིམས་འཛོམས། །གཉན་གཟེར་རིམས་གཟེར་ཐམས་ཅད་འཛོམས། །གླ་སྤྲིན་མ་དང་ཤིང་ཀུན་དང་། །ཀླུ་དུ་རྩེ་དང་ལང་ཐང་རྩེ། །ཧ་ལྤགས་པ་དང་ཟངས་རྩི་བ། །ཞིབ་བྱས་ར་ཡི་ལྷད་ཁྲག་སྦྱར། །ཁོང་བཏང་སྲིན་རིགས་མ་ལུས་འཛོམས། །གླ་སྤྲིན་མ་དང་ཨུ་ཟི་དང་། །སྲོག་དུག་ནག་པོ་ཀ་མོ་ཤ། །ཧ་བོན་ཏང་ཀུན་ཆ་མཉམ་ལ། །རིལ་བུ་བྱས་ལ་ཁོང་དུ་བཏང་། །སྲོག་རིགས་ཐམས་ཅད་ཀུན་འཛོམས་པས། །ནད་སེལ་སྨན་གྱི་རྒྱལ་པོར་གྲགས། །སྲོག་པགག་པ་གཉན་ནད་རིགས། །ཐམས་ཅད་སེལ་བར་འདོད་པ་ཡིས། །ཐུར་དུ་བཤལ་བའི་སྦྱོར་བ་བྱ། །ཨ་བར་ཡུང་བ་ཟབ་ལག་ཙན། །ཁྲི་ནག་ཁྲག་དང་ཙ་ཏ་ར། །ཀུ་ཀུལ་གླ་སྤྲིན་མ་དང་བདུན། །རིལ་བུ་བྱས་ལ་ཆུ་གྲང་འཐུལ། །འདྲེ་ཙན་རྒྱུ་འགྲུལ་སྲུང་བ་གཙེས། །དཀར་གསུམ་མངར་གསུམ་སྤང་བར་བྱ། །གཞན་ཡང་ཡོན་ཏན་བསམ་མི་ཁྱབ། །

བྱིའུ་སྤྲིན་མ་ཞེས་བྱ་བ། །ཉིན་སྲིབ་རི་ལ་སྐྱེས་པ་སྟེ། །ལོ་སྡོང་ཙུང་ཟད་སྤྲིན་མ་འདྲ། །མེ་ཏོག་སྔོ་དམར་ཤིན་ཏུ་མཛེས། །གང་བུ་སྤྲིན་མ་དབྱེ་བ་མེད། །རོ་ནི་མངར་ལ་ནུས་པ་བསིལ། །རང་གི་ནུས་པས་རྨ་ནད་སེལ། །ཁྲི་སྨྱོན་བཟུང་བའི་རྨ་ནད་འཚོ། །མགོ་དང་ཡན་ལག་བྱང་ཁོག་གི །རྨ་ནི་ཧི་ལྷར་ཚབས་ཆེ་ཡང་། །བྱིའུ་སྤྲིན་མ་མཚལ་དཀར་དང་། །ཨ་བ་ཆུ་རུག་དོམ་མཁྲིས་དང་། །མི་མཁྲིས་ཁྲི་མཁྲིས་ཉ་མཁྲིས་དང་། །སྤྲིན་མ་སྤུན་གསུམ་ལ་སོགས་པ། །ཞིབ་བདགས་དར་ལ་བཙགས་བྱས་ལ། །སྤང་སྦྱར་རྨ་ཁོང་གཉིས་སུ་བཏང་། །སྨྱུར་དུ་འཚོ་བར་ཐེ་ཚོམ་མེད། །ཡང་ན་བྱིའུ་སྤྲིན་ཨ་བ་དང་། །ཉ་སྨན་པ་དང་སྲུམ་ཙུ་ཏིག །ལེགས་སྦྱར་རྨ་དང་ཁོང་དུ་བཏང་། །གཏར་བསྲེག་སྤྱོད་ལམ་གཞན་ལྟར་བྱ། །སྨྱུར་དུ་འཚོ་བ་ཐེ་ཚོམ་མེད། །ཁྲི་སྨྱོན་དག་གིས་བཟུང་ནས་ནི། །ཁྲི་རྨ་ཧི་ལྷར་ཚབས་ཆེ་ཡང་། །དེ་ཡི་བཅོས་པའི་ཐབས་བསྟན་པ། །གླ་སྤྲིན་དོམ་མཁྲིས་མཚལ་དཀར་དང་། །གླ་རྩི་ཐར་ནུ་ཨ་རུ་ར། །ཆ་མཉམ་ཆུ་སྦྱར་ཁོང་དུ་བཏང་། །འདྲེ་ཙན་དག་དང་ཁྲི་འགྲུལ་སྲུང་། །མི་མང་ནང་དུ་འགྲོ་བ་དང་། །ཆུ་བོའི་འགྲམ་དུ་འགྲོ་བ་སྤང་། །ཆང་དང་ལུག་ཤ་བུད་མེད་སྤང་། །སྨན་དེ་ཡང་ཡང་བཏང་བར་བྱ། །ཡང་ན་ཁྲི་དེའི་སྙིང་དང་ནི། །བྱིའུ་སྤྲིན་མ་ཨ་རུ་ར། །སྨན་ཆེན་དང་ནི་མ་གི་ཏ། །ནས་ཛོག་རེ་རེའི་ཚད་དུ་བྱ། །ནང་ཟླ་བཏང་བས་སོ་དུག་རྣམས། །འཛོམས་པར་ཤེས་ཀྱི་གནད་ཀྱི་མཆོག །གཞན་ཡང་སྦྱོར་བ་བསམ་མི་ཁྱབ། །

རྒྱ་དྲུས་ཉིན་སྲིབ་གཉིས་ཀར་སྐྱེས། །ལོ་མ་ཁྲ་ལ་འཛམ་པ་སྟེ། །སྡོང་པོ་མེ་ཏོག་དག་གིས་གང་། །མེ་ཏོག་དཀར་སེར་དམར་བའི་མདངས། །ཚིགས་པ་རེ་རེ་དག་ན་སྐྱེས། །འབྲས་བུ་དག་གིས་བྱུར་བུར་གང་། །རོ་ནི་ཁ་ལ་བསྐ་བ་ཡིན། །རང་གི་ནུས་པས་རྨ་ཚད་འཛོམས། །དུག་དང་རིམས་ཀྱི་གཉེན་པོ་ཡིན། །རྒྱ་དྲུས་བྲག་ཞུན་ཨ་རུ་ར། །མཚལ་དཀར་ཨ་བ་སྤང་རྩི་སྦྱར། །ནད་སེལ

རྒྱ་འདྲུབ་ནག་ཆུ་སྐེམས། །མགོ་དང་ཡན་ལག་བྱང་ཁོག་གི །རྒྱ་ཚད་འཛོམས་པར་ཤེས་པར་བྱ། །མགོ་བོའི་རྒྱ་ལ་རྒྱུད་བས་མཆོག །སྨན་མཆོག་ཡོན་ཏན་བསམ་མི་ཁྱབ། །སྐ་ཏིག་ཨ་བར་མཚལ་དཀར་དང་། །དོམ་མཁྲིས་ར་ས་རྡོ་ར་དང་། །སྲད་མ་ཟབ་ལག་ཅན་དང་ནི། །གཙོ་བོ་རྒྱ་དྲུས་བཏང་བྱས་ཏེ། །ཆ་མཉམ་ཕྱེ་མ་སྦྱང་རྩིས་སྦྱོ། །རིལ་བུ་སྦ་རིལ་ཚད་བྱས་ལ། །ནང་རེ་ལྔ་ལྔ་བཏང་བྱས་ན། །མགོ་རྒྱ་ཚབས་ཆེ་འཚོ་བར་འགྱུར། །དུག་རིགས་རྣམ་པ་གང་བྱུང་ཡང་། །རྒྱ་དྲུས་སྐ་ཆུང་སེ་རྒོད་མ། །སྐྱེར་བའི་བར་ཤུན་ཅུང་དཀར་དང་། །ཡུང་བ་ཁྲག་ཅན་བྱ་འཕུར་སླེབས། །བོང་ང་དཀར་སེར་དམར་པོ་དང་། །ཨ་བར་གསེར་མདོག་གཞི་བླང་སྟེ། །རིལ་བུ་བྱས་ལ་ཁོང་དུ་བཏང་། །ནད་ཚབས་ཆེན་སྦྱོངས་བཏང་ཤེས། །དཔྱད་ཀྱང་དེ་དང་མཐུན་པར་བྱ། །དུག་ནད་ཚབས་ཆེན་འཚོ་བར་འགྱུར། །དུག་རིགས་རྣམ་པ་གང་བྱུང་ཡང་། །རིམས་དང་གཉེར་ནད་གང་ཡིན་ཡང་། །སྨན་གཞན་དག་གིས་མ་སོས་ན། །སྨན་མཆོག་འདི་ཡིས་མྱུར་དུ་འཚོ། །དེ་ཡི་སྦྱོར་བ་བསྟན་པ་ནི། །རྒྱ་དྲུས་དང་ནི་ཨ་རུ་ར། །མནུ་གན་ཊ་ཀ་རི་སྐ །སློ་ཏིས་བསྲུས་ཐང་གྲང་མོ་དང་། །སླེན་ཏགས་བྱུང་ནས་བཏང་བར་བྱ། །དེ་ཡིས་བདེ་བར་མགྱུར་ན། །རྒྱ་དྲུས་དང་ནི་འབྲས་བུ་གསུམ། །གུར་གུམ་གི་ཏང་སྦ་རྩི་དང་། །ག་བུར་ནག་པོ་རྣམ་པ་བརྒྱད། །ཞིབ་བཏགས་ཀ་ར་དྲུག་འགྱུར་སྦྱར། །རིམས་གཉེར་ནད་རྣམས་མ་ལུས་སེལ། །གཞན་ཡང་སྦྱོར་སྡེ་བསམ་མི་ཁྱབ། །

སྐ་ཏིག་ནག་པོ་ཞེས་བྱ་བ། །སྲིབ་མོ་བྲག་དམར་ལོགས་ལ་སྐྱེས། །ཙ་བ་སྤྲེའུའི་སྨུག་པ་འདྲ། །ལོ་མ་སྔོན་ཆུང་སྡོ་ལ་སེར། །མེ་ཏོག་དཀྱུན་གྱི་དུས་སུ་འབྱུང་། །མེ་ཏོག་དམར་པོ་གེ་སར་སེར། །རོ་ནི་ཁ་ལ་རྩུབ་པ་ཡིན། །རང་གི་ནུས་པས་སྐྲན་དམུ་ཆུ། །འོར་ནད་མགོ་འཁོར་བབས་པའི་ནད། །ཆུ་སེར་འདྲེན་པའི་སྨན་མཆོག་ཡིན། །དེ་ཡི་སྦྱོར་བ་བསྟན་པ་ནི། །དམུ་ཆུ་ལ་སོགས་ནད་རྣམས་ཀྱི། །ཆུ་རྣམས་གནས་སུ་འདྲེན་འདོད་པས། །ཞག་ལྔའི་བར་དུ་སྔོན་འགྲོ་བྱ། །དེ་ནས་ནུབ་མོ་ཐུམ་པ་ཡི། །ཐང་ནི་ཕུལ་གང་སྔོན་འགྲོར་བཏང་། །དེ་ནས་ནང་བར་སྐ་ཏིག་དང་། །རྒྱམ་ཚ་ཁྲིན་བུ་ཐར་ནུ་དང་། །སྐ་ཏིག་ཁྱོར་གང་མར་ནང་བཙོ། །དུར་བྱེད་སྔོན་བུ་ཐུན་རེ་དང་། །རྒྱ་ཚ་ཐུན་གཅིག་སྦྱར་བྱས་ལ། །ཤ་བའི་ཤ་ཁུས་འཕུལ་ལ་བཏང་། །བཏང་ཐབས་ལ་སོགས་སྔ་དང་འདྲ། །ལྕག་ནི་མ་ཧེའི་ཆུ་ཡིས་བྱ། །འོག་སྒོ་གཉིས་ནས་ནད་ཆུ་འདྲེན། །ཐེ་ལ་དྲུག་བདུན་བྱུང་ན་བཅད། །ནད་ཀྱི་ཟོ་ལྔ་ཞག་བཅུ་ནས། །མ་སོས་བར་དུ་བཅད་པར་བྱ། །ཞག་བཅུ་སོང་ནས་ཡང་ཡང་བཏང་། །ལུས་ཤེད་ཆེ་ལ་བཀྲག་མདངས་ཟ། །སྟོ་ཞིམ་ལུས་ཤ་རྒྱས་གྱུར་ན། །ནད་སོས་མི་ལྡོག་རྟགས་ཡིན་པས། །རྗེས་ཀྱི་བྱ་བ་གང་ཡིན་བྱ། །གཞན་ཡང་འདི་ཡི་སྦྱོར་སྡེ་ནི། །དཔག་ཏུ་མེད་པ་བསམ་མི་ཁྱབ། །

འབྲི་ཞོ་ཐྲེམ(འབྲི་ཞོ་ཁྲོ་མའང་ཟེར)ཞེས་བྱ་བ་ནི། །སྲིབ་མའི་རི་ལ་སྐྱེས་པ་སྟེ། །ལོ་ལོ་ནགས་སྨན་སྨུན་བུ་ཟེར། །རྒྱ་ཡི་སོག་ལེ་ཞེས་ཀྱང་བྱ། །བདུད་རྩི་དར་ཡ་ཀན་ཡིན་ནོ། །རྩ་བ་སྲིམ་ལ་གཉེར་མ་ཅན། །ལོ་མ་རིང་པོ་སྐེ་མ་ཅན། །མེ་ཏོག་དཀར་སྨུག་སྐྱ་བའི་མདངས། །སྡོང་པོ་རིང་ལ་ལྡེམ་པ་ཡིན། །རོ་ནི་ཁ་དང་མངར་བའི་ཚུལ། །རང་གི་ནུས་པས་དུག་ནད་དང་། །རིམས་གཟེར་དྲག་པོ་འཇོམས་པར་བྱེད། །སྦྱར་དུག་ལ་སོགས་ཐམས་ཅད་ནི། །འདི་ཡིས་མི་ཐུབ་གང་ཡང་མེད། །སྨན་མཆོག་འདི་དང་གསེར་མདོག་དང་། །བོང་ང་དཀར་པོ་ཉ་མཁྲིས་དང་། །སེར་པོ་ཁྲག་ཁང་ཁྲོག་ཆུང་བ། །རེ་རལ་རྒྱལ་མཚན་གང་གཱ་ཆུང་། །གསེར་ཤ་མོ་དང་ཡུང་བ་སྦྱར། །ལོ་བརྒྱད་ཆུས་སྦྲུས་རིལ་བུ་བྱ། །ཆུས་ཕྱུལ་ཁོང་བཏང་དུག་ནད་རྣམས། །སྨྱུར་དུ་སེལ་འགྱུར་ཐེ་ཚོམ་མེད། །རིམས་རིགས་གང་ཡང་ཉུང་བ་ལ། །གཅིག་ཕུའི་ཐང་བཏང་བདེ་བར་འགྱུར། །མཆོག་ཏུ་ཀླུང་གི་རིམས་ལ་བརྟགས། །རིམས་གཟེར་དྲག་པོ་བྱུང་གྱུར་ན། །འབྲི་ཞོ་ཐྲེམ་དང་གསེར་མདོག་དང་། །མནུ་ལ་སོགས་རྣམ་བཞི་དང་། །སྤང་རི་ཟིལ་བ་ཅན་དང་བདུན། །ཐང་དུ་བསྐུས་ལ་བཏང་བར་བྱ། །སྨིན་ནས་གང་རྒྱས་རྩ་ལ་གཏར། །སྤྱོད་ལམ་གཟབ་ལ་ཁ་ཟས་སྲུང་། །གཟེར་རིམས་མྱུར་དུ་འཚོ་བར་འགྱུར། །གཞན་ཡང་ཡོན་ཏན་བསམ་མི་ཁྱབ། །

སྲོ་ལོ་དཀར་པོ་ཞེས་བྱ་བ། །གཡའ་རི་གངས་རིའི་རྫ་ལ་སྐྱེས། །ཚན་གྱི་གྲོང་ཁྱེར་བདུན་གྱིས་བསྐོར། །རྩ་བ་ཐྲལ་སྡོང་བུ་བཤན། །ལོ་མ་མཐུག་ལ་སྟུམ་པ་ཡིན། །མེ་ཏོག་དཀར་པོ་རབ་ཏུ་མཛེས། །བདུད་རྩི་ཟིལ་བ་རྒྱུན་མི་ཆད། །ཤ་བ་བྱ་རྒོད་རྨུལ་མས་ཟ། །གློ་ནད་སེལ་བའི་དར་ཡ་ཀན། །རོ་ནི་ཁ་མངར་རྩུབ་པ་ཡིན། །རང་གི་ནུས་པས་གློ་ནད་དང་། །བཤལ་ནད་ཐམས་ཅད་སེལ་བར་བྱེད། །སྲོ་ལོ་དཀར་པོ་སྤང་རྒྱན་དཀར། །ཨུཏྤལ་སྔོན་པོ་ལི་ག་དུར། །བཙོད་དང་འབྲི་མོག་རྒྱ་སྐྱག་དང་། །སུག་སྨེལ་ཤིང་ཚ་པི་པི་ལིང་། །སྐར་བུ་དང་ནི་བཅུ་གཅིག་པོ། །ཞིབ་བཏགས་ག་ར་དྲུག་འགྱུར་སྦྱར། །འདིས་ནི་གློ་ནད་མི་ཟད་པ། །སུར་ཡའི་ནད་ཀྱང་སེལ་བར་བྱེད། །ཚན་དཀར་རྒྱ་སྐྱག་ཙུ་གང་དང་། །ཤིང་མངར་ག་ར་དྲུག་འགྱུར་སྦྱར། །གློ་ནད་ཁྲག་སྨུག་ཟ་བྱེད་སེལ། །ཚན་དཀར་ཙུ་གང་ལི་ཤི་དང་། །ཧྭ་ཏི་གུར་གུམ་སུག་སྨེལ་དང་། །རྒུན་འབྲུམ་ཤིང་མངར་སྒྲ་ཏུ་ར། །འབྲས་དཀར་དང་ནི་ལི་ག་དུར། །སྲིན་བྱའི་གླད་པ་བཅུ་གཉིས་པོ། །ཞིབ་བཏགས་མར་དཀར་སྦྱར་བ་ཡིས། །གློ་ནད་སྐད་འགགས་སེལ་བར་བྱེད། །ཚན་དཀར་ཙུ་གང་ཤིང་མངར་དང་། །དགོ་བ་གནའ་བ་ར་དང་ཕྱ། །རྩེའུ་ཆུང་བོང་བུ་སྲིན་བྱ་ཡི། །གློ་བ་སྐམ་པོ་ཞིབ་བརྡུང་ལ། །ཚོད་མ་བྱས་ལ་བཏང་བ་ཡིས། །ཚ་བའི་གློ་ལ་ཐེ་ཚོམ་མེད། །གློ་ནད་ཚད་པ་སྐྱེས་པ་ལ། །ཚན་དང་མནུ་འབྲས་བུ་གསུམ། །ཐང་དུ་བསྐུས་པའི་ཁུ་བ་ཡིས། །ཞག་ལྔའི་བར་དུ་བཏང་བར་བྱ། །དྭངས་སྙིགས་ཕྱེ་ལ

གདར་བར་བྱ། །ཐོག་མ་ཨ་སོ་ལི་ཀ་གཉིས། །སྐྱུར་པོང་སྐབ་རྩ་གཉིས་ལ་སོགས། །གློ་རྩ་ཐམས་ཅད་གདར་བར་བྱ། །གློ་སྦྱོང་བཏང་ཞིང་སྨན་ཡང་བཏང་། །སྤྱོད་ལམ་ཁ་ཟས་གཟབ་པར་བྱ། །གློ་ནད་རྗེས་ལ་གྲང་བར་འགྱུར། །ལུད་པ་འགོག་དཀའ་གཉིད་མེད་ན། །ཁ་གདོང་སྐྲངས་ལ་དང་ཁ་འགགས། །དེ་ལ་ཚིགས་པ་བཞི་ལྔ་བསྲེགས། །རིགས་པས་ཞིགས་དཔྱད་ཐུར་མ་བརྡེག །གློ་བའི་སྐྱོན་གྱིས་སྐད་འགགས་ན། །ཚན་དཀར་སུག་སྨེལ་ཤིང་ཚ་དང་། །ཅུ་གང་ཤིང་མངར་རྒྱུན་འབྲུམ་དང་། །སྤང་རྒྱན་གུར་གུམ་བརྒྱད་པོ་འདི། །ཚན་དཀར་བརྒྱད་པ་ཞེས་བྱ་བ། །ཆུ་གྲང་ཕྱུལ་བ་སྐད་འགགས་སེལ། །ཚངས་པའི་དབྱངས་དང་ལྡན་པར་འགྱུར། །ཚན་དཀར་འོམ་བུའི་མེ་ཏོག་དང་། །ཐ་རམ་དག་གི་འབྲས་བུ་དང་། །རམ་བུ་ལུ་གུ་རྐང་དམར་དང་། །བུ་རམ་དང་ནི་འབྲས་བཏང་ན། །གྲང་བཤལ་ནད་ལ་བདུད་རྩི་འདྲ། །མྱུར་དུ་གཙོད་པར་ཐེ་ཚོམ་མེད། །ཚད་པས་བཤལ་ལ་ཚན་དཀར་དང་། །འབྲས་དང་ད་ཊིག་ལོ་བཙན་དང་། །སྨུག་དང་བུ་རམ་མོན་ཆ་ར། །དེ་རྣམས་ག་ར་དང་སྦྱར་ལ། །ཆུ་གྲང་དག་གིས་ཕྱུལ་བཏང་ན། །ཚ་བཤལ་མྱུར་དུ་ཆད་པར་འགྱུར། །རྟ་མྱུགས་བཤལ་ན་ཚིག་ཐང་བཏང་། །འབྲུ་ནད་མ་ལུས་སེལ་བར་བྱེད། །ཚན་ནག་ཚད་པར་ཡོན་ཏན་སྨན། །ཚན་དཀར་ཡོན་ཏན་བརྒྱད་ལྡན་འདི། །གཞན་ཡང་སྦྱོར་བ་བསམ་མི་ཁྱབ། །

ཨ་ག་རུ་ཞེས་བྱ་བ་ནི། །ཉིན་སྲིབས་བྲག་ཡོགས་དག་ལ་སྐྱེས། །རྩ་བ་སྡོང་པོ་འཁན་པ་འདྲ། །ལོ་མ་སྔོ་སྐྱ་སྨུན་པ་ཡིན། །མེ་ཏོག་སྔོན་པོ་དྲི་ཡང་ཞིམ། །རོ་ནི་ཁ་ལ་རྩུབ་པ་ཡིན། །རང་གི་ནུས་པས་གག་ལྷོག་འཛོམས། །སྲིན་འཛོམས་ནད་སེལ་སྨན་གྱི་མཆོག །དྲོད་ཀྱི་སྡེ་ཚན་དག་ཏུ་འགྲོ །གག་པའི་ནད་རྣམས་སེལ་འདོད་པས། །ཨ་ག་རུ་དང་རྡོ་ཞུན་(གུ་གུལ་ནག་ཟེར)དང་། །ལུད་ཀྱི་ཤ་མོ་ཐལ་བ་དང་། །ར་དུག་ཐར་ནུའི་ཐལ་བ་དང་། །དེ་དག་ར་ཁྲག་དང་སྦྱར་ལ། །ཁོང་བཏང་འབྲུམ་པའི་སྟེང་དུ་བྱུག །གག་པའི་རིགས་རྣམས་སེལ་བར་བྱེད། །གཉན་ནད་ལྷོག་པས་ཉེན་གྱུར་ན། །ཨ་ག་རུ་དང་གུ་གུལ་ནག །མུ་ཟི་སླ་རྩི་ཟངས་རྩི་བ། །ལྷོག་དུག་ནག་པོ་སྨན་ཆེན་དང་། །ལུག་མིག་སེར་པོ་སྤང་སྤོས་དང་། །གསེར་མདོག་དག་ལ་གཞི་བྱས་ལ། །རིལ་བུ་བྱས་ལ་ཁོང་དུ་བཏང་། །སྐྲངས་སྟེང་སར་བྱུག་ཕྱིར་ལ་ཁྲིད། །ལུམས་ནི་སྤྱི་ཡི་ལུམས་ལྟར་བྱ། །གཉན་ནད་གང་ཡིན་འཚོ་བར་འགྱུར། །སྲུང་བའི་སྨན་མཆོག་གང་ཡིན་དང་། །རྐེར་བཏགས་འགོ་བའི་ནད་རྣམས་ཐུབ། །ལྷལ་ཕྱུལ་ན་མཉེས་པར་འགྱུར། །གཞན་ཡང་ཡོན་ཏན་བསམ་མི་ཁྱབ། །

རྨ་ནད་སེལ་བའི་སྨན་མཆོག་ནི། །སྨུག་པོ་དར་ཡ་ཀན་ཞེས་བྱ། །ཕག་ལྷང་པ་ཞེས་གྲགས་པ་ཡིན། །ས་དྲོད་ཆེ་བའི་ཡུལ་དུ་སྐྱེས། །ལོ་མ་ཆེ་ལ་ནང་ནི་སྐྱ། །སྡོང་པོ་སྨུག་ལ་རབ་ཏུ་རིང་། །མེ་

ཧོག་ཆུང་ལ་སྨྱུ་ཆུང་ཙམ། །རོ་ནི་ཁ་ལ་ནུས་པ་བསིལ། །དྲི་ནི་མི་ཞིམ་གདོན་རྣམས་འདུལ། །རང་གི་ལུས་པས་དུག་ནད་དང་། །རྒྱ་ཡི་ཉེས་སྐྱོན་མ་ལུས་སེལ། །ཤའུ་སྐྱེད་ཅིང་འཚོ་བར་བྱེད། །ཚིག་ཐང་ལུས་པས་དུག་འདུལ་ལ། །སྦྱོར་སྡེ་གཞན་སྦྱར་སློམ་ཅི་དགོས། །དུག་རིགས་གང་བྱུང་ནད་རྣམས་ལ། །ཕག་ལྷང་གསེར་མདོག་ཡུང་བ་དང་། །དཔའ་བོ་དཀར་སེར་བྱ་འཕུར་སླེབས། །འབྲི་ཤོ་ཕྲེམ་དང་ཨ་བ་དང་། །སྲན་མ་སྲུན་གསུམ་ཨན་དུམ་རྣམས། །ཞིབ་བྱས་རིལ་བུ་ཆུ་ཡིས་འཕུལ། །ཚོད་པ་ཆེ་ཆུང་བྱེ་བྲག་གི །ཁ་ཟས་བྱེ་བྲག་ཤེས་པར་བྱ། །དུག་ནད་ཐམས་ཅད་སེལ་བར་འགྱུར། །དུག་འཇོམས་སྨན་མཆོག་འདི་ཉིད་ཡིན། །ཕག་ལྷང་བ་དང་མཚལ་དཀར་དང་། །ཨ་བ་དབང་ལག་དོམ་མཁྲིས་དང་། །བྲག་དམར་པོ་ཆུ་ཧ་སོ། །བེ་འབྲས་ཆུ་ནུག་རྣམ་བཙུ་ནི། །ཕག་ལྷང་བ་ཡི་སྦྱོར་སྡེ་ཡིན། །ཞིབ་བཏགས་ཀ་ར་དང་སྦྱར་ལ། །རིལ་བུ་བྱས་ལ་ཁོང་དུ་བཏང་། །རྒྱ་ལ་ནང་རེ་བཞིན་དུ་གདབ། །ཆིངས་དཀྲིས་རྒྱ་ཚས་ལ་སོགས་པ། །ནམ་ཟླ་དུས་བཞིའི་ཚོད་དང་སྦྱར། །མགོ་དང་ཡན་ལག་བྱུང་ཁོག་རྒྱ། །ཇི་ལྟར་ཚབས་ཆེན་ཡིན་གྱུར་ཀྱང་། །སྦྱོར་བ་འདི་ཡིས་སེལ་བར་འགྱུར། །འབྲུགས་དང་རིམས་ནད་ཐམས་ཅད་ལ། །ཚིག་ཐང་བཏང་བས་སོས་པར་འགྱུར། །གཞན་ཡང་སྦྱོར་སྡེ་བསམ་མི་ཁྱབ། །

ལོ་བཙན་ཐེང་བ་ཞེས་བྱ་བ། །རྒྱ་ལོ་རྐང་གཅིག་ཅེས་ཀྱང་བྱ། །སྔོན་པོ་དར་ཡ་ཀན་ཞེས་བྱ། །ཉིན་སྲིབ་ཕྱོགས་མེད་དག་ལ་སྐྱེས། །ལོ་མ་སྔོར་འདྲ་ཙུང་ཟད་སྔོ། །སྡོང་བོ་སྔོན་པོ་ཕྲ་ལ་རིང་། །མེ་ཏོག་སྔོ་དམར་ཕུ་ཤུད་མགོ། །རོ་ནི་ཙུང་ཟད་ཁ་བ་ཡིན། །རང་གི་ལུས་པས་དམར་བཤལ་གཅོད། །ཚིག་ཐང་བཏང་བས་རྒྱུ་མ་ཡི། །ནད་རྣམས་འཇོམས་པར་ཤེས་པར་བྱ། །ལོ་བཙན་ཐེང་བོ་ཨུཏྤལ་སྔོ། །སོན་ལུག་སླ་སྣང་དོམ་མཁྲིས་དང་། །གུར་གུམ་རྒྱ་སྐྱག་ཁྲ་བ་ཡིས། །དམར་བཤལ་ཙད་ནས་གཅོད་པར་བྱེད། །སྐོམ་དུ་གངས་ཆུ་གྲང་མོ་བླུད། །ཟས་སུ་འབྲས་ཀྱི་ཟན་ཡང་བཏང་། །སྐྱུ་བཤལ་ནད་ལ་ཙུང་ཟད་བཏང་། །མང་ན་གྲང་བ་སྐྱེད་པར་བྱེད། །མགོ་ཚག་ཙ་བྱེར་སོང་བ་ལ། །འདིས་ནི་མྱུར་དུ་སྡུད་པར་བྱེད། །སྦྱོར་སྡེ་གཞན་ཡང་བསམ་མི་ཁྱབ། །

ངང་བ་ཚིག་རྒྱུག་དར་ཡ་ཀན། །ཚེར་མ་སྐྱ་བོ་དག་ལ་སྐྱེས། །ལོ་མ་ཕྲ་ལ་ཆུང་བ་ཡིན། །མེ་ཏོག་དཀར་སེར་ཆུང་བ་ལ། །གང་བུ་ནར་མོ་འབྲས་བུ་ནི། །ངང་བ་ཚིག་རྒྱུག་སྲན་མ་ཙམ། །རོ་ནི་ཁ་ལ་དྲི་མི་ཞིམ། །རང་གི་ལུས་པས་སྲིན་ནད་དང་། །གག་པ་འཇོམས་པར་ཤེས་པར་བྱ། །གང་ཞིག་མི་ཟད་སྲིན་ནད་ནི། །སྤྱི་བོ་དག་ནས་རྐང་མཐིལ་བར། །གང་དང་གང་དུ་བྱུང་ཡང་རུང་། །གཙོ་བོ་ངང་བ་ཚིག་རྒྱུག་དང་། །གུ་གུལ་ནག་པོ་ཤིང་ཀུན་དང་། །སླ་རྩེ་སྔོག་སྐྱུ་བྱི་ཐང་ཀ །ལང་ཐང་རྩེ་དང་རྩི་ཏ་རྩེ། །ཟངས་རྩེ་བ་དང་དུག་མོ་ཉུང་། །ཧ་ཤྭགས་མ་དང་ཤ་སློག་པ། །ཚ་མཉམ

ཞིབ་བཏགས་ར་ཁྲག་སྦྱར། །རིལ་བུ་བྱས་ལ་ཁོང་དུ་བཏང་། །ཐང་ཕྲོམ་ཟངས་སྐྱི་ཡང་ཐང་སྐྱེ། །སྲིན་སྨན་རྣམས་དང་ཤ་བའི་ཚིལ། །སྣ་ངའི་ནང་དུ་རྒྱ་བྲུག་ལ། །མཁར་གོང་སྲིན་ཟན་སྒྲིད་གསུམ་སྟེང་། །སེར་བསྲེག་སྲིན་ཙན་བཞག་པར་བྱ། །སྟེང་དུ་སྨན་དང་ཚིལ་ལུ་བསྲེག །ནད་པའི་མགོ་བོ་ཐྲགས་པས་བཏུམ། །ཁ་ནང་དུད་པ་མ་ཤོར་བདུག །རོ་སྟོད་ཡན་ཆད་སྲིན་རྣམས་ནི། །རྒྱ་ཡི་ནང་དུ་འབྱུང་བར་འགྱུར། །རྫེས་ལ་ར་ཡི་སླད་ཁྲག་དང་། །ཤིང་ཀུན་སྔོག་སྐྱུ་དུག་མོ་ཉུང་། །ངང་བ་ཚིག་རྒྱུག་བཏབ་ལ་བཏང་། །ར་ཡི་ཁྲག་ལ་བརྟེན་ནས་ནི། །ཁ་ཟས་དྲོད་མེད་ཟས་ཀྱང་བཏང་། །དེ་ལྟར་བྱས་ན་སྲིན་ནད་སེལ། །གག་པ་བྱུང་ན་བཙོས་ཐབས་བཤད། །ངང་བ་ཚིག་རྒྱུག་སྟག་ཤ་བ། །བོང་བུ་ལན་ཚ་ཅ་ཏ་ར། །གུ་གུལ་ནག་པོ་གཉན་ཐུབ་དང་། །མེ་ཏོག་གསུམ་པ་དུར་བྱིད་དང་། །གསེར་མདོག་དང་ནི་དགུ་བོ་དེ། །ཞིབ་བྱས་ཁོང་བཏང་གདབ་བྱས་ན། །གག་པའི་རིགས་འཇོམས་ཐེ་ཚོམ་མེད། །གཞན་ཡང་ཡོན་ཏན་བསམ་མི་ཁྱབ། །

ཡུང་བ་ཁྲག་ཅན་ཞེས་བྱ་བ། །ལྷོ་རོང་ཟབ་པའི་ཡུལ་ན་སྐྱེས། །ལོ་མ་སྔོག་སྐྱུའི་ལོ་མ་འདྲ། །ཙ་བ་ཕྱི་ཤུན་སྣ་འདྲ་ལ། །ནང་ནི་དམར་སེར་མདངས་དང་ལྡན། །རོ་ནི་ཡིད་ཙམ་ཁ་བ་ཡིན། །རང་གི་ནུས་པས་དུག་ནད་སེལ། །མིག་ནད་སེལ་བའི་དར་ཡ་ཀན། །ཆིག་ཐང་ཤ་དུག་འཇོམས་པར་བྱེད། །ཡུང་བ་རྒྱ་སྤང་ནང་དུ་བདར། །ག་བུར་བཏབ་ལ་བཏང་བྱས་ན། །མིག་ནད་སྐྱ་རིབ་སེལ་བར་འགྱུར། །ཡུང་བ་དང་ནི་ཨ་རུ་ར། །བཙའ་སྒ་རྒྱ་ཙ་ཀ་ར་སྦྱར། །ག་བུར་ཁ་ཚར་བཏབ་བྱས་ནས། །མིག་ལ་ལེགས་པར་བྱུག་གྱུར་ན། །སྐྱ་རིབ་རྒྱ་འཇག་ལ་སོགས་སེལ། །བུ་ཆུང་ཡེར་མའི་ནུ་ཞོ་དང་། །སྐྱེར་དཀར་བར་ཤུན་ཁཎྜ་དང་། །ཟངས་སྐྱི་བ་དང་དྲི་ཆུ་དང་། །ཕུག་རོན་དང་ནུས་བཏབ་བྱས་ན། །མིག་ནད་སེལ་བར་ཐེ་ཚོམ་མེད། །དུག་སྨན་རྣམས་དང་སྦྱར་བཏང་ན། །དུག་ནད་མ་ལུས་སེལ་བར་འགྱུར། །རྩ་ལ་བཏབ་པས་མྱུར་དུ་འཚོ། །སྦྱོར་སྡེ་གཞན་ཡང་བསམ་མི་ཁྱབ། །

སུ་ཉུང་སེར་པོ་ཞེས་བྱ་བ། །ཉིན་སྲིབ་ཁྱད་མེད་རི་ལ་སྐྱེས། །ལོ་མ་ཕྲ་མོ་སྡོང་བུ་རིང་། །མེ་ཏོག་སེར་པོ་མདངས་དང་ལྡན། །འབྲས་བུ་ཤང་རྩེའི་འབྲས་བུ་འདྲ། །རོ་ནི་ཁ་ལ་རབ་ཏུ་རྩུབ། །རང་གི་ནུས་པས་སྲིན་ནད་དང་། །དུག་སེལ་ཚད་རིམས་ཐམས་ཅད་སེལ། །གང་ཞིག་སྲིན་ནད་དག་ལ་ནི། །ཆིག་ཐང་གིས་ཀྱང་འཚོ་བར་འགྱུར། །སུ་ཉུང་སེར་པོ་སླ་སྐྱི་དང་། །ཟངས་སྐྱི་ཙ་བ་སྤྱང་སྤྲོས་དང་། །ཤིང་ཀུན་སྨན་ཆེན་གཡེར་མ་དང་། །གསེར་མདོག་རྒྱ་དག་དགུ་བོ་དེ། །ཞིབ་བྱས་ཤ་བའི་ཁྲག་དང་སྦྱར། །རིལ་བུ་བྱས་ལ་ཁོང་དུ་བཏང་། །སྲིན་ནད་ཐམས་ཅད་མྱུར་དུ་འཇོམས། །དཀར་གསུམ་མངར་གསུམ་སྤང་བར་བྱ། །དུག་ནད་ལ་ནི་སུ་ཉུང་དང་། །གསེར་ཤ་མོ་དང་གསེར

མདོག་དང་། །ཡུང་བ་ཐོང་ང་དཀར་སེར་དམར། །དཔའ་བོ་སེར་པོ་སྤང་རྒྱན་དཀར། །བརྒྱད་སྦྱོར་ཆུས་ཕྱུལ་བཏང་བྱས་ན། །དུག་ནད་ཐམས་ཅད་སེལ་བར་འགྱུར། །ཚིག་ཐང་ནུས་པས་ཚད་རིམས་སེལ། །གཞན་ཡང་ཡོན་ཏན་བསམ་མི་ཁྱབ། །

བད་ཀན་འདུལ་བྱེད་སྣ་ཆུང་བ། །ཤ་ལ་ཡུ་ཐུང་ཞེས་ཀྱང་བྱ། །སྲིབ་རིའི་སྤང་ལ་སྐྱེས་པ་སྟེ། །ལོ་མ་སྲུམ་འཕྲུག་མདངས་དང་ལྡན། །སྡོང་བུ་རིང་ལྡེམ་མེ་ཏོག་སེར། །རོ་ནི་ཁ་ལ་ཚ་བ་ཡིན། །རང་གི་ནུས་པས་བད་ཀན་དང་། །དུག་ནད་གཟེར་རིམས་ཐམས་ཅད་སེལ། །ཚིག་ཐང་བསྐུས་པའི་ཁྲུ་བ་ནི། །ནང་ཟླ་འཕྱུང་ན་བད་ཀན་དང་། །སྐྱ་སེར་ནག་པོ་འདུལ་བར་བྱེད། །སྣ་ཆུང་བ་དང་ཏིག་ཏ་དང་། །ཨུ་སུ་མནུ་སྣ་སྐྱུ་སྦྱར། །བད་ཀན་འདུལ་བའི་དར་ཡ་ཀན། །ཁ་ཟས་སྐྱུ་ལ་བཅུད་མེད་བཏང་། །སྐོམ་དུ་མཚོ་དར་རས་པ་བཏང་། །ཡང་ན་ཆུ་སྐོལ་བཏང་བར་བྱ། །སྤྱོད་ལམ་ངལ་དང་ཐང་ཚད་སྤང་། །བད་ཀན་གཞན་གྱི་དར་ཡ་ཀན། །དུག་ནད་གཟེར་རིམས་གང་ཡིན་ལ། །སོ་སོ་འཛོམས་པའི་སྨན་ཉིད་ཀྱི། །གཙོ་བོ་ཐུན་ཆེ་བཏང་གྱུར་ན། །དུག་ནད་གཟེར་རིམས་ཐམས་ཅད་འཛོམས། །འདི་ཡི་སྦྱོར་སྡེ་བསམ་མི་ཁྱབ། །

སྤྲུ་བ་དག་ལ་རྣམ་པ་གསུམ། །དཀར་པོ་ནག་པོ་སྔོན་པོ་འོ། །ཉིན་སྲིབ་གཉིས་ཀྱི་རི་ལ་སྐྱེས། །ལོ་མ་ནག་རྩུབ་སྡོང་བུ་འཕྲུག །སྤྲུ་བ་ནག་པོ་ཞེས་ཀྱང་བྱ། །རྙོག་པའི་ནད་ལ་འདི་ཉིད་བསྔགས། །སྤྲུ་བ་སྔོན་པོ་ལོ་མ་དང་། །མེ་ཏོག་སྔོན་པོ་སྔོ་ལ་མཉེན། །སྲིན་འདུལ་ཕྱིར་ནི་ཁོང་དུ་བཏང་། །སྙིང་ནས་ལུམས་བྱས་བདེ་བར་འགྱུར། །བ་སྤྲུ་དཀར་པོ་ཞེས་བྱ་བ། །ལོ་མ་སྔོ་སྐྱ་མཉེན་པ་ལ། །སྡོང་བུ་རིང་ལྡེམ་མེ་ཏོག་དཀར། །འབྲས་བུ་བྲེ་གའི་འབྲས་བུ་འདྲ། །རོ་ནི་ཁ་ལ་དྲི་མི་ཞིམ། །རང་གི་ནུས་པས་ཁྲག་གཅོད་ཅིང་། །རྙོག་པ་འདུལ་ལ་སྐྲངས་པ་འཛོམས། །བ་སྤྲུ་དཀར་པོའི་རྩ་བ་ནི། །སྲུམ་བཙོས་ཟྭ་ནང་གདབ་བྱས་ན། །ཟྭ་སྐོར་རྣམ་གསུམ་གང་ཡིན་ཡང་། །ཁྲག་གཅོད་གདོན་རྙོག་སྲུང་བར་བྱེད། །རྙོག་པའི་སྐྲངས་རྣམས་གང་ཡིན་གྱི། །སྙིང་དུ་ལུམས་བྱས་སྦྱུར་དུ་བདེ། །ཏུ་རུ་ཀ་གར་འགྲོའི་སྨན་དག་ལ། །འདི་བཏང་ནད་སེལ་འགྱུར་བ་ཡིན། །གཞན་ཡང་ཡོན་ཏན་བསམ་མི་ཁྱབ། །

ཧ་བོན་པ་ཞེས་བྱ་བ་ནི། །སྲིབ་རི་དག་ལ་སྐྱེས་པ་སྟེ། །ལོ་མ་རམ་བུ་འདྲ་ལ་རིང་། །མེ་ཏོག་རིང་པོ་དཀར་དམར་ལ། །སྤྱང་ཀིའི་མཇུག་མའི་དབྱིབས་ལྟ་བུ། །རྩ་བ་རིང་ཐུན་ཐམས་ཅད་གཅིག་ཏུ་འབྲེལ། །ལི་ག་དུར་དང་སྐྱེས་ལུགས་གཅིག །རོ་ནི་ཁ་ལ་ནུས་པ་བསིལ། །ཚིག་ཐང་ནུས་པས་མགོ་ནད་(གློ་ནད་ཟེར་བའང་འདུག)སེལ། །རིམས་དང་དུག་ནད་མགོ་ནད་རྨ་ནད་འཚོ། །རང་རང་སྦྱོར་སྡེའི་ནང་དུ་བཟླ། །དུག་ནད་དེ་དག་འཚོ་བར་འགྱུར། །སྦྱོར་སྡེ་གཞན་ཡང་བསམ་མི

ཁྲབ། །

ཏྲི་མཆོག་རྒྱལ་པོ་ཏང་ཀུན་ནི། །སྲིབ་རིའི་ཁ་ལུང་དག་ལ་སྐྱེས། །ཕོ་མོ་རིགས་གཉིས་ཡོད་པ་སྟེ། །ལོ་མ་སྔོ་ནག་མདངས་དང་ལྡན། །སྡོང་པོ་སྦོམ་ལ་མེ་ཏོག་དཀར། །རྩ་བ་བ་སྤྲུ་དཀར་པོ་འདྲ། །ཕོ་ནི་ཏང་ཀུན་ཤེས་པར་བྱ། །མོ་ཡི་ཏང་ཀུན་མཚན་ཉིད་ནི། །ལོ་མ་འདྲ་སྟེ་མེ་ཏོག་མེད། །ཏང་ཀུན་མོ་ཡི་རིགས་ཡིན་ཏེ། །རོ་ནི་མངར་ཚ་དྲི་བསུང་ཞིམ། །རང་གི་ནུས་པས་ཤ་དུག་ནད། །ཚམ་རིམས་སྙིང་རླུང་སེལ་བར་བྱེད། །བད་ཀན་ནད་ལ་བདུད་རྩི་འདྲ། །ཏང་ཀུ་སེར་ཤ་ཨ་རུ་ར། །ཉུང་མའི་ས་བོན་མེ་ཏོག་དང་། །བོང་ང་དཀར་སེར་དམར་པོ་སྦྱར། །ཚང་བཟང་དག་དང་སྦྱར་བཏང་ན། །ཤ་དུག་ནད་རྣམས་སེལ་བར་བྱེད། །ཚད་རིམས་ནད་ལ་ཆིག་ཐང་མཆོག །སྙིང་རླུང་ནད་ལ་ཏང་ཀུ་དང་། །ཛཱ་ཏི་ཤིང་ཀུན་སྙིང་ཞོ་ཤ །འབྲས་བུ་གསུམ་དང་ལུག་ཚོན་སྙིང་། །ཞིབ་བཏགས་མར་ཁུ་བུ་རམ་སྦྱར། །ཞག་བཅུ་བསྟེན་ན་སྙིང་རླུང་སེལ། །ཧ་བོང་མི་ཆོལ་འབྲུ་མར་གྱིས། །སྦུགས་པ་བྱ་བ་རྒྱུན་མི་བཅད། །སེམས་ལས་སྨྱོ་ངན་འཐབ་རྩོད་དང་། །ཆུ་བརྒྱལ་གཟར་འགྲོ་རབ་ཏུ་ཕང་། །བད་ཀན་སྨུག་སེར་ནག་པོ་ལ། །ཏང་ཀུན་ཏིག་ཏ་མ་ནུ་སྨ །ཏོང་ལེན་འབྲས་བུ་གསུམ་པོ་དང་། །བསེ་ཡབ་འུ་སུ་རྒྱམ་ཚ་དང་། །ཟིན་ཏིག་སྨ་ཆུང་བཅུ་གསུམ་པོ། །ཞིབ་བཏགས་ག་རའི་ཧ་ལ་སྦྱོར། །ཆུ་སྐོལ་ཕུལ་ནས་ནང་ཁུ་བཏང་། །བད་ཀན་ནད་རྣམས་སེལ་བར་འགྱུར། །གཞན་ཡང་སྦྱོར་སྡེ་བསམ་མི་ཁྱབ། །

ཤེ་རི་ཁནྡ་ཞེས་བྱ་བ། །དཔལ་གྱི་ཤིང་གི་ནད་སེལ་ཟེར། །ཤིང་སྡོང་ཆེ་ལ་ཏན་པོ་འདྲ། །མེ་ཏོག་སྔོན་པོ་ཡལ་ག་རྒྱས། །ཐམས་ཅད་རྡོ་རྗེ་སྙིག་པོ་འདྲ། །འོ་མའི་རྒྱ་མཚོའི་ནང་ན་སྐྱེས། །དེ་ལ་ཁནྡ་བྱས་པས་ནི། །རོ་ནི་ཁ་ལ་ཡིད་ཙམ་ཚ། །རང་གི་ནུས་པས་སྨད་དུ་འདྲེན། །ནད་རྣམས་མ་ལུས་གང་ཡིན་གྱི། །སྦྱོང་སྨན་ཀུན་གྱི་གཙོ་བོ་ཡིན། །ལྷ་རྣམས་ཀུན་གྱིས་བསྐྱེད་པའི་སྨན། །ཤེ་རི་ཁནྡ་དན་དུར་བྱེད། །དོང་ག་ཡ་བག་ཀླ་ར་སྦྱར། །རླུང་མཁྲིས་བད་ཀན་འདུས་པའི་ནད། །གང་སེལ་གཉེན་པོར་སྦྱོར་བར་བཤད། །དེ་དག་ནད་རྣམས་ཐམས་ཅད་སེལ། །སྦྱོར་བ་ཀུན་གྱི་གྲོགས་སུ་འགྲོ །གཞན་ཡང་སྦྱོར་བ་བསམ་མི་ཁྱབ། །

སྨྱུང་རྩི་སྤྲུས་ཞེས་བྱ་བ་དེ། །ནགས་རི་འཕྲུག་པོའི་སྤང་མཐོར་སྐྱེས། །ལོ་མ་བྲ་ལ་སྟུམ་པ་ཡིན། །སྡོང་པོ་རིང་ལ་མེ་ཏོག་སེར། །རྩ་བ་སེར་པོ་གླ་སྒང་འདྲ། །རོ་ནི་ཁ་ལ་བསྐ་བ་ཡིན། །རང་གི་ནུས་པས་རྨ་རྣམས་ཀྱི། །རྣག་ཆུ་སྐེམས་དང་འདྲུབ་པར་བྱེད། །ཕྱི་བུར་ཚད་རིམས་སྨྱུར་དུ་སེལ། །མགོ་དང་བྱང་ཁོག་ཡན་ལག་རྨ། །གང་ཡང་རུང་བ་ཐམས་ཅད་ལ། །སྨྱུང་རྩི་བ་དང་བྱི་ཚེར་མ། །དབང་ལག་ཨ་བ་དོམ་མཁྲིས་དང་། །སྟག་ཤ་རྒྱ་དུས་སྲད་མ་དམར། །ཡུ་མོ་མདེའུ་འབྱིན་ཨ

པི་ཤ །སྣེ་གུ་རམ་ཡག་བཙུ་གཅིག་པོ། །ཞིབ་བཏགས་སྦྲང་རྩིས་རིལ་བུ་བྱ། །རྨར་བཏབ་ཁོང་བཏང་ཟས་བཅོས་བྱ། །སྦྱར་དུ་འཚོ་བར་ཤེས་པར་བྱ། །དཔྱད་ནི་གཞུང་ཆེན་རྣམས་དང་འདྲ། །གློ་བུར་ཚད་རིམས་དྲག་པོ་ལ། །སྨྱང་རྩི་བ་དང་སྤོང་རི་དང་། །ཏིག་ཏ་ཧོང་ལེན་འབྲུག་ཏུས་ཐང་། །བཏང་བས་ཚད་རིམས་འཁྲུ་བ་གཅོད། །ཚད་པ་སྙིང་དང་མཁྲིས་ནད་སྙིང་། །ལུས་ལ་རྒྱས་པར་གྱུར་པ་ལ། །སྨྱང་རྩི་སྤྲུས་དང་བ་ལེ་ཀ །ཏིག་ཏ་སྐྱེར་བའི་བར་ཤུན་དང་། །བ་ཤ་ཀ་དང་གཡེར་ཆུང་དང་། །པུ་རྩེ་ཤེལ་དང་སྐྱུ་རུ་ར། །ཐང་བཏང་ཚད་སྙིང་མཁྲིས་ནད་སེལ། །གཞན་ཡང་ཡོན་ཏན་བསམ་མི་ཁྱབ། །

སྲིན་ནད་འཇོམས་པའི་མེ་ཏུ་རྩེ། །ས་གཞི་དྲོད་ཆེའི་ཡུལ་ན་སྐྱེས། །ལོ་མ་སྔོ་སྐྱན་ཕུང་པོ་ཆེ། །སྡོང་པོ་ཕྲལ་མེ་ཏོག་སེར། །འབྲས་བུ་དམར་ལེབ་མེ་ཏུ་རྩེ། །རོ་ནི་ཁ་ལ་མངར་བ་ཡིན། །རང་གི་ནུས་པས་སྲིན་ནད་འཇོམས། །ལུས་ཀྱི་སྟོད་སྨད་གང་ཡིན་གྱི། །སྲིན་ནད་གང་བྱུང་ཐམས་ཅད་ལ། །མེ་ཏུ་རྩེ་དང་ལང་ཐང་རྩེ། །ཁྱི་ཏང་ཀ་དང་ཤིང་ཀུན་དང་། །ཤ་སྨོག་ཧ་ལྦགས་དུག་མོ་ཉུང་། །མེ་ཏུ་རྩེ་ནི་བདུན་པ་སྟེ། །ཞིབ་བཏགས་ར་ཡི་ཁྲག་གིས་སྦྱ། །རིལ་བུ་བྱས་ལ་ཁོང་དུ་བཏང་། །ཤ་བའི་ཚིལ་བུས་བདུག་པར་བྱ། །དེས་ནི་སྲིན་གྱི་གྲོང་ཁྱེར་སྟོང་། །སྦྱོར་སྡེ་གཞན་ཡང་བསམ་མི་ཁྱབ། །

སྨན་མཆོག་དོང་ག་ཞེས་བྱ་བ། །དཔེན་པ་དྲོད་ཆེའི་ས་ལ་སྐྱེས། །སྡོང་པོ་ཆུང་ལ་གཅིག་ཕྱུར་སྐྱེས། །ལོ་མ་མེ་ཏོག་ཆུང་བ་ལ། །རང་ཉིད་ཤིང་གཞན་དག་ལ་འཁྲི། །ལོང་ག་ཁྲག་གིས་བརྒྱངས་པ་འདྲ། །རོ་ནི་ཁ་ལ་ཡིད་ཙམ་ཚ། །རང་གི་ནུས་པས་ནད་རྣམས་བཤལ། །སྦྱོང་སྨན་རྣོན་པོ་གཞན་གྱི་སྙིང་། །དོང་ག་འཕང་ལོ་བདུན་བཏང་ན། །ནད་རྣམས་གང་འཇོམས་སྨན་བཏང་ན། །ནད་དེ་འཇོམས་པར་ཐེ་ཚོམ་མེད། །དོང་ག་དུར་བྱེད་དཔལ་གྱི་ཤིང་། །གུར་གུམ་དང་ནི་བཞི་པོ་དེ། །དོང་གབཞི་སྦྱོར་ཞེས་བྱ་སྟེ། །ཆུ་དྲོན་འཕུལ་བཏང་མཆིན་ནད་འཇོམས། །དོང་ག་གསེར་མདོག་རྒྱ་ཚ་དང་། །ལ་ལ་ཕུད་དང་པི་པི་ལིང་། །དོང་གའི་སྦྱོར་བ་ལྔ་པོ་འདི། །དྲོད་ཆེ་མེ་འདྲའི་སྨན་སྦྱོར་ཡིན། །ཕོ་བའི་མེ་དྲོད་སྐྱེད་བྱེད་ལ། །ཕོ་བའི་ནད་རྣམས་མ་ལུས་སེལ། །དོང་ག་དུར་བྱེད་དབན་ད་དང་། །ཤུ་དག་མ་ནུ་ལ་ལ་ཕུད། །གསེར་མདོག་ཏུ་ཧ་ཀྱེ་སྨྱང་ཚ། །དོང་གའི་སྦྱོར་བ་དགུ་པོ་འདི། །ཚ་མཉམ་ཆུ་དྲོན་ཕུལ་བཏང་ན། །ཕོ་བའི་ནད་རྣམས་མ་ལུས་འཇོམས། །གཞན་ཡང་ཡོན་ཏན་བསམ་མི་ཁྱབ། །

བ་ཤ་ཀ་ཞེས་བྱ་བའི་ཤིང་། །ལྷོ་རོང་ཤིང་གི་ནགས་ན་སྐྱེས། །སྡོང་པོ་ཆེ་ལ་ལོ་མ་མཐུག །མེ་ཏོག་བྱ་ཡི་མཆུ་དང་འདྲ། །རོ་ནི་ཁ་ལ་ནུས་པ་བསིལ། །རང་གི་ནུས་པས་གཟེར་རིམས་དུག །

མདོར་ན་ཚད་ནད་ཁྲག་མཁྲིས་སེལ། །བ་ཤ་ཀ་ཡི་ཆིག་ཐང་གིས། །དེ་དག་ཐམས་ཅད་སེལ་འགྱུར་ན། །སྦྱོར་སྡེ་གཞན་ལ་སྨོས་ཅི་དགོས། །གཞན་ཡང་ཡོན་ཏན་བསམ་མི་ཁྱབ། །

བ་ལེ་ཀ་ཞེས་བྱ་བའི་ཤིང་། །ཤིང་གཞན་དག་ལ་འཁྲིས་ནས་སྐྱེས། །བསེ་ཤིང་མདོག་འདྲ་མེ་ཏོག་དང་། །འབྲས་བུ་མེད་དོ་རོ་ཁ་རྩུབ། །རང་གི་ནུས་པས་བད་ཀན་དང་། །གཉེར་རིམས་ཁྲག་ནད་མ་ལུས་སེལ། །བད་ཀན་ཚད་པ་དང་བསྡོངས་ན། །བ་ལེ་ཀ་དང་ཨུ་སུ་དང་། །མ་ནུ་སླེ་ཏྲེས་ཀན་ཏ་རི། །སྣ་དང་དུག་མོ་ཉུང་ཏིག་ཏ། །འབྲས་བུ་གསུམ་དང་བཅུ་པོ་འདི། །བ་ལེ་ཀ་ཡི་སྦྱོར་བ་སྟེ། །ཞིབ་བཏགས་ཆུ་གྲང་དག་གིས་ཕྱུལ། །གང་རྒྱུས་རྩ་རྣམས་གཏར་བར་བྱ། །ཆང་དང་ལུག་ཤ་དྲོད་རྣམས་སྤང་། །རིམས་ནད་རྒྱས་པའི་མི་དག་ལ། །བ་ལེ་ཀ་དང་འབྲས་བུ་གསུམ། །སྤོང་རི་ཟྲིལ་ཏིག་རྣམ་པ་གཉིས། །བ་ཤ་ཀ་དང་པར་པ་ཏ། །ཐང་བཏང་སྐོལ་ནས་བཏང་བར་བྱ། །རིམས་ནད་མ་ལུས་སེལ་བར་འགྱུར། །གཞན་ཡང་སྦྱོར་སྡེ་བསམ་མི་ཁྱབ། །

དཔའ་བོ་སེར་པོ་ཞེས་བྱ་བ། །ས་གཞི་འབོལ་བའི་ས་ལ་སྐྱེས། །ལོ་མ་སྔོན་པོ་བ་སྤུ་འདྲ། །མེ་ཏོག་སེར་པོ་ཆུང་བ་སྟེ། །རྩ་བ་ཁོང་སྟོང་ཁ་དོག་སེར། །རོ་ནི་ཁ་ལ་ནུས་པ་བསིལ། །རང་གི་ནུས་པས་དུག་ནད་འཇོམས། །དཔའ་བོ་སེར་པོ་གསེར་མདོག་དང་། །ཁྱུང་སྡེར་དཀར་སྨུག་བོང་ང་དམར། །གླང་ཆེན་ཆིག་ཐུབ་བྱ་འཕུར་སླེབས། །རེ་རལ་གསེར་ཐིག་ཉུང་མའི་ཞུན། །ཡུང་དཀར་འོམ་བུ་སྐྱེར་ཐལ་རྣམས། །ཞིབ་བཏགས་སྦྲེ་མ་རིལ་བུ་བྱ། །མི་ན་བ་ཡི་སྲུང་བ་སྟེ། །ནད་པ་དག་ལ་བཏང་བས་འཚོ། །ཚད་རིམས་གཉེར་ནད་འཇོམས་འདོད་པས། །དེ་དག་རྣམས་ཀྱི་སྨན་གྱི་སྙིང་། །གཙོ་བོ་དཔའ་བོ་སེར་པོ་བཏང་། །ནད་རྣམས་ཐམས་ཅད་སེལ་བར་འགྱུར། །གཞན་ཡང་སྦྱོར་བ་བསམ་མི་ཁྱབ། །

དྲོད་ཀྱི་རྒྱལ་པོ་ཙི་ཏྲ་ཀ །ས་གཞི་དྲོད་ཆེའི་ཡུལ་དུ་སྐྱེས། །ལོ་མ་གཡེལ་ལ་ཉ་ག་ཅན། །སྡོང་པོ་བཙོད་ཀྱི་རྩ་བ་འདྲ། །རོ་ནི་ཚ་ལ་མངར་བ་ཡིན། །རང་གི་ནུས་པས་གྲང་ཀླུང་དང་། །སྐྲན་རིགས་ཐམས་ཅད་འཇོམས་པར་བྱེད། །དྲོད་ཀྱི་རྒྱལ་པོ་ཙི་ཏྲ་ཀ །འདི་ཡི་སྦྱོར་བ་མེ་དང་འདྲ། །འདི་ཡི་སྦྱོར་བ་འདི་ལྟ་སྟེ། །ཙི་ཏྲ་ཀ་དང་སེ་འབྲུ་དང་། །དོང་ག་ཨུ་སུ་པི་ལིང་དང་། །ལྡེ་བོ་ཚ་མཉམ་སྦྱན་མར་སྦྱར། །བད་ཀླུང་གྲང་སྐྲན་མཁལ་ནད་སེལ། །ཙི་ཏྲ་ཀ་དང་དོང་ག་དང་། །ཀ་པེད་ཨ་འབྲས་འཛམ་འབྲས་དང་། །པི་པི་ལིང་དང་ལ་ལ་ཕུད། །སེ་འབྲུ་ད་ཏྲིག་ཆ་མཉམ་ལ། །ཀ་ར་དྲུག་འགྱུར་བཏང་བྱས་ན། །སྟོད་སྨད་ཚ་གྲང་ནད་རྣམས་དང་། །ཀླུང་མཁྲིས་བད་ཀན་ཁྲག་ནད་སེལ། །གཞན་ཡང་སྦྱོར་བ་བསམ་མི་ཁྱབ། །

བསིལ་དྲོད་སྨོམས་པའི་ལི་ག་དུར། །ཆུ་ཡི་ནང་ན་སྐྱེས་པ་སྟེ། །ལོ་མ་འབྲས་ཀྱི་ལྗང་བུ

འབྲ། ། སྔོང་བུ་རྩ་ཡི་སྔོང་བུ་འབྲ། ། རྩ་བ་སྨོན་བུ་སྐམ་པོ་འབྲ། ། རོ་ནི་ཚ་ལ་མངར་བ་ཡིན། ། རང་གི་ནུས་པས་ཚད་རིམས་དང་། ། གློ་ནད་སེལ་ལ་སྐྲངས་པ་འདུལ། ། ཆུ་སེར་ཐམས་ཅད་འདྲེན་པར་བྱེད། ། ལི་ག་དུར་དང་ཨུ་སུ་དང་། ། ཨུཏྤལ་སྔོན་པོ་ཏིག་ཏ་དང་། ། དཔའ་བོ་སེར་པོ་གསེར་མདོག་དང་། ། སྔོང་རི་ཐེལ་བ་ཅན་དང་དྲུག ། ཞིབ་བཏགས་ཕྱེ་མ་ཆུ་སྐོལ་ཕུལ། ། བད་ཀན་ཚ་གྲང་མེད་པ་དང་། ། དུག་རིགས་གང་ཡིན་ཐམས་ཅད་དང་། ། རིམས་གཟེར་ཁྲག་ནད་མ་ལུས་འཇོམས། ། གཞན་ཡང་ཡོན་ཏན་བསམ་མི་ཁྱབ། །

གསེར་ལ་མེ་ཏོག་ཅེས་བྱ་བ། ། བྲག་དང་གྲམ་ཁྲོད་དག་ན་སྐྱེས། ། ལོ་མ་དབྱི་ཆུང་བ་དང་འདྲ། ། སྔོང་བུ་ཕྲ་རིང་ས་གཞི་ཁྱབ། ། མེ་ཏོག་ས་གཞི་འོད་དུ་འབར། ། འབྲས་བུ་གཟོང་བུ་ཆུང་ཆུང་འདྲ། ། རང་གི་ནུས་པས་ཚ་རིམས་དང་། ། དུག་ནད་མཁྲིས་ནད་བད་ཀན་འཇོམས། ། གསེར་གྱི་མེ་ཏོག་སྐྱུ་རུ་ར། ། ཏིག་ཏ་དང་ནི་འབྲས་བུ་གསུམ། ། ཐང་དུ་བསྐུས་པ་བཏང་གྱུར་ན། ། བད་མཁྲིས་བསྡོངས་པའི་ནད་རྣམས་དང་། ། མཁྲིས་སྐྲན་ནད་རྣམས་སེལ་བར་བྱེད། ། གསེར་ལ་མེ་ཏོག་ཕུ་རྩེ་ཞེལ། ། སྐྱུ་རུ་ར་དང་ཏིག་ཏ་རྣམས། ། ཕྱེ་མ་ཆུ་སྐོལ་ཕུལ་བཏང་ན། ། ཚད་རིམས་དོན་སྣོད་གང་ཡིན་ནད། ། སོ་སོ་གཉེན་པོའི་སྨན་བཏང་ན། ། དེ་དག་མ་ལུས་མྱུར་དུ་སེལ། ། གཞན་ཡང་སྦྱོར་སྡེ་བསམ་མི་ཁྱབ། །

ཨ་རུ་ར་ཞེས་བྱ་བའི་ཤིང་། ། སྔོང་པོ་ཆེ་ལ་ལོ་མ་མཐུག ། མེ་ཏོག་སེར་ལ་འབྲས་བུ་ནི། ། རིགས་ལྔ་དག་ཏུ་འབྱུང་བ་ཡིན། ། རོ་དྲུག་དག་དང་ལྡན་པ་སྟེ། ། ནུས་པས་འབྱུང་བ་བཞི་ཡི་ནད། ། ཐམས་ཅད་སེལ་བར་ཐེ་ཚོམ་མེད། །

བ་རུ་ར་ཞེས་བྱ་བ་ནི། ། ཤིང་སྔོང་སེར་སྐྱ་ཆེ་བ་ལ། ། ལོ་མ་ལེབ་སྔོར་མདངས་མི་གསལ། ། མེ་ཏོག་དཀར་སྐྱ་ཆུང་བ་ཡིན། ། འབྲས་བུ་བ་རུ་ར་ཞེས་བྱ། ། ཨ་རུ་ར་དང་ཡོན་ཏན་མཉམ། ། རོ་ནི་ཁ་མངར་ཚ་སྐྱུར་བཞི། ། རོ་ནི་ཁ་བས་ནད་རྣམས་སེལ། །

སྐྱུ་རུ་ར་ཞེས་བྱ་བའི་ཤིང་། ། ཚད་པ་ཆེ་བའི་ཡུལ་དུ་སྐྱེས། ། སྔོང་པོ་རིང་ལྷེམ་ལོ་མ་ཆེ། ། མེ་ཏོག་དམར་སེར་མདངས་མི་གསལ། ། འབྲས་བུ་སྐྱུ་རུ་ར་ཞེས་བྱ། ། རོ་ནོ་མངར་སྐྱུར་ཁ་བ་དང་། ། བསྐ་དང་རྣམ་པ་བཞི་པོར་བཅས། ། རང་གི་ནུས་པས་མི་ལུས་ཀྱི། ། བཞི་བརྒྱ་རྩ་བཞིའི་ནད་རྣམས་སེལ། ། འབྲས་བུ་གསུམ་གྱི་སྨན་གྱི་མཆོག ། ནད་སེལ་སྦྱོར་བ་དཔག་ཏུ་མེད། ། ཡོན་ཏན་བཤད་ཀྱིས་མི་ལང་ངོ་། །

སྨོན་ལུག་གླ་སྒང་ཞེས་བྱ་བ། ། སྤང་ཤས་མཐུག་པོའི་ས་ལ་སྐྱེས། ། ལོ་མ་ཕྲལ་རབ་ཏུ་ཆུང་། ། རྩ་བ་ཕྲལ་སྒོང་པོ་སྟེ། ། ས་འོག་ཐམས་ཅད་ཁྱབ་པར་སྐྱེས། ། རོ་ནི་ཚ་ལ་བསྐ་དང་བཅས། ། རང་གི

ཉུས་པས་བད་ཀན་ནད། །སྒོ་ལས་གྱུར་པའི་སྐད་འགགས་སེལ། །ཆིག་ཐང་ཡུན་དུ་བསྟེན་གྱུར་ན། །ལྷ་བའི་རིགས་ནི་འཇོམས་པར་བྱེད། །མོན་ལུག་གླ་སྒང་ཤིང་མངར་དང་། །ཚན་དཀར་རྒྱ་སྐག་བཞི་སྦྱོར་སྡེ། །ཀ་ར་དྲུག་འགྱུར་ཆུ་གྲང་རྟ། །ཞག་བཅུ་བཏང་ན་སྒོ་བ་ལ། །ཚད་སྐྱེས་བད་ཀན་སྐད་འགགས་སེལ། །གླ་སྒང་དབང་ལག་བ་ལེ་ཀ །བོང་ང་དཀར་པོ་དག་དང་བཞི། །ཐང་དུ་བསྐུས་པའི་ཁུ་བའི་ནང་། །(ཤིང)འབྲས་བིལ་བའི་ཕྱེ་མ་གདབ། །དམར་བཤལ་མྱུར་དུ་གཅོད་པར་བྱེད། །རྒྱུ་ཡོང་ཚད་པ་སེལ་བར་བྱེད། །གཞན་ཡང་སྦྱོར་སྡེ་བསམ་མི་ཁྱབ། །

ཐལ་ཀར་རྡོ་རྗེ་ཞེས་བྱ་བ། །ཤིང་ཆུང་ཕྲལ་ཆུང་བ་ལ། །ལོ་མ་ཕྲལ་ཆུང་བ་སྡེ། །གང་བུ་རིང་ལ་འབྲས་བུ་ནི། །ཁྱི་ཡི་ཕོ་མཚན་འདྲ་ལ་སེར། །རོ་ནི་ཡིད་ཙམ་མངར་བ་ཡིན། །རང་གི་ནུས་པས་ཆུ་སེར་སྐེམས། །ཆུ་སེར་རྒྱས་པར་གྱུར་པ་ན། །ཐལ་ཀར་རྡོ་རྗེ་སྤོས་དཀར་དང་། །སོ་མ་ར་ཙ་ཏིལ་དཀར་ནག །ཟི་ར་དཀར་ནག་གུ་གུལ་བརྒྱད། །སེང་ལྡེང་སྨུ་ཟི་བཅུ་པོ་སྦྱར། །ཆུ་སེར་ནད་རྣམས་ཐམས་ཅད་འདྲེན། །ཆུ་སེར་འདྲེན་བྱེད་སྨན་རྣམས་ཀྱི། །སྦྱོར་སྡེ་དག་ཏུ་འགྲོ་བས་ན། །འདི་ཡི་ཡོན་ཏན་བསམ་མི་ཁྱབ། །

བསེ་ཡབ་ཤིང་སྡོང་ཆེ་བ་ལ། །ལོ་མ་ཆེ་ལ་མེ་ཏོག་དཀར། །གང་བུ་རིང་ལ་འབྲས་བུའི་དབྱིབས། །མེ་ཏྲུ་རྩེ་དང་འདྲ་བ་ཡིན། །རོ་ནི་སྐྱུར་ལ་ཡིད་ཙམ་མངར། །རང་གི་ནུས་པས་སྨུག་པོ་འཇོམས། །རྣ་བའི་ནད་ཀྱི་བདུད་རྩི་ཡིན། །བསེ་ཡབ་ཞུ་སུ་ཏིག་ཏ་གསུམ། །ཆ་མཉམ་ཐང་གིས་ཚད་རིམས་སེལ། །མཆོག་ཏུ་བད་ཀན་སྨུག་པོ་འཇོམས། །བསེ་ཡབ་དུག་མོ་ཉུང་དང་ནི། །གསེར་གྱི་མེ་ཏོག་ཕུ་རྩེ་ཤེལ། །བད་སྨུག་མཁྲིས་ནད་རྙིང་བ་སེལ། །གཞན་ཡང་སྦྱོར་སྡེ་བསམ་མི་ཁྱབ། །

སྟོད་དུ་འདྲེན་པའི་པོ་སོ་ཆ། །ཚད་རོང་དག་ན་སྐྱེས་པ་ཡིན། །ཤིང་ཕུང་ཆེ་ལ་རབ་ཏུ་མཁྲེགས། །ལོ་མ་སྟུམ་ལ་ཕྲ་བ་སྡེ། །མེ་ཏོག་དཀར་ལ་འབྲས་བུ་ནི། །མི་ཀྲན་དག་གི་འབྲས་བུ་འདྲ། །རོ་ནི་ཚ་ལ་སྟུམ་པ་ཡིན། །རང་གི་ནུས་པས་བད་ཀན་དང་། །ནད་རྣམས་ཐམས་ཅད་གྱེན་དུ་འདྲེན། །སོ་ཆ་མེད་པར་སྐྱུགས་གཏོང་བ། །སྐྱུགས་ཐོན་ནད་ནི་ཐོན་མི་འགྱུར། །སོ་ཆ་དང་ནི་རི་ཤོ་བ། །འབྲི་ཏ་ཤིང་མངར་དན་ད་རྣམས། །རྩ་བ་དག་ཏུ་བཞག་བྱས་ལ། །དོན་སྟོད་སོ་སོ་གང་ཡིན་དང་། །ནད་རྣམས་སོ་སོའི་ཁ་བསྒྱུར་བཏང་། །དེ་དག་མ་ལུས་མྱུར་དུ་སེལ། །གཞན་ཡང་ཡོན་ཏན་བསམ་མི་ཁྱབ། །

སོ་མ་ར་ཙ་ཞེས་བྱ་བ། །ནགས་རི་མཐུག་པོའི་ནང་ན་སྐྱེས། །སྡོང་པོ་ཕྲལ་ལོ་མ་ཆུང་། །མེ་ཏོག་ཐང་ཕྲམ་མེ་ཏོག་འདྲ། །འབྲས་བུ་བྱི་བའི་མཁལ་མ་འདྲ། །རོ་ནི་ཚ་ལ་ཁ་བ་ཡིན། །རང་གི་ནུས་པས་ཆུ་སེར་དང་། །སྲིན་ནད་མ་ལུས་སེལ་བར་བྱེད། །སོ་མ་ར་ཙ་དབྱི་ཆུང་བ། །སེང་ལྡེང་སྨུ

ཟེ་བྱང་བ་དམར། །སྦྱོས་དཀར་རྒྱ་ཚ་ཐིག་ལྕིན་བརྒྱད། །ཞིབ་བཏགས་ཆུ་ལ་སྦྱར་སྟེ་བཏང་། །ཆུ་སེར་ནད་རྣམས་མ་ལུས་འདྲེན། །སྲིན་ནད་སེལ་བར་འདོད་པ་ཡིས། །སོམ་ར་ཙ་ལང་ཐང་རྩེ། །རྩི་ཏུ་རྟེ་དང་ཅི་ཏྲང་ཀ །ཛྙ་ཏྲུ་ར་དང་ཤིང་ཀུན་དང་། །ཐང་སྦྱོས་ཨ་བྱག་བརྒྱད་པོ་འདི། །ར་ཁྲག་དག་གིས་སྦྲུས་ནས་ནི། །རིལ་བུ་སྲན་མ་འབྲིང་པོའི་ཚད། །ཁོང་བཏང་གསང་བའི་སྦྱོད་པ་བྱས། །འདུག་དང་ཁ་ཟས་སྤྱོད་ལམ་ཀུན། །གོང་ལྟར་ཀུན་དང་འདྲ་བར་ཤེས། །སྲིན་ནད་ཐམས་ཅད་སེལ་བར་བྱེད། །གཞན་ཡང་ཡོན་ཏན་བསམ་མི་ཁྱབ། །

ལུག་རུ་ཆོན་གསུམ་བྱ་བ་ནི། །དཀར་སེར་དམར་པོ་གསུམ་ཡིན་ནོ། །དམར་སེར་རྣམ་གཉིས་ན་བར་སྐྱེས། །དཀར་པོ་རི་ལོགས་དག་ལ་སྐྱེས། །ལོ་མ་རིང་ལ་ཉ་ག་ཅན། །མེ་ཏོག་བྱེའུ་ཆུང་མགོ་དང་འདྲ། །རོ་ནི་ཁ་ལ་བསྐ་བ་ཡིན། །རང་གི་ནུས་པ་བསྟན་པ་ནི། །དམར་པོས་བད་ཀན་སྨུག་པོ་དང་། །དམར་ནད་གཅོད་པའི་དར་ཡ་ཀན། །ལུག་རུ་དམར་པོ་ཨུ་སུ་དང་། །མ་នུ་སྲན་དམར་ཙོང་ཞི་དང་། །བསེ་ཡབ་ཀ་ར་བྲུག་འགྱུར་སྦྱར། །བད་ཀན་སྨུག་པོ་འཇོམས་པར་བྱེད། །དམར་བཤལ་ནད་ལ་ཤིང་མངར་དང་། །ལུག་རུ་དམར་པོ་གླ་སྒང་དང་། །སྐྱ་ལོའི་རྩ་བ་ཤུ་ཙུང་[1] དག །ཞིབ་བཏགས་ཞོ་བཙོས་བཏབ་ལ་བཏང་། །དམར་བཤལ་ནད་ལ་བདུད་རྩི་འདྲ། །ལུག་རུ་དམར་པོས་ཚང་ནད་དང་། །བད་ཀན་དུག་ནད་ལ་སོགས་སེལ། །ལུག་རུ་སེར་པོ་ཏིག་ཏ་དང་། །སྣ་སྐྱུ་སྣ་ཆུང་མནུ་དང་། །ཨུ་སུ་བསེ་ཡབ་ཕུ་ཤེལ་རྩེ། །འདི་བརྒྱད་ཆ་མཉམ་ཞིབ་བཏགས་ནས། །ཙོང་ཟེ་དག་ལ་གཞི་བླངས་ཏེ། །མནོར་ཚུལ་བཞིན་སྦྱར་བ་ནི། །ཆུ་སྐོལ་དག་གིས་ཐུལ་ལ་བཏང་། །བད་ཀན་ནད་རྣམས་སེལ་བར་བྱེད། །ལུག་རུ་སྣ་སྐྱུ་གཡེར་མ་དང་། །གོ་སྙོད་འབྲས་བུ་དག་དང་བཞི། །བྱ་ནག་སྒོང་སེར་ཚང་ནང་བཏབ། །བསྐོལ་བའི་ཁུ་བ་ནང་དུ་སར་མ་བཏང་། །སྨན་བཏབ་ནང་ཐ་བཏབ་ན་ཚང་ནད་སེལ། །ཤ་དུག་ནད་ལ་སྦྱོར་སྟེ་བཏང་། །དུག་ནད་སེལ་བའི་དར་ཡ་ཀན། །སྦྱོར་སྡེ་གཞན་ཡང་བསམ་མི་ཁྱབ། །

ལྟབ་འཇོམས་བྱེད་ཀ་ཉེ་བ། །དཀར་པོ་ཆིག་ཐུབ་ཅེས་ཀྱང་བྱ། །ལྷམ་པ་ནམ་སོམ་ཞེས་བྱ་བ། །སྲིབ་ཀྱི་རི་ཡི་སྒང་ལ་སྐྱེས། །ལོ་མ་སྔོ་སྐྱ་སྡུན་ལ་སོབ། །སྡོང་བུ་ཕྲལ་ལྡེམ་པ་ལ། །མེ་ཏོག་སྔོ་སྐྱ་ཙུང་ཟད་དམར་ཁྲ་ལ། །དྲིལ་བུའི་དབྱིབས་འདྲ་ཐུར་དུ་སྒུབས། །རོ་ཁ་དྲི་ནི་མི་ཞིམ་བྲོ། །རང་གི་ནུས་པས་ལྷ་བ་དང་། །སྐྲངས་པ་ཐམས་ཅད་འདུལ་བར་བྱེད། །དཀར་པོ་ཆིག་ཐུབ་གསེར་མདོག་དང་། །ཟ་ཕོ་བྲུག་དང་སྨན་ཆེན་བདུན། །ཚུལ་བཞིན་སྦྱར་བའི་སྨན་བཏུལ་ལ། །ཚང་ངམ་ཆུ་གྲང་

[1] མ་ཡིག་ཏུ་དབུ་མེད་ཡིག་བསྒྱུབ་པའི་ཤུལ་དུ་བསྒྱུར་ཡིག་ཤུ་ཙུང་ཞེས་ཡིག་འདུག་པ་ཙུ་གང་ཡིན་ནམ་དཔྱད།

དག་གིས་ཕྱུལ། །བ་ཤའི་ཚོད་མ་སྲུན་རེ་བཏང་། །དེས་ནི་ལྷ་བའི་རིགས་ཀུན་འཇོམས། །ལྷོག་པ་ལ་སོགས་སྐྲང་ནས་རྣམས་ལ། །དཀར་པོ་ཆིག་ཐུབ་ཨ་བྱུག་དང་། །བམ་པོ་ལྷོག་ཐུབ་ལྕགས་ཀྱུ་ཅན། །ཐ་རམ་དང་ནི་སྦྱར་བྱས་ལ། །ལུམས་བྱས་ལྷོག་ནད་མ་ལུས་འཇོམས། །སྦྱོར་སྡེ་གཞན་གྱི་གྲོགས་སུ་འགྲོ །གཞན་ཡང་ཡོན་ཏན་བསམ་མི་ཁྱབ། །

སྙིང་ནད་སེལ་བའི་ཞོ་ཤ་ནི། །རོང་ཤོད་ནགས་ཀྱི་ནང་ན་སྐྱེས། །ཤིང་སྡོང་ཆེ་ལ་ལོ་མ་མཐུག །མེ་ཏོག་སེར་པོ་རབ་ཏུ་མཛེས། །འབྲས་བུ་སྙིང་འདྲ་སྙིང་ཞོ་ཤ །རོ་ནི་མངར་སྐྱུར་རྣམ་གཉིས་ལྡན། །རང་གི་ནུས་པས་སྙིང་ནད་སེལ། །སྙིང་ཞོ་ཤ་དང་ཛཱ་ཏི་དང་། །གསེར་མདོག་ཏང་ཀུན་བཙའ་སྣ་དང་། །བུ་རམ་དཀར་པོ་རྣམ་ལྔ་དང་། །ཅོང་ཞི་དག་དང་སྦྱར་བྱས་ལ། །ཞག་བཅུའི་བར་དུ་བསྟེན་པར་བྱ། །སྙིང་རླུང་སྙིང་ནད་འཚོ་བར་འགྱུར། །ཚད་པ་ཆེ་ན་སྙིང་རྩ་གཏར། །གྲང་བ་ཆེ་ན་སྙིང་གསང་བསྲེག །སྤྱོད་ལམ་གཟབ་པ་ཤིན་ཏུ་གཅེས། །གཞན་ཡང་ཡོན་ཏན་བསམ་མི་ཁྱབ། །

མཁལ་མ་ཞོ་ཤ་ཞེས་བྱ་བ། །ཤིང་སྡོང་ཁྲ་ལ་ལོ་མ་འཛིན། །མེ་ཏོག་མཐིང་ག་མཛེས་པ་ལ། །གང་བུ་སེར་པོའི་ནང་དག་ནི། །འབྲས་བུ་མདོག་ནག་མཁལ་མ་འདྲ། །རོ་ནི་མངར་ལ་སྐྱུམ་པ་ཡིན། །རང་གི་ནུས་པས་མཁལ་ནད་སེལ། །མཁལ་མ་ཚ་གྲང་གང་ཡིན་ཡང་། །མཁལ་མ་ཞོ་ཤ་སྙིང་ཞོ་ཤ །གླ་གོར་ཞོ་ཤ་ཨ་འབྲས་དང་། །འཇམ་འབྲས་སྲུ་འབྲས་སྡེ་མ་དང་། །རྩ་བ་རྣམ་ལྔ་གཟེ་མ་དང་། །ཙྭ་སྣ་གང་ཚོགས་ཚ་བ་གསུམ། །ཅོང་ཞི་དག་ལ་གཞི་བྱས་ལ། །བུ་རམ་མར་གཉིས་ཆུ་བཙད་དེ། །ནང་རེ་སྔོན་མར་ཁམ་རེ་བཏང་། །ཚད་མཁལ་ནད་ལ་ལོང་རྩ་དང་། །ཕྱིན་གཞུག་རྩ་དང་དྲུག་མགོ་གཏར། །གྲང་མཁལ་ནད་ལ་མེ་བཙའ་དང་། །ཐུར་མ་ཅི་རིགས་དཔྱད་པར་བྱ། །གཞན་ཡང་ཡོན་ཏན་བསམ་མི་ཁྱབ། །

གླ་གོར་ཞོ་ཤ་ཞེས་བྱ་བ། །ཤིང་སྡོང་ཆུང་ལ་ཁྲ་བ་ཡིན། །ལོ་མ་ནར་མོ་སྐྱུམ་ལ་མཐུག །མེ་ཏོག་དཀར་ལ་འབྲས་བུ་སྙིང་དང་འདྲ། །འབྲས་བུ་ནག་བཀྲ་མཁལ་མའི་དབྱིབས། །རོ་ནི་མངར་ལ་སྐྱུམ་པ་ཡིན། །མཁལ་ནད་སེལ་བའི་དར་ཡ་ཀན། །སྦྱོར་བའི་སྡེ་ཚན་གཞན་རྣམས་ཀྱི། །གྲོགས་སུ་སྨན་མཆོག་འདི་འགྲོ་བས། །ཡོན་ཏན་བསམ་གྱིས་མི་ཁྱབ་བོ། །

ཨ་འབྲས་ཤིང་སྡོང་ཁྲ་བ་ལ། །ལོ་མ་ལྕུམ་གྱི་ལོ་མ་འདྲ། །མེ་ཏོག་སྔོན་པོ་གདུགས་ཕུབས་འདྲ། །འབྲས་བུ་ཤ་བའི་རྣིག་པ་འདྲ། །ཡང་ན་རྒྱུང་ལྕགས་རྐམ་པོ་འདྲ། །རོ་ནི་སྐྱུར་ལ་མངར་བ་ཡིན། །རང་གི་ནུས་པས་མཁལ་ནད་སེལ། །ཞོ་ཤ་གསུམ་དང་འབྲས་བུ་གསུམ། །མཁལ་ནད་སེལ་བའི་བཟང་དྲུག་ཡིན། །གཞན་ཡང་ཡོན་ཏན་བསམ་མི་ཁྱབ། །

སྨུག་ལྡན་གཎྜུ་ཛ་ར་ནི། །ས་རྫོང་ཆེ་བའི་ཡུལ་ན་སྐྱེས། །ལོ་མ་གསོ་མའི་ལོ་མ་འདྲ། །སྡོང་བུ་གྲུ་བཞི་རིང་ལ་ལྟེམ། །གང་བུ་ཡུངས་ཀར་གང་བུ་འདྲ། །མེ་ཏོག་དཀར་པོ་ཆུང་བ་ཡིན། །རེག་མ་ཐག་ཏུ་གང་བུ་འགགས། །འབྲས་བུ་ནག་པོ་སྨུམ་དང་བཅས། །རོ་ནི་མངར་ལ་སྨུམ་པ་ཡིན། །རང་གི་ནུས་པས་གྲང་རླུང་སྐྲན། །ཐམས་ཅད་སེལ་བྱེད་བདུད་རྩི་ཡིན། །གཎྜུ་ཛ་རའི་མར་ཁུ་ནི། །ཕུལ་གང་ནང་དུ་རྩ་བ་ལྔ། །གཟེ་མ་འབྲས་བུ་བུ་རམ་བཅས། །གྲང་རླུང་སྐྲན་ནད་མཁལ་ནད་དང་། །ཁོང་དུ་བཏང་བས་འཚོ་བར་འགྱུར། །གཎྜུ་ ཛ་ར་ཧྲུ་ཏི་དང་། །ཤིང་ཀུན་ཕྱི་ཏང་ཚ་བ་གསུམ། །ཏང་ཀུན་བཅའ་སྣ་སྦྱར་བྱས་ལ། །སྙིང་རླུང་ནད་ལ་བདུད་རྩི་འདྲ། །སྦྱོར་སྡེ་གཞན་ཡང་བསམ་མི་ཁྱབ། །

ཟི་ར་དཀར་ནག་རྣམ་པ་གཉིས། །ཆུ་སེར་ནད་འདྲེན་སྨན་མཆོག་ཡིན། །ཟི་ར་དཀར་པོ་ལྡུམ་རའི་ནང་ན་སྐྱེས། །ལོ་མ་ཕྲལ་ཞ་ག་ཅན། །མེ་ཏོག་དཀར་པོ་གདུགས་ཀྱི་ཚུལ། །འབྲས་བུ་དག་ནི་ཀོ་སྙོད་འདྲ། །རོ་ནི་ཚ་ལ་མངར་བ་ཡིན། །རང་གི་ནུས་པས་བད་ཀན་དང་། །མ་ཞུའི་ནད་རྣམས་སེལ་བར་བྱེད། །ཟི་ར་ནག་པོ་ལོ་མ་སྨུམ། །སྡོང་བུ་ཕྲ་ལྟེམ་རིང་བ་ལ། །མེ་ཏོག་སྔོན་པོ་ཆུང་བ་ཡིན། །འབྲས་བུ་ནག་པོ་ལྷུགས་ཕྱེ་འདྲ། །རོ་ནི་མངར་སྨུམ་ཡིད་ཙམ་ཚ། །འདི་ནི་གོང་དང་འདྲ་བ་སྟེ། །མཆོག་ཏུ་འདི་ཡིས་ཕོ་བའི་ནད། །མ་ལུས་སེལ་བའི་བདུད་རྩི་ཡིན། །ཟི་ར་དཀར་ནག་རྣམ་གཉིས་ཀྱི། །སྦྱོར་སྡེ་བསམ་མི་ཁྱབ་པའོ། །

སྟག་ཀྲ་ཞེས་བྱའི་སྨན་མཆོག་ནི། །ཚད་པས་གདུངས་པའི་ཡུལ་ན་སྐྱེས། །སྡོང་པོ་ཆེ་ལ་ལོ་མ་མཐུག །མེ་ཏོག་དཀར་སེར་ཆུང་བ་ཡིན། །འབྲས་བུ་གཞུ་ཁ་སྦྱོར་འདྲ། །རོ་ནི་མངར་ལ་སྨུམ་པ་ཡིན། །རང་གི་ནུས་པས་རླུང་ནད་སེལ། །སྟག་ཀྲ་ཤིང་ཚ་སུག་སྨེལ་དང་། །ཚ་བ་གསུམ་དང་རྒྱམ་ཚ་དང་། །ཁ་རུ་ཚ་དང་ཧྲུ་ཏི་དང་། །ལི་ཤི་དང་ནི་ག་གོ་ལ། །བཅུ་གཅིག་ཆ་མཉམ་ཞིབ་བྱས་ལ། །བུ་རམ་མར་ལ་གཞི་བླངས་པས། །སྨན་མར་འདི་ནི་བསྟེན་བྱས་ན། །གྲང་རླུང་སྐྲན་དང་དམུ་ཛེར་སོགས། །མདོར་ན་ཁྲག་ནད་མ་ལུས་སེལ། །རྫོད་ནི་སྦྱོར་སྡེ་ཀུན་ལ་འགྲོ། །མན་ངག་དག་དང་ལྡན་གྱུར་ན། །མགོ་ཆག་ཀླད་རལ་ཐམས་ཅད་འཚོ། །ཡོན་ཏན་བསམ་གྱིས་མི་ཁྱབ་བོ། །

སྒྲོ་ནད་འཇོམས་པའི་འོ་སེ་ནི། །རོང་ཁོངས་ཟབ་པའི་ཡུལ་ན་སྐྱེས། །སྡོང་པོ་ཆེ་ལ་ལོ་མ་མཐུག །མེ་ཏོག་ཡིད་ཙམ་དཀར་བ་ཡིན། །འབྲས་བུ་པི་པི་ལིང་དང་འདྲ། །རོ་ནི་སྐྱུར་ལ་མངར་བ་ཡིན། །རང་གི་ནུས་པས་ཆམ་རིམས་དང་། །སྒྲོ་ནད་ཐམས་ཅད་སེལ་བར་བྱེད། །འོ་སེ་དང་ནི་འབྲས་བུ་གསུམ། །ཐང་དུ་བསྐུས་ལ་བཏང་བ་ཡིས། །སྒྲོ་བུར་ཆམ་རིམས་སེལ་བར་བྱེད། །འོ་སེ་ཨུཏྤལ་དུག་མོ་ཉུང་། །ཏིག་ཏ་གབུར་ནག་པོ་དང་། །བ་ཤ་ཀ་དང་དྲུག་པོ་དེ། །ཀ་ར་སུམ་འགྱུར་ཏ

ལ་སྨྱོན། །ཆུ་གྲང་དག་གིས་ཕྱུལ་ལ་བཏང་། །རིམས་ནད་མ་ལུས་འཛོམས་པར་འགྱུར། །འོ་སེ་ཤིང་མངར་ཚན་དཀར་དང་། །འདམ་བུ་ཀ་ར་ལུག་མུར་དཀར། །སྤོང་རི་ཟིལ་བ་ཅན་དང་བྲུག །ཆ་མཉམ་ཀ་ར་བྲུག་འགྱུར་སྦྱར། །ཆུ་གྲང་དག་གིས་ཕྱུལ་བཏང་ན། །གློ་བའི་ནད་རྣམས་སེལ་བར་བྱེད། །གཞན་ཡང་ཡོན་ཏན་བསམ་མི་ཁྱབ། །

ཀ་པེད་ཅེས་བྱའི་ཤིང་མཆོག་ནི། །ལོ་མ་ལེབ་ལ་ཆེ་བ་ཡིན། །སྡོང་བུ་རིང་ལ་ཡལ་ག་མང་། །མེ་ཏོག་དཀར་ལ་རབ་ཏུ་མཛེས། །གང་བུ་ཕྱིས་པའི་ཟློད་པོར་འདྲ། །རོ་ནི་ཙུང་ཟད་སྐྱུར་བ་ཡིན། །རང་གི་ནུས་པས་རྨ་ནད་དང་། །གློ་བའི་ནད་རྣམས་སེལ་བར་འགྱུར། །ཀ་པེད་དང་ནི་ཨ་ཤ་དང་། །དོམ་མཁྲིས་ཡུང་བ་མཚལ་དཀར་དང་། །རྨ་ལ་གདབ་པས་འཚོ་བར་འགྱུར། །ཀ་པེད་སྨུན་ཇ་ར་དང་ནི། །དམར་པོ་ལྡ་དང་ཤིང་མངར་དང་། །ཚན་དང་སྦྲང་རྩིས་རིལ་བུ་བྱ། །གློ་ནད་མ་ལུས་སེལ་བར་བྱེད། །གཞན་ཡང་ཡོན་ཏན་བསམ་མི་ཁྱབ། །

ཡོང་སྲིན་ཕོ་ལོག་ནད་སེལ་བ། །རྡུ་རྡེ་ར་ཞེས་བྱ་བ་ནི། །ཤིང་སྡོང་ཆུང་ལ་ལོ་མ་སྡུམ། །མེ་ཏོག་དཀར་སེར་དམར་བའི་མདངས། །འབྲས་བུ་ཕྲང་པ་ཆུང་བ་འདྲ། །ནང་གི་འབྲུ་ནི་རབ་ཏུ་གང་། །རོ་ནི་སྐྱུར་ལ་ཚ་བ་ཡིན། །རང་གི་ནུས་པས་བད་ཀན་དང་། །ཕོ་ལོག་ཡོང་གའི་ནད་རྣམས་སེལ། །རྡུ་རྡེ་ར་དང་ཨུ་སུ་དང་། །མ་ནུ་བཞི་དང་ཏིག་ཏ་དང་། །སྣང་ཆུང་བ་དང་སྣ་སྐྱུ་རྣམས། །ཞིབ་བཏགས་སྐམ་ཕྱེ་ཆུ་སྐོལ་ཇ། །བད་ཀན་ནད་རྣམས་སེལ་བར་འགྱུར། །རྡུ་རྡེ་ར་དང་ཚུར་དཀར་རྒྱམ་ཚ་དང་། །ཚ་བ་གསུམ་དང་ཅོང་ཞི་བདུན་པོ་སྦྱོ། །ཆ་མཉམ་ཞིབ་བྱས་ཆུ་སྐོལ་ཕྱུལ། །ཡོང་སྲིན་ནད་རྣམས་སེལ་བར་འགྱུར། །གཞན་ཡང་ཡོན་ཏན་བསམ་མི་ཁྱབ། །

རྩི་སྨན་དང་ཤིང་སྨན་རྣམས་ཀྱི་རིགས་གཏན་ལ་ཕབ་པའི་ལེའུ་སུམ་ཅུ་བའོ། །

ས་བཅད་བཞི་པ། མཇུག་དོན།

ཨོཾ་ཧཱུྃཿ ཨཱ་ཧཱུྃཿ དེ་ལྟར་གསོ་དཔྱད་རྒྱུད་སྡེ་ཆེན་པོ་འདི། །རིན་ཆེན་འབྱུངས་དཔེའི་རྒྱུད་ཆེན་འདི་ར། །འཛམ་གླིང་འཇིག་རྟེན་ས་སྟེང་དུ། །སྨན་གྱིས་ནད་སེལ་རྣམ་གྲངས་ནི། །བྱེ་བ་བསམ་འདས་གྲངས་མི་ལང་། །དུས་གསུམ་སངས་རྒྱས་ཀུན་གྱིས་ཀྱང་། །སྐལ་བར་གསུངས་ཀྱང་འཕེལ་འགྲིབ་མེད། །སྨན་མཆོག་རྩི་ལྕུམ་ཤིང་སྨན་རྣམས། །གནད་བསྡུས་གཞུང་འདིར་བྲིས་པ་ཡིན། །གཞན་ཡང་འབྱུང་བ་རྣམ་ལྔ་ཡི། །ས་ཡི་རིགས་ལས་འབྱུང་བའི་སྨན། །མུ་ཟི་མཚལ་དང་ས་ཡི་བཅུད། །རྡོ་སྨན་རྣམས་དང་ཆུ་ཡི་བཅུད། །ཅོང་ཞི་བྲག་ཞུན་རྡོ་སྨན་དང་། །མེ་ལས་བྱུང་བའི་

ཐལ་སྨན་དང་། །འབྱུང་བ་ལྔ་ལས་བྱུང་བ་འདི། །སྐྱུགས་དང་བཤལ་བྱེད་སྦྱོངས་སྨན་དང་། །ནམ་མཁའ་འབྱུང་བས་ཕྱེས་པ་ཡིན། །སྲོག་ཆགས་ལུས་ལས་བྱུང་བའི་སྨན། །རིན་ཆེན་འབྲུངས་དཔེའི་རྒྱུད་ལས། །ཤ་རུས་ཁྲག་སོགས་དཔག་ཏུ་མེད། །དེ་རྣམས་གཞུང་འདིར་མ་བཀོད་དོ། །སྦྱོ་ཚུང་གློ་ལམ་ཤོང་དགོས། །དེ་ཕྱིར་རྩ་སྨན་ཤིང་སྨན་གྱི། །འབྲུངས་དཔེ་བཀོད་པ་འདི་ཉིད་ནི། །ཡིད་བཞིན་ནོར་བུ་རིན་ཆེན་འདྲ། །འགྲོ་བ་མི་ལུས་ཐོབ་པ་རྣམས། །སྡུག་བསྔལ་ནད་ལས་ཐར་བར་བྱེད། །གསོ་དཔྱད་འདི་ཡི་མན་ངག་ནི། །སྐྱེ་བ་སངས་རྒྱས་བྱང་སེམས་དྲང་སྲོང་གསུངས། །བཀྲ་ཤིས་ལྷ་རྣམས་གནས་པའི་ས་ཕྱོགས་བསམ། །དྲང་སྲོང་རིག་འཛིན་བསྒྲུབས་པའི་གནས་མཆོག་གམ། །སགཞི་ཉམས་དགའི་རི་བོ་ལྗོན་གྱི་ཞོལ། །མཚོ་དང་ཆུ་མིག་རྒྱས་པའི་སཕྱོགས་དང་། །རི་ལུང་ཤར་དུ་བལྟས་པའི་ས་ཕྱོགས་སུ། །སྨན་རྣམས་སྐྱེས་པའི་དུས་སུ་བཏུ་བར་བྱ། །དཔྱིད་ཟླ་འབྲིང་པོའི་དུས་ལ་བབས་པའི་ཚེ། །སྨན་གྱི་ལྕ་རྣམས་ཐམས་ཅད་བྲོས་ནས་གཡོ། །སྟོན་ཟླ་འབྲིང་པོའི་ཚེས་བརྒྱད་ཉིན་པར་ནི། །སྨན་གྱི་ལྕ་དང་དྲང་སྲོང་ཐམས་ཅད་འཚོགས། །སྨན་རྣམས་ནུས་མཐུ་ལྡན་པར་བྱིན་གྱིས་བརླབས། །དེ་ནས་བཅུ་གསུམ་ཉིན་པར་སྤ་དྲོའི་དུས། །སྨན་གྱི་ལྕ་མོ་བདུད་རྩི་སྲུང་མཛད་མ། །འཁོར་བཅས་བྱོན་ནས་སྨན་རྣམས་བྱིན་གྱིས་བརླབས། །བཅུ་བཞིའི་དུས་སུ་སྨན་རྣམས་རྟུལ་བ་ལ། །བཅོ་ལྔའི་དུས་སུ་སྨན་རྣམས་ནུས་པ་རྒྱས། །གཞན་དུ་བཅོས་ན་བྱིན་རླབས་མི་འབྱུང་སྟེ། །མ་བྱིན་བརླངས་པའི་རྣམ་སྨིན་དག་དང་འདྲ། །བཏུ་བའི་དུས་ནི་ཉ་ལ་བབས་པའི་དུས། །བཀྲ་ཤིས་གཙང་མ་བྱིས་པ་མཚན་ལྡན་ལ། །ཁྲུས་བྱས་རྒྱན་བཏགས་གོས་བཟང་གཙང་མ་སྐོན། །སྐྱབས་འགྲོ་དང་ནི་གསོ་སྦྱོང་སྡོམ་པ་འབོགས། །བཀྲ་ཤིས་ཚིགས་བཅད་དང་ནི་གཟུངས་སྔགས་བརྗོད། །ཕྱོགས་པོ་གཞུང་ངན་རྣམས་དང་མི་བཙལ་བོར། །བྱིས་པ་ངང་བཟང་བྲོ་བརྡུང་གླུ་བླངས་བཙལ་བར་བྱ། །ལག་པ་གཡས་པས་དར་སྣ་ཚང་བར་བཟུང་། །སྨན་རྣམས་རྙེད་དུས་དར་དེས་སྙིང་ནས་བཀབ། །བཀྲ་ཤིས།

ཤར་དུ་ཁ་བལྟས་སྨན་ལ་ཕྱག་གསུམ་བཙལ། །དེ་ཡིས་གྲོགས་པོར་སྦྲན་ལ་བཀོ་བཅད་བྱ། །སངས་རྒྱས་རྣམས་ཀྱི་མཐུ་དང་བྱིན་རླབས་དང་། །བྱང་ཆུབ་སེམས་དཔའ་རྣམས་ཀྱི་ཐུགས་རྗེ་དང་། །དགྲ་བཅོམ་རྣམས་ཀྱི་བྱིན་རླབས་རྫུ་འཕྲུལ་དང་། །ཚངས་པ་བརྒྱ་བྱིན་ལྷར་བཅས་བདེན་ཚིག་དང་། །འཕགས་པ་རྣམས་ཀྱི་བདེན་པའི་ཚིག་དག་དང་། །ལྷ་ཀླུ་གཟའ་དང་རྒྱུ་སྐར་གནོད་སྦྱིན་དང་། །སཡི་ལྷ་མོ་སྨན་གྱི་ལྷ་མོ་ལ་སོགས་པ། །གང་ཡང་མཐུ་དང་རྫུ་འཕྲུལ་མངའ་བའི་ལྷ། །སྨན་གྱིདངོས་གྲུབ་རྙེད་པའི་དངོས་གྲུབ་སྩོལ། །བདུད་རྩི་མངའ་བདག་ལྷ་མོ་ཆེན་མོ་ནི། །འཁོར་དང་བཅས་པ་རྣམས་ལ་བདག་ཕྱག་འཚལ། །སྨན་འདི་བདུད་རྩིར་གྱུར་པའི་དངོས་གྲུབ་སྩོལ། །འགྲོ་ཀུན་

ནད་སེལ་སྨན་རྣམས་བདུད་རྩིར་ཤོག །དེ་སྐད་བདེན་པའི་ཚིག་བརྗོད་པས། །གཞུང་དུ་བཤད་བཞིན་བྱས་པ་ན། །ནད་རྣམས་སེལ་ཞེས་གཞུང་འདིར་བཤད། །གཞན་ཡང་སྨན་དཔྱད་གཞུང་འདི་ནི། །ནད་རྣམས་བརྟག་པའི་མན་ངག་སྟེ། །གཞུང་གཞན་དག་གིས་བརྣག་པས་བརྟག །ནད་ངོས་སོ་སོར་བཟུང་ནས་ནི། །སྨན་བཏང་རྣམ་ལྔའི་ལས་ཀྱང་བྱ། །བཤལ་དང་སྐྱོ་འདྲེན་སྣ་སྨན་དང་། །འཇམ་རྩི་དང་ནི་ནི་རུ་ཧ། །ལས་ལྔ་གང་དགོས་རིགས་པས་དཔྱད་པར་བྱ། །ནད་རྣམས་གང་ཡིན་དེ་དག་ལ། །དཔྱད་ལྔ་དག་གིས་བཅོས་པ་ནི། །མེ་བཙའ་གཏར་གཡུམས་དང་དུགས། །བྱུག་པ་དང་ནི་དཔྱད་ལྔས་བཅོས། །སྡེ་ཚན་རྣམ་ལྔས་བཅོས་པ་ནི། །ཐང་དང་ཕྱེ་མ་རིལ་བུ་དང་། །ལྡེ་གུ་དང་ནི་སྨན་མར་ལྔ། །ནད་ལ་གང་འགྲོའི་སྐབས་དང་སྦྱར། །རྩ་བཤལ་དང་ནི་སྣ་སྦྱོངས་དང་། །ཕྲུར་མ་ཟབ་མོ་དཔྱད་གསུམ་མོ། །ནད་རྣམས་ཕྱིས་མི་ལྡང་བྱའི་ཕྱིར། །གསོ་དཔྱད་རིན་ཆེན་འབྱུངས་དཔེ་འདིས། །རྒྱུད་ཀྱི་ལེའུ་གསུམ་པ་གུད་དུ་ཕྱུངས། །གོང་འོག་འབྲུགས་སྤེལ་གསལ་བྱས་པའི། །དགེ་བས་འགྲོ་ཀུན་ནད་སངས་གྱུར། །

གསོ་དཔྱད་རིན་ཆེན་འབྱུངས་དཔེ་བསྟན་པ་ཞེས་བྱ་བའི་རྒྱུད་ཆེན་པོ་ལེའུ་བརྒྱ་དང་ཉི་ཤུའི་ནང་ནས་སྦྱོར་སྨན་སྣ་ཚོགས་དང་། ཤིང་སྨན་སྣ་ཚོགས་ལེའུར་ཕྱུངས་ནས་འགྲོ་བའི་གཙོ་བོ་མི་རྣམས་ཀྱི་ཚེ་བསྲིང་བའི་དོན་དུ་བསྒྱུར་བ་རྫོགས་སོ། །

རྒྱ་གར་གྱི་མཁས་པ་ཆེན་པོ་ཤཱནྟི་གརྦྷ་དང་། གཞན་ཡང་ལྷ་སྨན་བདུན་གྱིས་བཀའ་བསྐོས་ནས་བསྒྱུར་བའོ། །གནས་གཞི་ཆེན་པོ་ཁྱད་འཕགས་བྲག་དམར་བསམ་ཡས་སུ། །ཡོན་བདག་ཁྱད་འཕགས་སྤྲུལ་སྐུ་འགྲོ་དོན་མཛད། །རྗེ་རྒྱལ་གཞན་པས་ཁྱད་འཕགས་ཁྲི་སྲོང་ལྡེ་བཙན་གྱིས། །ལྷ་སྨན་གཞན་ལས་ཁྱད་འཕགས་རྣམ་བདུན་ལ། །དར་ཟབ་གདན་སྟེང་ཞལ་ཟས་བདུད་རྩི་དྲངས། །གསེར་དངུལ་ལ་སོགས་གང་དགྱེས་ནོར་རྣམས་ཕུལ། །ལུས་ངག་ཡིད་གསུམ་གུས་པས་ཕྱག་བཙལ་ནས། །མཐའ་ཡས་སེམས་ཅན་ནད་ལས་གྲོལ་བའི་ཕྱིར། །གསོ་དཔྱད་ཁྱད་འཕགས་རིན་ཆེན་འབྱུངས་དཔེ་ཞུས། །ལྷ་སྨན་རྣམ་བདུན་ལོ་ཙཱ་བདུན་པོ་ཡིས། །བཀའ་བསྒྲོས་ལེགས་པར་གཏན་ལ་ཕབ་པ་ཡི། །དགེ་བས་ནད་རྣམས་བསལ་ནས་སངས་རྒྱས་ཤོག །དེ་འདྲའི་གདམས་པ་རིན་ཆེན་འདི། །ཀུ་ལིང་ཡུལ་གྱི་བསེ་ཟྭོ་རུ། །སེང་གེའི་འོ་མ་བཞོས་པ་བཞིན། །ལྷ་བརྒྱའི་ཐ་མ་མཐའ་འཁོབ་ཡུལ། །གངས་ཐག་རྩུབ་པའི་ཡུལ་དག་ཏུ། །སྐལ་ལྡན་རྣལ་འབྱོར་སྐུ་སྲུང་དོན། །དེ་ལུས་རྡོ་རྗེ་བཞིན་བརྟན་ནས། །དེ་བས་འཚེ་བ་རྣམས་བྲལ་ཞིང་། །སྐྱུ་མའི་ལུས་པོ་བཀྲ་ཤིས་ཤོག །

(སྐལ་བཟང་རྡོ་རྗེ། གཡང་འབུམ་བཀྲ་ཤིས།)

བསམ་གཞིགས།

༡ གཞུང་འདི་དང་ཤེལ་གོང་ཁྲིང་གཉིས་བསྡུར་ན་མི་འདྲ་ས་གང་ཡོད།

༢ གཞུང་འདིར་བསྒོམས་སྨན་སྦྱོར་མི་འདྲ་བ་ཅི་ཙམ་བསྟན་ཡོད།

༣ གཞུང་འདིར་ཤེལ་ཕྲེང་དུ་མ་བསྟན་པའི་སྨན་ཡོད་དམ།

༤ གཞུང་འདིར་བསྟན་པ་དང་ཤེལ་ཕྲེང་དུ་བསྟན་པའི་རོ་ནུས་ལ་མི་འདྲ་ས་ཡོད་དམ།

༥ སློ་ནད་འཇོམས་པའི་འོ་སེ་བྱ་བ་དེ་མོ་ནད་གསོ་བ་ལ་སྤྱོད་ཆོག་གམ།

༦ སྐབས་འགར་རོ་གྲང་བ་ཞེས་འབྱུང་བ་ལ་གོ་བ་ཇི་ལྟར་ལེན་དགོས།

༧ ཡིག་ཆོར་ཡིན་ངེས་པ་རྣམས་ཟུར་དུ་བཀོད་དེ་འགྲེལ་ཐུབ་བམ།

༨ གཞུང་འདིར་བསྒོམས་པས་ཤིང་སྨན་རིགས་ཅི་ཙམ་བསྟན་ཡོད།

༩ གཞུང་འདི་རྒྱ་གཞུང་ཡིན་ནམ་བོད་གཞུང་ཡིན།

༡༠ གཞུང་འདིར་བོད་ཡུལ་གྱི་སྨན་གཙོ་བོར་བསྟན་ཡོད་དམ།

༡༡ གཞུང་འདིའི་དུམ་བུ་གང་རུང་ཞིག་ལ་འགྲེལ་རྒྱག་ཐུབ་བམ།

ལེའུ་གཉིས་པ། གསོ་དཔྱད་སྟོང་ཕྲག་སྤྱི་མཛོད་ཀྱི་ཁོངས་སུ་གཏོགས་པའི་ སྨན་ངག་སྒྲོ་འབུམ་ ཞེས་བྱ་བ་བཞུགས་སོ། །[①]

བཻ་རོ་ཙ་ནའི་འགྱུར།

༄། །རྒྱ་གར་སྐད་དུ། བི་ཤ་བི་དུ་ཨུ་པ་དེ་ཤ་ན་མ། བོད་སྐད་དུ། སྨན་དཔྱད་སྣ་ཚོགས་སྟོང་འི་མན་ངག་ཅེས་བྱ་བ། བཅོམ་ལྡན་འདས་སྨན་གྱི་བླ་བཻཌཱུརྱ་འོད་ཀྱི་རྒྱལ་པོ་ལ་ཕྱག་འཚལ་ལོ། །ཐམས་ཅད་མཁྱེན་པ་ལྷ་ཡི་ལྷ་ཉིད་དང་། །འགྲོ་བ་ཀུན་གྱི་དེད་དཔོན་མཉྫུ་ཤྲཱི །སེམས་ཅན་ནད་སེལ་དྲང་སྲོང་

---

① གསོ་དཔྱད་སྟོང་འི་མན་ངག་སྤོ་འབུམ་ཞེས་བྱ་བ་འདི་ནི། ལོ་ཙཱ་བ་ཆེན་པོ་བཻ་རོ་ཙ་ནའི་གསུངས་ཡིན་པར་གཞུང་རང་དུ་གསུངས་ཏེ། ཁྲི་སྲོང་ལྡེ་བཙན་བསྐུལ་ནས་བཻ་རོ་ཙ་ན་ནི། །བདག་གིས་བསམ་རྒྱ་ཆེར་བསྐྱེད་ནས། །རྒྱ་གར་ཡུལ་ཁམས་ཀུན་ཏུ་དཀའ་བ་སྤྱད་པའི་དོན་བུ་འདི། །པི་ཊི་མཁས་པས་ཐོག་མར་དགེ་མཛེས་དམ་ལས་རྙེད། །ཕྱི་རབས་དོན་དུ་གདམས་ངག་འབྲུངས་དཔེ་གུད་དུ་བཀོད། །མན་ངག་ཡིན་པས་དུམ་བུ་འཁྲིགས་སུ་བྱས། །བརྗེད་ཀྱིས་དོགས་པས་ནན་ཏན་ཡི་གེར་བྲིས། །ཞེས་གསུངས་ལ་དེའུ་དམར་བའི་གསོ་རིག་ཆོས་འབྱུང་དུའང་། བཻ་རོ་ཙཱ་ནས་བོན་ཆོས་འདྲེས་མར་བསྒྱུར། །བཻ་རོ་ཙཱ་ནས་རྩིས་སྨན་འདྲེས་མར་བསྒྱུར། །སྨན་དཔྱད་སྣ་ཚོགས་སྤོ་ཡི་མན་ངག་ཅེས་པ་འཛམ་དབྱངས་སྤོ་འབུམ་དུ་གྲགས་པ་དང་། དུག་བཅོས་ཤ་མོ་ལས་དགུས། སློབ་དཔོན་ཉི་མ་སེང་གེས་མཛད་པ་སོགས་བསྒྱུར། ཞེས་གསུངས།

ལོ་ཆེན་བཻ་རོ་ཙ་ན(རྣམ་པར་སྣང་མཛད)ནི་སྤྱི་ལོ་༧༣༧ལོར་གཙང་གི་སྙེ་མོ་བྱེ་མཁར་བྱ་བ་དུ་ཡབ་པ་གོར་ཧེ་འདོད་བྱ་བ་དང་ཡུམ་བྲན་ཀ་བཟའ་སྒྲོན་སྐྱིད་བྱ་བ་གཉིས་ཀྱི་སྲས་སུ་འཁྲུངས། དགུང་ལོ་བརྒྱད་པར་རྒྱལ་པོ་ཁྲི་སྲོང་ལྡེ་བཙན་གྱི་སྤྱན་སྔར་ཕེབས། ལོ་བདུན་གྱི་བར་ཁ་ཟས་དཀར་གསུམ་མངར་གསུམ་གྱིས་གསོས། ཤེས་རབ་བསྐྱེད་པའི་ཐབས་སུ་བློ་འཕེལ་གྱི་གཟུངས་བསྒྲུབ་ཏུ་བཅུག ཨོ་རྒྱན་གྱི་མཁན་པོ་པདྨ་འབྱུང་གནས་དང་ཟ་ཧོར་ཡི་མཁན་པོ་ཞི་བ་འཚོ་གཉིས་ལས་དགུང་ལོ་བཅོ་ལྔའི་བར་སྒྲ་རིག་པ་གསན་པས་མཁས་པའི་ཕུལ་དུ་ཕྱུར། ཁྲུས་ཁང་གླིང་དུ་མཁན་ཆེན་བོ་ཏི་ས་ཏྭ་ལ་རབ་ཏུ་བྱུང་། ཆོས་འཚོལ་བའི་སླད་དུ་རྒྱ་གར་དུ་ཕྱིན། དེ་ཤི་དེ་ཚད་ཀྱི་དཀའ་བ་ཆེན་པོ་བཅུ་དྲུག་སྤྱད་པའི་མཐར་སློབ་དཔོན་ཤྲཱི་སིཾ་ཧ་ལ་སོགས་པ་པཎ་ཆེན་ཉི་ཤུ་རྩ་ལྔ་ལ་ཡང་ཟབ་ཀྱི་ཆོས་དུ་མ་ཞུས། ཁྱད་པར་ཤྲཱི་སིཾ་ཧ་ལ་རྩོད་མེད་རྫོགས་པ་ཆེན་པོའི་ཆོས་རྒྱ་གར་རང་དུའང་ཁྲབ་གདལ་དུ་མི་བསྒྲགས་པར་རྡོ་རྗེ་གདན་དུ་ཆོས་རྒྱལ་དང་པཎྜི་ཏའི་རྒྱ་ཉིས་སྦྲེད་དུ་བཏབ་ནས་འཛོག་པ་དེ་སྤྱན་དྲངས། དབང་དང་མན་ངག་རྫོགས་པར་ཞུས། དགའ་རབ་རྡོ་རྗེ་དང་འཇམ་དཔལ་བཤེས་གཉེན་ལ་སོགས་པ་ཡེ་ཤེས་ཀྱི་སྐུ་ཅན་རྣམས་དང་མཇལ། ཆོས་བཀའ་སྣ་ཚོགས་ཞུས་ཏེ་དགོངས་པ་གཉིས་སུ་མེད་པར་གྱུར། སླར་བོད་དུ་ཕྱིན་པར་རྒྱལ་པོས་དབུ་སྙ་ཐིམ་པར་བཀྲམ་སྟེ་སྟེང་ནས་ལོ་ཙཱ་བ་ཆེན་པོ་སྤྱན་དྲངས། བཻ་རོ་འདི་སློབ་དཔོན་པདྨའི་ཞལ་སློབ་རྗེ་འབངས་ཉེར་ལྔ་དང་གྲུབ་ཆེན་དགུར་གྲགས་པ་གཉིས་ཀར་ཐེ་ཞིང་བོད་དུ་དམ་པའི་ཆོས་བསྒྱུར་བ་མཐའ་ཡས་པས། ཐང་ཡིག་ལས། འདས་དང་མ་འོངས་ད་ལྟ་ཐམས་ཅད་དུ། །བཻ་རོ་ཙ་ན་འདྲ་བའི་ལོ་ཙཱ་བ། ཐར་ཡང་མ་བྱོན་ད་ཡང་འབྱོན་རེ་སྐན། །མ་འོངས་རྒྱ་གར་ཕལ་སྐད་ཤེས་ཙམ་ལ། །ལོ་ཙཱར་བཞེད་ཀྱང་བཻ་རོའི་ཚར་མི་ཉེ། །ལོ་ཙཱར་བཏགས་ཀྱང་དོན་ལ་པཎྜི་ཏ། །འདི་ཡི་ཆོས་དྲིན་ཡོད་དོ་ཕྱི་རབས་རྣམས། །ཞེས་གསུངས་པ་དང་མཐུན་པར་ཕྱི་འགྱུར་གྱི་ལོ་ཙཱ་བ་ཆེན་པོ་བློ་ལྡན་ཤེས་རབ་ཀྱིས། བཻ་རོ་ཙཱ་ན་ནམ་མཁའི་མཐའ་དང་མཉམ། །ཀ་ཅོག་གཉིས་ནི་ཉི་ཟླ་ཟུང་འབྲེལ་ཡིན། །རིན་ཆེན་བཟང་པོ་ཐོ་རངས་སྐར་ཆེན་འདྲ། །ཁོ་བོ་ཡང་ནི་སྲིན་བུ་མེ་འཁྱེར་ཙམ། །ཞེས་བསྔགས་པར་མཛད། སྤྲུལ་པའི་ལོ་ཆེན་བཻ་རོ་ཙཱ་ནས་ཁ་ཆེ་ཟླ་བ་མངོན་དགའ་ལས་སྨན་དཔྱད་ཀྱི་ཆ་ལག་མང་དུ་ཞུས་ཤིང་། སྨན་དཔྱད་སྣ་ཚོགས་སྤོ་ཡི་མན་ངག་ཅེས་པ་འཛམ་དབྱངས་སྤོ་འབུམ་དུ་གྲགས་པ་དང་། དུག་བཅོས་ཤ་མོ་ལས་དགུས་སོགས་བསྒྱུར། ཊཱིཀྐ་མུན་སེལ་སྒྲོན་མེ་དང་མིང་དོན་བརྡ་སྤྲོད་རྣམ་ལྔ་གཉིས་མཛད་པར་གྲགས།

མཁས་རྣམས་ལ། །ལུས་བཏུད་དང་བས་བདག་གིས་ཕྱག་འཚལ་ལོ། །ཇི་སྲིད་འཁོར་བའི་སྡུག་བསྔལ་ནད་བསལ་ཕྱིར། །འཕགས་པའི་ཐུགས་རྗེའི་བྱིན་རླབས་ལས་བྱུང་བའི། །བདུད་རྩི་ཟར་བུ་དམ་པ་རྙེད་པ་ཡིས། །ནད་རྣམས་མ་ལུས་བསལ་ཕྱིར་གཅེས་པར་བྲིས། །ཁྲི་སྲོང་ལྡེ་བཙན་བསྐུལ་ནས་པཻ་རོ་ཙ་ན། །བདག་གིས་བསམ་རྒྱ་ཆེར་བསྒྱུར་ནས། །རྒྱ་གར་ཡུལ་ཁམས་ཀུན་ཏུ་དཀའ་བ་སྤྱད་པའི་ནོར་བུ་འདི། །བི་ཇི་མཁས་པས་ཐོག་མར་དགེ་མཛེས་དམ་ལས་རྙེད། །ཕྱི་རབས་དོན་དུ་གདམས་ངག་འབྲུངས་དཔེ་གུད་དུ་བཀོད། །མན་ངག་ཡིན་པས་དུམ་བུ་འཁྲིགས་སུ་བྱས། །བརྗེད་ཀྱིས་དོགས་པས་ནན་ཏན་ཡི་གེར་བྲིས། །ཤིན་ཏུ་དཀོན་པས་སེམས་ལ་གཏེར་དུ་སྦས། །གཉིས་དང་གསུམ་ལས་སྤེལ་ན་བདག་གཞན་ན་ར་ཀན། །བརྒྱ་བྱིན་ལྷ་ཡི་དབང་པོས་གསུངས་པ་ཡི། །མན་ངག་ཟླ་སྨན་བདུན་ལ་ཡོད་གྱུར་ཀྱང་། །མངའ་བདག་ཆེན་པོ་ཁྱེད་ལ་བདག་གིས་གཏད། །

ཡོན་ཏན་བརྒྱད་ལྡན་དེང་ཁྲི་པར་མ་འདི། །ལོ་མ་གཡུ་ཡི་ལི་ཁྲི་འཁྱིལ་བ་འདྲ། །འབྲས་བུ་བྱི་རུའི་སྙིང་པོ་འདྲ། །རོ་ནི་ཁ་ལ་བསྐ་དང་བཅས། །དུས་སུ་བཏུས་ལ་གཙང་བར་བྱ། །གདམས་ངག་ལྡན་པས་བསྙོལ་བྱས་ན། །ཚེ་རིང་རྣམས་སུ་སེམས་གསལ་འགྱུར། །རྒྱ་ཚྭ་རྒྱམ་ཚྭ་ཙོང་ཞི་དང་། །ག་ར་དཀར་པོ་སྦྱར་བྱས་ན། །བད་ཀན་སྨུག་པོའི་ནད་རྣམས་འཇོམས། །པི་པི་ལིང་དང་ན་ལེ་ཤམ། །ལ་ལ་ཕུད་དང་མ་ནུ་རྣམས། །སྦྱར་བས་བད་ཀན་སྐྱ་བོ་སེལ། །བྲི་ག་དང་ནི་གཡེར་མ་རྣམས། །སྤང་སྤྲི་དང་ནི་ཚ་བ་གསུམ། །ཁབ་ལེན་སྤང་མ་རྒྱ་སྐྱེགས་དང་། །རྒྱམ་ཚྭ་དང་ནི་པདྨེ[①] དང་། །དབྱི་མོང་དང་ནི་སྒྲུབ་ཀ་དང་། །ལྡེ་ཚ་བ་དང་བཅས་པ་རྣམས། །ནར་ཕྱིན་ཚང་དང་སྦྱར་བྱས་ནས། །དཀར་སྤུང་སྐོམ་ཤའི་ཚོ་ཁ་བསྐྱེན། །གཞན་ནད་དང་ནི་འདྲིལ་གྱི་ནད། །དེས་ནི་ཆུ་ཡི་ལམ་དུ་འདྲེན། །བདག་མིན་གཞན་ལ་ཡོད་རེ་ཀན། །

བྲག་ལ་སྐྱེས་པའི་སྤོ་ག་བུར། །ཞི་ཞིང་དུལ་བའི་མིས་བཏུས་ཏེ། །སེར་གྱིས་མ་ཁྱེར་གྲིབ་སྨམ་བྱ། །རྒྱུ་རྐྱེན་ཅི་ལས་འཁྲུགས་ཀྱང་རུང་། །ཆུ་ཚན་ནང་དུ་བསྙོལ་བྱས་ནས། །ག་བུར་ཤིང་མངར་བཏབ་ལ་བླུད། །སྨན་རྗེས་ཚ་བ་ལྷུན་གཅིག་བླུད། །ཚད་རིགས་བ་སྤུའི་བུ་གར་འདྲེན། །སྨན་གྱི་ཐུན་ཡང་ཆེ་བར་བྱ། །རྟུལ་བའི་དུས་སུ་མི་བྱའོ། །ཅུ་གང་གུར་གུམ་ཀ་ར་སྦྱར། །གླ་མཆིན་སྟོད་ཀྱི་ཚ་བ་སེལ། །ཚ་བ་གསུམ་དང་སྤུབ་མ་ཙི་ཏྲ་ཀ །བུ་རམ་དང་སྦྱར་སྐྲན་རྣམས་སེལ། །རྒྱ་སྤོས་དང་སྦྱར་གག་ཕྱོག་སེལ། །རེ་རལ་དང་སྦྱར་དུག་རིགས་སེལ། །མར་དཀར་དང་སྦྱར་མཛེ་དང་ཕྲུ་བ་སེལ། །དྲི་ཆེན་དང་སྦྱར་འགོ་ནད་བསྲུངས། །མགོ་དང་ཡན་ལག་བྱང་ཁོག་གི །ཆུ་ནི་ཆེ་ཆུང་གང་

① མ་ཡིག་དབུ་མེད་པདྨེ་འམ་སཛེའུ་གང་ཡིན་མི་ཤེས་པས་དཔྱད།

ཡང་རུང་། །ཆུ་མི་འཛིག་ཅིང་རྩ་ཚད་མཐུད། །ཁོང་དུ་བཏང་དང་རྨ་ལ་བདབ། །རོ་ལྔ་ལྡན་པས་ཀུན་ལ་སྦྱར། །འཛམ་བུའི་གླིང་ན་སྐྱེ་བ་དཀོན། །

དར་ཡ་ཀན་ཞེས་མིང་དུ་གྲགས། །མེ་ཏོག་དཀར་དང་མེ་ཏོག་དམར། །མེ་ཏོག་སེར་དང་མེ་ཏོག་སྔོ། །བསིལ་འཇོམས་རྩ་ལ་སྐྱེ་བ་ཡིན། །དཀར་པོ་འདྲ་དང་མི་འདྲ་མང་། །རེ་རེ་ལ་ཡང་ཡོན་ཏན་མང་། །སྤྱི་ཁྲབ་སྦྱོར་ལུགས་གྲོགས་དང་མཐུན། །སྔ་ཕྲིད་ལྟག་གིས་བསྒྱུར་བ་ན། །བཞི་བརྒྱ་རྩ་བཞིའི་ནད་རྣམས་ཕན། །འདི་ནི་ཚད་པའི་བཅོས་ཐབས་ཏེ། །གཉེར་དང་ལུད་པ་གང་ལ་ཡང་། །རྦུལ་འབྱིན་སེར་པོ་ཆ་བཞི་ལ། །འབིག་བྱེད་སྔོན་མོ་ཆ་གཅིག་སྦྱར། །དར་ཚི་དཀར་པོའི་ལྟག་གིས་ཐབས། །ག་ར་དཀར་པོའི་རྟ་ལ་སྐྱོན། །གཉེར་འཇོམས་སྨན་ཐུན་གཅིག་གིས་ཆོག །ལུད་པ་སྐྱ་སོབ་ཀྲ་ཏག་ལག །བུར་རམ་དཀར་པོ་བསྒྱུར་ལ་བཏང་། །གཞན་ཡང་རི་ཐང་མཚམས་ཀྱི་ཚད་པ་ལ། །མཁས་པས་དཔྱད་ལ་མ་ནོར་བྱ། །ཚད་འཇོམས་མན་ངག་དམ་པ་ཡིན། །རྒྱ་གར་ཡུལ་གྱི་ཐོག་སྔང་ལ། །དཀའ་བ་སྤྱད་པས་བདག་གིས་བརྙེད། །རྒྱལ་པོ་རུ་རུ་བསིལ་ཡང་དྲོད་དུ་འགྱུར། །ཡོ་མ་དུས་སུ་ལེགས་བཏུས་ནས། །ཕྱེ་མ་ཞིབ་པར་བཏགས་པ་དེ། །དོམ་མཁྲིས་སྦུབ་མ་སྐྱེར་ཤུན་དང་སྦྱར་ན། །མགོ་བོ་ཇི་ཙམ་ཆག་པ་ཡང་། །རྨ་ལ་བཏབ་ལ་ཕྱི་ཚེས་སྦྲང་མ་བྱུས། །རྩ་ཚད་མཐུད་དང་གླད་རལ་གསོ། །ཆུ་ལ་བསྡུས་ལ་མཁྲུ་འཇོམས། །རྩ་བ་བརྡུངས་བ་མང་དུ་བསྐོལ། །ཁུ་བ་བཏུང་ན་སོལ་སྐྲང་རྗོལ། །བུ་རམ་དང་སྦྱར་གྲང་རླུང་འཇོམས། །ཉམ་ཆུང་པོ་བའི་དྲོད་བསྐྱེད་བྱེད་པ་ཡིན། །

ཐ་རམ་འབྲས་བུ་ཁྲག་རྙིང་གྲིལ་བ་འདྲ། །ཡོ་མ་དུ་རྒྱའི་ཕྱུག་ཤིང་འདྲ། །ཚོད་མ་བྱས་པས་བད་ཀན་དག་ལ་ཕན། །ཐ་རམ་བྲེ་ག་ར་ཁྲག་དང་སྦྱར་བས། །མེས་ཚིག་དག་ལ་བསྐུས་ན་ཕན། །འབྲུམ་ནག་ལ་ཡང་ཕན་པར་འགྱུར། །ཀླུ་མཚན་འབྱམས་པ་གཅོད་པར་བྱེད། །རི་ཤོ་རྩ་བ་སྐྱུགས་སུ་འགྲོ །བད་ཀན་འཇོམས་པར་བྱེད་པ་ཡིན། །རྨ་ལ་བཏབ་ན་སྐྲང་དུ་འཚོ། །རིམས་ལ་ཆུར་བཏབ་འཐུང་ན་ཕན། །འབྲས་བུ་ཆུ་ལ་སྦྱར་ན་གློ་ནད་སེལ། །

ཤ་ཤ་ལང་ཡུ་རིང་ན་གར་སྐྱེ། །ཆིག་ཐང་བད་ཀན་འཇོམས་ཤིང་ཞུ་རྗེས་བསིལ། །རྨ་འདྲུབ་རྩ་ཁ་འཛིན་ཞིང་ཁ་མི་སྐྲོམ། །རིམས་སྙིང་སེལ་ཞིང་རླུང་ལ་གནོད། །

གྲེས་མ་ལ་ནི་རིགས་གསུམ་འབྱུང་། །གཅིག་ནི་བྲག་ལ་སྐྱེ་སྟེ་སལ་ལེ་ལྷང་པའོ། །གཅིག་ནི་ཐང་ལ་སྐྱེ་སྟེ་རྒྱ་གྲེས་མ། །གཅིག་ནི་གྲེས་རྐོད་རི་ལ་སྐྱེ། །རྩ་བ་བརྡུངས་ཏེ་བཙིར་ནས་ནི། །མེས་ཚིག་རྨ་ལ་བསྐུས་ན་ཕན། །སྐྲངས་པ་དག་ལ་བསྐུས་ན་མཆོག་ཏུ་ནུས་པ་ཆེ། །རྩ་བ་ཞིབ་བརྡུངས་སྦྲང་རྩི་དག་དང་སྦྱར། །ཁ་དང་ངོ་ཤིག་ཤ་རོ་དག་ལ་ཕན། །

རེ་ལྟག་རྩ་བ་ཞིབ་བརྡུངས་ཏེ། །མར་དང་ཆང་གི་ནང་དུ་བཙོས། །དར་རམ་རས་ཀྱི་ཚགས་ལ

བཙགས། །ལྟེ་དང་ལྷང་པགས་དག་དང་སྦྱར། །མ་ཤར་བཏང་ན་ཁོང་པའི་གྲང་རླུང་སེལ། །སྲིན་དང་བད་ཀན་འཁྲིལ་བ་དང་། །སྦྱོངས་འཕྲིག་པ་རྣམས་འོར་དུ་འདྲེན། །

རྒྱུ་དྲུས་པས་ནི་རྨ་ཡི་ཤའུ་གསོ། །རྨེན་གཅོད་རྩ་ཁ་འཛིན་པའི་མཆོག་ཡིན་ནོ། །ཐྲག་སྐྱོས་དང་ནི་འབྲི་སོག་དང་། །སྦྲ་ལོ་ཨཏྲལ་སྦྱི་ཞུར་ལྷ། །བྱང་ཁོག་སྟོད་དུ་རྨ་བྱུང་སྟེ། །གློ་སྙིང་ཚ་བ་སྐྱེས་པ་ཡི། །ཐིགས་སྟོད་རྩ་ལ་གཟེར་ཀུན་སེལ། །ལུད་པ་ཁྲག་རྣག་འོང་བ་བསྒྱུར། །

བོང་ང་བས་ནི་རྨ་ཡི་གཤེར་ཚགས་སྐེམས་ཤེད་གསོ། །ན་རམ་ཟར་མ་ཞོ་བཙོས་དག་ལ་གདབ། །ཚ་གྲང་གང་ཡང་འབྲུ་བ་གཅོད་པར་བྱེད། །ལོ་ཁྲིམ་ཨུཏྲལ་ཁྲག་རྐང་གསུམ། །སྦྱར་བས་མཆིན་པའི་ཚད་པ་སེལ། །ལྷང་མ་རེ་ལྷག་མེ་ཏོག་དང་། །རྒྱ་ཚ་ཐང་དུ་བཏང་བས་ཆུ་སྲི་སེལ། །

ཆུ་འགྲམ་ན་ལ་སྐྱེས་པའི་མེ་ཏོག་སྣ་ཆུང་བ། །ཤ་དུག་ནད་རྣམས་ཕྱུར་དུ་འདེད་པར་བྱེད། །མཁན་སྐྱའི་ལོ་མ་བཙད་པ་དང་། །སྐག་དང་ཞུ་མཁན་བསྲེས་ལ་བདུག །ཏ་ལྷང་སེར་དཀར་ལོ་མ་བསྒྱུ། །ཁུ་བ་བསྲེས་པ་སྲུབ་གཅིག་བླུད་ལ་ཉལ་དུ་བཅུག །ཉམས་སྟོབས་ཆེ་ཆུང་དང་སྦྱར་ལ། །ཆུང་ན་རྟོད་མེ་བཏང་བར་བྱ། །རྩ་ཆེན་ཚད་པའི་མངལ་བླུག་དང་། །བད་ཀན་མཚོ་རལ་གློ་རྫོལ་དང་། །སྣ་ཁྲག་ལྷུང་བ་ཆོད་པར་བྱེད། །

གཟེམ་རི་ནི་དྲོ་ཞིང་འཛམ་ལ་རླན། །འབྲས་བུ་དྲོ་ཞིམ་སྐམ་པས་རླུང་དང་གྲང་བ་དག་ལ་ཕན། །རྩ་བ་ལྷ་ཡི་དྲོད་ཡིན་ཏེ། །ཀླད་པ་དག་ལ་བསྐུས་ན་ཕན། །ཆང་དུ་བྱས་ན་རུས་གྲུམ་འབྲུ་བ་དྲོ། །སྙིང་བྱ་ཁྱུང་དང་ནི་རེ་རལ་དང་། །སྦྱར་བས་མཆིན་པའི་དུག་ཐབས་དང་། །གློ་བའི་དུག་ཐབས་དང་། །ཚད་རོ་སྙིང་བ་ཀུན་ཐོན་པར་འགྱུར། །སེར་མོ་བྱ་ཁྱུང་ཤ་ལ་ཡུ་རིང་དང་། །སྤྱིལ་ཤིང་སྤང་རྒྱན་བསེ་ཀོད་སྤང་རྩི་རྣམས་ཀྱིས་ཤ་དུག་དང་ཤ་ནད་ཀུན་གསོའོ། །

སྟོང་ཐོག་པ་ཡི་ཐང་གིས་ནི། །ཤ་རྩ་རུས་རྩ་ཀླད་རྩ་དང་། །རྐང་གི་རྩ་ཚད་མཐུད་པར་བྱེད། །འོལ་མོ་སེ་དང་བྱི་ཏང་ཀ །ཕུར་མོང་དཀར་པོ་དང་སྦྱར་བས། །སྲིན་ནད་མ་ལུས་སེལ་བར་བྱེད། །འབྲུམ་བུ་དམར་པོས་རྒྱ་མ་ན་བ་དང་། །རྗེལ་བུ་བེལ་ལུག་འབྲུ་བ་ཕན། །དུག་སྣན་ཀུན་གྱི་གྲོགས་སུ་འགྲོ །

སྐྱེར་བའི་འབྲས་བུ་རོ་ནི་བསྐ་ལ་ཙེ། །ནད་གང་ཡང་རུང་སྟེ་ཕོ་བའི་མེ་དྲོད་སྐྱེད། །ཟས་འཇུ་ཡི་ག་འབྱེད་པར་བྱེད། །ཆུ་སྲི་བ་ལ་ཆུ་སྐོལ་སྦྱར་བ་བླུད། །མིག་སེར་བ་ལ་སྦྲང་དང་ལྡེ་གུ་བྱས་ན་ཕན། །ཁཏྲ་མིག་ལ་བཏབ་ན་ཡོང་བ་འབྱེད། །མཆིན་པའི་རྩ་འགག་གླ་མཚན་འཛག་ལ་ཕན། །

བྱ་རོག་ནོར་བུས་རྨ་རྣམས་འཚོ། །བསྲེག་པའི་ཐལ་བ་མར་དང་སྦྱར་བྱས་ནས། །བྱུགས་པས་ཛོ་དང་འཛམ་སོགས་འཇོམས། །

རྒྱ་བ་སྨུག་པོ་རོ་ནི་ཁ་ཞིང་ཚ། །རྨ་ཡོད་ཁོང་དུ་བཏང་ན་ཆུ་སེར་རྣག་ཁྲག་འབྱིན། །ཕོ་མཆིན་མཁལ་རྐེད་ན་བ་དང་། །སོ་ལ་རླུང་སྲིན་ན་བ་དང་། །སྦྲོས་རྟུལ་བྱེད་ལ་དྲོད་ཆུང་དང་། །ཟས་འཇུ་དཀའ་དང་ཕོ་བའི་རླུང་སྲིན་ལ། །བཙུད་སྐོལ་བ་ལ་བཏང་ན་ཕན། །ཁོས་ནི་དྲོ་བ་ཤིན་ཏུ་གཅེས། །

ཆུ་ཡོ་བཙོར་བའི་ཁུ་བ་ནི། །མིག་ཏུ་བླུག་ན་ལིང་ཐོག་ཕན། །མཛེར་བ་དག་ལ་ལུམས་བྱས་ན། །ཐོགས་པ་མེད་པར་ཞི་བར་འགྱུར། །

ཉིན་ཡོང་བྲ་མ་གཅིག་འགྲེང་གི །རྩ་བ་བསྐོལ་ལ་ཁུ་བ་བཞུར། །སྔོན་བུ་ཀྱི་ལྡེ་གཉིས་བཏབ་ལ། །ཙང་ཟད་མཉམ་པས་ལྡང་གྱུར་ན། །དུག་ནད་གསར་རྙིང་མེད་པ་དང་། །ཕོ་བ་གྲང་བ་ཆུ་འགགས་དང་། །ཐམས་ཅད་བཤལ་ཏེ་སོས་པར་འགྱུར། །རྫས་ཀུང་གཞན་དང་འདྲ་བ་ཡིན། །

དབང་པོ་ལག་པའི་རོ་ནི་མངར་ལ་སྙི། །ན་དང་ཆུ་མིག་འགྲམ་ན་སྐྱེ། །སྐམ་ལ་སྐྱེས་པའི་མེ་ཏོག་བེ་སེར་པོ། །རྩ་བ་མི་ཡི་ལག་པ་འདྲ། །སོར་མོ་བཞི་གསུམ་ལྔ་བ་ཡོད། །དེ་ཡི་རྩ་བ་འོ་མ་དང་སྦྱར་ཟློས་གྱུར་ན། །མཁལ་ནད་ཀུན་ལ་ཕན་པར་འགྱུར། །སེམས་གསལ་རོ་ཙ་སྟོབས་ལྡན་འགྱུར། །ཕྱེ་མ་མིག་ལ་བཏབ་ན་ཁ་བས་ཕྱིད་ལ་ཕན། །

〔ར〕སྤོར་ཆེན[①] རོ་ཁ་ཡིད་ཙམ་མངར། །མེ་ཏོག་སྨུག་སེར་རྒྱ་ཕོར་བཀབ་པ་འདྲ། །ལོ་མ་མེ་ཏོག་ཁྲུད་མེད་ཕྱེ་མ་བྱ། །བསྐོལ་ཐང་བཏང་ན་གཟེར་འཐབ་དང་། །རིམས་རྙིང་དྲེག་གྲུམ་མིག་ཆུ་ཤོར་བ་དང་། །རྐང་ལག་ཆུ་སེར་བབས་པ་དང་། །གློ་གན་བ་དང་བྲང་རྒྱབ་གཟེར་བ་དང་། །གདོང་སྐྲངས་པ་དང་སྟོད་མཛིང་ན་ལ་ཕན། །ཁོས་ཀྱིས་བྱིབས་ལ་རྟུལ་ཡང་དབྱུང་། །སྨན་ཞུན་བྱས་ནས་ཟློས་གྱུར་ན། །གཅོང་རྙིང་བད་མེད་མཁལ་ནད་དང་། །གཟེར་དང་ཆུ་སེར་ནད་ལ་ཕན། །

སྒྲོན་ཤིང་རིན་པོ་ཆེ་ཡི་མཆོད་སྡོང་འདྲ། །ལོ་མ་གཡུ་ཡི་སྤྲིན་ཆེན་འདྲ། །སྙིང་པོ་ཀམ་ཀའི་མཆུ་དང་འདྲ། །རོ་ནི་དྲོ་ཞིང་སྐམ་ལ་རྩུབ། །རང་གི་ནུས་པས་འབྲུ་བར་བྱེད། །བསྐོལ་ཐང་བཏང་ན་འོར་ནད་སེལ། །མར་དང་སྦྱར་ན་ལུད་པ་དབུགས་མི་བདེ་བ་འཇོམས། །སྐོག་སྐྱ་ལྷེམ་ལྷེམ་བརྟུངས་པ་ཆུ་དང་མར་དུ་བསྐོལ། །ཆུ་ཏུ་མར་དེ་ལུས་པ་དང་། །རན་པར་ཟློས་ན་ཕྱི་ས་འགགས་པ་དང་། །ཡོང་ལ་སྲིན་ནི་ཞུགས་པ་དང་། །མཆིན་པར་གྲང་སྐྱེས་ཀུན་ལ་ཕན། །དུག་དང་མཁལ་རྐེད་ན་བ་དང་། །མཆིན་པའི་ནད་དང་གྲང་ནད་དང་། །ཟས་མི་འཇུ་དང་རླུང་ནད་དང་། །སྲིན་གྱི་ནད་དང་གྲང་འབྲུ་ལ། །བརྟུངས་བཙགས་ནང་པར་བཏང་ན་ཕན། །ཟས་ཀུང་དྲོད་བག་དག་ཏུ་བཏང་། །སྐོག་པའི་རྩ་བ་ཤད་ཤད་པོ། །བརྗོས་ཏེ་བཏགས་ལ་ཆང་དང་སྦྱར། །ནང་བར་བཏང་ན་སྲིན་མར་འབྱུང་། །སྐོག་སྐྱ་རྡོག་གཅིག་ཞིབ་ཏུ་བརྟུང་། །ཕྱེ་མ་ཆང་དང་སྦྱར་བྱས་ཏེ། །བཏང་བས

① མ་ཡིག་ཏུ་དབུ་མེད་དར་ཡོར་ཆེན་ལྷ་བུའམ་ར་ཡོར་ཆེན་ལྷ་བུ་འདུག་པ་ཚིག་རྐང་བསྟུན་ན་མི་བདེ་བས་དཔྱད།

སྲོས་པའི་ནད་ལ་ཕན། །

བལ་བུའི་ལོ་མ་ཧྲོ་ཞིང་འཇམ། །རང་གི་ནུས་པས་སྐྲད་འགགས་སེལ། །ཕོ་བ་རིས་དང་པི་པི་ལིང་། །མ་ནུ་བཅའ་སྒ་སྨྲང་སྒ་དང་། །ཀ་ར་སྦྱར་ནས་བཏང་ཐུར་ན། །གློ་དང་རིམས་དང་ཕོ་བའི་ནད། །ཚམ་པ་རྙིང་བ་ཀུན་ལ་ཕན། །ལུམས་རྣམས་ཀུན་ལ་བརྟགས་པ་ཡིན། །བལ་བུ་མི་གཙིན་དག་ཏུ་སྤངས། །བཏང་བས་ཤ་སེར་མིག་སེར་སེལ། །

སེ་རྒོད་རོ་ནི་ཧྲོ་ཞིང་སྐམ་ལ་འཇམ། །སྦྱོར་བའི་གྲོགས་དང་འཕྲད་ན་རྣག་སྐམ་བད་ཀན་སེལ། །ཡིག་འབྱེད་ཅིང་རིམས་རྙིང་དང་། །བད་ཀན་ནད་རྣམས་ཐུར་དུ་འདྲེན། །

ཤུག་པ་སྲམ་བདུད་རྩི་ཟིལ་བ་ཅན། །ལུམས་རྣམས་ཀུན་གྱི་ཁྲོད་དུ་འགྲོ །སྐྲངས་དང་བེམ་པོ་འདུལ་བའི་མཆོག །རྫུལ་འབྱིན་པ་ལ་ཤུག་པའི་ལོ་མ་དང་། །སྒྲ་དཀར་འཁན་དཀར་མཚེ་དང་ནི། །སྨན་མའི་མེ་ཏོག་དང་བཅས་བཙོ། །དེ་ཡིས་བདུག་ན་རྫུལ་ཡང་འབྱུང་། །དེས་ནི་རིམས་རྙིང་རུས་ཞེན་དང་། །མཆིན་ནད་དྭ་ཆན་ཞ་བོ་དང་། །བདེ་ཞིང་རང་བའི་མཆོག་ཡིན་ནོ། །

ཤུག་པ་ཚེར་མ་ཅན་གྱིས་ནི། །ཆུ་འགགས་རྩ་བཤལ་འབྱིན་པ་ཡི། །ཤུག་པ་ཚེར་མ་ཅན་དང་ར་དུག་དང་། །སྤང་སྤོས་རི་རུས་བཞི་ནི་སེར་ཙམ་བྱ། །ར་ཡི་དབྲི་དང་ལྷའི་མནམ། །ཐུར་མགོ་རེ་རེ་བཏང་བར་བྱ། །སྨན་ནད་བྱུང་ན་བག་ཙམ་བཞག །སྨན་བཏང་རྗེས་ལ་སྐྱུར་ན་ཐུབ། །ཆུ་སྐྱུག་སྐྱིགས་བུ་མང་བ་ཡིན། །དེ་ལ་དོམ་མཁྲིས་ཞད་ཙམ་བཏང་། །ཐྲིད་དང་རོ་ནི་སྐྱོ་བ་བཏང་། །དེས་མི་ཐུབ་ན་རྒྱ་ཚ་བཏང་། །ཉོག་པའི་སྨན་ལ་མཆོག་ཏུ་བཤད། །སྐམ་ཟས་མ་བསྲུང་བསིལ་ལ་བསྟེན། །

ཐང་ཤིང་འབྲས་བུ་རོ་ནི་ཧྲོ་ལ་སྐམ། །ཟོས་ན་ས་བོན་སྐྱེད་པར་བྱེད། །སྟར་བུ་དང་བཅས་ཟོས་པ་ལ། །ལུད་པ་རྣག་ཁྲག་འདྲེས་པ་སེལ། །རྒྱ་ཁར་བཏབ་ན་འབྲུབ་པར་བྱེད། །ཐང་ཆུས་སེར་ག་སོ་མ་བྱེད། །གླད་པ་དང་ནི་གློ་ནད་ལ། །སྦྲང་དང་རྒུན་འབྲུམ་གསུམ་དུ་སྦྱར། །ཟོས་ན་ནད་དེ་ཞི་བར་བྱེད། །

རྒུན་འབྲུམ་ལང་ཐང་སྨིན་པ་འདྲ། །རོ་ནི་མངར་ཞིང་ཡིད་ཙམ་སྐྱུར། །རྒུན་གྱི་ནུས་པས་འབྲུ་བ་གཙོད། །རྒུན་གྱི་ཤ་ཡིས་འབྲུ་བར་བྱེད། །གླད་ནད་རིམས་དང་མཚེར་བའི་ནད་ལ་ཕན། །རྒུན་ཚང་སྣོམས་ཤིང་ལུས་པོ་བདེ། །ཆུ་ནང་སྐྲངས་(བསྐྲངས)ན་བྱིས་པའི་གླད་ནད་སེལ། །

རྒྱ་ཤུག་འབྲས་བུ་རོ་ནི་ཧྲོ་ཞིང་ཏྲན། །གློ་མཆིན་མཁྲིས་པའི་ནད་རྣམས་ཀུན་ལ་ཕན། །ཞུ་རྗེས་བསིལ་བའི་མཆོག་ཡིན་ནོ། །

སྟག་ལྕམ་མ་ནི་སྡོང་པོ་གྲུ་བཞི་ཐིག་ཤིང་འདྲ། །སྤང་སྤོས་ཕུར་མོའི་ལོ་མ་དང་། །སྐྱི་བའི་འབྲས

བུ་སྦྱར་ན་སྲིན་ནད་སེལ། །

ལུང་གི་ཧ་ཤུགས་རོ་ནི་གྲོ་ཞིང་འབྲུ་བ་གཙོད། །ལོ་མ་བརྟུང་པ་རྒྱ་ཁར་བརླན་ན་ནི། །རྒྱ་ཁ་རློན་ཞིང་འཚོ་བ་འགྲུབ། །ཟླ་མཚན་འགགས་དང་ཆུ་འགགས་དང་། །ས་བོན་ལུག་པ་ལ་ཡང་ཕན། །བཅུད་ལེན་དུ་ཡང་འགྱུར་བ་ཡིན། །ཆུ་སེར་སྙིམ་པ་ལ་ཡང་འགྲོ །

མེ་ཏོག་ལུག་གི་(མིག)ཨུཏྤལ་སྐྱང་པ་འདྲ། །ཁོང་དུ་བཏང་ན་འགག་པ་སེལ། །ལུམས་སུ་བྱས་ན་གླད་ནད་སེལ། །གཞན་ཡང་བསིལ་བའི་སྦྱོ་བཏང་ཀུན་ལ་འགྲོ །

སྔོན་བུའི་རོ་ནི་རླན་ལ་རྗེ་ཞིང་འཇམ་ལ་འབྲུ། །གློ་གཟེར་རྒྱུ་གཟེར་གཉིས་ཀ་ལ་ཡང་ཕན། །བོང་ང་དཀར་ནག་གཉིས་དང་ཆ་མཉམ་སྡེ། །ཚ་དང་སྐྱོ་མ་བྱས་ནས་སྐྲང་ལ་བྱུག་ན་ཕན། །འབྲུ་སྨན་དག་ཏུ་བཏང་བ་ན། །ཁོང་པའི་རླུང་སྐྲངས་ལ་ཡང་ཕན། །ཆུ་རྒྱུས་འཁྲུམ་པ་སྐྱོང་བར་བྱེད། །རྣ་བ་འོན་པའི་སྟེང་དུ་བླུག །ཐོས་པར་འགྱུར་བ་ཐེ་ཚོམ་མེད། །དུག་རྐ་བཞད་ལ་ཤིན་ཏུ་རྣོ། །ཏིལ་མར་དང་སྦྱར་དུག་ལ་ཕན། །ཕག་གི་ཚིལ་དང་སྦྱར་ཡང་ཉན། །

རྒྱལ་པོ་རེ་རལ་ཉིན་གྱི་བྲག་ལ་སྐྱེ། །ལོ་མ་མེ་ལྟེ་མཆེད་པ་འདྲ། །རྩ་བ་གཡུ་སྦྲུལ་འཁྱིལ་བ་འདྲ། །རོ་ནི་ཡིད་ཙམ་མངར་ལ་བསིལ། །ཆུ་ནང་བསྐུས་ལ་ཡིད་ཙམ་བསྐོལ། །མང་ཉུང་ཅི་རན་ཚོད་དང་སྦྱར། །རྒྱ་ལ་ཆུ་མི་གནོད་དང་སྙིང་ཚད་སེལ། །སྦྱོར་བས་རྒྱ་ཡི་གཡན་ཡང་འགྲུབ། །

རློན་པོ་རེ་རལ་ལོ་མ་ཁེ་རག་ཅན། །ཤིང་མངར་དང་སྦྱར་གློ་བའི་ཚད་པ་སེལ། །ལུག་མུར་དང་སྦྱར་གློ་བའི་ཚད་པ་སེལ། །བྲག་ཞུན་དང་སྦྱར་མཆིན་པའི་ཚད་པ་སེལ། །བུ་རམ་དང་སྦྱར་བད་ཀན་སྐྱ་བོ་སེལ། །མིག་ལ་ཆུ་ཤོར་ལ་ཡང་ཕན། །འབྲས་བུ་སྐྲངས་པ་ཕན་པར་བྱེད། །ཆུ་དང་སྦྱར་ན་མཁལ་ནད་ཆུ་འགགས་སེལ། །

བཙུན་མོ་རེ་རལ་བྲག་གི་སེར་ཁར་སྐྱེ། །འདབ་མ་གསེར་གྱི་ཐིག་ལེས་བརྒྱན། །བསྐོལ་ཐང་མཆིན་པའི་ཚད་པ་སེལ། །མཆིན་དྲི་བསྣད་འགྲམས་ལའང་ཕན། །རྒྱ་གསར་དག་ལ་བཏབ་དང་ཁོང་དུ་བཏང་། །སྐྲང་དང་བུ་རམ་སྦྱར་བ་ཁོང་དུ་བསྟེན། །བད་ཀན་དུག་དང་ཕོ་བ་ན་བ་དང་། །མཆིན་ནད་གྲང་དང་མཁལ་རྐེད་རླུང་ནད་དག་ལ་ཕན། །ཡང་ན་ཆང་གིས་འཕྱུལ་ལ་བཏང་། །

གཡའ་ཁྲི་སྔོན་པོས་སྙིང་གི་ཚད་པ་སེལ། །རོ་ཡི་ནུས་པས་ཚད་པ་འདྲེན་པར་བྱེད། །འཐིབ་ཅིང་སྨྱོས་པའི་ཚད་པ་དང་། །བརྒྱལ་ཞིང་འབོག་པའི་ཚད་པ་སེལ། །སྐྱག་དང་ར་ཁྲག་གསུམ་དུ་སྦྱར། །སྨན་གྱི་ཐུན་ཡང་ཆེ་བར་བྱ། །

སེར་པོ་ཁྲག་རྐང་ཚད་པ་དྭངས་སྙིགས་འབྱེད། །ལོ་མ་གཡུ་བུན་གཏོར་བ་འདྲ། །མེ་ཏོག་གསེར་གྱི་སྤྱིལ་བུ་འདྲ། །རོ་ནི་ཁ་ཞིང་འཁྱིལ་བག་ཅན། །ཉིན་གྱི་རྫ་བྲག་དག་ལ་སྐྱེ། །སྟོན་ཟླ་ར

བའི་ཉ་ལ་བཏུ། །ཀ་ར་དཀ་དང་སྦྱར་ལ་བཏང་། །ཚད་པ་གསར་རྙིང་གང་ཡང་སེལ། །

གྲི་ཡང་ཀུས[1] ནི་མཆིན་པའི་ཚད་པ་སེལ། །ཉིན་སྲིབ་འདྲ་སྟེ་ཕལ་ཆེར་སྲིབ་ལ་སྐྱེ། །དར་ཐོན་སྲོལ་བཏགས་པ་འདྲ། །གུར་གུམ་གི་ཕང་ཀ་ར་སྦྱར། །མཆིན་ནད་ཚད་པ་སེལ་བ་ཡིན། །གཞན་ཡང་ཡོན་ཏན་བསམ་མི་ཁྱབ། །

རྟེ་བའི་[2] མེ་ཏོག་དང་ཁ་འབྱེད། །སྟར་བུ་སྒྲུ་རུ་སེ་འབྲུ་སྦྱར། །བུ་རམ་དཀར་པོའི་རྟ་ལ་བསྐྱུན། །སྐྱིད་བྱེད་ནད་གཞི་ཅི་ཡང་རུང་། །ཡིག་འབྱེད་པར་བྱེད་པའི་མཆོག །

ཁྲུར་མང་བས་ནི་ལོང་ཚད་སེལ། །རྩ་བ་ལོ་མ་མེ་ཏོག་གསུམ། །ཕྱེ་མ་བྱས་པས་མགོ་རྨ་གསོ། །ཁོང་དུ་བཏང་ན་ཆུ་མི་འཛིག །ཕྱེ་མས་རྣ་ཁྲག་གཅོད་འགྱུར་ཏེ། །དམ་པའི་ཞལ་ནས་དགོན་པར་གསུངས། །ཚོད་མ་བྱས་ན་རིམས་འཁྲུགས་ཀྱང་། །ཁ་ཟས་མཆོག་ཏུ་བཤད་པ་ཡིན། །རྩ་བས་རྩ་ཚད་མཐུད་པ་ཡིན། །མེ་ཏོག་རུས་ཆག་འཇོར་བ་ཡིན། །ལོ་མས་རྩ་ཚད་མཐུད་པར་བྱེད། །གཞན་གྱི་རྟ་ཡི་གཙོ་བོ་ཡིན། །

སྤང་རྩི་དོ་བོས་ཡོང་གི་ཚད་པ་སེལ། །གདམས་ངག་ལྡན་པས་བད་ཀན་སྨུག་པོ་འཇོམས། །སྔོང་བོ་མེ་ཏོག་བག་རེ་དཀར། །ལོ་མ་མེ་ཏོག་འདབ་མ་གསུམ། །བོང་ང་དཀར་པོ་ལྷ་རྣམས་ནི། །ཞོར་ཆ་ནི་མཉམ་པར་བྱས། །ག་བུར་གྱི་རྩི་གང་བཏབ་སྟེ། །འདི་རྣམས་སྦྱར་བས་མགོ་དང་བྱང་ཁོག་རྨ། །ཚད་རིམས་ཐམས་ཅད་སེལ་བར་བྱེད། །མཆོག་ཏུ་མགོ་རྨ་དག་ལ་བཤད། །རྩ་བ་ལོ་མ་གང་ཡང་རུང་། །མར་དང་ལྷི་ཀུ་བྱས་བཟོས་ན། །ཁྲག་རྣག་ཆུ་སེར་འདྲེན་ཅིང་རྨ་རྙིང་འདྲུབ། །རྩ་དུག་ཆུ་དུག་གློ་ནད་ཟུག་གཟེར་དང་། །རིམས་རྙིང་ཕོ་མཚེར་སྤོས་རྟུལ་དང་། །ཡིག་ཆུས་དང་བད་ཀན་རྒྱས། །ལྟེ་སློག་རྒྱས་དང་གླད་ནད་སེལ། །ཚོན་པ་ཆུས་མཉེས་དང་ཁྲུ་བའི། །རོ་སྟོད་མན་ཆད་ནད་རྣམས་སྐྲུག་པར་བྱེད། །ཕྱེ་མ་འོ་མར་བསྐོལ་བཏང་ན། །ཁྲག་ཏུ་འཁྲུ་དང་ཚད་རྙིང་སེལ། །

བྲག་སྒྲུ་ཏ་ལོས་བསམ་སེའུ་ནད་ཀུན་ཕན། །བྲག་གི་ལོགས་ལ་འབྱར་ནས་སྐྱེས། །མེ་ཏོག་དཀར་དང་སྨུག་པོ་སྐྱེས། །བུ་རམ་དང་སྦྱར་གྲང་ཀླུང་འཇོམས། །ཚ་བ་གསུམ་དང་སྦྱར་བས་བད་ཀན་འཇོམས། །རང་གི་ནུས་པས་བསམ་སེ་མདང་ལ་ནད་འཇོམས། །

རྒྱ་སྤྲོས་པགས་པས་ཚད་པ་སེལ། །སྔོང་བོ་མེ་ལོང་ཁ་ལྟར་གྱེས། །ཁ་དོག་དཀར་པོ་ཕྲ་བར་འདུག །དྲི་ཞིམ་རོ་ནི་མངར་རྒྱ་གང་། །རང་གི་ནུས་པས་གག་ལྷོག་སེལ། །ཅུ་གང་དང་སྦྱར་གློ་ཚད་སེལ། །ཞོ་ཤ་དང་སྦྱར་སྙིང་ཀླུང་སེལ། །གླ་རྩི་དང་སྦྱར་ཤ་དུག་སེལ། །ལུས་ལ་བཙང་ན་འགོ་ནད

① མ་ཡིག་ཏུ་དབུ་མེད་ཀྲི་ཤིང་ཀུས་ནི་ཞེས་འབྱུང་བ་གྲི་ཡང་ཀུ་ཡིས་ནོར་འདྲ།
② རྟེ་བའམ་རྗེ་བ་དང་རྟེ་བ་གང་ཡིན་མི་གསལ།

ཐུབ། །

སྤྲང་རྒྱན་དཀར་པོས་ཐང་དུ་བསྐྱུབ། །མིག་དང་གློ་བའི་ཚད་པ་སེལ། །བལ་བྱུས་ཡོ་མ་ཨ་རུ་ར། །ཤིང་མངར་བྱ་རམ་དང་སྦྱར་ན། །རིམས་སྙིང་ནད་ནི་སེལ་བར་བྱེད། །གཅིག་ཐང་གྲི་བ་འགགས་པ་སེལ། །རྒྱ་སྤོས་དང་སྦྱར་གག་པ་སེལ། །

སྤྲང་རྒྱན་སྔོན་པོའི་ཆིག་ཐང་འབྲུམ་ནད་སེལ། །ཕུ་རྡོང[1] བྱི་ཐང་ག་དང་སྦྱར་ན་སྲིན་ནད་སེལ། །སྤྲང་རྒྱན་དཀར་གཉིས་སླ་སྟེ་ཤེལ་ཏ་ཙྭ་ལ་སྦྱར། །སྦྱར་དུག་ལ་ཡང་ཕན་པར་འགྱུར། །དྲི་ཆུ་དང་སྦྱར་ཤ་དུག་སེལ། །ཞྭམ་པ་དང་སྦྱར་སྐྲོམ་དད་སེལ། །ཆུ་རུག་དང་སྦྱར་ཆུ་མི་གནོད། །སྤྲལ་རྒྱབ་དང་སྦྱར་ཞོམ་དེབ་སྲོང་། །ཁབ་ལེན་དང་སྦྱར་ལྕ་བ་འགུག །ཆུ་དང་སྦྱར་ན་ལིང་ཐོག་སེལ། །མར་དང་སྦྱར་ན་འགུལ་འགགས་སེལ། །

མེ་ཏོག་ཡང་ཏོ་ལྷིང་བར་བྱེད། །རང་གི་ནུས་པས་བསིལ་བར་བྱེད། །དཔའ་བོ་དཀར་དང་སེར་བ་སྟེ། །སླ་སྟེ་པོང་ང་དཀར་པོ་དང་། །སྤྲང་གིས་སྦྱལ་དུག་ནད་རྣམས་སེལ། །ཡང་ན་ལྕམ་བུ་རེ་རལ་དང་། །ཁྲུང་ཤེར་དཀར་སྨུག་སྤྲང་སྟེ་དང་། །སྲན་མའི་ལོ་མ་སྦྱར་བ་ནི། །དུག་གི་ནད་ལ་ཤེས་པ་ཡིན། །ཡང་ན་རྒྱལ་མཚན་གང་གཱ་ཆུང་། །རྩ་བ་ལོ་མ་གང་ཡང་རུང་བ་སྟེ། །བྱ་རམ་སྤྲང་སྟེ་དག་ལ་གཞི་བྱས་ན། །ལྔ་གུ་རྒྱུན་དུ་བསྟེན་གྱུར་ན། །ལུས་ཉམ་ཆུང་བ་སྟོབས་བསྐྱེད་འགྱུར། །ནར་སོན་ཡང་ཡང་བསྟེན་པར་བྱ། །

པར་པ་ཏའི་ཐང་གིས་མཁྲིས་པའི་ཚད་པ་སེལ། །གློ་རིགས་གསར་བ་མྱུར་དུ་བདེ། །ཨ་བར་འབྲི་མོག་སྐག་དང་ནི། །མཚལ་དང་པི་པི་ལིང་དུ་སྦྱར། །ག་ར་དཀར་པོའི་ཏ་ལ་བསྐྱོན། །གངས་སྙིང་དག་གི་ཆུ་ཡིས་འཕྱུལ། །ཚད་པས་གློ་བ་རྫོལ་བ་སེལ། །སྐམ་ཤ་གྲོ་ཟན་སྤྲང་མ་བཞིན། །ལུག་ཤ་དང་ནི་བྱ་རམ་སྦྱར། །ལན་ཚ་རུལ་སྲུང་སྤྲང་བར་བྱ། །འབྲུམ་པའི་ནད་ལ་ཐང་དུ་བཏང་ན་ཕན། །ཕུར་མོང་དཀར་པོ་བདུད་རྩི་ཟིལ་བ། །ཐང་དུ་བསྐོལ་བས་སྲིན་ནད་སེལ། །ཤ་བའི་ཚིལ་དང་ལང་ཐང་སྟེ། །མ་རུ་རྩེ་དང་ར་ཚིལ་སྦྱར། །ཟོས་ན་སྲིན་བཤང་བའི་གནས་སུ་འབྱུང་། །མི་ལ་མ་སྨྱོལ་སེམས་ལ་ཚོངས། །

གཉན་ཐུབ་དམར་པོས་ལྟོག་པ་འཛོམས། །ཕོང་སྨན་ཆ་སྨན་གཉིས་ཀ་ཡིན། །མན་ངག་ལྟར་ན་དུག་ཀུན་འཛོམས། །གཞན་ཡང་ཡོན་ཏན་བསམ་མི་ཁྱབ། །

རདུག་དཀར་པོ་གཅིག་འགྲིགས་པ། །མེ་ཏོག་དེ་ནི་དམར་རིགས་ཅན། །དེ་ནི་ལེགས་པར

---

[1] ཕུར་མོང་ཡིན་ནམ་དཔྱད།

སྐམས་བྱུས་ལ། །ཁྲིན་བུ་ཤུག་པ་ཚེར་མ་ཅན། །གསུམ་དུ་སྦྱར་ལ་ཁོང་དུ་བཏང་། །གྲི་བ་འགགས་ལ་ཐོགས་པ་མེད། །སྐྲངས་པ་ཆེ་བར་གྱུར་པ་ན། །གཙགས་བུས་དྲས་ལ་གདབ་པར་བྱ། །

རདུག་སྔོན་པོའི་རྩ་བ་དང་། །ཡོ་མ་གང་ཡང་རུང་བ་ཡིས། །གཉན་གྱི་ནད་རྣམས་ཐུབ་པ་སྟེ། །སྦྱོར་བའི་གྲོགས་ནི་ཤེལ་ཐང་དང་། །སྟག་ཤ་ཟིན་ཐིགས་དང་སྦྱར་བས། །ཁོང་དུ་ཡང་ནི་བཏང་བར་བྱ། །ལུམས་ཀྱང་དེ་ཉིད་ཕོ་ནའོ། །ཟས་སུ་ཆུ་ཐུག་ཚྭ་མེད་དང་། །བཙུད་མེད་པ་རྣམས་བཏང་བར་བྱ། །སྤྱོད་ལམ་མི་ཧ་ཁྲི་གསུམ་བསྲུང་། །

སྟག་ཤ་རང་གི་ནུས་པས་སྐྱུག་པ་འཛོམས། །ཟིན་(ཐིགས)ཨ་ཤྭ་ག་ཧ་དང་། །བོང་ང་ནག་པོ་སྦྱར་བ་ཡིས། །གག་སྐྱུག་གཉིས་ཀའི་ཁོང་སྨན་ནོ། །ཕྱི་ཡི་ནད་ལ་གོང་གི་སྨན། །ལེགས་པར་བརྡུངས་པའི་ཕྱེ་མ་དེ། །དྲི་ཆུ་ར་བྲི་(དབྲི)ར་ཁྲག་གསུམ། །སྦྱར་ལ་ནང་དུ་གདབ་པར་བྱ། །དེ་ནི་བཅིང་ན་ཐེ་ཚོམ་མེད། །

ཤེལ་ཏང་དཀར་པོའི་རང་གི་ནུས་པས་འབྲུ་བ་སེལ། །རིམས་ཀྱི་ནད་ཀྱང་སེལ་བར་བྱེད། །ཁྱད་པར་མཆིན་པའི་ཚད་པ་སེལ། །ལྡེམ་ལྡེམ་བརྡུངས་ཏེ་ལུམས་བྱས་ན། །སྐྱུག་སྐྲངས་ཆུ་འབྱམས་བྱུང་བ་ཡི། །རིག་རྣམས་ཐམས་ཅད་ལུག་པར་བྱེད། །མར་དང་སྦྱར་ན་སྐྲངས་ལ་ཕན། །སྤང་རྒྱན་སྔོན་པོ་དང་སྦྱར་སྣད་འགགས་སེལ། །འདི་ནི་བགྲུ་སྨན་རིགས་སུ་གཏོགས། །མཆོག་ཏུ་མཁྲིས་པ་དག་ལ་ཕན། །རྒྱ་ཁར་བཏབ་ན་འདྲུབ་པར་བྱེད། །ཤ་དུག་དང་ནི་མཆིན་དུག་དང་། །ཤ་སེར་མིག་སེར་རིམས་སྙིང་དང་། །བད་ཀན་དུས་ནི་སྐྱུགས་སྦྲོ་དང་། །ཆུ་ལ་སུམ་གཉིས་སུམ་ཆ་བསྐྱུ། །དྲོད་འཇམ་ནང་པར་བཏང་བར་བྱ། །ཡར་ལ་སྐྱུགས་སྐྱེ་ཕན་པར་བྱེད། །གཅིན་དང་ཕྱི་ས་འགགས་པ་ལ། །ལོ་མ་དག་ལ་བསྐྱུ་བར་བྱ།

ཨ་ཤྭ་ག་ནྡས་རང་གི་ནུས་པས་སྨད་ཀྱི་དྲོད་ཀྱང་བསྐྱེད། །མཚེར་བ་དག་ལ་ལུམས་སུ་བྱས་ན་ཕན། །རྩ་བ་ལྤ་ཡི་ཡང་གཅིག་ཡིན། །གག་པ་སྐྱུག་པ་གང་ལ་ཡང་། །ཁོང་སྨན་དུག་ཏུ་ཆེ་བ་ཡིན། །

འབྲི་ཏ་ས་འཛིན་ཞེས་བྱ། །རྒྱལ་བ་རུལ་དང་རྩི་རྩི་མོ་ཞེས་ཀྱང་བྱ། །འབྲི་ཏ་ཕྱེ་མ་བྱས་བ་ཡིས། །རྨ་ཡི་སྐྱེན་ཁོད་བསྐྱེད་པ་དང་། །རྒྱ་ཤུ་ཐོར་མཐེབ་དག་ལ་ནི། །མར་དང་སྦྱར་ལ་བཀུས་པ་ཡིས། །ཇི་ལྟ་བུ་ཡང་སོས་པར་འགྱུར། །ཡང་ན་ལྷང་ཚ་ཤིང་མངར་སྦྱར། །དེས་ནི་བད་ཀན་སྐྲུག་པར་བྱེད། །

བ་ཤ་ཞེས་བྱ་མེ་ཏོག་དཀར། །རྩ་བ་ལོ་མ་འདྲ་སྟེ་མཐེབ་བོང་ཙམ། །སྡོང་བུ་སོར་བཞི་ཙམ་དུ་སྐྱེ། །ཕྱེ་མ་བཏབ་ན་རྨ་གསར་འཁོར་བར་བྱེད། །ཚ་ལ་དང་སྦྱར་ཤ་དུག་སེལ། །ཨ་རུ་ར་དང་དྲི་ཆུ

སྦྱར་བས་ཤ་དུག་སེལ། །གཞན་ཡང་ཡོན་ཏན་མང་སྟེ་འདིར་མ་བརྗོད། །

མཚན་ཉིད་བོང་ང་དཀར་པོ་ཞེས་ཀྱང་བྱ། །ཐར་ནུས་རང་གི་ནུས་པ་ཐོན་པར་མཛོད། །སྦྲང་རྩི་ཨ་བ་པི་པི་ལིང་དང་བཀྱུ་ཚར་བཅས། །འདུ་བ་རྣམ་བཞི་གང་ཡང་རུང་། །ཚ་གྲང་གང་འགྲོའི་རྟ་ལ་བསྐྱོན། །གདམས་ངག་དང་ལྡན་སྐྱེས་བུ་ཡིས། །ཚུལ་བཞིན་སྦྱད་ན་ཡོན་ཏན་མང་། །རྫས་ལ་ནད་འཇོམས་ཚོ་ཁྲུ་བཏང་། །སྤྱོད་ལམ་ལེགས་པར་གཟབ་པར་བྱ། །

ལང་ཐང་རྩེ་ཡི་འབྲུ་གུས་སྲིན་ནད་འཇོམས། །ཤེལ་གྱི་མཆིན་པ་དང་སྦྱར་རྒྱལ་བར་འགྱུར། །ཆུ་འཇམ་བླུད་ན་སངས་པ་ཡིན། །ཤ་བའི་ཚིལ་དང་སྦྱར་བས་མཁར་གོང་སྲིན་ཅན་སྲེག་པའི་ཐོག་ཏུ་བཞག །བདུག་ན་སོ་སྲིན་ཐོན་པ་ཡིན། །མེ་རུ་ཙེ་དང་བྱི་ཏང་ག །ཕུར་མོང་ལོ་མ་ཤིང་ཀུན་དང་། །སྤང་སྤོས་སླ་རྩི་སྟག་ཤུམ་མ། །ར་ཡི་འོ་མ་སྙོག་སྐྱུ་སྦྱར། །བླུད་ན་ཁོང་པའི་སྲིན་ནད་སེལ། །

ཐང་ཕྲོམ་ལོ་མ་རྒྱ་ལ་གླན། །རྒྱ་ཆེ་ཆུང་གང་ཡང་མི་སྐྱང་ངོ་། །ཐང་འབྲས་མེ་ལ་བསྲེག་པ་ན། །གདོན་དྲག་པོ་ཡོད་ན་འབྲོས་པར་འགྱུར། །ལྷམ་པས་རྒྱ་སྐམ་སྐྲོམ་དད་སེལ། །སྦྱོར་ལ་བཏབ་པས་ཆུ་མི་འཇིག །ཐང་དུ་བྱས་ནས་འཕྲུང་བ་ན། །མི་ཕྱུགས་གང་ཡང་རུང་བ་ཡི། །བུ་དང་བུ་རོ་འབྱིན་པར་འགྱུར། །

ལུང་བཟང་དྲིལ་བུ་བདུན་གཉིས་འདི། །རང་གི་ནུས་པས་ཚད་པ་འཛིལ་བར་ནུས། །ཆུ་རྟ་དང་སྦྱར་རྩ་བ་རྡོལ། །སྤང་རྩི་དང་སྦྱར་ཆུ་སེར་སེལ། །འབྲི་མོག་དང་སྦྱར་གློ་ཚད་སེལ། །དྲིལ་རྫོག་དང་སྦྱར་འོ་མར་བསྐོལ། །དེས་ནི་མཆིན་པའི་ཚད་པ་སེལ། །འཚེར་ནག་དང་སྦྱར་མཚེར་བའི་ཚད་པ་སེལ། །ཏིག་ཏ་དང་སྦྱར་རིམས་ནད་སེལ། །ཀུན་ལ་ག་ར་སྦྱར་བ་ཡིས། །གང་ཡང་གངས་ཀྱི་ཆུ་ཡིས་ཕྱུལ། །རྒྱ་ལ་བཏབ་ན་འདྲུབ་པར་བྱེད། །སྦོས་པའི་ནད་ལ་ཆུ་བསྐོལ་དང་སྦྱར་ཕན། །

མིང་ནི་ཤང་ཤང་དྲིལ་བུ་སྟེ། །རིགས་ནི་མེ་ཏོག་དཀར་དང་སེར། །རྩ་མཁྲིས་རང་གི་ནུས་པས་མཁྲིས་པའི་ནད་རྣམས་སེལ། །སྐྱེར་བའི་བར་ཤུན་མ་ནུ་དང་། །སླ་བཟང་རྟོང་ལེན་ཏིག་ཏ་རྣམས། །ག་ར་དང་སྦྱར་ཆུ་བསྐོལ་གྲང་གིས་འཕྱུལ། །མཁྲིས་མཆིན་ཚད་པ་སེལ་བར་བྱེད། །ཟས་སུ་བུར་དཀར་ཞོ་གྲོག་དང་། །གློ་སྒོ་སྣན་ཡིན་ཤ་སར་བཞིན། །

རྟོང་ལེན་རི་མཐོའི་རྫ་ལ་སྐྱེ། །ལོ་མ་མི་ཀན་བྲང་རུས་འདྲ། །ཐོག་བུ་སྤྱང་ཀན་མཇུག་མ་འདྲ། །རང་གི་ནུས་པས་རིམས་གསར་སེལ། །གྲོགས་དང་སྦྱར་ན་ཆུ་མི་འཛིག །བ་མར་དང་སྦྱར་ཟོས་ན་མིག་ཀྱང་རྣོ། །

ཞིང་ཤིང་སྔོང་པོ་བསེ་ཡི་གཟེ་བ་འདྲ། །ལོ་མ་གཡུ་གཤོག་བརྒྱང་བ་འདྲ། །རོ་ནི་སྐྱུར་ལ་ཞུ་རྗེས

མངར། །བད་ཀན་སྨུག་པོའི་ནད་དག་ལ། །བསྙེན་ན་སྦྱང་ཞེས་དྲང་སྲོང་གསུང་། །ཚུ་ལ་བྲུལ་ཧོག་སིངས་པོ་སྦྱར། །ཟ་རྒྱས་ལྷན་ཐབས་འདྲེན་པར་ནུས། །སྦྱོང་སྨུག་ཀུན་གྱི་ཁྲིད་དུ་འགྲོ །སྐྲང་པ་ཀུན་ལ་དོམ་ནན་བྱ། །

ལ་ཀོད་ཙ་བ་སྦྱོངས་སུ་འགྲོ །བསེ་སྐང་སྐྱ་ལོའི་ཙ་བ་དང་སྦྱར་ཏེ། །ཚང་ལ་བཏབ་བཏུང་རྒྱ་ཀན་སྐེམ། །བཙད་རན་ཚ་བ་གསུམ་དང་མར་ཁུ་བླུད། །ཚང་སྦྱར་གཡག་ཤ་ར་ཤ་དང་། །བུད་མེད་རྣམས་ནི་སྤྱང་བར་བྱ། །

སྐྱ་ལོ་ཐང་གིས་ཚུ་ཡི་ནད་ལ་ཕན། །ཁྲག་ཧའི་ཤ་དང་སྦྱར་ན་རྒྱུ་གཟེར་འཇོམས། །ཟས་སུ་ཉོ་དང་འབྲས་ཅན་སྦྱིན། །ཆང་དང་ལུག་ཤ་ཉེས་མི་རུང་། །ཙོང་ཞི་བཏུལ་ལ་སྨན་རྗེས་བྱ། །འབྱུང་བ་བསྲུང་བའི་ཚོག་བྱ། །ཙ་ལ་བཏབ་ན་ཁྲག་ཀྱང་ཆོད། །ནག་ཐུག་ནང་ན་བཏབ་འཕྱུང་ན། །སེད་པ་ན་བའི་ཀླུང་གཟེར་དང་། །བུ་བཙས་རྗེས་ཀྱི་ལྷང་ཀླུང་གཟེར་བ་འཇོམས། །གདམས་ངག་འདི་ནི་ཡ་མཚན་ཆེ། །

ཉ་དུག་དཀར་པོའི་མཚན་ཉིད་ནི། །ལོ་མ་གཡུ་ཡི་སྤྲར་ཞག་འདྲ། །མེ་ཏོག་སོ་ཡི་ཏོག་ཐོག་འདྲ། །ཉ་རྣམས་འཆི་དང་བརྒྱལ་བར་ནུས། །དེ་ཡི་ཙ་བ་སྐམ་པོ་ཡི། །ཕྱེ་མ་ཤིང་མངར་ཕུར་མོར་སྦུ་གུ་རྣམས། །སྤྲང་དང་ལྡེ་གུ་བྱས་ཟོས་ན། །བད་ཀན་ནད་དང་ཚུ་ནད་རྣམས། །སྐྱུག་པར་འགྱུར་བར་ཐེ་ཚོམ་མེད། །

མཆིན་པ་བཅད་འཕྱོར་མཚན་ཉིད་ནི། །ཉིན་ལུང་གྲིབ་ཀྱི་སྨད་ན་སྐྱེ། །ལོ་མ་གཡུ་ཡི་མེ་ལོང་འདྲ། །མེ་ཏོག་གསེར་གྱི་ཙོང་ཙོང་འདྲ། །རོ་ནི་ཚ་ལ་ཡིད་ཙམ་ལ། །རང་གི་ནུས་པས་ཟླ་གསར་འཕྱོར། །མཆིན་པའི་ནད་ལ་བདུད་རྩི་འདྲ། །མར་དཀར་དང་སྦྱར་བསྐུས་པ་ན། །ཟླ་སྙིང་ཤུ་ལེབ་ཐོར་བ་དང་། །རྒྱ་སྐྱོ་གཡན་པ་མཁལ་རྒྱབ་ལྷད་པ་གསོ། །

ནད་མ་འབྱར་མ་བོད་ཡུལ་དབུས་ན་སྐྱེ། །མེ་ཏོག་མཐིང་ཞུན་བེའུ་རྩེ་འདྲ། །འབྲས་བུ་སྤང་ལ་ཡུ་བ་སྟེ། །ལོ་མ་འདབ་མ་འབྱར་ཞིང་འཁྲིགས། །ཟླ་ཡི་དེ་བ་སྨན་རྐྱང་པས་མཆོག །ཁོང་དུ་དྲངས་ན་ཙ་ཚད་འཛིན། །ཙ་གཉན་ཚད་ཅིང་སྐྲག་མི་དགོས། །ཟས་ཀྱང་ངེས་མེད་ཚ་སྐྱུར་བསྲེས། །

ནད་རྒྱུའི་མཚན་ཉིད་ནི། །ཚུ་གླུང་ཆེན་པོའི་འགྲམ་ན་སྐྱེ། །ལོ་མ་གང་ལ་རེག་པ་འཁྲིལ། །འབྲས་བུ་ལུང་ཐང་འབྲུ་གུ་འདྲ། །བྱང་ཕོག་ཟླ་རྣམས་གང་ཡང་ནི། །ཁོང་དུ་འཕྱུང་ན་ཚུ་མི་གནོད། །ཚུ་རྒྱུས་ཆད་ཀྱང་སྦྲེལ་བར་ནུས། །ལྷབ་བྲོས་ཀྱང་འགུག་པར་ནུས། །ཟླ་ལ་བཏབ་ན་སྨིན་གཅོད་ཤའུ་བསྐྱེད་པར་འགྲོ །འབྲས་བུ་སྦྲུལ་བའི་སྒོང་འདྲ། །གང་ལ་ཉེ་བ་འབྱར་ཞིང་འཁྲིལ། །ལོ་མ་འབྲས་བུ་དང་ལྡན་ལ། །བཏུལ་བའི་ཕྱེ་མ་ཤིང་མངར་དང་། །ཚུ་ཧ་སོ་དང་སྦུབ་མ་རྣམས། །

ཁོང་དུ་བཏང་ལ་རྒྱལ་བཏབ། །ཚད་པ་རལ་ཡང་སོས་པར་འགྱུར། །རྒྱ་ཡི་སྦྱོན་དུག་འཇོམས་པར་བྱེད། །

བྲག་གའི་[1] སྡོང་པོ་མདའ་སྨྱུག་འདྲ། །མེ་ཏོག་བསེ་ཡི་ཛ་ཡབ་འདྲ། །རོ་ནི་སྐྱུམ་ལ་ཡིད་ཙམ་ཁ། །མར་དང་སྦྲང་རྩིའི་ཕྱེ་མ་བཏབ། །བུ་རམ་ཀ་ར་དང་སྦྱར་བས། །ཆུ་རྣམས་བསྲུང་དང་བད་ཀན་བདེ། །མཆིན་དྲི་ནད་དང་ཆུ་སེར་སེལ། །

བྱི་རུག་ལོ་མ་མཐིང་ཤུན་ཛ་ཡབ་འདྲ། །འབྲས་བུ་སྨུ་མེན་མཆོད་སྡོང་འདྲ། །རོ་ནི་བསྐ་ལ་ཡིད་ཙམ་ཁ། །བོད་ཀྱི་ཞིང་གི་སྲིབ་ན་སྐྱེ། །བཙོས་པའི་ཚོད་མས་བད་ཀན་སེལ། །རྒྱ་ཁར་བཏབ་ན་ཁྲག་གཅོད་འགྱུར། །སོལ་བཏབ་ན་སྲིན་ནད་སེལ། །

སྙིལ་བུ་ལོ་མ་གཡུ་ཡི་བསིལ་ཡབ་འདྲ། །རྒྱབ་ན་བདུད་རྩིའི་ཐིལ་བ་ཆགས། །རོ་ནི་མངར་ཞིང་ཡིད་ཙམ་ཚ། །ཁོང་དུ་བཏང་ན་ཆུ་མི་འཛིག །རྒས་ཐིག་ཁབ་ལེན་རྡོ་དང་སྦྱར། །ཁོང་དུ་བཏང་ནས་རྒྱལ་བཏབ། །རུས་ཆེན་ཆག་པ་ལྷག་མདེལ་འབྱིན། །ཟས་སུ་སྦྲང་ཟན་ཤ་བའི་ཤ །སྐོམ་ནི་ངེས་མེད་ཆོལ་དུ་བཏང་། །བདག་མིན་གཞན་ལ་ཡོད་པ་མིན། །

ཆུ་རུག་གཙང་པོའི་འགྲམ་རོང་ནང་ན་སྐྱེ། །རྩ་བ་གཡུ་སྦལ་འཁྱིལ་བ་འདྲ། །ལོ་མ་གཡུ་ཡི་ཁབ་རྩེ་འདྲ། །མེ་ཏོག་འབྲས་བུ་གང་ཡང་མེད། །རང་གི་ནུས་པས་ཆུ་རྒྱུས་ཆད་པ་འབྲེལ། །རྟོང་ལེན་བྱ་ཁྱུང་དང་སྦྱར་ན། །ཆུ་མི་འཛིག་དང་སྐོམ་དད་སེལ། །

སྔོ་བྱ་ཁྱུང་གཉན་པོ་རིའི་སྟོད་ལ་སྐྱེ། །ལོ་མ་སྟོང་ཁབ་གཤིབ་པ་འདྲ། །དཀྲུམ་ནི་གཡུ་ཡི་རྒྱལ་མཚན་འདྲ། །རོ་ནི་ཁ་ལ་མཁྲིས་བག་ཅན། །རང་གི་ནུས་པས་ཆུ་མི་འཛིག །གྲོགས་དང་སྦྱར་ན་ཚད་ནད་སེལ། །དམ་པའི་གདམས་པ་རིན་པོ་ཆེ། །

སྟར་བུ་གདུག་རྩུབ་ཚེར་མ་ཅན། །འབྲས་བུ་བྱེལ་གྱི་ཕྲུ་གུ་འདྲ། །རོ་ནི་སྐྱུར་ཞིང་ལྕེ་འབིགས་བྱེད། །རང་གི་ནུས་པས་གློ་ནད་སེལ། །མནུ་སེ་རྐོད་སྤོ་ལོ་དང་། །ཙུ་གང་ཨ་གྲོང་སྦྱར་བ་ཡིས། །གློ་གཅོང་ཐམས་ཅད་ཟད་པར་ནུས། །སྟར་བུ་མངར་ལ་སྦྱར་བས་གློ་སྙིང་འབྱིན། །ར་དང་རྐྱང་གི་ཤ །ཡང་ཞིམ། །

གཉན་ཐུབ་ལོ་མ་གཡུ་ཡི་ན་བུན་འཁྱིལ་བ་འདྲ། །འདིའི་ཕྱེ་མ་རའི་འོ་མས་སྦྱུས། །སྐྲང་ནོན་འཁྲིབ་པ་ཞི་བར་འགྱུར། །ཁྱི་སྦྲུན་དང་སྦྱར་སྔོག་པ་ཐུབ། །གག་དང་མཛེར་བ་ཐམས་ཅད་ཐུབ། །དུག་སྦྲུལ་དག་གིས་བཟུང་ཡང་ཐུབ། །

① ཟེ་ག་ཡིན་ནམ་དཔྱད།

སྲེ་མོང་སྟག་ཆུང་སྦྱར་བས་ཕོ་བའི་ཚད་པ་སེལ། །སྔོང་བོ་གཡུ་ཡི་མཆོད་སྡོང་འདྲ། །མེ་ཏོག་གསེར་གདུགས་ཕུབས་པ་འདྲ། །ལོ་མ་མེ་ཏོག་གང་ཡང་རུང་། །ན་ལེ་ཤམ་དང་སུག་སྨེལ་སྦྱར། །བུ་རམ་དཀར་པོ་ཞོ་སྦྱར་བཙོ། །མཆིན་ཁྲག་ཕོ་བར་ག་བུར་ཟིལ་བདུད་རྩི་ཅན། །ཚད་པ་སྤྱི་ལ་ལྷམ་མདའ་བཏང་། །ཡུ་མོ་མདེའུ་འབྱིན་ཁྲིན་བུ་སྦྱར། །གྲང་བ་ཅན་ལ་ཆང་གིས་འཕུལ། །ཚ་བ་ཅན་ལ་ཆུ་གྲང་འཕུལ། །རྟུལ་ནི་ཇི་བཞིན་སྦྱོངས་རྗེས་བྱ། །སྨན་དུ་མཛོ་དང་རྟོལ་གྱི་ཞོ། །ཟས་ནི་བཙུད་ལ་ཡང་བ་བཏང་། །རྣ་བ་འོན་ཞིང་རླུང་འཁྲུགས་ན། །ཆང་དང་རྐོད་(དགོ)ཤ་བཏང་བར་བྱ། །ནད་མ་སྨིན་པར་དུ་མི་བཏང་ངོ་། །རྣ་བ་འོན་དང་མིག་རྣམས་འབྱུང་། །གང་ན་ཆ་མེད་སྨིན་པའི་རྟགས། །ཚ་བ་མུན་ལྟར་འཐིབས་པ་སེལ། །

ཐག་ལ་སྐྱེས་པའི་མཚོ་རྐོད་འདི། །གུར་གུམ་ཐག་ཞུན་པྲི་ཡང་ཀུ །ག་ར་དང་སྦྱར་མཆོར་ཚད་སེལ། །ཟས་སུ་སྣ་མོ་སྣན་(གཉན)མོའི་ཤ །སྨན་དུ་དར་བ་ཆུ་སླ་ཤིང་། །སྐབས་སུ་བུ་རམ་མར་སྦྱར་བས། །འཕོར་བུའི་རླུང་ཡང་ནོན་པར་བྱེད། །འོམ་བུའི་མེ་ཏོག་བསྲེགས་ཐལ་དང་། །ཨ་རུ་ར་དང་བོང་ངར་སྦྱར། །ཕྱེ་མ་ཆུ་སྐོལ་ལྟག་གིས་ཐབ། །གྲི་བ་འགགས་པ་འཇོམས་པར་བྱེད། །རང་གི་ནུས་པས་སྐྱོག་པའི་བུག་པ་བྱ། །ཆིག་ཐང་འཕྱུང་ན་མགོ་ནད་ཕུབ། །ཐ་ལ་བཏབ་ན་འབྲུབ་པར་བྱེད། །བུ་བཙས་རྗེས་ལ་རླུང་ཤོར་ལ། །དུད་པ་ཡིས་ནི་བདུག་པ་ཡིན། །འོ་མ་རྒྱུན་ཆང་ནང་དུ་བཙོས་བཏང་ན། །མཚེར་བ་ན་བ་དག་ལ་ཕན། །གླད་པའི་ནད་ལ་ཞུན་ཕྱེས་ཕན། །ཐ་གསར་དུད་པས་བདུགས་ན་ཕན། །ཤུག་པའི་ལོ་མ་བཙོས་པ་དང་། །མཆེ་དང་འོམ་བུ་བལ་ལུ་དང་། །འཁན་པ་དཀར་པོའི་ལོ་མ་རྣམས། །ཆང་ངམ་ཆུ་ཡི་ཁ་ཕྲུ་བཏབ། །རྒྱ་ཆེན་ཟངས་ཀྱི་ནང་དུ་བཙོས། །ལུམས་སུ་བྱས་ན་གོས་ཀྱིས་ཕྱིབས། །རྟུལ་བར་བྱུང་ན་ཕྱིས་པར་བྱས། །རྗེས་ལ་ཐང་དང་བུ་རམ་ཁོང་དུ་བཏང་། །ནད་རྣམས་བ་སྤུའི་བུ་གར་འདྲེན། །

ཚེ་སྟོ་ཞེས་བྱ་ཏོལ་ལ་ནི་གཡུ་སྡོང་འདྲ། །སུམ་ཅུ་ཏིག་དང་རྩ་པར་པ་ཏ་སྦྱར་བས། །ཆུ་ཡིས་འཕུལ་ཟས་སུ་ནག་འཇམ་སླ་བ་བཏང་། །རིམས་ནད་ཐམས་ཅད་འཇོམས་པ་ཡིན། །རླུང་སྐྱེས་ཚ་བ་གསུམ་པ་དང་། །བུར་དཀར་སྦྱར་ལ་ཆོད་ཟིན་བཟའ། །རི་ཐང་མཚམས་ལ་གཟབ་པར་བྱ། །

བདུད་རྩི་བུམ་པ་གཡུ་ཡི་རྒྱལ་མཚན་འདྲ། །རིན་ཆེན་རོ་ཁ་སྲིན་བུ་གསོད་པར་ནུས། །གློ་བའི་ནད་ལ་ཤིང་མངར་དང་། །སྤང་རྒྱན་དཀར་པོ་སྤྲིན་ཐལ་དང་། །ག་ར་དང་སྦྱར་གློ་ནད་སེལ། །མར་སྙིང་ལྷུམ་རྩ་བུ་རྫོག་(བུལ་ཏོག)དང་། །རེང་བུ་བྱས་ན་སྨད་ཀྱི་གྲང་བ་སེལ། །སྟག་པག་མ་དང་སྐྱི་བའི་འབྲུ། །ཕུར་མོང་ལོ་མ་སྤང་སྤོས་དང་། །ཐང་ཕྲོམ་འབྲས་བུ་སྦྱར་ནས་བཏང་། །སྲིན་ནད་མ་ལུས་སེལ་བར་བྱེད། །

ཟངས་སྐྱི་བ་ནི་ཆམ་པ་ལ། །དུད་པས་བདུག་ན་ཕན་པར་བྱེད། །མིང་ནི་ཕུག་(ཕུ)ཤུད་མིག་སྨན་ཟེར། །སྔོང་པོ་ཟུར་བཞི་སྲེ་ག་ཅན། །མེ་ཏོག་དཀར་པོ་ནམ་མཁར་འཕུར། །དར་དཀར་ཡོལ་བ་འཕྱར་བ་འདྲ། །འབྲས་བུ་མདོག་ནག་ཨ་ཛ་ན། །ཟུར་གསུམ་གྲ་བོ་ཀད་པ་འདྲ། །མིག་ལ་ནད་དང་རྨ་བྱུང་ན། །རྨེན་སྐྱེས་ཡིང་ཐོག་ཟུག་གཟེར་ཆེ། །བད་ཀན་སྐྱ་རིབ་གང་ལ་ཡང་། །མིག་ལ་བཙུག་པས་སེལ་བར་བྱེད། །འདི་ནི་ནོར་བུ་སྙིང་དང་འདྲ། །

ཨབ་བདུད་རྩི་ཐྲག་དཀྱིལ་གཅིག །ས་དང་སྤང་ལ་མི་སྐྱེ་སྟེ། །གཡུ་ཡི་ལན་ཕྲན་གཤིབ་པ་འདྲ། །རོ་ནི་ཡིད་ཙམ་ཁ་བ་དང་། །མེ་ཏོག་འབྲས་བུ་གང་ཡང་མེད། །མིག་ནད་གསོ་བའི་བདུད་རྩི་ཡིན། །མར་དཀར་དང་སྦྱར་རུས་ཆག་སྦྱོར། །འདི་ནི་ལྷ་ཡི་དབང་པོས་གནང་། །ཡོན་ཏན་དང་ལྡན་སྦྱར་བ་ཡིན། །

སྤང་སྤྲོས་ལོ་མ་གཡུ་ཡི་གཤོག་པ་འདྲ། །མེ་ཏོག་དམར་པོ་སེལ་ཐོག་འདྲ། །དྲི་ཞིམ་རང་གིས་གག་ཕྱོག་དང་། །སྲིན་གྱི་ནད་རྣམས་ཐམས་ཅད་ལ། །འཕྲུང་དང་སྦྲུགས་ལ་སོས་པར་འགྱུར། །སྲིན་ལ་བདུད་རྩི་འདྲ་བདུག་ན་ཕན། །གཞན་ཡང་གཉན་ནད་ཀུན་ལ་ཤེས། །

ཉེ་དུ་ཤིང་གཡུའི་སྐྱེར་ཤིང་ལ། །ལོ་མ་ལྕུགས་ཕྱེ་གཏོར་བ་འདྲ། །འབྲས་བུ་ལྕུགས་ཀྱི་འབྲུ་གུ་འདྲ། །རོ་ནི་ཁ་དང་བསྐ་ལ་བཙས། །རང་གི་ནུས་པས་བད་ཀན་སྙེན་པ་འཇོམས། །རྩ་བ་ལྷ་ཡི་ཁྲིད་དུ་འགྲོ །བུར་དཀར་སྦྲང་དང་གསུམ་སྦྱར་ན། །ཟས་བཅད་ཉུས་གསུམ་བསྟན་པ་ཡིན། །བད་ཀན་སྙེན་ཐབས་ཞི་བར་འགྱུར་བ་ཡིན། །

བཙའ་བ་[ལྕུབ]གཡུ་རྒྱང་བ་འདྲ། །མེ་ཏོག་མཐིང་ཤོག་གདུགས་ཕུབ་འདྲ། །གདུག་རྩུབ་ཚེར་མས་ཐམས་ཅད་བརྒྱན། །རང་གི་ནུས་པས་སྦྲུལ་དུག་གསོད། །རྩ་བ་ལྷ་ཡི་གཙོ་བོ་ཡིན། །ཡོན་ཏན་བརྒྱ་བཤད་གཞན་ཡང་གསལ། །

ལུག་མུར་པ་ནི་མེ་ཏོག་དམར། །སྔོང་བུ་མཁར་ཐབས་དམར་སྐྱ་མདོག །རྩ་བ་གཡུ་ཡི་རྩ་བ་འདྲ། །མངར་ལ་བསྐ་བའི་རོ་དང་ལྡན། །རྨ་རྣམས་གསོ་བར་བྱེད་པ་ཡིན། །བད་རླུང་འཐབ་པའི་ནད་རྣམས་ལ། །ལུག་མུར་ཆུ་ཁོད་དག་ལ་སྦྱར། །གྲང་བ་སྨན་ཅན་ཞི་བར་འགྱུར། །རྩ་བ་ལྷ་ཡི་འཁྲིད་དུ་འགྲོ །མར་སྦྱར་མི་ཕྲུགས་ཁོག་སྨན་དག་ཏུ་བཟང་། །ཤ་དུག་གཟེར་ཐབས་རིམས་གཙོང་འབྲུགས་པ་གློ་ནད་ལ། །རྩ་བ་ཆུ་ལ་བསྐོལ་ལ་རན་པར་བཏང་། །གནག་རྟའི་ཁོག་སྨན་དུ་ཡང་བཟང་། །

མེ་ཏོག་བྱ་རྐང་སྣང་བོ་སྣ། །ཆང་དང་སྦྱར་ན་ཚ་འབྲུ་ཆད། །ཆུ་དང་སྦྱར་ན་གྲང་འབྲུ་ཆད། །འབྲས་དང་སྲན་མའི་ཕྱེ་མ་ཡང་། །སྐབས་སུ་བབས་ན་བཏང་བར་བྱ། །ཡང་ན་འདི་ཡིས

ཀླད་འཛག་དང་རྣ་རྐྱིང་གཅོད། །སྦྱོར་ནས་བརྒྱབ་ན་མང་ལ་ནད་སེལ། །

སུམ་ཅུ་ཏིག་གིས་ནུས་པའི་ཚད་པ་སེལ། །སྔོང་པོ་ལྡུ་ནུའི་མཆོད་སྔོང་འདྲ། །སྦྱར་བས་ཀུན་གྱི་གྲོགས་སུ་འགྱུར། །མེ་ཏོག་གསེར་གྱི་སག་འདྲ། །སུམ་ཅུ་ཏིག་དང་སྤྲིན་མའི་མེ་ཏོག་དང་། །སྙིང་གི་ཞོ་ཤ་སྙིང་གར་སྦྱར། །ཀ་ར་བརྒྱད་འགྱུར་ཏ་ལ་སྦྱིན། །གངས་རྙིང་ཆུ་ཡིས་འཕྱུལ་བར་བྱ། །སྙིང་དང་ནུས་ལ་ཞུགས་པའི་ཚད་པ་སེལ། །

ཧྥེ་ཤུར་ཤུང་མ་འབྱར་བ་འདྲ། །དེ་ཡི་ཤུན་པ་བཀོག་པ་ནི། །རང་གི་ནུས་པས་ནུས་ནད་གསོ། །ཐལ་དཀར་རྡོ་རྗེ་དང་སྦྱར་ན། །རྐང་ལག་ཆག་པའི་ལྷ་བ་སྦྱོབ། །སུ་ཟི་དང་སྦྱར་རྐང་ནུས་བཅད། །འབྲས་བུ་གསུམ་དང་སྦྱར་བ་ན། །རྐང་གི་ཤ་ནུས་སྐྱེད་པར་བྱེད། །བཟང་དྲུག་ག་བུར་ཆུར་སྦྱར་ན། །རྐང་གི་ཚད་པ་གཅོད་པར་བྱེད། །གུ་གུལ་རྒྱ་སྤོས་དང་སྦྱར་ན། །སྐོག་པའི་ཆུ་དང་སྦྱར་བ་ནི། །དེས་ནི་རྐང་གི་འབུ་ཡང་གསོ། །རྐང་རིགས་ཆག་ན་གསོ་བ་ཡིན། །རྨ་འབྱོར་ཀླད་རལ་དག་ཏུ་གསོ། །ཀ་ར་སྣ་ཏིག་དང་སྦྱར་བུ་ཡང་འབྱིན། །སྦྱོར་བའི་གྲོགས་སུ་ཨ་རེ་བཟང་། །ཟས་སུ་མར་ཡེར་ཤ་གསར་བྱིན། །ཆུ་ལ་ཕྱོགས་ཙམ་སྐམ་པར་བསྐོལ། །ཆུ་ཡང་གྲུངས་པས་ཆུ་མི་འཛིག །

ཤེལ་སྦྲང་མ་ཞེས་བྱ་བ་ནི། །སྔོང་བུ་ཟུར་ནི་ལྷ་བ་ཅན། །ལོ་མ་མདངས་ཅན་མེ་ཏོག་སེར། །མེ་ཏོག་ཡང་ཡོད་པ་ཡིན། །སྦྱུགས་ཀྱིས་ཟློས་ན་འཆི་བར་བྱེད། །སྣོན་པ་བཏུང་སྐྱེ་རྨ་ལ་སླན། །ཚད་པའི་ནུས་པ་འཛོམས་པར་ནུས། །སྐམ་པོ་སྦྱི་མ་ཆུ་གྲང་སྦྱར། །བཏང་ན་ཚད་པ་གསར་བ་སེལ། །

ཨ་ཧྡོང་[ཀྲོང]པ་ཞེས་བྱ་བ་ནི། །སྔོང་པོ་ཀླུ་ཤིང་ནག་པོ་འདྲ། །མེ་ཏོག་གསེར་གྱི་ཚེ་ལོ་འདྲ། །བདུད་རྩི་ཟིལ་བ་སྣུམ་གྱིས་བརྒྱན། །བྱང་ཁོག་ཉག་སྐེམ་སྦྱོར་བ་ལ། །འདི་ནི་མེད་ན་འགྲུབ་མི་འགྱུར། །ཨ་ཧྡོང་བ་དང་ཅུ་གང་གཉིས། །སྤྲ་ལོ་རྒུན་འབྲུམ་ཤིང་མངར་དང་། །བལ་ལུ་ལོ་མ་སྣར་བུ་དང་། །བུར་དཀར་སྦྱར་ན་གློ་ཚད་སེལ། །གྲོ་ཡི་ཆང་དང་ར་ཤ་བྱིན། །

ལྷམ་བུ་རེ་རལ་ནུས་པའི་ཚད་པ་འདོན། །ཆུ་ལས་སྐྱུང་(གྲུངས)རྟགས་ཁ་ཡོང་དུ། །འབྲས་བུ་གསུམ་དང་སླེ་ཏྲེས་དང་། །ལི་ག་དུར་གྱི་ཕྱེ་མ་བཏབ། །ཅི་ཙམ་ནུས་པར་བཏུང་བར་བྱ། །ཟས་སུ་ཛ་ཐན་གཡུང་དཀར་དང་། །མར་གསར་འབྲས་ཀྱི་ཡུང་དཀར་བྱིན། །

རྒྱ་སྐྱི་བ་ནི་ལོ་མ་གཡུ་བུན་གཏོར་བ་འདྲ། །མེ་ཏོག་དུང་གི་ཐུང་ཐུང་འདྲ། །འབྲས་བུ་ཟླུགས་ཀྱི་གོང་བུ་འདྲ། །རོ་ནི་ཚད་བསྲུང་དྲི་སྐྱིབ་ལྡན། །མར་ལ་སྦྱར་ཏེ་བསྐུས་བྱས་ན། །རྨ་འདྲ་ཚེན་སྐྱེས་ཤུ་བ་དང་། །རྒྱ་ཤུ་ཤུ་བ་འབྲས་ནད་འཛོམས། །གག་དང་ཐོར་བ་ཐམས་ཅད་སེལ། །བྱུགས་པའི་ཡོན་ཏན་བསམ་མི་ཁྱབ། །

ཟླུམ་གྱི་ལོ་མ་ཆུ་ཡི་ལོ་མ་འདྲ། །སྔོང་པོ་ཤིན་ཏུ་ཆེ་བ་སྟེ། །རང་གི་ནུས་པས་བཤལ་ཡང་

ནུས། །ཟླུམ་དང་སྦྱར་སྦྱུགས་ན། །ཡན་ལག་རྨས་པའི་སྐྲག་ན་སྤྲིན་ལྟར་བྱེད་ལ་ཕན། །ཟླུམ་རྩ་དང་ཞི་ཐར་ནུ་སྦྱར། །གཟེར་ཐུང་ནད་རྣམས་འཇིབ་པར་བྱེད། །ར་དུག་པ་ཡི་མེ་ཏོག་དང་། །ཨ་རུ་ར་དང་ཟླུམ་རྩ་དང་། །རྨ་ལ་བཏབ་ན་འདྲུབ་པར་བྱེད། །མིག་ལ་གྲ་མ་བྲུག་པ་ན། །ཁུ་བ་བླུད་ན་ཕན་པར་འགྱུར། །སྐྲང་ལ་སྔོག་པ་ཞུགས་པ་ན། །ཟླུམ་རྩའི་ཐལ་བ་མར་དང་སྦྱར་བ་སྦྱུགས་ན་ཕན། །གཅིན་སྲི་བ་དང་མཁལ་རྐེད་གྲགས། །ཁོག་ཏུ་བཏང་ན་ཕན་པར་བྱེད། །

སྲོ་ལོ་དཀར་པོའི་རྩ་བ་བཙོས་བཏུལ་ཏེ། །སྦྱོར་བ་གང་ལྟར་བྱས་ཀྱང་གློ་ནད་སེལ། །བསྲོལ་ཐང་མང་དུ་བྱས་ན་གློ་གཅོང་ཟད་པར་ནུས། །གློ་རྫོལ་བ་ལ་འབྲི་མོག་དང་། །སྲོ་ལོ་སྦྱར་ཏེ་བཟོས་ན་ཕན། །

རྩི་དམར་རྐང་གཅིག་ཅེས་བྱ་བ། །ལོ་མ་ཨུཏྤལ་དགྲེས་པ་འདྲ། །རྩ་བ་གཅིག་ལ་ལོ་མ་བརྒྱ། །གསེར་གྱི་མེ་ཏོག་སྟོང་དང་ལྡན། །བདུད་རྩི་ཟིལ་བ་ཆགས་པ་འདྲ། །དྲི་ཞིམ་རོ་ནི་མཆོག་ཏུ་ཁ། །ཚད་པའི་ནད་ལ་བདུད་རྩི་འདྲ། །ཀུན་གྱི་གྲོགས་སུ་མེད་ཁ་མེད། །རྨ་ལ་ཆེ་བ་སོས་པར་ནུས། །གཞན་ཡང་ཡོན་ཏན་བརྗོད་མི་ལང་། །ཀ་ར་དང་སྦྱར་སྙིང་ཚད་སེལ། །ཆུ་ལ་སྦྱར་ན་འཁྲུགས་ཚད་སེལ། །ཚད་པའི་སྐྱོན་ལ་བརྟར་ཐོན་ནུས། །སྟག་པའི་མེ་ཏོག་རོ་ནི་སྐམ་ལ་རྡོ། །རྩི་དམར་དང་སྦྱར་བསྐུས་པ་ན། །རྫོ་དང་ཕྱི་རྫོ་ཞི་བར་བྱེད། །ལུག་རུ་མེ་ཏོག་སླང་སྣ་དང་སྦྱར་ན། །ཆང་གི་ནུས་པ་འཇོམས་པར་བྱེད། །ཚད་པའི་ནད་ལ་མི་གནོད་ཅིང་། །ཆང་ནད་ཆུང་བར་བྱེད་པའོ། །ཕྱེ་མ་ཆང་ངམ་མར་དུ་བསྲོལ། །དེས་ནི་དུག་དང་ཚད་རིམས་འཁྲུ་བ་གཅོད། །སྣ་ཁྲག་ལྡུང་ན་ཕྱེ་མ་སྣར་བླུག་ཆད། །སྨུག་མའི་ལོ་མ་ཧོང་ལེན་དང་། །ཕྱེ་མ་མེ་ལོང་ནང་དུ་ཞོ་དང་སྦྱར། །རྨ་ལ་སྦྱུགས་ན་གསོ་སྨན་བྱེད། །སྨུག་མའི་ལོ་མ་ཧོང་ལེན་ཆ་སྙོམ་བྱ། །

ཤུག་པ་ཚེར་མ་ཅན་གྱིས་ནི། །ཆུ་འགགས་རྩ་བ་ཤལ་འབྱིན་པ་ཡིན། །དབྱར་ཤི་དགུན་སོས་ཀ་ཀ་ཏུ། །རྩ་བ་ལོ་མ་དང་བཅས་པ། །བུ་རམ་གསེར་གྱི་བྱེ་མ་དང་། །ཟླུམ་པ་སྦྱར་བས་གྲི་བ་དྲེག་ནད་ཐམས་ཅད་དང་། །ཆུ་ཡི་ནང་དུ་འབྱུང་བར་ངེས། །ཟས་སུ་ཆང་དང་བུར་ཆོད་བཏང་། །མི་ཏ་ཕྱི་གསུམ་ཉེས་མི་ནུང་། །གཉན་པའི་དྲེག་ནད་གཡེར་བར་ནུས། །མི་མིན་གླུ་ཡི་དབང་པོས་བཤད། །

དུར་བྱིད་ཐར་ནུ་འདྲ་བ་སྟེ། །རང་གི་ནུས་པས་བཤལ་བར་བྱེད། །དུར་བྱིད་མི་ནུས་བཙའ་མ་དང་། །ར་ཡི་རྐང་མར་སྦྱར་སྦྱུགས་ན། །ཡན་ལག་རྨ་ཡི་པགས་ནད་བྱེར་ལ་ཕན། །དེ་སྟེང་མི་ཚིལ་གྲོང་བས་དགྲིས། །ཡང་དུ་བ་མར་དཀར་ཚིལ་སྦྱར་ལ་སྦྱུགས། །ཆུ་བ་ལོ་མ་ཤིན་ཏུ་གཅེས། །རང་གི་ནུས་པས་སད་སེལ། །རྩ་བས་རྨ་ནད་གསོ་བར་བྱེད། །ཆུ་རྩ་དང་ནི་ཡུང་བ་དང་། །སྐྱེར་བའི་བར་ཤུན་ཞོ་སྦྱར་སྦྱུག །ཡན་ལག་སེར་པོ་སྐྲངས་པ་སེལ། །མར་དང་སྦྱར་སྦྱུགས་རྨའི་ཤའུ་གསོ་བར

བྱེད། །

ཡོ་འབོག་ཤིང་ནི་སྔོང་པོ་ཅན། །ལྕང་མ་སྤྲ་མའི་ལོ་མ་འདྲ། །ཡོ་འབོག་གྲུབ་པའི་ཐང་ཆུ་དང་། །སྔོ་ངའི་ནང་གི་སེར་པོ་དང་། །རུས་པའི་སྦྱིན་གྱི་ཡན་ལག་གི །ཚིགས་ནང་རྐང་ལྷར་ཁྲོ་བ་ན། །ཡན་ལག་ཚིགས་ཁ་བཙུམས་པའི་སྨན། །ཕྱིང་བ་ཏར་དོང་དུམ་བུར་བཙུམས། །ཚིགས་མིག་མི་བཙའ་བྱས། །རས་འཇམ་ཁལ་ཁོལ་མེད་པས་དཀྲིས། །ལུས་པོ་འབོལ་ལྡན་ཁྲི་ལ་བཞག །འགུལ་བསྐྱོད་མི་བྱ་ཁྲིས་ནས་ན། །

སྔོག་དུག་ནག་པོ་ཞེས་ཀྱང་བྱ། །ཉ་སྨན་པ་ཞེས་བྱ་བ་ཡིན། །འབྲུ་གུ་གོ་སྙོད་འདྲ་བ་ལ། །ལོ་མ་ཆུང་ངུ་སྒྲ་བ་ཅན། །རང་གི་ནུས་པས་ཡན་ལག་གི །ཉ་རྣམས་སྐྲངས་པ་འདུལ་བར་བྱེད། །འབྲུ་གུ་གླ་རྩི་ཤུ་དག་དང་། །བ་ལ་སྤོང་རོས་སུ་ཟེ་དང་། །ཤིང་ཀུན་དང་ནི་སྦྱར་བྱས་ན། །རྨ་ཡི་ཚད་པ་མ་ལུས་དང་། །རྐང་བ་ལག་པའི་གཉན་ནད་ཀུན། །ལུམས་སུ་བྱས་ན་འདུལ་བར་བྱེད། །སྦྱོར་བའི་གྲོགས་ལྡན་ཀུན་ལ་འགྲོ །དམ་པས་བདག་ལ་གདམས་པ་ཡིན། །

ཆུ་སྤྱོས་པ་ཞེས་བྱ་བ་ནི། །འདབ་མ་རྐོང་ཆུ་སྤུགས་བག་ཅན། །མེ་ཏོག་སེར་པོ་སྨན་ཆུང་འདྲ། །སྐང་བུ་སྨན་ཆུང་འདྲ་བ་སྐྱེ། །ནང་ན་འབྲུ་གུ་སེར་པོ་ཅན། །དེ་ནི་ཤིན་ཏུ་བཟང་བ་ཡིན། །ངན་ཤོས་མེ་ཏོག་ནང་ནས་ཀྱང་། །འབྲས་བུ་ནག་པོ་ཏིལ་འབྲུ་འདྲ། །རང་གི་ནུས་པས་ཆུ་མི་འཇིག །རྨ་ཡི་ཙ་ཁ་འཛིན་པར་བྱེད། །རྨ་རྣམས་ཀུན་ལ་མཆོག་ཏུ་ཕན། །

སྲན་མ་ལ་ནི་དཀར་ནག་གཉིས། །ནག་པོ་སྲན་མའི་མེ་ཏོག་འདྲ་སྐྱེ་དམར། །དཀར་པོ་མེ་ཏོག་དཀར་པོ་འོང་། །དངུལ་ཆུ་དང་ནི་མུ་ཏིག་དང་། །ཟངས་ཀྱི་ཕྱེ་མ་ལྷ་བུའི་ཆུ། །སྲན་མའི་མེ་ཏོག་སྦྱར་བ་ནི། །དུག་ནད་བསྲུང་བའི་མཆོག་ཡིན་ནོ། །སྲན་མའི་རྩ་བ་ཧོང་ལེན་དང་། །ལྕང་མ་སྦྱར་བའི་ཤུན་པ་དང་། །ཕག་རིལ་བསྲེག་པ་སྲན་མའི་ཐལ་བ་དང་། །གླ་རྩི་ཆུ་སྦྱར་བས། །གཟེར་ཐུང་ནད་རྣམས་སེལ་བར་བྱེད། །ཐལ་སྨན་གབུར་ནག་པོ་ཡིན། །སྲན་མའི་ལོ་མ་བོང་ང་དཀར། །ལྷུམ་བུ་རེ་རལ་དུག་ནད་འཇོམས། །

སྟེའུ་དམར་པོ་རྩ་བ་སྔོང་པོ་དམར། །ལོ་མ་གདུམ་ལ་འབྲས་བུ་རྒྱས། །དེ་དང་ཨ་སྒོ་ག་རྣ་དང་། །དུད་པ་དང་ནི་གུ་གུལ་ནག །ཆ་མཉམ་བ་ཆུས་འདམ་ཐག་བྱས། །རིལ་བུ་སྲན་མ་ཙམ་རེ་བྱས། །བ་ཆུ་ཕྱུལ་གང་ནང་དུ་ནི། །རིལ་བུ་བདུན་བརྒྱད་བསྐུར་བ་དང་། །དགོང་དང་ཐོ་རངས་དུས་སུ་བཏང་། །བཛིབས (འཛིབས) ལ་ཧྲུལ་ཡང་ཐོན་འདོན་པར་བྱེད། །བཅག་མར་བཏང་བ་ཡིན། །སྨན་ནད་སྲན་ཙམ་འོང་བ་ཡིན། །དེ་ལ་འཇིགས་པ་མི་དགོས་སོ། །རླུང་ཤས་ཆེ་ན་ཐང་ལ་ནི། །ཐུམ་བུ་རེ་རེ་བཏང་བར་བྱ། །རྗེས་ལ་དང་ག་འགགས་པ་ན། །བོང་ང་དཀར་པོ་ཨ་རུ་ར། །

བྲག་ཞུན་རིལ་བུ་སྣུན་ཙམ་བཏང་། །དུག་ནད་ཐམས་ཅད་ཐུལ་པར་བྱེད། །

བོང་ང་དམར་པོ་ཞེས་བྱ་བ། །ར་དུག་འདྲ་བའི་མེ་ཏོག་དམར། །ལོ་མ་འཁན་པ་འདྲ་བ་སྟེ། །ཨ་རུ་ར་དང་བྱིས་པའི་རྒྱུ། །སྦྱར་ནས་བཏང་བས་སྙིང་རླུང་སེལ། །བོང་ང་སུམ་ཆ་ཨ་རུ་ར། །སུམ་གཉིས་སྦྱར་ན་གཟེར་ཐུང་སེལ། །ཐར་ནུ་སུམ་ཆ་ཕྱུམ་རྩ། །སུམ་གཉིས་སྦྱར་ན་གཟེར་ནད་སེལ། །

གསང་བ་སྔོན་གཅིག་ཅེས་བྱ་བ། །རྩ་བ་ལྷ་བའི་རྩ་བ་འདྲ། །ལོ་མ་བཙོང་གི་རྩ་བ (ལོ་མ) འདྲ། །འབྲས་བུ་གོ་སྙོད་འབྲས་བུ་འདྲ། །དགུན་གྱི་དུས་སུ་རྩ་བ་བཏུས། །སྤྱང་ཚེར་རྩ་བ་སོར་བཞི་དང་། །ཆུ་ཕྲུལ་གསུམ་བསྐོལ་སུམ་ཆ་ལུས། །ཁུ་བ་བཏང་བས་ཚ་བ་སེལ། །

ཟངས་རྩི་དཀར་པོ་ཞེས་བྱ་བ། །འཁན་པ་ལྷ་བུར་དྲི་མ་ཆེ། །འབྲུ་གུ་ལྡན་པའི་འཁན་དམར་འདྲ། །སྒྲོ་ལོ་དཀར་པོ་བོང་ང་དཀར། །རྒྱལ་མཚན་གཏྲ་ཆུ་དང་སྦྱར། །དུག་ནད་ཐམས་ཅད་མེད་པར་བྱེད། །དུག་ནད་ཕོ་བར་འདུས་པ་ན། །དན་རྐྱ་བདུན་ནི་མར་བཙོས་བཏུལ། །དེ་བཏང་དུག་ནད་བཤལ་དུ་འགྲོ །རྒྱ་མཚོ་གསེར་གྱི་བྱེ་མ་དང་། །རྒྱ་ཙྭ་མཚལ་དང་སྦྱར་ཏེ་བཏང་། །དེས་ནི་རྩ་ཡི་བཤལ་དུ་འགྲོ །

ཐང་ཤོ་བ་ཞེས་བྱ་བ་ནི། །ཤོ་མང་ལོ་མ་ཕྲལ་རིང་། །འབྲས་བུ་ཅན་གྱི་རྩ་བ་འདྲ། །མར་གསར་བུ་ཕྱིའུ་བྱ་ཚན་དང་། །བུ་ཆུང་འོ་སྐྱུགས་བོང་ང་དཀར། །ཉུང་ཟ་ཀ་མང་པོ་བྱ་ཞུར་བསྲེག །དེ་ཡི་ཐལ་བ་དཀར་པོ་དང་། །བཟང་དྲུག་སྦྱར་ནས་བཏང་བ་ན། །དུག་ནད་ཀུན་ལ་ཕན་པར་འགྱུར། །

གཡའ་རྩི་བ་ཞེས་བྱ་བ་ནི། །མེ་ཏོག་འབྲས་བུ་གང་ཡང་མེད། །ལོ་མ་སྔོན་པོ་མང་གྲུབ་སྟེ། །རྩ་ལྷར་སྤང་ལ་སྐྱེས་པ་ཡིན། །དབྱིབས་ནི་ཁ་བཙོང་ལེབ་པ་ལ། །ལོ་མ་སྐྱ་ལ་རྣོ་ནི་ཁ། །ལྷམ་བུ་ཤིན་ཏུ་འཛམ་པ་སྟེ། །དེ་དང་བོང་ང་དཀར་པོ་དང་། །གླ་རྩི་དང་ནི་ཨ་རུ་ར། །སྦྱར་ནས་བཏང་ན་ཚད་པ་སེལ། །ག་ར་དག་དང་སྦྱར་ལ་བཏང་། །

རྗེལ་བ་ཞེས་བྱ་སྦྱར་བ་འདྲ། །མཁྲིགས་ཤིང་མཛེར་བ་མང་བ་སྟེ། །དེ་ཡི་ཤུན་པ་བཤུས་པ་དང་། །མཁལ་སྤྲལ (སྤྲན) དཀར་པོའི་ལོ་མ་དང་། །རྩ་དམར་གསུམ་ནི་སྦྱར་བྱས་ཏེ། །ཆུ་གྲང་དག་གིས་འཕྲུལ་ལ་བཏང་། །

འབམ་པོ་ཞེས་ནི་བྱ་བ་ཡང་། །གོ་སྙོད་འདྲ་བ་སྤང་ལ་སྐྱེས། །སྤོས་དཀར་དང་ནི་གུ་གུལ་དཀར། །རྒྱ་ཚྭ་ལྕེ་ཡང་འབིགས་པར་བྱེད། །འབམ་པོ་ལ་ནི་ཚོད་ཆུང་ཙམ། །སྤོས་དཀར་ལ་ནི་འཚོ་སྨོར་ཙམ། །རྒྱ་ཚྭ་ལ་ནི་ལན་ཚྭ་ཙམ། །ར་དུག་ལ་ནི་ཚོད་ཐལ་ཙམ། །འདིས་ནི་ཕྲོག་པ་འཇོམས

པར་བྱེད། །འབམ་པོ་དམ་པའི་རིག །རྩ་རྒྱུད་པ་ལ་བཏབ་པ་ན། །བུ་ཆུང་དང་ནི་རྐན་གོག་ལ། །ཟུངས་ཟད་ནུས་ཤོར་མ་ཡིན་ལ། །དར་མའི་ཚད་པ་འཛོམས་པར་བྱེད། །

མེ་ཏོག་གུར་གུམ་ཞེས་བྱ་བ། །མེ་ཏོག་ལུག་མིག་སེར་པོ་དང་། །སྤང་སྤོས་ཤུག་པ་ཚེར་མ་ཅན། །ལྷུམ་བུ་རེ་རལ་དེ་བཞི་ནི། །སྲན་མ་ལྔ་ལྔའི་ཚད་དག་ལ། །བཙན་དུག་དང་ནི་རྒྱ་ཚ་གཉིས། །སྲན་མ་རེ་ཙམ་ཚད་དུ་བྱ། །འདི་ནི་ནག་པོ་དྲུག་སྦྱོར་སྟེ། །རྨོག་པའི་ནད་ལ་ཕེན་པའོ། །རིམས་ནད་ཤ་དུག་རྩི་དུག་དང་། །ཆུ་དུག་དང་ནི་འབྲུ་བ་རྣམ་པ་གཉིས། །སྣ་ཁྲག་རླུང་དང་བུ་བཙས་རྗེས་ཁྲག་རླུང་དང་། །ཁབ་དུག་ལ་བཏང་བར་བྱ། །སྣ་ཁྲག་ལ་སྣའི་ནང་དུ་བླུག །

མ་གལ་ཞེས་བྱ་ལྷུང་མ་ནི། །སྔོན་པོ་རིང་ལ་མཛེར་བ་མང་། །ལོ་མ་སྦྲུ་བ་འདྲ་སྟེ་སྐྱེ། །རིགས་ནི་ལྷུང་མའི་རིགས་ཡིན་ནོ། །མ་གལ་ཤུག་པ་སེང་ལྡེང་དང་། །ཟླ་སྒང་དང་ནི་དོང་ག་དང་། །འདི་རྣམས་སྦྱར་ནས་བཏང་བ་ན། །འབྲུམ་བུའི་ནད་ནི་སེལ་བར་བྱེད། །

ནག་པོ་ཚིག་ཐུབ་ཅེས་བྱ་བ། །ལོ་མ་ཛཱི་དུག་པ་དང་འདྲ། །སྨིན་མའི་མེ་ཏོག་འདྲ་བ་ལ། །འཁན་པའི་རྩ་བ་དབྱི་མོང་དང་། །ཐང་ཕྲོམ་འབྲུ་གུ་ཡུ་མོ་མདེའུ་འབྱིན་སྦྱར། །ཆུ་རྔན་དང་སྦྱར་གཉན་ནད་ཐུབ། །

ར་དུག་པ་ཞེས་བྱ་བ་ནི། །མེ་ཏོག་དཀར་པོ་གཉིས་སྨྱུག་ཅན། །ར་དུག་པ་ཡི་རྩ་བ་དང་། །དབྱིད་ཀ་ཡིན་ན་ཉུང་ངུ་བཏང་། །དབྱིད་མིན་ནུས་པ་ཆེ་བ་ཡིན། །ཁྲིན་བུ་ཤུག་པ་ཚེར་མ་ཅན། །དེ་གསུམ་ཆ་མཉམ་ཆུ་གྲང་འཕྱུལ། །རྨོག་པ་དང་ནི་གཟེར་ཐུང་འཛོམས། །མཆོག་ཏུ་རྨོག་པ་དག་ལ་ཕེན། །ཁ་གཏོན་དག་ལ་ཏ་པོ་བཏང་། །རླུང་སྐྱེས་ན་ནི་ཆུ་ཐུག་བཏང་། །ཡང་ན་པི་པི་ལིང་ཡང་བཏང་། །ཤུག་པ་མེད་ན་བག་ཟེ་དང་། །བྱིས་པའི་ཆུ་དང་སྨན་སྦྱར་བཞུགས། །རྨོག་པའི་ནད་ཀུན་སེལ་བར་བྱེད། །

རྒྱ་ཏུ་ར[①]བྱ་བ་ནི། །ཐང་ཕྲོམ་ཞེས་ནི་བྱ་བ་ཡིན། །ཟླ་རྩི་མུ་ཟི་ཞོང་རོས་དང་། །ཤུ་དག་ནག་པོ་གུ་གུལ་ནག །ཤིང་ཀུན་རྣམས་ནི་སྦྱར་བྱས་ཏེ། །བྱ་རོག་རྙིད་ན་གོང་མའི་སྟེང་དུ་བསྟེན། །སྔོར་ནི་ཆུ་གྲང་འཕྱུལ་ལ་བཏང་། །ལོ་བརྒྱད་བྱིས་པའི་ཆུ་དང་ནི། །མངར་གསུམ་སྦྱར་ལ་བཟུགས་པར་བྱ། །གསོད་ན་ར་དུག་བསྣན་པར་བྱ། །རྨོག་པའི་ནད་ལ་འདི་ཉིད་མཆོག །

སྲད་མའི་མེ་ཏོག་ཉ་ག་དང་། །མེ་ཏོག་སྲན་མའི་མེ་ཏོག་འདྲ། །སྲད་མའི་མེ་ཏོག་དག་དང་ནི། །སྒྲོ་བའི་མེ་ཏོག་དར་ཡ་ཀན། །སེམས་ཅན་དོམ་གྱི་མཁྲིས་པ་དང་། །དམར་པོ་གསུམ་གྱི་ཏ་ལ་སྦྱིན། །བད་ཀན་སྨུག་པོའི་མཚོ་རལ་བས། །ཁྲག་སྐྱུགས་པ་ཡི་རྩ་ཁ་སྡོམ། །ཁྲག་སྐྱུག་ཆད་པར་ཐེ

① རྒྱ་ཏུ་ར་འདྲ།

ཚོམ་མེད། །

བྲེ་ག་བ་ཞེས་བྱ་བ་ནི། །དེ་ནི་སྔོ་མང་ཞེས་བྱ་སྟེ། །སྔོ་འབོག་རྩ་བ་ཨ་གྲོང་པ། །རྩི་དམར་རྐང་གཅིག་ཙུ་གང་པི་པི་ལིང་། །ཨ་རུ་ར་དང་ལི་ག་དུར། །ཚ་ལ་ག་ར་བརྒྱད་འགྱུར་སྦྱར། །གློ་བའི་ལུད་པ་རྣག་ཁྲག་ལ། །དེས་ནི་གཅོད་དང་སྐེམ་པར་བྱེད། །བྲེ་ག་དང་ནི་ལི་ག་དུར། །ཙུ་གང་རྒུན་འབྲུམ་ག་ར་སྦྱར། །དེས་ནི་གློ་བའི་རྣག་རྣམས་སྐེམ། །སྔོ་མང་རྩ་བ་བྲེ་ག་བ། །གློ་བའི་ནད་ལ་མཆོག་ཏུ་བསྔགས། །འདི་ནི་ཁྱད་པར་འཕགས་པའོ། །

ཨུག་ཆོས་དཀར་པོ་ཞེས་བྱ་བ། །ལོ་མ་ཨུག་ཆོས་འདྲ་སྟེ་སེར། །སྤང་རྒྱན་དཀར་པོ་ཀྱི་ལྕེ་དཀར། །ལྕང་(སྤྱང་)ཚེར་དཀར་པོ་དབྱི་མོང་དཀར། །སྨུག་ཤད་དཀར་པོ་སྤྲུ་བ་དཀར། །བྲེ་ག་དཀར་པོ་དེ་རྣམས་ལ། །ཞོ་ནི་བདུན་དུ་བྱས་ནས་ནི། །གུ་གུལ་དཀར་པོ་ཞོ་གཅིག་རྣམས། །ཞིབ་ཏུ་བཏགས་ལ་དར་ཚགས་བསྐྱེན། །སྦྲང་སྦྱར་རིལ་བུ་རིལ་མ་ཙམ། །གསུམ་གསུམ་ཁྱིའུ་སུས་དག་ཏུ་བསྐྱེན། །ནུས་མིག་ཚིགས་མིག་ཆུ་སེར་དང་། །རྐང་མར་མར་ཀུན་ཤ་མདངས་བར། །དེ་ན་ཡོད་པའི་ཆུ་སེར་དང་། །མཛེ་དང་ཆུ་སེར་དྲེག་གྲུམ་དང་། །ཆུ་སེར་ནད་ལ་མཆོག་ཏུ་ཕན། །དཀར་དགུའི་བཤལ་ཞེས་བྱ་བའོ། །བཤལ་རྗེས་ལོ་ནི་གསུམ་ལ་བསྲུང་། །

ཚངས་པ་ལྷ་ཡི་མེ་ཏོག་ནི། །ལོ་མ་སྤུ་ཅན་རྩུབ་པ་སྟེ། །མེ་ཏོག་སེར་པོ་ལྡིང་བ་ཡིན། །གློ་བའི་སྨན་ཡིན་འབྱུར་བག་ཅན། །དེ་དག་སྔོ་མང་རྩ་བ་དང་། །སྒྲོ་ལོ་དཀར་པོ་ཨ་གྲོང་བ། །ཤིང་མངར་རྒྱུན་འབྲུམ་ཙུ་གང་སྦྱར། །པི་པི་ལིང་ནི་མར་བཙོས་དང་། །གློ་ནད་ཐམས་ཅད་ཀུན་ལ་ཕན། །ཚངས་པ་ལྷ་ཡི་མེ་ཏོག་ཡིན། །

ཤ་བ་རྩི་ཞེས་བྱ་བ་ནི། །སྣོག་པ་བཙོང་དང་འདྲ་བ་སྟེ། །རང་གི་ནུས་པས་མོ་ནད་དང་། །སྲིན་ནད་འཇོམས་པར་བྱེད་པ་ཡིན། །ཤ་བ་རྩི་དང་སྤང་སྤོས་དང་། །སྣོག་སྐྱུ་དང་ནི་ཏ་ལྤགས་པ། །ཕུར་མོང་ལོ་མ་སྦྱར་ནས་ནི། །འོ་མས་འཕྱུལ་བས་སྲིན་ནད་སེལ། །

སྲན་མའི་མེ་ཏོག་དམར་པོ་དང་། །དར་ཡ་ཀན་ནི་སྔོན་པོ་དང་། །སྤང་པའི་མེ་ཏོག་དོམ་མཁྲིས་དང་། །བཙོད་དང་འབྲི་མོག་རྒྱ་སྐྱག་དང་། །ཐང་གིས་འཕྱུལ་ན་མཆིན་ནད་དང་། །བད་ཀན་སྨུག་པོའི་ཁྲག་སྐྱུག་གཅོད། །སྲན་མའི་མེ་ཏོག་རྒྱ་ཚ་དང་། །བ་ཤ་ཀ་ཡི་ཐང་གིས་ནི། །བད་ཀན་སྨུག་པོ་འབྲིལ་བ་འཇོམས། །སྲན་མའི་མེ་ཏོག་ཉེ་ཤིང་དང་། །བྱུལ་ཏོག་ཆུ་སྐོལ་སྦྱར་བ་ཡིས། །བད་ཀན་སྨུག་པོའི་ཟུག་གཟེར་འཇོམས། །

སྣེ་བའི་མེ་ཏོག་ཨུཏྤལ་འདྲ། །རང་གི་ནུས་པ་བསྟན་པ་ནི། །སྣ་ཡིས་དྲི་མི་ཚོར་བ་འབྱེད། །སྣེ་བའི་མེ་ཏོག་ཏོང་ལེན་དང་། །ཏ་ལ་སྨུག་མའི་པགས་པ་རྣམས། །སྦྱར་ཏེ་སྣ་ལ་བྱུགས་པ་ན། །སྣ

ཡིས་དྲི་ནི་ཚོར་བ་སྟེ། །མགོ་རྒྱལ་ལ་ཡང་བཏབ་པར་བྱ། །

བརྒྱ་ཡི་རྩི་མཆོག་མ་གི་ཏ། །ཕོ་མི་ཚད་ཅེས་བྱ་བ་སྟེ། །བྱ་རྒོད་སྤྱོས་ཞེས་བྱ་བ་དང་། །དེ་ཡི་མཚན་ཉིད་བསྟན་པ་ནི། །①སྐྱེ་ཚེ་ཉུང་མའི་ལོ་མ་འདྲ། །སྡོང་པོ་འབྲས་བུ་ཉུང་ནག་འདྲ། །ཤིང་ཚེ་བྲིག་འདྲ་བ་སྟེ། །རང་གི་ནུས་པས་དྲག་པོའི་རྫས། །སྐྱེ་ཚེ་ཤིང་ཚེ་བོང་དུག་པ། །བཙན་དུག་ཐར་ནུ་རེ་ཞུག་པ། །སུ་ཐི་ཏི་ཚ་སྦྱར་བ་འདི། །ལྷོག་པའི་སྐྲངས་རྣམས་འདུལ་བའོ། །མེ་ཏོག་དེ་སྙིང་སྦྱུང་ཚོར་བ། །ཐི་ར་སྣག་ཚ་བསྣན་པར་བྱ། །ས་ལྗོག་དེ་སྙིང་མི་ཤ་དང་། །ཏ་ཤ་དང་ནི་ཁ་ཤ་དང་། །གཡག་ཤ་སྦྱང་ཀི་སྲེ་མོང་ཕག །སྦྲུལ་དང་རུས་སྦལ་ཚངས་སྦྱར་བྱ། །ཀླུང་ལྗོག་དེ་ནི་ཕག་ཁྲག་དང་། །སྦྲང་རྩི་དང་ནི་རྒྱ་བོའི་ཁྲག །ཆུ་ལྗོག་དེ་སྙིང་བྱ་རྒོད་ཚིལ། །བྱ་རོག་མཁྲིས་པ་སྦྱང་ཀིའི་ལྟེ། །②སྤྱང་དེའི་ལོ་མ་འཇམ་ལ་སྲ། །རོ་ཁ་རྫེས་ནི་བག་ཙམ་ཚ། །ངར་བ་རིང་སྟེ་གྱེན་ལ་སྐྱེ། །མེ་ཏོག་དཀར་འདྲ་སིལ་ལ་ཆུང་། །འབྲས་བུ་གྲོ་ནས་དང་འདྲ་ཆུང་། །དེ་སྐྱེ་བ་ཡི་ཡང་དག་ནི། །མདའ་རྒྱང་གང་ན་དྲི་མ་ནི། །སླ་རྩིའི་དྲི་ལྟར་མནམ་པ་ཡིན། །དེ་ཡོད་ས་ན་དུག་མི་སྐྱེ། །སྦྲུལ་གྱི་ཚང་ཡང་བཅའ་མི་ནུང་། །འདི་ནི་དུག་སྨན་གཙོ་བོ་སྟེ། །གཡུ་ཆུང་དང་སུམ་ཅུ་ཏིག །ཧོང་བུ་ཧོང་ལེན་ཁུར་ཆུང་དང་། །ལྷུམ་བུ་རེ་རལ་གྲོག་ཆུང་པ། །ཞ་ཕྱིས་སེར་པོ་ཁྲག་རྐང་པ། །པོང་ང་དཀར་པོ་ཀ་ར་སྦྱར། །ཕྱེ་མ་ཞུགས་སྙིང་བསྡུས་པ་ཡི། །ཁུ་བས་འཕྱུལ་ན་ཤ་དུག་སེལ། །

མེ་ཏོག་ཏ་ལོ་ཞེས་བྱ་བ། །དམར་སྨུག་ལོ་མ་ཞུམ་པ་འདྲ། །དེ་དང་སྨུག་པོ་ཧོང་ལེན་དང་། །ནི་ལ་ཨུཏྤལ་ག་བུར་སྦྱར། །ཉེ་ཤུ་སྣ་ལ་བླུག་པ་ན། །འགོ་ནད་བསྲུང་བའི་རྒྱལ་པོ་ཡིན། །འཕྲོད་དུ་སླ་རྩི་གི་ཞང་དང་། །སློག་པ་ཤིང་ཀུན་སླ་རྩི་སྦྱར། །སྣ་ཡི་བུག་གི་ནང་དུ་བཏུབ། །

སྤོང་རི་ཟིལ་བ་ཞེས་བྱ་བ། །མེ་ཏོག་དམར་སེར་སྦོ་བ་དང་། །རྩ་བ་གསེར་གྱི་རོ་མཆོག་ཁ། །འབྲས་བུ་ཞུགས་ཀྱི་སྲན་མ་འདྲ། །དྲི་བཟང་ནུས་པ་ཤིན་ཏུ་ཆེ། །ཚད་ནད་ཐམས་ཅད་འཇོམས་པར་བྱེད། །ལུམས་སུ་བྱས་ན་ཁུ་བ་ནི། །སེར་པོ་རབ་ཏུ་འོང་བ་ཡིན། །གཟི་མའི་ཐལ་བ་ཧོང་ལེན་དང་། །ལུག་རྩི་དོ་བོ་ཞོ་དང་སྦྱར། །ཡང་སྤང་མཁར་སྦྱར་བྱུགས་ན། །སྐྲངས་རྣམས་མ་ལུས་འཇོམས་པའོ། །སྐྲངས་འཇོམས་སྨན་གྱི་རྒྱལ་པོར་བཤད། །

བེ་ཤིང་ལོ་མ་ལེབ་ལ་སྔོར། །ཛ་ཡི་ལོ་མ་འདྲ་བ་ལ། །ཚེར་མ་བག་ཙམ་ཡོད་པ་སྟེ། །འབྲས་བུ་ཛཱ་ཏི་ཕ་ལ་འདྲ། །བེ་ཡི་ལོ་མ་ཤིང་མངར་དང་། །དབང་པོ་ལག་པ་འདམ་བུ་དང་། །རེ་རལ་རྒྱུན་འབྲུམ་ཧོང་ལེན་སྤང་རྩི་དོ་བོ་རྣམས། །ཆུར་སྤང་འཕྱུང་ན་ཟ་ནད་སེལ། །ཡན་ལག་ཆུ་འཕྱུང་ཞེས

---

① མ་ཡིག་ཆད་པ་འདྲ་བས་དཔྱད།

② མཚམས་འདི་ནས་གོང་གི་རྒྱ་ཡི་རྩི་མཆོག་མ་གི་ཏ་ཞེས་པའི་མཇུག་ཡིན་པ་འདྲ་དཔྱད།

བྱ་འོ། །བྲམ་དཀར་པོ་རྩ་བ་དང་། །སེ་རྒོད་མ་ཡི་ལྤམ་བུ་གཉིས། །ལྕགས་སྔ་མི་འདྲ་རིམ་གསུམ་རྣམས། །ཆུ་ནི་བྲེ་དྲུག་བསྐུས་པ་ཡི། །ཁྲུ་བ་ཞུལ་དོ་ནང་དུ་དུ་ནི། །སྐྱེར་བའི་བར་ཤུན་ཕྱེར་གང་བསྐུས། །ཁྲུ་བ་སྙོང་གང་བཏོན་ཏེ། །ནང་རེ་སྙོང་རེ་ཙམ་བཏང་། །དུག་ནད་མ་ལུས་སེལ་བར་བྱེད། །བྲ་མའི་རྩ་བ་དུག་ནད་སེལ། །

ཁམ་ཤིང་མཁྲིགས་ལ་ཡོ་མ་འདྲ། །མེ་ཏོག་དཀར་པོ་འབྲས་བུ་ཅན། །ཁམ་བུའི་ཚི་གུའི་མར་དང་ནི། །གཡེར་ཤིང་ལྕང་མ་སྨྱུང་རྩི་སྦྲུས། །སྣ་མང་ཡོ་མ་སྦྱུང་ཀིའི་སྦྱུ། །ཁ་རུ་ཚ་དང་ཞོ་གཉིས་གཉིས། །གཞན་མ་རྣམས་ལ་ཞོ་རེ་རེ། །བྱ་སྙོང་ཕྱེད་ནི་ཞོ་སྦྱུར་བཏང་། །རྒྱ་དང་ལྕྭ་དང་གཉིས་ཀར་བཏང་། །ཁ་ནས་རྣག་ཁྲག་འོང་བ་དང་། །བྱང་ཁོག་རྣག་འོང་རྒྱ་འཚོ་ནི། །མ་བཏུས་རྐང་ཆག་གྲུམ་ལ། །སྨན་འདིས་རབ་ཏུ་ཕན་པ་ཡིན། །

སྲ་ཡི་ཤིང་ནི་ཤིན་ཏུ་གཞོན། །སྲུ་ལ་གྲུམ་ཤིང་གཞན་ལ་འཁྲིས་ནས་སྐྱེས། །སྲ་ཡི་བར་ཤུན་ནག་མའི་བར་ཤུན་དང་། །སྟག་པའི་བར་ཤུན་བྲ་མའི་རྩ་བ་རྣམས་སྦྱར་ཏེ། །སྐྱ་སླ་ལུག་ཞོ་ཙམ་དུ་བྱ། །ཚ་སྐྲངས་ལ་ནི་ཞོ་དང་སྦྱར། །གྲང་སྐྲངས་ལ་ནི་རྩ་བ་སྦྱར། །ཤ་ལ་མི་མངོན་བྱུགས་པ་ན། །སྲ་ཡི་ཤིང་གིས་སྐྲངས་འཇོམས་ཡིན། །

ལྕང་ཐྲག་རྒྱ① ལྕང་ལག་པ་ཡི། །རྩ་རྣམས་བུ་གར་འདྲེན་པ་ཡིན། །ལྕང་མའི་མེ་ཏོག་རྒྱ་ཚ་དང་། །རྡོ་ནི་གུ་གདར་སུ་ཟེ་སེར། །དེ་རྣམས་ཞོ་དང་སྦྱར་ལ་བླུད། །དེས་ནི་སྐྲངས་རྣག་སྐྲངས་འོག་འདྲེན། །རྩ་རྣག་ལྕང་མའི་སྦྱོར་བ་ཡིན། །

ཀྲི་ཤིང་ཡན་དམར་འགྱོར་ཞེས་གསུངས། །དགུན་ཡང་ལོ་མ་མེ་ཏོག་ཡོད། །བོང་ང་དཀར་པོ་གཉྫ་ཆུང་། །སྤང་རྒྱན་དཀར་པོ་ཀྱི་ལྕེ་དཀར། །སེ་རྒོད་ལྤམ་གྱི་བར་ཤུན་དང་། །སྐྱེར་བའི་བར་ཤུན་རྩི་བཞིན་བཏགས། །དུག་ནད་མ་ལུས་འཇོམས་པ་ཡིན། །ཀྲཱི་ཤིང་སྐྱེལ་དམར་སྦྱོར་བ་ཅན། །

བེའུ་ཞང་སྟོན་ཞེས་བྱ་བ། །བྲག་ལ་སྐྱེས་པའི་རྩོ་སྨན་ནི། །ལོ་མ་བེའུའི་ཕོང་འདྲ་ཀླུམ། །དེ་དང་བྲག་སྐྱུ་ཏ་བོ་དང་། །བྲག་ཞུན་གུར་གུམ་སྦྱེ་མ་རྣམས། །མཆིན་པའི་ཤ་ལ་བཏབ་ལ་བཏང་། །ཡང་ན་མཆིན་པ་དེ་དང་སྦྲོས། །སྲས་ན་མཆིན་དེ་སོས་པར་འགྱུར། །བེ་ཞབས་བཅུ་གསུམ་པའི་སྨན་སྦྱོར་ནི། །མཆིན་པའི་ནད་ལ་བདུད་རྩི་འདྲ། །སྐོམ་དུ་བྲག་ཞུན་བུ་རམ་ཆུ། །ཞོ་དར་ཞོ་ཡང་བཏང་བར་བྱ། །

ཙནྡན་དེ་བཀྲ་རུའི་ཤིང་། །སྡོང་པོ་ཆུང་ལ་དྲི་ཡང་ཆེ། །ཙནྡན་ཡང་ན་དེ་བཀྲར། །ཏིག་ཏ

① མ་ཡིག་ཏུ་དབུ་མེད་ཏ་ལ་ཡ་བཏགས་ཡིན་པ་ཏྭ་འདྲ་བས་དཔྱད།

ཕྱོང་བའི་རྩ་བ་དང་། །ཧོང་ལེན་པར་ཏའི་ཐང་དང་ནི། །ཞོ་དང་སྦྱར་ལ་སྐྱངས་ལ་བྱུགས། །དེ་ཡིས་ཚ་གྲང་འཇོམས་པ་ཡིན། །ཙནྡན་དེ་བ་དཱ་རུ་ཡིས། །སྐྱངས་འཇོམས་རྒྱ་ཡི་གདམས་ངག་ཡིན། །

སྤོ་སྨན་རྒྱལ་པོ་ཤ་མོ་ནི། །གསེར་ཤ་བ་ནི་སྤྱང་ལ་སྐྱེས། །ཤིང་གི་ཤ་མོ་ཤིང་ལ་སྐྱེས། །ལུད་ཀྱི་ཤ་མོ་ལུད་ལ་སྐྱེ། །ལུག་ལུད་སྐྱེས་པའི་ཤ་མོ་དང་། །པར་པ་ཏ་དང་རྟ་ལྤགས་པ། །གླ་བའི་རིལ་མའི་ཐལ་བ་དང་། །མེ་ཏོག་སྤོ་མཆོར་སྦྱར་ནས་ནི། །ཞོ་དང་སྦྱར་ལ་རྒྱ་ལ་བྱུགས། །ཁོང་དུ་ཡང་ནི་བཏང་བར་བྱ། །རྣག་གིས་ལུས་ནི་མ་རུང་བ། །ལུད་ཀྱི་ཤ་མོ་ཞེས་བྱ་བ། །ལུག་ལུད་ཤ་མོ་སྨན་སྦྱོར་ཡིན། །

བལུ་ནག་པོ་ཞེས་བྱ་བ། །དེ་ཡི་མིང་ནི་སུ་རུ་སྟེ། །མེ་ཏོག་དམར་ལ་ཀླུམ་པ་ཡིན། །རང་གི་ནུས་པ་རྡོ་བ་སྟེ། །སུར་བུའི་ལོ་མ་ཚ་བ་གསུམ། །བལུའི་ལོ་མ་ཆང་དང་སྦྱར། །བཏང་ན་གྲང་བའི་ནད་ལ་ཕན། །མཆོག་ཏུ་ཕོ་བའི་གྲང་བ་སེལ། །

སྐྱེར་བའི་ཤིང་ནི་ཚེར་མ་ཅན། །རང་གི་ནུས་པས་དུག་ནད་སེལ། །གསེར་འདྲ་རི་བོའི་ལྷུན་པོ་དང་། །ཨུཏྤལ་གནས་པའི་དུམ་བུ་དང་། །བཙོ་མ་གསེར་གྱི་མེ་ཏོག་དང་། །སླང་སྔ་སྨུག་པོ་འབར་བ་དང་། །ཀླ་བ་དྲུག་པའི་ཕྱི་ཤུན་དང་། །ཕྲི་ཡང་ཀུ་ཡི་ལྷུག་མ་དང་། །ཏ་ལའི་མེ་ཏོག་ཀེ་ཏ་ཀེ། །སྤུང་ཤིང་མེ་ཏོག་ཙུ་ཏ་དང་། །བུལ་བལ་མར་གང་ལྷ་བུ་དང་། །ས་ལ་དྲ་བའི་ཀློ་བ་དང་། །དེ་དག་སྐྱེར་བའི་བར་ཤུན་དང་། །སྤང་རྒྱན་གུར་གུམ་སྐྱི་བ་དང་། །སྐྱུ་རུ་ར་དང་ལུག་མིག་པ། །ཏིག་ཏ་སེ (བསེ) ཤིང་གྲོ་མ་དང་། །པར་པ་ཏ་ཡི་ཚ་བ་རྣམས། །སྡེ་ཚན་བཅུ་གཅིག་ཐང་དུ་བཏང་། །ཡང་ན་ཐང་སྨན་བྱ་བ་བཏང་། །ཁྲག་མཁྲིས་རྒྱས་ཚད་མ་ལུས་སེལ། །

ཉུང་མ་འབོག་ཉུང་གངས་ཅན་ནི། །རང་གི་ནུས་པས་འབྲུ་བ་སེལ། །ཉུང་མའི་མེ་ཏོག་སྤྲང་རྩི་དང་། །ཁུར་མང་མེ་ཏོག་བུ་རམ་དང་། །འབྲང་འགོའི་ཁུ་བས་འཕྱུལ་ལ་བཏང་། །འབྲུ་བའི་ནད་ལ་ཕན་པ་སྟེ། །མཆོག་ཏུ་རིམས་ཉུན་འབྲུ་བ་སེལ། །ཉུང་མ་དུག་ནད་ཐམས་ཅད་བསྲུང་ཞིང་སྦྱོང་། །ཉུང་མ (སྤྲོས) དཀར་ཚ་ལ་དང་། །སྤང་རྩི་དོ་བོ་ལྕགས་ཕྱེ་དང་། །སླ་རྩི་རྣམས་ནི་ཁོང་དུ་བཏང་། །གམ་ཕྱེ་བྱུས་ལ་གངས་ཆུས་འཕྱུལ། །ཤ་དུག་ཐམས་ཅད་ཞི་བའོ། །

རུ་ན་ར་ཀྲ་ཞེས་བྱའི་ཤིང་། །དེ་ཡི་འབྲས་བུ་རག་ཆུང་དང་། །སྟག་མའི་མེ་ཏོག་ནི་གུ་ཆུང་། །རྒྱ་བྱའི་སྤུ་དང་མུ་ཏིག་དང་། །གོ་སྙོད་རྣམས་ལ་ཚ་ནན་བྱ། །གྲང་ན་ཧོང་ལེན་སྦྱར་བ་ཡིན། །གོང་མ་ལྟ་བོ་མཉམ་པ་སྟེ། །རྒྱ་ལ་བྱུགས་ན་སྐྲངས་པ་འཇོམས། །རུ་ནི་ར་ཀྲས་སྐྲངས་འཇོམས་ཡིན། །

སྟག་མའི་ཤིང་ནི་མཁྲིགས་པ་ལ། །ལོ་མ་ཤ་ལྕུང་ནང་ནས་བལ། །མེ་ཏོག་དཀར་དམར་མཛེས

ལ་ལེགས། །སྨུག་མའི་མེ་ཏོག་གུར་གུམ་དང་། །ཀླ་ཙི་ཀྲ་ཚ་རྣམ་གཉིས་དང་། །མུ་ཟི་ལེགས་པར་བཏུལ་བ་རྣམས། །རྒྱ་ཡི་རྩ་ཁ་སྔོར་བ་དང་། །རླུང་ཞུགས་པ་ལ་ཁོང་དུ་བཏང་། །པགས་པ་རྡུལ་དང་མཆིད་པ་ལ། །ཤ་ལ་བྱུགས་ཏེ་སྙིང་ནས་དགབ། །རྣག་གཙོད་སྨུག་མའི་མེ་ཏོག་སྦྱོར་བ་ཡིན། །

ཕྱང་མ་སྦྱར་བ་ཞེས་བྱ་བ། །སྡོང་པོ་ཆེ་ལ་ལོ་མ་ཆེ། །མེ་ཏོག་བལ་འདྲ་དཀར་བ་ལས། །འབྲས་བུ་ཤིང་ཏན་ཟླུམ་པ་ཅན། །ཕྱང་མ་སྦྱར་བའི་ཤུན་པ་དང་། །སྨུག་པའི་ཤུན་པ་ཁྲག་གཙོད་རྩ། །རྩ་ཡི་སྐྱོན་གྱིས་སྐྲངས་པ་ལ། །ཞོ་དང་སྦྱར་ནས་བྱུགས་ན་ཕན། །སྐྲངས་པ་ཐམས་ཅད་འཇོམས་པ་སྟེ། །མཁྲིས་རྩ་སྐྲངས་ན་ཞོ་དང་སྦྱར། །རླུང་རྩ་སྐྲངས་ན་བུ་རམ་སྦྱར། །ཁྲག་རྩ་ལ་ནི་ར་ཞོ་སྦྱར། །རྩ་སྐྱོན་སྐྲངས་ན་འཇོམས་པའོ། །ཕྱང་མ་སྦྱར་བའི་ཤུན་པ་བཟང་། །རྩ་སྐྲངས་འཇོམས་པའི་མཆོག་ཡིན་ནོ། །

ཙོ་ཡི་རྒྱལ་པོ་ཤ་ཡི་ཙོ། །ཤིང་གསེབ་ནགས་ཀྱི་མཐའ་ལ་སྐྱེས། །ཤ་མོའི་རིགས་ནི་ཤ་ཡུ་ཅན། །འདྲ་ནི་ནགས་སྨག་ཤ་ཡུ་འདྲ། །དེ་ནི་བརྙེད་ན་རབ་ཏུ་བཤད། །མཉེད་སྤང་སྐྱེས་གསེར་ཤ་མོ། །ཡང་ན་སྤང་ཤ་ཕྱོ་དམར་ཏེ། །ནང་ནི་གདུགས་ཀྱིས་ཕུབ་པ་འདྲ། །ཤ་མོ་དེ་དང་ཏིག་ཏ་དང་། །དམག་(སྨག)དང་ཞོ་བཙོས་ནང་དུ་གདབ། །འབྲུ་བ་གཙོད་པའི་སྨན་ཡིན་ནོ། །ཡང་ན་ཤ་མོ་གང་སྙེད་དང་། །ལོ་བཙན་མེ་ཏོག་ཐ་རམ་པ། །ཚད་འབྲུ་ཆུ་དང་སྦྱར་ལ་བཏང་། །གྲང་འབྲུ་ཆང་དང་སྦྱར་ལ་བཏང་། །ཤིང་ནི་ཧྥའི་(སྠའི)ལོ་མ་དང་། །ཕྱང་མ་རྒུན་འབྲུམ་ཤིང་མངར་དང་། །སྨུག་མའི་མེ་ཏོག་དག་དང་ནི། །རྗེལ་བུའི་ཤིང་གི་བར་ཤུན་དང་། །ཤ་བ་གླ་བ་དགོ་བ་དང་། །ར་ཡི་རུས་པའི་ཐལ་བ་དང་། །དེ་ཕོའི་ཕྱི་སྙིང་ཐལ་བ་དང་། །འོ་མ་ཀ་རས་རིལ་བུ་བྱ། །ཆུ་དང་སྦྱར་ལ་ཁོང་དུ་བཏང་། །རྒྱ་རྣམས་གསོ་སྟེ་ཆུ་མི་འཛིགས། །སྤྲ་ཤིང་རྒྱལ་པོ་སྦྱོར་བ་སྟེ། །རྒྱ་ཡི་བདུད་རྩི་ཡིན་པར་གྲགས། །

ཕོ་རོག་ཞུང་མ་ཞེས་བྱ་བ། །ལོ་མ་ལེབ་ལ་ཉ་ག་མང་། །ལོ་མའི་རྒྱབ་ནི་སྐྱ་བ་སྟེ། །རྩ་བ་སྡོང་པོ་བཙག་པ་ནག །རྩ་བའི་ལྷག་པ་འདོད་པ་སྟེ། །སྦྱོང་དང་འདྲ་བས་དམ་ལ་འབྱར། །བྱ་རོག་ཞུང་མའི་རྩ་བ་འམ། །ལོ་མའང་རུང་སྟེ་ཤུ་དག་སྦྱར། །དངུལ་ཐལ་དབྱི་མོང་སྤུབ་ཀ་དང་། །ལྕེ་ཚའི་མེ་ཏོག་ཟངས་ཐལ་དང་། །སྦྲང་རྩིས་རིལ་བུ་བྱས་ནས་ནི། །འབྲས་ཀྱི་རྒྱ་ནད་གསོ་བར་བྱེད། །ཤ་ཡི་རྡུལ་གཙོད་གཞན་ལ་བསྟགས། །བྱ་རོག་ཞུང་མའི་སྨན་སྦྱོར་གྱི། །ཟགས་ནད་འབྲས་ཀྱི་གཉེན་པོ་ཡིན། །

སེ་རྒོད་མ་ཞེས་བྱ་བ་ནི། །སྡོང་པོ་དཀར་ཅན་ཤུན་པ་སྐྱུག །སེ་རྒོད་མ་དང་བྱ་རྒོད་སྤྱོས། །སྐྱེར་བའི་བར་ཤུན་པོང་ང་དཀར། །ཞུང་མ་ཁ་སྐྱུག་ལོ་མ་དང་། །དཔའ་བོ་དཀར་སེར་ཁྲག་ཞུན

དང་། །ལྕམ་བུ་རེ་རལ་སྦྱངས་དང་མཚུངས། །ཕྱེ་མ་ཀ་ར་སྦྱར་བྱས་ནས། །ཁོང་དུ་བཏང་ན་དུག་ནད་སེལ། །སེ་རྒོད་མ་ནི་དུག་སྨན་ཡིན། །

སྦྱང་ལ་སྐྱེས་པའི་གསེར་ཤ་མོ། །རང་གི་ནུས་པས་ཤ་དུག་འཇོམས། །གསེར་ཤ་མོ་དེ་དུག་ཡོད་པས། །དེ་ཡི་ཕྱེད་ཀྱི་བུལ་ཏོག་དང་། །བུལ་ཏོག་ཕྱེད་ཀྱི་ཚྭ་དང་ནི། །དེ་གསུམ་ཆུ་གྲང་སྦྱར་ལ་བཏང་། །ཤ་དུག་ཀུན་གྱི་སྨན་དུ་བཤད། །

སྟར་ཁའི་ཤིང་ཞེས་བྱ་བ་ནི། །སྡོང་པོ་ཆེ་ལ་ལོ་མ་མཐུག །མེ་ཏོག་དཀར་དམར་མདངས་དང་ལྡན། །འབྲས་བུ་སྟར་ཁ་ཞེས་བྱ་བ། །རང་གི་ནུས་པས་འབྲུ་བ་སེལ། །སྟར་ཁ་བཅུ་གསུམ་ནང་ཤ་དང་། །བཏུལ་ལ་སྣོད་ཀྱི་ནང་དུ་བླུག །མེ་ལ་སྲོས་ལ་བཙག་བྱ་སྟེ། །མར་ཁུ་དེ་དང་ཐ་རམ་འབྲུ། །གྲི་རྩི་དོ་དང་སྦྱར་ལ་བཏང་། །དེས་ནི་ཚ་འབྲུ་སེལ་བར་བྱེད། །འབྲུ་བའི་སྨན་གཞན་དང་ཡང་སྦྱར། །

རམ་བུ་ཞེས་ནི་བྱ་བ་ཡི། །ལོ་མ་ཆུང་ལ་རྩ་བ་མངར། །མེ་ཏོག་དཀར་པོ་ཁྲི་མཇུག་འདྲ། །འབྲས་བུ་དམར་པོ་རམ་བུ་ཟེར། །རང་གི་ནུས་པས་འབྲུ་བ་གཅོད། །རམ་ཟན་འབྲས་དང་ད་ཧིག་དང་། །སྨུག་དང་སྦྱར་ནས་བཏང་བ་ཡིས། །གྲང་འབྲུ་ཆང་དང་སྦྱར་ལ་བཏང་། །ཚད་འབྲུ་ཆུ་གྲང་དག་གིས་འཕྱུལ། །སྐོམས་ལ་ནའོ་སྲིས་མ་བཟང་། །

ཁྲ་སྦྱུག་ལྷ་བ་ཞེས་བྱ་བ། །ལོ་མ་ནལྗང་འདྲ་སྟེ་རིང་། །མེ་ཏོག་དམར་སྨུག་གསལ་བ་ཡིན། །ཁ་ནི་ཐུར་ལ་བལྟ་བ་ཡིན། །རང་གི་ནུས་པས་ཆགས་པ་ཆུང་། །བུད་མེད་ཆགས་པ་ཆེ་བ་ལ། །སྨན་འདིས་ཆགས་པ་ཆུང་བར་ནུས། །ད་བྱིད་ཤ་དང་རྩངས་པའི་ཤ །རྒྱ་མཆིལ་ཤ་དང་མར་དང་ནི། །བུ་རམ་སྨན་མར་བཏང་བྱས་ན། །ལུས་ཤེད་ཆེ་ལ་ཆགས་པ་ཆུང་། །

གཡེར་མ་འབྲས་བུ་ཁ་གསུམ་གསང་། །སྦྲང་མཁར་ཞོ་དང་དུད་པ་ནང་། །བྱེའུ་མཆིལ་བའི་སྦྲུན་དང་ནི། །གཡེར་མ་སྦྱར་བའི་ལུམས་བྱས་ན། །འབྲས་ཀྱི་ནད་ལ་ཕན་པར་འགྱུར། །གཡེར་མ་ཤིང་མངར་རྒྱན་འཁྱུམ་དང་། །སྟར་བུ་སྦྱར་ན་གློ་ནད་སེལ། །གཡེར་མ་དང་ནི་པི་པི་ལིང་། །སྟར་བུས་སྐད་འགགས་ནད་རྣམས་སེལ། །གཡེར་མ་རང་གི་ནུས་པ་སྐད་ཡང་བདེ། །པི་པི་ལིང་ནི་རྟོག་མ་བདུན། །མར་ཁུའི་ནང་དུ་བཙོས་པ་དང་། །གཡེར་མ་དང་ནི་སྒོ་ལོ་དཀར། །ངད་ཡལ་ཁ་ཚར་བཏབ་འཐུང་ན། །གྲེ་བ་འགགས་པ་སེལ་བར་བྱེད། །གཡེར་མ་ཆུའམ་ཆང་ལ་བསྐོལ། །བཏང་ན་གྲང་འབྲུ་གཅོད་པར་བྱེད། །རྣ་བར་ཤིག་སོང་ཚྭ་ཆུར་སྦྲང་ཁུ་བཏང་། །གཡེར་མ་ཆུ་ལ་བསྒྲུངས་པ་ཡི། །ཁུ་བ་ཆག་པ་ལ་ཡང་ཕན། །དུད་པས་བདུག་ཀྱང་ཕན་པར་འགྱུར། །དུག་ཡོད་ཁྱིམ་དུ་འགྲོ་བ་ན། །གཡེར་མ་མུར་ན་མི་ཚུགས་སོ། །

ཚེར་སྐྱ་མ་ཞེས་བྱ་བ་ནི། །ལོ་མ་ཚེར་མ་འདབ་ཅན་སྔོ། །འབྲས་བུ་ལ་ཕུག་འབྲས་བུ་འདྲ། །རང་གི་ནུས་པས་སྲིན་ནད་འཇོམས། །ཚེར་སྐྱ་མ་ཡི་འབྲུ་གུ་དང་། །ཕུར་མོའི་ལོ་མ་ཡང་ཐང་སྟེ། །སྤང་སྤོས་དང་ནི་ཧ་ཤྭགས་པ། །སྔོག་སྐྱ་བུ་རམ་རིལ་བུ་སྦྱར་བཏང་ན། །སྲིན་ནད་འཇོམས་པར་བྱེད་པ་ཡིན། །མར་དང་སྦྱར་ནས་བྱུག་པ་ན། །ལུས་ཀྱི་དྲིག་ཆགས་ཆུང་བར་འགྱུར། །

ཆུ་ལ་སྐྱེས་པའི་ཆུ་བལ་མོ། །སྔོན་པོ་བལ་དང་འདྲ་བ་སྟེ། །རང་གི་ནུས་པས་བསྐམ་རྩ་ཡིན། །དུད་པ་སྨན་མ་བསྲེག་པ་འདྲ། །གྲིས་མ་བསྲེག་པའི་ཐལ་བ་དང་། །ཞོ་དང་མར་ནག་སྦྱར་བ་ཡིས། །རྨ་དང་སྐྲངས་རྣམས་འཇོམས་པར་བྱེད། །གྲིས་མའི་རྩ་བ་ཆུ་བལ་མོ། །འདམ་བུ་ཀ་ར་སྦྱར་བ་ཡིས། །མེས་ཚིག་པ་ཡི་རྨ་ཡང་གསོ། །

གླ་སྒང་ཤིང་གི་ལོ་མ་ལ། །རྩི་དམར་ཧོང་ལེན་རྒྱ་སྤོས་པ། །དར་ཡ་ཀན་ནི་དམར་པོ་ལ། །བོང་ང་དཀར་པོ་ཀྱི་ལྗི་དཀར། །ཡུ་མོ་མདེའུ་འབྲིན་ཕྱེ་མ་རྣམས། །ཆང་དམ་ཆུ་གྲང་ཧ་ལ་སྦྱོན། །འབྲུགས་རིམས་སྐྱོག་པའི་གཟེར་ལ་སོགས། །ཚད་པའི་ནད་རྣམས་ཀུན་ལ་ཕན། །

ཁ་བྱུག་ཤིང་ཞེས་བྱ་བ་ནི། །ཆུ་ཆུང་པ་ཞེས་བྱ་བར་གྲགས། །ཆུ་བ་འདྲ་བར་དུམ་དང་བཅས། །གླུ་ལྡེམ་ཞེས་ཀྱང་བྱ་བར་གྲགས། །དེ་དང་བོང་ང་དཀར་པོ་དང་། །སེ་རྒོད་བར་ཤུན་སྣ་ཆུང་བ། །སྐྱེར་དཀར་བར་ཤུན་ཕྱེ་མ་ཆུ་གྲང་ཧ་ལ་སྦྱོན། །དུག་ནད་རིམས་ནད་འཇོམས་པར་བྱེད། །ཆུ་ཆུང་རྩ་བ་ཀ་ར་རྣམས། །བྱ་རོག་ནོར་བུ་ནུ་ཞོ་དང་། །བྱིའུ་ཆུང་ཀང་མར་སྦྱར་བ་ཡིས། །རྨ་ཡི་ཤའུ་བསྐྱེད་ཅིང་གསོ། །

ཁྲག་ཆུང་ཞེས་བྱའི་ལོ་མ་ནི། །ཉག་ག་ཅན་དུ་སྐྱེས་པ་ཡིན། །མིང་ནི་ཁྲག་ཆུང་ཁྲག་གཅོད་པ། །དེ་དང་སྤྲུ་བའི་ལོ་མ་དང་། །ཉམ་ལྡང་ཁ་བ་དོམ་མཁྲིས་སོགས། །མཁྲིས་པ་རྙེད་ཚད་སྦྱར་བྱས་ནས། །ཁོང་དུ་བཏང་ན་ཁྲག་རྣམས་གཅོད། །ཁྲག་ཆུང་བ་དང་གཏྲ་ཆུང་། །མཚལ་དང་དོམ་མཁྲིས་ཀ་ར་དང་། །དེ་གུ་ལམ་རྒྱག་སིཧླ་ར། །བུད་མེད་ཁྲིའུའི་ཞོ་སྦྱར་ལ། །རྨ་ཡི་ཤའུ་གསོ་བར་བྱེད། །ཁྲག་ཆུང་པ་ཞེས་བྱ་བ་འདི། །ཁྲག་གཅོད་སྨན་གྱི་རྩ་བ་ཡིན། །

སྣུ་མ་ཆུང་བ་ཞེས་བྱ་བ། །སྲིབ་ཀྱི་སྣུ་མ་ཆིག་འཕྲེང་[1] ནི། །ལོ་མ་ཆུ་བ་འདྲ་ལ་ཆུང་། །ལྷམ་བུ་ཆུ་བ་འདྲ་བ་ལ། །རང་གི་ནུས་པ་རྨ་ཡི་ཆུ་སྨན་ཡིན། །སྣུ་མ་ཆིག་འཕྲེང་རྩ་བ་དང་། །བདུད་རྩི་སྤང་རྩི་དོ་བོ་སྣམས། །གུར་གུམ་བོང་ང་དཀར་པོ་དང་། །ཕྱི་ལྕེ་དཀར་པོ་ཙུ་གང་རྣམས། །དོམ་མཁྲིས་དང་ནི་ག་བུར་དང་། །ནམ་མཁའི་མེ་ཏོག་སྤང་རྩི་སྦྱར། །མགོ་ཡི་སྨན་ལ་མཆོག་ཏུ

① སྐབས་འགར་ཆིག་འཕྲེང་ཞེས་ཆིག་སྐྱེས་གྱེན་དུ་འཕྲེང་བ་ལ་འདོད་པ་དེ་དང་གཅིག་གམ་དཔྱད།

བསྡུགས། །རྒྱ་གཞན་དག་གི་སྨན་ཡང་ཡིན། །

ཕུ་ཤི་དུ་ན་ཞེས་བྱ་བ། །སྔོང་པོ་ཟུར་བཞི་ཚིགས་པ་ཅན། །མེ་ཏོག་སྔོན་པོ་དྲི་ངད་ལྡན། །རང་གི་ནུས་པས་བགེགས་རྣམས་འཇོམས། །ཕུ་ཤི་དུ་ནའི་མེ་ཏོག་དང་། །དོམ་མཁྲིས་ཡོལ་བ་ས་ཏི་དང་། །ནམ་མཁའི་མེ་ཏོག་ཨ་བ་དང་། །ཨ་རྒི་ཁ་དང་གུར་གུམ་དང་། །སྦྲང་རྩི་ནུ་ཞོ་སྦྱར་བ་ཡིས། །རྒྱ་རྣམས་ཐམས་ཅད་དེས་གསོའོ། །

ཟར་མཁྲིམ་ལ་ལོ་མ་དར། །མེ་ཏོག་མཐིང་ག་མདངས་དང་ལྡན། །ཟར་མའི་འབྲུ་གུ་ཕུལ་དོ་བཙོས། །ཐག་བཙོང་སྲང་གཅིག་བཏུལ་ཏེ་བརྟུང་། །སོ་མའི་འབྲས་བུ་ཕུལ་དོ་དང་། །ཁ་རུ་ཚ་ནི་སྲང་གཅིག་དང་། །སྔོང་རྣམས་ནི་ཞིབ་བཏགས་ནས། །འབྲི་ཡི་འོ་མས་སྦྲུས་ནས་ནི། །མཆོགས་མ་མ་གཏོགས་མགོ་ལ་བྱུགས། །དེ་སྟེང་དར་འཛམ་བཅིང་ནས་ནི། །ཞག་གསུམ་བར་དུ་བཞག་པར་བྱ། །ཀླད་ནད་ལྷག་པར་ན་བ་དང་། །རླུང་ཞུགས་ཀླད་པ་དྲེགས་ཅན་དང་། །ཀླད་ནད་སྙིང་བ་གསོ་བར་བྱེད། །བདུད་རྩི་ཟར་མའི་སྨན་སྦྱོར་ཡིན། །

ཤིང་མངར་སྔོང་པོ་ལྡེམ་པ་ལ། །མེ་ཏོག་སྔོན་པོ་རབ་ཏུ་ཆུང་། །རྩ་བ་སེར་པོ་རོ་ཡང་མངར། །རང་གི་ནུས་པས་གློ་ནད་སེལ། །སྒོ་ལོ་དཀར་པོ་རུ་རྟ་དང་། །རྒྱུན་འབྲུམ་དང་ནི་སྟར་བུ་དང་། །འབྲི་མོག་བར་ཤུན་སྦྱར་བྱས་ནས། །ཀ་རའམ་སྦྲང་རྩིའི་ཧ་ལ་བསྐྱོན། །གློ་ནད་མ་ལུས་སེལ་བར་བྱེད། །ཤིང་མངར་རྒྱལ་མོའི་སྦྱོར་བ་འདི། །གྲོགས་ལ་ནུས་པ་བསམ་མི་ཁྱབ། །

མ་ནུ་རྩ་བ་དཀར་པོ་མཁྲེགས། །ལོ་མ་རི་ཤོ་མ་དང་འདྲ། །མ་ནུ་གནྡྷ་ཀ་རི་དང་། །བཙའ་སྒའི་ཐང་གིས་བད་ཀན་སེལ། །མ་ནུ་སླེ་ཏྲེས་ཐང་གིས་ནི། །རླུང་དང་ལྡན་པའི་བད་ཀན་སེལ། །མ་ནུ་ཙྪ་སྒའི་ཐང་གིས་ནི། །བད་ཀན་གྲང་བ་སེལ་བར་བྱེད། །མ་ནུ་ཙྪ་སྒ་གོ་སྙོད་རྣམས། །ཐང་བྱས་བུ་རམ་དང་སྦྱར་ནས། །འཐུང་བས་གྲང་བ་འཇོམས་པར་བྱེད། །མ་ནུའི་ཚིག་ཐང་བད་ཀན་སེལ། །

གནྡྷ་ཀ་རི་སེ་བ་ལྗུམ་བུ་འདྲ། །འབྲས་བུ་དམར་པོ་མངར་དང་ལྡན། །འབྲས་བུ་ཟློས་ན་ཚམ་པའི་ནད་ལ་ཕན། །སླེ་ཏྲེས་གནྡྷ་ཀ་རི་དང་། །ཙྪ་སྒ་མ་ནུ་བསྐོལ་བ་ཡི། །ཁུ་བས་བད་ཀན་དབུགས་མི་བདེ་བ་དང་། །ཡིག་འཆུས་དང་སྐྱིབ་ཡོགས་གཞེར། །དུ་བ་ལས་བྱུང་རིམས་ལ་བསྡུགས། །གོང་མ་རྣམས་ཀྱི་སྟེང་དུ་ནི། །ཏིག་ཏ་བསྐོལ་ནས་བཏུང་བ་ན། །ཡི་ག་རིམས་རྒྱས་མ་ལུས་སེལ་བར་བྱེད། །གནྡྷ་ཀ་རི་ཙྪ་སྒ་དང་། །སླེ་ཏྲེས་བསྐོལ་བའི་ཁུ་བ་ལ། །པི་པི་ལིང་གི་ཕྱེ་མ་གདབ། །རིམས་ཀྱིས་ཡི་ག་འཆུས་པ་དང་། །ལུད་པ་དབུགས་མི་བདེ་བ་གཞེར། །མེ་དྲོད་ཉམས་དང་ཚམ་པ་འཇོམས། །

བྱི་ཙུ་ཚེར་མ་ནི་མདངས་དང་ལྡན། །བོང་ང་དཀར་པོ་གླ་སྒང་དང་། །ཨ་རུ་ར་དང་བཅའ་སྒ་བསྐོལ། །ནུ་ཞོ་སྦྲང་བྱེད་པའི་ནང་། །ནད་རྣམས་ཀུན་སེལ་འབྱུང་པར་བྱ། །བྱི་ཚེར་འབྲས་བུ་སོ་ཀུན་འབྱུར། །ནང་གི་འབྲས་བུ་ཚེར་མའི་མདོག་དང་འདྲ། །

བྱི་བཟུང་བ་ཞེས་བྱ་བ་སྟེ། །གཟེར་མ་སྤུ་མའི་རྩ་བ་འདྲ། །དོང་ཁ་ཨ་རུ་ར་ཀ་ར་དང་བསྐོལ། །སྦྲང་རྩི་བཅས་བླུད་མཆིན་དྲི་དང་། །ཚ་བའི་ནད་ཀྱིས་གཅིན་འགགས་སེལ། །

ཡུངས་ཀར་འབྲས་བུ་སྒོང་ལ་སེར། །མེ་ཏོག་སེར་པོ་སྐང་བུ་ཅན། །རང་གི་ནུས་པས་ཤ་མདངས་ལེགས། །ཡུངས་ཀར་ཡི་སྙི་ཤུ་དག་དང་། །རྒྱམ་ཚ་བཏབ་པའི་ལྡེ་གུ་ཡིས། །གདོང་བཀྲུས་བླ་བའི་འོད་བཞིན་འགྱུར། །སྤང་དཀར་རྒྱལ་པོའི་སྨན་ཞེས་བྱ། །

ལ་ཕུག་ལོ་མ་ཡུབ་ཅན། །མེ་ཏོག་དཀར་ལ་རྩ་བ་དཀར། །རྩ་བ་ཤིན་ཏུ་རོ་དང་ལྡན། །རང་གི་ནུས་པས་མ་ཞུའི་ནད། །འཇོམས་པར་བྱེད་པ་ཁྱད་པར་འཕགས། །ལ་ཕུག་བརྡུངས་པའི་ཁུ་བ་ནི། །བཙིར་ནས་རྣ་བའི་ནང་དུ་བླུག །མགོ་ཡི་ནད་རྣམས་སེལ་བར་བྱེད། །ལ་ཕུག་སྐམ་པའི་ཕྱེ་མ་ནི། །ཆུ་སྐོལ་འཕུལ་བས་མ་ཞུ་འཇོམས། །ལ་ཕུག་སྔོན་པ་ལ་ཤད་ཀྱིས། །བདར་ནས་ཚོད་མ་བྱས་པ་ན། །མ་ཞུ་བ་ནི་སེལ་བའོ། །ལ་ཕུག་ཁུ་བས་རྣ་བའི་ནད་རྣམས་སེལ། །ལ་ཕུག་མཁར་དུ་བསྐོལ་བྱས་ནས། །རྣ་བའི་ནང་དུ་བླུག་ན་ནད་རྣམས་སེལ། །

ཨུག་ཆོས་དམར་པོ་ས་དྲིའམ། །སྤང་ལ་སྐྱེ་བར་བྱེད་པ་ཡི། །མེ་ཏོག་དམར་ལ་ལོ་མ་ནི། །ཁྲད་པོ་ཉག་ག་ཅན་དུ་སྐྱེ། །མེ་ཏོག་ནང་ན་རྡོ་རྗེ་རྒྱས། །རང་གི་ནུས་པས་རླུང་འཁྲིམས་འཛིན། །གླང་ཐབས་རླུང་ནི་གཞེན་ཡོག་ན། །བྱལ་ཏོག་དང་སྦྱར་ཞབས་སུ་གཞུག །ཨུག་ཆོས་མེ་ཏོག་རྩ་བའམ། །ཞང་རྩ་བ་ཡི་རུས་རྩེའམ། །དེ་དང་བྱལ་ཏོག་ཆུར་བསྐོལ་བླུད། །

སྤྲང་ཚེར་ནག་པོ་ཞེས་བྱ་བ། །ལོ་མ་ཉག་ག་ཚེར་ཅན་སྐྱུ། །སྡོང་བོ་རིང་ལ་ལྡེམ་པ་སྟེ། །མེ་ཏོག་ཏ་ཡི་དོམ་དོམ་འདྲ། །རང་གི་ནུས་པ་རྨ་ཡི་སྨན། །སྤྲང་ཚེར་བ་དང་རི་ཤོ་དང་། །སྤང་སྤོས་འདམ་བུ་རིལ་ཅན་བ། །བལ་བུ་མཆེ་དང་ཤུག་པ་དང་། །ཀྱི་ལྕེ་སྦུབ་ཀ་འབམ་པོ་དང་། །ཕུར་མོ་ཤུག་པའི་སྙིན་ཁྲིར་དང་། །ཨ་བོ་ཀ་རྣ[1] ཤ་ཆེན་རྣམས། །ལུམས་བྱས་འབྲས་ནི་ཕྱིས་མི་ལྡང་། །འབྲས་ཀྱི་ཕྱི་རྗེས་བཅད་པ་ཡིན། །

ཕ་བ་གོ་གོ་ཞེས་བྱ་བ། །དཀར་པོ་དཔྱལ་གྱི་ལྕེ་བ་འདྲ། །ནང་ནས་དུད་པ་ལྟ་བུ་འཕྱུལ། །རང་གི་ནུས་པ་ཁྲག་གཅོད་སྨན། །ཐ་གོལ་གལ་ཉེ་ལོ་མ་དང་། །ཉ་མཁྲིས་དོམ་མཁྲིས་མི་མཁྲིས་རྣམས། །མ་བསྲེགས་པ་ཡི་ཐལ་བ་ཞེས། །དྲང་སྲོང་མཛོད་ཤེས་ཅན་གྱིས་གསུངས། །ཆུ་དང་སྦྱར

---

① ཨ་རྗོ་གཙྪ་ཞེས་པ་དེ་ཡིན་ནམ་དཔྱད།

ལ་སྦྱོ་ལ་བཏང་། །རྩ་ཡི་ཁྲག་རྣམས་གཅོད་པར་བྱེད། །སྤྲ་ཚིལ་དང་སྦྱར་རིལ་བུ་བྱས། །ཁྲག་འཛག་རྨ་ལ་གླན་པ་ན། །རྨ་ཡི་ཁྲག་རྣམས་གཅོད་པར་བྱེད། །

མེ་ཏོག་ལུག་མིག་ཅེས་བྱ་བ། །འབྲས་བུ་སེར་ཐལ་མཐིང་གའི་མདོག །སྡོང་པོ་ཅེ་རེ་སྐྱེ་བ་སྟེ། །རང་གི་ནུས་པས་འབྲས་ཀྱི་སྨན། །མེ་ཏོག་ལུག་མིག་སྤུབ་མ་དང་། །དབྱི་མོང་རྣམས་དང་ཤུ་དག་དང་། །རུ་ཏ་སྦྱར་ནས་རྨ་ལ་བྱུག །འབྲས་དང་རྨ་འབྲས་རྡུངས་ནས་འབྱིན། །མེ་ཏོག་ལུག་མིག་ཐ་རམས་པ། །བྱ་རོག་ནོར་བུ་ཀ་ར་མཆལ། །རྨ་ལ་བྱུགས་ན་ཤ་འུ་གསོ། །མེ་ཏོག་ལུག་མིག་སིནྡྷུ་ར། །དོམ་མཁྲིས་ཀ་ར་སྦྱར་བ་ཡིས། །རྨ་རྣམས་འགྲོར་བར་བྱེད་པ་ཡིན། །

སྲན་ཆུང་ཞེས་བྱ་སྲད་ཆུང་འདྲ། །མེ་ཏོག་པདྨ་འདྲ་སྟེ་ཆུང་། །འབྲུ་གུ་ཕྲོ་བོ་སྲན་མ་འདྲ། །རང་གི་ནུས་པ་བསིལ་བ་སྟེ། །ཚད་པའི་ནད་ལ་ཕན་པར་བཤད། །སྲན་ཆུང་རྐྱང་པའི་ཚོད་མའམ། །ཟན་དུ་བྱས་ན་དང་ག་འབྱེད། །སྦུབ་བཅས་བྱས་པའི་ཚོད་མ་འམ། །སྲན་ཆུང་ཟན་གྱིས་དང་ག་འབྱེད། །དང་ག་དབྱེ་བའི་སྨན་ཡིན་ནོ། །

སེ་བའི་ཤིང་ཞེས་བྱ་བ་ནི། །སྡོང་པོ་མཉེན་ལ་ཚང་བུ་ཅན། །མེ་ཏོག་དཀར་ལ་འབྲས་བུ་དམར། །རང་བཞིན་ནུས་པས་རིམས་ལ་ཕན། །སེ་བའི་འབྲས་བུ་དམར་པོ་དང་། །བྲོ་བོ་དང་ནི་སྲན་མ་དང་། །གུར་གུམ་སྦྱར་བསྐོལ་ཁུ་བ་བཏང་བ་ན། །ཚོས་པས་ཚིག་པ་སོས་པ་དང་། །རིམས་ནད་ཐམས་ཅད་ཀུན་ལ་ཕན། །

བྲ་མ་ཞེས་བྱ་ལོ་མ་སྐྱ། །མེ་ཏོག་ཁ་དོག་སེར་བ་སྟེ། །རྩ་བ་རྟོག་པོ་ཀུན་གྱིས་ཟ། །རང་གི་ནུས་པ་བསིལ་བ་སྟེ། །སྟོན་ཀའི་བྲ་མ་བཟང་པོ་དང་། །བུ་རམ་དང་ནི་བྲ་བོ་དང་། །བསྲེས་ནས་བཏགས་ཏེ་ཟན་དྲོན་བྱས། །ཐོས་ན་ཚད་པས་འཁྲུ་བ་གཅོད། །སྐོམ་དུ་སྐྱེ་བའི་འབྲུ་གུས་དབྱེ། །སེང་པོ་རྩེ་ཚག་གང་བར་བཏང་། །གགར་བའི་རྩ་བ་ཆུ་སྐོལ་བཏང་། །ནས་གསར་བྲ་བོའི་ཟན་དུགས་བྱ། །ཚད་པས་འཁྲུ་བ་སེལ་བར་བྱེད། །ཡང་ན་བྲ་མ་སྐམ་པོ་དང་། །མོན་བུ་སྐམ་པོའི་ཕྱེ་མ་རྣམས། །ཟས་དྲོན་ཐོས་ན་འཁྲུ་བ་ཆད། །སྣོག་སྐྱུ་འོ་མར་བསྐོལ་ནས་ནི། །སྐོམ་དུ་བཏང་བར་བྱ་བའོ། །ཚད་ནད་སེར་སྐྱ་འཁྲུ་བ་གཅོད། །ཚད་འཁྲུ་གཅོད་པར་བྱེད་པ་ཡིན། །

རྒྱ་ཁུར་མང་དཀར་ཞེས་བྱ་ནི། །རྩ་བ་རམ་པ་འདྲ་སྟེ་མངར། །ལོ་མ་ཁུར་མང་རིགས་སུ་སྐྱེ། །མེ་ཏོག་སེར་པོ་མདངས་དང་ལྡན། །རང་གི་ནུས་པ་ཚད་པའི་སྨན། །རྒྱ་ཁུར་ལ་ཁུར་ཞེས་ཀྱང་བྱ། །ཁུར་མང་པ་དང་སྦྱར་བ་ཡིས། །ཚོད་མ་བྱས་ན་ཚད་ནད་སེལ། །ལ་ཁུར་བོང་ང་དཀར་པོ་དང་། །སྐྱེ་མོང་རྩི་དང་རྒྱ་དྲུས་དང་། །ཀ་ར་མཆལ་དཀར་སྦྱར་བ་ཡིས། །རྨ་ཡི་ནང་དུ་བཏབ་པ་ན། །རྨ་རྣམས་ཀུན་གྱི་གསོ་སྨན་ཡིན། །

མེ་ཏོག་བསེང་མན་ལ་སྐྱེས། །མེ་ཏོག་དམར་པོས་ན་མདོག་བསྒྱུར། །རང་གི་ནུས་པས་མགོ་རྨ་གསོ། །བསེང་མའི་མེ་ཏོག་སྡུག་ཤ་བ། །ཧ་ཀོ་བ་དང་བོང་ང་དཀར། །སྦྲུ་གུ་གསེར་ཐིག་པ་ཏོ་ལ། །སྤང་རྩི་དོ་བོ་འདི་རྣམས་ཡིན། །ཁ་ཚར་ཏུ་ཧྲ་ཤུ་དག་དངར། །མགོ་ཡི་རྨ་ནད་གསོ་བར་བྱེད། །བསེང་མའི་མེ་ཏོག་དོམ་མཁྲིས་དང་། །ཏུ་ཧྲ་དང་ནི་སྦྱར་བ་ཡིས། །མིག་ནད་རྣམས་གཅོད་ཅིང་འབྲུབ་པར་བྱེད། །

ཤུདག་ཆུ་ཡི་ནང་ན་སྐྱེས། །ལོ་མ་སྣད་མས་མར་དང་རིལ་བུ་བྱས། །ཡང་ན་ཆུ་ལ་བསྐོལ་བའམ། །སྤང་མཁྲུབ་བཏབ་ན་ཕན། །མཆོག་ཏུ་སྙོ་བའི་ནད་ལ་ཕན། །མངལ་དུག་ཕོག་གམ་ཤ་མ་ཐོགས། །དེ་ཡི་རྩ་བ་སྤྲང་གཉིས་ཙམ། །ཆུ་ཕུལ་དོ་ལ་བཞི་ཆས་འགྱུར། །ཤ་མ་ཐོན་ན་མར་ན་བདུག །ཡང་ན་ཕྱེ་མ་ཕོ་ཚུམ་དོ། །ཆུ་ལ་ཐུན་གཉིས་ཐུན་གསུམ་གཏོང་། །

བྲ་མ་ཞེས་བྱ་ཚེར་མའི་རིགས། །མེ་ཏོག་སྔོན་མའི་རིགས་སུ་འདྲ། །འབྲས་བུ་སྐྱང་བུ་ཅུང་ཙམ་སྣང་། །བྲ་མའི་མེ་ཏོག་རང་ནུས་ཀྱིས། །འབྲས་ཀྱི་སྟོང་འཁྲིབས་ཚ་བ་སེལ། །བྲ་མའི་མེ་ཏོག་ཟངས་རྩི་བ། །མེ་ཏོག་ལུག་མིག་པ་དང་ནི། །ཤུག་པ་སྲིན་ཁྲིར་ལོ་མ་དང་། །ཕུར་མོང་ཀང་གཅིག་ལོ་མ་ཡིས། །འབྲས་ཀྱི་རིགས་ནི་གང་ཡིན་ཀྱང་། །འབྲས་ཀྱི་སྟོང་ཁྲིབ་ཚ་བ་སེལ། །དྲང་སྲོང་མདོན་ཤེས་ཅན་གྱིས་གསུངས། །

ཀུ་ཤུ་ཞེས་བྱ་ཁམ་བུ་འདྲ། །འབྲས་བུ་ཤུན་པ་རྩེ་ཀུ་རྣམས། །གཅིག་ཏུ་བྲོས་ན་མངར་བ་སྟེ། །རང་གི་ནུས་པས་སྙིང་ནད་སེལ། །རྒྱུ་མ་འཁྲོག་ཅིང་ན་སྐྱེ་འབྲུ། །དེ་ལ་སལ་ཁྲུང་བུ་བཀྲེ །ནང་དུ་མེ་བཞག་སྟེང་དུ་བསྣད། །དེ་ཡི་ནང་དུ་ཀོ་ཤུན་དང་། །བལ་བུ་སྦུབ་མ་གསུམ་བཙོས་ལ། །ཁ་ནི་རས་བ་སང་སེང་བཅད། །དེ་སྙིང་ནད་པའི་འཕོངས་ནས་བདུག །འབྲུ་དང་རྒྱུ་མ་ན་བ་སེལ། །

བྲ་བོ་ཞེས་བྱའི་ལོ་མ་དང་། །སྟོང་བོ་ཡོད་པ་རྡོ་རྗེ་འདྲ། །རང་གི་ནུས་པས་རྒྱུ་ནད་སེལ། །རྒྱུ་མ་འཁྲོག་ཅིང་ན་བ་ལ། །གང་དུ་ན་བའི་སྟེང་དུ་ནི། །བྲོ་བོ་ཚ་བོར་བརྗེས་པ་ཡི། །བྲ་བོའི་ཟན་གྱིས་བདུག་བྱས་ན། །རྒྱུ་མ་འཁྲོག་ཅིང་ན་བ་སེལ། །བྲ་ཟན་ཁུར་མང་ཚོད་མར་བཅས། །ཕྱིན་ན་ཚད་པའི་ནད་ལ་ཕན། །

སྟག་སྡེར་ཞེས་བྱས་གླད་ནད་སེལ། །ཕྱེ་མ་སྣ་བུག་ནང་དུ་བླུག །རླུང་བཟུང་རྣ་བ་བལ་གྱིས་བཙང་། །གཡའ་ཞིང་ཆུ་སེར་བྱུང་ན་ཕན། །རྫེས་ལ་མར་ཁུའི་ཐིགས་པ་འགའ། །བལ་ཉེའུ་དག་གིས་བཏིག་པར་བྱ། །མིག་ནད་ལིང་ཐོག་ཚགས་པོ་དང་། །དབྱི་གཡོན་སྔོན་པོ་དམར་པོ་ལ། །ལོ་མ་བཙོར་བའི་ཁུ་བའམ། །རྩ་བ་ཆུ་ལ་བདར་བ་ཡི། །ཁུ་བ་མིག་ཏུ་བླུག་ན་ཕན། །སོ་ཡི་སྲིན་ལ་སོ་བར་

དུ། །བཞག་ལ་སོ་ཡིས་བཟུང་ན་ཕན། །ཁ་སྐམ་ལྡེ་དང་སོ་ནད་ལ། །སྨུག་སེར་སྐྱེར་བའི་བར་ཤུན་སུར་ན་ཕན། །སྣ་ནད་ཤུ་བ་དག་ལ་བསྐུས་ན་ཕན། །མི་ཡི་སྐྲ་དང་རྟ་ཡི་རྫོག་མ་དང་། །①

ཨ་རྫི་ཀ་ཞེས་བྱ་བ་ནི། །སྡོང་པོ་ལོ་མ་ར་མཉེ་འདྲ། །ཕོ་རིགས་མེ་ཏོག་སེར་པོ་དང་། །མོ་རིགས་མེ་ཏོག་དམར་སེར་དང་། །ཁ་ནི་ཐུར་ལ་བལྟ་བ་ཡིན། །འབྲས་བུ་ཨ་རུ་ར་ཡི་ནི། །སྙིང་པོ་འདྲ་སྟེ་གསུམ་ཅན་འོང་། །རྩ་བ་སྔོག་གཅིག་མ་དང་འདྲ། །དབྱིབས་ཞོས་འདྲ་སྟེ་ཕྱང་ལ་སྐྱེས། །རང་གི་ནུས་པས་མགོ་རྨ་གསོ། །ཆུ་རྩ་དང་ནི་དོམ་མཁྲིས་དང་། །བྱ་རོག་ཉོར་བུ་སྦལ་རྒྱབ་སྦྱར། །མགོ་ཡི་རྨ་ལ་ཡང་ཡང་གདབ། །ཡང་ན་དེ་གསུམ་སྙིང་དུ་ནི། །ཤ་གྲམ་བྲེད་བུ་རྩི་ཡང་བསྣན། །སྐྱི་བྱེར་སྔོང་ངའི་སེར་པོ་དང་། །ཞོ་དང་ཚ་ལ་བག་ཕྱེས་མནན། །ལྔེ་གུ་རྨ་ལ་སྦྱི་བྱུགས་ན། །སྐྱི་བྱེར་སེལ་ཞིང་ཕྱིར་མི་འབྱེར། །རྩ་ཚད་འབྲེ་གུ་རྩི་དང་ནི། །བུད་མེད་པདྨ་རཀྟས་མནན། །ཡང་ན་སྦྱོར་བ་ལུགས་གཅིག་ལ། །ཨ་བྱུག་ཤེལ་ཏ་སྦྱི་ཞུར་གསུམ། །ལུག་རྩི་དོ་པོ་ལྡེ་ཚབ། །རུ་ཏ་མེ་ཏོག་གུར་གུམ་དང་། །སྤྲང་རྩི་སྦྱར་བའི་རིལ་བུ་བྱ། །མགོ་ཡི་རྨ་རྣམས་གསོ་བར་བྱེད། །ཨ་བྱུག་མགོ་སྣུན་རྒྱལ་པོ་ཡིན། །འདི་ལ་སྦྱོར་སྡེ་དུ་མ་འབྱུང་། །ཨ་རྫི་ཀ་དང་དོམ་མཁྲིས་དང་། །ཆུ་རྩ་རྐང་གཅིག་རྣམས་དང་གསུམ། །ཚ་མཉམ་མགོ་ལ་བཏབ་ན་ཕན། །མགོ་རྨ་དག་ལ་མཆོག་ཏུ་བཟང་། །ཤའུ་གསོན་རྒྱུན་འབྲུམ་དགོས། །རྩ་ཚད་སྔོང་ངའི་སེར་པོ་བསྣན། །རུས་པ་ཆག་ན་སྦྱི་ཞུར་བསྣན། །གླད་པ་བུད་ན་སུ་ཏིག་བསྣན། །འདི་ནི་གསང་བའི་སྨན་གཅིག་ཡིན། །

དབང་པོ་ལག་པའི་རོ་ནི་མངར། །ནེའུ་དང་ཆུ་འགྲམ་སྐྱེ་བའི་རྒྱ་སྐྱག་ཁ། །མེ་ཏོག་བྲེ་པོ་སྐམ་ལ་སྐྱེ་བ་ཡིན། །རྩ་བ་མི་ཡི་ལག་པ་འདྲ། །སོར་མོ་གསུམ་བཞི་ལྔ་བ་ཡོད། །དེ་ཡི་རྩ་བའི་ཕྱེ་མ་འོ་མ་དང་། །སྦྱར་ཏེ་བསྐོལ་བ་ཕུལ་གང་ལུས་ལ་བཏང་། །ཡང་ན་འོ་མ་བྲེ་ཕྱེད་དུ། །དབང་ལག་བྲེ་ཕྱེད་བཏབ་ལ་བསྐོལ། །བཤུང་ཞིང་བསྐུས་པ་ཞོ་དང་འདྲ། །ནུར་ནུར་ཞུར་ན་རན་པ་སྟེ། །ནང་རེ་བཟའ་ཐེངས་གསུམ་གསུམ་བཟའ། །སྒོ་དང་མཁལ་རྐེད་ན་བ་དང་། །ཆུ་འགགས་པ་དང་རླུང་ནད་དང་། །མཁལ་ནད་གཏིང་ནས་འབྱིན་པར་ནུས། །རྒས་དགའ་དབུགས་བདེ་ཤ་མདོག་དཀར། །སེམས་གསལ་རྩ་ནི་གཞོན་ནུར་འགྱུར། །ཡང་ན་མར་དང་བུ་རམ་དང་། །སྦྲང་རྩི་སྨན་མར་དག་ལ་སྦྱར། །ཕན་ཡོན་གོང་མ་དག་དང་འདྲ། །དབང་པོ་ཕྱེ་མ་མིག་ཏུ་བླུག །ཁ་བས་འཆིད་②དང་ཚག་པ་དང་། །ཡིང་ཐོག་མིག་ནད་ཀུན་ལ་ཕན། །ལུས་པོ་སྐམ་ན་མར་དང་སྦྱར། །ཟོས་ན་ཆོན་པོར་འགྱུར་བར་ངེས། །འོ་མ་ཕུལ་ནི་རེ་རེ་ལ། །དབང་ལག་ཕོ་ཚུམས་རེ་བཏབ་ནས། །ནང་རེ་འཐུང་ན

① འདིའི་མཚམས་སུ་མ་ཡིག་ཆད་པ་འདྲ་བས་དཔྱད།

② མིག་ཁ་བས་འཁྱིད་པའི་དོན།

ཆོན་པོར་འགྱུར། །ཟླ་མཚན་འཛག་ལ་བཏབ་ན་ཆོད། །རྗེས་ལ་འབྲས་ཐུག་ཁུ་བ་བཏང་། །མེས་ཆིག་པ་ལ་མར་དང་བསྐུས་ན་ཕན། །ལུས་ལ་འབྲས་དང་འབྲུམ་པ་དང་། །སྐྲང་པ་རྣམས་ལ་བསྐུས་ན་ཕན། །གྲེ་བའི་ནད་དང་བརྣངས་བ་ལ། །ཐོས་པ་ཙམ་གྱིས་སོས་པར་བྱེད། །རླུང་ནད་ཙམ་ལ་བུ་རམ་དང་། །སྦྱར་ནས་བཏང་ན་ཕན་པར་འགྱུར། །འབྲུམ་པ་ཡུན་རིང་མཆིན་ནད་དང་། །ཁྲག་དང་རྣག་ཏུ་འབྲུ་བ་དང་། །ཕྱི་ས་འགགས་དང་སྐྱིགས་བུ་མང་། །འདི་རྣམས་ལ་ནི་རྒྱུན་དུ་ཡང་། །གྲོ་ཆང་གྲོན་མོར་བཏབ་ན་ཕན། །

ཀྱུ་བ་སྨུག་པོ་རོ་ནི་ཚ་ཞིང་ཁ། །རང་བཞིན་དྲོད་ལ་ཞུ་ནི་སྨུར་དུ་གསོ། །སོ་ལ་སྲིན་ཞུགས་གྲང་བས་འབྲུ་བ་དང་། །སྲོས་རྩུལ་བྱེད་དང་དྲོད་ཆུང་དང་། །ཟས་མི་འཇུ་དང་ཕོ་བའི་སྲིན་ནད་དང་། །བུ་བཙས་རྗེས་ལ་རླུང་ཤོར་རྣམས་ལ་ཕན། །ངར་ཐུག་དག་ལ་བཏབ་པ་ནི། །རླུང་ཁམས་ཅན་གྱིས་བཟའ་བར་བྱ། །

ཨ་གྲོང་བ་ནི་གྲང་དྲོ་སྙོམས། །བད་ཀན་ལུ་སྒྲུག་སྲོས་པ་དང་། །མ་ཞུ་བ་དང་ཁོང་བ་ཡི། །སྐྲན་ནད་ཀུན་ལ་ཕན་པ་ཡིན། །ཆུ་དྲོན་ནང་དུ་ཐུར་མགོ་རེ། །ནང་རེ་རྒྱུན་དུ་སྨན་དེ་བཏང་། །གྲང་ནད་མི་ལྡང་ཁ་ཟས་འཇུ། །ཉམས་སྟོབས་རྒྱས་ཤིང་འདྲེ་གདོན་ཐུབ། །རྨོངས་པའི་ནད་རིགས་ཀུན་ལ་ཕན། །

གཡེར་མ་དྲོད་ནི་ཚ་ལ་རྩུབ། །རླུང་ནད་མཁལ་རྐེད་གྲང་བ་དང་། །དྲོད་ཆུང་ཕོ་བའི་ཟས་མི་འཇུ། །སྲོས་རྩུལ་ཕོ་མཆིན་གྲང་ནད་འབྲུ། །གཡེར་ཆེན་ཕྱུལ་གསུམ་ཆུ་ཕྱུལ་དོ། །བསྲུས་པས་ཕྱུལ་གང་ལུས་ལ་བཏང་། །

བཙའ་སྔ་རོ་ནི་མངར་ལ་ཚ། །དུག་ཅན་མདའ་ཡིས་ཕོག་པ་ན། །རྨ་ཁར་བཏབ་ན་ཕན་པར་བྱེད། །ཁ་བས་མི་འཕྱིད་པ་ལ་ཡང་། །ཁུ་བ་བླུད་ན་ཕན་པར་བྱེད། །ཆུ་འགགས་པ་ཡང་ཕྱིར་ལ་འདྲེན། །

དྲིད་མའི་མེ་ཏོག་མ་རུལ་བ། །གྲིབ་སྐམ་བྱས་ལ་ཞིབ་ཏུ་བཏགས། །དར་ཚགས་ཆུང་ལ་སྦྲང་རྩིར་བསྲུ། །སྦྲང་རྩི་མེད་ན་ཆང་ལ་བྱས། །རིལ་བུ་སྲན་ཙམ་གསུམ་གསུམ་བཏང་། །རྒྱུན་སྨན་བཞིན་དུ་ནང་བར་བཏང་། །མཁལ་རྐེད་ནད་དང་རོ་སྨད་ཀྱི། །ནད་རྣམས་འབྲུ་བར་འགྱུར་ཏེ་ཕན། །

ར་མཉེ་རོ་མངར་ཡིད་ཙམ་ཁ། །ཆུ་དང་འོ་མ་མར་དུ་བསྐོལ། །ཞུ་དུས་མར་ལུས་ར་མཉེ་ཕྱེ། །ཕྱེ་མ་ཐྲོར་གང་། སྦྲང་རྩི་སྲང་གང་སྣ་སྲང་ཕྱེད། །བཏང་བས་རྒྱུན་སྨན་དག་ཏུ་བཏང་། །རློ་བའི་ནད་རྣམས་ཀུན་ལ་ཕན། །

མི་ཕྱུགས་ཤ་མ་ཐོན་པ་ལ། །དགོ་བའི་རིལ་མ་གྲི་རྩེ་གང་། །ཆུ་ལ་བཏབ་ལ་བཏང་བར་བྱ། །དུད་པ་ཡིས་ཀྱང་བདུག་པར་བྱ། །

ཤ་རུས་ཕྱིའི་དྲིག་པ་བོར་ལ། །བར་གྱི་དཀར་པ་བཞར་བ་སྟེ། །སླ་ངར་བཙོས་ལ་སེར་ཙམ་བྱས། །ཞིབ་ཏུ་བཏགས་པ་ཕོ་ཚུམ་གཅིག །མར་སྲང་གཅིག་བཞུས་སྦྱར་ལ་བཏང་། །ཁྲག་ཏུ་འབྲུ་དང་སྐྱ་བོར་འབྲུ་ལ་ཕན། །

ཤ་རུས་ཕྱེ་མ་ཕོ་ཚུམ་གང་། །ཆང་ལ་སྦྱར་ནས་བཏང་གྱུར་ན། །མི་ཕྱུགས་ཤ་མ་ས་ལ་འཕྱིན་པར་བྱེད། །ཤ་རུའི་ཕྱེ་མ་རྒྱུན་ཏུ་བཏང་གྱུར་ན། །རླུང་དང་མཁལ་རྐེད་ན་བ་དང་། །དྲོད་བསྐྱེད་ཁ་ཟས་འཇུ་བར་བྱེད། །ཁྲོན་བུ་རྐྱང་གི་རྐང་མར་སྦྱར་ལ་བསྐོལ། །ཆུ་ཡང་སྨན་ལ་ཐིམ་པར་བཙོ། །ཨ་རུ་པི་པི་ལིང་དང་ལྷ་རྩི་སྦྱར། །ཚ་བ་ཅན་ལ་ཆུ་ཡིས་བསིལ། །གྲང་བ་ཅན་ལ་ཆང་གིས་འཕུལ། །འདུ་བ་རྣམ་བཞི་འཁྲུགས་པ་སེལ། །རྩིས་དང་སྔོན་འགྲོ་སླ་བ་ཡིན། །མིང་ནི་བདུད་རྩི་ཟར་བུའི་སྦྱོར། །

བྱ་ཁྲ་པད་ཀྱི་རྩ་བ་ནི། །ར་ཡི་འོ་མའི་ནང་དུ་བསྐོལ། །བུ་རམ་བཅའ་སྣ་ཨ་རུ་དང་། །རྒྱ་མ་ཚ་ལྷ་རྩི་སྦྱར་བ་ཡིས། །ཕོ་བའི་མ་ཞུ་བད་ཀན་དང་། །སྐྲན་དང་ལྷུགས་དྲེག་སྙིང་བ་རྣམས། །སྦྱོར་བ་འདི་ཡིས་འབྲུ་བར་འགྱུར། །རྩིས་ལ་ཉེས་མེད་ཐུག་པ་བཏང་། །

བདུད་རྩི་བྲག་ཞུན་རོ་ནི་ཁ། །སྲང་ཕྱེད་ཁྱོར་གང་ཆང་ལ་བསྒྲུངས། །ཁུ་བ་ཟ་མ་གསུམ་ལ་བཏང་། །མཁལ་ནད་དག་ལ་ཕན་པར་བཤད། །གྲགས་དང་སྲང་ལོ་སློག་ནད་ལ། །བྲག་ཞུན་ཆུ་ལ་བཏར་བ་ཡི། །ལྷེ་གུ་བསྐུས་ན་ཕན་པར་བྱེད། །བུ་ཚ་ཁོང་དུ་ཤི་ནས་ལུས་པ་ལ། །བྲག་ཞུན་སྲང་ཕྱེད་ཆུ་དང་སྦྱར། །བཏང་ན་བུ་རོ་འབྱུང་བར་འགྱུར། །ཚ་བས་ན་བ་སྐྲངས་ཀྱི་ནན་རྩེར་བཟང་། །ཆུ་འགགས་པ་ལ་བཏང་ན་ཕན། །

ཞེས་གསུངས་པས་འགྲོ་བ་སེམས་ཅན་ཐམས་ཅད་ཀྱི་འདུ་བ་རྣམ་བཞིའི་ནད་ལས་ཐར་གྱུར་ཅིག །མངྒ་ལཾ། །

(ཤ་བོ་འབྲུག་མོ།)

བསམ་གཞིགས།

༡ གཞུང་འདིར་སློལ་མ་སྦོ་འབུམ་དུ་མ་བསྟན་པའི་སྨན་ཨེ་ཡོད།

༢ གཞུང་འདི་ལ་བསྒོམས་པས་སྨན་སྦྱོར་ཅི་ཙམ་ཡོད།

༣ རོ་ནུས་ཞུ་རྗེས་ཀྱི་སྟོན་ཚུལ་མི་འདྲ་བ་ཨེ་ཡོད།

༤ གཞུང་འདིར་བསྒོམས་སྨན་སྣ་ཅི་ཙམ་བསྟན་ཡོད།

༥ ཞིལ་ཁྲིང་སོགས་གཞུང་གཞན་དུ་མ་བསྟན་པའི་སྨན་འདིར་བསྟན་ཡོད་དམ།

༦ སྐབས་ལ་ལར་རོ་ནི་ཧྲོ་ཞིང་འཇམ་ལ་ཆྙན་ཞེས་པ་ལྷ་བུ་འབྱུང་བ་དེ་ཇི་ལྟར་ཡིན།

༧ འདི་དང་གཞུང་གཞན་བསྡུར་ན་སྨན་མིང་གི་ཡི་གེ་འབྲི་ཚུལ་མི་འདྲ་བ་ཡོད་དམ།

ལེའུ་གསུམ་པ། གཡུ་ཐོག་སྤོ་འབུམ་བཞུགས་སོ། །[①]

གཡུ་ཐོག་ཡོན་ཏན་མགོན་པོས་མཛད།

སྨན་བླ་མི་འཛད་སྨན་གྱི་མཛོད། །རྒྱུ་འབྲས་ནད་ཀུན་འཇོམས་ལ་འདུད། །སྐྱེ་བའི་སྤོ་དང་སྨན་གྱི་མཛོད། །འབྲུངས་དཔེ་སྣ་ཚོགས་བྱེ་བྲག་རྣམས། །རབ་ཏུ་གསལ་བ་འདིར་བཤད་བྱ། །

ནད་རྣམས་ཐམས་ཅད་སེལ་བའི་སྨན། །མོན་སྡེ་དམར་པོ་ཞིང་ལ་སྐྱེ། །ལོ་མ་དམར་སྨུག་ཀྲོ་མ་མཆུ། །འབྲས་བུ་ཞིབ་མོ་འཕྱུང་བ་དེ། །རིང་ཐུང་མཐོ་རེ་མཇུབ་རེ་ཙམ། །ཁྲབ་དམར་པོ་སོན་ཚབ་རྒྱུ། །དུག་ནད་སེལ་བའི་སྨན་གྱི་མཆོག །

ཨ་ཧྲི་ཀ་ཞེས་བྱ་བ་ནི། །ཐྱིན་མ་དམར་བཤད་[སྨུག་ཤད]ནང་དུ་སྐྱེ། །ངར་བ་ཚིག་སྐྱེས་འདྲ་ཞིང་མཁྲང་། །རིང་ཐུང་ཁྲུ་རེ་ཀང་རེ་ཙམ། །ལོ་མ་ར་མོ་ཤག་དང་མཚུངས། །མེ་ཏོག་དཔྱི་མོང་ཙུང་ཟད་འདྲ། །གང་བུ་སྲུལ་མང་ཐོག་ལིགས་འདྲ། །རྩ་བ་སྣོག་སྐྱ་ཚིག་སྐྱེས་འདྲ། །ནུས་པས་མགོ་ཆག་སེལ་བ་དང་། །དུག་རིགས་ཐམས་ཅད་འདི་ཡིས་འཇོམས། །

ཡུ་གུ་ཤིང་ནི་སྲིབས་ལ་སྐྱེ། །སྐྱེ་ཐོན་བསྟན་མ་རེ་ཙུག་འདྲ། །རིང་ཐུང་ཀང་རེ་མཐོ་རེ་ཙམ། །ངར་བ་ཕྲ་ཞིང་དྲང་བ་ལ། །ལོ་མ་རྒྱབ་སྐྱ་ནང་ནི་སྔོ། །མེ་ཏོག་རྒྱབ་སྔོན་ནང་ནི་སྐྱ། །ཐད་དེ་སྦྲ་བའི་རང་བཞིན་ཅན། །ནུས་པས་རྨ་ནི་འདྲུབ་བྱེད་ཅིང་། །དུག་ནད་མ་ལུས་སེལ་བའི་མཆོག །

སུ་མི་དམར་ནི་རི་ལ་སྐྱེ། །འདབ་མ་ས་འབྱར་ཞ་ག་ཅན། །རིང་ཐུང་མཁྲིད་རེ་མཇུབ་རེ་ཙམ། །རྩེ་མོ་ཕྲ་ཞིང་སྦྲ་བ་ཡོད། །མེ་ཏོག་ཁྲིག་ཆུང་ཙུང་ཟད་འདྲ། །རོ་ནི་བསྐ་སྐྱུར་བཤལ་བྱེད

---

① གཡུ་ཐོག་སྤོ་འབུམ་དུ་གྲགས་པ་འདི་ནི། གཞུང་རང་གི་མཇུག་བྱང་དུ་སྤོ་འབུམ་མཐོང་འགྲོལ་ཆེན་པོ་འདི། ཡི་དམ་འཕགས་པ་འཇམ་དཔལ་དང་། །རྗེ་བཙུན་སྒྲོལ་མའི་སྤོ་འབུམ་དང་། །དྲང་སྲོང་ཆེན་པོའི་གསུང་རྒྱུན་ལ། །བསྡེབ་ནས་གཡུ་ཐོག་མགོན་པོས་བསྡེབས། །ཞེས་གསུངས་པར་གཞིགས་ན་འཇམ་དབྱངས་སྤོ་འབུམ་དང་སྒྲོལ་མའི་སྤོ་འབུམ་སོགས་ལ་གཞི་བཅོལ་ནས་བསྒྲིགས་པར་མངོན་ལ། སྒྲིག་པ་པོ་ནི་གཡུ་ཐོག་གསར་མ་ཡོན་ཏན་མགོན་པོ་ཡིན་ངེས་ཏེ། གསར་མའི་རྣམ་ཐར་དུ། ཆ་ལག་གི་གྲས་ཡིན་ངེས་སྤོའི་མན་ངག་འཁྲུགས་སེལ་སྒྲོན་མེ། གཡུ་ཐོག་ཐོག་དྲིལ་སྐོར་གསུམ་གཉིས་དང་། གཞན་ཡང་སྨན་པའི་རྒྱལ་པོ་གཡུ་ཐོག་པ་དེས་སྤོ་འབུམ་ཆེན་མོ་དང་། མན་ངག་གི་སྙིང་པོ་དྲིལ་བ་འབུམ་ཁྲ་ཚུར། བུ་དོམ་མ་སོགས་མཛད་ཅེས་འབྱུང་བ་ལས་སྙིང་མའི་རྣམ་ཐར་དུ་སྤོ་འབུམ་མཛད་པའི་བགྲོས་མི་འདུག་པས་སོ། །དེས་ན་སྤོ་འབུམ་ཆེན་མོ་ཞེས་པ་ནི་གཞུང་འདི་ཉིད་ཡིན་ངེས་ཀྱང་དུས་ཟིང་གི་དབང་གིས་འཐོར་གྱིར་དང་ལྷེབས་འཁྲུགས་པ་སོགས་ལས་ཆ་མ་ཚང་ངམ་སླམ་སྟེ་དཔྱད་པར་བྱའོ། །

ཅིང་། །དུག་རིགས་མ་ལུས་འཇོམས་པའི་མཆོག །

དཔའ་བོ་སེར་པོ་བྲག་ལ་སྐྱེ། །ལོ་མ་ལྡ་ཆུང་འདྲ་བ་ལ། །སྐྱེ་ལུགས་ངར་བ་སྨྱུ་དཀར་འདྲ། །རིང་ཐུང་རྐང་རེ་ཁྲུ་རེ་ཙམ། །རྩ་བ་མེ་ཏོག་སེར་བ་དེ། །རོ་ཁ་དུག་རིགས་མ་ལུས་སེལ། །

བྲག་སྤོས་རེ་རལ་རི་སུལ་སོགས། །བྱང་བལྟས་བྲག་གི་སྲིབས་ལ་སྐྱེ། །འདབ་མ་ཆིག་སྐྱེས་ལྡོང་སེར་བ། །རིང་ཐུང་སོར་བཞི་སོར་ལྔ་ཙམ། །རྒྱབ་ན་གསེར་གྱི་ཐིག་ལེ་ཡོད། །དྲི་ཞིམ་ནུས་པས་རྩ་ལ་ཕན། །དུག་ནད་སེལ་བའི་སྨན་གྱི་མཆོག །

ལུག་ རུ་དཀར་པོ་སྲིབས་ལ་སྐྱེ། །ལོ་མ་མེ་ཏོག་གླང་སྣ་འདྲ། །རིང་ཐུང་མཐིད་རེ་མཇུབ་རེ་ཙམ། །མེ་ཏོག་དཀར་པོ་བྱ་མགོ་འདྲ། །དུག་རྣམས་སྡུད་པའི་སྨན་དུ་བཤད། །

ལུག་རུ་དམར་པོ་སྤུ་ལ་སྐྱེ། །ངར་བ་ཆིག་སྐྱེས་ཕྲ་བ་སྟེ། །མེ་ཏོག་དམར་པོ་ལུག་རུ་འཁྱིལ། །རིང་ཐུང་མཇུབ་རེ་མཐོ་རེ་ཙམ། །དུག་སྡུད་ཤ་དུག་སེལ་བར་བྱེད། །

ལུག་རུ་སེར་པོ་ན་ལ་སྐྱེ། །ལོ་མ་མཛེར་བ་སྤུངས་པ་འདྲ། །མེ་ཏོག་སེར་པོ་ལུག་རུ་འཁྱིལ། །དུག་སྡུད་མགོ་ཆག་ཤ་དུག་སེལ། །

བྲག་སྐྱུ་ར་བོ་བྲག་ལ་སྐྱེ། །ལོ་མ་ས་འབྱར་མཐུག་ལ་གྱོང་། །རྒྱབ་ན་བ་སྤུ་སེར་པོ་ཡོད། །མེ་ཏོག་སྔོན་པོ་དྲིལ་བུ་ཁ། །ངར་བ་རིལ་མོ་ཕྲ་བ་སྟེ། །རིང་ཐུང་སོར་བཞི་སོར་ལྔ་ཙམ། །ནུས་པས་ཁྲག་གཅོད་རྒྱུ་གཟེར་དང་། །དུག་གི་ནད་ལ་བསྔགས་པ་ཡིན། །

འོམ་བུ་འབབ་ཆུའི་གླིང་དུ་སྐྱེ། །ལོ་མ་ལྡང་འདྲ་ཁྲུག་ཁྲུག་པོ། །འབྲས་བུ་ཆུང་ཞིང་འཕྱངས་པ་སྟེ། །ཤ་དུག་ཀུན་འཇོམས་དུག་སྨན་སྟེ།

འཇིབ་རྩི་ཞིང་ཚིགས་སྐམ་ལ་སྐྱེ། །དྲི་ཞིམ་ (མེ་ཏོག) སྔོན་པོ་ཅན། འདབ་མ་ཕྲ་ཞིང་གུར་གུམ་མཚུངས། །རིང་ཐུང་མཐོ་རེ་ཁྲུ་རེ་ཙམ། །ཕོ་མཆིན་ནད་དང་རིམས་ཚད་སེལ། །

པར་པ་ཏ་ནི་ཐྱོངས་སུ་སྐྱེ། །ངར་བ་སར་འབྱར་སྨྱུག་པ་ལ། །འདབ་མ་ལྡང་སྐྱ་ཕྲལ་སིབ། །རིང་ཐུང་མཐོ་རེ་མཇུབ་རེ་ཙམ། །བཅད་ན་ཝོ་འབྱུང་མེ་ཏོག་དཀར། །རོ་ཁ་རིམས་ནད་ཐམས་ཅད་འཇོམས། །

མ་ནུ་སླ་སྐང་ན་ལ་སྐྱེ། །སྐྱེ་ལུགས་རམ་བུ་ཙུང་ཟད་འདྲ། །འདབ་མ་སར་འབྱར་སྨུམ་ལ་གྱོང་། །སྙེ་མ་དཀར་པོ་བོན་ཚེ་འདྲ། །ངར་བ་ཕྲ་ཞིང་དྲང་བ་སྟེ། །རིང་ཐུང་མཐོ་རེ་མཇུབ་རེ་ཙམ། །འབྲས་བུ་རྩི་འཇམ་ཟུར་གསུམ་པ། །རོ་ཏི་མངར་ཞིང་ནུས་པ་ཡིས། །རིམས་ནད་མ་ལུས་སེལ་བར་བྱེད། །

རིང་① ཆུང་བ་ནི་སྲིབས་ལ་སྐྱེ། །ངར་བ་དམར་པོ་སྨུག་ཤད་འདྲ། །རིང་ཐུང་སོར་བཞི་སོར་ལྔ་ཙམ། །སེར་འབྲུག་འབྲུག་པོ། སྔོང་དམར་རོ་ནི་བསྐ་ལ་སྐྱུར། །རིང་ཐུང་ཁྲུ་རེ་མདའ་རེ་ཙམ། །ནུས་པས་རྒྱ་ནི་འབྲུབ་པར་བྱེད་ཅིང་། །དུག་ནད་མ་ལུས་སེལ་བའི་མཆོག །

ཡུངས་དཀར་ཞིང་དང་ལྗུམ་རར་སྐྱེ། །ལོ་མ་འཇམ་ཞིང་ངར་བ་འཁྱོག །རིང་ཐུང་ཁྲུ་མདའ་མེ་ཏོག་སེར། །དུག་ནད་སེལ་དང་སྲུང་བར་བྱེད། །

བྱིའུ་ལ་ཕུག་གྲམ་ལ་སྐྱེ། །ལོ་མ་ལྷང་སྐྱ་རྩུབ་པ་ལ། །མེ་ཏོག་དཀར་ཞིང་ངར་བ་ཕྲ། རིང་ཐུང་མཛུབ་རེ་མཐིད་རེ་ཙམ། །ལ་ཕུག་རོ་འདྲ་ནུས་པ་ཡིས། །ཟས་འཇུ་ཤ་དུག་སེལ་བར་བྱེད། །

ཤང་ཤང་དྲིལ་བུ་ན་ལ་སྐྱེ། །འདབ་མ་ལྷང་སེར་དྲི་མ་དུགས། །མེ་ཏོག་སེར་པོ་དྲིལ་བུ་ཁ། །ངར་བ་དྲིལ་མོ་སྲང་བ་སྟེ། །རིང་ཐུང་རྐང་རེ་ཁྲུ་རེ་ཙམ། །རྒྱ་དང་ཤ་དུག་གཉིས་ཀ་གསོ། །འདི་ལ་མེ་ཏོག་རིགས་ལྔར་དབྱེ། །

བྱ་ནེ་ན་ནི་ས་ངན་སྐྱེ། །ངར་བས་འབྱར་ངར་བ་ལྗུམ། །རིང་ཐུང་སོར་བཞི་སོར་ལྔ་ཙམ། །སྐྱེ་ལུགས་སྣེ་སྡོན་ཙུང་ཟད་ཙམ། །མེ་ཏོག་གཡུ་ཡི་དྲིལ་ཆུང་འདྲ། །རིམས་ནད་མ་ལུས་སེལ་བར་བྱེད། །

ཧོང་ལེན་གཡའ་སྤང་མཚམས་སུ་སྐྱེ། །ལོ་མ་མཐུག་འཇམ་སོག་ལེ་ཁ། །མེ་ཏོག་ནས་ཀྱི་འབྲོང་ལོ་འདྲ། །ངར་བ་སྨུག་པོ་རིལ་མོ་ལ། །རིང་ཐུང་མཐོ་རེ་མཛུབ་རེ་ཙམ། །རྩ་བ་གོང་མོའི་བྲུན་དང་འདྲ། །དྲི་མེད་རོ་ནི་ཁ་ལ་དྭངས། །ཁྲག་སྐྱེམས་འཁྲུགས་ཚད་གདོན་ཚད་སེལ། །

སྤང་རྩི་དོ་བོ་སྤང་སྟོད་སྐྱེ། །ལོ་མ་ས་འབྱར་ཉ་ག་ཙན། །མེ་ཏོག་དམར་སྨུག་སྤྲོག་མགོ་འདྲ། །ངར་བ་རིལ་མོ་མཐོ་རེ་ཙམ། །རྩ་བ་ལྷགས་ནག་རོ་ནི་ཁ། །རིམས་དུག་སྙིངས་ཚད་སེལ་བར་བྱེད། །

ཟིལ་བ་ཅན་ནི་གཡའ་སྟོད་ཀྱི། །ན་སྤང་སྐྱེ་ཡི་ཆུ་འགྲམ་སྐྱེ། །མེ་ཏོག་ཤང་ཤང་ལོ་མ་འདྲ། །སྐྱེ་ཕོན་ཐང་ག་རེ་ལྟག་འདྲ། མེ་ཏོག་དམར་ཞིང་རོ་ནི་ཁ། །རིང་ཐུང་མཐོ་རེ་མཛུབ་རེ་ཙམ། །ཚད་པའི་ནད་རྣམས་ཀུན་ལ་ཕན། །

སྤང་སྤོས་སྤང་གི་སྲིབས་ལ་སྐྱེ། །ལོ་མ་རྩུབ་པོ་རྐོ་མ་མཆུ། །མེ་ཏོག་སེར་ཞིང་ངར་བ་སྐྱོག །རིང་ཐུང་སོར་བཞི་སོར་ལྔ་ཙམ། །རོ་ཁ་ནུས་པས་ཚད་སྙིངས་སེལ། །

འབུ་སུ་ཧང་ནི་ཞིང་ནང་སྐྱེ། །ལོ་མ་རྩུབ་པོ་རྐོ་མ་མཆུ། །མེ་ཏོག་སེར་ཞིང་ངར་བ་སྐྱོག །རིང་ཐུང་སོར་བཞི་སོར་ལྔ་ཙམ། །གང་བུ་སྨུམ་པོ་སྲན་སྙིགས་འདྲ། །མཁལ་ཚད་གློ་ཚད་སྙིང་བ

① ཉིང་དང་ཞིང་། ཆིང་གང་ཡིན་མི་གསལ།

སེལ། །

གསེར་ཏིག་སྤང་གི་སྤྲིབས་ལ་སྐྱེ། །ལོ་མ་ལྡང་སེར་ཁྲ་མ་མཆུ། །མེ་ཏོག་སེར་པོ་ཏྲུར་ཐིག་ཅན། །ངར་བ་ཕྲ་ཞིང་དྲང་བ་སྟེ། །རིང་ཐུང་མཁྲིད་རེ་མཛུབ་རེ་ཙམ། །རོ་ཁ་ཁྲག་མཁྲིས་རིམས་ནད་སེལ། །

ཞྭགས་ཏིག་པ་ནི་སྨུ་ལ་སྐྱེ། །འདབ་མཆུང་ཞིང་མེ་ཏོག་སྔོ། །ངར་བ་ནག་ཅིང་ཕྲ་བ་སྟེ། །རོ་ཁ་རྒྱ་དང་རིམས་མཁྲིས་སེལ། །

ཟངས་ཏིག་པ་ནི་སྐམ་སར་སྐྱེ། །འདབ་མ་ཡུངས་དཀར་ཙུང་ཟད་འདྲ། །ངར་བ་དམར་ཞིང་ཡལ་ག་དམར། །རིང་ཐུང་མཁྲིད་རེ་མཛུབ་རེ་ཙམ། །མེ་ཏོག་དམར་སྐྱ་རོ་ནི་ཁ། །རིམས་ནད་མཁྲིས་ཚད་སེལ་བར་བྱེད། །

ཟྭ་ནི་རི་ཐང་མཚམས་སུ་སྐྱེ། །སྐྱེ་ཕོན་སེ་བ་སྨུག་ཤད་འདྲ། །ངར་བ་སྨུག་ཅིང་དྲང་བ་སྟེ། །རིང་ཐུང་ཁྲུ་རེ་མདའ་རེ་ཙམ། །ལོ་མ་ལྡང་ནག་འཇུག་པར་བྱེད། །ཕོ་བའི་དྲོད་སྐྱེད་རླུང་འཇོམས་ཞིང་། །ཚད་པ་རྙིང་བ་སེལ་བར་བྱེད། །

བོང་ང་བ་ནི་སྨུ་ལ་སྐྱེ། །མེ་ཏོག་དཀར་ཆུང་ངར་བ་ཕྲ། །རྩེ་མོ་ཕྱིར་ལ་བཟློག་པ་སྟེ། །རིང་ཐུང་མཁྲིད་རེ་མཛུབ་རེ་ཙམ། །རོ་ནི་ཁ་བསྐ་ཚད་ནད་སེལ། །

བྱ་ཁྲུང་གཡའ་ཡི་སྟོད་དུ་སྐྱེ། །ལོ་མ་ས་འབྱར་ཕྲ་བ་སྟེ། །རིང་ཐུང་སོར་བཞི་སོར་ལྔ་ཙམ། །མེ་ཏོག་འབྲས་བུ་གང་ཡང་མེད། །རོ་ཁ་ཚད་ནད་སེལ་བར་བྱེད། །

ཤེལ་དར་སྤྲིབས་ཀྱི་ནགས་གསེབ་སྐྱེ། །རིང་ཐུང་ཁྲུ་རེ་མདའ་རེ་ཙམ། །ལོ་མ་ལུག་ཆུང་ལྟ་བུ་ལ། །ངར་བ་ཟུར་ལྔ་མེ་ཏོག་ནི། །སེར་དང་སྔོན་པོ་ཕུ་ཤུད་མགོ །རོ་ཁ་རིམས་ནད་སེལ་བར་བྱེད། །

ཐྲིགུ་གཡའ་སྤང་མཚམས་སུ་སྐྱེ། །འདབ་མ་ས་འབྱར་ཕྲ་བ་ལ། །མེ་ཏོག་སེར་པོ་འཕུང་བ་སྟེ། །བཙད་ན་ཞོ་འབྱུང་རོ་ནི་ཁ། །རིམས་མཁྲིས་སེལ་བར་བྱེད་པ་ཡིན། །

གསོ་འབི་ཤིང་[①] ནི་གཡའ་ལ་སྐྱེ། །འདབ་མ་འབོལ་མོ་པད་ཁ་འདྲ། །མེ་ཏོག་འབྲས་བུ་དམར་བ་སྟེ། །གང་བུ་སོར་བཞི་རོ་ནི་ཁ། །རིང་ཐུང་སོར་བཞི་སོར་ལྔ་ཙམ། །ཚད་པའི་སྨན་གྱི་མཆོག་གཅིག་ཡིན། །

བོང་ང་ནག་པོ་སྨུ་ལ་སྐྱེ། །ལོ་མ་ལྡང་ནག་ངར་བ་ནག །རྩ་བ་རྣོག་དྲིལ་མེ་ཏོག་སྔོ། །རོ་ནི་ཁ

① མ་ཡིག་གི་ཡི་གེ་མི་གསལ།

ཞིང་ནུས་པ་ཡིས། །གཉན་ནད་མ་ལུས་སེལ་བར་བྱེད། །

འཛིན་པ་ཉིན་གྱི་སྨད་དུ་སྐྱེ། །ལོ་མ་ཕྲ་ཞིང་ངར་བ་ནག །མེ་ཏོག་སྔོན་པོ་བྱ་མགོ་བ། །རྩ་བ་རྡོག་འདྲིལ་རོ་ཁ་ཁ། །གཉན་ནད་མ་ལུས་སེལ་བར་བྱེད། །

ཤུག་པ་རྒྱ་ཡི་ཧྲན་ལ་སྐྱེ། །ལོ་མ་ལྡང་འདབ་ལྕ་བུ་ལ། །ཕྱོགས་གཉིས་མདེའུའི་གཞུང་དང་འདྲ། །རྩ་བ་ཚིགས་མང་རམ་པ་འདྲ། །དྲི་ཆེ་གཉན་ནད་མ་ལུས་སེལ། །

ཁྲི་དུག་དཀར་པོ་སྐམ་སར་སྐྱེ། །རིང་ཐུང་ཁྲུ་རེ་མདའ་རེ་ཙམ། །མེ་ཏོག་ཤང་ཚུང་བཏགས་པ་འདྲ། །གང་བུ་སྨྱུག་མ་བཅད་པ་འདྲ། །འབྲས་བུ་ནག་ལེབ་མཁལ་མ་འདྲ། །རོ་ཚ་བྱེད་ཅིང་སྲིན་ནད་སེལ། །

ཁྲི་དུག་ནག་པོ་བྲག་འཁྲིས་སྐྱེ། །རིང་ཐུང་ཁྲུ་རེ་མདའ་རེ་ཙམ། །མེ་ཏོག་དམར་སྨུག་ཁ་ཟླུམ་པ། །འབྲས་བུ་ནག་པོ་མཁལ་མ་འདྲ། །སྲིན་གྱི་ནད་ལ་རབ་ཏུ་བརྟགས། །

ཆིག་ཐུབ་ན་ཡི་སྐམ་སར་སྐྱེ། །ལོ་མ་ངར་བ་འཛག་མ་འདྲ། །སྐེ་མ་འོད་ཙན་ཟེར་བ་འདྲ། །གཉན་གྱི་ནད་དང་གཟེར་ཐུང་འཛོམས། །

ཕུར་མོང་དཀར་པོ་སྤྲིབས་ལ་སྐྱེ། །ལོ་མ་ཕྲ་སེབ་དྲི་མ་དྲངས། །སྐྱི་ཕོན་སྲུན་མ་རེ་ལྟག་འདྲ། །རིང་ཐུང་མཛུབ་རེ་མཐོ་རེ་ཙམ། །སྨན་བཞིག་གཉན་འཛོམས་སྲིན་ནད་སེལ། །

ལ་ཕོད་དཀར་པོ་རྫ་ལ་སྐྱེ། །ལོ་མ་མཐུག་ལ་དྲི་མ་དུགས། །ཕྱི་ནང་སྲིན་བལ་ལྕ་བུས་གཡོགས། །རིང་ཐུང་སོར་བཞི་སོར་ལྔ་ཙམ། །རྩ་བ་ཕྲར་ལོ་ཕྱོར་ལོ་འདྲ། །མགོ་རྨ་སྐྲངས་དང་རྣག་པ་འདུལ། །

ཉ་དུག་པ་ནི་ན་ལ་སྐྱེ། །ལོ་མ་ས་འབུར་སྲུན་ཚུང་འདྲ། །རིང་ཐུང་མཁྲིད་རེ་མཛུབ་རེ་ཙམ། །མེ་ཏོག་དམར་པོ་སྲུན་མ་འདྲ། །རོ་ནི་ཚ་མངར་སྲིན་བུ་གསོད། །སྐྱུག་ཅིང་གཉན་འཛོམས་ཉ་རྣམས་འཆི། །

ཀུ་དྲུས་ཤག་གསེབ་འགྲམ་ལ་སྐྱེ། །སྐྱི་ཕོན་སྲུན་མ་རེ་ལྟག་འདྲ། །རིང་ཐུང་ཁྲུ་རེ་ཀང་རེ་ཙམ། །མེ་ཏོག་དམར་སྨུག་མང་བ་སྐེ། །རོ་ནི་ཚ་མངར་དྲི་མ་དུགས། །གཟེར་ཐུང་གཉན་ནད་གག་ལྷོག་སེལ། །

སྒྲུ་མ་ནག་པོ་སྤྲིབས་ལ་སྐྱེ། །རིང་ཐུང་ཁྲུ་རེ་མདའ་རེ་ཙམ། །ལོ་མ་མཐུག་འཇམ་སྟུམ་པ་ལ། །མེ་ཏོག་སེར་པོ་ཨུག་ཆོས་འདྲ། །གག་ལྷོག་ཐམས་ཅད་འཛོམས་པར་བྱེད། །

སྒྲུ་མ་དཀར་པོ་ཞིང་ཚིགས་སྐྱེ། །རིང་ཐུང་ཁྲུ་རེ་མདའ་རེ་ཙམ། །འདབ་མ་ཆེ་ཞིང་དྲི་མ་དུགས། །ངར་བ་འཁྱོག་ཅིང་མེ་ཏོག་དཀར། །ཁྲག་གཅོད་སྐྲངས་འདུལ་གཉན་སྲིན་འཛོམས། །

ཧ་ཤྲཱགས་ནག་པོ་ན་ལ་སྐྱེ། །འདབ་མ་མི་ཀན་ཐང་ཤྲཱགས་འདྲ། །ངར་བ་གྲུ་བཞི་མེ་ཏོག་སྨུག །རིང་ཐུང་མཐོ་རེ་ཁྲུ་རེ་ཙམ། །སོང་དུ་བཏང་དང་ཐུག་པ་ཡིས། །སྐྲངས་དང་ཆུ་སེར་ཕྱོག་པ་འཇོམས། །

སྣ་དྲྀ་གཡེར་དྲྀ་ཞིང་ནང་སྐྱེ། །ལོ་མ་ལྡོང་ནག་ཀོ་མ་མཆུ། །སྡེ་མ་ཁྲི་ཡི་མཇུག་མ་འདྲ། །མེ་ཏོག་དཀར་ཆུང་མང་དུ་ལྡེམས། །རིང་ཐུང་མཁྲིད་རེ་མཛུབ་རེ་ཙམ། །དྲི་ཆེ་རོ་ནི་ཚ་ལ་མངར། །ནུས་པས་གག་ཕྱོག་སེལ་བར་བྱེད། །

སྣ་ཏིག་ནག་པོ་སྤང་སྤྲིབ་དང་། །བྲ་མ་སྤྲིན་མའི་གསེབ་ནས་སྐྱེ། །རིང་ཐུང་མཐོ་རེ་ཀང་རེ་ཙམ། །ངར་བ་ཆིག་སྐྱེས་ཤིན་ཏུ་ཕྲ། །རྩ་བའི་ལོ་མ་སྐུམ་པ་ལ། །ལྡོང་ནག་ཟུར་གཡོན་ཀོ་མ་མཆུ། །ངར་བའི་ལོ་མ་ཕྲ་ལ་མཉེན། །རྩེ་ལ་མེ་ཏོག་སྔོན་པོ་གཅིག །རོ་ནི་ཁ་ཞིང་ཕྱོག་རིགས་ཀྱི། །གཉན་སྲིན་མ་ལུས་འཇོམས་པར་བྱེད། །(བཏོན་ན་སྟོང་བར་འགྱུར།)

ཕྱོག་དུག་སེར་པོ་སྲིབ་ལ་སྐྱེ། །རྩ་བ་ཐུང་ཞིང་ངར་བ་ཕྲ། རིང་ཐུང་སོར་བཞི་སོར་གསུམ་ཙམ། །འདབ་མ་ཆུང་ཞིང་རྩུབ་པ་ལ། །མེ་ཏོག་སེར་པོ་ཏུར་ཐིག་ཅན། །རོ་ནི་ཁ་ཞིང་ཕྱོག་པ་འཇོམས། །(འདི་ཡང་འཐུ་དུས་སྐྱིད་གཙོད་བྱ།)

ལུག་མིག་ནག་པོ་གཡའ་འདབ་སྐྱེ། །ངར་བ་ཆིག་སྐྱེས་དྲང་བ་སྟེ། །གང་བུ་འབྲས་བུས་རབ་ཏུ་གང་། །རོ་ནི་ཚ་ཞིང་ཁ་བ་སྟེ། །ཕོ་ལོག་ཕོང་སྲིན་རབ་ཏུ་འཇོམས། །

ལུག་ཆུང་བ་ནི་བྲག་སྲིབ་སྐྱེ། །ལོ་མ་ཆུང་ཞིང་འཕུང་བ་འདྲ། །མེ་ཏོག་སྔོ་སྐྱ་པདྨ་འདྲ། །རོ་མངར་དྲི་མ་དུགས་པ་སྟེ། །དུག་དང་བད་ཀན་སྨུག་པོ་འཇོམས། །

ཧྲ་ཏི་ཀ་ནི་ཐུང་དུ་སྐྱེ། །ལོ་མ་འབོལ་ཞིང་ངར་བ་ལྡེམ། །རིང་ཐུང་ཀང་རེ་ཁྲུ་རེ་ཙམ། །མེ་ཏོག་སྔོ་ཞིང་འབྲས་བུ་ནག །དྲི་མ་ཆེ་ལ་རོ་ནི་མངར། །སྐྲངས་དང་མ་ཞུ་སེལ་བ་དང་། །ཚུང་ནད་འཇོམས་པར་བྱེད་པའི་མཆོག །

སྔོག་སྐྱ་ལྷམ་ར་དག་ཏུ་སྐྱེ། །ལོ་མ་ལྡང་འདབ་ལྟ་བུ་སྟེ། །རིང་ཐུང་མཁྲིད་རེ་མཛུབ་རེ་ཙམ། །རྩ་བ་རྗོག་འདྲིལ་རོ་ནི་ཚ། །བད་རླུང་སྲིན་འཇོམས་རོ་ཙ་བྱེད། །

བཙོང་དམར་གཡའ་བཤལ་ལྷུམ་རར་སྐྱེ། །ལོ་མ་རིལ་བུ་སྤུབས་ཅན་སྟེ། །རིང་ཐུང་མཐོ་རེ་ཀང་རེ་ཙམ། །རྩ་བ་རྗོག་འདྲིལ་རོ་ནི་ཁ། །གྲང་རླུང་སེལ་ཞིང་རོ་ཙ་བྱེད། །

རི་སྔོག་པ་ནི་སྲིབ་ལ་སྐྱེ། །ལོ་མ་ལྡང་འདབ་ལྟ་བུ་སྟེ། །རིང་ཐུང་མཁྲིད་རེ་མཛུབ་རེ་ཙམ། །རྩ་བ་ཉེ་ཤིང་བ་དང་འདྲ། །རོ་ཚ་ནུས་པས་དྲོད་སྐྱེད་ཅིང་། །རླུང་སྲིན་གྲང་བ་སེལ་བར་བྱེད། །

བཙོང་སྔོག་རི་དང་ལྷུམ་རར་སྐྱེ། །འདབ་མ་རིལ་པོ་སྤུབས་ཅན་སྟེ། །རིང་ཐུང་ཀང་རེ་ཁྲུ་རེ་

ཅམ། །ནོར་ཚ་སྲིན་ནད་ཆུ་སེར་དང་། །མོ་ནད་སེལ་བར་བྱེད་པ་ཡིན། །

ལུག་སྙོག་རི་ཡི་ཉིན་ལ་སྐྱེ། །ལོ་མ་ལྷུང་འདབ་ལྕ་བ་སྟེ། །རིང་ཐུང་མཁྲིད་རེ་མཛུབ་རེ་ཙམ། །རྩ་བ་དབང་ལག་ཆ་འདྲ་ཙམ། །ནོར་ཚ་ནུས་པས་སྐྲངས་དང་འབྲས། །རླུང་སྙིང་གྲང་བ་སེལ་བར་བྱེད།

རི་སྙོག་པ་ནི་རི་ལ་སྐྱེ། །འདབ་མ་ཁྲི་ལྡེ་ལྕ་བ་སྟེ། །རིང་ཐུང་མཁྲིད་རེ་མཛུབ་རེ་ཙམ། །རྩ་བ་རེ་སྙོག་ལྕ་བ་སྟེ། །ནོར་ཚ་གྲང་རླུང་སེལ་བར་བྱེད། །

ཁྱི་ཚེར་རི་ཡི་ལྷན་ལ་སྐྱེ། །ལོ་མ་ས་འབྱར་སྲད་ཆུང་འདྲ། །སྐྲངས་དང་ཆུ་སེར་ལྷོག་པ་འདུལ། །

ར་དུག་པ་ནི་ས་ངན་སྐྱེ། །སྐྱེ་ལུགས་ཁྲི་ལྡེ་གཞན་དང་འདྲ། །ལོ་མ་སྔོང་པོའི་ལོགས་ལ་འབྱར། །ངར་བ་ཆིག་སྐྱེ་ཕྲབ་སྟེ། །རིང་ཐུང་སོར་བཞི་སོར་ལྔ་ཙམ། །མེ་ཏོག་དཀར་དམར་མང་བ་སྟེ། །གཉན་ནད་འཛོམས་པར་བྱེད་པ་ཡིན། །གཉན་སྲིན་སྨན་གྱི་སྟེ་ཚན་ནོ། །

ཟར་མ་ཞིང་སྐྱེས་ངར་བ་ཕྲ། །རིང་ཐུང་རྐང་རེ་ཁྲུ་རེ་ཙམ། །མེ་ཏོག་སྔོ་ཞིང་འབྲས་བུ་ལེགས། །གླད་ནད་རླུང་ནད་སེལ་བར་བྱེད། །

སྲོམ་ཞིང་གསེབ་ཐྲི་མ་དུགས། །ངར་བ་གྱུ་བཞི་ལོ་མ་འདབ། །འབྲས་བུ་རྩི་འཛམ་རོ་མངར་སྐྱམ། །ཤུན་པ་གོས་དང་ཐག་པའི་རྒྱུ། །མགོ་རླུང་ལ་སོགས་རླུང་ནད་འཛོམས། །

མིག་སྨན་སངས་རྒྱས་ཆུ་འཛིབ་ས་ངན་དང་། །ན་ཕྱང་འདྲེས་པའི་སྐམ་སར་སྐྱེ། །ལོ་མ་ནག་རྩུབ་རྡོག་པོ་ཆུང་། །རིང་ཐུང་སོར་བཞི་སོར་གསུམ་ཙམ། །མེ་ཏོག་དཀར་སྐྱ་མང་བ་སྟེ། །འབྲས་བུ་ནག་པོ་ཏིལ་འབྲུ་ཙམ། །མིག་ནད་ཐམས་ཅད་འཛོམས་པར་བྱེད། །

སེར་མགོ་སྲིབ་ཀྱི་ནང་དུ་སྐྱེ། །ལོ་མ་འདབ་ཞིང་སྟུམ་པ་ལ། །ངར་བ་ཕྲ་ཞིང་དྲང་བ་སྟེ། །རིང་ཐུང་རྐང་རེ་ཁྲུ་རེ་ཙམ། །མེ་ཏོག་སྔོ་སྐྱ་འདབ་མ་ཆུང་། །རོ་ནི་སྟུམ་ཞིང་གོ་སྙོད་འདྲ། །མིག་ནད་མ་ལུས་སེལ་བར་བྱེད། །

ཨུག་ཆོས་བྱི་མའི་ཐང་ལ་སྐྱེ། །འདབ་མ་ས་འབྱར་ཉ་ག་ཅན། །རིང་ཐུང་སོར་བཞི་སོར་གསུམ་ཙམ། །མེ་ཏོག་དམར་པོ་ལེགས་པ་སྟེ། །རྣ་བའི་ནད་སེལ་སྲོས་པ་བཞིག །

ལ་ཕུག་ཞིང་དང་ལྷུམ་རར་སྐྱེ། །ལོ་མ་ས་འབྱར་རྩུབ་པ་སྟེ། །རིང་ཐུང་མཐོ་རེ་མཛུབ་རེ་ཙམ། །རྩ་བ་རྡོག་འདྲིལ་རོ་ནི་ཚ། །ཟས་ལེན་ཟས་འཇུ་དྲོད་སྐྱེད་ཅིང་། །རྣ་བའི་ནད་རྣམས་སེལ་བར་བྱེད། །

སྤང་རྒྱན་དཀར་པོ་སྤང་ལ་སྐྱེ། །ངར་བ་ས་འབྱར་འདབ་མ་ཆུང་། །རིང་ཐུང་སོར་བཞི་སོར་ལྔ་

ཙམ། །མེ་ཏོག་དཀར་པོ་ར་དུག་འདྲ། །གྲི་བའི་ནད་དང་གློ་ནད་སེལ། །

འཕང་མ་ཐྲག་དང་ནགས་ལྡེབས་སྐྱེ། །སྡོང་པོ་དཀར་ཞིང་ལོ་མ་ཆུང་། །རིང་ཐུང་ཁྲུ་རེ་མདའ་རེ་ཙམ། །འབྲས་བུ་དམར་པོ་རྡོ་ཟི་མདངས། །སྙིང་གི་ཚད་པ་མོ་ནད་སེལ། །

ཏང་ཀུན་ཐྲག་དང་ནགས་གསེབ་སྐྱེ། །ལོ་མ་ལྷུང་ནག་ངར་བ་ནག །རིང་ཐུང་ཁང་རེ་ཁྲུ་རེ་ཙམ། །མེ་ཏོག་སྐྱི་ལུགས་སྨུ་དཀར་འདྲ། །དྲི་ཞིམ་སྙིང་ཚད་སེལ་བར་བྱེད། །

སྲོ་ལོ་དཀར་པོ་གཡའ་ལ་སྐྱེ། །ལོ་མ་ལྷུང་སྐྱ་འཛམ་པ་ལ། །མེ་ཏོག་དཀར་ཞིང་ངར་བ་སྲ། །རིང་ཐུང་མཛུབ་རེ་མཐུད་རེ་ཙམ། །གློ་ནད་ཐམས་ཅད་སེལ་བར་བྱེད། །

བྱི་གྲོང་དཀར་པོ་སྤང་ལ་སྐྱེ། །འདབ་མ་གཅན་གཟན་སྨ་ར་འདྲ། །མེ་ཏོག་དཀར་ཆུང་སྤྱུངས་པ་འདྲ། །གློ་ཡི་ནད་ལ་ཕན་པར་བཤད། །

ལུག་མུར་ལུང་གྲོལ[①] ཆུ་འགྲམ་སྐྱེ། །ངར་བ་སྤུ་ཅན་ལོ་མ་རྩུབ། །རིང་ཐུང་མཛུབ་རེ་མཐོ་རེ་ཙམ། །མེ་ཏོག་དམར་སྐྱ་མང་བ་སྟེ། །རྩ་བ་སྨུག་སྐྱའི་ཤུན་འདྲས་གཡོགས། །གློ་གཙོང་སེལ་བའི་མཆོག་ཏུ་བཤད། །

ཀྱི་ལྕེ་དཀར་པོ་ཆུ་འགོ་ན་ལ་སྐྱེ། །ལོ་མ་ས་འབྱར་སྡུམ་པ་ལ། །མེ་ཏོག་དངུལ་དཀར་དྲིལ་བུ་འདྲ། །རིང་ཐུང་མཐོ་རེ་མཛུབ་རེ་ཙམ། །སྐྲངས་དང་ཆུ་སེར་གློ་ནག་འདྲེན། །

པ་ཡག་པ་ཉི་མུ་ལ་སྐྱེ། །ལོ་མ་ས་འབྱར་འདབ་བཞི་བ། །རིང་ཐུང་སོར་རེ་སོར་དོ་ཙམ། །མེ་ཏོག་སྔོ་དམར་སྲན་མ་འདྲ། །འབྲས་བུ་སྙིང་གི་དབྱིབས་དང་མཚུངས། །རྩ་བ་དཀར་ཞིང་ཕྲ་བ་སྟེ། །རྩ་བ་ལོ་མ་མེ་ཏོག་འབྲས། །རིམ་པས་གློ་ནད་ལྷོགས་ནད་སེལ། །མཆིན་ནད་མོ་ནད་སེལ་བར་བྱེད། །

སྲད་དཀར་ན་དང་ཚིགས་ལ་སྐྱེ། །ལོ་མ་སྲད་མ་ལྕ་བུ་ལ། །སྐྱེ་ཕོན་ཁུང་ཞིང་མེ་ཏོག་དཀར། །རིང་ཐུང་མཛུབ་རེ་མཐོ་རེ་ཙམ། །གློ་བའི་ནད་པ་སེལ་བར་བྱེད། །

སྙེ་བ་སེ་བ་སྐྱེར་བ་དང་། །བྲ་མ་ལ་སོགས་འཁྲིལ་ནས་སྐྱེ། །འདབ་མ་ཆུང་ཞིང་ངར་བ་མཁྲང་། །རིང་ཐུང་ཁྲུ་རེ་མདའ་རེ་ཙམ། །མེ་ཏོག་སྔོན་པོ་འདབ་ལྔ་བ། །བཙད་ན་ཞོ་འབྱུང་རྩ་བ་མངར། །ཕོ་མཆིན་སྐྲན་ཡིན་ཚམ་པ་སེལ། །

གཡའ་རྩི་བ་ཉི་ཐག་སྲིབས་སྐྱེ། །ལོ་མ་སྡུམ་ཞིང་སྤྱུངས་པ་འདྲ། །མེ་ཏོག་སེར་པོ་པདྨ་འདྲ། །རོ་སྐྱུར་གློ་ནད་སེལ་བར་བྱེད། །

ཁུར་མང་ཞིང་གི་ཚིགས་ལ་སྐྱེ། །བཙད་ན་ཞོ་འབྱུང་རོ་ཉི་ཁ། །ལོ་མ་ས་འབྱར་ཉ་ག་ཅན། །

---

① གྲོལ་དང་སྒྲོལ་གཉིས་གང་ཡིན་མི་གསལ།

མེ་ཏོག་སེར་པོ་ངར་བ་ཕྲ། །རིང་ཐུང་མཁྲིད་རེ་མཛུབ་རེ་ཙམ། །མཁྲིས་ནད་མ་ལུས་སེལ་བར་བྱེད། །

སྐྱབས་ནི་ཞིང་གི་གསེབ་ལ་སྐྱེ། །འདབ་མ་ལྡུང་སྐྱ་ཞོ་ཙན་སྟེ། །ངར་བ་དྲུང་ཞིང་མེ་ཏོག་སེར། །རིང་ཐུང་ཁྲུ་རེ་མདའ་རེ་ཙམ། །རོ་ཁ་མཁྲིས་ནད་སེལ་བར་བྱེད། །

རྩ་མཁྲིས་ཞིང་ཚིགས་ཐང་ལ་སྐྱེ། །ལོ་མ་སར་འབྱར་ཉ་ག་ཙན། །རིང་ཐུང་སོར་བཞི་སོར་ལྔ་ཙམ། །མེ་ཏོག་སེར་ཞིང་རོ་ནི་ཁ། །མཁྲིས་ནད་སེལ་བའི་མཆོག་ཏུ་བཤད། །

སྤང་ཚན་ཚིགས་དང་གད་ལྡེབས་སྐྱེ། །འདབ་མ་མཐུག་ཅིང་མེ་ཏོག་དཀར། །ངར་བ་མང་ཞིང་སྐྱི་ཕོན་ཆེ། །རིང་ཐུང་མཁྲིད་རེ་མཛུབ་རེ་ཙམ། །སྐྲངས་འདུལ་སྐྲན་བཤིག་གློ་ནད་སེལ། །

དར་ཡ་ཀན་ནི་བྲག་སྐྱེད་སྐྱེ། །ལོ་མ་ཕྲད་པོ་ངར་བ་དྲུང་། །རིང་ཐུང་ཁྲུ་རེ་མདའ་རེ་ཙམ། །མེ་ཏོག་ལོ་བཙན་ཅུང་ཟད་འདྲ། །ཆ་དུག་གློ་ནག་ལ་སོགས་འདྲེན། །

མཆིན་པ་བཙད་འཇོར་སྤང་སྲིབས་སྐྱེ། །རིང་ཐུང་སོར་རེ་སོར་དོ་ཙམ། །ལོ་མ་འཁོར་ལོ་ལྷུ་བུ་ཀླུམ། །མེ་ཏོག་སེར་པོ་གཉའ་གུག་པ། །ནག་པོའི་རི་མོ་བཀྲ་བ་སྟེ། །རོ་ནི་མངར་ཞིང་མངལ་བ་ལ། །མཆིན་ནད་མ་ལུས་སེལ་བར་བྱེད། །

བྲི་ཁ་བ་ནི་སྲིབས་ལ་སྐྱེ། །འདབ་མ་ཆུང་ཞིང་མེ་ཏོག་དཀར། །ངར་བ་ཆིག་སྐྱེས་ཕྲབ་སྟེ། །རིང་ཐུང་སོར་བཞི་སོར་ལྔ་ཙམ། །གང་བུ་རིལ་མོ་པད་ཁ་འདྲ། །འབྲས་བུ་དམར་ལེབ་རོ་སྐྱུམ་ཚ། །མཆིན་པའི་ནད་དང་བད་ཀན་སེལ། །

ཐྲོ་རི་དང་ལྷུམ་རར་སྐྱེ། །ལོ་མ་དམར་ལྡང་འཁོར་ལོ་འདྲ། །འབྲས་བུ་ཟུར་གསུམ་རོ་ནི་མངར། སྲོ་འཁྲིག་རྒྱུ་ལོང་ནད་རྣམས་སེལ། །

བལུ་ནག་པོ་སྲིབས་སྔོད་སྐྱེ། །འདབ་མ་སྟུམ་ཞིང་ཕྲབ་ལ། །མེ་ཏོག་སྔོ་དམར་དྲི་ཞིམ་པ། །རིང་ཐུང་མདའ་རེ་འདོམ་རེ་ཙམ། །ཕོ་བའི་དྲོད་སྐྱེད་བད་ཀན་དང་། །རྒྱུ་ལོང་མཁལ་སྙིད་གྲང་བ་སེལ། །

མཁན་པ་དཀར་པོ་གཡའ་སྐྱིད་སྐྱེ། །ལོ་མ་ས་འབྱར་སྐྱ་ལ་ཐུན། །རིང་ཐུང་མཛུབ་རེ་མཐོ་རེ་ཙམ། །མེ་ཏོག་སེར་ཞིང་དྲི་མ་དྲངས། །སྐྲངས་འདུལ་རྨ་འབྲས་རྒྱུ་ལོང་ཕན། །

བྲེག་རིགས་གཅིག་ཞིང་ནང་སྐྱེ། །ལོ་མ་ས་འབྱར་ཉ་ག་ཙན། །མེ་ཏོག་དཀར་ཆུང་མང་བ་སྟེ། །རྒྱ་བྲེའི་གང་བུ་མཁལ་ཁྲག་འདྲ། །བོད་བྲེའི་གང་བུ་ཟུར་གསུམ་པ། །རྒྱ་བྲེས་གློ་དང་མཁལ་ནད་སེལ། །བོད་བྲེས་སྐྱུག་པ་མ་ལུས་གཅོད། །འདི་ལོ་སོ་ཁ་བ་① ཞེས་གྲགས། །

① སོ་ཁ་བ་ཞེས་པ་སོག་ཀ་བ་ཡིན་སྙམ།

ཆུ་རུག་གཡའ་ཡི་ཆུ་འགྲམ་སྐྱེ། །ལོ་མ་སྔོ་དམར་སྤུངས་པ་འདྲ། །མེ་ཏོག་སྔོ་སྐྱ་སྤྲད་མ་འདྲ། །རྩ་བ་འཁྱོག་ཅིང་རོ་ནི་མངར། །རིང་ཐུང་སོར་བཞི་སོར་ལྔ་ཙམ། །ནུས་པས་རྒྱུས་པའི་ཚད་པ་སེལ། །

ལུག་ངལ་བ་ནི་ཞིང་ཚིགས་སྐྱེ། །མེ་ཏོག་ངུར་ཁ་སྦུ་ཤུད་མགོ །ངར་བ་གཙུད་འདྲ་དྲི་མ་དུགས། །རིང་ཐུང་ཁྲུ་རེ་མདའ་རེ་ཙམ། །ཁྲི་སྨྱོན་དུག་དང་ཚད་པ་དང་། །ཡན་ལག་སྐྲངས་པ་མ་ལུས་སེལ། །

སྣ་ལོ་སྲིབས་ཀྱི་སྟོད་སྨད་སྐྱེ། །ལོ་མ་ལྷུང་སེར་ངར་བ་དམར། །རིང་ཐུང་རྐང་རེ་ཁྲུ་རེ་ཙམ། །མེ་ཏོག་དཀར་ཞིང་རོ་བསྐ་སྒྱུར། །ནུས་པས་རྒྱུ་ལོང་ནད་སེལ་ཞིང་། །བུ་སྐྱེས་རྗེས་ཀྱི་རླུང་ཡང་འཇོམས། །

གཡའ་ཀྱི་མོ་ནི་རྫ་སྤུབས་སྐྱེ། །ངར་བ་ཕྲ་ཞིང་མེ་ཏོག་ཆུང་། །རིང་ཐུང་མཐིད་རེ་མཛུབ་རེ་ཙམ། །འདབ་མ་ལྷུམ་ཆུང་སྤུངས་པ་འདྲ། །རོ་ནི་ཁ་ཞིང་སྐྱུག་བྱེད་ཅིང་། །མཁྲིས་ཚད་མ་ལུས་སེལ་བའི་མཆོག །

ཨུ་སུ་རི་དང་ལྷུམ་རར་སྐྱེ། །སྡོང་པོ་འཁྱོག་ཅིང་མེ་ཏོག་དཀར། །རིང་ཐུང་རྐང་རེ་ཁྲུ་རེ་ཙམ། །ལོ་མ་ཕྲ་སིབ་གཏོར་བ་འདྲ། །འབྲས་བུ་གཙུ་ཁ་སྨྱུར་འདྲ། །རོ་ནི་བསྐ་སྒྱུར་གཞང་འབྲུམ་དང་། །བད་ཀན་སྨུག་པོ་སེལ་བར་བྱེད། །

བྱ་རྐོད་སྤྱོས་ནི་གཡའ་སྟོད་སྐྱེ། །ལོ་མ་སྲུམ་ཞིང་དྲི་མ་དུགས། །མེ་ཏོག་སྔོན་པོ་བྱ་མགོ་འདྲ། །རིང་ཐུང་མཐིད་རེ་མཛུབ་རེ་ཙམ། །གདོན་འདུལ་རིམས་ཚད་བསྲུང་ཞིང་སེལ། །

སེར་པོ་ཁྲག་རྐང་རི་ཐང་མཚམས། །ན་ཤག་འདྲེས་པའི་ཆུ་འགྲམ་སྐྱེས། །ལོ་མ་ས་འབྱར་ལུག་ཆུང་འདྲ། །མེ་ཏོག་དབྱིབས་ནི་སྲན་མ་འདྲ། །ཁ་དོག་སེར་པོ་ངར་བ་ཕྲ། །རིང་ཐུང་རྐང་རེ་ཁྲུ་རེ་ཙམ། །རྩ་བ་སེར་པོ་ཁྲག་རྐང་འདྲ། །རོ་མངར་ཚ་བ་རྒྱུ་གཟེར་དང་། །མ་སྨིན་འབྱེད་པའི་སད་མདའ་མཆོག །

འབམ་སྤྱོས་རི་སྤང་སྐམ་སར་སྐྱེས། །ལོ་མ་ས་འབྱར་འཁྲུག་འཁྲུག་པོ། །མེ་ཏོག་ཕྲ་ཞིང་ངར་བ་དྲང་། །རིང་ཐུང་སོར་བཞི་སོར་ལྔ་ཙམ། །དྲི་མ་དུགས་ཆེ་མགོ་རྩ་དང་། །སྐྲངས་དང་ཁོང་འབྲས་འཇིགས་པར་བྱེད། །རྒྱུས་པར་མདེའུ་ཐུག་པ་འབྱིན། །

འབྲི་མོག་པ་ནི་སྤུ་ལ་སྐྱེ། །ཚིགས་དང་བྱེ་མ་ལ་ཡང་སྐྱེས། །ལོ་མ་ལྷུང་སྐྱ་རྩུབ་པ་སྟེ། །རྩ་བ་མེ་ཏོག་དམར་བ་ཡིན། །རིང་ཐུང་རྐང་རེ་ཁྲུ་རེ་ཙམ། །དེ་ལ་འབྲི་མོག་ནག་པོ་ཟེར། །མཐིད་རེའམ་མཛུབ་རེ་ངར་བ་ཕྲ། །ལོ་མ་སྤུ་ཅན་འབྲི་མོག་དཀར། །དཀར་པོ་སྣོ་དང་ཁྲག་རླུང་དང་། །འགྲམས

དང་ཁྲག་ལ་མཆོག་ཏུ་བསྔགས། །

སྣ་ཚུད་བ་ནི་མུ་ལ་སྐྱེ། །ངར་བ་ས་འབྱུར་དམར་པོ་ལ། །ལོ་མ་གྲོ་མ་ཙུང་ཟད་འདྲ། །རིང་ཐུང་མཛུབ་རེ་མཐོ་རེ་ཙམ། །མེ་ཏོག་སེར་ལ་རོ་ནི་མངར། །ཤ་དུག་འཇོམས་ཤིང་བད་ཀན་སེལ། །

ཅི་ཟན་སི་ནི་ཐང་ཕོན་སྐྱེ། །ལོ་མ་སྲུད་ཆུང་ཞིབ་མོ་ལ། །ངར་བ་ས་འབྱུར་མེ་ཏོག་སྔོ། །རིང་ཐུང་མཁྲིད་རེ་མཛུབ་རེ་ཙམ། །གང་བུ་སླང་གི་རྣ་ཅོ་འདྲ། །འབྲས་བུ་ལེབ་ཅིང་རོ་ནི་མངར། །ཤུ་ཐོར་ཐམས་ཅད་འཇོམས་པར་བྱེད། །

སླ་བ་སྲུད་མ་རི་སྟོད་སྐྱེ། །ལོ་མ་འབོལ་པོ་སྤུ་ཅན་སྐྱེ། །སྐྱེ་ཕོན་སྔོན་མ་རེ་ལྷག་འདྲ། །རིང་ཐུང་རྐང་རེ་ཁྲུ་རེ་ཙམ། །མེ་ཏོག་སྔོན་མ་ཙུང་ཟད་འདྲ། །གང་བུ་ཆེན་མོ་མཁལ་མ་འདྲ། །རོ་མངར་ནུས་པས་རྒྱ་དང་ནི། །ཁྲི་སྐྱོན་དུག་ལ་མཆོག་ཏུ་བསྔགས། །

ཏིལ་ཤིང་བྲག་གི་སྐྱིབ་ལ་སྐྱེ། །ལོ་མ་ཕྲ་ཞིང་གཏོར་བ་འདྲ། །མེ་ཏོག་དཀར་ཞིང་རོ་ནི་མངར། །འབྲས་བུ་ནག་ལེབ་ནུས་པ་ཡིས། །བད་ཀན་ལྷེན་ཐབས་འཇོམས་པའི་མཆོག །

ཀོ་སྣེ[1] བ་ནི་ནགས་ཐང་སྐྱེས། །ལོ་མ་ལྡུང་ནག་རྐྱ་མ་མཚུ། །མེ་ཏོག་སྔོན་པོ་དྲིལ་བུ་འདྲ། །ངར་བ་ཕྲ་ཞིང་དྲང་བ་སྡེ། །རིང་ཐུང་མཐོ་རེ་རྐང་རེ་ཙམ། །ལྷ་བ་འཇོམས་པའི་མཆོག་ཏུ་བཤད། །

ཀ་བ་ར་ཞིང་ཚིགས་སྐྱེ། །ལོ་མ་འཁོར་ལོ་རྩིབས་རིང་འདྲ། །ངར་བ་གྲུ་བཞི་དྲི་མ་དུགས། །རིང་ཐུང་མཐོ་རེ་རྐང་རེ་ཙམ། །མེ་ཏོག་དཀར་སེར་བྱ་མགོ་འདྲ། །འབྲས་བུ་ནག་པོ་མར་ཁུ་འབྱུང་། །རོ་ནི་མངར་སྐྱུམ་གྲང་རླུང་སེལ། །

ཟི་ར་ནག་པོ་མུ་ལ་སྐྱེ། །ལོ་མ་སྐྱུམ་ཞིང་དྲི་མ་དུགས། །ངར་བ་ནག་ཅིང་མེ་ཏོག་སྔོ། །རིང་ཐུང་མཐོ་རེ་རྐང་རེ་ཙམ། །འབྲས་བུ་ནག་པོ་ཟུར་གསུམ་པ། །ཕོ་བའི་དྲོད་བསྐྱེད་གཟའ་ནད་འཇོམས། །

སྟོང་རི་ཟིལ་བ་གཡའ་སྐད་སྐྱེ། །འདབ་མ་ཚོགས་དམ་ཆུ་ཟིལ་ཆགས། །རྩ་བ་དམར་ཞིང་དྲི་མ་དུགས། །རིང་ཐུང་མཐོ་རེ་མཛུབ་རེ་ཙམ། །མེ་ཏོག་སེར་པོ་སྲུད་མ་འདྲ། །མགོ་རྒྱ་ཁྲག་དང་ཆུ་སེར་དང་། །བད་ཀན་སྨུག་པོ་འཇོམས་པའི་མཆོག །

ལུག་ངལ་དཀར་པོ་རྒྱ་འགྲམ་སྐྱེ། །ལོ་མ་འབོལ་ཞིང་ངར་བ་ཕྲ། །རིང་ཐུང་མཁྲིད་རེ་མཛུབ་རེ་ཙམ། །འབྱར་བག་ཡོང་ཞིང་མེ་ཏོག་དཀར། །འབྲས་བུ་སྒྲོ་རྐང་རྣ་ཐུབས་འདྲ། །རོ་ནི་མངར་ལ་ནུས་པ་ཡིས། །རླུང་གཟེར་འཇོམས་པའི་མཆོག་ཏུ་བཤད། །

རྒྱ་སྤྲོས་པ་ནི་མུ་ལ་སྐྱེ། །འདབ་མ་ལུག་ཚུང་ལྷ་བུ་ལ། །ངར་བ་ཕྲ་ཞིང་མེ་ཏོག་སེར། །དྲི་ཞིམ

① སྣེ་དང་སྙེ་གང་ཡིན་མི་གསལ་ཡང་ཀོ་ཉེ་ཡིན་ནམ་དཔྱད།

དུག་དང་ཚད་སྙིང་སེལ། །

ཆུ་ཆུང་བ་ནི་གཡའ་ལ་སྐྱེ། །ལོ་མ་ཆིག་སྐྱེ་ལྷམ་བུ་ལ། །རིང་ཐུང་སོར་རེ་སོར་དོ་ཙམ། །མེ་ཏོག་ཡོག་མགོ་འདྲ་བ་སྟེ། །ནུས་པས་མཇུག་སྲིན་སེལ་བར་བྱེད། །

སྤུབ་ཀ་སྐམ་སའི་མུ་ལ་སྐྱེ། །ལོ་མ་རྒྱབ་སྐྱ་སྤུ་ཅན་ལ། །མེ་ཏོག་དཀར་ཞིང་རོ་ནི་ཚ། །རིང་ཐུང་ཆང་རེ་ཁྲུ་རེ་ཙམ། །གྲང་སྐྲན་གྲང་བ་གྲང་ཆུ་འཇོམས། །

པི་ཝིང་སུ་ཁུར་སྤང་ལ་སྐྱེ། །ལོ་མ་ལྗང་སེར་སྤུ་ཅན་སྟེ། །ངར་བ་གྲུ་བཞི་མེ་ཏོག་སྨུག །རིང་ཐུང་མཛུབ་རེ་མཐོ་རེ་ཙམ། །རྩ་བ་རྗོག་འདྲིལ་རོ་ནི་མངར། །འབྲས་རིགས་ཐམས་ཅད་འཇོམས་པར་བྱེད། །

སྤར་ལོ་སྤོར་ལོ་ཞིང་ཚིགས་སྐྱེ། །ལོ་མ་འཐོལ་ཞིང་མེ་ཏོག་སྔོ། །ངར་བ་གྲུ་བཞི་དྲི་མ་ངུགས། །རིང་ཐུང་ཆང་རེ་མཐོ་རེ་ཙམ། །རྩ་བ་རྗོག་གྱོང་ནུས་པ་ཡིས། །རྒྱ་ཁ་རུལ་བའི་ཉེས་སྐྱོན་སེལ། །འབྲས་དང་ཐོལ་མིག་རབ་ཏུ་འཇོམས། །

སྟག་ཆུང་བྲག་གི་སྲིབས་ལ་སྐྱེ། །ལོ་མ་ལྗང་འདབ་ལྕ་བུ་ལ། །མེ་ཏོག་སེར་ཞིང་དྲི་མ་ངུགས། །རིང་ཐུང་ཆང་རེ་ཁྲུ་རེ་ཙམ། །འབྲས་བུ་གོ་སྙོད་ལྕ་བུ་ལ། །བད་ཀན་སྨུག་པོ་འཇོམས་པར་བྱེད། །

ཀྱི་ཤེ་བ་ནི་ལྷམ་རར་སྐྱེ། །ལོ་མ་ལྗང་སེར་ཆེ་བ་ལ། །མེ་ཏོག་ངར་བ་ཤོ་ཆུང་འདྲ། །རིང་ཐུང་ཁྲུ་རེ་མདའ་རེ་ཙམ། །རྩ་བ་སེར་པོ་ཆུ་མ་འདྲ། །ཆུ་དང་དུག་ནད་ཤུ་ཐོར་འཇོམས། །

སྣེའུ་སྔོན་པོ་ཞིང་ནང་སྐྱེས། །འདབ་མ་མཐུག་པོ་ཐོ་ལྷུགས་འདྲ། འབྲས་བུ་རྒྱ་ཟེལ་གཡའ་ཟེལ་ཆགས། །རིང་ཐུང་མཛུབ་རེ་མཐོ་རེ་ཙམ། །རྒྱ་ལ་གནོད་ཅིང་འཛིག་པར་བྱེད། །རུས་པར་མདེའུ་ཟུག་པ་འཇོམས། །

ཡུ་མོ་མདེའུ་འབྱིན་གཡའ་སྟོད་སྐྱེ། །ལོ་མ་སྔོར་མོ་མཐུག་ལ་འཐོལ། །མེ་ཏོག་སྔོ་སྐྱ་ལུག་མིག་འདྲ། །རིང་ཐུང་སོར་བཞི་སོར་ལྔ་ཙམ། །གང་བུ་ཟུར་མང་རྩ་བ་སེར། །རོ་མངར་ནུས་པས་བུ་ཚ་དང་། །བུ་རོགས་འདོན་ཞིང་མདེའུ་འབྱིན། །

བྱི་བཟུང་སུ་དང་ཞིང་ལ་སྐྱེ། །ངར་བ་ས་འབྱར་དམར་ལྗང་ལ། །རིང་ཐུང་མཐོ་རེ་མཛུབ་རེ་ཙམ། །འདབ་མ་ཕྲ་ཞིང་ཚེར་མ་ཡོད། །འབྲས་བུ་དམར་ཞིང་ནུས་པ་ཡིས། །སྐྲན་བཤིག་སྐྲོ་ནད་སེལ་བར་བྱེད། །

འབལ་མོ་སྤང་ག་གད་ལྡེབས་སྐྱེ། །ངར་བ་ཆིག་སྐྱེས་དྲང་བ་སྟེ། །རིང་ཐུང་ཆང་རེ་ཁྲུ་རེ་ཙམ། །ལོ་མ་ཕྲ་ཞིང་མེ་ཏོག་སེར། །རོ་ཁ་ནུས་པས་ཤ་དུག་དང་། །ཁྲག་ནད་མ་ལུས་སེལ་བའི་

མཆོག །

ཟླུམ་པ་ལྷ་མོ་ཞིང་ནང་སྐྱེ། །འདབ་མ་ལྷུམ་ཞིང་ངར་བ་ལྡེམ། །རིང་ཐུང་ཀང་རེ་ཁྲུ་རེ་ཙམ། །མེ་ཏོག་དམར་སྐྱ་འབྲས་བུ་ནི། །རྩོད་ཕའི་དབྱིབས་དང་འདྲ་བ་ལ། །མཁལ་ནད་སྐྲང་བ་ཆུ་སེར་སེལ། །

མེ་ཏོག་གསུམ་པ་ཡུར་ལྡེབས་སྐྱེ། །འདབ་མ་ཐེན་མ་ལྷ་བུ་ལ། །སྡོང་པོ་ཆུང་ཞིང་མེ་ཏོག་སེར། །རོ་ཚ་གྲང་ནད་སྲིན་ནད་དང་། །གྲི་བའི་འབྲུམ་གཟེར་གག་པ་གཅོད། །

ལྕེ་ཚ་རིགས་གཅིག་འདམ་གསེབ་སྐྱེ། །ལོ་མ་རྩེ་གསུམ་མེ་ཏོག་སེར། །སྨུ་གུ་གྲོ་མའི་རྒྱུང་ཐག་འདྲ། །རོ་ཙ་མ་ཞུ་གྲང་སྲིན་སེལ། །

ལྕེ་ཚ་རིགས་གཅིག་ནགས་ལ་སྐྱེ། །ལོ་མ་རིལ་མོ་མེ་ཏོག་སེར། །རིང་ཐུང་མཛུབ་རེ་མཐོ་རེ་ཙམ། །རོ་ཚ་གྲང་ནད་འོར་ནད་དང་། །གྲི་བའི་འབྲུམ་མཛེར་གག་པ་གཅོད། །

ལྕེ་ཚ་རིགས་གཅིག་རི་ཐང་མཚམས། །སྤང་དང་ན་ལ་སྐྱེ་བ་དེ། །ལོ་མ་སྤུ་ཅན་མེ་ཏོག་སེར། །རིང་ཐུང་སོར་བཞི་སོར་ལྔ་ཙམ། །རོ་ཚ་ནུས་པ་གོང་ལས་ཆེ། །

དབྱི་མོང་དཀར་པོ་སྐམ་སར་སྐྱེ། །ལོ་མ་འཇམ་ཞིང་ངར་བ་ཕྲ། །ཁ་མདོག་ལྗང་སེར་དྭངས་པ་དེ། །རིང་ཐུང་ཁྲུ་རེ་མདའ་རེ་ཙམ། །མེ་ཏོག་འདབ་བཞི་རོ་ནི་ཚ། །གྲང་བ་སྐྲན་དང་ཆུ་སེར་སེལ། །

དབྱི་མོང་ནག་པོ་ཞིང་ཚོགས་སྐྱེ། །སྐྱེ་ཚུལ་དེ་འདྲ་ཁ་དོག་ནག །སྐྲན་དང་གྲང་བ་ཆུ་སེར་སེལ། །

ལོ་བཙན་པ་ནི་ཞིང་ཚོགས་སྐྱེ། །ལོ་མ་ཆེ་ཞིང་ཕྲ་དྲི་དུགས། །མེ་ཏོག་སྔོན་པོ་བྱ་མཆུ་བ། །རིང་ཐུང་ཁྲུ་མདའི་བར་གྱི་ཚད། །མང་ལ་ཁྲག་འཛག་གཅོད་ཤིག་ནད་སེལ། །

ཟངས་རྩི་བ་ནི་ཞིང་ནང་སྐྱེ། །ལོ་མ་ལྗང་ལ་འཁྲུག་འཁྲུག་པོ། །འབྲས་བུ་སྤུངས་ཞིང་ངར་བ་ལྡེམ། །རིང་ཐུང་ཀང་རེ་མཐོ་རེ་ཙམ། །མེ་འཚིག་རྨ་ལ་མཆོག་ཏུ་བསྔགས། །

སྤོ་གྲེས① སྤང་དང་སྐམ་སར་སྐྱེ། །འདབ་མ་ལེབ་ཅིང་འབྲས་བུ་འཕུངས། །མེ་ཏོག་སྔོན་པོ་ཡུག་ཚོས་འདྲ། །རིང་ཐུང་མཐོ་རེ་མཛུབ་རེ་ཙམ། །མེས་འཚིག་རྨ་དང་སྲིན་ནད་སེལ། །

ཆུ་ནང་སྐྱེས་པའི་ཉ་ལྕིབས་ནི། །མེས་འཚིག་རྨ་ལ་མཆོག་ཏུ་བསྔགས། །

སེར་ཤ་གསེར་མདོག་སྤང་ལ་སྐྱེ། །འབྲུ་གཅོད་ཤ་དུག་ཆུ་སེར་ཕན། །

དཀར་ཤ་དངུལ་མདོག་ལུད་ལ་སྐྱེ། །རིམས་དང་གཉན་ནད་སེལ་བར་བྱེད། །

---

① འདྲེས་དང་གྲེས་གང་ཡིན་མི་གསལ།

དམར་ཤ་ཟངས་མདོག་ཤིང་ལ་སྐྱེ། །བསྲེག་པའི་ཐལ་བས་གྲི་གག་སེལ། །

ནག་ཤ་ཕྱུགས་མདོག་གླུང་ལ་སྐྱེ། །འབྲུ་བ་གཅོད་པའི་མཆོག་ཏུ་བཤད། །

ཕ་ཁོལ་སྨུ་ཉིག་མདོག་ཅན་ནི། །རྨ་གསོ་ཁྲག་གཅོད་ཙ་ཚད་མཐུད། །

བྱམ་པ་གཡའ་དང་རྫ་ལ་སྐྱེ། །སྔོང་པོ་རྒྱན་(ཚ)བཙིགས་པ་འདྲ། །དྲི་ཆེ་རོ་ཁ་སྐྱིན་ནད་སེལ། །

སྣར་བྱ་སྟུམ་ཁྲོད་གྲམ་ལ་སྐྱེ། །ལོ་མ་སྐྱ་ཆུང་ཚེར་མ་ཅན། །རིང་ཐུང་རྐང་རེ་ཁྲུ་རེ་ཙམ། །རོ་སྐྱུར་རྣག་འདྲེན་བད་ཀན་སེལ། །

གྲོ་མ་སྨུ་དང་ནལ་སྐྱེ། །ལོ་མ་ས་འབྱར་འཐོལ་བ་སྟེ། །རིང་ཐུང་སོར་བཞི་སོར་ལྔ་ཙམ། །ཙ་བ་རྗོག་འདྲིལ་མེ་ཏོག་སེར། །ཀླུང་མཁྲིས་སེལ་ཞིང་འབྲུ་བ་གཅོད། །

སྲན་མ་གཡོ་ལོ་ལུད་ལ་སྐྱེ། །མེ་ཏོག་སྨུ་ཅན་ཀོ་མ་མཆུ། །གལ་ག་འཁྱོག་ཅིང་མེ་ཏོག་སྔོ། །རིང་ཐུང་རྐང་རེ་ཁྲུ་རེ་ཙམ། །ནུས་པས་རྣག་སྐེམ་རྨ་གསོ་ཞིང་། །ཙ་བས་སོ་སྐྱིན་འཇོམས་པར་བྱེད། །

མཚེ་ནི་བྲག་སྐྱེ་མེ་ཏོག་དམར། །འདབ་མ་རིལ་མོ་རོ་ནི་སྐྱུར། །རིང་ཐུང་མཐོ་རེ་རྐང་རེ་ཙམ། །གློ་དང་སྣབ་བཤིག་སྐྲངས་པ་འདུལ། །

གང་གཱ་ཆུང་ནི་གཡའ་ལ་སྐྱེ། །འདབ་མ་མཆོད་རྟེན་བང་རིམ་འདྲ། །རིང་ཐུང་སོར་རེ་སོར་ཕྱེད་ཙམ། །མེ་ཏོག་སྔོ་སྐྱ་སྨུག་མོ་སྟེ། །རིམས་དང་མགོ་ཆག་ཤ་དུག་སེལ། །

ཆུ་མ་རྩི་ནི་འདམ་གསེབ་སྐྱེ། །ལོ་མ་དམར་ལྡང་འཛམ་པ་ལ། །འབྲས་བུ་རྩུབ་ལ་འཕོངས་པ་སྟེ། །རིང་ཐུང་མཛུབ་རེ་མཐོ་རེ་ཙམ། །རོ་ནི་མངར་མངལ་ཆུ་སེར་དང་། །སྦྲུང་སྨན་ཕྱེབས་པས་སྐྱུག་མི་སྲིད། །

རམ་བུ་ན་དང་སྤང་ལ་སྐྱེ། །འདབ་མ་ས་འབྱར་སྲབ་ལ་འཇམ། །སྙེ་མ་སྨུག་པོ་ཕོན་ཚེ་འདྲ། །འབྲས་བུ་དམར་ཞིང་རོ་མངར་བསྐ། །འབྲུ་བ་ཐམས་ཅད་གཅོད་པར་བྱེད། །

དུར་བྱིད་སྨུ་ཡི་སྲིབས་ལ་སྐྱེ། །ཐར་ནུ་བ་དང་ཅུང་ཟད་འདྲ། །ངར་བ་ཆིག་སྐྱེས་འཁྱོག་པ་སྟེ། །རིང་ཐུང་རྐང་རེ་ཁྲུ་རེ་ཙམ། །འདབ་མ་ཞོ་ཅན་ཕྲ་འཇམ་སྟེ། །སྦྱོངས་སྨན་རྣམས་ཀྱི་རྒྱལ་པོར་བཤད། །

བྱ་རྐང་བ་ནི་སྲིབས་ལ་སྐྱེ། །ལོ་མ་ཕྲ་ཞིང་ངར་བ་འཁྱོག །རིང་ཐུང་རྐང་རེ་ཁྲུ་རེ་ཙམ། །མེ་ཏོག་སྔོན་པོ་བྱ་མཆུ་འདྲ། །ཚ་གྲང་གཉིས་ཀས་འབྲུ་གཅོད་བྱེད། །

ཤུ་མུ་ཛ་ནི་ཞིང་ནང་སྐྱེ། །ལོ་མ་སྲན་མའི་འདབ་འདྲ་ཆུང་། །རིང་ཐུང་ཁྲུ་རེ་ཆང་རེ་ཙམ། །མེ་ཏོག་སེར་པོ་སྲན་མ་འདྲ། །གང་བུ་སྲབ་མོ་སོ་ཐར་རིས། །འབྲས་བུ་གྲུ་བཞི་ནུས་པ་ཡིས། །སྐྱོ་རྣག་འབྲུ་བ་ཐམས་ཅད་གཅོད། །

ཀྭ་མ་ནི་རི་དང་ལྷམ་རར་སྐྱེ། །ལོ་མ་ལྡང་ནག་ཤིན་ཏུ་ཆེ། །སྡོང་པོ་སྦུབས་སྟོང་མི་ཚད་ཙམ། །འབྲས་བུ་ངར་བ་ཞོ་བུམ་འདྲ། །རྩ་བ་སེར་ཞིང་རོ་ནི་སྐྱུར། །ནུས་པས་རྨ་དང་བད་ཀན་དང་། །འབྲུ་སྐྱུགས་གཉིས་ཀ་བྱེད་པ་ཡིན། །

ཁྲོན་བུ་ན་ཡི་སྟོད་དུ་སྐྱེ། །ཐར་ནུ་བ་དང་ཅུང་ཟད་འདྲ། །འདབ་མ་ས་འབྱར་ཕྲ་བ་ལ། །རིང་ཐུང་སོར་བཞི་སོར་ལྔ་ཙམ། །བཙད་ན་ཞོ་འབྱུང་སྦྱོངས་སྨན་ཡིན། །

སྡོན་བུ་རི་སྟོད་ཐང་ལ་སྐྱེ། །ལོ་མ་ས་འབྱར་སྤུ་ཅན་ལ། །བཙད་ན་ཞོ་འབྱུང་ངར་བ་ཕྲ། །རིང་ཐུང་སོར་བཞི་སོར་ལྔ་ཙམ། །མེ་ཏོག་སྔོན་པོ་དྲིལ་བུ་ཁ། །ཆུ་སེར་ཚ་གྲང་གཉིས་ཀ་འཛོམས། །

སྤྱོར་ཆུང་ཐང་གོང་དག་ཏུ་སྐྱེ། །ངར་བ་ས་འབྱར་སྤུ་སྤུངས་པ། །རིང་ཐུང་སོར་བཞི་སོར་ལྔ་ཙམ། །མེ་ཏོག་སྔོ་སྐྱ་ཞོ་ཅན་སྐྱེ། །ནུས་པ་སྤྱོར་ཆེན་ཙམ་དུ་མཚུངས། །

སྤྱོར་ཆེན་ཚིགས་དང་གད་ལྡེབས་སྐྱེ། །ལོ་མ་ས་འབྱར་ཀོ་མ་མཚུ། །བཙད་ན་ཞོ་འབྱུང་ངར་བ་ཕྲ། །རིང་ཐུང་མཐིད་རེ་མཛུབ་རེ་ཙམ། །མེ་ཏོག་དམར་སྨུག་ར་ཕོར་འདྲ། །མོ་ནད་སོགས་ཀྱི་སྦྱོང་སྨན་ཡིན། །

ཐ་རམ་པ་ནི་སྐམ་སར་སྐྱེ། །ལོ་མ་སར་འབྱར་འོར་མཐིལ་འདྲ། །འབྲས་བུ་ལྒགས་འབྲས་འགྲིལ་བ་འདྲ། །འབྲུ་བ་གཅོད་པའི་སྨན་གཅིག་ཡིན། །

རེ་ལྒག་པ་ནི་གྲམ་ལ་སྐྱེ། །ལོ་མ་རླུམ་ཞིང་ངར་བ་ཕྲ། །རིང་ཐུང་ཆང་རེ་ཁྲུ་རེ་ཙམ། །མེ་ཏོག་དཀར་ཆུང་མང་བ་སྐྱེ། །རོ་ནི་ཚ་རྩུབ་འཇམ་རྩིའི་སྨན། །སྦྱོངས་འཁྲིལ་ཤུ་ཐོར་གཉན་ནད་སེལ། །

རི་ཤོ་གཡའ་ཡི་འདབ་ལ་སྐྱེ། །ལོ་མ་མཐུག་ཅིང་ཁྱོང་པ་ལ། །མེ་ཏོག་སེར་པོ་གཉའ་གུག་པ། །རིང་ཐུང་མཐོ་རེ་མཛུབ་རེ་ཙམ། །དྲི་མ་དུགས་ཆེ་སྐྱུགས་སྨན་མཆོག །

ཐར་ནུ་བ་ནི་སྲིབ་ལ་སྐྱེ། །ལོ་མ་སྲུམ་ཞིང་ངར་བ་ཕྲ། །སྐྱེ་ཕོན་སྲན་མ་རེ་ལྒག་འདྲ། །རིང་ཐུང་མཐོ་རེ་ཆང་རེ་ཙམ། །བཙད་ཞོ་འབྱུང་ཞིང་གཉན་སྲིན་འཛོམས། །སྦྱོངས་སྨན་ཡིན་མོད་ཁཎྜ་མཆོག །

སྦྲང་རྩི་སྲུས་ནི་ཁྲུར་ཆུང་ཡིན། །ཞིང་གི་ཚིགས་དང་གད་ལྡེབས་སྐྱེ། །ལོ་མ་ས་འབྱར་ཉ་ག་ཅན། །རིང་ཐུང་སོར་བཞི་སོར་ལྔ་ཙམ། །མེ་ཏོག་སེར་པོ་ཁྲུར་མང་འདྲ། །བཙད་ན་ཞོ་འབྱུང་རོ་ནི་ཁ། །ནུས་པས་མཁྲིས་པ་སེལ་བ་དང་། །སྦྱོངས་སྨན་སྡེབས་ན་འབྱམས་མི་སྲིད། །

རྐྱང་གཞོག་པ་ནི་ན་ལ་སྐྱེ། །ལོ་མ་ས་འབྱར་མཐུག་ལ་སྐུམ། །མེ་ཏོག་དམར་སེར་ངར་བ་ཕྲ། །རིང་ཐུང་སོར་བཞི་སོར་ལྔ་ཙམ། །གང་བུ་བྲུར་མང་བསྒྲུབས (སྒྲུབ) མ་འདྲ། །རོ་མངར་སྐྱུག་སྨན་མཆོག་ཏུ་བཤད། །

སྤྱང་ཚེར་བ་ནི་སྐམ་ལ་སྐྱེ། །ལོ་མ་གྱོང་རྩུབ་ཞ་ག་ཅན། །ངར་བ་སྤུབས་ཆེ་འབྲས་བུ་འཕྲུངས། །རིང་ཐུང་ཚོན་རེ་ཚོན་དོ་ཙམ། །ཐམས་ཅད་ཚེར་མའི་རང་བཞིན་ཅན། །སྐྱུག་སྨན་མཆོག་ཏུ་བཤད་པ་ཡིན། །

ལྕགས་ཀྱུ་བ་ནི་གད་ཚིགས་སྐྱེ། །རིང་ཐུང་ཁང་རེ་ཁྲུ་རེ་ཙམ། །འདབ་མ་ལྗང་ནག་ཕྲ་ལ་སིབ། །རྩ་བ་སེར་ཞིང་རོ་ནི་ཁ། །མེ་ཏོག་མདངས་མེད་རྩེ་འུ་འབྲུ་ཅན། །གང་བུ་སྐྱོགས་མོ་ལྕགས་ཀྱུ་ཅན། །ནུས་པས་རིམས་དང་ཚ་བ་དང་། །བད་ཀན་སྨུག་པོ་འཇོམས་པར་བྱེད། །

ཟིན་ཏིག་ཛ་ཡི་སྟོད་དུ་སྐྱེ། །འདབ་མ་ལུག་ཆུང་ལྷ་བུ་ལ། །མེ་ཏོག་སེར་པོ་ལོགས་ནག་པོ། །རིང་ཐུང་མཁྲིད་རེ་མཛུབ་རེ་ཙམ། །སྐྱུག་སྨན་རྣམས་ཀྱི་གཙོ་བོ་ཡིན། །

ཛོ་ཧྲི་ན་ནི་གཙང་འཕྲིས་སྐྱེ། །ཡུར་བ་ཆེན་པོའི་ནང་དུ་སྐྱེ། །ངར་བ་ཅིག་སྐྱེས་དྲུང་བ་སྡེ། །རིང་ཐུང་མཐོ་རེ་ཁང་རེ་ཙམ། །མེ་ཏོག་དམར་སྨུག་མང་བ་ལ། །ཚེར་མ་རྡོ་ཞིང་མེ་ཏོག་སེར། །རོ་ནི་མངར་ཞིང་ནུས་པ་ཡིས། །རིམས་ནད་ལྷི་འཐིབས་ཐམས་ཅད་སེལ། །

འདམ་བུ་ཀ་ར་ཆུ་ནང་སྐྱེ། །རོ་མངར་ངར་བ་ཟིར་བ་འདྲ། །རིང་ཐུང་མཁྲིད་རེ་མཛུབ་རེ་ཙམ། །མཆིན་ཚད་རུས་ཚད་སྨུག་པོ་དང་། །མཆོན་གྱིས་ཐོག་པའི་གློ་ནད་སེལ། །

ཨ་གྲོང་རི་ཡི་སྲིབས་ལ་སྐྱེ། །ངར་བ་ནག་ཅིང་ཟིལ་བ་ཆགས། །མེ་ཏོག་སེར་ཞིང་དྲི་མ་ཆེ། །རིང་ཐུང་ཁང་རེ་ཁྲུ་རེ་ཙམ། །ནུས་པས་གློ་ནད་སེལ་བར་བྱེད། །

བྱི་སྙོག་པ་ནི་ཞིང་ནང་སྐྱེ། །ངར་བ་ཕྲ་ཞིང་འཁྱུལ་བ་སྡེ། །རིང་ཐུང་མཐོ་རེ་ཁང་རེ་ཙམ། །འབྲས་བུ་ནག་རྩུབ་འདབ་མ་ཆུང་། །རྩ་བ་སེར་ཞིང་རོ་ནི་མངར། །རྨ་རྣམས་ཐམས་ཅད་འཚོ་བར་བྱེད། །

ཀླུན་བུ་སྲིབས་ཀྱི་སྨད་དུ་སྐྱེ། །ངར་བ་ས་འབྱར་ལོ་མ་རྩུབ། །རིང་ཐུང་སོར་བཞི་སོར་ལྔ་ཙམ། །གལ་ག་མང་ཞིང་མེ་ཏོག་སྔོ། །[1]ནད་གསོ་བའི་མཆོག་ཏུ་བཤད། །

བསྟན་པ་གཡོ་ལོ (ནད་མ་གཡུ་ལོ) སྤྱོངས་སུ་སྐྱེ། །ལོ་མ་ས་འབྱར་རྩུབ་པ་སྡེ། །རིང་ཐུང་མཁྲིད་རེ་མཛུབ་རེ་ཙམ། །མེ་ཏོག་སྔོན་པོ་འཕྱུངས་པ་སྡེ། །རྩ་བའི་མཚམས་ན་བ་ལོག[2]ཡོད། །རྨ

① ཡི་གེ་མི་གསལ།

② སྔོག་དང་ལོག་གང་ཡིན་མི་གསལ།

ནད་གསོ་བར་བྱེད་པ་ཡིན། །

བྱི་ཙུ་གླད་མཚོ་ཞིང་ནང་སྐྱེ། །ངར་བ་གྲུ་བཞི་ལོ་མ་ལྷུམ། །རིང་ཐུང་མཁྲིད་རེ་མཛུབ་རེ་ཙམ། །མེ་ཏོག་དམར་ཞིང་ཆུང་བ་སྟེ། །རྨ་ནད་གསོ་བའི་མཆོག་ཡིན་ནོ། །

ཉ་ཏིག་པ་ནི་འདམ་ལ་སྐྱེ། །ངར་བ་ས་འབྱར་ལོ་མ་ཆུང་། །རིང་ཐུང་མཁྲིད་རེ་མཛུབ་རེ་ཙམ། །མེ་ཏོག་དཀར་ཆུང་མང་བ་སྟེ། །ཁྲག་གཅོད་ཀུན་གྱི་རྒྱལ་པོ་ཡིན། །

བོང་ང་བ་ནི་བྲག་ལ་སྐྱེ། །འདབ་མ་གཅིག་སྐྱེས་བོང་ང་འདྲ། །འབྲས་བུ་གཅིག་སྐྱེས་ཆུང་བ་སྟེ། །རྨ་ཡི་ཉུག་གཟེར་ཐམས་ཅད་གཅོག །

མདེའུ་འབྲིན་གཅིག་ནི་བྲག་ལ་སྐྱེ། །ལོ་མ་ལུག་ཆུང་ལྷ་བུ་སྟེ། །ངར་བ་ཕྲ་ཞིང་འཁྱོག་པ་ཡིན། །རིང་ཐུང་མཛུབ་རེ་མཐོ་རེ་ཙམ། །མེ་ཏོག་དམར་པོ་ཕུ་ཤུད་མགོ །རྨ་ཡི་འབྲུད་བྱེད་རུས་སྐྱོན་སེལ། །

ཨ་བྱུག་ཚེར་སྔོན་སྤང་སྤེབས་སྐྱེ། །སྐྱེ་ཚོན་སྨན་མ་རེ་ལྕུག་འདྲ། །རིང་ཐུང་མཁྲིད་རེ་མཛུབ་རེ་ཙམ། །འབྲས་བུ་ལུག་ཐུག་ཟླིག་པ་འདྲ། །ཚེར་མ་མང་ཞིང་མེ་ཏོག་སྔོ། །མགོ་རྨ་གཟེར་ཐུང་སེལ་བའི་མཆོག །

ཁྲག་འཚོལ་བ་ནི་ཤག་གསེབ་སྐྱེ། །ལོ་མ་ས་འབྱར་ཉ་ག་ཅན། །འབྲས་བུ་འཕྱངས་ཞིང་སྒྲ་བ་ཅན། །བུད་མེད་མང་ལ་ཁྲག་སྐེམས་པར་བྱེད། །

ཁྲག་ཆུང་བ་ནི་སྐམ་སར་སྐྱེ། །འདབ་མ་ས་འབྱར་སྒྲ་བ་ཡོད། །མེ་ཏོག་རས་མདོ་བསྒྲིལ་བ་འདྲ། །ངར་བ་མཛུབ་རེ་མཁྲིད་རེ་ཙམ། །ཁྲག་གཅོད་མཆོག་ཏུ་བཤད་པ་ཡིན། །

རམ་བུ་སྨུ་དང་ཀླུང་དུ་སྐྱེས། །འདབ་མ་ལྤང་འདབ་ངར་བ་དྲང་། །སྐྱེ་མ་ཕོན་ཚེ་འདྲ་བ་ལ། །རིང་ཐུང་རྐང་རེ་ཁྲུ་རེ་ཙམ། །ཙ་བ་ཚིགས་མང་འབྲེལ་བ་སྟེ། །ཁྲག་གཅོད་ཀུན་གྱི་གཙོ་བོ་ཡིན། །

རྩི་དམར་རྐང་གཅིག་སྤང་གསེབ་སྐྱེ། །གཞི་མ་སྤང་སྤྲམ་ལྷ་བུ་ལ། །ངར་བ་ཚིག་སྐྱེས་མང་དུ་ཡོད། །རིང་ཐུང་སོར་དོ་སོར་གསུམ་ཙམ། །ལོ་མ་ཆུང་ཞིང་དྲི་ཞིམ་པ། །མེ་ཏོག་སེར་པོ་ཟིལ་བ་ཆགས། །རྨ་འབྲས་འཇོམས་པར་བྱེད་པ་ཡིན། །

དབང་པོ་ལག་པ་ན་ལ་སྐྱེ། །འདབ་མ་ས་འབྱར་སྨུམ་ཞིང་འཇམ། །མེ་ཏོག་དམར་པོ་ལུག་ཏུ་འཁྱིལ། །ངར་བ་རིལ་མོ་འབྲས་བུ་འཕྱངས། །རིང་ཐུང་སོར་བཞི་སོར་ལྔ་ཙམ། །ཙ་བ་བུ་ཆུང་ལག་པ་འདྲ། །ནུས་པས་གྲང་བ་ཆུ་སེར་ཕན། །ཁམས་སྲ་ལུས་སྟོབས་ཁུ་བ་བསྐྱེད། །

ར་མོ་ཤག་ནི་བྲག་སྦུབ་སྐྱེ། །ལོ་མ་སྨུམ་པོ་ལྤང་འདབ་འདྲ། །ངར་བ་ལྗེམ་ཞིང་འབྲས་བུ

དམར། །རིང་ཐུང་ཁྲུ་རེ་མདའ་རེ་ཙམ། །རྩ་བ་རྗོག་འདྲིལ་སྣ་དང་འདྲ། །རྒྱས་སྨུ་ལུས་སྟོབས་ཁྲུ་བ་བསྐྱེད། །

ཉེ་ཤིང་པ་ནི་གྲམ་ལ་སྐྱེས། །ལོ་མ་ཕྲ་ཞིང་འབྲས་བུ་དམར། །ངར་བ་འཁྱུལ་ཞིང་ཚེར་མ་ཡོད། །རིང་ཐུང་ཁྲུ་རེ་མདའ་རེ་ཙམ། །རྩ་བ་རྗོག་འདྲིལ་རི་སྨོག་འདྲ། །ནུས་པས་གྲང་བ་སེལ་བ་དང་། །རྒྱས་སྨུ་ལུས་སྟོབས་ཁྲུ་བ་བསྐྱེད། །

ཨུ་བ་བྲག་དང་སྐམ་སར་སྐྱེ། །ལོ་མ་ས་འབྱར་འཁྲུག་འཁྲུག་པོ། །རིང་ཐུང་སོར་བཞི་སོར་ལྔ་ཙམ། །མེ་ཏོག་དཀར་ཞིང་དྲི་མ་ཆེ། །ནུས་པས་གྲང་བ་བཅུ་སེར་དང་། །བཅུད་ལེན་མཆོག་ཏུ་བཤད་པ་ཡིན། །

ལང་ཐང་རྩེ་ནི་ས་ལ་སྐྱེ། །ལོ་མ་སྤུ་ཅན་ཆེ་བ་ལ། །ངར་བ་རིལ་མོ་མང་བ་སྐྱེ། །རིང་ཐུང་ཁྲུ་རེ་མདའ་རེ་ཙམ། །མེ་ཏོག་སྨད་མ་ཙུང་ཟད་འདྲ། །གང་བུ་རིལ་བ་སྤྱི་བླུག་འདྲ། །འབྲས་བུ་ཞིབ་མོ་མཁལ་མ་འདྲ། །སྲིན་ནད་གྲང་བ་སེལ་བར་བྱེད། །

གཟེ་མ་ཞིང་དང་ས་ལ་སྐྱེ། །ངར་བ་ས་འབྱར་ལོ་མ་ཆུང་། །རིང་ཐུང་མཛུབ་རེ་མཐོ་རེ་ཙམ། །མེ་ཏོག་སེར་ལ་རོ་ནི་མངར། །འབྲས་བུ་ཚེར་མ་ར་མགོ་འདྲ། །མཁལ་ནད་གྲང་བ་བཅུ་སེར་སེལ། །

སྟག་ཆུང་བ་ནི་བྲག་སྲིབས་སྐྱེ། །ལོ་མ་གྱོང་ཞིང་ཚེར་མ་ཅན། །ངར་བ་དྲང་ཞིང་མེ་ཏོག་སེར། །རིང་ཐུང་སོར་བཞི་སོར་ལྔ་ཙམ། །རོ་མངར་ཟིལ་བ་ཆགས་པ་སྟེ། །རྩ་བ་གྱོང་ཞིང་མཁྲེགས་པ་ཡིན། །བཅུད་ལེན་རྣམས་ཀྱི་སྨན་མཆོག་ཡིན། །

སུམ་ཅུ་ཏིག་ནི་སྤང་སྲིབས་སྐྱེ། །འདབ་མ་ཕྲ་ཞིང་ངར་བ་དྲང་། །རིང་ཐུང་སོར་བཞི་སོར་ལྔ་ཙམ། །མེ་ཏོག་སེར་པོ་དྲིལ་བུ་ཁ། །རོ་ཁ་ནུས་པས་བད་སྨུག་སེལ། །བཅུད་ཀྱི་ལེན་གྱི་མཆོག་ཏུ་འགྱུར། །

དྭ་བ་ནགས་ཁྲོད་སྐམ་ལ་སྐྱེ། །ལོ་མ་སྔོ་སྐྱ་སྦུབ་ཀའི་དབྱིབས། །མེ་ཏོག་དྲིལ་བུ་ཁ་བླང་འདྲ། །ངར་བ་རིལ་མོ་ཁྲུ་རེ་ཙམ། །འབྲས་བུ་སེར་སྐྱ་འཕྱུངས་པ་སྟེ། །རྩ་བ་རྗོག་འདྲིལ་རོ་ནི་ཚ། །ནུས་པས་འཁོལ་ཞིང་རྩུབ་པ་སྟེ། །སྲིན་ནད་འཛོམས་ཞིང་རྦུས་འཛེར་འགོག །

སྨན་མཆོག་རྒྱལ་པོ་བྲག་སྐྱེན་མཆོག །ཁ་སྨད་བྲག་སྨད་དག་ལ་སྐྱེ། །མེ་ཏོག་དམར་སྐྱ་རླ་བ་ཁ། །དགུན་དུས་ལྷག་པར་རྒྱས་པ་ཡིན། །མགོ་བོ་གྲོ་ཡི་སྦྲུ་གུ་འདྲ། སྡོང་པོ་གཡུ་ཡི་སྡོང་པོ་འདྲ། ལོ་མ་དུང་སོ་མཛོལ་བ་འདྲ། །རྩ་བ་བྱ་ཡི་སུག་པ་འདྲ། །བདུད་རྩི་སྣ་ཏིག་ཅེས་བྱ་སྟེ། །དམུ་ཆུའི་ནད་ལ་བདུད་རྩི་འདྲ། །

ཉི་ཤོ་ཨུ་པལ་[ཨུཏྤལ]ཞེས་བྱ་བ། །རྩ་བ་ལྷུམ་ལ་མངར་བ་ཡིན། །མེ་ཏོག་སྔོན་པོ་ཨུཏྤལ་འདྲ། །སྐྱི་བ་ཞེས་བྱའི་མེ་ཏོག་ཡིན། །

སྔོན་མོ་ཆབ་འདྲེན་གཡང་སྟོད་སྐྱེ། །ལྕུ་ཡི་སྨམ་ས་དག་ཏུ་སྐྱེ། །གཡང་ལ་སྐྱེས་པ་སོར་བཞི་ཙམ། །ལྕུ་ལ་སྐྱེས་པ་སོར་དོ་ཙམ། །ལོ་མ་ས་འབྱར་སྲིད་ཆུང་འདྲ། །མེ་ཏོག་སྔོ་དམར་པདྨ་འདྲ། །གང་བུ་སྦྲུར་བའི་སྨད་སྒོག་འདྲ། །དམུ་ཆུ་འཛོམས་པར་བྱེད་པའི་མཆོག །

ཡུག་དཀར་བ་ནི་ཆུ་འགྲམ་སྐྱེ། །ལོ་མ་འབོལ་ཞིང་ངར་བ་ཕྲ། །རིང་ཐུང་མཐུད་རེ་མཛུབ་རེ་ཙམ། །མེ་ཏོག་དཀར་ཞིང་འབྱར་བག་ཆེ། །འབྲས་བུ་སྒོ་རྐང་ རྣ་ཤྲུགས་འདྲ། །རོ་ནི་མངར་ལ་ནུས་པ་ཡིས། །ཀླུང་གཟེར་ཐམས་ཅད་རབ་ཏུ་འཛོམས། །

བྱ་རྐང་བ་ནི་ཤིབས་ལ་སྐྱེ། །ལོ་མ་ཕྲད་པ་ངར་བ་འཁྱོག །རིང་ཐུང་རྐང་རེ་མཛུབ་རེ་ཙམ། །མེ་ཏོག་ལོ་བཙན་ཅུང་ཟད་འདྲ། །ཚ་གྲང་གཉིས་ཀས་འཁྲུ་གཅོད་ཡིན། །

ཤ་མ་གཡུ་རིལ་ཞེས་ཀྱང་བྱ། །མོན་མོ་སྤྲོ་སྨན་ཞེས་ཀྱང་བྱ། །གཡང་རི་སྤང་རིའི་སྤོ་ལ་སྐྱེ། །ལོ་མ་ལྷ་ཆུང་འདྲ་བ་ལ། །མེ་ཏོག་སྔོན་པོ་དྲི་ངད་ཅན། །སྨྱུ་གུ་ལྔན་ཡོན་ཞེས་ཀྱང་བྱ། །མགོ་རྨ་གསོ་བའི་བདུད་རྩི་སྟེ། །འབྲས་ཀྱི་རྨ་གསོ་སྐྲངས་པ་འདུལ། །

སྤོ་སྨན་སྤྱི་བཞུར་ཞེས་ཀྱང་བྱ། །གསང་བའི་སྨན་གཅིག་ཅེས་ཀྱང་བྱ། །སྔོན་མོ་ཆུ་འདྲེན་ཞེས་ཀྱང་བྱ། །འདབ་མ་པདྨ་བརྩེགས་པ་འདྲ། །མེ་ཏོག་བྱའི་སྒྲོ་གདུང་འདྲ། །རྐས་ནས་རྐོད་སྤོས་དཀར་པོར་འགྱི། །ཁྲབ་པེ་ཧྲཱུྃ་དང་འདྲ། །དམུ་འོར་སྐྱ་རབ་ནད་ལ་ཕན། །

གསང་བའི་སྨན་གཅིག་འོད་ལྡན་ནི། །སྔོང་པོ་སོའི་བཙུག་མ་[སེ་བའི་ཞྭུག་མ]འདྲ། །ལོ་མ་གླང་མའི་ལོ་མ་འདྲ། །མེ་ཏོག་དམར་པོ་འོད་དུ་ཆེ། །ལི་ག་དུར་ཞེས་མཚན་དུ་གསོལ། །ནད་ངན་སྐྱ་རབ་འཛོམས་པའི་མཆོག །

བྱི་སྲན་ནག་ཆུང་ཞེས་ཀྱང་བྱ། །གསང་བ་སྔོན་མོ་ཆུ་འདྲེན་ནི། །ལོ་མ་སྲད་ནག་འདྲ་བ་ལ། །མེ་ཏོག་སྲན་མའི་མེ་ཏོག་འདྲ། །འབྲས་བུ་སྲན་ཆུང་ཇི་བཞིན་ནོ། །ཚ་གྲང་དམུ་ཆུ་རྒྱུན་ལ་འདྲེན། །

འདིར་མ་འདུས་པའི་སྤོ་སྨན་མེད། །དེས་ན་སྤོ་འབུམ་ཀུན་གྱི་མཆོག །སྨན་གྱི་རྒྱ་མཚོ་ཆེན་པོ་ཡིན། །འདི་ཡི་ནང་ནས་ཆ་ཙམ་གཅིག །ཤེས་ན་ཡོན་ཏན་ཆེན་པོར་འགྱུར། །ཞེས་པའི་སྤོ་འབུམ་མཐོང་འགྲོལ་ཆེན་པོ་འདི། ཡི་དམ་འཕགས་པ་འཇམ་དཔལ་དང་། །རྗེ་བཙུན་སྒྲོལ་མའི་སྤོ་འབུམ་དང་། །དྲང་སྲོང་ཆེན་པོའི་གསུང་རྒྱུན་ལ། །བསྟེན་ནས་གཡུ་ཐོག་མགོན་པོས་བརྩེབས། །དགེ་བས་འགྲོ་ཀུན་ནད་སེལ་ཞིང་། །སྨན་ཀུན་འཛོམས་དང་མན་ངག་འགྱུར། །མངྒལཾ། ཤུབྷཾ།

(སྐལ་བཟང་རྡོ་རྗེ། མཁའ་འགྲོ་སྐྱབས།)

བསམ་གཞིགས།

༡ དཔའ་བོ་དཀར་པོ་སྐྱེས་ཡུལ་གང་ཡིན། བོད་དུ་སྐྱེས་སམ།

༢ གཞུང་འདིར་རྒྱ་གར་ནག་གི་སྨན་བསྟན་ཡོད་དམ།

༣ གཞུང་འདིའི་ནང་ཤེལ་ཕྲེང་སོགས་སུ་མ་བསྟན་པའི་སྨན་ཡོད་དམ། ཅི་ཙམ་ཡོད།

༤ ཤེལ་ཕྲེང་དང་གཞུང་འདི་བསྡུར་ན་སྨན་རིགས་གཅིག་ཀྱང་མིང་སོ་སོར་བཏགས་པ་ཡོད་དམ།

༥ གཞུང་འདི་སྲུས་མཛད། འདིར་མ་འདུས་པའི་སྨན་ཡོད་དམ།

༦ གཞུང་འདིའི་ནང་བོད་ཡུལ་མ་གཏོགས་རྒྱ་གར་ནག་ཏུ་མི་སྐྱེས་པའི་སྨན་ཡོད་དམ། ཅི་ཙམ་ཡོད།

༧ སྔོ་འབུམ་གཞན་དག་དང་བསྡུར་ན་གཞུང་འདིའི་ནང་ཐ་སྙད་གསར་པ་བྱུང་ཡོད་དམ།

ལེའུ་བཞི་པ། མིང་དོན་བརྡ་སྦྱོར་རྣམ་ལྔ་བཞུགས་སོ། །[1]

བཻ་རོ་ཙ་ནས་མཛད།

སྨན་པའི་མཆོག་ལ་ཕྱག་འཚལ་ལོ། །རྒྱུད་རྒྱལ་བདུད་རྩི་སྙིང་པོ་ལས། །གབ་ཡིག་གསལ་བར་ཤེས་བྱའི་ཕྱིར། །སྨན་མིང་སྒྲོན་མེས་བརྡ་སྦྱོར་བསྟན། །དེ་ལ་བརྡ་སྦྱོར་རྣམ་པ་ལྔ། །སྡེ་ཚན་མིང་དོན་བརྡ་སྦྱོར་དང་། །རྒྱ་སྐད་མིང་དོན་བརྡ་སྦྱོར་དང་། །གབ་ཡིག་མིང་དོན་བརྡ་སྦྱོར་དང་། །ངོ་བོ་མིང་དོན་བརྡ་སྦྱོར་དང་། །བཟང་ངན་མིང་དོན་བརྡ་སྦྱོར་དོ། །

ས་བཅད་དང་པོ། སྡེ་ཚན་མིང་དོན་བརྡ་སྦྱོར།

སྡེ་ཚན་མིང་དོན་བརྡ་སྦྱོར་ལ། །ཛཱ་ཏི་ཙུ་གང་གུར་གུམ་དང་། །ལི་ཤི་སུག་སྨེལ་ག་གོ་ལ། །འདི་དྲུག་བཟང་པོ་དྲུག་ཅེས་བྱ། །ཙུ་གང་གུར་གུམ་གཉིས་པོ་ལ། །ལི་ཤི་སུག་སྨེལ་ཁ་བསྒྱུར་བ། །དེ་ལ་བསིལ་གསུམ་ཞེས་སུ་བཤད། །བཞི་ག་བསྡེབས་པས་བསིལ་བཞི་ཡིན། །ཛཱ་ཏི་ལི་ཤི་ག་གོ་ལ། །སུག་སྨེལ་བཞི་པོ་བཟང་པོ་བཞི། །ཛཱ་ཏི་སུག་སྨེལ་ག་གོ་ལ། །དྲོད་གསུམ་བཟང་པོ་གསུམ་ཞེས་བྱ། །ཕོ་བ་རིས་དང་པི་པི་ལིང་། །སྨན་སྣ་གསུམ་ནི་ཚ་བ་གསུམ། །དེ་སྟེང་དབྱི་མོང་ཙི་ཏྲ་ཀ །བསྡེབས་པས་ཚ་བ་ལྔ་ཞེས་བྱ། །ཨ་རུ་ར་དང་བ་རུ་ར། །སྐྱུ་རུ་ར་གསུམ་འབྲས་བུ་གསུམ། །ར་གསུམ་འབྲས་གསུམ་ཞེས་ཀྱང་བྱ། །ཨ་འབྲས་སུ་འབྲས་འཛམ་འབྲས་གསུམ། །འབྲས་སྣ་གསུམ་ཞེས་བཤད་པ་ཡིན། །སྙིང་མཁལ་གླ་གོར་ཞོ་ཤ་གསུམ། །ཞོ་ཤ་གསུམ་ཞེས་བཤད་པ་ཡིན། །ནཱ་ག་ཀེ་ཤར་གི་སར

---

① མིང་དོན་བརྡ་སྦྱོར་རྣམ་ལྔ་འདི་ནི་ཁ་ཅིག་གིས་མཁས་པ་གཡུ་ཐོག་ཡོན་ཏན་མགོན་པོས་མཛད་པར་བཤད་དེ་རྒྱུད་ཀྱི་འཆད་ཐབས་ཆ་ལག་བཅོ་བརྒྱད་དུ་བཅུག་འདུག་ཀྱང་། དེའུ་དམར་བསྟན་འཛིན་ཕུན་ཚོགས་སོགས་མཁས་པ་མང་པོས་ལོ་ཆེན་བཻ་རོ་ཙ་ནས་མཛད་པར་བཞེད་ལ་གཞུང་རང་གི་མཇུག་ཏུའང་སྨན་ཡིག་མིང་དོན་བརྡ་སྦྱོར་འདི། །སློབ་དཔོན་བཻ་རོ་ཙ་ན་ཡིས། །བོད་སྨན་རྨོངས་པའི་དོན་ཕྱིར་བཀོད། །ཤེས་རྒྱུང་ཐེ་ཚོམ་སེལ་བར་ཤོག །ཅེས་གསུངས་པས་བཻ་རོ་ཙ་ནའི་ཡིན་པར་ཐག་ཆོད། དེའི་ཕྱིར་གཞུང་འདི་ནི་ལོ་རྒྱུས་རིང་ལ་རྒྱ་སྐད་དང་བོད་སྐད་ཤན་སྦྱར་བའི་བརྡ་སྦྱོར་དང་། གབ་ཡིག་མིང་དོན་བརྡ་སྦྱོར་སོགས་ངེས་པར་དུ་ཤེས་དགོས་པ་དུ་མ་ཚིག་ཉུང་ལ་དོན་འདུས་པར་བསྟན་ཅིང་འདི་ཤེས་ན་གཞུང་གཞན་བདེ་བླག་ཏུ་ཀློག་ཐུབ་ཅིང་ཞིབ་འཇུག་བྱེད་པ་ལ་ཡང་དགོས་པ་ཆེ་བར་དམིགས་ཏེ་གཞུང་ཆ་ཚང་བཀོད་པའོ། །

དང་། །པད་མ་གེ་སར་རྣམ་གསུམ་ལ། །གེ་སར་རྣམ་པ་གསུམ་ཞེས་བྱ། །སྤོས་དཀར་ཐལ་ཀ་རྡོ་རྗེ་དང་། །སོ་མ་ར་ཛ་རྣམ་པ་（དེ་སྙིང་སེང་ལྡེང་ཏིལ་དཀར་ནག །ཟི་ར་དཀར་ནག་གང་འཐོབ་བསྡེབས། །ཆུ་སེར་སྨན་བརྒྱད་ཅེས་སུ་བརྗོད）གསུམ། །ཆུ་སེར་སྨན་གསུམ་ཞེས་སུ་བཤད། །རྒྱ་མཚོ་གསེར་གྱི་བྱེ་མ་དང་། །རྒྱ་ཚ་ཞིག་སྲིན་རྣམ་པ་གསུམ། །ཆུ་སྨན་རྣོན་པོ་གསུམ་ཞེས་བྱ། །སྤྲལ་རྒྱབ་དཀར་པོ་སྨུག་པོ་གཉིས། །ཚིག་ཐུབ་དཀར་པོ་སྨུག་པོ་གཉིས། །རྡོ་ཡི་རྒྱལ་པོ་བཞི་ཞེས་བྱ། །རྒྱ་ཏིག་བོད་ཏིག་བལ་ཏིག་གསུམ། །ཏིག་ཏ་རྣམ་པ་གསུམ་ཞེས་བྱ། །བལ་པོ་ཁ་ཆེ་གུར་གུམ་དང་། །ཕྲི་ཡང་ཀུ་གསུམ་གུར་གུམ་གསུམ། །བསེ་རུ་ཁ་ཤ་ཤ་རུ་གསུམ། །དེ་ལ་ག་དོར་གསུམ་ཞེས་བྱ། །ཙན་དན་དཀར་པོ་དམར་པོ་གཉིས། །དེ་ལ་ཙན་དན་གཉིས་ཞེས་བྱ། །ཟི་ར་དཀར་ནག་ཟི་ར་གཉིས། །གུ་གུལ་དཀར་ནག་གུ་གུལ་གཉིས། །ཤུ་དག་དཀར་ནག་ཤུ་དག་གཉིས། །སལ་གྱི་ན་པར་ནི་དང་། །མ་ཤ་པར་ནི་པར་ནི་གསུམ། །རེ་རལ་ཏ་པོ་བྲག་སྤོས་པ། །（རྒྱལ་པོ་རེ་རལ། བཙུན་མོ་རེ་རལ། བློན་པོ་རེ་རལ།）རེ་རལ་གསུམ་ཞེས་བཤད་པ་ཡིན། །སེ་རྒོད་སྐྱེར་པ་འོམ་བུ་གསུམ། །（གཡུ་ལྡུམ། གསེར་ལྡུམ། མཆོང་ལྡུམ）ལྡུམ་བུ་གསུམ་ཞེས་བཤད་པ་ཡིན། །（ཅིའུ）ཏིང་ལོ་ཕྱིན་དང་ཏིང་སག་ཀྲུ（ཅི་དུག） །ཏི་ལྡུ་ལ་དང་ཏི་ལྡུ་ས། །（ལོ་བཙན་བཟང་ངན་གཉིས）མེ་ཏོག་ཏིང་བཞི་བྱ་བར་བཤད། །སྟག་ཤ་མིང་ཅན་ལྕུགས་ཀྱུ་གསུམ། །གཉན་ཐུབ་རྣམ་པ་གསུམ་ཞེས་བྱ། །དེ་རྣམས་སྡེ་ཚན་ངོ་སྤྲོད་དོ། །

ས་བཅད་གཉིས་པ། རྒྱ་སྐད་མིང་དོན་བརྡ་སྤྲོད།

རྒྱ་སྐད་མིང་དོན་བརྡ་སྤྲོད་ལ། །སོན（གསེར）རུ་པྱ（དངུལ）མེ་ཏ་ར（ཟངས）། ཨ་ཡུ་རྣ་ཛ（ལྕགས）། བ་ར་ན་ག（ཟླ་རུ）། ནེའུ་ཤ་ནི（དུང）། སིས（ཞ་ནེ）། ཀན་པ（མཁར་བ）། ད་རྫུ（དངུལ་ཆུ）། ཉ་ཕྱིས（མུ་ཏིག）། ཏ་སྦྱ（གསེར་རྡོ）། ཏུབ་མར་ཙང（དངུལ་རྡོ）། ཙག་ཡུག་རྣམ（གསེར）། དྲུག་མར་ལྷང（བཙག）། ལིག་བུ་མིག（རྡོ་མདུང་རྩེ）། ལི་ཁྲི（སིནྡྷུར）། ཏེ་མ（གསུར）། སིནྡྷ་ལ（གེ་ཤང）། སྨ་ཤིང（ཙུ་གང）། གུང་གུ་མ（གུར་གུམ）། ལི་ཤི་པིར（ཇུ་ཏི）། ཏྲི་པི་ཏི（སུག་སྨེལ）། ཀུ་བུ་སུམ（ལི་ཤི）། ཨེ་ལ（ཀ་ཀོ་ལ）། ཤི་ཀྲུ（ན་ལེ་ཤམ་དཀར་པོ）། སེའུ་པན་ཛ་ན། ཤི་ལ་ཛ་དུ（བྲག་ཞུན）། ན་ལེ་ཤམ（ཕོ་བ་རིས）། དོང་གྲ（སྣ）། དོང་ག（བཤལ་སྨན）། སྣེ་ག་ཤེར། （སྣ་སྐྱ་བཙའ་སྣ）། ཛུ་ཛུག་རིས（ཅི་ཏྲ་ཀ）། ཙ་བྱ（དབྱི་མོང）ཨ་ཟ་མོ། སྟག་ཚེར（ཀཎྜ་ཀ་རི་སྨུག་པོ）། བྲི་ཏ་ཏི（ཀཎྜ་ཀ་རི）། ག་བྲ（ཀཎྜ་ཀ་རི）། སེར་ཚེར（ཀཎྜ་ཀ་རི）།

ཐལ་དྲིས(བ་སྲུ་བ)། ཕུ་ཚེ་ཤེལ(ཧོང་ལེན)། པ་ཏོ་ལ(གསེར་གྱི་མེ་ཏོག) །གླ་སྒང(མོན་ལུག) །འཕྲ་གོ(མཆེ་ཧྲ་ཀང)། ཕ་ལ་ཏ་ཀ(སེ་འབྲུ)། གོ་ཕྱི། པ་པས(ཤེལ་ཏ)། སྤབ་སེང(སྤྲི་ཞུར)། དར་ཚུར(ཚལ)། པ་ཏ་ལ་ཧྲི(མུ་ཟི་སེར་པོ)། སཽ་ཏ་རི(མུ་ཟི་ནག་པོ)། པ་ཏྲ(མནུ་པ་ཏྲ)། ཏ་རི་ཏ་ཀ(ཨ་རུ་ར)། ཟུར་པ(ཤོ་ཟུར)། ཨིན་ཏྲ(དུག་མོ་ཉུང)། ཏ་ཤིག(རྡོ་ཐོད་ལོ་ཀོར)། དཀྲུ(མཚལ)། ཧ་ཧྲི་ད་ཏ(དུར་བྱིད)། ཉེ་རོང(དུར་བྱིད)། བྱི་ཏྲ་གསང་ཕྲུམ(ཐར་ནུ)། བྲ་ཏྲ་ཕ་ཏྲ(སྤྲང་ཚེར)ཨག་ནེ། བལ(ཏ་ལོའི་རྩ་བ་ཕུན་ཏ་རི་ཀ) ཙམ་པ་ཀ(སྤྲ་ཐོག་པ)། དཀིས(བ་ལུ)། མན་འདུ་ར(ལྕགས་དྲེག) སེང་ཕྲེམ(ཞུ་མཁན་འབྲུ)། ཤ་ལང(ཀྱི་ལྡེ་བ)། ཕྲི་ཡང་ཀུ(ཙེའུ)། དོ་པ་ལ(ཚེར་སྔོན)། བྲ་ཀང(ལོ་བཙན)། ས་ཛི་ཀ(སྐྱེ་ནག་མོ)། ཀ་རླཱ(སྤྲུལ་སྣོང་འདྲ)། ཆུ་མ་རྩི(ཙི་སྟག་མོ)། རེ་སྐོན(ཕུག་རོན་ཀང)། གྲུ་དོར(ར་ཏོ་འབུ་ཏུ)། བེ་ཏོ་བ(སྤང་རྩི)། འབྲོམ་རྩི(ལང་ཙི)། སྤང་རྩི་སྤྲུས(སེར་པོ་ཁྲག་ཀང)། ཧྲི་དེ(བཙོད)། བིག་པན(སྣོག་སྐྱ)བྱེ་གྲུ། ཤིར་ཤག(ཨ་རུ་ར)། ཛ་ཏ་ཕུ་ལ(སྲིན་ཤིང་མེ་ཏོག) རསྣ་སུལ(ཙི་ཀ་ཏྲའི་རྩ་བ)། ཤ་ལུ་ཀ(སླ་གོར་ཤོ་ཤ)། ཆུ་རྩི་མོ(ཡུང་བ)། དན་དུ་མ(ལང་ཏང་རྩེ)། གྲི་ན་སུལ(པི་པི་ལིང་གི་རྩ་བ)། ཙ་པ་ལ(པི་པི་ལིང)། སུ་ཏྲ་པག་ཏི(ཉི་དགའ)། རི་ཤོ་ཥ(ཟངས་རྩི)། པད་རི(རྒྱ་ཤུག)། ཤུ་ཏི(སྤྲུ་འབྲུ)། ཏུ་རབ(རམས་པ)། རི་ཏི(སྤྲུལ་ཤ)། པད་མེ(བྱང་བ)། དཚ(ཤིང་ཚ་མཐུག་པོ)། རམ་ཉེ(ར་མོ་ཤག)། ཀ་ཤོ་ཀཀྵ(བ་སྤུ་པ)། ཧྲ་ཏུར(ཐང་ཕྲོམ་རྩ་བ)། ཁ་ཤོག་པ(ཐང་ཕྲོམ་ལོ་མ)། དད་གི(ཨབྱག)། སུར་བ(ལི་ཁམ་བུ)། ཀུ་ད་ན་ཏ(རྒྱ་སྤོས)། ཛ་ཏི་ལ(སྤང་སྤོས)། ཤུ་ཤིར(ཕུ་ཤེལ་རྩེ)། བྱི་པི་ཏི(དུར་བྱིད)། ཤ་མྦུ་ཀ(དོ་ཀ)། སྨི་ར། ཤྲཱི་ཁཎྜ། དཧ་ཏ(དན་རོག)། བི་ཤེ་ཀ(འབུ་སུ་ཏང)། པ་ལ་ཤ(གན་ཛྷ་པ་ཏྲ)། མི་ཙིར(ཕ་བ་རིས)། མ་དུར(སེ་འབྲུ)། མཛ་རི(སླ་རྩི)། ཤལ་མ་ལི(མོན་ཆར)། ཤ་ལུན(སླ་གོར་ཞོ་ཤ)། ཛཱི་བན་ཛ(རྒྱ་སྐྱེ)། ཤེ་ལ་ཕུཥྤ(རྡོ་དྲེག)། སུ་ཤ(སྨན་ཁྲ)། སྨུ་ལ(རྩ་བ)། པར་ནི(ལོ་མ)། ཕུཥྤ(མེ་ཏོག) གེ་སར(འབྲུ)། དེ་བ་ཛྙ་ཏུ(ཐང་ཤིང)། ཤེལ་ཏ(ནགས་མའི་ཐང་ཚུ)། གནྡྷ་པ་ནི(འགྲོན་བུ)། ཀུ་ལེགས་ཐ(རྒྱ་སྤན)། ནེ་ལི་ནི(གོ་སྙོད)། ཕུ་ར་པ(བྱེ་རྒྱུག)། སུ་ལ་ཀ(ལ་ཕུག) ལ་ཤུན(སྒོག་སྐྱ)། ཏ་སུ(བཙོད)། ལི་ཏི(རྒྱ་སྐྱག ཨ་ཤ(ཐ་རམས)། བ་ཏ་སོ(ལྕང་མ)། ཧྲི་བ(ཤོ་ལ་པོ)། དེ་རྣམས་རྒྱ་སྐད་བརྡ་སྦྱོད་དོ། །

ས་བཅད་གསུམ་པ། གབ་ཡིག་མིང་དོན་བརྡ་སྦྱོར།

གབ་ཡིག་མིང་དོན་བརྡ་སྦྱོར་ལ། །ཉ་སྐྱོགས(ཉའི་ཆ་བྱ)། ཁྲོ་ཆུ(དངུལ་ཆུ)། འབྲས་ཀྱི་ཁྲག

(སིན་ཧྲུ་ར)། སེ་དར་རིས(སུག་སྨེལ)། སླང་ཆེན་རྩི(གི་ཝང)། སྤྲོག་གི་མེ་ཏོག(དོམ་མཁྲིས)། ཏྲི་ཆེན་ལྕེ་བ(སླ་རྩི)། རྩི་བོ་ཆེ(ཤིང་ཀུན)། རྩལ་པོ་ཆེ(དུང)། ནག་པོ་ཚན་དེ(པི་པི་ལིང)། དྲོད་ལྡན(པི་པི་ལིང)། སྣ་བོ་ཆེ(སྨན་སྣ)། རྣམ་རྒྱལ(ཨ་རུ་གསེར་མདོག)། གཡའ་རུག་པ(ཏོང་ལེན)། གསེར་མགོ(གསེར་མེ་ཏོག)། མོན་ལུག(ག་དུར)། ཟངས་རྩི(ཚ་ལ)། ཤིང་སྔོན(སྤྱི་ཞུར)། བསེ(གོ་བྱེ)། མནུ(སེ་འབྲུ)། བརྒྱ་བྱིན(དུག་མོ་ཉུང)། མུ་ཛེ(ཆུའི་རྫེའུ)། ཟབ་ལག་ཅན(ཆུ་རྩ)། གསེར་གྱི་སྡོང་པོ(ཆུ་རྩ)། རྩམ་ཤིང(ལྕུམ་རྩ)། ཞིབ་ཤིང(ཕྲོན་བུ)། ཐར་ཆུང་པ(ཕྲོན་བུ)། དགེ་འདུན་སྐྱེས(རི་ཤོ་བ)། སླང་ཤིང(མཛོ་མོ་ཤིང)། དུར་མ་འབྲི་རྩེ(རེ་རལ)། སྤྲེ་གཞུག(རེ་རལ)། མེ་ཏོག་འཕྲེང་བ(ཏ་ལྦགས་སྨུག་པོ)། གསེར་འདབ་ལྡབ(ལྕགས་ཆ་འབྲོང་སྙིང)། སྤོ་སྤྲིན(ཁྲག་རྐང)། བོང་བུ་ཕྱི་མར(སྐྱོག་དུད་པ)། ལྕགས་ཀྱུ(སྐྱོག་དུག་པ)། བོང་བུ་ལན་ཚ(ལྕེ་ཚ་བ)། རྣ་སྨྲུས་པ(སྨུག་ག)། གཡའ་སྨུག་པ(ཐུལ་པ)། སྔོང་རི་ཟིལ་བ་ཅན(གཉན་དུག་པ)། མིང་ཅན་ནག་པོ(ལུག་མིག་ནག་པོ)། འདྲེ་འཛིག་ཐང་ཆུ(གུ་གུལ་ནག་པོ)། སྤོས་དཀར(གུ་གུལ་དཀར་པོ)། ན་གུ་ཆུང(སྤང་རྩི)། ཀུན་བྱེད་རྒྱལ་པོ(སྤང་རྩི)། ཏེའུ་རྫོག་མ(མཆིན་སྨན)། ཙེའུ་དྲི་ཅན(རྩེའུ)། རྩི་མར་ཁང་གཅིག(ཕུ་རོན་ཁང་བ)། རྩ་མཁྲིས(ཁྲུར་ཆུང)། ཨའུ་ཙི(ཨ་ཧྲི་ཤ)། ལྷ་མིན་ཁྲག(སྙིག་སྨྱ)། ཨའོ་ཐ(ཨ་བི་ཕ)། ཤོག་ཤིང(རེ་ལྕག་པ)། ནས་ཚིག་ཐལ་བ(ཡ་བཀྲ་ར)། ཤིང་རྟ་མོ(ཤིང་ལ་བཀྲ་བའི་བྱིའུ)། བྱེ་སྟག(ཟྷིག་པ)། སྟག་ཁྲ་པོ(ཕྱེ་མ་ལེབ་ཁྲ་པོ)། ས་ཐྲད་ཏ་ལ(བྱང་ནག)། པད་མེ(བྱང་ཁྲ)། ས་འབྲུ་ནག་པོ(ཀོ་ཀོ་གཡག)། སྤོན་མོ་ཆབ་འདྲེན(དར་ཡ་ཀན་སྨུག་པོ)། གབུར་ནག་པོ(ཕག་རིལ་ཐལ་བ)། ཙ་ག་ལྷད་ལྡན(འབུ་སུག་ཏང)། ཤ་ལ་གཡུ་རི(འབམ་པོ)། ལྕ་ཞོ(གངས་ཐིགས)། སྐྱེ་བ་རྒྱུན་གཅོད(ཐྲག་སྤོས)། བེ་ལྡུང(རེ་རལ)། ཕག་ལང་པ(ཡུ་གུ་ཤིང)། ཁྲི་ཧི་ཤིང(སྤང་རྩི)། སྨུག་པ་སྐྱེས(ཏོང་ལེན)། ཡོར་ཤིང(འོམ་བུ)། སྤྲ་བཟང(པར་པ་ཏ)། ཀུ་དཀར(ཀྱི་ལྕེ་དཀར་པོ)། ཐར་མས(བེ་ཀུར)། ཉེ་དགའ(ལྕམ་པ)། འབུ་ལྡོགས(ཛ་ཁུར)། བྱ་ཐལ(ཀོད་སྤུན)། ཆུ་སྦྲུར(སྦྲུར་མགྱོགས)། ཟི་ར་སེར་པོ(ཟེ་ཏི་ར)། ན་བུན་བུ་མོ(རྒྱུགས་པའི)། དུས་གཅིག་སྐྱེས་པའི་མ་བུ(འགྲོན་བུ་བུ་མ)། བུ་ལ་མ་སྐྱེས་མེ་ཏོག(འོམ་བུ་སྐྱེ་མ)། སྤྲིན་མགོ་མེ་ལོང(སོག་པའི་མེ་ལོང)། ཁྱུང་སྤྲུག་པའི་བདུད་རྩི(ཆག་པའི་ཁ་ཆུ)། ཧི་ཡང་སྨུག་འཚེར་ག་པུར་དྲི(སྤལ་རྒྱབ་བཟང་ངེས་པ)། ས་བཅུད(མུ་ཟི)། རྡོ་བཅུད(ཐྲག་ཞུན)། ཤིང་བཅུད(བུ་རམ)། རྩི་བཅུད(སྦྲང་རྩི)། ཞོ་ཁ་ཆུ(ཆུར་ཁུ)། ར་སྤྲུར(རྩབས་མོ)། དེ་རྣམས་གབ་ཡིག་བརྡ་སྤྲོད་དོ། །

ས་བཅད་བཞི་པ། ངོ་བོ་མིང་དོན་བརྗ་སྦྱོད།

ངོ་བོ་མིང་དོན་བརྗ་སྦྱོད་ལ། །འདྲ་བའི་དཔེ་ལ་སྨན་ངོས་གཟུང་། །མང་ག་བུར་ནི་འབྲི་ཚིལ་འདྲ། །སྤྱག་གཟིག་ག་བུར་ཕོ་ཙོང་འདྲ། །ཤེལ་ག་བུར་ནི་འཁྱུགས་པ་འདྲ། །ཙནྡན་དཀར་པོ་ཤུག་པ་འདྲ། །ཙནྡན་དམར་པོ་མཛོ་མོ་འདྲ། །ཨ་ག་རུ་ཆུ་ཤིང་རུལ་བ་འདྲ། །གི་ཝང་ས་སེར་བསྒོངས་པ་འདྲ། །ཅུ་གང་དཀར་རྩི་སྦྱི་མ་འདྲ། །གུར་གུམ་ལུག་རུ་སྐམ་པོ་འདྲ། །སུག་སྨེལ་བྲ་བོ་རུག་པ་འདྲ། །ཛཱ་ཏི་སྲེག་པའི་སྒོ་ང་འདྲ། །ལི་ཤི་ཟངས་མའི་གཟེར་བུ་འདྲ། །ག་ཀོ་ལ་ཅིང་ཅིང་བྲུ་ལུ་འདྲ། །སླ་རྩི་སྒྲོ་ཡི་ཚིག་མ་འདྲ། །དོམ་མཁྲིས་སྒོ་ངའི་སེར་ཐིག་འདྲ། །ཨུཏྤལ་ཏ་ལོ་བེམ་པ་འདྲ། །ནཱ་ག་ཕུཥྤ་གྲོག་སྦྱི་མ་འདྲ། །ནཱ་ག་གེ་སར་ཟངས་ཁོག་དུམ་བུ་འདྲ། །པདྨ་གེ་སར་ཧ་ཛ་གྲིས་གཏུབས་འདྲ། །ཟི་ར་དཀར་པོ་གོ་སྙོད་འདྲ། །ཟི་ར་ནག་པོ་ཨུག་ཆོས་འབྲས་བུ་འདྲ། །ལ་ལ་ཕུད་ཡོག་མོའི་འབྲུ་གུ་འདྲ། །སོ་མ་ར་ཛ་བྱི་བའི་མཁལ་མ་འདྲ། །ཐལ་ག་དོ་རྗེ་ཁྲི་ཡི་ཕོ་མཚན་འདྲ། །གསེར་གྱི་མེ་ཏོག་གསེར་གྱི་རྩེ་མོ་འདྲ། །གསེར་གྱི་ཕུད་བུ་སྦུར་ཆུང་ཞར་མ་འདྲ། །དུག་མོ་ཉུང་བྱི་ལྕེ་སྐམ་པོ་འདྲ། །རྒུན་འབྲུམ་སེ་འབྲུམ་སྙིང་བ་འདྲ། །འུ་སུག་འུ་ཁ་སྦྱོར་འདྲ། །སྟར་བུ་བུ་རམ་སྐྱུག་པོ་འདྲ། །བསེ་ཡབ་བུ་རམ་སྦྱུར་མ་འདྲ། །སེ་འབྲུ་སེ་བའི་འབྲུ་གུ་འདྲ། །ཕོ་བ་རིས་སྲན་མ་བཙོས་སྐམ་འདྲ། །པི་པི་ལིང་བྱི་བའི་རིལ་མ་འདྲ། །སྣན་སྣ་ར་མཉེ་སྐམ་པོ་འདྲ། །ཙི་ཏྲ་ཀ་ཨ་མང་ངར་བ་འདྲ། །ཤིང་ཚ་ཟངས་ཀྱི་ཕ་ཞུ་འདྲ། །ག་རན་ཛ་སྦྲུལ་གྱི་སྒོ་ང་འདྲ། །ཤིང་ཀུན་རྒྱུས་པ་སྐམ་པོ་འདྲ། །བྱི་ཏང་ག་སྲན་མ་སད་ཕྲེར་འདྲ། །མ་རུ་ཙེ་བྱི་འུའི་མཆིན་པ་འདྲ། །གོ་བྱེ་ཁྲག་གི་རྒྱལ་ཆུང་འདྲ། །སྤོས་དཀར་ཐང་ཆུ་སྐམ་པོ་འདྲ། །གུ་གུལ་ནག་པོ་ནལ་མོ་འདྲ། །ཤེལ་ཏ་ཤུག་པའི་ཐང་ཆུ་འདྲ། །རྒྱ་ཚ་ཅོང་ཞི་བཅག་པ་འདྲ། །རྒྱམ་ཚ་འཁྱུགས་པ་བཅག་པ་འདྲ། །ཁ་རུ་ཚ་རྡོ་སྒོན་བཅག་པ་འདྲ། །ཙབས་རུ་ཚ་བུ་རམ་བསྲེག་པ་འདྲ། །རྭ་ཚ་ར་རུ་སྦྱི་མ་འདྲ། །ཐལ་ཚ་ཐལ་བའི་རིལ་བུ་འདྲ། །མཛོ་ཚྭ་ཚྭ་ལ་སྦྱི་མ་འདྲ། །ཕ་ཚ་ཚ་རྡོག་བཅག་པ་འདྲ། །ཨ་རུ་ར་གསེར་གྱི་སྒོང་འདྲ། །བ་རུ་ར་ཉུང་ཆུང་བེམ་པ་འདྲ། །སྐྱུ་རུ་ཨོལ་པོའི་ཟ་ཆ་འདྲ། །སྙིང་ཞོ་ཤ་ནི་སྙིང་དང་འདྲ། །མཁལ་མ་ཞོ་ཤ་མཁལ་མ་འདྲ། །སླ་གོར་ཞོ་ཤ་སླང་མིག་འདྲ། །ཨ་འབྲས་ཤིང་གི་ལྦ་བ་འདྲ། །སྲ་འབྲས་ལྕགས་ཀྱི་བུམ་ཆུང་འདྲ། །འཇམ་འབྲས་འབུ་ཡི་རྫེ་མ་འདྲ། །འབྲ་གོ་རྟ་ཡི་རྣ་མ་འདྲ། །པ་ཏྲ་ཉུང་མ་ག་ཤགས་པ་འདྲ། །པུཥྐར་སྦུ་ལ་ལུག་སུག་འདྲ། །རུ་ཏ་ཤ་རུ་གོག་པོ་འདྲ། །ཤུ་དག་སེར་མོ་སྐམ་པོ་འདྲ། །པུ་ཤེལ་རྩེ་འཇག་མའི་རྩ་བ་འདྲ། །ཁྱུང་སྡེར་དཀར་པོ་བྱ་ཕོའི་སྤྱི་སྡེར་འདྲ། །ཁྱུང་སྡེར

སྨུག་པོ་བྱ་རོག་སྔེར་མོ་འདྲ། །དཔའ་བོ་དཀར་པོ་ཉུང་ཤུན་འདྲ། །དཔའ་བོ་སེར་པོ་སྐྱེར་ཤུན་འདྲ། །ཤིང་མངར་གསེར་གྱི་ལྷུག་མ་འདྲ། །སླེ་ཏྲེས་བྲ་མའི་རྩ་བ་འདྲ། །གནྡྷ་ཀ་རི་སེ་བ་གཞོན་ནུ་འདྲ། །རྟང་ལེན་གོང་མོའི་རིལ་མ་འདྲ། །ཏིག་ཏ་ཡུངས་ཀར་ངར་བ་འདྲ། །བ་ཤ་ཀ་ཆབ་རྩེའི་ལོ་མ་འདྲ། །བ་ལེ་ཀ་དབྱི་མོང་རྩ་བ་འདྲ། །ལི་ག་དུར་སྨིན་བུ་སྐམ་པོ་འདྲ། །སྣ་སྣང་གྲོ་མ་སྐམ་པོ་འདྲ། །སྤང་སེང་ཞོལ་པོའི་སྐོགས་པ་འདྲ། །རྩད་ནི་ཨུ་རྐོད་རྩ་བ་འདྲ། ལྷུམ་སྟག་ལུག་མུར་ལྦ་བ་འདྲ། །ཤྲི་ཁཎྜ་ཐབས་རྫོག་འདྲ། །དོང་ག་ཚིལ་ནག་བཙད་པ་འདྲ། །དན་རོག་སྦྲུ་ཏུ་སྐེ་བཙད་འདྲ། །ཀ་པེད་བྱིས་པའི་ཀླད་ཕོར་འདྲ། །ད་ཏྲིག་ལུག་ཤིག་སྒོ་ང་འདྲ། །མོན་ཆ་ར་ནི་ཁྲག་སྐམ་འདྲ། །སྨག་ནི་གྲོ་མའི་ཕྱེ་མ་འདྲ། །ཡབ་ཀླུ་ར་བག་ཕྱེ་འདྲ། །བསེ་ཏུ་རྒྱ་ཁབ་གཤིབས་པ་འདྲ། །གདོར་ཤི་ཤ་སྐམ་པོ་འདྲ། །རྒྱ་ཏུ་འབིགས་པའི་སྦུང་བུ་འདྲ། །སྐྱི་སའི་དབྱིབས་ལ་ངོས་བཟུང་བ། །རྟང་ལེན་གཡའ་གངས་མཚམས་སུ་སྐྱེ། །ལོ་མ་ཁྲིག་པོ་རལ་གྲི་འདྲ། །མེ་ཏོག་སྨུག་པོ་འབྲོང་ལོ་འདྲ། །རྒྱ་བ་སྤུ་ཅན་གོང་བུན་འདྲ། །རེ་སྐོན་གཡའ་ཡི་ཆུ་རོང་སྐྱེ། །ལོ་མ་པར་པ་ཏ་དང་འདྲ། །མེ་ཏོག་སེར་པོ་ཕུང་པོ་ཡོང་། །རྩ་བ་རྐང་གཅིག་རྩེ་དམར་ཡོད། །གཡའ་ཡི་གངས་མཚམས་བྲག་སྐྱུབས་སྐྱེ། །ལོ་མ་སྔོར་ཆུང་འཕྲུག་མཐུག་པོ། །མེ་ཏོག་ཟངས་ཀྱི་གཟེ་ཏུ་འདྲ། །རྩ་བ་སེར་པོ་ཁ་དཔུན་(སྤུན)པོ། །དྲི་མེད་རོ་ནི་ཁ་ལ་འདང་། །གང་གཱ་ཆུང་གཡའ་གསེབ་བྱེ་ལོགས་སྐྱེ། །ཟུར་བཞི་ལོགས་བརྒྱད་མཆོད་རྟེན་བརྩིགས། །མེ་ཏོག་དྲིལ་བུ་ཁ་བསླངས་འདྲ། །རྩ་བ་རྒྱུས་པ་འཛིངས་པ་འདྲ། །བྱ་རྐོད་སྤྲོས་ཀྱང་གཡའ་གསེབ་སྐྱེ། །ལོ་མ་མཐུག་པོ་སྤུབ་ཀའི་དབྱིབས། །མེ་ཏོག་སྔོ་སྐྱ་བ་སྤུ་ཅན། །དྲི་མ་སླ་བའི་རིལ་མ་མནམ། །སྤྲོ་ལོ་སྐྱེ་ས་དེ་དང་འདྲ། །ལོ་མ་སྔོང་ཐོག་པ་དང་འདྲ། །མེ་ཏོག་བལུ་དཀར་པོ་འདྲ། །གང་བུ་ལེབ་མོ་བྱི་སྲན་འདྲ། །རྩ་བ་དཀར་ལ་སོབ་པ་ཡིན། །སུམ་ཏུ་ཏིག་གཡའ་གསེབ་སྤང་ལ་སྐྱེ། །ལོ་མ་ལེབ་ཆུང་ཀོ་མ་མཆུ། །ངར་པ་དམར་སེར་བ་སྤུ་ཅན། །མེ་ཏོག་དམར་སེར་སྤྲ་མ་མགོ །ཡུ་མོ་སྤྲོལ་གོང་གཡའ་གསེབ་སྐྱེ། །ལོ་མ་དམར་སྨུག་སོག་ལེ་ཁ། །མེ་ཏོག་སྤྲོམ་པོ་ཁོག་སྟོང་ཅན། །རྩ་བ་དཀར་པོ་འོ་མ་ཡོད། །ཡུ་མོ་མདེའུ་འབྱིན་མཐའ་གསེབ་སྐྱེས། །ལོ་མ་སྔོར་མོ་སྲན་ཆུང་འདྲ། །མེ་ཏོག་དམར་སྨུག་ར་གཟར་འདྲ། །གང་བུ་སྔོན་པོ་གཞུ་ཤུབས་འདྲ། །རྩ་བ་སྤང་སྤྲོས་སྡོང་བོ་འདྲ། །དར་ཡ་ཀན་ནི་བྲག་གསེབ་སྐྱེས། །ལོ་མ་ཕྲ་མོ་ཁ་གསུམ་ལ། །མེ་ཏོག་བ་དན་ཕུར་བ་འདྲ། །རྩ་བ་སེར་ལ་ཁ་བ་ཡོད། །དར་ཡ་ཀན་སྨུག་པོ་ཞེས་བྱ་བ། །སྐྱེ་གནས་ཐང་དང་རྡོ་གསེབ་སྐྱེས། །ལོ་མ་ལེབ་ཆུང་སྲད་ཆུང་འདྲ། །མེ་ཏོག་སྔོན་པོ་ར་གཟར་འདྲ། །གང་བུ་གྲོག་མའི་གཟུགས་པོ་འདྲ། །རྩ་བ་རྒྱུས་ཕྲན་བཤད་པ་འདྲ། །ཐོ་དཀར་སྨུག་པོ་ཞེས་ཀྱང་བྱ། །སྔོན་མོ་ཆབ་འདྲེན་ཞེས་སུ་བཤད། །ཨ་བི་ཥ་ཞེས་བྱ་བ་ནི། །སྤྲིན་མ་སེ་བ་སྨུག་ཤད་

དང་། །རྨ་མཉེའི་གསེབ་ཏུ་སྐྱེས་པ་ཡིན། །ལོ་མ་ངར་བ་ར་མཉེ་འདྲ། །མེ་ཏོག་འོད་གསལ་མདངས
དང་ལྡན། །འབྲས་བུ་ཨ་རུ་ར་དང་འདྲ། །རྩ་བ་དཀར་པོ་སྙིག་རུམ་འདྲ། །བདུད་རྩི་འོ་མ་འཛིན
ཏུ་གྲགས། །སྟག་ཤ་བ་ནི་སྤང་ལ་སྐྱེས། །ལོ་མ་སྲད་མ་འབྲས་ངན་འདྲ། །ས་རྒྱུ་ཀོ་མཐིལ་རེ་ཙམ
ཁེབས། །གང་བུ་ལེབ་མོ་ཁྱི་སྲད་འདྲ། །ལོ་མ་ཆག་པར་བཅིང་ནས་སྒྲིན། །རྩ་བ་སྦྲ་ཐོག་འདྲ་ལ
མཉེན། །ཡུ་གུ་ཤིང་ནི་ཞོངས་ལ་སྐྱེས། །ལོ་མ་སེར་པོ་བ་སྤུ་ཅན། །སྡོང་པོ་སྦྲ་བས་དྲིལ་ནས
ཡོད། །ཁྱི་བཟུང་མུ་དང་ཞོངས་ལ་སྐྱེས། །གང་བུ་སྤྲེའུའི་མཇུག་མ་འདྲ། །གསེབ་ན་ཚེར་མའི་
ཟུགས་ཀྱུ་ཡོད། །འབྲས་བུ་སྨུག་པོ་འབྲས་དང་ལྡན། །ལང་ཐང་རྩེ་ནི་ལྷུམ་རར་སྐྱེས། །སྡོང་པོ་ཕྲལ
རིང་བ་ལ། །གང་བུ་རིལ་བ་སྒྱི་ནྡུགས་འདྲ། །རྩ་བརྒྱུད་མགོ་ལྕར་བསྒྲིངས་ནས་འོང་། །འབྲུ་གུ་ཏིལ
ཙམ་སེག་བདར་རིས། །དཀར་པོ་ཆིག་ཐུབ་གཡའ་ལ་སྐྱེས། །ལོ་མ་ཁྲི་ག་བ་དང་འདྲ། །མེ་ཏོག་གང
བུ་ཐང་ཕྲེམ་འདྲ། །སལ་ལས་མ་འཕགས་སྟོག་པོར་སྐྱེས། །རྩ་བ་དཀར་པོ་སྤུག་པ་འདྲ། །ཤོ་(ཤུ)མོ
ཟ་ནི་ཞིང་ལ་སྐྱེས། །ལོ་འདབ་བསྲད་ཆུང་འདྲ་བ་ལ། །གང་བུ་བྱ་པོའི་ཕྱི་སྙེར་འདྲ། །འབྲུ་གུ་གྲུ་ཡོན
སེདར་(སེག་བདར)རིས། །ཁྲིག་མུ་དང་ཞིང་ལ་སྐྱེས། །ལོ་འདབ་སྲན་ཆུང་ཊི་བཞིན་ལ། །འབྲ
བུ་སྨྱུ་མའི་གང་བུ་འདྲ། །འབྲི་ཏ་ས་འཛིན་ཞོངས་སུ་སྐྱེས། །ལོ་མ་ཐ་རམས་ལྟ་བུ་ལ། །མེ་ཏོག་སྔོན
པོ་སྤྱངས་པ་འདྲ། །བ་ཐག་གྲོ་མའི་གྲོ་རྒྱུངས་འདྲ། །དབང་པོ་ལག་པ་ན་ལ་སྐྱེས། །ལོ་འདབ་ཀྱི
སྙིག་འདྲ་བ་ལ། །མེ་ཏོག་དམར་པོ་མདངས་དང་ལྡན། །ཟེར་སྒྲོ་ལྟ་བུར་ཀུན་ཏུ་སྐྱེས། །རྩ་བ་བུ
ཆུང་ལག་པ་ལ། །འོད་ལྡན་མཁའ་འགྲོ་འདུ་སར་སྐྱེས། །སྡོང་པོ་གཅིག་རེངས་མཐོ་རེ་ཙམ། །ལོ
འདབ་པ་ཏྲའི་མཚོད་སྡོང་འདྲ། །ཚི་ཅན་རོ་ནི་ཁ་མངར་བྱེད། །འབྲུངས་དཔེ་ཞེས་པ་འགའ་ཙམ
བཀོད། །གཞན་དག་ལག་ལེན་ངོ་སྤྲོད་བགྱིས། །དེ་རྣམས་ངོ་བོ་བརྡ་སྤྲོད་དོ། །

ས་བཅད་ལྔ་པ། བཟང་ངན་མིང་དོན་བརྡ་སྤྲོད།

བཟང་ངན་མིང་དོན་བརྡ་སྤྲོད་ལ། །ག་བུར་མཉེན་འཇམ་སྔོན་ན་རྩུབ། །ཙནྡན་བཟང་ངན
ཆུ་ལ་དྲིས། །ཆུར་བྱིང་དྲི་མེད་སྔོན་ན་བཟང་། །ཨ་ག་རུ་ནི་མེ་ལ་དྲིས། །དྲི་ཆེ་ཆེར་ཆེར་བྱུང་ན
བཟང་། །ཛཱ་ཏི་སྙི་ལ་ལྟི་ན་བཟང་། །གུར་གུམ་དམར་སྨུག་མཁྲེགས་ན་བཟང་། །ཅུ་གང་དཀར
ཡང་རྡོད་མེད་བཟང་། །ཀ་ཀོ་ལ་ནི་སོབ་ན་བཟང་། །སུག་སྨེལ་སྤུ་མེད་རུག་ན་བཟང་། །ལ་ཤི་ལ་ཤི
མེད་ན་བཟང་། །གི་ཝང་ཡང་མཁྲེགས་སོ་མི་སག །དམར་སེར་རིལ་བུར་ཆགས་ན་བཟང་། །དོམ
མཁྲིས་སེར་འོད་གཙང་ལ་དྭངས། །ཆུ་ལ་ཀ་བ་ཚུགས་ན་བཟང་། །གླ་རྩི་འཇམ་མཁྲེགས་དྲི་ཆེ

བཟང་། །ཨ་རུ་ར་ནི་གསེར་མདོག་ཐོན། །ཤ་རྒྱས་ཁེངས་པ་བཟང་བ་ཡིན། །བ་རུ་ཚུང་འཇམ་སྐྱ་ན་བཟང་། །སྐྱུ་རུ་དཀར་ཤས་ཆེ་བ་བཟང་། །མཁལ་མ་ཞོ་ཤ་དཀར་ཐུམ་བཟང་། །སེ་འབྲུ་སྦུམ་ལ་རོ་སྐྱུར་བཟང་། །ཏྲིད་སྨན་བྱ་ཕྲ་ཚགས་ན་བཟང་། །སྨན་སྣ་ཁོང་སྦུ་མེད་ན་བཟང་། །སྨུག་པོ་སྙི་ལ་ཁྲ་བ་དམར། །རོ་མངར་དྲི་མ་ཆེ་ན་བཟང་། །དཀར་པོ་སྙི་ལ་མངར་ན་བཟང་། །ཀུན་ལ་བཤད་པར་མི་ལང་བས། །ལག་ལེན་ངོ་སྤྲོད་ཐོབ་པར་གྱིས། །སྨན་ཡིག་མིང་དོན་བརྡ་སྤྲོད་འདི། །སློབ་དཔོན་པེ་རོ་ཙ་ན་ཡིས། །བོད་སྨན་རྨོངས་པའི་དོན་ཕྱིར་བཀོད། །ཤེས་ཚུང་ཐེ་ཚོམ་སེལ་བར་ཤོག །མིང་དོན་བརྡ་སྤྲོད་ཅེས་བྱ་བ་རྫོགས་སོ། །མངྒ་ལཾ། །

(ཤ་པོ་འབྲུག་མོ། གཡང་འབུམ་བཀྲ་ཤིས།)

བསམ་གཞིགས།

༡ གབ་ཡིག་མིང་དོན་བརྡ་སྤྲོད་བསྟན་པའི་དགོས་པ་ཅི་ཡིན།

༢ བཟང་ངན་མིང་དོན་བརྡ་སྤྲོད་བསྟན་པའི་དགོས་པ་ཅི།

༣ རྒྱུ་མཚན་གང་ལ་བརྟེན་ནས་སྨན་ལ་བཟང་ངན་ཕྱེས།

༤ སྡེ་ཚན་མིང་དོན་བརྡ་སྤྲོད་ལ་སྡེ་ཚན་དུ་ཡོད།

ལེའུ་ལྔ་པ། སོ་མ་རཱ་ཛ་ལས་བདུད་རྩི་སྨན་གྱི་སྦྱོར་ཚན་བཏུས།

ཏཱ་ཤང་མ་ཏཱ་ཡན་དང་པེ་རོ་ཙ་ནས་བསྒྱུར།

ས་བཅད་དང་པོ། བདུད་རྩི་སྨན་གྱི་ནུས་པ་བསྟན་པ། །

དེ་ནས་སྨན་གྱི་ནུས་པ་ནི། །ཁ་ཅིག་བུ་ག་དག་ནས་ནད། །ཁ་ཅིག་ཁོང་དུ་སྐེམ་པར་བྱེད། །ཁ་ཅིག་ལུས་ཀྱི་སྟོབས་དག་བསྐྱེད། །དེ་ཡི་ཕན་ཡོན་བསམ་མི་ཁྱབ། །མཁའ་དང་ས་དང་ཆུ་དང་ནི། །མེ་དང་རླུང་དང་རབ་ཏུ་གྲགས། །སྲ་དང་ལྕི་དང་དྲི་བསུང་ཆེ། །མང་དང་མོད་ལ་རྩ་བ་ས། །ལས་ནི་ལྕི་དང་མང་པོར་སྤེལ། །ལུས་བསྐྱེད་སྟོད་དང་སྨད་དུ་འགྲོ །ཆུ་ནི་གཤེར་དང་བསིལ་དུ་འགྲོ །རྩོ་དང་སྐམ་དང་ཤུན་ལྷགས་དང་། །ལས་ནི་སྐྱུད་དང་བསིལ་བ་དང་། །རླན་དང་འཇིག་དང་སྐྱུད་པའོ། །ནུས་པ་དག་ནི་ཤ་མཐངས་བར། །མེ་ནི་ཚ་དང་རྩུབ་པ་དང་། །སྐམ་དང་རྩོ་བ་དུལ་དུལ་དང་། །སྲ་བའི་མི་རྟོག་དག་གི་མེ། །ལས་ནི་ཚ་དང་འཇུ་བ་དང་། །གསལ་དང་སྨིན་པར་བྱེད་པའོ། །ནུས་པ་བར་དུ་འགྲོ་བའོ། །རླུང་ནི་ཡང་དང་འཇམ་པ་དང་། །གཡོ་དང་སྒྲ་དང་སྟོང་པའོ། །ལས་ནི་མེ་དང་སྐྱུད་པའོ། །ནུས་པ་སྟོད་དུ་འགྲོ་བའོ། །ནམ་མཁའ་ཐྲག་དང་སྟོང་བ

① སོ་མ་རཱ་ཛ་འམ་སྨན་དཔྱད་ཟླ་བའི་རྒྱལ་པོ་ནི་བོད་ཀྱི་རྒྱལ་པོ་ཁྲི་སྲོང་ལྡེ་བཙན་གྱི་སྐུ་རིང་ལ་བྱུང་བའི་སྨན་གཞུང་རྙིང་མ་ཞིག་ཡིན་ལ། གཞུང་འདིའི་མཛད་པ་པོ་ནི། སྡེ་དགེའི་པར་མའི་མཇུག་བྱང་དུ། རྒྱ་ནག་གི་པེ་ཅི་ཧ་རྐྱ་མ་ཧཱ་ལ་དཔེ་ཞུས་ཏེ་ཏཱ་ཤང་མ་ཧཱ་ཡ་ན་དང་། པེ་རོ་ཙ་ནས་བསྒྱུར་བའོ་ཞེས་བཀོད་ཡོད་ཀྱང་། དེང་དུས་གསོ་རིག་ལོ་རྒྱུས་སྨྲ་བ་མང་ཤོས་ཀྱིས་གོང་སྨྲོས་ཡོན་ཏན་རྒྱ་མཚོས་མཁས་མང་བགྲོས་པའི་སོ་མ་རཱ་ཛ་བྱུང་ཞེས་གསུངས་པར་གཞི་བཅོལ་ཞིང་གཞུང་རང་གི་རྩོམ་གཤིས་དང་ནང་དོན། རྒྱ་ནག་གི་ལོ་རྒྱུས་སོགས་ལའང་གཞིགས་ཏེ་རྒྱ་ནག་ནས་བྱུང་བ་མིན་པར་བོད་ཀྱི་མཁས་པ་པཻ་རོ་ཙ་ན་སོགས་ཀྱིས་མཛད་པའི་བོད་ཀྱི་བསྟན་བཅོས་ཡིན་པར་འདོད། བཤད་ཚུལ་གཞན་ཞིག་ལ་རྒྱ་གར་གྱི་པཎྜི་ཏ་ཀྲི་ཥ་ཞེས་པ་དང་ལོ་ཙྪ་བ་བཻ་ཛ་ཆོས་རབ་ཀྱིས་ལེགས་སྦྱར་ལས་བསྒྱུར་བར་འདོད་པའང་ཡོད། སོ་མ་རཱ་ཛའི་གཞུང་རྩིས་པོར་ལེའུ་བརྒྱ་དང་བཅུ་གསུམ་ཡོད་པའི་ལེགས་ཆ་རྣམས་རྒྱུད་བཞི་རུ་དྲངས་ཟིན་ཀྱང་དེ་དུང་ལུས་ཆགས་ཚུལ་དང་། ལུས་ཀྱི་གནས་ལུགས། དབྱིབས་དང་ལྕེ་དང་སེན་མོ་ལ་བརྟག་ཚུལ། ཆུ་ལ་བརྟག་ཚུལ། སྙིང་རྩ་གློ་རྩ་སོགས་ཀྱི་མཚན་ཉིད། བདུད་རྩི་སྨན་གྱི་ནུས་པ་བསྟན་པ་སོགས་ལ་དམིགས་བསལ་གྱི་ཁྱད་ཆོས་ལྡན་ལ། ལྷག་པར་དུ་གཞུང་འདི་ནི་རྒྱུད་བཞི་མ་བྱུང་གོང་གི་བོད་ཀྱི་གསོ་རིག་གི་གཞུང་ཐོ་ཉོས་ཀྱི་གྲས་ཡིན་ཕྱིན་སྨན་གྱི་ནུས་པའི་རྣམ་གཞག་ལ་ཁྱད་ཆོས་ཡོད་པ་མ་ཟད། ཐང་ཕྱེ་སོགས་ཀྱི་སྦྱོར་ཚུལ་ལ་ཡང་སོ་མ་རཱ་ཛ་རང་གི་ཐུན་མོང་མ་ཡིན་པའི་ཁྱད་ཆོས་ཡོད་པས་འདིར་བོད་ཀྱི་གསོ་རིག་གི་གནའ་རྩོམ་གྱི་རིགས་ལམ་དང་། ལོ་རྒྱུས་ཀྱི་འཕེལ་ཚུལ་སོགས་ལ་རྒྱུས་མངའ་ཡོང་ཕྱིར་དང་རོ་ནུས་ཞུ་རྗེས་ཀྱི་རྣམ་གཞག་འཛིན་ཚུལ་ལ་ཞིབ་འཇུག་བྱེད་ཕྱིར་བདུད་རྩི་སྨན་གྱི་ནུས་པ་བསྟན་པ་ཞེས་པ་དང་། དཀྲ་ཀན་གྱི་སྦྱོར་བསྟན་པ། ཕྱི་མའི་སྦྱོར་བསྟན་པ་བཅས་ལེའུ་གསུམ་བཀོད་ཡོད།

ཁོང་། །གོ་མི་ཁེབས་དང་ཐམས་ཅད་འཁྲོད། །ལས་ནི་འཇུ་དང་ཁོང་ཡངས་དང་། །ནུས་པ་ཁོང་ནི་ཁྱབ་པར་འགྲོ །དྲོ་བ་ས་སྐྱེ་དཀར་བ་དང་། །དམར་བ་མེ་སྐྱེ་ལྗང་ཀུ་རླུང་། །སྔོན་པོ་ནམ་མཁའ་དག་ཏུ་འདོད། །རོ་དྲུག་ཁ་བ་མངར་བ་དང་། །ཚ་དང་སྐྱུར་བ་ལན་ཚྭ་དང་། །བསྐ་བ་དང་ནི་དྲུག་ཏུའོ། །མངར་བས་སྟོབས་བསྐྱེད་ཡི་ག་འབྱེད། །རྒས་དང་བྱིས་པ་དག་ལ་ཕན། །མཁྲིས་ནད་སེལ་ཏེ་བུ་རམ་གནོད། །རྩ་འཇོར་ཤའུ་བསྐྱེད་པ་དང་། །ཁམས་དང་དབང་པོ་གསལ་བ་དང་། །མདངས་སྨུག་ཚུ་སེར་ཞི་བ་དང་། །ས་སྐྲ་ལུས་པ་འཇམ་པ་དང་། །བད་ཀན་སྐྱེ་ཞིང་མེ་སྟོབས་དབྲི། །ཁ་བས་ཁྲག་མཁྲིས་ཚད་པ་སེལ། །དང་ག་འབྱེད་ཅིང་མཛེ་དང་བད་ཀན་ལྷེན། །ཤ་སྐྱེ་རྩ་རྩེར་བཟང་བའོ། །སྐྱུར་བས་བད་ཀན་སེལ་བ་སྟེ། །ཆང་སྐྱུར་བད་ཀན་བསྐྱེད་པར་བྱེད། །དྲོད་བསྐྱེད་ཡི་ག་འབྱེད་པ་དང་། །འཕྲུངས་ན་ཆོམ་དང་འཇུ་སླ་སྟེ། །མཁྲིས་པ་དག་ལས་གནོད་མི་བྱེད། །སྐྱུར་བ་དྲགས་ན་ཤ་སླ་མིག་ལ་གནོད། །སོ་ལ་གནོད་ཅིང་གདོང་བ་སྐྲངས། །ཚ་བ་དྲོད་བསྐྱེད་ཡི་ག་འབྱེད། །མ་ཞུ་བ་དང་ཁོང་སྐྱིན་དང་། །རླུང་གིས་ལུས་འདར་མདངས་མདོག་ལེན། །དྲགས་ན་སྟོབས་དབྲི་མཁྲིས་པ་སྐྱེ། །ལན་ཚྭས་རླུང་འཛིལ་སྦྱོས་པ་འཛིལ། །ཟས་དག་འཇུ་ཞིང་གྲིམས་པར་བྱེད། །ཚྭ་རྣམས་ཁྲག་དང་མཁྲིས་པ་སྐྱེ། །རྒྱམ་ཚྭ་ཁ་རུ་ཚྭ་ནི་ཕན། །བད་ཀན་སྐྱེ་སྐེ་ཚུ་སེར་སྐེམ། །མཛེ་ནད་འབྲུམ་བུ་འབྲས་ལ་གནོད། །སྐམ་འདོད་གཉེར་མང་རྐས་དག་སྐྱེ། །སྟོབས་ཆུང་ཤ་ནི་སླ་བའོ། །བསྐ་བས་རླུང་དང་མཁྲིས་པ་སེལ། །བསིལ་ཞིང་ཁྲག་དང་མཁྲིས་པ་སེལ། །རྩ་སྐམ་འབྲུ་བ་ཞི་བར་བྱེད། །ལྤགས་མདོག་བཟང་སྟེ་རུས་ནད་སེལ། །དྲགས་ན་གཅིན་སྲི་བུ་ག་འགགས། །སྙོ་རྒྱུན་སྙོ་སྲིན་རླུང་ནད་སེལ། །མངར་དང་སྐྱུར་བ་ཞུ་རྗེས་ཚུབ། །བསྐ་དང་ཁ་བ་ཞུ་རྗེས་མངར། །ལན་ཚྭ་ཚ་བའི་ཞུ་རྗེས་མངར། །ཚ་དང་སྐྱུར་བས་བད་ཀན་ཞི། །ཁ་དང་མངར་བས་མཁྲིས་པའོ། །བསྐ་དང་ལན་ཚྭས་རླུང་ཞི་བྱེད། །སོ་མ་ནཱ་རཛ་ལས་བདུད་རྩི་སྨན་གྱི་ནུས་པ་བསྟན་པའི་ལེའུ་སྟེ་བརྒྱ་དང་བཅུ་གཉིས་པའོ། །

ས་བཅད་གཉིས་པ། དཀྱཱ་ཀན་གྱི་སྐོར་བསྟན་པ།

དེ་ནས་བདུད་རྩི་དར་ཡ་ཀན། །ག་ཡུར་ནུས་པ་མཆོག་ཡིན་ཏེ། །གློ་སྙིང་དོན་གྱི་ཚད་པ་དང་། །ཁྲག་མཁྲིས་དག་ལ་མཆོག་ཏུ་སྟེ། །རླུང་ལ་ཤིན་ཏུ་གནོད་པའོ། །གུར་གུམ་བསིལ་ཞིང་ཚད་པ་སེལ། །ཁྲག་མཁྲིས་ནད་དང་ཚད་པ་འཛོམས། །ཅུ་གང་གློ་ཡི་ནད་སེལ་ཅིང་། །ཙ་ལྷངས་བ་སྦུར་འདྲེན་པར་བྱེད། །ཛཱ་ཏིས་སྙིང་གི་དབུགས་སེལ་ཅིང་། །ཀ་ཀོ་ལ་ཡང་དེ་བཞིན་ནོ། །ཨུཏྤལ་སྔོན་

པོས་སྨན་སྣ་འདྲེན། །ཏུ་རུས་ནུས་པ་བརྟས་པར་བྱེད། །ལི་ཤིས་སྨན་གྱི་སྲུང་བ་སྟེ། །གེགས་སེལ
དོན་རྣམས་ཚ་བ་སྐྱོང་། །མཁལ་མ་དག་ལ་སྲུག་སྨེལ་གྱིས། །ཆུ་ཡི་ལམ་དག་སྦྱོང་བའོ། །ཏིག་ཏས
མཁྲིས་པ་རོལ་དུ་བསད། །བ་ལེ་ཀ་ཡིས་དྭངས་སྙིགས་འབྱེད། །བ་ཤ་ཀ་ཡིས་ཁྲག་ནད་འབྱེད། །
ཙནྡན་ཁྲག་མཁྲིས་ཚད་པ་སེལ། །དོན་སྙོད་ཚད་པ་འཇོམས་པར་བྱེད། །རྩབས་ཤིང་རྩ་དང་རུས་པ
ཡི། །ཚད་པ་དག་ནི་སེལ་བར་བྱེད། །མོན་ཆ་རས་ནི་ཡོང་ནད་ཀྱི། །འབྲུ་བ་དག་ཀྱང་སེལ་བར
བྱེད། །འཇམ་འབྲས་རྒྱུ་མའི་འབྲུ་བ་དང་། །སྲ་འབྲས་ཟུག་གཟེར་འབྲུ་བ་གཅོད། །ད་ཏྲིག་རྩམ་པ
འཇོན་པར་བྱེད། །བིལ་བས་བཙུད་འཇོན་འབྲུ་བ་གཅོད། །ཨ་རུས་སློམས་ཏེ་ནད་རྣམས་སེལ། །
ཕྱི་ཤུན་རླུང་སེལ་རུས་བད་ཀན། །ཚེ་གུས་མཁྲིས་སེལ་ནད་ཀུན་ལ། །བ་རུ་རས་ནི་བད་ཀན་རླུང་ནད
སེལ། །སྐྱུ་རུ་རས་ནི་ཁྲག་མཁྲིས་སེལ། །པི་པི་ལིང་གིས་རླུང་དང་མཁྲིས་པ་འཛིལ། །ཚ་བ་ཤིན་ཏུ
ཆེན་གནོད་པར་གྱུར། །སྣ་ནི་རྩུབ་པས་རླུང་མཁྲིས་སེལ། །བད་ཀན་གྲང་བ་དག་ལ་བཟློགས། །ཕོ
བ་རིམས་ཀྱིས་བད་ཀན་སེལ། །ནིམ་པ་བསིལ་བས་ཆུ་སེར་སྐེམ། །ནིམ་ཏ་ནིམ་པས་སྐྱུགས་སྐོ་སྡོམ། །
རྩྭ་རྣམས་ཁྲག་མཁྲིས་ཀུན་ལ་གནོད། །རྒྱམ་ཚྭ་ཁ་རུ་ཚྭས་ནི་བད་རླུང་སེལ། །རྒྱམ་ཚྭ་ཟླེ་མྱང་ཚྭ་ནི་ནུས
པ་འདྲ། །ཅབས་རུ་ཚྭས་ནི་ཕོ་བའི་མ་ཞུ་སེལ། །ཁ་རུ་ཚྭས་ནི་གྲང་ནད་རླུང་ནད་དང་། །ཚད་པ
སྙིང་བ་རླུང་གིས་མི་འབྱུང་སེལ། །བད་ཀན་སྨུག་པོའི་ནད་ལ་འདི་རྣམས་ཕན། །རྒྱམ་ཚྭས་སྐྱུགས་པ
དགག་ཀྱང་གཅོད། །འབྲུ་དང་སྐྱུགས་པ་དག་ཀྱང་འབྱེད། །རྒྱ་ཚྭས་ཆུ་དག་འགགས་པ་སེལ། །རྩ
ནས་ཆུ་སེར་འདྲེན་པར་བྱེད། །རྭ་ཚྭ་རྩུབ་པས་བད་ཀན་སེལ། །ཐལ་ཚྭས་སྐྲ་དང་དམུ་ཆུ་སེལ། །
ཤིང་ཚ་ཐལ་ཚྭ་ནུས་པ་མཚུངས། །བྱི་ཏང་ཀས་ནི་སྲིན་ནད་སེལ། །ཏུ་རུས་སྲིན་དང་ནུས་པ
བརྟས། །མ་ནུས་དྲོད་སྐྱེད་བད་ཀན་ཞི། །བསེ་རུས་རྩ་ཡི་ནད་རྣམས་སེལ། །ཏི་ཙས་གློ་ཡི་ནད
རྣམས་འཇོམས། །ཉི་དགས་གློ་ཡི་ནད་རྣམས་འཇོམས། །དོང་གས་ཟས་འཛིག་ཅུང་ཟད་འབྲུ། །
དནདས་དྭགས་སྙིགས་འབྱེད་ཅིང་འབྲུ། །སྤར་བུས་རིན་ཆེན་འཛིག་ཅིང་གློ་ནད་འཇོམས། །སྨུག
ཤད་མེ་ཏོག་སེ་བ་དང་། །ཁུར་མོང་སྐྱེ་མའི་མེ་ཏོག་དང་། །བ་ལུ་སྤང་རྒྱན་མེ་ཏོག་དང་། །སྐྱ་ལོ་མ
ཡི་མེ་ཏོག་དང་། །ཤུ་བའི་ལྕུམ་བུ་དག་དང་ནི། །འོན་བུ་ཤུག་པའི་སྡོང་བུ་དང་། །བ་ལེ་ཀ་དང་སྦྲོན
ཤིང་དང་། །བ་ཤ་ཀ་དང་སྤང་རྩི་འོ། །སྒྲོ་བའི་མེ་ཏོག་ལོ་མ་དང་། །པར་པ་ཏ་དང་དུག་མོ
ཉུང་། །ཀྱི་ལྕེ་བ་དང་འབྲས་བུ་གསུམ། ཏོང་ལེན་སྦྱི་ཞུར་བལ་བོ་ཆེ། །སུམ་ཅུ་ཏིག་དང་སན་ཏི
དང་། །རྐང་ཚག་ནིམ་པ་དག་དང་ནི། །དེ་རྣམས་གདུས་པའི་ཁུ་བ་དང་། །འབྲས་བུ་གསུམ་དང་
རུརྟ་དང་། །ཨ་བ་དེ་མོ་ཀ་ར་དང་། །སེར་པོ་ཁྲག་སྐེམ་དམར་པོ་དང་། །ཨ་བ་རོན་དང་སྐྱུ་ལ
དང་། །ཆུ་ཆུང་རྩ་བའི་ཕྱི་བཏབ་སྟེ། །གཞུར་དག་ཀྱང་ཅུང་ཞིག་བཏང་། །དེས་ནི་འབྲི་རྟ་ཆེན་པོ

ཡི། །འབྲས་བུ་གསུམ་དང་ཧོང་ལེན་དང་། །སྐྱེར་བའི་རྩ་བ་ཤུན་སྔོང་དང་། །ལྕུམ་བུ་རེ་རལ་པོང་ང་དང་། །བ་ལེ་ཀ་དང་སླ་སྒང་དང་། སྤང་རྩི་དོ་བོའི་རྩ་བ་དང་། །འབྲས་བུ་ལོ་མར་བཅས་པ་དང་། །ཟངས་རྩི་བ་དང་པུ་ཤེལ་ཙེ། །སུམ་ཅུ་ཏིག་དང་ཏིག་ཏ་དང་། །དུག་མོ་ཉུང་དང་སླེ་ཏྲེས་དང་། །ཀཎྚ་ཀཱ་རི་བ་ཤ་ཀ །བྱི་ཚེར་བ་ཡི་མེ་ཏོག་དང་། །སྒྲོ་བ་སྤྲེན་མའི་མེ་ཏོག་དང་། །ཁྲར་མོང་ཀྱི་ལྕེའི་མེ་ཏོག་དང་། །སྲོ་ལོ་བལུའི་མེ་ཏོག་དང་། །དེ་རྣམས་གདུས་པའི་ཁུ་བ་རུ། །འབྲས་བུ་གསུམ་དང་ཙནྡན་དང་། །ཨ་རུ་ར་དང་གཡུར་དང་། །གུར་གུམ་ཛཱ་ཏི་སུག་སྨེལ་དང་། །ཅུ་གང་ག་ཀོ་ལ་དང་ནི། །ལི་ཤི་ཨུཏྤལ་སྔོན་པོ་དང་། །ཨ་ས་རོན་དང་ཆུ་རྩའི་སྤྱི། །ཀ་ར་རྣམས་ནི་སྦྱོད་དུ་གདབ། །རིམས་ནད་འཁྲུགས་དང་ཁྲག་ཤོར་དང་། །ཚད་པ་གསར་རྙིང་ཀུན་ལ་འོ། །སྐྱུར་བ་ཚོགས་ན་ནུས་པ་མཉམ། །ཚིག་མ་མེད་པར་སྦྱར་བར་བྱ། །འབྲི་ཏ་ཏྲི་མེན་ཏ་ཡི་འོ། །ཏིག་ཏ་སྤང་རྩི་དོ་བོ་དང་། །ཧོང་ལེན་དག་ནི་གདུས་པ་རུ། །སྤྱི་མ་གཡུར་བཏབ་པ་ནི། །ཀ་ར་གསུམ་སྐྱེ་ཁྲག་མཁྲིས་རྒྱས། །ཚ་བ་རྒྱས་པ་ཀུན་ལ་འོ། །མི་ཡི་ནུས་པ་མཆོག་ཡིན་ཏེ། །མ་ཏ་ཀྲོ་ར་དེ་བཞིན་ནོ། །ནུས་པ་མ་སྨྱུངས་ཐམས་ཅད་སྦྱར། །མ་སྨྱུངས་དཀར་པོ་དར་ཡ་ཀན། །ཚད་པ་ཀུན་གྱི་གཉེན་པོ་འོ། །མི་ཡི་ནོ་ཚན་གཙོ་བོ་སྟེ། །ནོ་ཚན་ཐམས་ཅད་སྦྱར་བ་ནི། །དོམ་མཁྲིས་ཁ་སྦྱོད་དག་ཏུ་གདབ། །ཚད་རྙིང་རྩ་མཆོག་ཐམས་ཅད་གཏར། །སེར་པོ་དཀྲ་གན་ཡིན་ནོ། །མི་ཡི་སྦྲུ་ཚན་གཙོ་བོ་སྟེ། །སྦྲུ་ཚན་ཀུན་དང་སྦྱར་བ་ལ། །ཙནྡན་གི་ཤང་སྦྱར་བ་ནི། །དུག་ནད་ཚད་པའི་ནད་ཀུན་སེལ། །སྨུག་པོ་དཀྲ་གན་ཡིན་ནོ། །སོ་མ་ནཱ་ཛ་ལས་དཀྲ་གན་གྱི་ལེའུ་སྟེ་གོ་གཅིག་པའོ། །

ས་བཅད་གསུམ་པ། ཕྱེ་མའི་སྐོར་བསྟན་པ།

དེ་ནས་སྨན་གྱི་སྦྱོར་བ་ནི། །ཕྱེ་མ་ལྡེ་གུ་ཐང་དང་ནི། །རིལ་བུ་སྨན་མར་ལྡེ་དག་གོ །དང་པོར་ཕྱེ་མ་བཤད་པ་ནི། །ཕྱེ་མའི་རྒྱལ་པོ་གཡུར་ནི། །གཡུར་ཅུ་གང་ག་ཀོ་ལ། །ཛཱ་ཏི་ལི་ཤི་གུར་གུམ་དང་། །སླ་སྒང་སུག་སྨེལ་སྤང་སྤོས་དང་། །བ་ལེ་ཀ་དང་རྩེ་དྲེག་དང་། པུ་ཙེ་ཤེལ་དང་ཆུ་སྲིན་སེར། །ནཱ་ག་གེ་སར་པད་གེ་སར། །ཙནྡན་དཀར་པོ་གི་ཝང་དང་། །ཨུཏྤལ་སྔོན་པོ་འབུ་སུག་ཏང་། །ཤིང་ཚ་ཟི་ར་ཙནྡན་དམར། །ཚ་བ་གསུམ་སྟེ་ཉི་ཤུ་ལྔ། །ལྷ་ཡི་དབང་པོ་ཚངས་པས་བཤད། །ལད་ལུད་མང་དང་དབུགས་མི་བདེ། །སྐད་འགགས་ཡི་ག་འཆུས་པ་དང་། །ཕོ་བ་དྲོད་སྐྱེད་ཆམ་པ་མེད། །ཁྲག་ཏུ་སྐྱུགས་དང་སྐྱིགས་བུས་འདེབས། །རིམས་ནད་ཀུན་དང་མཁྲིས་ནད་དང་། །ཚ་བ་རྒྱས་དང་རྙིངས་པ་དང་། །སྙིང་མི་དྲན་དང་སྨྱོས་པ་དང་། །གློ་མཆིན་མཆེར་པ་ནང་བ

དང་། །རྩི་བ་ཡོགས་ཟུག་དང་གཞང་འབྲུམ་དང་། །ཚད་ནད་ཁྲག་ཏུ་འཁྲུ་བ་དང་། །ཁྱད་པར་དུ
ཡང་རིམས་ནད་སེལ། །དེ་ལས་བསྡུས་པ་བརྒྱད་པ་ནི། །ག་པུར་གུར་གུམ་བ་ལེ་ཀ །ཅུ་གང་ཙནྡན
དཀར་པོ་དང་། །ཤིང་མངར་མཚལ་དང་པུ་ཤེ་ཤེལ། །རུས་ཐག་སྲ་དང་ལུས་ཡང་དང་། །མཆིན
ཁྲག་སྐྱོར་ལུད་དབུགས་མི་བདེ། །ཁྲག་མཁྲིས་གསར་སྙིང་ཀུན་ལ་འཚོ། །ག་པུར་བདུན་པ་སྦྱར་བས
ནི། །ག་པུར་ཅུ་གང་བ་ལེ་ཀ །གུར་གུམ་ཙནྡན་དཀར་པོ་དང་། །ཤིང་མངར་མཚལ་དང་པུ་ཤེ
ཤེལ། །པདྨ་གེ་སར་པུ་ཤེལ་ཙེ། །སྦྱར་བ་ག་ར་དྲུག་འགྱུར་ཏེ། །དེ་ཡིས་ཁྲག་དང་མཁྲིས་པ
སེལ། །ཤིན་ཏུ་བསྡུས་པ་ཚ་བ་ནི། །ཤིན་ཏུ་རྒྱས་པ་འཇོམས་པ་སྟེ། །ག་པུར་ཅུ་གང་ཨུཏྤལ་སྔོ། །
སྦྱར་བས་ཚད་པ་རྒྱས་པ་སེལ། །ཅུ་གང་དག་གི་སྦྱོར་བ་ནི། །ཅུ་གང་ཤིང་མངར་སྤར་བུ་དང་། །
རྒུན་འབྲུམ་ར་ཐུག་ལུག་ཐུག་གི །སྲོ་ལོ་ཕུར་མོང་ཐལ་བ་དང་། །དྷ་ཏི་སུག་སྨེལ་པི་པི་ལིང་། །འདི
རྣམས་ཀྱི་ནི་ཕྱེ་མ་ཡིས། །གློ་འཁྲུགས་པ་དང་རྩོལ་བ་དང་། །ཚ་བ་རྒྱས་དང་སྙིངས་པ་དང་། །དྲག
ཏུ་ལུ་དང་སྐྱོད་གཟེར་དང་། །གློ་ཟགས་རྣམས་ལ་མཆོག་ཏུ་འཚོ། །ཅུ་གང་དྷ་ཏི་ཨ་རུ་ར། །ཤིང
མངར་ལྕུགས་མ་ཕྱི་ཕྱི་མ་དང་། །སུག་སྨེལ་ག་ར་སྦྱར་བ་ཡིས། །གློ་ཡི་ནད་རྣམས་སེལ་བར་བྱེད། །ཅུ
གང་ལྕུགས་ཕྱི་སུག་སྨེལ་དང་། །དྷ་ཏི་ཕུར་མོང་ཐལ་བ་དང་། །ག་ར་དག་དང་སྦྱར་བ་ཡིས། །གློ
སྐྲན་སྐྱུ་ཐབ་སྣ་སྒྲུབ་དང་། །ཁྲག་རྒྱུགས་རྣག་རྒྱུགས་སེལ་བར་བྱེད། །ཅུ་གང་སྤང་རྩི་དོ་བོ་དང་། །
སྤང་རྒྱན་དཀར་པོ་ཤིང་མངར་དང་། །ཨ་རུ་ར་དང་ལྡ་བོས་ནི། །སྐད་འགགས་སྐྱོད་ནི་གཟེར་བ
དང་། །རོ་རྒྱབ་གཟེར་བའི་ནད་སེལ་ལོ། །དེ་རྣམས་ཐ་སྐར་དག་གིས་མཛད། །ཨ་ག་རུ་དང་སུག
སྨེལ་དང་། །ཤིང་ཚ་བཙའ་སྣ་བལ་བུ་དང་། །བ་ལེ་ཀ་དང་ལ་ལ་ཕུད། །སླ་སྨང་ཟི་ར་ཤུ་ཏི
དང་། །མ་ནུ་པི་པི་ལིང་དང་ནི། །ཏང་ཀུན་བྱེའུ་རུག་ན་ལེ་ཤམ། །ནཱ་ག་གེ་སར་གི་ཤང་དང་། །
ནཱ་ག་པུཥྤ་ཀ་རར་སྦྱར། །རིམས་དང་སྐྲན་དང་འོར་དང་ནི། །དབུགས་མི་བདེ་དང་ལུད་པ་ལུ། །
མཆན་ཁུང་ཆུ་སེར་ཟགས་པ་དང་། །གློ་ཡི་ནད་རྣམས་སེལ་བར་བྱེད། །གུར་གུམ་ཅུ་གང་བ་ལེ་ཀ །
ཨུཏྤལ་སྔོན་པོ་པུ་ཤེ་ཤེལ། །ཙནྡན་དཀར་དམར་ཀ་རར་སྦྱར། །གློ་མཆིན་གཉིས་ཀྱི་ཚད་པ་སེལ། །
གུར་གུམ་ཅུ་གང་བ་ལེ་ཀ །ཤིང་མངར་ཙནྡན་དཀར་ཨུཏྤལ། །པུ་ཤེ་ཤེལ་དང་ཀ་རར་སྦྱར། །གློ
མཆིན་ཚད་པའི་ནད་ཀུན་སེལ། །གུར་གུམ་ཅུ་གང་བ་ལེ་ཀ །བྲི་ཤིང་སྣ་མའི་མེ་ཏོག་དང་། །མཆོ
དང་ཨུཏྤལ་སྔོན་པོ་དང་། །ཏིག་ཏ་ཀ་རར་སྦྱར་བ་ཡིས། །གློ་མཆིན་བསྣད་པ་སེལ་བར་བྱེད། །གུར
གུམ་ལི་ཤི་སུག་སྨེལ་དང་། །ཙནྡན་དཀར་དམར་ཤིང་ཚ་དང་། །ཟི་ར་དཀར་པོ་པི་པི་ལིང་། །བུ
རམ་དག་དང་སྦྱར་བས་ནི། །ཕོ་མཆིན་སྙིང་པ་འབྲེལ་བ་དང་། །མཆིན་སྐྲན་ལ་སོགས་མཆིན་ནད
སེལ། །གུར་གུམ་ཅུ་གང་ཨ་རུ་ར། །ཤིང་ཚ་ཙནྡན་བ་ལེ་ཀ །ནཱ་ག་གེ་སར་པད་གེ་སར། །ཨུཏྤལ

སྔོན་པོ་སྤུ་ཤེལ་ཙེ། །སྐྱོ་མཆིན་ཚད་པས་རྒྱས་པ་སེལ། །གུར་གུམ་ཙ་གང་ཙནྡན་དཀར། །ཙནྡན་དཀར་དམར་བ་ལེ་ཀ །བ་ཤ་ཀ་དང་ཨུཏྤལ་སྔོ། །ཁྲག་འཁྲུགས་ཚད་པ་རྒྱས་པ་དང་། །སྐྱོ་མཆིན་ནད་དང་གཟེར་བ་དང་། །རྩ་ནད་ཚད་པ་སྙིང་པ་དང་། །མཆིན་པའི་ནད་ནི་དེས་སེལ་ལོ། །སེའུ་འབྲུ་ཤིང་ཚྭ་སུག་སྨེལ་དང་། །ནཱ་ག་གེ་སར་པ་ཏྲ་དང་། །ཟི་ར་ཨུ་སུ་ལ་ལ་ཕུད། །ཚ་བ་གསུམ་ནི་ཞོ་བཞི་བཞི། །ཕོ་བ་གྲང་བས་འཁྲུ་བ་དང་། །ཕོ་བ་དྲོད་ཉམས་སྐེམ་པ་དང་། །སྐེམ་དང་ལྷ་བ་སྐྱོག་ནད་དང་། །ལུད་པ་ལུ་དང་དབུགས་མི་བདེ། །སེའུ་འབྲུ་སུག་སྨེལ་ཀ་ཀོ་ལ། །ཧྣ་ཧི་ལ་ལ་ཕུད་དང་ནི། །ཚ་བ་གསུམ་པོ་བུ་རམ་དང་། །སྦྱར་བས་ཕོ་ཀླུང་བད་ཀླུང་སེལ། །སེའུ་འབྲུ་སུག་སྨེལ་ཙ་གང་དང་། །གཉྫ་པ་ཏྲ་གོ་སྙོད་དང་། །ཨུ་སུ་ལ་ལ་ཕུད་དང་ནི། །ཤིང་ཚ་རྣམས་གཉིས་ཚ་བ་གསུམ། །ཀ་རར་སྦྱར་བས་འཁྲུ་བ་དང་། །མ་ཞུ་ལུད་པ་དབུགས་མི་བདེ། །ཆུ་སྐྱུགས་གཞང་འབྲུམ་ཞི་བར་བྱེད། །སེའུ་འབྲུ་སུག་སྨེལ་ཧྣ་དང་། །ཀ་ཀོ་ལ་དང་ལི་ཤི་དང་། །ལ་ལ་ཕུད་དང་ཤིང་ཚ་དང་། །ཨུ་སུ་སྣུ་ལ་ཚ་བ་གསུམ། །བུ་རམ་སྦྱར་བས་འཁྲུ་ནད་དང་། །སྐེམ་ནད་སྐྲན་དང་གྲང་བ་སེལ། །སེའུ་འབྲུ་སུག་སྨེལ་པི་པི་ལིང་། །ཤིང་ཚ་རྒྱམ་ཚྭ་ལྕེ་མྱང་ཚྭ། །སེའུ་འབྲུ་དྲུག་པས་མཆིན་དྲིའི་སྐྲན། །འཁྲུ་དང་སྐྱུག་པ་སེལ་བར་བྱེད། །སེའུ་འབྲུ་ན་ལེ་ཤམ་དང་ནི། །པི་པི་ལིང་དང་ཁ་རུ་ཚྭ། །རྒྱམ་ཚྭ་ལྕེ་མྱང་ཚྭ་དག་དང་། །སྦྲང་རྩིར་སྦྱར་བས་མཆིན་དྲིའི་སྐྲན། །འཁྲུ་སྐྱུག་གཟེར་བ་སེལ་བར་བྱེད། །སེའུ་འབྲུ་ན་ལེ་ཤམ་དང་ནི། །ར་ཚྭ་ཤིང་ཚ་ཤིང་མངར་དང་། །གོ་སྙོད་ནཱ་ག་ཕུཥྤ་དང་། །ཚ་བ་གསུམ་དང་ཁ་རུ་ཚྭ། །ཀ་ར་དཀར་དང་སྦྱར་བ་ནི། །བད་ཀན་རྒྱས་དང་སྟོད་ལྕི་དང་། །མགོ་འཁོར་མིག་གཟེར་ཟས་མི་འདོད། །དེ་ཡི་ནད་སེལ་ཤ་ཡང་སྐྱེ། །སེའུ་འབྲུ་སུག་སྨེལ་བུ་རམ་གསུམ། །ཡང་ན་བུ་རམ་པི་པི་ལིང་། །བུ་རམ་ཆ་སྙོམས་ཁོང་དྲོད་བསྐྱེད། །ཧི་བ་ཡང་ཞེས་བྱ་བའོ། །འཇམ་འབྲས་སུ་འབྲས་མོན་ཆ་ར། །ལ་ལ་ཕུད་དང་ཙི་ཏྲ་ཀ །བཙོད་དང་དོང་ཀ་པི་པི་ལིང་། །ཙ་གང་ལི་ཤི་སུག་སྨེལ་དང་། །ཧྣ་ཧི་ད་ཏྲིག་ཀ་རར་སྦྱར། །སྟོད་ཚད་སྨད་གྲང་བད་ཀླུང་དང་། །ཁྲག་མཁྲིས་འཁྲུ་བ་ཀུན་ལ་ཕན། །ད་ལིས་ན་ལེ་ཤམ་དང་ནི། །བཙའ་ལྒ་ཤིང་ཚ་པི་པི་ལིང་། །དབུགས་མི་བདེ་དང་ལུད་པ་ལུ། །སྐྱུགས་བུའི་ནད་དང་ཡི་ག་འཆུས། །རིམས་དང་སྐྱ་རབ་ཁྲག་ཏུ་འཁྲུ། །སྐྲན་དང་ཕོ་བ་དྲོད་ཞན་དང་། །གྲང་བ་དག་གི་ནད་རྣམས་དང་། །གཞང་འབྲུམ་དག་ནི་ཞི་བར་བྱེད། །ད་ལིས་ཤིང་ཚ་སྤུ་ཙེ་ཤེལ། །སུག་སྨེལ་དབྱི་མོང་དག་དང་ནི། །ནཱ་ག་ཕུཥྤ་གེ་སར་དང་། །བྱི་ཙི་ལག་དང་ཚ་བ་གསུམ། །སྦྱར་བས་གཞང་ནད་སྙིང་འཕར་དང་། །དབུགས་མི་བདེ་དང་སྐྲན་དང་ནི། །བད་ཀླུང་སྲིན་ནད་ལྟོ་སྦྲོས་སེལ། །སུག་སྨེལ་ཤིང་ཚ་ནཱ་ག་ཕུཥྤ། །ཚ་བ་གསུམ་དང་སྦྱར་བ་ཡིས། །ལུད་པ་ལུ་དང་དབུགས་མི་བདེ། །ཡི་ག་འཆུས་དང་སྐེམ་ནད་དང་། །

སྙིང་ནད་གཞང་འབྲུམ་ནད་དང་ནི། །དེ་རྣམས་ལ་ནི་བདུད་རྩི་འོ། །ཡང་ན་སུག་སྨེལ་ལ་ལ་ཕུད། །
རྡོང་དྲ་པི་པི་ལིང་དང་ནི། །སེའུ་འབྲུ་གླ་སྒང་དག་དང་ནི། །ཤིང་ཚ་ནཱ་ག་གེ་སར་དང་། །གཉྫ་པ་ཧ
དེ་རྣམས་ནི། །ག་ར་དག་དང་སྦྱར་བ་ནི། །ཕོ་བ་རྟོད་མེད་ཡི་ག་འཆུས། །དབྱུགས་མི་བདེ་དང་སྐྱོ
ནད་སེལ། །སེའུ་འབྲུ་སུག་སྨེལ་ལ་ལ་ཕུད། །པི་པི་ལིང་དང་རྡོང་དྲ་གསུམ། །བུ་རམ་དག་དང་སྦྱར
བ་ནི། །ཕོ་ནད་ཟས་ནི་མི་འཇུ་དང་། །བད་ཀན་སྐྲན་དང་སྙིང་རླུང་དང་། །མཁལ་ནད་སྐྱུགས་སྦྲོ
དང་ག་འཆེད། །ཁྱད་པར་ཕོ་བའི་ནད་དག་སེལ། །དུག་མོ་ཉུང་དང་རྡོང་དྲ་དང་། །ཨ་བི་ཤ་དང
གླ་སྒང་དང་། །ནཱ་ག་པུཥྤ་བིལ་བ་དང་། །སྐྱེར་བའི་རྩ་བ་པུ་ཙི་ཤེལ། །ཕོ་ནད་མཁྲིས་པ་ལས་གྱུར
དང་། །མིག་སེར་ཁྲག་ཏུ་འཁྲུ་བ་དང་། །ཚ་ཞིང་ཟུག་གཟེར་ཆེ་བ་དང་། །ཁྲག་ཏུ་འཁྲུ་དང་མཁྲིས
ལ་ཕན། །དུག་མོ་ཉུང་དང་ཨ་བི་ཤ །ཨ་རུ་ར་དང་ཤིང་ཤུན་དང་། །ཁ་རུ་ཚྭ་དང་སྤང་རྩིར
སྦྱར། །ཕོ་བ་ཉམ་ཆུང་ཟས་མི་འཇུ། །བེ་སྣབས་དང་ནི་སྐྱོན་པ་དང་། །གཟེར་ཟུག་ཆེ་བའི་ནད
རྣམས་དང་། །ཚད་པས་འཁྲུག་པ་རྣམས་ལ་ཕན། །ཏིག་ཏ་འབྲས་བུ་གསུམ་དང་ནི། །ག་པུར་གུར
གུམ་ཅུ་གང་དང་། །ལི་ཤི་གླ་སྒང་པུ་ཙི་ཤེལ། །དུག་མོ་ཉུང་གི་ཕྱི་མས་ནི། །མཁྲིས་པ་ཤ་ཡ་རྙིང་བུ
དང་། །མཆིན་མཁྲིས་ཚད་པའི་ནད་རྣམས་སེལ། །གཡུ་རྙིང་གསེར་གྱི་མེ་ཏོག་དང་། །རྒུན་འབྲུམ
ག་བུར་གུར་གུམ་དང་། །ལི་ཤི་ཙནྡན་དཀར་པོ་དང་། །དོམ་མཁྲིས་གླ་སྒང་སྦྱར་བ་ནི། །མཆིན་པ
བསྣད་འཁྲུགས་ཁྲག་སྐྱེས་དང་། །མཆིན་པའི་ནད་རྣམས་སེལ་བར་བྱེད། །མ་ནུ་ཤུ་དག་པི་པི
ལིང་། །རྡོང་དྲ་ན་ལེ་ཤམ་དང་ནི། །སུག་སྨེལ་ཤིང་ཚ་རྒྱམ་ཚྭ་དང་། །ཁ་རུ་ཚྭ་དང་བུ་རམ
སྦྱར། །བད་ཀན་སྐྱ་བོ་གྲང་བ་དང་། །བེ་སྣབས་རྒྱུ་ལོང་ཞུགས་པ་དང་། །སྐྱུགས་སྦྲོ་ཟས་མི་ཞིམ་པ
དང་། །སྐྱ་ཐབ་སྐྲངས་པ་དག་ལ་ཕན། །བྱི་ཏང་ག་དང་ཨ་རུ་ར། །བྱི་ཙོ་ལག་དང་དབང་པོ
ལག །སྒོག་པ་ནས་ཚིག་སྦྱངས་པས་ནི། །སྐྲན་ནད་སྐྱུགས་པ་དག་ལ་ཕན། །གསེར་སྦྲུལ་ལི་ཤི་ག
བུར་དང་། །གུར་གུམ་ནེ་ག་ཆུང་དང་ནི། །ཀྱི་ལྡེ་ནག་པོ་པུ་ཙི་ཤེལ། །བཙན་དུག་ཤ་དུག་དུག
རྣམས་སེལ། །དུག་ནད་ཐམས་ཅད་འཇོམས་པའོ། །སྲིན་བུ་སྲིག་པ་ག་ག་རུ། །སེའུ་འབྲུ་ཚ་བ
གསུམ་དང་ནི། །སུག་སྨེལ་ཤིང་ཚ་རྒྱམ་ཚྭ་དང་། །ཁ་རུ་ཚྭ་དང་འབྲས་བུ་གསུམ། །ཤིང་ཚ་བུ་རམ
སྦྱར་བའི་ཕྱེ། །མཁལ་ནད་ཆུ་སེར་གྲང་ནད་སེལ། །དུང་དང་བྱི་རུ་གླ་རྩི་དང་། །ཙནྡན་དཀར་པོ་ག
བུར་དང་། །གུར་གུམ་གླ་སྒང་ནས་སྦོན་མ། །གསེར་ནི་ཙུང་ཟད་སྦྱར་བ་ཡིས། །སྙིང་ཚད་ཆེ་ཞིང
འཕར་བ་དང་། །སྙིང་རླུང་དངངས་ལ་ལྡེ་སྐམ་ཐུང་། །ཨ་རུ་ར་དང་རྡོང་དྲ་དང་། །བུ་རམ་དཀར
པོར་སྦྱར་བ་ནི། །བད་རླུང་ཆུ་སེར་དག་དང་ནི། །ཆུ་སྐེམ་འོར་དུ་ལྷུང་བ་དང་། །ཕོ་བའི་ཁ་ན་དམུ
ཡོད་དང་། །ལོང་སྐེམ་པ་ལ་འདིས་ཕན་ཏེ། །ཆུ་སྐོལ་ཁོལ་ཕུལ་ཏེ་སམ་མོ། །བུ་རམ་པི་པི་ལིང་དང

ནི། །ཏིང་ཏྲ་སྨུ་ལ་ཤིང་ཚ་དང་། །སུག་སྨེལ་དག་གི་ཕྱེ་མ་ནི། །ཚ་བ་ལྷང་དུབ་ནུབ་མོ་རྦུལ། །ལུད་པ་ལུ་དང་དབུགས་མི་བདེ། །ཆུ་སྐྱུགས་འོང་ཞིང་སྙིང་མི་བདེ། །འོར་དང་སྐྲན་ལ་འདིས་ཕན་ཏེ། །ཆུ་སྐོལ་ཕྱུལ་བ་བུ་རམ་ཕྱེ། །ཀྱི་ལྡེ་སྨུག་པོ་བུ་རམ་དང་། །ལི་ག་དུར་དང་ཕུ་ཙོ་ཤེལ། །ཤིང་ཚྭ་འབོས་མོ་སྦྲོལ་ལམ། །པི་པི་ལིང་དང་ནཱ་ག་ཧྲུཾ། །གུར་གུམ་དག་གི་ཕྱེ་མས་ནི། །བད་ཀན་མགུལ་བ་འགགས་པ་དང་། །སྤོར་ནི་དུག་སོང་འབྲུ་བ་དང་། །ཕྱི་ས་སྲི་དང་སྐྱུགས་པ་སྡེ། །ཆུ་སེར་དག་དང་དུག་ནད་སེལ། །བ་སྙི་མི་དང་ཕུ་ཙ་ར། །ཤ་རི་ཤུ་དག་ཀྱི་ལྡེ་བ། །ཕུ་ཙོ་ཤེལ་དང་རྒྱམ་ཚྭ་དང་། །པི་པི་ལིང་དང་ན་ལེ་ཤམ། །དུར་བྱིད་དག་གི་ཕྱེ་མར་སྦྱར། །ཆུ་སྐོལ་དག་གིས་ཕྱུལ་བས་ནི། །སྐྲན་དང་དམུ་རྫིངས་འོར་ནད་ནི། །ཆུ་སྐྱུགས་མཆིན་པ་སྐྲངས་པ་ལ། །ཁ་རུ་ཚྭ་དང་བུ་རམ་སྦྱར། །ཆུ་སྐོལ་ཕྱུལ་བས་སྐྱུགས་པ་སེལ། །སོམ་ནཱ་ཛ་ལས་ཕྱེ་མའི་ལེའུ་སྟེ་དོན་དགུ་བའོ། །

(སྐལ་བཟང་རྡོ་རྗེ།)

བསམ་གཞིགས།

༡ སྨན་གྱི་ནུས་པ་ཐོན་ཚུལ་ཇི་ལྟར་ཡིན།

༢ སོ་མ་ནཱ་ཛའི་གཞུང་དུ་བསྟན་པའི་དཀྲ་ཀན་གྱི་སྐོར་ལ་ཁྱད་ཆོས་ཅི་ཡོད།

༣ ཤེལ་ཕྲེང་དང་བསྡུར་ན་མི་འདྲ་ས་གང་དག་ཡོད།

༤ ག་པུར་ལ་ཕྱེ་མའི་རྒྱལ་པོ་ཞེས་གསུངས་དོན་ཅི།

༥ འདིར་བསྟན་པའི་སྦྱོར་བ་རྣམས་ལས་སྦྱོར་ཁོངས་གཅིག་ལ་སྨན་བསིལ་དྲོད་གཉིས་ཀ་འདུས་པ་ཡོད་དམ།

ལེའུ་དྲུག་པ། སྨན་གྱི་རོ་ནུས་ཞུ་རྗེས་བཤད་པ་བཻཌཱུརྻའི་མེ་ལོང་ཞེས་བྱ་བ་བཞུགས་སོ། །[①]

བོད་མཁས་པ་མི་ཕམ་དགེ་ལེགས་རྣམ་རྒྱལ་གྱིས་བརྩམས།

ས་བཅད་དང་པོ། རོ་ནུས་ཞུ་རྗེས་སྤྱིར་བསྟན་པ།

མཆོག་གི་དངོས་གྲུབ་ཡོངས་སུ་གྲུབ་པའི་ཞིང་། །ཐུགས་རྗེའི་ག་བུར་བསིལ་བ་རྟག་འབབ་པས། །སྲིད་པའི་གདུང་སེལ་དམ་པའི་ཚན་དན་ན། །རྣམ་འདྲེན་སྨན་གྱི་བླ་མས་བདག་སྐྱོངས་ཤིག །འཕགས་གཞུང་སྙིང་པོ་བསྡུས་པ་རྩ་འགྲེལ་དང་། །སྒྲོན་གསལ་གདམས་པ་སུམ་ཅུ་པ་ལ་སོགས། །ཕྱ་རབས་གཞུང་མང་མཐོང་ཡང་དྲན་ལམ་དུ། །དེ་ཙམ་མི་གསལ་མཐའ་དག་བརྗོད་དཀའ་ཡང་། །ཡིད་ལ་གསལ་བ་ཉེར་མཁོའི་སྨན་འགའ་ཡི། །རོ་དང་ནུས་པ་ཡོན་ཏན་ཞུ་བའི་རྗེས། །ནད་དང་ཁམས་ལ་ཕན་གནོད་ལས་བྱེད་ཚུལ། །ཅུང་ཟད་ཙམ་ཞིག་ཟིན་ཐོར་འགོད་པར་བྱ། །སྨན་ཀུན་འབྱུང་ལྔས་བསྐྱེད་དེ་ས་ཡི་རྟེན། །ཆུས་བརླན་མེ་ཡིས་སྨིན་བྱས་རླུང་གིས་བསྐྱོད། །ནམ་མཁས་ཀུན་ལ་སྐྱེ་བའི་གོ་སྐབས་ཡང་། །ཤས་ཆེའི་དབང་ལས་རྩ་བའི་རོ་དྲུག་གྲུབ། །དེ་ལས་ས་ཆུ་ཤས་ཆེ་མངར་བའི་རོས། །རླུང་དང་མཁྲིས་སེལ་ནས་སྙིང་སྙམ་སའི་ཤས། །ཡོན་ཏན་བད་ཀན་བསྐྱེད་པའི་རོ་ཡིན་ཀྱང་། །ཉ་ཤ་སྦྲང་རྩི་ལ་སོགས་ཕན་པའང་ཡོད། །ས་མེ་ཤས་ཆེས་བསྐྱེད་པ་སྐྱུར་བའི་རོས། །བད་

---

① གཞུང་འདིའི་རྩོམ་པ་པོ་བོད་མཁས་པ་མི་ཕམ་དགེ་ལེགས་རྣམ་རྒྱལ་ནི་རབ་བྱུང་བཅུ་བའི་ས་རྟ་སྟེ་སྤྱི་ལོ་༡༦༡༨ལོར་འཁྲུངས་ཤིང་། བཀའ་བརྒྱུད་པའི་གྲུབ་མཐའ་འཛིན་པའི་སྐྱེས་བུ་ཕྱི་ནང་རིག་བྱེད་གང་ལ་ཡང་ཐོད་མེད་ཀྱི་མཁས་པ་ཆེན་པོ་ཞིག་ཡིན། སྨན་དཔྱད་ཀྱི་སྐོར་རྣམས་ཟུར་ལུགས་དང་། འབྲུག་པ་པདྨ་དཀར་པོའི་རྗེས་སུ་འབྲངས་ནས་སྦྱངས་པ་མཛད་པ་དང་། བརྩམས་ཆོས་ཀྱི་སྐོར་ལ་སྨན་གྱི་རོ་ནུས་ཞུ་རྗེས་བཤད་པ་བཻཌཱུརའི་མེ་ལོང་ཞེས་བྱ་བ་འདི་དང་། ལུས་ཐིག་བླ་བའི་ནོར་བུ། ཟུར་མཁར་བློ་གྲོས་རྒྱལ་པོའི་གསོ་བ་རིག་པའི་གཞི་ལམ་འབྲས་བུའི་རྣམ་གཞག་སྐོར་གྱི་དྲིས་ལན་ལེགས་བཤད་རིན་པོ་ཆེའི་སྣང་བ་གསར་བ་སོགས་མང་དུ་བཞུགས།

འདིར་བཀོད་པའི་རོ་ནུས་ཞུ་རྗེས་བཤད་པ་བཻཌཱུརྻའི་མེ་ལོང་ཞེས་པ་འདི་ནི་བོད་ཀྱི་གསོ་བ་རིག་པའི་ལོ་རྒྱུས་ཐོག་བོད་མཁས་པའི་རོ་ནུས་ཞུ་རྗེས་ཞེས་སྐད་གྲགས་ཆེ་ལ། འདིའི་ནང་གཉེན་པོའི་སྨན་རྣམས་ལ་རོ་དང་ནུས་པ་ཞུ་རྗེས་གསུམ་མི་འདྲ་བར་འབྱུང་བའི་རྒྱུ་མཚན་དང་། རོ་ནུས་ཡོན་ཏན་གྱིས་ཕན་གནོད་བྱེད་ཚུལ། ཞུ་རྗེས་ཀྱི་རོ་ལ་བསིལ་དྲོད་སྙོམས་གསུམ་འབྱུང་ཚུལ། ག་བུར་སོགས་སྨན་སྣ་ཁ་ཤས་ཀྱི་རོ་ནུས་འཛིན་ཚུལ་སོགས་ཐུན་མོང་མ་ཡིན་པའི་ཁྱད་ཆོས་ལྡན་པས་བསྟུར་དཔྱད་ཀྱི་རིན་ཐང་ལྡན།

ཀན་སེལ་ཞིང་མཁྲིས་པ་སྐྱེད་བྱེད་ཀྱང་། །སྐྱུ་རུ་ར་ཡིས་ཁྲག་མཁྲིས་ཚ་བ་སེལ། །ཆུ་མེ་ཤས་ཆེས་བསྐྱེད་པའི་ལན་ཚ་དང་། །མེ་རླུང་ཤས་ཆེ་ཚ་བས་བད་རླུང་སེལ། །ལྕི་མྱང་རྒྱམ་ཚ་སྒོག་སྣ་པི་པི་ལིང་། །མ་གཏོགས་གཞན་གྱིས་མཁྲིས་པ་སྐྱེད་པར་འདོད། །བསྟེན་དྲགས་ལྕི་ཕྱིར་ལན་ཚས་བད་ཀན་བསྐྱེད། །ཡང་རྩུབ་ཉིད་ཕྱིར་ཚ་བས་རླུང་ཡང་བསྐྱེད། །ཆུ་རླུང་ཤས་ཆེ་ཁ་བས (བད་མཁྲིས་ལྡན་པ་སེལ) མཁྲིས་པ་སེལ། །བད་རླུང་གཉིས་ནི་མཆོག་ཏུ་སྐྱེད་བྱེད་ཀྱང་། །ཨ་རུ་བ་རུ་ར་སོགས་ཕན་པ་ཡོད། །ནུས་པ་སྣུམ་དང་ལྕི་བས་རླུང་ནད་སེལ། །བསིལ་དང་རྟུལ་བས་མཁྲིས་པ་སེལ་བ་སྟེ། །དེ་བཞིན་བད་ཀན་མཚན་ཉིད་སྐྱེད་པར་བྱེད། །ཡང་རྩུབ་ཚ་རྣོ་བཞི་ཡིས་བད་ཀན་སེལ། །སྣུ་མ་གཉིས་ཀྱིས་རླུང་སྐྱེད་ལྷག་མ་ཡིས། །མཁྲིས་བསྐྱེད་ཡོན་ཏན་ཀུན་གྱི་སྙིང་པོའི་ཕྱིར། །འདི་བརྒྱད་མཐུ་ཡི་ནུས་པ་ཞེས་བྱར་བརྗོད། །ས་སྨན་ལྕི་བརྟན་རྟུལ་འཇམ་སྣུམ་སྐམ་དྲུག །ཆུ་སྨན་སླ་བསིལ་ལྕི་རྟུལ་སྣུམ་འཇམ་མཉེན། །མེ་སྨན་ཚ་རྣོ་སྐམ་རྩུབ་ཡང་སྣུམ་གཡོ། །རླུང་སྨན་ཡང་རྩུབ་གྲང་གཡོ་སྐྱ་ལ་སྐམ། །ནམ་མཁའ་འབྱུང་བཞིའི་སྨན་ལ་སྤྱིར་ཁྱབ་སྟེ། །དེ་ལྟར་རྒྱུ་ཡི་ནུས་པ་ཉེར་དྲུག་ཀྱང་། །ཕན་ཚུན་འདུ་འཕྲོད་དབང་ལས་འབྲས་བུའི་དུས། །ཡོན་ཏན་འཇམ་དང་ལྕི་དྲོ་སྣུམ་དང་བརྟན། །གྲང་དང་རྟུལ་བ་བསིལ་མཉེན་སླ་དང་སྐམ། །སྐྱ་དང་ཚ་བ་ཡང་དང་རྣོ་རྩུབ་གཡོ། །བཅུ་དང་བདུན་གྱིས་མཚན་ཉིད་ཉི་ཤུ་འཛོམས། །ཞུ་རྗེས་མངར་དང་ལན་ཚའི་ཞུ་རྗེས་མངར། །སྐྱུར་བ་རོ་མཚུངས་ཁ་ཚ་བསྐ་གསུམ་པོ། །ཕལ་ཆེར་ཁ་བ་དག་ཏུ་ཞུ་བར་བཤད། །རོ་ནུས་མཐུན་ན་རོ་ཡིས་ལས་བྱེད་དེ། །ཞུ་རྗེས་སོགས་ལ་མི་ལྟོས་སྟོབས་ཅན་ཡིན། །རོ་བཞིན་མི་གནོད་ཞུ་རྗེས་ལས་བྱེད་ཅིང་། །རོ་ནུས་གོ་ལྡོག་ནུས་པས་ལས་བྱེད་པས། །རོ་བསྡེབས་ནུས་བསྡེབས་ཞུ་རྗེས་བསྡེབས་བྱས་ནས། །ཚ་སེལ་གྲང་སེལ་སྦྱོར་བ་ཤེས་པར་བྱ། །

ས་བཅད་གཉིས་པ། རོ་ནུས་ཞུ་རྗེས་བྱེ་བྲག་ཏུ་བསྟན་པ།

དང་པོ། རིན་པོ་ཆེའི་སྨན་གྱི་ནུས་པ་བསྟན་པ།

བྱེ་བྲག་རྫས་རེའི་ནུས་པ་བསྟན་པ་ནི། །རིན་ཆེན་གསེར་གྱི་རོ་བསྐ་ཞུ་རྗེས་བསིལ། །ནུས་པས་ཚེ་རིང་རྒས་སུ་དབྱིག་དུག་སེལ། །དངུལ་ཡང་དེ་མཚུངས་ཆུ་སེར་རྣག་ཁྲག་སྐེམས། །ཟངས་ཀྱི་རོ་མངར་ཞུ་རྗེས་བསིལ་ཡིན་ཏེ། །ནུས་པས་གློ་བའི་རྣག་དང་ཚ་ཆུ་སྐེམས། །ལྕགས་ཀྱི་རོ་སྐྱུར་ཞུ་རྗེས་བསིལ་པོ་ན། །མཆིན་ནད་མིག་ནད་དུག་ཚད་སྐྱ་རབ་སེལ། །གཡུ་ཡི་རོ་བསྐ་ཞུ་བའི་རྗེས་ནི

བསིལ། །མཆིན་ཚད་དུག་ཚད་སེལ་ཞིང་མིག་ལ་ཕན། །མུ་ཏིག་ཤ་ཁྱིམ་རོ་བསྐ་ཞུ་རྗེས་བསིལ། །ནུས་པས་སྐྱད་པ་འཛག་གཅོད་དུག་ནད་སེལ། །དུང་ཡང་རོ་བསྐ་ཞུ་རྗེས་བསིལ་བ་སྟེ། །ནུས་པས་རྣག་སྐེམ་འགྲིང་བ་འབིག་བྱེད་ཅིང་། །རུས་ཚད་འབྲས་འཛོམས་ཆུ་སེར་དམུ་ཆུ་སྐེམ། །བྱུ་རུ་རོ་བསྐ་ཞུ་རྗེས་བསིལ་དྲོད་སྙོམས། །མཆིན་ཚད་རྩ་ཚད་དུག་ཚད་སེལ་བར་བྱེད། །དངུལ་ཆུ་རོ་བསྐ་ཞུ་རྗེས་ཤིན་ཏུ་བསིལ། །མགོ་དང་བྱང་ཁོག་ཡན་ལག་རྣག་ཆུ་སྐེམ། །འབྲས་དང་ཚད་སྐྲང་ནད་དང་དུག་ནད་སེལ། །

གཉིས་པ། རྡོ་སྨན་གྱི་ནུས་པ་བསྟན་པ།

རྡོ་སྨན་མདོར་བསྡུས་སྨུག་པོ་ཆིག་ཐུབ་དང་། །སྨུག་པོ་སྦྲལ་རྒྱབ་རོ་བསྐ་ཞུ་རྗེས་བསིལ། །ནུས་པས་རུས་ཆག་སྦྱོར་ཞིང་སྐྱད་པ་སྡོམས། །ཆུ་སེར་འཕྱུལ་འདྲེན་སྐེམ་ཞིང་ལྷ་བ་འཛིན། །སྦྲལ་རྒྱལ་དཀར་པོ་རོ་མངར་ཞུ་རྗེས་བསིལ། །དཀར་པོ་ཆིག་ཐུབ་རོ་མངར་ཞུ་རྗེས་བསིལ། །འདི་གཉིས་བད་ཀན་སེལ་ཞིང་རུས་ཆག་གསོ། །གངས་ཐིགས་རོ་བསྐ་ཞུ་རྗེས་བསིལ་ཡིན་ཏེ། །ནུས་པས་རུས་ཆག་གསོ་ཞིང་མཆིན་ཚད་སེལ། །ཁབ་ལེན་རོ་ཁ་ཞུ་རྗེས་བསིལ་ལ་སྙོམས། །ནུས་པས་མདེའུ་འབྱིན་ཅིང་ལྕགས་གཡའ་འགོག །རུས་ཆག་གསོ་ཞིང་སྐྱད་ནད་རྩ་ནད་སེལ། །བེ་སྟབས་རྡོ་ཡང་རོ་བསྐ་ཞུ་རྗེས་བསིལ། །ནུས་པས་རུས་སྦྱོར་རྨེན་གཅོད་ཤའུ་བསྐྱེད། །གསེར་རྡོ་རོ་བསྐ་ཞུ་རྗེས་བསིལ་དྲོད་སྙོམས། །ནུས་པས་རུས་ཆག་གསོ་ཞིང་མིག་ལ་ཕན། །སྤང་ཟིལ་རོ་བསྐ་ཞུ་རྗེས་མཆོག་ཏུ་བསིལ། །མགོ་ཆག་གསོ་ཞིང་ཁྲག་ཤོར་སྐྱུག་པ་གཅོད། །རྡོ་མཁྲིས་རོ་ཁ་ཞུ་རྗེས་བསིལ་དུ་འདོད། །རྨ་འདྲུབ་ཤའུ་བསྐྱེད་ཅིང་ཆུ་སེར་འདྲེན། །མཚལ་ནི་རོ་བསྐ་ཞུ་རྗེས་ཅུང་ཟད་བསིལ། །ལྷ་བ་འཛིན་ཅིང་གློ་མཆིན་ཚད་པ་སེལ། །རྨ་འདྲུབ་རྩ་ནད་ཆུ་སེར་འདྲེན་ཅིང་སྦྱོར། །མདུང་རྩེ་རོ་བསྐ་ཞུ་རྗེས་བསིལ་ལ་སྙོམས། །རྨ་འདྲུབ་ཆུ་སེར་སྐེམ་ཞིང་རུས་ཚད་སེལ། །ཁྱད་པར་མིག་གི་ནད་ལ་མཆོག་ཏུ་ཕན། །ཅོང་ཞི་རོ་མངར་ཞུ་རྗེས་བཅུད་ལ་དྲོད། །རུས་ཆག་གསོ་ཞིང་མཁལ་ནད་གྲང་བ་སེལ། །རོ་ཙ་བྱེད་ཅིང་ཤ་མདངས་རྒྱས་པར་བྱེད། །ཏ་ཤིག་རོ་མངར་ཞུ་རྗེས་བསིལ་ཡིན་ཏེ། །མིག་རིམས་སེལ་ཞིང་རྩ་ནད་སྦྱོང་བར་བྱེད། །

གསུམ་པ། ས་སྨན་གྱི་ནུས་པ་བསྟན་པ།

ས་སྨན་གསེར་གྱི་བྱེ་མ་རོ་ནི་ཚ། །ཞུ་རྗེས་དྲོད་ཡིན་མཁལ་ནད་ཆུ་འགགས་སེལ། །མཆོག་ཏུ་མགོ་ཡི་རུས་པ་ཆག་པ་སྦྱོར། །ཟེ་ཚ་རོ་ནི་ལན་ཚྭ་ཞུ་རྗེས་དྲོད། །ནུས་པས་རྗི་སྐྲན་རྗེའུ་མ་ཞུ་འཇུ། །ཡ་བ་ཀྵཱ་ར་ལན་ཚ་ཞུ་རྗེས་དྲོད། །ནུས་པས་སྐྲན་ནད་བཤིག་སྦྱོང་དྲོད་སྐྱེད་བྱེད། །སྨུ་ཟེ་རོ་ཁ་ཞུ་རྗེས་བསིལ་ཡིན་ཏེ། །ནུས་པས་གདོན་འཇོམས་ཆུ་སེར་རྣག་ཁྲག་སྐེམ། །བྲག་ཞུན་རོ་ཁ་ཞུ་རྗེས་བསིལ་བ་སྟེ། །ནུས་པས་ཕོ་མཆིན་མཁལ་ཚད་ཚ་འཁྲུ་སེལ། །

བཞི་པ། རྩི་སྨན་སོགས་ཀྱི་ནུས་པ་བསྟན་པ།

རྩི་སྨན་ལ་སོགས་རོ་ནུས་མདོ་ཙམ་བཤད། །ག་བུར་རོ་ནི་བསྐ་ཚ་ཁ་བ་སྟེ། །ཞུ་རྗེས་ཤིན་ཏུ་བསིལ་བའི་མཐར་ཐུག་པས། །རྒྱས་ཚད་ཐོག་བབས་གསོད་ཅིང་སྙིང་ཚད་འཇོམས། །ཙན་དན་དཀར་པོ་ཁ་ཚ་ཞུ་རྗེས་བསིལ། །ནུས་པས་གློ་སྙིང་འཁྲུགས་ཚད་སེལ་བྱེད་ཅིང་། །ཤ་པགས་ཚ་བའི་ནད་ལ་བྱུགས་པས་སེལ། །ཙན་དན་དམར་པོ་དེ་འདྲ་ཁྲག་ཚད་སེལ། །བྱུགས་པས་ཡན་ལག་སྐྲངས་པ་འཇིབ་པར་བྱེད། །ཨ་ག་རུ་ནི་ཁ་ཞིང་ཚ་བའི་རོ། །ཞུ་རྗེས་བསིལ་དྲོད་སྙོམས་ཏེ་སྲོག་རྩ་དང་། །སྙིང་ལ་ཞུགས་པའི་ཚ་བ་རླུང་ལྡན་སེལ། །གི་ཝང་རོ་ནི་ཁ་ལ་བསྐ་བ་སྟེ། །ཞུ་རྗེས་བསིལ་ཞིང་དུག་མཆིན་སྣོད་ཚད་སེལ། །ཅུ་གང་རོ་མངར་ཞུ་རྗེས་བསིལ་ལ་སྙོམས། །མིག་སེར་གློ་ནད་ཀུན་སེལ་རྨ་ཚད་གཅོག །ཚད་པ་རུས་ཞེན་རིམས་ནད་སྦྱོངས་བུ་སེལ། །གུར་གུམ་རོ་མངར་ཞུ་བའི་རྗེས་ལ་བསིལ། །མཆིན་ནད་ཀུན་སེལ་རྩ་སྡོམ་ཟུངས་འཕེལ་བྱེད། །ལས་ཀྱི་གོ་རིམ་གླུ་མཆིན་བྱ་ར་བ། །སུག་སྨེལ་ཁ་ཚ་བསྐ་ཞིང་ཞུ་རྗེས་སྙོམས། །ཕོ་མཁལ་གྲང་བའི་ནད་རྣམས་སེལ་བར་བྱེད། །ཛཱ་ཏི་རོ་ཚ་ཞུ་རྗེས་དྲོ་བ་སྟེ། །དྲོད་སྐྱེད་ཟས་འཇུ་རླུང་འཇོམས་སྙིང་རླུང་སེལ། །ལི་ཤི་རོ་ནི་ཚ་ཁ་ཞུ་རྗེས་དྲོད། །དྲོད་སྐྱེད་ཟས་འཇུ་ཡིག་འབྱེད་པ་དང་། །སྲོག་རྩའི་ནད་དང་གྲང་རླུང་སེལ་བར་བྱེད། །ཀ་ཀོ་ལ་ཚ་ཞུ་རྗེས་ཤིན་ཏུ་དྲོད། །འཇུ་བའི་སྟོབས་ཆེ་ཕོ་མཆེར་གྲང་བ་སེལ། །གླ་རྩི་རོ་ཁ་ཞུ་རྗེས་བསིལ་ཡིན་ཏེ། །ནུས་པས་དུག་སྲིན་མཁལ་མཆིན་གཉན་ནད་སེལ། །དོམ་མཁྲིས་དག་ཀྱང་རོ་ཁ་ཞུ་རྗེས་བསིལ། །རྩ་ཁ་སྡོམ་ཞིང་རུལ་གསོད་ཤའུ་བསྐྱེད། །ཨུཏྤལ་རོ་བསྐ་ཞུ་རྗེས་བསིལ་ལ་སྙོམས། །གློ

མཆིན་ཚད་པ་མ་ལུས་སེལ་བར་བྱེད། །ཟི་ར་དཀར་ནག་རོ་ཚ་ཞུ་རྗེས་དྲོད། །དཀར་པོས་གློ་ཚད་ནག་པོས་མཆིན་གྲང་སེལ། །དྲོད་སྐྱེད་ཟས་འཇུ་ཡི་ག་འབྱེད་ཅེས་བཤད། །ལ་ལ་ཕུད་ཀྱང་རོ་ཚ་ཞུ་རྗེས་དྲོད། །ནུས་པས་ཕོ་ནད་གྲང་བ་མ་ལུས་སེལ། །སོ་མ་ར་ཛ་རོ་ནི་ཚ་ཞིང་ཁ། །ནུས་པས་སྲིན་དང་པགས་ནད་ཆུ་སེར་སེལ། །ཐལ་ཀ་རྡོ་རྗེ་རོ་ནི་ཙུང་ཟད་མངར། །ནུས་པ་གོང་དང་མཚུངས་པར་འདོད་པ་ཡིན། །གསེར་གྱི་མེ་ཏོག་རོ་ཁ་ཞུ་རྗེས་བསིལ། །ནུས་པས་སྟོད་ཚད་མཁྲིས་པའི་ཚ་བ་སེལ། །གསེར་གྱི་ཕུད་བུ་རོ་ནི་ཁ་ལ་རྩུབ། །ཞུ་རྗེས་བསིལ་བས་མཁྲིས་པའི་སྨུགས་སྨན་སྟེ། །དུག་དང་ཆུ་སེར་དག་ཀྱང་འདྲེན་པར་ནུས། །དུག་ཞུང་རོ་ཁ་ཞུ་རྗེས་བསིལ་བ་ཡིན། །ནུས་པས་མཁྲིས་པའི་ནད་སེལ་ཚ་འཁྲུ་གཅོད། །རྒྱན་འབྲུམ་རོ་མངར་ཞུ་རྗེས་བསིལ་ལྕི་སྣུམ། །ཙུང་ཟད་སྐམ་སྟེ་རླུང་དང་ཁྲག་མཁྲིས་སེལ། །སྐོམ་དད་ལུད་པ་ཚམ་རིམས་དབུགས་མི་བདེ། །ཁ་ནད་སྐད་འཛེར་གློ་རྫོལ་གློ་གཅོང་སེལ། །ཆང་ནད་མི་ཕན་རོ་ཙ་བཤང་གཅི་སྐྱ། །ཨུ་སུ་རོ་ནི་ཁ་མངར་ལན་ཚ་བཅས། །ཞུ་རྗེས་སྐོམས་པས་བད་ཀན་ཚ་བ་སེལ། །སྟར་བུ་རོ་སྐྱུར་ལྕེ་འབིགས་ཞུ་རྗེས་བསིལ། །ནུས་པས་གློ་བཀྲོ་ཁྲག་འཇུ་བད་ཀན་གཅོད། །བསེ་ཡབ་རོ་ནི་སྐྱུར་ཞིང་ཙུང་ཟད་མངར། །ཞུ་བའི་རྗེས་བསིལ་བད་ཀན་ཚ་བ་སེལ། །ཁྱད་པར་འདུས་ནད་སྨུག་པོ་འཛོམས་པར་བྱེད། །སེ་འབྲུ་རོ་སྐྱུར་ཞུ་རྗེས་དྲོད་དུ་འདོད། །ཕོ་བའི་མེ་དྲོད་སྐྱེད་ཅིང་བད་ཀན་སེལ། །དང་ག་འབྱེད་ཅིང་གྲང་ནད་མཐའ་དག་འཛོམས། །ན་ལེ་ཤམ་ནི་རོ་ཚ་ཞུ་རྗེས་དྲོད། །མེ་དྲོད་སྐྱེད་ཅིང་བད་ཀན་གྲང་བ་སེལ། །པི་པི་ལིང་ཡང་གོང་དང་མཚུངས་པ་ལ། །ཞུ་བའི་རྗེས་ནི་མངར་ཞིང་བསིལ་བས་ན། །ཁྲག་མཁྲིས་ནད་ལ་མི་གནོད་འདི་ཉིད་མཆོག །སྨན་སྣ་རོ་ཚ་ཞུ་རྗེས་དྲོད་ཡིན་ཏེ། །ནུས་པས་དྲོད་སྐྱེད་ཟས་ལེན་བད་རླུང་འཛོམས། །མདོར་ན་སྟོད་ཀྱི་གྲང་བ་མ་ལུས་སེལ། །སྣ་སྐྱ་རོ་ཚ་ཞུ་རྗེས་ཙུང་ཟད་དྲོད། །ནུས་པས་ཁྲག་འཁྲུགས་འཇུ་ཞིང་བད་རླུང་སེལ། །ཙི་ཏྲ་ཀ་ནི་ཚ་མངར་ཞུ་རྗེས་དྲོད། །ནུས་སྟོབས་མེ་འདྲ་སྐྲན་འཛོམས་མེ་དྲོད་སྐྱེད། །འོར་ནད་གཞང་འབྲུམ་སྲིན་དང་མཛེ་ནད་སེལ། །ཤིང་ཚ་རོ་ཚ་ཞུ་རྗེས་དྲོ་བ་ཡིན། །ནུས་པས་མེ་དྲོད་གསོ་ཞིང་བད་མཁྲིས་སེལ། །སྐམ་ཕྱིར་འབྲུ་གཅོད་ཕོ་མཆིན་གྲང་རླུང་སེལ། །ཀ་རཎྜུ་ནི་རོ་ཁ་ཞུ་རྗེས་དྲོད། །ཕོ་བའི་མེ་དྲོད་སྐྱེད་པར་བྱེད་པ་ཡིན། །ཤིང་ཀུན་རོ་ཚ་ཞུ་རྗེས་དྲོད་དུ་འདོད། །དྲོད་འཕེལ་སྲིན་དང་གྲང་ནད་སྙིང་རླུང་སེལ། །བྱི་ཏང་ག་སྲིན་བུ་དམར་ལེབ་ཀྱང་། །ཤིང་ཀུན་མཚུངས་པས་སྲིན་གསོད་མེ་དྲོད་སྐྱེད། །གོ་བྱི་རོ་ཚ་ཞུ་རྗེས་དྲོ་ཞིང་སྐམ། །སྲིན་གསོད་རྣུལ་གཅོད་རྨ་སེལ་ཆུ་སེར་སྐེམ། །ཡོ་བའི་རིམས་སེལ་བཅུད་ལེན་འབྲས་བུ་སྟེར། །སྤྲོས་དཀར་རོ་ཁ་ཞུ་རྗེས་དྲོ་ལ་སྐམ། །རྒྱ་འདྲུབ་ཆུ་སེར་འབྱིན་ཅིང་ཁྲག་རླུང་གནོན། །རླུང་དང་ཆུ་སེར་རྨིག་རླུགས་སྐྲངས་པ་སེལ། །གུ་གུལ་ནག་པོ་རོ་ཁ་ཞུ་རྗེས་བསིལ། །སྙིག་པ་གཉན་གཟེར་གདོན་འཛོམས

སྨ་ཁ་འབྱུབ། །

ལྔ་པ། ཚྭ་སྣའི་སྨན་གྱི་ནུས་པ་བསྟན་པ།

ཚྭ་རིགས་རྒྱ་ཚྭ་རྒྱམ་ཚྭ་ཁ་རུ་ཚ། །མཛོ་ཚྭ་སྦྲ་ཚྭད་ཆུ་ཙབས་རུ་ཚྭ། །དེ་ཀུན་རོ་ནི་ལན་ཚྭ་ཞུ་རྗེས་དྲོ། །ནུས་པ་རྒྱ་ཚྭས་སྐྲན་བཤིག་རྩ་ནད་སྦྱོང་། །གག་པ་འཇོམས་ཤིང་དུག་སེལ་སྲིན་རྣམས་གསོད། །ཆུ་འགགས་འབིག་ཅིང་ཤ་རོ་གཅོད་པར་བྱེད། །རྒྱམ་ཚྭས་ཚ་བ་མི་བསྐྱེད་བད་རླུང་སེལ། །ཁ་རུ་ཚྭ་ཡིས་དྲོད་སྐྱེད་བད་རླུང་སེལ། །སྦོ་སྒྲིག་འཁྱིངས་པ་སྦྱོང་བར་བྱེད་པ་ཡིན། །མཛོ་ཚྭས་ཤ་རོ་གཅོད་ཅིང་ཁྲག་འགག་འཇུ། །རྒྱ་ཡི་ཆུ་སེར་དག་ཀྱང་འདྲེན་པར་བྱེད། །སྦྲ་ཚྭས་སྦྲ་བ་འཇོམས་ཤིང་མེ་དྲོད་གསོ། །ཙབས་རུ་ཚ་ཡིས་གྲང་རླུང་མ་ཞུ་སེལ། །དཀྲུས་སྐྲན་བཤིག་རྒྱ་གསོ་འབྲུ་བར་བྱེད། །ཚ་ལ་རོ་ནི་ལན་ཚྭ་ཞུ་རྗེས་སྙོམས། །སྨ་འབྱུབ་རྗེ་དང་ཁྲག་ངན་འཇུ་ཞིང་སྦྱོང་། །

དྲུག་པ། འབྲས་བུའི་སྨན་གྱི་ནུས་པ་བསྟན་པ།

ཨ་རུ་སྐྱུ་རུ་བ་རོ་བསྐ་ཞུ་རྗེས་མངར། །བྱེ་བྲག་རྣམ་པར་རྒྱལ་བ་རོ་ལྔ་ལྡན། །ཅུང་ཟད་ཙམ་ནི་ལན་ཚའི་བག་དང་བཅས། །བཀྲ་ཤིས་དོན་ལྡན་འདུ་བའི་ནད་རྣམས་སེལ། །བདུད་རྩི་སྨན་ཞིང་དྲོད་སྐྱེད་གསེར་མདོག་འཕྱིན། །འཆི་མེད་མངར་ཁ་མཁྲིས་སེལ་རིང་དུ་གནས། །ཤ་ཆེན་མངར་སྨན་ལུས་ཀྱི་ཤ་ཚོལ་བསྐྱེད། །འཇིགས་མེད་ཚ་ཁ་གདོན་དང་མིག་ནད་སེལ། །འཕེལ་བྱེད་མངར་བག་སྨ་རྣམས་འབྱུབ་ཅིང་བརྟས། །སྐམ་པོ་ཁ་བསྐ་བྱེས་པའི་ནད་གདོན་འཇོམས། །མཆུ་རིང་མཆུ་ནི་མངར་ཁ་ནད་རྣམས་འཁྲུ། །རྩ་བ་ཁ་ཚ་སྨན་བས་འཁྲུ་བ་གཅོད། །དེ་ལྟར་གཞན་ཀུན་ཞུ་རྗེས་ལས་བྱེད་ཀྱང་། །མཆུ་རིང་རྩ་རྩེའི་རོ་ཡིས་ལས་བྱེད་དོ། །བ་རུ་ར་སྐྱུར་རོ་ནི་བསྐ་བ་སྟེ། །ཁ་མངར་ཚ་སྨན་བཞི་ཡང་ཡོད་པར་འདོད། །ཞུ་རྗེས་ཚ་མངར་སྙོམས་པས་བད་མཁྲིས་དང་། །ཁྱད་པར་ཆུ་སེར་ནག་པོ་སྐེམ་པར་བྱེད། །སྐྱུ་ར་རྐྱུར་སྨན་བ་ཡིན་མོད་ཀྱང་། །ཞིབ་ཏུ་ཕྱེ་ན་མངར་སྨན་ཁ་ཞིང་བསྐ། །ཞུ་བའི་རྗེས་བསིལ་བད་མཁྲིས་ཁྲག་ནད་སེལ། །རླུང་ཡང་མི་སྐྱེད་ཤིན་ཏུ་འཕྲོད་པ་སྟེ། །འབྲས་བུ་གསུམ་པོ་བཅུད་ལེན་སྨན་གྱི་མཆོག །ནད་ཀུན་ལ་ཕན་ཁྱད་པར་མིག་ནད་སེལ། །སྙིང་པོ་ཞོ་ཤ་མངར་སྨན་ཞུ་རྗེས་བསིལ། །ནུས་པས་སྙིང་གི་ཚད་པ་སེལ་བར་བྱེད། །མཁལ་མ་ཞོ་ཤ་རོ་ནི་ཚ་མངར་སྟུམ། །ཞུ་བའི་རྗེས་བསིལ་མཁལ་མའི་ཚད་པ་སེལ། །སློ་གོར་ཞོ་ཤ་མངར་ཞིང་སྟུམ་པ་སྟེ། །ཞུ་བའི་རྗེས་བསིལ

དྲོ་སྐམ་སྐྲངས་ལ་ཕྲུག །དེ་འཛིན་ས་བོན་འཕེལ་བའི་མཆོག་ཡིན་ཏེ། །མཆེར་བའི་ཚ་བ་དུག་ཀྱང་
སེལ་བར་བྱེད། །ཨ་འབྲས་སྐྱ་འབྲས་འཇམ་འབྲས་རྣམ་པ་གསུམ། །རོ་ནི་ཚ་ཞིང་བསྐ་ལ་ཁ་བ་སྟེ། །
ཞུ་རྗེས་དྲོ་བས་མཁལ་མའི་གྲང་བ་སེལ། །མནུ་པ་ཏྲ་མངར་ཁ་ཚ་བའི་རོ། །ཞུ་རྗེས་མངར་སྐྱུར་སྙོམས
པས་རླུང་ཁྲག་དང་། །བད་ཀན་ཚ་བ་རྙེན་དང་བད་མཁྲིས་སེལ། །རུ་རྟ་ཚ་མངར་ཁ་ཞིང་ཞུ་རྗེས
སྙོམས། །རྩེ་དྲོ་རླུང་ཁྲག་ཕོ་བ་སྦྱོས་པ་སེལ། །བད་ཀན་གློ་ནད་གག་པ་ཤ་རོ་གཅོད། །ཆུ་སྲི་ཟླ
མཚན་འཁྲིལ་བའང་སེལ་བར་བྱེད། །ཡུང་བ་ཡིད་ཙམ་ཁ་སྟེ་ཞུ་རྗེས་བསིལ། །མིག་ནད་དུག་སེལ
རྨ་ལ་གཅོད་གཉན་ནད་འཇོམས། །གཤེར་དང་འཚོ་དཀའི་རྒྱ་ལ་སྐམ་ཕྱི་གདབ། །དར་བར་སྦྱར
འཕྲུངས་ཕོ་མོའི་ཆགས་པ་འཇོམས། །ཤུ་དག་རོ་ཚ་ཁ་ལ་ཞུ་རྗེས་དྲོ། །གག་སྐྱུག་རླུང་དང་གདོན
འཇོམས་ཕོ་དྲོད་བསྐྱེད། །ཁ་ཟས་འཇུ་ཞིང་རིམས་ནད་བསྲུང་བར་བྱེད། །དཔའ་བོ་དཀར་སེར་རོ་ཁ
ཞུ་རྗེས་བསིལ། །ཚད་རིམས་གཟེར་དང་མཆོག་ཏུ་དུག་ནད་སེལ། །བོང་ང་དཀར་པོ་རོ་ཁ་ཞུ་རྗེས
བསིལ། །རིམས་སྙིང་དུག་ཚད་མཁྲིས་ཚད་སེལ་བར་བྱེད། །བོང་ང་དམར་སེར་རོ་ཁ་ཞུ་རྗེས
བསིལ། །ཤ་དུག་བཙན་དུག་མཁྲིས་རིམས་འབྲུགས་ཚད་སེལ། །བཙན་དུག་རོ་མངར་ཚ་ཞིང་ཞུ་རྗེས
དྲོ། །གག་སྐྱུག་གཉན་རིམས་སྲིན་དང་ཆུ་སེར་སེལ། །མཛེ་དང་སྐྱེང་གདོན་སྨྱོ་འབོག་སྙིང་རླུང
གནོན། །ཤིང་མངར་རོ་མངར་ཞུ་རྗེས་བསིལ་ལ་སྙོམས། །གློ་ནད་ལུད་པའི་ནད་དང་རྩ་ནད
དང་། །གྲི་བའི་ཐོར་བ་སྐམ་ནད་སེལ་བར་བྱེད། །སླེ་ཏྲེས་མངར་ཁ་བསྐ་ཚའི་རོ་ལྡན་ཞིང་། །ཞུ
རྗེས་མངར་སྐྱུར་ནུས་པ་སྣུམ་བསིལ་དྲོ། །ཉེས་གསུམ་མི་འཕེལ་རླུང་ཚད་ལྡན་པ་སེལ། །རིམས་ཚད
སྨིན་ཐུད་འཇོམས་ཤིང་འདུ་བ་སྙོམས། །མཆོག་ཏུ་དྲིག་གྲུམ་ཚད་སྙིང་བྱེར་བ་དང་། །ཆུ་སེར་རླུང
ནད་འཇོམས་ལ་བདུད་རྩིར་མཚུངས། །གཎྜ་ཀ་རི་མངར་ཁ་ཅུང་ཟད་ཚ། །ཞུ་རྗེས་མངར་སྐྱུར་འཇམ
བསིལ་དྲོ་བ་སྟེ། །རླུང་ཚད་ལྡན་ཚད་བད་ཀན་སྐྱ་བོ་དང་། །མཆོག་ཏུ་གློ་བའི་ནད་རིམས་ཀུན་ལ
བཏགས། །ཏིག་ཏ་རོ་ཚ་ཞུ་རྗེས་བསིལ་ལ་སྙོམས། །ཁྲག་དང་མཁྲིས་པའི་ཚད་པ་མ་ལུས་སེལ། །བ
ཤ་ཀ་ཡང་དེ་མཚུངས་ཁྲག་ཚད་སེལ། །བ་ལེ་ཀ་ནི་ཁ་ཚ་ཞུ་རྗེས་བསིལ། །གློ་མཆིན་སྣོད་ཀྱི་ཚ་བ་སེལ
བར་བྱེད། །གདུར་རོ་བསྐ་ཞུ་རྗེས་བསིལ་དྲོད་སྙོམས། །རིམས་དང་ཆམ་པ་གློ་ཚད་རྩ་ཚད་སེལ། །
ཡན་ལག་སྐྲངས་པ་ཁོང་ནད་འཛིན་ཅིང་སྨིན། །སྤྲིན་ཤིང་རོ་མངར་ཞུ་རྗེས་དྲོ་ལ་སྐམ། །ནུས་པས
བད་རླུང་ཆུ་སེར་གྲང་བ་སེལ། །དེ་ཕྱིར་འོར་དང་སྐྲངས་པ་ཀུན་ལ་མཆོག །སྐྱེར་བ་རོ་ཁ་ཞུ་རྗེས
བསིལ་ཡིན་ཏེ། །དུག་ཐུད་ཆུ་སེར་སེལ་ཞིང་མིག་ལ་ཕན། །སེ་རྒོད་དེ་མཚུངས་དུག་ཐུད་ཆུ་སེར
སེལ། །སེང་ལྡེང་ཤིང་ནི་རོ་མངར་ཞུ་རྗེས་བསིལ། །ནུས་པས་ཁྲག་དང་ཆུ་སེར་སྐམ་པར་བྱེད། །
འོམ་བུ་རོ་བསྐ་ཞུ་རྗེས་བསིལ་བ་སྟེ། །དུག་ཐུད་ཁྱད་པར་ཤ་དུག་ཤ་ནད་སེལ། །པོ་སོ་ཆ་ནི་ཚ་ཞིང་

སྐྱུར་བའི་རོ། །ཞུ་བའི་རྗེས་དྲོ་མ་ཞུ་བད་ཀན་སོགས། །ནད་ཀུན་གྱེན་དུ་འདྲེན་ཕྱིར་སྐྱུག་སྨན་མཆོག །དབ་རོག་རོ་ཚ་ཞུ་རྗེས་དྲོད་དུ་འདོད། །ནུས་པས་བད་ཀན་ནད་རྣམས་ཐུར་དུ་སྦྱོངས། །ཤྲཱི་ཁཎྜ་རོ་ཚ་ཅུང་ཟད་མངར། །ཞུ་རྗེས་བསིལ་ཡིན་ནུས་ནད་ཆུ་སེར་སྦྱོངས། །དོང་ཁ་རོ་མངར་འདི་ཡང་ཞུ་རྗེས་བསིལ། །ནུས་པས་ཚད་ནད་སྦྱོང་བར་བྱེད་པ་ཡིན། །ཀ་ཕེད་རོ་ནི་སྐྱུར་བར་ཁ་ཅིག་འདོད། །གཞན་དག་མངར་བསྐ་ཞུ་རྗེས་དྲོད་ཡིན་ཟེར། །ནུས་པས་འབྲུ་བ་གཅོད་ཅིང་རྨ་པ་འཛིན། །ད་ཧྲིག་རོ་སྐྱུར་ཞུ་རྗེས་དྲོད་ཡིན་ཏེ། །ནུས་པས་འབྲུ་གཅོད་ཡན་ལག་ཁྲག་རྒྱས་འཇིབ། །སྐྱུག་དང་ཡིག་འཆུས་པ་སེལ་བར་བྱེད། །སྨག་དང་མོན་ཆ་རོ་བསྐ་ཞུ་རྗེས་དྲོད། །ནུས་པས་འབྲུ་བ་ཚ་གྲང་མེད་པར་གཅོད། །

བདུན་པ། སྔོ་སྨན་གྱི་ནུས་པ་བསྟན་པ།

སྔོ་སྨན་ཏིང་ལེན་རོ་ཁ་ཞུ་རྗེས་བསིལ། །ཁྲག་སྐམ་འཁྲུགས་དང་དོན་སྣོད་ཚ་བ་སེལ། །ཡན་ལག་ཆུ་འཕྲུང་ཅུང་ཟད་ཐུར་དུ་འབྲུ། །ཁྱད་པར་རྒྱུ་གཟེར་ཚ་བའི་དུས་སུ་བསྔགས། །སྤང་རྩི་དོ་བོ་རོ་ཁ་ཞུ་རྗེས་བསིལ། །རིམས་དུག་ཚ་བ་གསར་སྙིང་དྲིག་གསུམ་དང་། །ཁྲག་ནད་རྒྱུ་གཟེར་འཇོམས་ཤིང་ཚ་འབྲུ་གཅོད། །རེ་སྐོན་རོ་ཁ་ཞུ་རྗེས་བསིལ་པོ་ན། །ནུས་པས་ཁྲག་སྐྱེམ་བད་ཀན་སྨུག་པོ་འཇོམས། །རྨ་ཚད་སེལ་ཞིང་ཚ་འབྲུ་གཅོད་པར་བྱེད། །ཀྱི་ལྕེ་རོ་ཁ་ཞུ་རྗེས་བསིལ་ཡིན་ཏེ། །ནུས་པས་སྣོད་ཚད་སྤྱི་དང་མཁྲིས་ཚད་སེལ། །སུམ་ཅུ་ཏིག་ཀྱང་རོ་ཁ་ཞུ་རྗེས་བསིལ། །མཆིན་མཁྲིས་ཚད་སེལ་ཁྲག་ནད་མགོ་གཟེར་གཅོག །པྲི་ཡང་ཀུ་ཡི་རོ་ནི་མངར་ལ་ཁ། །ཞུ་རྗེས་བསིལ་ཡིན་ཕོ་མཆིན་གློ་ཚད་སེལ། །སྤྲ་ལོ་དཀར་པོ་རོ་མངར་ཞུ་རྗེས་བསིལ། །གློ་བའི་ཚད་པ་ཀུན་སེལ་རིམས་ལ་ཕན། །སྨུག་པོ་རོ་ནི་ཅུང་ཚ་ནུས་པ་དམན། །གཡའ་ཀྱི་མ་ནི་རོ་ཁ་ཞུ་རྗེས་བསིལ། །མཁྲིས་པ་ཞི་ཞིང་སྦྱོང་བྱེད་ཚད་པ་འདྲེན། །གང་གཱ་ཆུང་ཡང་རོ་ཁ་ཞུ་རྗེས་བསིལ། །དུག་དང་རྨ་དང་ཚ་འབྲུ་ཚ་སྐྲང་འཇོམས། །སྤྲོལ་གོང་བ་ནི་རོ་ཁ་ཞུ་རྗེས་བསིལ། །མགོ་ཆག་དུག་ཚད་སེལ་ཞིང་རྨོག་པ་འདུལ། །ཡུ་མོ་མདེའུ་འབྱིན་ཁ་བསྐ་ཞུ་རྗེས་བསིལ། །བུ་དང་བུ་རོགས་ཟླུག་རྫུ་འབྱིན་པར་བྱེད། །དར་ཡ་ཀན་ནི་རོ་ཁ་ཞུ་རྗེས་བསིལ། །མགོ་བོའི་རུས་ཆག་གསོ་ཞིང་རྨ་རྣམས་འདུབ། །ཡན་ལག་ཆུ་འཕྲུང་ཚ་བའི་འབྲུ་བ་གཅོད། །བྱང་ཁོག་རྣག་སྐྱེམ་ཚ་སྐྲངས་འཛོམས་པའི་མཆོག །ཏ་ལྷུགས་མངར་ཁ་ཞུ་རྗེས་བསིལ་བ་སྟེ། །སྲིན་གསོད་ལྷ་བ་འཛིན་ཅིང་ཆུ་སེར་འདྲེན། །སྟག་ཤ་རོ་ཁ་ཞུ་རྗེས་བསིལ་དུ་འདོད། །ནུས་པས་རྨ་འདུབ་གཉན་གསོད་དུག་ཚད་སེལ། །ཚ་འབྲུ་གཅོད་ཅིང་རུས་ཆག་སྦྱོར་བར

བྱེད། །མིང་ཅན་ནག་པོ་རོ་བསྐ་ཞུ་རྗེས་བསིལ། །ནུས་པས་གཉན་ནད་སེལ་ཞིང་དུག་ཚད་
འཇོམས། །དུག་ཕུལ་རོ་མངར་ཞུ་རྗེས་བསིལ་བ་ཡིན། །ནུས་པས་གཉན་ནད་སྐྲངས་པ་འཇོམས་པར་
བྱེད། །ཐང་ཀྲུན་དཀར་པོ་མངར་ཁ་ཞུ་རྗེས་བསིལ། །གྲི་བའི་དུག་ཚད་འཇོམས་ཤིང་སྐད་འགགས་
སེལ། །ཡུ་གུ་ཤིང་ནི་རོ་ཁ་ཞུ་རྗེས་བསིལ། །ཟ་སྦྱོར་ཁྲག་དང་ཚད་དུག་སེལ་བར་བྱེད། །རྩད་དང་
ཀྲུ་ཐུབ་ལྕུམ་སྔག་རོ་ཁ་བ། །ཞུ་བའི་རྗེས་བསིལ་དུག་ཚད་འཇོམས་ལ་བརྟགས། །ཨ་བྲུག་རོ་ནི་ཁ་བསྐ་
ཞུ་རྗེས་བསིལ། །མགོ་བའི་ནུས་ཆག་སྦྱོར་ཞིང་ཤའུ་བསྐྱེད། །གཟེར་འཇོམས་ཆུ་སེར་སྐེམ་པར་བཤད་
པ་ཡིན། །ཚེར་སྔོན་དག་ཀྱང་དེ་མཚུངས་ལྷ་བ་འདྲེགས། །ལུག་ཏུ་དཀར་དམར་སེར་གསུམ་རོ་ནི་
ཁ། །ཞུ་རྗེས་བསིལ་ཡིན་དཀར་པོས་བྱང་སེམས་སྡོམ། །དམར་པོས་ཚད་འཁྲུ་གཅོད་ཅིང་བད་སྨུག་
སེལ། །ཟ་ལ་བཏབ་ན་ཤ་སྐྱི་སྨུར་དུ་འདུབ། །སེར་པོས་བད་ཀན་ཆང་ནད་དུག་ནད་སེལ། །སེ་བའི་
མེ་ཏོག་མངར་སྐྱུར་ཅུང་ཟད་ཁ། །ཞུ་རྗེས་སྙོམས་ཏེ་མཁྲིས་སེལ་རླུང་ཁ་གནོན། །སྟོང་ཐོག་པ་ནི་རོ་ཁ་
ཞུ་རྗེས་བསིལ། །རིམས་དང་ཤ་དུག་འཁྲུགས་ཚད་སྙིང་རླུང་སེལ། །ཨ་གྲོང་མངར་སྐྱུར་ཁ་སྐྱེ་ཞུ་རྗེས་
བསིལ། །ནུས་པས་གློ་བའི་ཚད་པ་སེལ་བའི་མཆོག །ཏང་ཀུན་རོ་ནི་མངར་ཚ་ཞུ་རྗེས་བསིལ། །
སྙིང་ཚད་ཤ་དུག་བད་ཀན་ཚ་རིམས་སེལ། །ཤུག་པ་ཚེར་ཅན་རོ་ཁ་ཞུ་རྗེས་བསིལ། །མཁལ་ཚད་ཆུ་
སེར་གཉན་ནད་ཀུན་ལ་ཕན། །ཐང་ཕྲོམ་པ་ནི་རོ་ཁ་བསྐ་ཞིང་ཚ། །ཞུ་རྗེས་བསིལ་ཡིན་སྲིན་ནད་ཀུན་
ལ་ཕན། །དཀར་པོ་ཆིག་ཐུབ་རོ་ནི་མངར་ཞིང་བསྐ། །ཞུ་རྗེས་བསིལ་ཡིན་སྲིན་ནད་སེལ་བྱེད་
ཅིང་། །དུག་སྟུད་གག་ལྷོག་ཕོ་སྐྲང་འཇོམས་པར་བྱེད། །ཨ་ཕ་རོ་ཁ་ཞུ་རྗེས་བསིལ་ཡིན་ཏེ། །མིག་
ནད་དུག་སེལ་བྱང་ཁོག་རྣག་ཆུ་སྐེམ། །ཞིམ་ཐིག་ལེ་ནི་རོ་མངར་ཞུ་རྗེས་སྣུམ། །མིག་གི་ལིང་ཏོག་
འཇོམས་པར་བྱེད་པ་ཡིན། །པར་པ་ཏ་ནི་རོ་ཁ་ཞུ་རྗེས་བསིལ། །རིམས་འཁྲུགས་དུག་ཚད་མ་ལུས་
སེལ་བར་བྱེད། །རོ་བའི་རྩ་བ་རོ་ཚ་ཞུ་རྗེས་དྲོད། །ནུས་པས་ཚབས་དང་ཤ་རོ་འདྲུལ་བྱེད་ཅིང་། །
སྲིན་གསོད་སྐྲངས་པ་འཇོམས་ཤིང་ཏུས་འཛེར་འགོག །འདམ་བུ་ཀ་ར་རོ་མངར་ཞུ་རྗེས་སྙོམས། །སྐྱོ་
མཆིན་རྩ་ཡི་ཚད་པ་སེལ་བར་ནུས། །འབྲི་ཏ་ས་འཛིན་རོ་ཁ་ཞུ་རྗེས་བསིལ། །ནུས་པས་བྱང་ཁོག་རྣག་
ཁྲག་ཆུ་སེར་སྐེམ། །ཤུ་མོ་ཟ་ནི་རོ་ཁ་ཞུ་རྗེས་བསིལ། །ནུས་པས་གློ་བའི་རྣག་སྐེམ་འཁྲུ་བ་གཅོད། །
བྲག་སྐྱི་ཏ་བོ་རོ་ནི་ཁ་བསྐ་ལྡན། །ཞུ་བའི་རྗེས་བསིལ་དུག་ཚད་ཚ་འཁྲུ་སེལ། །བྲེ་གུ་གསེར་ཐིག་རོ་
མངར་ཅུང་ཟད་ཁ། །ཞུ་རྗེས་བསིལ་ཡིན་ཟ་འདུབ་རྣག་ཆུ་སྐེམ། །ལྷ་བ་འཛིན་ཅིང་དབྱིག་དུག་སེལ་
བར་ནུས། །སྤང་སྤྲོས་ཅུང་ཟད་ཁ་སྐྱེ་ཞུ་རྗེས་བསིལ། །དུག་དང་ཚད་རྙིང་གག་ལྷོག་སྲིན་ནད་
སེལ། །སྨྱུང་རྩི་སྤྲུས་ནི་ཁ་བསྐ་ཞུ་རྗེས་བསིལ། །ཆུ་འཕྲུང་རིམས་དང་འཁྲུགས་ཚད་སེལ་བར་
བྱེད། །ཀྲུ་དྲུས་རོ་ནི་ཚ་ཁ་ཞུ་རྗེས་བསིལ། །ཟ་འདུབ་རྩ་མཐུད་རྒྱུ་གཟེར་རིམས་ནད་འཇོམས། །

ལུག་མིག་ཙུང་ཟད་ཁ་མངར་ཞུ་རྗེས་བསིལ། །དུག་དང་རིམས་ཀྱི་ནད་སེལ་བཅུད་ལེན་འགྱུར། །
དུགས་བྱས་ཆུ་བ་རེངས་འཁུམས་སྦྱོང་བར་བྱེད། །མཁན་པ་མངར་ཁ་ཞུ་རྗེས་བསིལ་བ་སྟེ། །ཁྲག
གཅོད་ཡན་ལག་སྐྲངས་པ་འཇོམས་པར་བྱེད། །ཆུ་མ་རྩི་ནི་སྨྱུར་བསྐ་ཞུ་རྗེས་དྲོ། །བཤལ་སྣ་འདྲེན
ཅིང་སྐྱུག་བསྲུང་དམུ་ཆུ་སྦྱོང་། །བྱི་ཚེར་རོ་ཚ་ཞུ་རྗེས་རྩུབ་པ་སྟེ། །རིམས་དུག་མཁལ་ཚད་ཆུ་འགགས
སེལ་བར་བྱེད། །དེ་བ་རོ་ཁ་ཞུ་རྗེས་བསིལ་བ་ཡིན། །ནུས་པས་གློ་ཡི་རིམས་ནད་ཀུན་ལ་ཕན། །རྩ
མཁྲིས་རོ་ཁ་ཞུ་རྗེས་བསིལ་ཡིན་ཏེ། །ནུས་པས་མཁྲིས་ནད་སེལ་བར་བཤད་པ་ཡིན། །རེ་རལ་རོ་ཁ་ཞུ
རྗེས་བསིལ་ཡིན་ཏེ། །ཤ་དུག་སྦོ་ལ་སྦྱར་བའི་དུག་ནད་འཇོམས། །ཞུ་མཁན་ཚོས་བཅོད་རོ་ནི་ཕལ
ཆེར་ཁ། །ཞུ་རྗེས་བསིལ་སྙོམས་གློ་མཁལ་འགྲམས་ཚད་སེལ། །ལྕམ་པ་རོ་ནི་མངར་བསྐ་ཞུ་རྗེས
དྲོད། །མཁལ་ནད་ཆུ་འགགས་རྩ་ནད་སྐྲངས་པ་དང་། །སྐོམ་དད་འཁྲུ་བ་སེལ་ཞིང་དམུ་ཆུ་སྦྱོང་། །
བྲམའི་རྩ་བ་རོ་མངར་ཞུ་རྗེས་བསིལ། །ཤ་ཚད་རྩ་ཚད་འབྲས་དང་དུག་ནད་སེལ། །མཇོ་མོ་རོ་ཁ་ཞུ
རྗེས་བསིལ་དྲོད་སྙོམས། །ཁྲག་འཁྲུགས་འཇུ་ཞིང་ཁྲག་གི་ཚད་པ་སེལ། །སྲད་དཀར་རོ་མངར་ཞུ་རྗེས
དྲོལ་བཅུད། །སྤོ་སྦྱོར་དུག་དང་དམུ་ཆུ་སྐྱ་རབ་སྦྱོང་། །བྱི་རུག་རོ་ནི་བསྐ་ལ་ཡིད་ཙམ་ཁ། །རྨ
གསར་འབྱུ་བསྲུང་ཁྲག་འཕྱུང་སྲིན་ཡོལ་སེལ། །ཚོད་མར་བྱས་ན་བད་ཀན་སེལ་བར་བྱེད། །མཆེ་ལྕམ
མངར་ཁ་ཞུ་རྗེས་བསིལ་དུ་འདོད། །ནུས་པས་ཁྲག་གཅོད་མཆིན་པའི་ཚ་བ་སེལ། །བྲེ་ག་རོ་ཚ་ཞུ་རྗེས
སྣུམ་ལ་བཅུད། །གློ་དང་མཁལ་མའི་ཚ་བ་སེལ་བར་བྱེད། །ལུག་ངལ་བ་ནི་རོ་ཁ་ཞུ་རྗེས་བསིལ། །
དུག་སེལ་ཡན་ལག་ཚ་སྐྲངས་འཇོམས་པར་བྱེད། །སྣ་ལོ་ཙུང་ཟད་ཁ་སྟེ་ཞུ་རྗེས་རྩུབ། །རྒྱ་ལོང་སྟོད་ཀྱི
ཚ་བ་སེལ་བྱེད་དེ། །ལྷག་པར་བུ་བཙས་མཁལ་རྐེད་རྒྱུ་གཟེར་འཇོམས། །སྤྲ་ཡག་རྩ་བ་རོ་ནི་ཙུང་ཟད
ཁ། །ཞུ་རྗེས་བསིལ་ཏེ་གློ་གསོ་གློ་ནག་འདྲེན། །རྨ་འདྲུབ་ཆུ་སེར་འདྲེན་ཅིང་རྩ་ཚད་མཐུད། །ཁྲག
སྐེམ་རྩ་ཁ་སྡོམ་པའི་མཆོག་ཡིན་ཏེ། །ཕྱི་རོལ་ཉ་སྐྲངས་འདུལ་ཞིང་ཚིལ་བུ་གསོ། །བྱེའུ་ལ་ཕུག་རོ་ཚ་ཞུ
རྗེས་དྲོད། །ནུས་པས་ཤ་དུག་ཤ་ནད་སེལ་བར་བྱེད། །ཨུག་ཆོས་དཀར་པོ་རོ་ཁ་ཆུ་སེར་སྐེམ། །ཨུག
ཆོས་དམར་པོ་ཁ་མངར་ཞུ་རྗེས་བསིལ། །ནུས་པས་རྣ་བའི་ནད་སེལ་སྦྲོས་པ་སྦྱོང་། །གླང་ཐབས་རླུང
ལོག་རླུང་འཁྲིལ་འཁྱེན་པའི་མཆོག །སཛིཀ་ནི་རོ་ཚ་ཞུ་རྗེས་དྲོད། །ཕོ་བའི་མེ་དྲོད་སྐྱེད་པར་བྱེད་པ
ཡིན། །སྲུབ་ཀ་རོ་ཚ་ཞུ་རྗེས་དྲོད་ཡིན་ཏེ། །རུལ་གཅོད་སྐྲན་བཤིག་མེ་གསོ་ཆུ་སེར་འདྲེན། །ལྕེ་ཚ
རོ་ཚ་ཞུ་རྗེས་དྲོ་བ་སྟེ། །ནུས་པས་རྨ་ཡི་རུལ་གཅོད་མེ་དྲོད་བསྐྱེད། །ཆུ་སེར་འདྲེན་ཅིང་གག་པ་གཅོད
པར་བྱེད། །དབྱི་མོང་རོ་ཚ་ཞུ་རྗེས་དྲོ་བ་ཡིན། །ནུས་པས་ལྷེན་དང་སྐྲན་བཤིག་མེ་དྲོད་གསོ། །འདི
གསུམ་སྦོ་ཡི་ཚ་བ་གསུམ་ཞེས་བྱ། །བལུ་རོ་བསྐ་ཞུ་རྗེས་དྲོད་དུ་འདོད། །བད་ཀན་ཚ་གྲང་འཐབ་སེལ
མེ་དྲོད་གསོ། །གློ་ནད་གཉེར་འཐབ་དང་ག་འགག་ལ་ཕན། །ཁྲུང་མང་རོ་ཁ་ཞུ་རྗེས་བསིལ་ཡིན

ཏེ། །ཁྲག་སེལ་གློ་བུར་དུག་ཐབས་སེལ་བར་བྱེད། །ཕ་ཁྲུར་དེ་འདྲ་ཁྲག་སེལ་དང་ག་འབྱེད། །གོ་སྙོད་རོ་ཚ་ཞུ་རྗེས་དྲོད་དུ་འདོད། །ཆྲུང་ཚད་དུག་དང་མིག་ལ་མཆོག་ཏུ་ཕན། །ཐ་རམ་རོ་ནི་མངར་བསྐ་ཞུ་རྗེས་བསིལ། །འབྲུ་གཅོད་འབྲུམ་ནག་མེས་ཚིག་རྨ་རྣམས་འདྲུབ། །ན་རམ་ཁ་མངར་འབྲུ་བ་གཅོད་པར་བྱེད། །བྱ་རྐང་རོ་ཁ་ཞུ་རྗེས་བསིལ་བའི་མཆོག །ནུས་པས་ཚད་འབྲུ་གཅོད་ཅིང་ཤིག་ནད་སེལ། །རྨ་ལ་བཏབ་ན་སྐམ་ཞིང་འདྲུབ་ཅེས་བཤད། །དབང་པོ་ལག་པ་རོ་མངར་ཞུ་རྗེས་གྲོ། །ལུས་སྟོབས་ཁྲུ་བ་བསྐྱེད་པའི་མཆོག་ཡིན་ནོ། །རི་ཤོ་རོ་ཁ་ཞུ་རྗེས་བསིལ་བ་ཡིན། །མཁྲིས་པ་ཕོ་ལྷུང་གྱེན་དུ་འདྲེན་པར་བྱེད། །སྤྱང་ཚེར་རོ་མངར་བསྐ་ལ་ཞུ་རྗེས་དྲོད། །བད་ཀན་མ་ཞུ་ལ་སོགས་སྐྱུགས་པར་བྱེད། །དུར་བྱིད་རོ་མངར་ཞུ་རྗེས་དྲོད་དུ་འདོད། །ནུས་པས་རྨ་ཡི་རུལ་གཅོད་ནད་རྣམས་སྦྱོང་། །ཐར་ནུ་རོ་ནི་ཚ་ཞིང་ཅུང་ཟད་མངར། །ཞུ་རྗེས་བསིལ་ཡིན་གཉན་ནད་ཟ་སྐྲང་སྦྱོང་། །སྔོན་བུ་རོ་ནི་མངར་ཞིང་བསྐ་ལ་ཚ། །ཞུ་རྗེས་བསིལ་ཡིན་ཆུ་སེར་སྦྱོང་བར་བྱེད། །ཁྲོན་བུ་རོ་མངར་ཞུ་རྗེས་བསིལ་དྲོད་སྙོམས། །འདི་ལ་མཁྲིས་ནད་སྦྱོང་བའི་ནུས་པ་ཡོད། །ལྕུམ་རྩ་རོ་སྐྱུར་ཞུ་རྗེས་བསིལ་དྲོད་སྙོམས། །སྦྱོང་སྨན་ཀུན་གྱི་མཆོག་སྟེ་སྨད་ཀྱི་ནད། །དུག་ཚད་སྙོད་ཚད་བད་ཀན་མ་ལུས་སྦྱོང་། །ཆུ་རྩ་རོ་ནི་ཁ་ལ་བསྐ་དང་བཅས། །ཞུ་རྗེས་བསིལ་ཡིན་རྨ་འདྲུབ་གཉན་ནད་སྦྱོང་། །རེ་ལྕག་པ་ནི་རོ་ཚ་ཞུ་རྗེས་དྲོད། །རུལ་གཅོད་སྐྲན་བཤིག་འབྲས་འདུལ་གཉན་ནད་སྦྱོང་། །ལྕ་བ་རོ་ནི་ཚ་ཁ་མངར་བ་སྟེ། །ཞུ་རྗེས་དྲོ་བས་མཁལ་གྲང་ཆུ་སེར་སེལ། །ཉེ་ཤིང་ར་མཉེ་མངར་ཁ་བསྐ་བ་ཡིན། །ཞུ་རྗེས་དྲོ་ཞིང་སྙོམས་ཏེ་ཚེ་བསྲིང་ཞིང་། །བད་ཀན་མཁལ་མའི་གྲང་བ་ཆུ་སེར་སེལ། །ཨ་ཤོ་གན་དྷ་མངར་ཚ་ཞུ་རྗེས་དྲོད། །ཕོ་ལོང་རྒྱུ་སྨད་དྲོད་བསྐྱེད་ཆུ་སེར་སེལ། །གཟེ་མ་རོ་མངར་ཞུ་རྗེས་དྲོ་ལ་སྙོམས། །གཅིན་སྲི་གྲུམ་བུ་མཁལ་ནད་སེལ་བར་བྱེད། །སྲ་ཏིག་རོ་ཁ་ཞུ་རྗེས་བསིལ་ལ་རྩུབ། །སྐྲན་དང་འོར་དང་དམུ་ཆུ་ཆུ་སེར་འདྲེན། །

བརྒྱད་པ། སྲོག་ཆགས་སྨན་གྱི་ནུས་པ་བསྟན་པ།

སྲོག་ཆགས་སྨན་ནི་མདོར་བསྡུས་བཤད་བྱ་སྟེ། །ཡིག་སྲིན་རོ་ཚ་ཞུ་རྗེས་དྲོད་ཡིན་ཏེ། །ནུས་པས་མཁལ་ནད་ཆུ་འགགས་སེལ་བར་བྱེད། །མི་ཤ་རོ་མངར་ཞུ་རྗེས་ཤིན་ཏུ་སྣུམ། །འབྲས་འདུལ་ཆྲུང་དང་དུག་ནད་གཉན་ནད་འཇོམས། །སྦྲུལ་ཤ་རོ་མངར་ཅུང་ཟད་ཁ་བ་སྟེ། །ཞུ་རྗེས་དྲོད་ཡིན་གཉན་དང་ཆྲུང་ནད་འཇོམས། །འདྲིལ་བཤིག་འགགས་འབྱེད་མིག་ལ་མཆོག་ཏུ་ཕན། །ད་བྱིད་ཤ་ནི་རོ་མངར་ཅུང་ཟད་སྐྱུར། །ཞུ་རྗེས་དྲོད་ཡིན་རོ་ཙ་མཁལ་གྲང་གསོ། །སྦལ་ཤ་ཕལ་བ་རོ་མངར་ཞུ་རྗེས

སྡོད། །ཤུག་པ་སྐོག་ནད་ཟེ་སྐྲངས་སླུང་ནད་འཇོམས། །ཉ་ཤ་རོ་མངར་ཞུ་རྗེས་སྡོ་ལ་ཕྱི། །སྐྲན་ནད་
བད་ཀན་འབྲས་སེལ་ཐུངས་ལ་ཕན། །མཆིལ་བ་ནས་ཟན་ཤ་ཞི་ཅུང་ཟད་མངར། །ཞུ་རྗེས་སྡོད་ཡིན་
སྨིན་པས་བྱུང་སེམས་འཕེལ། །སྨིག་བུ་དེ་དང་མཚུངས་ཏེ་རོ་ཙར་འགྱུར། །སྲིན་ནད་དུག་ནད་དག
ཀྱང་སེལ་ཞེས་ཐོས། །དེ་ལྟར་སྨན་གྱི་རོ་ནུས་ཞུ་བའི་རྗེས། །ཆ་ཙམ་ཡི་གེའི་ལམ་དུ་སྣང་བྱས
པའི། །དགེ་བས་རྒྱུད་བཅས་ནད་ཀྱི་གདུང་སེལ་བ། །སྨན་པ་ཆེ་མཆོག་ཉིད་དུ་བདག་གྱུར་ཅིག །

ཅེས་འདི་གསོ་རིག་གཞུང་ལུགས་ལྟ་བ་ཡི། །མིག་འབྲས་ལྟ་བུར་མཐོང་ནས་བློ་གསལ་བ། །
ཀུན་ལ་ཕན་པ་བསླབ་ཕྱིར་བོད་མཁས་པ། །མི་ཕམ་དགེ་ལེགས་རྣམ་པར་རྒྱལ་བས་བསྒྲིགས་པའོ། །
དགེའོ། །

(མཁའ་འགྲོ་སྐྱབས།)

བསམ་གཞིགས།

༡ སྨན་ཀུན་གྱི་རོ་ནུས་ཞུ་རྗེས་ཇི་བཞིན་དུ་ཤེས་པའི་དགོས་པ་ཅི།

༢ གཉེན་པོ་སྨན་རྣམས་ལ་རོ་ནུས་ཞུ་རྗེས་གསུམ་མི་འདྲ་བ་སོ་སོར་འབྱུང་བའི་རྒྱུ་མཚན་ཅི།

༣ སྨན་གྱི་རོ་དང་ནུས་པ། ཡོན་ཏན། ཞུ་རྗེས་སོགས་ཀྱིས་ནད་དང་ཁམས་ལ་ཕན་གནོད་བྱེད་ཚུལ་ཇི་ལྟར་ཡིན།

༤ ག་བུར་གྱི་རོ་ལ་གཞུང་འདིར་ཇི་ལྟར་གསུངས་ཡོད། མི་མཐུན་ས་གང་ཡིན།

༥ གཞུང་འདིར་ཞུ་རྗེས་ཀྱི་རོ་ཀུན་བསིལ་དྲོད་སྙོམས་གསུམ་དུ་བསྟན་པ་དེ་ཇི་ལྟར་ཡིན།

༦ རོ་དྲུག་པོ་དེ་འབྱུང་བ་གཉིས་གཉིས་ཤས་ཆེ་བ་ལས་བསྐྱེད་ཅེས་པ་དེར་ཇི་ལྟར་གོ་བ་ལེན་དགོས།

༧ གཞུང་འདིར་བསྡོམས་སྨན་སྣ་མི་འདྲ་བ་ག་ཚོད་བསྟན་ཡོད།

ལེའུ་བདུན་པ། བཤད་པའི་རྒྱུད་ཀྱི་ཚིག་འགྲེལ་གསེར་མཆན་རྣམ་བཀྲ་གན་མཛོད།[1] (ཚན་བཤུས།)

དར་མོ་སྨན་རམས་པ་བློ་བཟང་ཆོས་གྲགས་ཀྱིས་བརྩམས།

ས་བཅད་དང་པོ། ཞུ་རྗེས་བསྟན་པ།

དང་པོ། རགས་པར་བཤད་པ།

ཞུ་རྗེས་བཤད་པ་ལ་གསུམ་སྟེ། རགས་པ་དང་། ཕྲ་བ་དང་། ཤིན་ཏུ་ཕྲ་བ་དམིགས་ཀྱིས་བསལ་ནས་བཤད་པ་དང་གསུམ་ལས། དང་པོ་ནི། དང་པོར་རོ་དྲུག་ཟས་སྐོམ་གང་ཟོས་པ། །ཞེས་སོགས་བཟའ་བཏུང་གང་ཟོས་པ་དེ་དག་ཐམས་ཅད་ཀྱང་ཞུ་རྗེས་གསུམ་མོ། །མཐར་ཁ་བ་ཉིད་དུ་ཞུ་བ་ནི་སྤྱིར་བཏང་རིགས་པའི་དབང་དུ་བྱས་ཀྱི་རྒྱུ་མཚན་ཡང་རོའི་འགྱུར་བ་ཐམས་ཅད་རང་རང་གི་རྒྱུ་འམ་བསྐྱེད་བྱེད་འབྱུང་བ་ཤས་ཆེ་ཆུང་ལས་གྲུབ་པ་དེ་བཞིན་དུ། འདིར་ཡང་ཕོ་བར་གནས་པའི་བད་མཁྲིས་རླུང་གསུམ་ཡང་འབྱུང་བ་ས་ཆུ་མེ་རླུང་གི་བདག་ཉིད་ཅན་ཡིན་པ་འདི་ཁོན་གཙོ་ཆེ་བའི་དབང་དུ་བྱས་ཏེ། དེ་ཡང་རོ་མངར་བ་ནི་རྒྱུ་ས་ཆུ་གཉིས་ཤས་ཆེ་བ་ལས་སྐྱེ་ཞིང་། དེ་ལྟ་བུ་བད་ཀན་སྨུག་བྱེད་ས་ཆུའི་རང་བཞིན་ཅན་དང་འཕྲད་པའི་ཚེ་རྒྱུ་འབྱུང་བ་ནང་འཕྲད་པས་འབྲས་བུ་བད་ཀན་གྱི་ནད་བསྐྱེད་ཅེས་པ་ནི། ནད་ཀྱི་

---

① གཞུང་འདིའི་རྩོམ་པ་པོ་དར་མོ་སྨན་རམས་པ་བློ་བཟང་ཆོས་གྲགས་ནི་ལྷོ་ཁ་ཡར་ཀླུངས་ཤར་གྱི་ཆ་ཤམ་པོ་གངས་ཀྱི་ཉེ་འཁོགས་གཉན་པ་སའི་གྲོང་ཁྱེར་དར་མོ་ཞེས་པར་རབ་བྱུང་བཅུ་གཅིག་པའི་ས་སྟག་སྤྱི་ལོ་༡༦༣༨ལོར་སྐུ་བལྟམས། སྐུ་ནར་སོན་ནས་ཉེ་ཐང་སྤྲུལ་སྐུ་བློ་བཟང་རྒྱ་མཚོ་དང་། དྭང་སྲོང་བསྟན་འཛིན་རྒྱལ་པོ་སོགས་སློབ་དཔོན་དུ་བསྟེན་ནས་གསོ་དཔྱད་ལ་མཁྱེན་པ་རབ་ཏུ་རྒྱས་ནས་ཀུན་མཁྱེན་ལྔ་བ་ཆེན་པོའི་བླ་སྨན་དུ་དབང་བསྒྱུར། གསོ་དཔྱད་ལག་ལེན་གྱི་སྙིང་པོ་ཐམས་ཅད་བསྡུས་ནས་མན་ངག་བཀའ་རྒྱ་མ་དང་། བཤད་པའི་རྒྱུད་ཀྱི་ཚིག་འགྲེལ་གསེར་མཆན་རྣམ་བཀྲ་གན་མཛོད། ལེགས་བཤད་གསེར་གྱི་ཐུར་མ་སོགས་ཚད་ལྡན་གྱི་བསྟན་བཅོས་མང་པོ་མཛད། གཞན་ཕན་རྗེས་འཛིན་གྱི་སློབ་མ་མང་པོ་གསོ་སྐྱོང་གནང་སྟེ་གསོ་དཔྱད་བསྟན་པའི་སྙིང་པོ་ཕྱོགས་དུས་ཀུན་དུ་དར་རྒྱས་ཡུན་གནས་སུ་གྱུར་པར་མཛད། ཚན་བཤུས་འདི་ནི་རྣམ་བཀྲ་གན་མཛོད་ལས་དམིགས་བསལ་ཁྱད་ཆོས་ཡོད་པའི་རོ་ནུས་ཞུ་རྗེས་ཀྱི་སྐོར་བསྡུས་པ་ཡིན་ལ། འདིའི་ནང་སྨན་ཐམས་ཅད་ཀྱི་ཞུ་རྗེས་གསུམ་དུ་འདུ་བའི་རྒྱུ་མཚན་དང་། རོ་ནུས་ཞུ་རྗེས་གསུམ་གྱི་ཁྱད་པར། རོའི་རྟེན་འབྱུང་བ་རྣམས་མ་བུ་དགྲ་གྲོགས་སུ་རྫི་ལྟར་གནས་ཚུལ་སོགས་གཞན་ལ་མེད་པའི་ཁྱད་ཆོས་ལྡན་པས་འདིར་བཀོད་པ་ཡིན།

ཟླུག་ཧྲུ་བསྐྱེད་པ་ནི་མ་ཡིན་ཏེ་བད་ཀན་གྱི་མཚན་ཉིད་ལྷུ་བ་འབྱུར་བག་ཅན་འཕེལ་བ་ཙམ་ལ་དགོངས་ཤིང་། དེ་བཞིན་གཞན་གཉིས་ལ་ཡང་རིགས་འགྲེ་སྟེ། བད་ཀན་ཆེ་བ་ཐོས་མ་ཐོག་ཏུ་ལྡང་། །མཁྲིས་པ་ཆེ་བ་འཇུ་བའི་དུས་སུ་ལྡང་། །རླུང་ཤས་ཆེ་བ་ཞུ་མ་ཐག་ཏུ་ལྡང་། །ཁམས་གསུམ་གཡོ་བ་དེ་ནི་དེ་ལྟའོ། ། ཞེས་ཉེས་པ་གསུམ་པོ་རང་རང་གི་གནས་སུ་བསགས་ཏེ་ཚད་དུ་ལོངས་པའི་གནས་སྐབས་དང་འཕྲད་པར་གྱུར་ན་དེའི་ཚེ་ཟླུག་ཧྲུ་ལྡང་ཞིང་བསྐྱེད་པར་བྱེད་པ་ཞིག་ནི་ཅི་ནས་ཀྱང་ཡོང་བས་ཤེས་པར་བྱའོ། །

གཉིས་པ། ཅུང་ཟད་ཕྲ་བར་བཤད་པ།

གཉིས་པ་ཅུང་ཟད་ཕྲ་བ་ནི། སྔོན་ལ་སོགས་པ་གང་ཐོས་པ་དེ་རྣམས་ཀྱི་ཞུ་བའི་རྗེས་ནི་ཕོ་བར་གནས་པའི་མེ་དྲོད་རྣམ་པ་གསུམ་དང་འཕྲད་པའི་ལས་བྱེད་ནི་བད་ཀན་མྱག་བྱེད་དང་མཁྲིས་པ་འཇུ་བྱེད་དང་། རླུང་མེ་མཉམ་གྱི་རང་བཞིན་ཅན་གསུམ་པོ་དེ་དག་གིས་རིམ་པར་ཞུ་བའི་རྗེས་ནི་འདི་ལྟར་འབྱུང་སྟེ། ཅི་ལྟར་ཞེ་ན་མངར་བ་དང་ལན་ཚ་བ་གཉིས་ལས་དང་པོ་སྔོན་ལ་སོགས་པའི་རོ་མངར་བ་ནི་རྒྱུ་འབྱུང་བ་ས་ཆུ་ལས་སྐྱེས་པས་འབྲས་བུའི་དུས་སུའང་དེ་ཉིད་ཤས་ཆེ་བ་དེ་བད་ཀན་མྱག་བྱེད་དང་རྒྱུའི་རང་བཞིན་རྗེས་སུ་མཐུན་ལ་དེ་བཞིན་དུ་ལན་ཚ་ནི་མེ་ལས་སྐྱེས་པས་རྒྱུའི་རང་བཞིན་མཐུན་པའི་ཡང་མེའི་ནུས་པ་ནི་མྱགས་བྱེད་ཀྱི་ཆུས་ཉམས་པར་བྱས་པས་ན་གཉིས་ཀའི་ཞུ་རྗེས་རང་གི་རྒྱུ་དང་མཐུན་པའི་གནས་ཀྱི་ཁྱད་པར་གྱིས་ཐོག་མའི་སྐབས་སུ་མངར་བར་ཞུ་ཞིང་མྱགས་བྱེད་ཀྱི་ལས་གཙོ་ཆེ་བའི་ཕྱིར་རོ། །ཡང་དེ་གཉིས་ཀ་འཇུ་བྱེད་དང་འཕྲད་པའི་ཚེ། མངར་བ་རྒྱུའི་རང་བཞིན་ནི་མེའི་དགྲ་ཡིན་ཡང་རང་གནས་སུ་རང་སྟོབས་ཆེ་བས་ཆུ་ནུས་མེས་ཉམས་ཏེ་ནུས་པ་མེད་པར་སོང་། ས་ནི་མེའི་ཕ་ཡིན་པས་སྟོབས་ཆེར་ཡོང་བ་དང་། ལན་ཚའི་ཆུ་ནུས་ནི་གོང་དང་མཚུངས་ལ། མེ་ནུས་ནང་འཕྲད་ཀྱང་མེ་གཅིག་པུ་ལས་ནི་རོ་མི་སྐྱེ་ཡང་། གནས་སྐབས་འདིར་ནི་མེ་ས་འཕྲད་པ་ལས་རོ་སྐྱུར་བར་ཞུ་ཞིང་། དེ་བཞིན་དུ་མེ་མཉམ་དང་འཕྲད་པའི་ཚེ་རང་གནས་མྱགས་བྱེད་ལས་རིང་དུ་སོང་སྟེ་མངར་བ་རང་གི་རོ་ནི་མི་གསལ་དུ་འགྲོ་སྟེ། གཉིས་ཀའི་ཆུ་ནུས་ནི་འཇུ་བྱེད་ཀྱི་སྐབས་སུ་ཞི་བས་གནས་སྐབས་འདིར་ནི་རླུང་གི་ས་བོན་ཙམ་ཡང་ལྡང་མི་འཇུག་སྟེ། མངར་བའི་ས་ནུས་ནི་རླུང་གིས་གཏོར་བས་རྒྱུ་མེད་དུ་སོང་། ལན་ཚའི་མེ་ནུས་ནི་གྲོགས་དང་འཕྲད་པས་མེ་རླུང་གི་སྟོབས་ཆེར་སོང་སྟེ་ཞུ་རྗེས་ཚ་བ་ཙམ་ཞིག་སྐྱེ་བ་ཡང་ཡོད་དེ། ཇི་སྐད་དུ། ཟས་ཀྱི་ཞུ་བ་རྣམ་གསུམ་སྟེ། །མངར་སྐྱུར་ཚ་བའི་བདག་ཉིད་དོ། །ཞེས་བཤད་ཅིང་། སྐྱུར་བའི་རྗེས་རོ་དང་མཚུངས་རྒྱུ་ནི་འཇུ་བྱེད་ཀྱི་གནས་སུ་བཤད་པ་ཡིན་པས། ཐོག་མར་བད་ཀན་མྱགས་བྱེད་དང་འཕྲད་པའི་དུས་སུ་ཅིར་འགྱུར་ཚུལ་འཆད་དགོས་པས། འདིའི་དགོངས་པ་ནི་སྐྱུར་བ་མེ་ས་ལས་བྱུང་བ་འབྲས་བུའི

དུས་སུ་འང་དེ་ཉིད་ཤས་ཆེ། དེ་སྨུགས་བྱེད་ས་ཆུའི་རང་བཞིན་ཅན་དང་འཕྲད་པའི་དུས་སུ་སྐྱུར་བའི་མེ་ནུས་ཞི་སྟེ་མངར་བ་ཙམ་དུ་འཇུ་ཡང་། སླར་ཡང་འཇུ་བྱེད་དང་འཕྲད་ཚེ་སྐྱུར་བའི་མེ་སྟོབས་རང་གི་ས་བོན་ལས་ལྡང་ཞིང་། སྐྱུར་བའི་ས་ནུས་ནི་གནས་སྐབས་དེ་གཉིས་ཀར་མེ་ཉམས་ཤིང་། མེའི་བུ་ཡང་ཡིན་པས་སྟོབས་འཕེལ་ཏེ། རྒྱུ་མེ་ས་ལས་འབྲས་བུ་སྐྱུར་བ་སྐྱེ་བར་གྲུབ་བོ། །

སྐྱུར་བ་དེ་ཉིད་སླར་མེ་མཉམ་དང་འཕྲད་པའི་ཚེ་ས་ནུས་ནི་རླུང་གིས་གཏོར་ལ། མེ་ཡང་རང་སྟོབས་ཆུང་ནས་འཚེ་བས་སྐྱུར་བའི་ཞུ་རྗེས་ཏ་ཙང་མི་གསལ་ལོ། །དེ་བཞིན་དུ་རོ་ཁ་ཚ་བསྐ་གསུམ་པོ་ཞུ་རྗེས་ཁ་བར་ཞུ་བའི་རྒྱུ་ནི་གནས་སྐབས་ཐ་མ་མེ་མཉམ་དང་འཕྲད་པའི་སྐབས་སུ་བཤད་པ་ཡིན་ཡང་། དེ་གསུམ་པོའི་ནང་ནས་དང་པོ་རོ་ཁ་བ་ནི་རྒྱུ་ཆུ་རླུང་གིས་བསྐྱེད་པ་དེ་བད་ཀན་སྨུགས་བྱེད་དང་འཕྲད་པའི་སྐབས་སུ་ཆུ་ནང་འཕྲད་ནས་ས་ཆུ་གཉིས་ཀས་རླུང་ལ་གནོད་པས་རང་སྟོབས་མི་གསལ་ལོ། །དེ་ནས་འཇུ་བྱེད་དང་འཕྲད་པའི་སྐབས་སུ་མེ་ཡིས་ཆུ་ནུས་ཉམས་ཤིང་། རླུང་ས་བོན་ལས་ཀྱང་མི་ལྡང་བས་རང་སྟོབས་འདིར་ཡང་མི་ཐོན། དེ་ནས་མེ་མཉམ་དང་འཕྲད་པའི་སྐབས་སུ་རླུང་རང་གི་ས་བོན་ལས་ལངས་ཏེ་མ་བུ་འཕྲད་པས་ཆུ་ནུས་ཀྱང་ལྡང་སྟེ་ཆུ་རླུང་ལས་ཞུ་རྗེས་ཁ་བ་སྐྱེ་བར་གྲུབ། དེ་བཞིན་དུ་ཚ་བ་མེ་རླུང་གིས་བསྐྱེད་པ་བད་ཀན་སྨུགས་བྱེད་དང་འཕྲད་པའི་སྐབས་སུ་ཚ་བའི་མེ་ནུས་ནི་སྨུགས་བྱེད་ཀྱི་ཆུས་ཉམས། རླུང་ནི་དགྲ་གཉེན་གཉིས་ཀ་དང་འཕྲད་པས་བཏང་སྙོམས་སུ་ལུས་ཏེ་རང་སྟོབས་འདིར་ཡང་མི་གསལ། འཇུ་བྱེད་ཀྱི་སྐབས་སུ་མེ་རླུང་གི་ས་བོན་ལངས་ཏེ་མེ་ནུས་ནང་འཕྲད་དེ་ཏ་ཙང་སྟོབས་ཆེ་བས་རླུང་ནུས་བཙོམ་སྟེ་རང་སྟོབས་འདིར་ཡང་མི་གསལ། མེ་དང་འཕྲད་པའི་སྐབས་སུ་རླུང་རང་གི་ས་བོན་ལས་ལངས་ནས་མེ་སྟོབས་སྦར་བས་ཚ་བའི་ཞུ་རྗེས་ཚ་བ་སྐྱེ་བར་གྲུབ། དེ་བཞིན་དུ་བསྐ་བ་ས་རླུང་གིས་བསྐྱེད་པ་དེ་ཉིད་སྨུག་བྱེད་དང་འཕྲད་པའི་སྐབས་སུ་ས་ནུས་ནང་འཕྲད་དེ་སྟོབས་ཆེ་བས་བསྐ་བའི་རླུང་ནུས་བཙོམ་སྟེ་རང་སྟོབས་མི་གསལ། འཇུ་བྱེད་སྐབས་སུ་བསྐ་བའི་ས་ནུས་ནི་མ་དང་འཕྲད་ལ། རླུང་ནི་བུ་དང་འཕྲད་པས་འཇུ་བྱེད་ཀྱི་མེ་སྟོབས་སྦར་བས་ས་མེ་ལས་སྐྱུར་བ་སྐྱེ་བར་མི་འགལ། དེ་ཉིད་མེ་མཉམ་དང་འཕྲད་པའི་སྐབས་སུ་བསྐ་བའི་ས་ནུས་ནི་རླུང་གིས་གཏོར། འཇུ་བྱེད་ཀྱི་གྲོགས་དང་བཅས་ཏེ་མེ་རླུང་ལས་ཞུ་རྗེས་ཚ་བར་སྐྱེ་བ་རིགས་པས་ཡང་དག་པར་གྲུབ་བོ། །དེ་ཡང་ཞུ་རྗེས་མངར་བའི་སྐབས་སུ་བད་ཀན་སྨུགས་བྱེད་ཀྱི་ལས་གཙོ་ཆེ་བ་དང་། སྐྱུར་བའི་སྐབས་སུ་འཇུ་བྱེད་ཀྱི་ལས་གཙོ་ཆེ་བ་དང་། དེ་བཞིན་དུ་ཁ་བའི་སྐབས་སུ་མེ་མཉམ་གྱི་ལས་གཙོ་ཆེ་བའི་ཁྱད་པར་ཡོད་དེ། ཅིའི་ཕྱིར་ན་བད་ཀན་ཆེ་བ་ཟློས་མ་ཐག་ཏུ་ལྡང་བ་དང་། མཁྲིས་པ་ཞུ་མ་ཐག་ཏུ་ལྡང་བ་དང་། རླུང་ཞུ་དུས་ལྡང་བའི་རིགས་པས་སོ། །དེ་ཡང་ནི་མངར་དང་ལན་ཚྭའི་ཞུ་རྗེས་མངར། །སྐྱུར་བའི་ཞུ་རྗེས་སྐྱུར་བ་ཡིན། །ཁ་དང་བསྐ་དང་ཚ་བ་གསུམ། །ཞུ་རྗེས་ཕལ་ཆེར་ཁ་བ་ཡིན། །ཞེས་པ་འདི་ཡང་གཞུང་ལུགས་ཆེན་པོ་འདི་གཉིས་ཀ་མཐུན

ཞིང་། དེ་ཡང་དངོས་གཞི་དགོངས་པ་ཅན་དུ་གསུངས་པ་མང་སྟེ། ཅིའི་ཕྱིར་ན་ཕལ་ཆེར་ཞེས་པའི་སྒྲས་ནི་ཁ་ཅིག་ཏུ་འདིར་སྨོས་པ་དང་མི་མཐུན་པ་དག་ཀྱང་ཡོད་དེ། འབྲས་བུ་ལ་གནས་པའི་རོ་མངར་བ་ནི་ཞུ་བའི་རྗེས་སྐྱུར་བར་འགྱུར་བ་ཡང་ཡོད་ལ། མངར་བ་ཚ་བར་ཞུ་བ་ཡང་ཡོད། སྐྱུར་བ་མངར་བར་ཞུ་བ་ཡང་ཡོད་དེ། འབྲུ་ནི་མངར་ཡང་སྐྱུར་བ་ཉིད། །དེ་བཞིན་སེའུ་སྐྱུར་ཡང་མངར། །ཏིལ་མར་ཁ་བར་འགྱུར་བ་དང་། །པི་པི་ལིང་ཡང་ཁ་བར་འགྱུར། །ཞེས་སོགས་གསུངས་པས་རོའི་རྗེས་སུ་ཞུ་རྗེས་དང་ནུས་པ་འབྲང་བའི་ཚུལ་ཡང་ཡོད་མོད་ཀྱི། ཞིབ་ཏུ་ན་མངར་བའི་ཞུ་རྗེས་སྐྱུར་བར་ཞུ་ནས་བད་མཁྲིས་བསྐྱེད་པ་དང་། བསྐ་བའི་ཞུ་རྗེས་ཚ་བར་ཞུ་ནས་ནུས་པ་བསིལ་བ་དང་། མངར་བའི་ཞུ་རྗེས་ཚ་བར་ཞུ་ནས་བད་མཁྲིས་བསྐྱེད་པ་དང་། མངར་བའི་ཞུ་རྗེས་ཚ་ལ་ནུས་པ་བསིལ་བ་དང་། ཚ་བའི་ཞུ་རྗེས་ཚ་བར་ཞུ་ནས་ཉེས་གསུམ་བསྐྱེད་པ་དང་། ལན་ཚྭའི་ཞུ་རྗེས་ཚ་བར་ཞུ་ནས་དྲོད་བསྐྱེད་པ་དང་། ལན་ཚྭའི་ཞུ་རྗེས་མངར་བར་ཞུ་ནས་བད་ཀན་འཕེལ་བར་བྱེད་པ་དང་། ཚ་བའི་ཞུ་རྗེས་ཚ་བས་བད་རླུང་སེལ་བ་དང་། བསྐ་བའི་ཞུ་རྗེས་མངར་ལ་ནུས་པ་རྩུབ་པས་རོ་སོགས་མ་མཚུངས་ཀྱང་ཉེས་ཀུན་སེལ་བ་དང་། བསྐ་བའི་ཞུ་རྗེས་ཚ་བར་ཞུ་ནས་བཙུད་ལེན་ལ་ཕན་པ་དང་། ཚ་བའི་ཞུ་རྗེས་མངར་བར་ཞུ་ནས་བད་རླུང་སེལ་བར་བཤད་པ་ལྟ་བུ་བསམ་ལས་འདས་པ་ན། གནས་ཚོད་དུ་ཕོ་བའི་མེ་གསུམ་དང་སྨན་གྱི་རྒྱུ་རྐྱེན་རོ་ནུས་ཞུ་རྗེས་སོགས་མཐའ་གཅིག་ཏུ་མ་ངེས་པར་སྨན་གྱི་མཐུ་ཞེས་བྱ་བ་སྨན་རང་རང་རང་གི་རང་བཞིན་ཁོ་ན་གཙོ་ཆེ་བ་ཡིན་ཏེ། དེ་ལ་སྨན་ནི་བཟང་དང་ངན། ལ་ལ་རོ་ཡིས་ལས་བྱེད་ལ། །གཞན་དག་འཇུ་བས་བྱེད་པ་ཡིན། །ཡོན་ཏན་གཞན་དང་ནུས་པ་དང་། །མཐུ་ཡིས་ལ་ལ་བྱེད་པ་ཡིན། །ཞེས་སོགས་གསུངས་པས་ཀྱང་རྟོགས་པར་ནུས་སོ། །གཞན་ཡང་གོང་དུ་དང་པོར་རོ་དྲུག་ཟས་སྐོམ་གང་ཟོས་པ། །ཞེས་སོགས་ཕོ་བའི་མེ་དྲོད་གཙོ་བོར་འཆད་པའི་སྐབས་ལུགས་བྱེད་སོགས་དབང་བཙན་པར་མཛད་པ་དང་། མངར་དང་ལན་ཚྭའི་ཞུ་རྗེས་མངར་བར་ཞུ་ཞེས་སོགས་སྨན་གྱི་རོ་གཙོ་ཆེར་འཆད་པའི་སྐབས་ཡིན་པས་རོ་སྐྱེ་བའི་རྒྱུ་བཙན་པར་མཛད་པ་དང་། ཐ་མ་ནུས་སྦྱོར་གྱི་སྐབས་སུ་དོན་གྱི་གནས་ཚོད་གཙོ་བོར་མཛད་ནས་གསུངས་པའི་རྣམ་དབྱེ་རྣམས་ཡིད་ལ་ངེས་དགོས་ཏེ། ཕོ་བའི་མེ་དང་འཕྲད་པ་ལས། །གང་ཞིག་རོ་གཞན་འབྱུང་འགྱུར་བ། །རོ་རྣམས་ཀྱིས་ནི་མཐར་ཞུ་བ། །དེ་ནི་ཞུ་བ་ཞེས་བཤད་དེ། །ཞེས་དང་། ཟས་ཀྱི་རོ་ནི་འབབ་པ་ན། །ལས་ཀྱི་མཐའ་ནི་ཞུ་བ་ཡིན། །ཇི་སྲིད་གནས་པའི་ཡོན་ཏན་ཏེ། །ནུས་པ་ལས་ནི་ཤེས་པར་འགྱུར། །ཞེས་འཇུ་ཚུལ་གྱི་རྒྱུ་མཚན་ནི་དེ་ལྟ་བུ་ཞིག་ཡིན་ལ། དེས་ན་སྔར་གོང་དུ་བཤད་པའི་ཞུ་བའི་རྗེས་མངར་སྐྱུར་ཁ་བ་གསུམ་པོས་ནི། ཉེས་པ་རྣམ་པ་གསུམ་པོ་གཉིས་གཉིས་ཞུ་རྗེས་རེ་རེས་སེལ་བར་བྱེད་པ་ཡིན་ཏེ། དཔེར་ན་ཞུ་རྗེས་མངར་བས་ནི་རླུང་མཁྲིས་གཉིས་སེལ་བར་བྱེད་ལ། ཞུ་རྗེས་སྐྱུར་བས་ནི་བད་རླུང་གཉིས་སེལ་ལ། ཞུ་རྗེས་ཁ་བས་ནི་བད་མཁྲིས་གཉིས་སེལ

བར་བྱེད་པ་ཡིན་ནོ། །

གསུམ་པ། དམིགས་བསལ་ཞིབ་ཏུ་ཕྲ་བར་བཤད་པ།

གསུམ་པ་དམིགས་བསལ་ཞིབ་ཏུ་ཕྲ་བར་བཤད་པ་ལ་དངོས་བསྟན་དང་ཤུགས་བསྟན་གཉིས་ལས།

དང་པོ། དངོས་བསྟན་ནི། དང་པོ་ནི། འོ་མ་ཕལ་ཆེར་ཞུ་རྗེས་མངར། སྣུམ་ཞིང་མདངས་བསྐྱེད་ལུས་ཟུངས་འཕེལ། །རླུང་དང་མཁྲིས་སེལ་རོ་བཙའ་བྱེད། །བད་ཀན་བསྐྱེད་ལྡི་བསིལ་བ་ཡིན། །ཞོ་ནི་རོ་དང་ཞུ་རྗེས་སྐྱུར། །རྟུག་སྙིམ་ལྡི་ལ་རླུང་ནད་སེལ། །བུ་རམ་ཤིང་ཁ་འབྲུ་ལྡི་སྣུམ། །ཤ་བསྐྱེད་རོ་བཙའ་བད་གཅིན་འཕེལ། །བསིལ་ཞིང་ཁྲག་མཁྲིས་སེལ་བ་དང་། རོ་དང་ཞུ་རྗེས་མངར་བ་ཡིན། །ཆང་ནི་དྲོད་འབར་ཡི་ག་འབྱེད། །རྣོ་ཞིང་དྲོད་བསྐྱེད་ཁོང་བརྟས་དགའ། །མངར་བཙས་ཁ་ཞིང་ཚ་བ་དང་། །ཞུ་རྗེས་སྐྱུར་ཞིང་ཅུང་ཟད་འཁྲུ། །ཞེས་སོགས་སྨན་སོ་སོའི་རོ་ནུས་ཞུ་རྗེས་ནི་རྒྱུད་སེལ་གྱི་སྐབས་སུ་འཆད་དོ། །

གཉིས་པ། ཤུགས་བསྟན་ནི། གོང་དུ་ཆུ་མ་རྫི་ལ་སོགས་པ་ཡི། །ལྡན་པའི་རོ་རྣམས་དེ་ལས་བསྒྲེས་ཏེ་དཔྱད། །ཅེས་གསུངས་པའི་རིགས་པས་རྒྱུད་བའི་རོ་དྲུག་གི་ཞུ་རྗེས་དེ་ལྟར་འབྱུང་བ་ལས་རྗེས་སུ་དཔགས་པས་སྨན་གཅིག་ལ་རོ་དྲུག་ཀ་དང་ལྡན་པ་དང་། ལྔ་ལྡན་བཞི་ལྡན་གསུམ་ལྡན་གཉིས་ལྡན་ལྟ་བུ་དང་། རོའི་སྟོབས་ཀྱིས་སྦྱོར་བ་ཇི་སྙེད་ཅིག་ཡོད་པ་རྣམས་ཀྱི་ཞུ་རྗེས་ཀྱང་ཤེས་པར་བྱ་དགོས་ཏེ། འདིར་ཡང་སྔར་བཤད་པ་དང་འདྲ་བར་སྤྱིར་བཏང་དུ་ཕོ་བར་གནས་པའི་བད་མཁྲིས་རླུང་གསུམ་གྱི་ཁམས་གཙོ་ཆེ་བའི་དབང་དུ་བྱས་ནས་དུས་ལ་ལྟོས་པའི་ཞུ་རྗེས་གསུམ་དང་། ཅུང་ཟད་དམིགས་ཀྱིས་བསལ་བ་མྱུགས་བྱེད་སོགས་ཀྱི་ཁམས་དང་། རོ་རྣམས་ཀྱི་ཁམས་ཕན་ཚུན་འཕྲད་པ་གཙོ་ཆེ་བའི་དབང་དུ་བྱས་ནས་ཞུ་རྗེས་གསུམ་སོ་སོར་འབྱུང་ཚུལ་དང་། ཞིབ་ཏུ་དམིགས་བསལ་གྱིས་བསལ་བ་སྨན་དང་རང་རང་གི་མཐུ་ཉིད་གཙོ་ཆེ་བར་དོན་ལ་གནས་པ་ལྟར། མྱུགས་བྱེད་སོགས་དང་རོའི་ཁམས་གང་ལའང་མ་ལྟོས་པར་ཞུ་རྗེས་གསུམ་རང་སྟོབས་ཀྱིས་འབྱུང་བའི་ཚུལ་ལས་ནམ་ཡང་འདའ་བ་མེད་ལ། དེ་བཞིན་དུ་སྦྱར་བའི་ཁྱད་པར་ལས་བྱུང་བའི་སྨན་ཞི་སྦྱོང་གི་སྦྱོར་སྡེ་རེ་རེ་བ་རྣམས་ཀྱི་ཞུ་རྗེས་ཀྱང་མཚུངས་སོ། འོན་ཏུ་ཟིན་ཀྱང་ཞི་སྦྱོང་གི་སྨན་མཐའ་དག་ཀུན་ཀྱང་འོག་ནས་ནུས་པ་སོ་སོར་བཤད་པའི་སྐབས་བཞིན་རྫས་དང་རང་གི་ནུས་པ་གནས་ཚོད་དང་མཐུ་སྟོབས་ཆེ་བའི་དབང་དུ་བྱས་ནས་ནུས་སྟོབས་འབབ་ཞིག་ཏུ་སྦྱར་བ་ཡིན་པས་དཔྱད་པ་སྔམ་གཉིས་ཀྱི་དབང་དུ་ཅུང་ཟད་མི་འགྲོ་བར་དཔྱད་གསུམ་པ་ཞིབ་ཏུ་དམིགས་ཀྱིས་བསལ་བ་ཁོ་ན་ལྟར་དོན་ལ་གནས་པ་ཡིན་ཏེ། སྤྱིར་བཏང་བ་ལ་དམིགས་ཀྱིས་བསལ། །བསྟན་

བཅོས་ཀུན་ལ་རབ་ཏུ་གཅེས། །ཞེས་གསུངས་པ་ལྟར་རོ། །

བཞི་པ། ཞུ་རྗེས་མདོར་བསྡུས་སུ་བསྟན་པ།

ཞུ་རྗེས་མདོར་བསྡུས་སུ་བསྟན་པ་ལ། ཞུ་རྗེས་ཕོ་བའི་མེ་དང་འཕྲད་པའི་ཚེ། །མངར་དང་ལན་ཚ་གཉིས་ལས་མངར་བ་ནི། །ས་ཆུ་ལས་སྐྱེས་འབྲས་བུའི་དུས་ན་ཡང་། །དེ་ཉིད་ཤས་ཆེ་སྨུགས་བྱེད་ཆེས་མཐུན་ཡང་། །མེ་ཉིད་སྨུགས་བྱེད་ཆུས་ཉམས་བྱས་པས་ན། །གཉིས་ཀའི་ཞུ་རྗེས་མངར་བ་ཉིད་དུ་གྲུབ། །དེ་བཞིན་འཇུ་བྱེད་ཉིད་དང་འཕྲད་པའི་ཚེ། །མངར་བ་ས་ཡི་རང་བཞིན་མི་བུ་ལ། །ཆུ་ནི་མེ་དགྲ་ཡིན་ཡང་རང་གནས་སུ། །རང་སྟོབས་ཆེ་བས་ཆུ་ནུས་ཞི་མི་གསལ། །དེ་བཞིན་ལན་ཚའི་ཆུ་ནུས་གོང་དང་འདྲ། །མེ་ནུས་ནང་འཕྲད་གྱུར་ཀྱང་མེ་གཅིག་པུས། །རོ་མི་སྐྱེ་སྟེ་དེ་བཞིན་མེ་མཉམ་དང་། །འཕྲད་ཚེ་རང་གནས་སྨུགས་བྱེད་ཉིད་ལས་ནི། །རིང་དུ་སོང་བས་མི་གསལ་དུ་འགྲོ་སྟེ། །མངར་བའི་ཆུ་ནུས་འཇུ་བྱེད་སྐབས་ཞི་བས། །རླུང་གི་ས་བོན་ཙམ་ཡང་ལྡང་མི་འཇུག །ས་ནུས་རླུང་གིས་གཏོར་བས་རྒྱུ་མེད་སོང་། །ལན་ཚའི་ཆུ་ནུས་གོང་དང་མཚུངས་ངེས་ལ། །མེ་རླུང་ནུས་པ་སྟོབས་ཆེར་སོང་བ་སྟེ། །ཞུ་རྗེས་ཚ་བ་ཙམ་ཞིག་སྐྱེད་ཡོད་དེ། །སྐྱུར་བའི་ཞུ་རྗེས་རོ་དང་མཚུངས་རྒྱུ་ནི། །འཇུ་བྱེད་ཉིད་ཀྱི་སྐབས་སུ་བཤད་མོད་ཀྱང་། །དང་པོར་སྨུགས་བྱེད་ཉིད་དང་འཕྲད་པའི་ཚེ། །སྐབས་དེར་འགྱུར་ཚུལ་ཉིད་ཀྱང་འཆད་དགོས་ཏེ། །དགོངས་གཞི་སྐྱུར་བ་མེ་ས་ལས་བྱུང་སྟེ། །འབྲས་བུའི་དུས་ན་དེ་ཉིད་ཤས་ཆེ་བ། །སྨུག་བྱེད་ས་ཆུའི་རང་བཞིན་དང་འཕྲད་དུས། །མེ་ནུས་ཞི་སྟེ་མངར་བ་ཙམ་འཇུ་ཡང་། །སླར་ཡང་འཇུ་བྱེད་ཉིད་དང་འཕྲད་པའི་ཚེ། །མེ་སྟོབས་རང་གི་ས་བོན་ལས་ལྡང་ཞིང་། །ས་སྟོབས་གནས་སྐབས་གཉིས་ཀར་མི་ཉམས་ཏེ། །མེ་ཡི་བུ་ཡང་ཡིན་པས་སྟོབས་འཕེལ་ཏེ། །ས་མེ་ལས་ནི་ཞུ་རྗེས་སྐྱུར་བར་གྲུབ། །སླར་ཡང་མེ་མཉམ་ཉིད་དང་འཕྲད་དུས་སུ། །ས་ནུས་ཉིད་ནི་རླུང་གིས་གཏོར་བ་དང་། །མེ་ཡང་རང་སྟོབས་ཆུང་ན་འཆི་བས་ན། །ཞུ་རྗེས་ཉིད་ཀྱང་ཏ་ཙང་མི་གསལ་ལོ། །ཁ་ཚ་བསྐ་གསུམ་ཉིད་ལས་ཁ་བ་ནི། །ཆུ་རླུང་གིས་བསྐྱེད་སྨུགས་བྱེད་འཕྲད་སྐབས་སུ། །ཆུ་ནང་འཕྲད་དེ་ས་ཆུ་གཉིས་ཀ་ཡིས། །རླུང་ལ་གནོད་པས་རང་སྟོབས་མི་གསལ་ལོ། །དེ་ནས་འཇུ་བྱེད་ཉིད་དང་འཕྲད་པའི་ཚེ། །མེ་ཡིས་ཆུ་ནུས་སྐེམ་ཤིང་རླུང་གིས་ནི། །ས་བོན་ལས་ཀྱང་ལྡང་བར་མི་ནུས་པས། །དེ་བཞིན་རང་སྟོབས་འདིར་ཡང་མི་འཐོན་ནོ། །དེ་ནས་མེ་མཉམ་ཉིད་དང་འཕྲད་པའི་དུས། །རླུང་གི་ས་བོན་ཉིད་ལས་ལངས་པས་ན། །བུ་དང་འཕྲད་པས་ཆུ་ནུས་ཉིད་ལྡང་སྟེ། །ཆུ་རླུང་ཉིད་ལས་ཞུ་རྗེས་ཁ་བར་གྲུབ། །ཚ་བ་མེ་རླུང་གིས་བསྐྱེད་སྨུགས་བྱེད་དང་། །འཕྲད

དུས་མེ་ནུས་སྨུགས་བྱེད་ཆུས་ཉམས་ཏེ། །རླུང་གི་དགྲ་གཉེན་གཉིས་ཀ་དང་འཕྲད་པས། །བཏང་སྙོམས་ཉིད་དེ་རང་སྟོབས་མི་གསལ་ལོ། །འཇུ་བྱེད་སྐབས་སུ་མེ་ཡི་ས་བོན་ལས། །ལངས་ཏེ་མེ་ནུས་ནང་འཕྲད་སྟོབས་ཆེ་བས། །རླུང་གི་ནུས་པ་ཉིད་བཙོམ་མི་གསལ་ལོ། །མི་མཉམ་དུས་སུ་རླུང་གིས་ས་བོན་ལས། །ལངས་ཏེ་དེ་གཉིས་ལས་ནི་མེ་ཡི་སྟོབས། །སྟར་བས་ཞུ་རྗེས་ཉིད་ཀྱང་ཚ་བར་གྱུབ། །བསྐ་བ་ས་རླུང་གིས་བསྐྱེད་སྨུགས་བྱེད་དུས། །ས་ནུས་ནང་འཕྲད་རླུང་ནུས་བཙོམ་མི་གསལ། །འཇུ་བྱེད་དུས་ནི་ས་ནི་མ་དང་འཕྲད། །རླུང་ནི་བུ་དང་འཕྲད་པས་མི་སྟོབས་སྟར། །ས་མེ་ལས་ནི་སླར་སྐྱེ་མི་འགལ་ལོ། །མི་མཉམ་དུས་སུ་རླུང་ནུས་ནང་འཕྲད་པས། །རླུང་གིས་ས་ནུས་གཏོར་ནས་འཇུ་བྱེད་ཀྱི། །ཤུགས་དང་བཅས་པ་མེ་རླུང་ཉིད་ལས་ནི། །ཞུ་རྗེས་ཚ་བར་རིགས་པས་ཡང་དག་གྲུབ། །དེ་ཡང་འགྲེལ་བ་ཟླ་བའི་འོད་ཟེར་ལས། །ཕོ་བའི་མེ་དང་འཕྲད་པའི་ཚེ། །གང་ཞིག་རོ་གཞན་འབྱུང་འགྱུར་བས། རོ་རྣམས་ཀྱིས་ནི་མཐར་ཞུ་བ། དེ་ནི་ཞུ་བ་ཞེས་བཤད་དོ། །ཞེས་གསུངས་དགོངས་དོན་རིག་པའི་མདའ་ཡིས་བསྣུན། །

(མཁའ་འགྲོ་སྐྱབས།)

བསམ་གཞིགས།

༡ སྨན་ཀུན་གྱི་ཞུ་རྗེས་བསྡུས་ན་རོ་གསུམ་དུ་འདུ་བའི་རྒྱུ་མཚན་ཅི།

༢ གཉེན་པོ་སྨན་གཅིག་གི་སྟེང་དུ་རོ་ནུས་ཞུ་རྗེས་གསུམ་ག་ཚང་བ་ཡོད་དམ།

༣ རོའི་ནུས་པ་དང་། ནུས་པའི་ནུས་པ། ཞུ་རྗེས་ཀྱི་ནུས་པ་གསུམ་ལ་ཁྱད་པར་ཅི་ཞིག་ཡོད།

༤ ཞུ་རྗེས་སྐབས་ཀྱི་རོའི་འབྱུང་བ་རྣམས་མ་བུ་དགྲ་གྲོགས་སུ་འགྱུར་ཚུལ་ཇི་ལྟར་ཡིན།

༥ རོ་ལྡན་པའམ་འདུས་པའི་སྨན་གྱི་སྦྱོར་བ་ཇི་སྙེད་ཅིག་ཡོད་པ་དེ་རྣམས་ཀྱི་ཞུ་རྗེས་ཇི་ལྟར་ཤེས་དགོས།

ས་བཅད་གཉིས་པ། རོའི་ཁྱད་པར་བཤད་པ།

དང་པོ། ནུས་སྟོབས་ཡོན་ཏན་ཐམས་ཅད་རོ་ལ་བརྟེན་ཚུལ།

རོའི་ཁྱད་པར་བཤད་པ་ལ་ནུས་སྟོབས་ཡོན་ཏན་ཐམས་ཅད་རོ་ལ་བརྟེན་ཚུལ་དང་། རོ་སོགས་མི་མཐུན་པ་འབྱུང་བའི་རྒྱུ་མཚན་དང་། དེ་ཉིད་མཐུན་དགོས་པར་གདམས་པ་དང་གསུམ་ལས། དང་པོ་ནི། སྔར་བཤད་མ་ཐག་པའི་ནུས་སྟོབས་ཡོན་ཏན་དེ་དག་རྣམས་ཀྱང་ཕལ་ཆེར་ནི་རོ་དྲུག་པོ་ལས་རྗེས་སུ་འབྱུང་བ་ཡིན་ཏེ། རོ་དེ་ཡང་ནི། ས་ཆུ་མེ་རླུང་ལ་སོགས་པའི་འབྱུང་བ་རྣམས་ལ་བརྟེན་ནས་བྱུང་བ་ཡིན་པ་དེའི་ཕྱིར་ཡོན་ཏན་ལྕི་སྣུམ་ཡང་རྩུབ་ལ་སོགས་པ་ནི་རོ་དྲུག་པོ་དེ་ལས་འབྱུང་བ་ཡིན་ཏེ། སྨན་གྱི་ཡོན་ཏན་ལྕི་སོགས་དང་། །རོ་ནི་ས་ལ་སོགས་བརྟེན་པས། །མཐུན་པར་སྦྱོད་པ་ཉེར་གདམས་པས། །རོ་ལས་མིང་དུ་བཏགས་པ་ཡིན། །ཞེས་བྱ་བ་དེ་ལྟ་བས་ན་རོ་དྲུག་ཏུ་གསུངས་པའི་ནང་ནས་རོ་ལན་ཚ་བ་དང་། བསྐ་བ་དང་། མངར་བ་དང་བཅས་པའི་རྣམ་པ་གསུམ་པོ་འདི་ནི། རིམ་པ་བཞིན་དུ་ལན་ཚ་བ་ལས་བསྐ་བ་ལྕི། བསྐ་བ་ལས་མངར་བ་ཤིན་ཏུ་ལྕི་བ་དང་། དཔེ་དེ་བཞིན་དུ་ལན་ཚ་སྐྱུར་མངར་གསུམ་པོ་ནི་རིམ་བཞིན་སྔ་མ་སྔ་མ་ལས་ཕྱི་མ་ཕྱི་མ་རྣམས་སྣུམ་པ་ཡིན་ནོ། དེ་བཞིན་དུ་རོ་བསྐ་བ་དང་། ཁ་བ་དང་། མངར་བ་དང་གསུམ་པོ་འདི་ནི་རིམ་པ་བཞིན་སྔ་མ་ལས་ཕྱི་མ་ཉིད་ཤིན་ཏུ་བསིལ་བ་དང་། ཁ་བསྐ་མངར་རྣམས་ནི་རིམ་པ་ལྟར་རྟུལ་བ་དང་། སྐྱུར་ཚ་ཁ་བ་རྣམ་པ་གསུམ་པོ་ནི་རིམ་བཞིན་ནུས་པ་ཡང་ལ་རྩུབ་པ་ཤས་ཆེ་བ་དང་། ཚ་སྐྱུར་ལན་ཚ་རྣམ་པ་གསུམ་པོའི་ནུས་པ་ཚ་ལ་རྣོ་བའི་གོ་རིམ་དང་ལྡན་པ་ཡིན་ནོ། །

དེ་ལྟར་བཤད་མ་ཐག་པ་དེ་རྣམས་ནི་གཞུང་འདི་ཉིད་ཟབ་ཅིང་དགོངས་གཞི་དགོངས་པ་ཅན་དུ་གསུངས་པ་མང་བས་རང་གིས་མགོ་བ་དང་ལོག་པར་རྟོག་པ་དང་ཐེ་ཚོམ་གྱི་བློས་བཤད་ན་མི་རུང་བས་འདིར་འབྲུ་བསྣོན་ཙམ་དུ་བྱས་པ་ཡིན་གྱིས། ལར་རོ་ནུས་ཞུ་རྗེས་མཐུན་པའི་དབང་དུ་བྱས་ན་འདི་ལྟར་ཉམས་སུ་ལེན་པར་རིགས་ཏེ། སྐྱུར་དང་ལན་ཚ་མངར་གསུམ་རིམ་བཞིན་ལྕི། དེ་བཞིན་མངར་སྐྱུར་ལན་ཚ་སྣུམ་པ་ཡིན། །བསྐ་མངར་ཁ་བསིལ་ཁ་བསྐ་མངར་བ་རྟུལ། །སྐྱུར་ཁ་ཚ་བ་རྣམ་གསུམ་ཡང་ལ་རྩུབ། །ལན་ཚ་སྐྱུར་ཚ་རྣམ་གསུམ་ཚ་ལ་རྣོ། །ཞེས་པ་ལྟར་བྱས་ན་གོ་བ་དང་མཐུན་ཞིང་། དེས་ན་གོང་གི་ནུས་སྟོབས་ཡོན་ཏན་གྱི་སྐབས་ཐམས་ཅད་དུ་བརྟེན་པ་རྒྱུའི་ས་སྨན་གྱི་ཡོན་ཏན་དྲུག་དང་། ཆུ་སྨན་གྱི་དྲུག མེ་སྨན་གྱི་བདུན། རླུང་སྨན་གྱི་དྲུག་རྣམས་ཕན་ཚུན་འཕྲད་པ་ལ་བརྟེན་ནས་རྟེན་པ་འབྲས་བུ་འབྱུང་བ་དེ་ཡང་།

དཔེར་ན་རོ་ནི་མངར་སྐྱུར་ལན་ཚ་ཁ་ཚ་བསྐ། །གོ་རིམ་བཞིན་དུ་འཚོ་བྱེད་སྟོབས་ཆེན་ཡིན། །ཞེས་བྱའི་རིགས་པས་ཕྱི་མ་བསྐ་བ་ལས་སྔ་མ་ཚ་བ་དང་ཁ་བ་དང་ལན་ཚ་བ་དང་སྐྱུར་བ་དང་མངར་བའི་བར་དུ་ཡོན་ཏན་གྱི་སྟོབས་རིམ་པ་བཞིན་དུ་ཆེ་བར་གསུངས་པས་འདིར་ཡང་འཕྲེར་བདེ་བར་ཚོགས་སུ་བཅད་ན་འདི་ལྟར་རོ། །མངར་བས་ས་ཆུ་གཉིས་འཕྲད་ཡོན་ཏན་ནི། །ལྕི་རྟུལ་བསིལ་སླ་བརྟན་སྣུམ་འཇམ་མཉེན་བརྒྱད། །དེ་ཡང་སྔ་ཕྱིའི་ཡོན་ཏན་ཆེ་ཆུང་ནི། །ལྕི་བཅུ་རྟུལ་བདུན་བསིལ་སླ་བརྟན་གསུམ་ལྔ། །སྣུམ་བཞི་འཇམ་གསུམ་མཉེན་པ་ཡོན་ཏན་གཅིག །དེ་བཞིན་སྐྱུར་བ་མེ་ས་ལས་གྲུབ་པ། །ཚ་སྐམ་སྣུམ་བརྟན་ལྕི་རྣོ་རྩུབ་པ་བདུན། །དེ་ཡང་ཚ་བདུན་སྐམ་དྲུག་སྣུམ་བརྟན་བཞི། །ལྕི་གསུམ་རྣོ་གཉིས་རྩུབ་པ་ཡོན་ཏན་གཅིག །ལན་ཚ་ཆུ་མེ་ལས་གྲུབ་ཡོན་ཏན་ནི། །སྣུམ་རྩུབ་རྣོ་ཚ་ལྕི་སླ་མཉེན་གཡོ་བརྒྱད། །དེ་ཡང་སྣུམ་རྩུབ་བཞི་བཞི་རྣོ་བ་གསུམ། །ཚ་གཉིས་ལྕི་སླ་མཉེན་གཡོ་རེ་རེའོ། །ཁ་བ་ཆུ་རླུང་ལས་གྲུབ་ཡོན་ཏན་ནི། །བསིལ་སླ་རྟུལ་རྩུབ་ཡང་མཉེན་དྲུག་དང་ལྡན། །བསིལ་བདུན་སླ་ལྔ་རྟུལ་རྩུབ་གསུམ་གསུམ་སྟེ། །ཡང་བ་གཉིས་ལ་མཉེན་པ་ཡོན་ཏན་གཅིག །ཚ་བ་མེ་རླུང་ལས་གྲུབ་ཡོན་ཏན་ནི། །ཡང་རྩུབ་སྐམ་གཡོ་རྣོ་ཚ་དྲུག་དང་ལྡན། །ཡང་དགུ (བཅུ) རྩུབ་བདུན་སྐམ་གཡོ་རྣོ་གསུམ་དྲུག །ཚ་ལྔ་ཡོན་ཏན་གོ་རིམ་བཞིན་དུ་བཞག །བསྐ་བ་ས་རླུང་ལས་གྲུབ་ཡོན་ཏན་ནི། །གྲང་རྟུལ་སྐམ་པ་གསུམ་དང་ལྡན་པ་སྟེ། །གྲང་རྟུལ་བཞི་བཞི་སྐམ་པ་ཡོན་ཏན་གཉིས། །དེ་དག་ཡོན་ཏན་ལྔ་རིམ་བཞག་པས་ཤེས། །

གཉིས་པ། རོ་སོགས་མི་མཐུན་པ་འབྱུང་བའི་རྒྱུ་མཚན།

གཉིས་པ་རོ་སོགས་མི་མཐུན་པའི་རྒྱུ་མཚན་ནི། རོ་ནུས་ཞུ་རྗེས་ལ་སོགས་པ་མ་བཅོས་པ་གང་ཡིན་པ་དེ་ཡང་ནི་སྟོབས་ཤིན་ཏུ་ནུས་ཆེ་བ་ཅན་ཡིན་ཏེ། དཔེར་ན་རོ་མངར་བ་ལྟ་བུའི་ཞུ་རྗེས་ཀྱང་མངར་བར་ཞུ་བ་ནུས་པ་ཡང་ལྕི་རྟུལ་བསིལ་སླ་བརྟན་འཇམ་མཉེན་སོགས་རོ་ནུས་ཞུ་རྗེས་མཐུན་པ་སྟེ། དེ་ལྟ་བུ་ནི་རོ་གང་ལ་ཡོད་ཀྱང་སྟོབས་ཤིན་ཏུ་ནུས་ཆེ་བ་ཡིན་ལ། གལ་ཏེ་རོ་ནུས་ཞུ་རྗེས་གསུམ་ཀ་མཉམ་དུ་ཟིན་ཀྱང་། ནུས་པ་སོ་སོའི་རྟེན་འབྱུང་བ་ལྔ་པོ་ཤས་ཆེ་ཆུང་གི་སྟོབས་དང་། འབྱུང་འགྱུར་ཡང་སྨན་སོ་སོའི་གསར་རྙིང་སྣ་ཚོགས་པ་ལས་གྱུར་པ་དང་། ཐང་ཕྱེ་ལ་སོགས་པ་སྦྱོར་བའི་དབང་ལས། མཐར་ཐུག་གི་ནུས་པ་ཆེ་ཆུང་དང་། ཕན་གནོད་སྣ་ཚོགས་འབྱུང་བར་འགྱུར་བ་ཡིན་ཏེ། དེས་ན་རོ་དང་ནུས་པ་ཞུ་རྗེས་གསུམ་མི་མཐུན་ན་གང་གི་མཐུན་པ་དེའི་སྨན་འོག་མས་གོང་མ་དེ་ཉིད་ཟིལ་གྱིས་གནོན་པར་འགྱུར་བ་ཡིན་ཏེ། སྨན་གྱི་རོ་སོགས་གང་དང་གང་། །སྟོབས་ལྡན་ཉིད་ཀྱིས་གནས་བྱེད་དེ། །ཤིན་ཏུ་ཟིལ་མནན་དེ་དང་

དེའི། །སྒྲུབ་བྱེད་རྒྱུ་ནི་ཉིད་དུ་གནས། །ཞེས་བྱ་བ་སྨན་གྱི་རིགས་སུ་གཏོགས་པའི་རོ་ནུས་པ་དང་། འཇུ་བ་དང་། མཐུ་རྣམས་གང་དང་གང་ཡིན་པ་དེ་དག་གི་ནང་ནས་སྟོབས་དང་ལྡན་པ་དེ་ཉིད་ཀྱིས་སྨན་ལ་གནས་པར་བྱེད་པ་དེས་ནི་སྨན་གྱི་རིགས་དེ་ཤིན་ཏུ་ཟིལ་གྱིས་མནན་ཅིང་སྟོབས་ཆུང་བ་གཞན་དག་ཐམས་པར་བྱས་ནས་གནས་པ་དེ་དང་དེ་ནི་བྱ་བ་གང་སྒྲུབ་པར་བྱེད་པ་ཡིན་ནོ། །དེ་ཡང་ནི་རོ་ཡིས་འདི་བྱས་སོ། །ནུས་པས་ནི་འདི་བྱས་སོ། །སྟོབས་ཀྱིས་ནི་འདི་བྱས་སོ་ཞེས་བྱ་བ་ལྟ་བུའོ། །དོན་འདི་ཉིད་ཀྱིས་དཔེར་བརྗོད་བསྡུས་པ་ལས། སྦྱོར་ཏེ་བཤད་པ་འདིར་བསྟན་པ་ཡིན་ལ། གང་འདི་ལྟར་རོ་ལ་སོགས་པའི་རིགས་སུ་གཏོགས་པས་རོ་གཞན་དག་ལ་སྟོབས་དང་ལྡན་པར་གནས་ཤིང་དེ་དང་དེ་ཉིད་ཤིན་ཏུ་ཟིལ་གྱིས་མནན་ནས་བསྒྲུབ་པའི་རྒྱུ་ཉིད་དུ་བྱེད་ཀྱི་རང་དང་གཞན་གྱི་སྟོབས་ཀྱིས་སྨན་ལ་རྣམ་པར་གནས་པ་དང་། སྟོབས་དང་ལྡན་པ་དང་སྟོབས་ཆུང་བ་དང་གཉིས་ཀའི་ཚུལ་གྱིས་རང་རང་གི་ལས་བྱེད་པ་ཡིན་པས་ན་དེའི་ཕྱིར་འདི་བསྟན་པར་བྱ་བའི་ཕྱིར་སྨྲས་པ་ནི། ཡོན་ཏན་མི་འཕྲོད་སྦྱོར་བ་ནི། །མང་བས་ཉུང་ངུ་ཟིལ་གྱིས་གནོན། །ཞེས་བྱ་བ་ལ། གང་གི་ཡོན་ཏན་མི་འཕྲོད་པ་དག་སྦྱོར་ཞིང་བསྲེས་པ་ན། མང་པོ་སྟོབས་དང་ལྡན་ཞིང་ཆུང་ངུ་ཟིལ་གྱིས་གནོན་ཅིང་རྒྱལ་བར་བྱེད་དེ། །ཡོན་ཏན་མི་འཕྲོད་ཅེས་བྱ་བ་འདིར་ནི་རྫས་མི་འཕྲོད་པའི་སྦྱོར་བ་ལ་བྱ་ཡི་ཡོན་ཏན་མི་འཕྲོད་པ་ཉིད་དུ་ནི་སྨྲ་བར་རིགས་པ་མ་ཡིན་ནོ། །དེ་ཡང་བྲང་སྲོང་ཙ་ར་ཀས་བཤད་པ། སྦྱོར་བ་ནི་རྫས་གཉིས་སམ་མང་པོ་སྦྱར་བ་ཡིན་ལ། དེ་ཡང་མི་འཕྲོད་པ་ནི་གཉིས་ཏེ། རང་བཞིན་མི་འཕྲོད་པ་དང་འབྲས་བུ་མི་འཕྲོད་པའོ། །རང་བཞིན་མི་འཕྲོད་པ་ནི། དཔེར་ན་སྨན་ཡང་བ་དང་ལྕི་བ་སྦྱར་བ་དང་། ཚ་བ་དང་བསིལ་བ་སྦྱར་བ་ལ་སོགས་པའོ། །འབྲས་བུ་མི་འཕྲོད་པ་ནི་དཔེར་ན་གླང་གི་ནད་སེལ་བའི་ཕྱིར་སྨན་རྩུབ་པ་དང་དྲོ་བ་ལྷན་ཅིག་སྦྱར་བ་དང་། དེ་བཞིན་དུ་བསིལ་བ་དང་དྲོ་བ་ལྷན་ཅིག་སྦྱར་བ་ལ་སོགས་པའོ། །དེ་ལྟར་ན་རང་བཞིན་གྱིས་ཡོན་ཏན་མི་འཕྲོད་པའི་སྨན་གྱི་སྦྱོར་བ་དང་། དེ་བཞིན་དུ་འབྲས་བུ་མི་འཕྲོད་པའི་སྨན་གྱི་སྦྱོར་བ་ཕན་ཚུན་རིགས་མི་མཐུན་པའི་སྦྱོར་བ་དེ་ལ་ནི་གང་རྫས་ཀྱི་རིགས་མང་པོས་ཟིལ་གྱིས་མནན་ནས་དེ་ཉིད་རྒྱུ་ཉིད་དུ་སྒྲུབ་པར་བྱེད་པ་གནས་པར་མཐོང་ངོ་། །དེ་ཡང་དཔེར་ན་སྦྲང་རྩི་ནི་མངར་དུ་ཟིན་ཀྱང་བད་ཀན་ཞི་བར་བྱེད་དེ། །རོ་མངར་བ་ནི་བད་ཀན་བསྐྱེད་པར་བྱེད་པ་ཡིན་ཡང་། །སྦྲང་རྩིས་བད་ཀན་ཞི་བར་བྱེད་པ་ནི། མི་མཐུན་པ་མི་འཕྲོད་པའི་ཡོན་ཏན་དང་ལྡན་པའི་ཕྱིར་རོ། །དེ་ལྟར་ན་རིགས་མཐུན་པའི་སྦྱོད་པ་མཚན་ཉིད་འདྲ་བ་ལས་ཀྱང་གང་ཞིག་གང་གིས་ཟིལ་གྱིས་མནན་ནས་རང་རྒྱུད་དུ་གྲུབ་པ་ཡིན་པར་སོམ་ཉིར་གྱུར་པ་དེ་དགག་པར་བྱ་བའི་ཕྱིར་འདིར་སྨྲས་པ་ནི། རོ་དང་འཇུ་བའི་མཐུ་དག་ནི། །དེ་ཡི་སྟོབས་ཀྱིས་ཟིལ་གྱིས་གནོན། །ཞེས་བྱ་བ་ལ་རོ་དང་ནུས་པ་དང་འཇུ་བ་དང་། སྟོབས་རྣམས་ནི་ཇི་ལྟར་ལྷན་ཅིག་སྦྱར་ཞིང་ནུས་པ་མཉམ་པ་ཡིན་དུ་ཟིན་ཀྱང་། རང་བཞིན་གྱིས་འཇུ་བས་ནི་རོ་ཟིལ་གྱིས

གནོན་ཏེ། དེ་ཡི་ནུས་པ་མེད་པར་བྱས་ནས་རང་གི་བྱ་བ་བསྟན་པའི་སྒོ་ནས་དེའི་ནུས་པ་ཟིལ་གྱིས་མནན་ནས་རང་གི་ནུས་པ་གསལ་བར་བསྟན་ཏོ། །དེ་བཞིན་དུ་རོ་དང་འཇུ་བ་དེ་གཉིས་ཀྱང་མཐུས་ཟིལ་གྱིས་གནོན་ལ། རོ་དང་འཇུ་བ་དང་མཐུ་དེ་རྣམས་སྟོབས་ཀྱིས་ཟིལ་གྱིས་གནོན་པ་ཡིན་ནོ། །རོ་སོགས་དེ་ལྟར་སྟོབས་ནི་མཉམ། མ་བཙོས་པ་ནི་སྟོབས་དང་ལྡན། །ཞེས་བྱ་བ་ལ་རོ་དང་འཇུ་བ་དང་མཐུ་དང་སྟོབས་རྣམས་ནི་དེ་ལྟར་ཞེས་པ་རྣམ་པ་འདིས་སྟོབས་མཉམ་ཞིང་མཚུངས་པ་ཡིན་ལ། དེའི་སྟོབས་ནི་རོ་ལ་སོགས་པར་དམིགས་ནས་མ་བཙོས་པ་གང་ཡིན་པ་དེ་ནི་སྟོབས་དང་ལྡན་པར་བཤད་དེ། རྫས་གང་གིས་རོ་མངར་བ་དེ་ཇི་སྐད་བཤད་པ་བཞིན་དུ་འཇུ་བ་མངར་བ་དང་ལྡན་པ་དང་། དེ་བཞིན་དུ་ནུས་པ་བསིལ་བ་དང་ལྡན་པ་ནི་སྟོབས་ཆེ་བ་ཡིན་ལ། དེ་བཞིན་དུ་རོ་སྐྱུར་ཇི་སྐད་བཤད་པའི་ཞུ་རྗེས་སྐྱུར་བ་དང་ལྡན་ཞིང་། དེ་བཞིན་དུ་ཚ་བའི་ནུས་པ་དང་བཅས་པ་དང་། དེ་བཞིན་དུ་རོ་ཚ་བ་ཡང་ཞུ་རྗེས་ཀྱང་ཚ་ཞིང་ནུས་པ་ཚ་བ་དང་ལྡན་པ་དང་། དེ་བཞིན་དུ་འོ་མ་ཆང་ན་ལེ་ཤམ་ལ་སོགས་པ་ལས། འོ་མ་ནི་རོ་མངར་ལ་འཇུ་བ་དང་ནུས་པ་བསིལ་བ་དང་། ཆང་ནི་རོ་སྐྱུར་ལ་འཇུ་བ་དང་ནུས་པ་དྲོ་བ་དང་། ན་ལེ་ཤམ་ཡང་རོ་ཚ་ལ་འཇུ་བ་དང་ནུས་པ་དྲོ་བར་བྱེད་པ་སྟེ། སྨན་དེ་དག་ནི་རོ་དང་འཇུ་བ་དང་ནུས་པ་དང་སྟོབས་དག་མཉམ་པས། མ་བཙོས་པའི་སྟོབས་དང་ལྡན་པ་ཞེས་བྱ་བ་ཡིན་པར་ཤེས་པར་བྱའོ། །ཁོ་བོ་ཅག་གིས་རོ་དང་འཇུ་བ་དང་ནུས་པའི་རང་བཞིན་ཇི་ལྟ་བུ་ཡིན་པ་ནི་ལས་རྗེས་སུ་དཔགས་པས་ཤེས་ན་མཐུ་ཞེས་བྱ་བའི་རང་བཞིན་ཤེས་པར་དཀའ་བས། དེ་མི་ཤེས་པས་ཐེ་ཚོམ་དུ་གྱུར་ན་མཐུ་ནི་གང་ཞིག་ཡིན། གང་ལས་ནི་རྗེས་སུ་དཔགས་པར་བྱ་ཞེ་ན། འདིར་སྨྲས་པ་ནི། རོ་སོགས་མཉམ་པའི་ལས་གང་ཡིན། །ཁྱད་འཕགས་དེ་ནི་མཐུ་ལས་སྐྱེས། །ཞེས་བྱ་བ་ནི། རོ་ལ་སོགས་པ་མཉམ་ཞིང་མཚུངས་པ་ཉིད་ཀྱིས་ལས་གང་ཁྱད་པར་དུ་འཕགས་པ་སྨན་གང་ལ་སྣང་བ་དེ་ནི་མཐུ་ལས་སྐྱེ་བ་ཡིན་པར་ཤེས་པར་བྱའོ། །རྗེས་སུ་དཔགས་པ་དེ་ཡང་མཐུ་ཞེས་བྱ་བར་ཤེས་པར་བྱ་སྟེ། འདི་ནི་རྫས་ཀྱི་མཐུ་ཡིན་ནོ། །དེ་ཡང་སྨན་གཉིས་རོ་དང་ཞུ་རྗེས་ནུས་པ་གསུམ་མཉམ་དུ་ཟིན་ཀྱང་ལས་ནི་མི་མཐུན་པར་བྱེད་དེ། ཁག་གཅིག་གིས་འབྲུ་བར་བྱེད་ཅིང་ཁག་གཅིག་གིས་འབྲུ་བ་གཅོད་པར་བྱེད་དོ། །དེས་ན་སྟོབས་ཀྱི་སྟོབས་ཉིད་ཡོད་པ་ཉིད་དུ་ཤེས་པར་བྱའོ། །དེ་ལྟར་ན་སྨན་རེ་རེའི་འཇུག་པ་དང་ལྡོག་པའི་མཚན་ཉིད་ཅན་གྱི་ཆོས་རང་གི་རང་བཞིན་དངོས་པོ་རྐྱེན་སྣ་ཚོགས་པ་ལས་བྱུང་བ། ངེས་པར་བྱེད་པའི་མཚན་ཉིད་ཅན་དེ་ནི་མཐུ་ཞེས་བྱ་སྟེ། དངོས་པོ་གཞན་གྱི་མཐུ་ནི་མ་ཡིན་ཏེ། དན་ཏི་དང་ནི་ཙི་ཏྲ་ཀ །རོ་སོགས་མཚུངས་ཀྱང་དན་ཏིས་འབྲུ། །ཤིང་མངར་རྒུན་འབྲུམ་འདྲ་ཡང་འབྲུ། །འོ་མ་མར་འདྲ་མར་གྲོད་བསྐྱེད། །ཅེས་སོགས་གསུངས་སོ། །

གསུམ་པ། རོ་ནུས་ཞུ་རྗེས་མཐུན་དགོས་པར་གདམས་པ།

དེ་ཡང་རོ་ནུས་ཞུ་རྗེས་མཐུན་དགོས་པར་གདམས་པ་ནི། རོ་ནུས་ཞུ་རྗེས་རྣམས་མི་མཐུན་ན། འོག་མས་གོང་མ་ཟིལ་གྱིས་གནོན་པའི་རྒྱུ་མཚན་དེ་ལྟ་བས་ན། དེ་གསུམ་གང་གོང་དུ་སྨོས་པ་ལྟར། ཐམས་ཅད་མཐུན་པ་གཅིག་བྱུང་ན་རོ་ཡིས་ལས་བྱེད་པ་ཡིན་ཞེས་བྱ་བ་ལ། རོ་བཞིན་མི་གནོད་ཅེས་པ་རོའི་དབང་དུ་བྱས་ན་ཚྭ་མཁྲིས་བད་ཀན་གང་རུང་ལ་མི་གནོད་པའི་སྨན་ཞིག་བྱུང་ཕྱིར། ཞུ་རྗེས་ཀྱིས་ལས་བྱེད་པ་ཞེས་བྱ་ལ་དེ་ཡང་སྨན་གང་ཞིག་རོའི་དབང་དུ་བྱས་ན། ཚྭ་མཁྲིས་བད་ཀན་གང་རུང་ལ་གནོད་པར་རིགས་ཀྱང་མི་གནོད་པར་ཕན་པར་འགྱུར་བ་ནི། རོ་ལས་གོ་བཟློག་པ་ཞེས་བྱ་སྟེ། ནུས་པས་ལས་བྱེད་པར་འགྱུར་བ་ཡིན་པས་དེས་ན་ཐང་ཕྱེ་སོགས་སྦྱོར་བ་གང་ཡང་རུང་བ་ཐམས་ཅད་རོས་ལས་བྱེད་པ་རྣམས་ཕྱོགས་གཅིག་ཏུ་བསྡེབས་ནས་གཏོང་བ་དང་། དེ་བཞིན་དུ་ནུས་པས་ལས་བྱེད་པ་རྣམས་ཀྱང་ཕྱོགས་གཅིག་ཏུ་བསྡེབས་ནས་གཏོང་། དེ་བཞིན་དུ་ཞུ་རྗེས་ཀྱིས་ལས་བྱེད་པ་རྣམས་ཀྱང་ཕྱོགས་གཅིག་ཏུ་བསྡེབས་ཏེ་སྦྱར་དགོས་ཤིང་། དེ་ལྟ་བུའི་སྦྱོར་ཚུལ་མ་ཤེས་པར་བབ་ཅོལ་དུ་སྦྱར་བའི་ཚེ་ན་ཞུ་རྗེས་ཀྱི་ལས་བྱེད་པ་ཤུགས་ཆེ་ན་རོའི་ནུས་པ་གསོད་ཅིང་ནུས་པས་ལས་བྱེད་པ་ཤུགས་ཆེ་ན་ལྷ་མ་གཉིས་ཀའི་ནུས་པ་ལྷག་མེད་དུ་གཏོང་བས། དེའི་ཕྱིར་རོ་ནུས་ཞུ་རྗེས་ཀྱི་ལས་བྱེད་ཚུལ་རྣམས་ནི་མཁས་པ་རྣམས་ཀྱིས་ཁོང་དུ་ཆུད་པར་བྱས་ནས་སྨན་གྱི་སྦྱོར་བ་བྱེད་པ་ནི་མན་ངག་གི་ཁྱད་ཆོས་བླ་ན་མེད་པའོ། །གལ་ཏེ་སྦྱོར་ཚུལ་དེ་ལྟ་བུ་མ་ཤེས་ན། རྒྱུད་ཆེན་ཉིད་ལས་ཇི་ལྟར་བཤད་པ་ལྟར་ཉམས་སུ་ལེན་དགོས་ཏེ། སྤྱི་བོའི་གཙུག་ནས་རྐང་མཐིལ་ཡན་ཆད་ཀྱི། །ནད་ཀྱི་རིགས་སུ་གྱུར་པའི་བཅོས་ཐབས་ཀུན། །ལག་ལེན་མན་ངག་རྒྱུད་ཆེན་འདིའི་ནང་དུ། །བརྩེ་བའི་སེམས་ཀྱིས་དྲང་སྲོང་ཁྱེད་ལ་བཤད། །ཅེས་ནད་སྣ་རེ་རེ་ལ་སྨན་གྱི་སྦྱོར་བ་རེ་རེ་གསུངས་འདུག་པ་ལྟར་ཉམས་སུ་བླང་བར་བྱའོ། །

(མཁའ་འགྲོ་སྐྱབས། བློ་བཟང་དོན་གྲུབ།)

བསམ་གཞིགས།

༡ རོ་དྲུག་མས་ནས་ཡར་གོ་རིམ་བཞིན་དུ་འཚོ་བྱེད་སྟོབས་ཆེན་ཡིན་པའི་རྒྱུ་མཚན་ཅི།

༢ སྨན་གྱི་ནུས་སྟོབས་ཡོན་ཏན་ཐམས་ཅད་རོ་ལ་བརྟེན་ཚུལ་ཇི་ལྟར་ཡིན།

༣ གཉེན་པོ་སྨན་གཅིག་ལ་རོ་དང་ཞུ་རྗེས། ནུས་པ་སོགས་མི་མཐུན་པ་འབྱུང་བའི་རྒྱུ་མཚན་ཅི།

༤ སྨན་རྣམས་མཐུན་སྦྱོར་ཚུལ་གྲངས་གསུམ་དུ་ངེས་པའི་རྒྱུ་མཚན་ཅི།

༥ སྨན་གྱི་རོ་དང་ཞུ་རྗེས། ཡོན་ཏན། ནུས་པ། མཐུ། སྟོབས་བཅས་ཀྱི་བར་ལ་འབྲེལ་བ་ཅི་ཞིག་ཡོད།

༦ རོ་ནུས་ཞུ་རྗེས་སོགས་མ་བཅོས་པ་ཞེས་པ་དེ་གང་འདྲ་ཞིག་ལ་ངོས་འཛིན་དགོས།

ལེའུ་བརྒྱད་པ། ཆབ་ཡིག་ཡོངས་ཀྱི་བཅུད་བསྡུས་སྨན་དཔྱད་སེལ་བའི་ནོར་བུ།[1]

དེའུ་དམར་བསྟན་འཛིན་ཕུན་ཚོགས་ཀྱིས་མཛད།

ས་བཅད་དང་པོ། སྤྱིར་བཤད་པ།

ཨོཾ་ཨ་ཧཱུྃ། སྟོན་པ་སྨན་བླ་གསུང་སྐྱེས་སྲེ་བཞིའི་འཁོར། །ཨོ་རྒྱན་རྗེ་དང་སྨན་རྒྱལ་གཡུ་ཐོག་མགོན། །བརྒྱུད་འཛིན་རྒྱ་བོད་མཁས་པའི་ཚོགས་ཀུན་ལ། །མི་ཕྱེད་དད་པས་སྤྱི་བོས་འདུད་བྱས་ཏེ། །འདིར་ནི་དཔལ་ལྡན་རྒྱུད་དང་མཁས་པའི་གཞུང་། །རྒྱ་བོད་མཁས་པའི་སྤོ་འབུམ་མན་ངག་སྐོར། །མཐའ་འཁོབ་དབུལ་པོའི་འཚོ་སྨན་ཉེར་མཁོ་རུ། །སྐྱེས་ཚད་སྨན་དུ་སྦྱོར་བའི་འཕྲུལ་འདི་སྤེལ། །དེ་ཡང་རྒྱུ་དྲུག་ཚོགས་པའི་འཚོ་མཛད་ཀྱི་སྨན་པ་རྣམས་ལས། རྒྱལ་པོ་སོགས་ཆེ་དགུའི་སྨན་པ་ལྟ་བུའམ། མིན་ཀྱང་འགྲོ་བ་དང་ལྡན་ཞིང་རྒྱུད་དོན་ཤེས་པ་ལག་ལེན་ལ་ནང་བྱན་ཚུད་པ་དག་གིས་ནི་ཕྱི་མ་འཕྲིན་ལས་རྒྱུད་ཉིད་ལས་གཙོ་བོར་བསྟན་ཅིང་། རྒྱ་བོད་སྐྱེས་མཆོག་སྔ་ཕྱི་ཐམས་ཅད་ཀྱི་གཞུང་རྣམས་ནས་ཞིབ་རྒྱས་སུ་བསྟན་པ་ལྟར་ཞི་བྱེད་སྨན་གྱི་སྦྱོར་བ་སྡེ་ཚན་བརྒྱད་དང་། དེ་རྣམས་ལས་ཆེད་ཁྱད་པར་དུ་འཕགས་པ་རིན་ཆེན་ཚ་གྲང་གི་རིལ་བུ་སོགས་ཀྱི་སྦྱོར་བ་རྣམས་ཚུལ་བཞིན་ཉམས་སུ་བསྟར་བ་ནི། ནད་སེལ་ལྷའི་བདུད་རྩི་ལྟ་བུ་དངོས་སུ་ཡིན་ཏེ། ཇི་སྐད་དུ། ཞི་བྱེད་སྡེ་བརྒྱད་རིན་ཆེན་སྦྱོར་བ་རྣམས། །གསོ་བྱའི་ནད་ལ་མི་སེལ་འགའ་མེད་ཀྱང་། །ཞེས་པ་ལྟར་ཡིན་ལ། འོན་ཀྱང་དགོས་པ་ཁྱད་

---

① ཆབ་ཡིག་ཡོངས་ཀྱི་བཅུད་བསྡུས་སྨན་དཔྱད་སེལ་བའི་ནོར་བུ་ཞེས་བྱ་བའི་གཞུང་འདི་ནི་དེའུ་དམར་བའི་གསུང་རྩོམ་གཅེས་བཏུས་རིན་ཆེན་ཕྲེང་བ་རུ་བཞུགས་ཀྱང་དེའི་མཇུག་བྱང་དུ། དེའུ་དམར་བསྟན་འཛིན་ཕུན་ཚོགས་ཀྱི་གསུང་ཡིན་མིན་མ་ངེས་ཀྱང་། དེང་སང་སྔོ་སྨན་གྱི་ནུས་པ་ཞིབ་གཙོད་བྱེད་སྐབས་དཔྱད་གཞི་དང་། འབྲོག་ཁུལ་སོགས་སྨན་དཀོན་སར་སྨན་སྦྱོར་ལ་མཁོ་ཆེ་བར་སེམས་ནས་བསྒྲིགས་པའོ། །ཞེས་འབྱུང་བ་ལྟར་དེའུ་དམར་བའི་གསུང་ཡིན་མིན་གང་ལྟར་ཡང་ཆབ་ཡིག་གཏོང་བ་ནི་བཅལ་ཀྱང་མི་རྙེད་པའི་སྨན་རྒྱུ་དཀོན་པོ་རིགས་སམ། སྨན་པ་རང་རང་གི་ཡུལ་དུ་རྙེད་དཀའ་བའི་རྩི་སྨན་གྱི་རིགས་དང་། ཁྲིག་སྨན། སྲོག་ཆགས་ཀྱི་སྨན་འགའ་ཞིག་གི་ཚབ་ཏུ་སྔོ་སྨན་རྙེད་སླ་བ་ཅི་དང་ཅི་གཏོང་བའི་ཚུལ་སྟོན་པ་ཡིན་པས་རྩི་ཤིང་སྲོག་ཆགས་སོགས་སྐྱེ་དངོས་རྒྱུན་ཆད་ལ་ཉེ་བ་རྣམས་སྲུང་སྐྱོབ་དང་། སྨན་སྦྱོར་ཁ་ཚང་བ། རོ་ནུས་ཞུ་རྗེས་མཐུན་སྦྱོར་སོགས་ལ་ཞིབ་འཇུག་གི་རིན་ཐང་ལྡན་ནོ། །

པར་བ་ཡུལ་མཐའ་འཁོབ་དང་། དུས་ལྔ་བརྒྱའི་ཐ་མ་འཚོ་བྱེད་པ་སྨན་པའི་རྒྱུ་དྲུག་ཚོགས་ཤིང་རོ་ནུས་ཞུ་རྗེས་སོགས་ཀྱི་འགྲོ་ལྡོག་ལ་མཁས་ཤིང་། རྒྱུད་དང་མན་ངག་གི་གསང་ཤེས་པ་སྙིང་རྗེ་ཅན་ཡོ་བྱད་ཀྱིས་ལེན་པ་ལྟ་བུ་རྣམས་ཀྱི་དོན་ཆེད་དུ་བསྟན་པ་སྟེ། རྒྱུད་ཀྱི་ལེའུ་བཅུ་གཉིས་པ་སྔོ་ཡི་སྦྱོར་བ་ལས། ལྔ་བརྒྱ་དུས་ཀྱི་ཐ་མར་སླེབས་པའི་ཚེ། །སྐྱེས་ཚད་མཐོང་ཚད་སྨན་དུ་མ་ཁོལ་ན། །ནུས་ལྡན་དཀོན་པས་བཙལ་དུ་ག་ལ་རྙེད། །ཅེས་དང་། དེའི་དོན་ཡང་། དབུལ་པོའི་ནད་པ་རྣམས་ཀྱིས་བླུ་མི་ཐེག །མཐའ་འཁོབ་ཡུལ་དུ་བཙལ་བས་རྙེད་པར་དཀའ། །ཐག་རིང་ཡུལ་དུ་བཙལ་བས་ནད་པ་འཆོར། །ཞེས་དང་། དཔེར་ན་ལྕ་དང་སླུ་ཡི་ནོར་བུ་འདྲ། །རྙེད་ཀྱང་དབུལ་པོའི་ནད་པས་ཅི་ལ་ཐེག །དཔེར་ན་ཐྲོང་མེད་ཚོང་དུས་འཁྱམས་པ་འདྲ། །ཞེས་གསུངས་པ་ལྟར། དེ་ལྟར་སྔོ་སྐྱེས་མཐོང་གི་རིགས་ཐམས་ཅད་སྨན་དུ་སྦྱར་རུང་བའི་དགོངས་གཞི་ནི་ཇི་ལྟ་བུ་ཞེ་ན། སློབ་དཔོན་མ་ཁོལ་གྱི་ཡན་ལག་བརྒྱད་པ་ལས། དེ་ལྟར་འགྲོ་བའི་དོན་ཆེན་དང་། །སྦྱོར་བ་སྣ་ཚོགས་དབང་གིས་ནི། །སྨན་མིན་ཅི་ཡང་ཡོད་མ་ཡིན། །ཞེས་གསུངས་པའི་ཐད་ཀྱི་འགྲེལ་བ་ཟླ་ཟེར་དུ། དེ་ལྟར་འབྱུང་བ་ཆེན་པོ་ལྔ་ལས་བྱུང་བ་འདི་ན་སྨན་ཞི་བ་ལ་སོགས་པའི་ཡོན་ཏན་དང་ལྡན་པས་འགྲོ་བ་དང་འཁོར་བའི་གནས་འདི་ན་སྨན་མ་ཡིན་པར་གྱུར་པའི་རྫས་ཅི་ཡང་ཡོད་པ་མ་ཡིན་ཏེ་གཞན་དུ་ཐམས་ཅད་ཀྱང་སྨན་ཉིད་ཡིན་ནོ། །གང་གི་དབང་ཞེ་ན། སྣ་ཚོགས་དང་སྦྱོར་བའི་དབང་གིས་ཞེས་བྱ་བ་སྟེ། དོན་དང་དགོས་པ་དང་རྒྱུའོ། །སྦྱོར་བ་ནི་རིག་པར་བྱ་སྟེ། །དེ་དག་སྣ་ཚོགས་པར་བྱས་པའི་དོན་དང་སྦྱོར་བ་དག་གི་དབང་གིས། རྫས་ཅི་ཡང་རུང་བ་སྟེ་ཐམས་ཅད་ནད་སེལ་བར་བྱེད་པའི་དགོས་པ་ཡོད་པས་སྨན་ཉིད་ཡིན་ནོ། །ཞེས་དང་། རྒྱུད་ལས་ཀྱང་། དེ་བས་དངོས་དང་སྦྱར་བའི་དབང་གྱུར་ལས། །ས་སྟེང་སྨན་མིན་ཅི་ཡང་ཡོད་མ་ཡིན། །ཞེས་གསུངས་སོ། །དེ་ལྟར་ཡིན་མོད་ཀྱང་ནུས་པ་ནི་རྩི་དང་ཐང་སྨན་གྱི་རིགས་རྣམས་ཆེས་ཆེ་ཞིང་། སྔོ་རྣམས་ནི་ནུས་པ་དམན་ནོ་སྙམ་དུ་འགའ་ཞིག་གི་རྟོག་པ་ལ་འབྱུང་མོད། ཚུལ་བཞིན་དུ་བསྒྲུབས་ན་དེ་ལྟར་མ་ཡིན་ཏེ། རྒྱུད་ལས། འོན་ཀྱང་ནུས་པ་རྩི་བས་སྔོ་རང་ཆེ། །ག་ཟུར་ཉིད་ཀྱང་ཟིལ་གྱིས་གནོན་པར་ནུས། །སྔོ་མི་སྐྱེ་བའི་ཡུལ་ནི་གཅིག་ཀྱང་མེད། །ཅེས་དང་། སྨན་མཆོག་འདི་ཡི་བསིལ་ནུས་ཀྱིས། །ཤིང་བཙུད་ག་ཟུར་ཉིད་ཀྱང་ཟིལ་གྱིས་གནོན། །ཞེས་སྡོང་ཟིལ་སོགས་བསིལ་སྨན་རྣམས་ཀྱི་ཡོན་ཏན་དང་། གློ་བའི་རྣག་ཁྲག་འདྲེན་པ་ལ། །འདི་ཡི་གོང་ན་སྨན་གཞན་མེད། །ཅེས་དཀར་པོ་ཡར་འདྲེན་སོགས་འདྲེན་སྨན་རྣམས་ཀྱི་ཡོན་ཏན་དང་། ཚ་བའི་རིགས་རྣམས་འཇོམས་པ་ལ། འདི་ལས་གཞན་པའི་གྲོགས་པོ་སྟོས། །ཞེས་བདུད་རྩི་ལོ་མ་སོགས་ཀྱི་ཡོན་ཏན་དང་། །གཉན་ཚད་འཇོམས་པའི་དཔའ་བོ་ལ། །འདི་ནི་བདུད་རྩི་ལྟ་བུ་ཡིན། །ཞེས་མིང་ཅན་སོགས་ཀྱིས་མཚོན་པ་རྣམས་ཀྱི་ཡོན་ཏན་དང་། མགོ་བོ་བཅད་ཀྱང་ཁྲག་མི་ཟགས། །རྩ་ཁྲག་སྡོམ་པའི་དཔའ་བོ་ཡིན། །ཞེས་ཀོན་པ་གབ

སྐྱེས་སོགས་ཁྲག་གཅོད་རྣམས་ཀྱི་ཡོན་ཏན་དང་། ཡན་ལག་ཆད་པའང་མཐུད་གྱུར་ན། །རྨས་འགྲམས
ཅམ་ལ་སློས་ཅི་དགོས། །ཞེས་སྨུག་ཤས་མཆོན་རྨ་སྨན་རྣམས་ཀྱི་ཡོན་ཏན་དང་། གཞན་ཡང་དུད
འགྲོས་རྙེད་པའི་བཅད་འབྱོར་ཞི་ཤུ་ངོ་མཚར་བའི་ལོ་རྒྱུས་ཀྱི་གཏམ་རྒྱུད་བཅས། དེ་ལ་སོགས་པ་རྒྱ་བོད་ཀྱི་
ཚད་མའི་ལྷ་དང་བྲང་སྲོང་གིས་མཛད་པའི་འབྱུངས་དཔེ་ལས་མང་དུ་འབྱུང་བ་རྣམས་ངེས་པའི་དོན་བསླུ
བ་མེད་པ་རྡོ་རྗེའི་ཚིག་ཁོ་ནའོ། །རྒྱུ་མཚན་དེ་བས་ན། དེ་ཕྱིར་ས་ལ་སྐྱེས་པའི་སྔོ་རྣམས་ཀུན། །སྐྱེས
ཚད་མཐོང་ཚད་སྨན་དུ་སྦྱར་ཐབས་བསྟན། །ཞེས་གསུངས་པ་བཞིན། །སློབ་དཔོན་མཁས་པ་ཚད
ཐུབ་བསྟེན་ནས། རོ་ནུས་ཞུ་རྗེས་ཀྱི་འགྲོ་ལྡོག་ཚུལ་བཞིན་ཤེས་པ་དག་གིས་ནི། རྒྱུད་ཕྱི་མའི་སྔོ་སྦྱོར་གྱི་
མན་ངག་དེ་ཉིད་གཞིར་བཞག་སྟེང་གང་ལ་གང་འཚམ་གྱི་སྔོ་ཡི་སྨན་རྣམས་སྨན་མཁྱེན་མཁས་པ་ཆེན་པོ་
གོང་མ་རྣམས་ཀྱི་མན་ངག་གི་ཡིག་ཆ་དང་། སློབ་དཔོན་མཁས་པའི་སྦྱོང་བརྩོན་གྱི་མན་ངག་བཞིན་མདེ་ཁ
བསྒྱུར་ཏེ་གཏོང་བ་ཉིད་ལས། ལ་སྨན་གྱི་ཚབ་སོགས་གཏོང་ཞིང་སྨན་སྦྱོར་བྱེད་པ་དེ་ལྟ་བུ་ག་ལ་དགོས།
འོན་ཀྱང་དེ་ལྟར་མི་ཤེས་ཤིང་རྒྱུད་དང་མཁས་གྲུབ་གོང་མ་རྣམས་ཀྱིས་མཛད་པའི་སྦྱོར་སྡེ་འཚོ་བྱེད་སྤྱི་ལ
ཐུང་ལྟར་གྲགས་པ་རྣམས་ཁོ་ན་ལས། སློབ་དཔོན་མཁས་པའི་མན་ངག་ཁྱད་པར་ཅན་དང་། རང་གི་བློ
གྲོས་ཀྱིས་དཔྱད་པས་རོ་ནུས་ཞུ་རྗེས་སྤྱི་དང་། ཁྱད་པར་ངོ་མཚར་བའི་ནུས་པར་གཞིགས་ཏེ་གཏོང་བས
དཔེན་པ་རྣམས་ཀྱིས་དེང་སང་སྤྱོངས་འདིར་ཕལ་ཆེར་གྱ་གྱུར་རོལ་བ་དག་མཐོང་ངོ་། །དེ་མིན་རྩི་སྨན
དང་ཐང་སྨན་རྣམས་ལ་འདྲ་ཚབ་གཏོང་བ་ནི་ཕྱུག་བཞེས་ཡིན་ལ། དེ་ལ་སྨན་པ་འོལ་སྤྱི་ཙམ་རྟོགས་ཤིང་།
ཞིབ་ཏུ་མ་སྦྱང་བ་ཁ་ཅིག་སྨན་གྱི་དངོས་འགངས་ཆེ་བ་རྟག་པོ་ཡོད་པའི་སྙེམས་པས་ཁེངས་ནས་རྩི་དང་ཐང
སྨན་གྱི་རིགས་རྣམས་ལ་ཁོ་རང་དངོས་གཏོང་བ་གཞིར་བཅས་ལ། འདྲ་ཚབ་གཏོང་ཟེར་བ་རྫུན་ཡང་དག
སྨན་པའི་གཟུགས་བརྙན་སྨུ་ཧོ་བ་དག་བྱེད་པ་ནི་རྒྱུད་དོན་ཁྱད་དུ་གསོད་པའོ་ཞེས་ཟེར་ཞིང་དཔའ་སྐད་ཀྱི་
ང་རོ་སྒྲོག་པ་དག་མཐོང་མོད་ཀྱང་། དེ་ལ་སྤྱིར་རྒྱུད་དང་རྒྱ་གཞུང་ཆེན་མོ་རྣམས་ལས་བྱུང་བའི་ལས་སྦྱོར
སྐབས་ཀྱི་རྫས་རྣམས་དང་། བྱམ་རྫས། སྤྲོས་སྦྱོར་གྱི་སྨན་སོགས་འཕགས་ཡུལ་ཉིད་ལས་བོད་དུ་མི་འབྱུང
ཞིང་རྙེད་དཀའ་རིགས་རྣམས་ལ། བོད་སྨན་གྱིས་ཚབ་གཏོང་བ་ནི། སྔོན་བྱོན་གྱི་ལོ་པཎ་མཁས་གྲུབ
རྣམས་ཀྱིས་ཕྱག་བཞེས་ཀྱི་རྒྱུན་རྣམ་དག་ལ་ཡོད་ཅིང་། དེ་མ་ཟད་གསོ་རིག་གི་སྐབས་སུའང་སྨན་པ་ཚད
ལྡན་འགས་བོད་སྨན་ཚབ་གཏོང་སྲོལ་ཡོད་པ་དང་། རྗེ་གཡུ་ཐོག་པ་ཆེན་པོ་སྐུ་ཕྱི་དང་བོད་སྨན་མཁས་པ
མི་དགུས་ཀྱང་འཕགས་ཡུལ་གྱི་སྨན་ཕལ་ཆེར་བོད་དུ་མི་འབྱུང་བ་ལ། དེ་མཚུངས་ཀྱི་རིགས་རང་ཅག་གི
སྨན་ལ་མིང་འདོགས་གནང་བ་དང་། མཉམ་མེད་རྗེ་བོ་ཆེན་པོ་དཔལ་མར་མེ་མཛད་ཀྱིས་བརྒྱད་པ་རྩ
འགྲེལ་འཆད་ཀྱང་བོད་དུ་འཕགས་ཡུལ་གྱི་སྨན་མི་བདོག་པས་བཟོལ་དགོངས་ཅན། རྗེ་བཙུན་མ་ཉིད་ནི
ཙོ་ཏུ་སྤྲུལ་ནས་ཡེར་པ་ན་བོད་ཀྱི་སྔོ་སྨན་འདི་དང་འདི་ཞེས་བྱ་བ་དང་། འཕགས་ཡུལ་སྨན་འདི་དང་འདི་

མཚུངས་སོགས་ཞིབ་ཏུ་སྨྲས་སོ། ཨ་ཡེ་ངེད་རྒྱ་གར་བའི་སྨན་ཐམས་ཅད་དང་འདྲ་མཚུངས་རེ་བོད་ན་འདང་ཡོད་པར་གདའ། ད་གསོ་དཔྱད་འཆད་ན་ཕན་ཐོགས་པར་མཆིས། ཞེས་བཀའ་གནང་བར་བཤད་པ་དང་། རྗེ་ཟུར་མཁར་བ་ཧྲྀ་ཛྙ་ཤྭ་མིའི་མ་ནུའི་དྲིས་ལན་སེང་གེའི་ང་རོ་ལས་ཀྱང་། གལ་ཏེ་མ་ནུ་སོགས་གང་མ་ཚང་ན་ཚབ་རུང་བའི་སྨན་ནི་གང་མ་ཚང་བ་དེ་དང་རོ་ནུས་མཚུངས་པ་གཞན་བཏང་ལ། འབྱིན་འཇུག་གི་འཕྲུལ་འཁོར་སོགས་གོ་བར་འགྱུར་རོ། །ཞེས་གསུངས་པ་སོགས་རོ་ནུས་ཞུ་རྗེས་ངོ་བོའི་སྒོ་ནས་རིགས་པ་དང་། ཕྱག་རྒྱུན་རྣམ་དག་གི་ཚབ་གཏོང་བ་ནི་ཚད་ཐུབ་ཐམས་ཅད་ཀྱི་དགོངས་དོན་དངོས་དག་ཡིན་ཞིང་། ལྷག་ཏུ་ཁམས་ཕྱོགས་འདིར་རྩི་ཐང་ལ་སྨན་གྱི་རིགས་རྣམས་དཀོན་པའི་སྐབས་ཀྱིས་ཆེས་དར་ཆེ་ནའང་སྨན་པ་རྣམས་ཀྱི་རང་གི་བློ་སྒོར་དྲིས་པའི་མི་རེའི་ངག་ནས་རེ་རེ་སྨྲ་བ་ལྟ་བུའི་སྣ་ཚོགས་པར་སྣང་ཞིང་། ཕལ་ཆེར་རོ་ནུས་ཞུ་རྗེས་ཀྱི་འགྲོ་ལྡོག་གང་ཡང་མི་ཤེས་པར་དབྱིབས་ཀྱི་རྣམ་པ་འདྲ་མཚུངས་ལ་ལྟོས་ནས། ཚབ་བྱེད་པ་ཁོ་ནར་སྣང་ཞིང་འདྲ་ཚབ་ཀྱི་ཡི་གེ་ཐང་ཏེ་དཔལ་ལྡན་འཚོ་བྱེད་ཀྱིས་མཛད་ཟེར་བ་དང་། ཟུར་མཁར་བས་མཛད་ཟེར་བ་གཉིས་འདུག་མོད་བླུན་པོ་སྙིང་ཁམས་ཅན་རེས་དེ་དག་ལ་ཁ་གཡར་བ་ཁོ་ནར་སྣང་ཞིང་། དེ་གཉིས་ཀྱང་ནང་གསེས་མི་མཐུན་པར་འདུག དེ་བས་ན་དབྱིབས་ལ་ལྟོས་པ་མིན་པར་རོ་ནུས་ཞུ་རྗེས་སྤྱི་དང་། ཁྱད་པར་སྨན་སོ་སོའི་ངོ་བོའི་ནུས་པ་ཁོ་ན་དབང་བཙན་པའི་ལུགས་དགོས་ཤིང་། དེ་ལའང་རྩི་ཐང་སྤོ་སོགས་ཀྱི་སྨན་དངོས་རྣམས་དང་ཚབ་སྨན་གྱི་ནུས་པ་ཁྱད་མེད་དུ་མཉམ་པ་འམ་མཚུངས་པ་ཕལ་མོ་ཆེར་མི་འོང་མོད། འོན་ཀྱང་ནད་ཀྱི་གཏོང་ཡུལ་སྨན་གྱི་སྦྱོར་བ་དག་ལ་ལྟོས་ཏེ། ནུས་པ་གོ་མ་ལྡོག་པ་གཏོང་ཡུལ་ནད་ཀྱི་འབེན་ལ་སྦྱོར་བ་སྨན་གྱི་མདའ་ཐོག་ངེས་ཤིག་དགོས་པ་ཡིན་པ་དེ་ལྟར་ཡོད་ལ་བཅགས་ནས།

ས་བཅད་གཉིས་པ། བྱེ་བྲག་ཏུ་བཤད་པ།

ཐོག་མར་བཟང་པོ་དྲུག་ལས་བསིལ་གསུམ་གྱི་ཅུ་གང་ཚབ་ཏུ་རི་ཁ་རྩྭ་བྱུང་ལ་བསྟན་པའི་ཕྱུག་པ་གཏིང་རིང་དུ་ཆགས་པའི་འཛམ་དཀར་ལ་བོད་སྨན་མཁས་པ་མི་དགུས་དུས་ནས་ཀྱང་ཅུ་གང་དུ་མིང་འདོགས་མཛད། ཡང་ན་ཟྭ་འཛམ་ལ་སྐྱེ་བའི་ཕྱུ་ཕྱུ་དཀར་སིབ་འདབ་དཀར་གྱི་རིགས་ཤིན་ཏུ་གྲངས་མང་བ་དེ། རིན་ཆེན་སྒྲོན་མེར། ཅུ་གང་མེ་ཏོག་ཟྭ་འཛམ་སྐྱེ། །མེ་ཏོག་དཀར་སིབ་དྲིལ་བུ་ཁ། །རོ་མངར་གློ་བའི་ནད་ཀུན་སེལ། །རྒྱ་ཚད་གཅོག་ཅིང་གློ་བ་གསོ། །ཞེས་གསུངས་ཤིང་། མན་ངག་ཏུ། ཟླ་བའི་བུ་མོས་གློ་ཚད་རིགས་ཀུན་འཛོམས། །ཞེས་ཕྱུ་ཕྱུ་རྒྱང་བ་གྲིབ་སྐམ་བྱས་པ་དེའམ། སྐབས་འགར་སྤྲ་ལོ་དཀར་པོའི་རྩ་བ་གྲིབ་སྐམ་བྱས་པ་གསུམ་གང་རུང་གཏོང་།

གུར་གུམ་གྱི་ཆབ་ཏུ། རྗེ་རང་བྱུང་བས། བྲི་ཡང་ཀུ་ཡིས་མཆིན་ཚད་སེལ། །ཞེས་དང་། འབྲུངས་དཔེར། རོ་ནི་མངར་ཁ་མཆིན་ཚད་སེལ། །ཁྲག་གཅོད་རྩ་འདུབ་ཆུ་སེར་སྐེམ། །ཞེས་གསུངས་པས་རི་ཁ་ལུང་ཉིན་དུ་སྐྱེ་བའི་བྲི་ཡང་ཀུའི་པུཥྤ་གྲིབ་སྣམ་བྱས་པ་དང་། སྐབས་རེ་ལ། མཚོ་ལྷམ་ཐག་སྐྱེས་རྩ་ཕབ་སྟེ་བསིལ་སྣམ་བྱས་པ་དེ་འཁམ། གུར་ཧིག་ཆེ་བ་འབྱར་བག་ཅན་སྲིབ་ལ་སྐྱེ་བ་རྒྱུ་བཟང་དེའི་མེ་ཏོག་གཏོང་སྟེ། འབྲུངས་དཔེར། མེ་ཏོག་སེར་པོས་མཆིན་ཚད་སེལ། །མཆིན་པ་རྩ་གསོ་རྩ་ཁྲག་གཅོད། །དེ་ཕྱིར་མཆིན་པ་བཅད་འཁོར་ཟེར། །ཞེས་འབྱུང་བས་དེ་གསུམ་སྐབས་ཐོབ་གཏོང་།

ལི་ཤིའི་ཆབ་ཏུ། རྫ་མཐོ་སའི་ཧང་ཀུ་དཀར་པོ་བོངས་ཐུང་བའི་པུཥྤ་དུས་བཏུས་གྲིབ་སྣམ་བྱས་པ་ནི། རང་བྱུང་བས། ཧང་ཀུས་སྙིང་གི་ཚད་པ་སེལ། ཞེས་དང་། འབྲུངས་དཔེར། དཀར་པོ་མེ་ཏོག་དཀར་སྨུག་ཅན། །སྙིང་སྲོག་ཚ་བ་འཇོམས་པའི་མཆོག །ཅེས་གསུངས་པ་དང་། སྐབས་རེར། བ་ལུས་མེ་ཏོག་ཁ་འབུས་ཙམ་པ་དེས་བྱ་སྟེ། རང་བྱུང་བས། ད་ལིས་གྲང་རླུང་ཀུན་སེལ་ལོ། །ཞེས་དང་། གདམས་པ་སུམ་ཅུ་པ་ལས། ད་ལི་དྲོ་ཞིང་སྣམ་པས་བད་ཀན་སེལ། །གློ་ནད་གཉེར་ཐབས་དང་ག་འགགས་ལ་ཕན། །ཞེས་དང་། རིན་ཆེན་སྒྲོན་མེར། གློ་དང་སྐྱ་ཐབ་སྲོག་རླུང་སེལ། །ཞེས་གསུངས་པ་སྐབས་ཐོབ་འཕྲུལ། ཁ་ཅིག་རྩྭ་ཨ་ཕའི་པུཥྤ་དང་། ཉ་བྲིད་ཀྱི་གོང་བུ་སོགས་ལ་བྱེད་པ་ནི་ཆེས་ནོར་ཞིང་། ཁ་ཅིག་དམུ་རྫིང་ལ་ལི་ཤིའི་འཕྲུལ་སྦྱོང་སྐབས། སྣ་ཧིག་གི་རིགས་འདྲ་བ་རོ་ཁ་བ་མེ་ཏོག་དམར་སྐྱ་དྲི་ཞིམ་ཅན་དེས་ཚབ་བྱེད་མོད་ཀྱང་། ཕྲན་གྱི་སློབ་དཔོན་གྱིས་འདི་ཤང་དྲིལ་དཀར་པོའི་རིགས་རླུང་ཁྲག་སྟོངས་རིམས་ལ་འགྲོ་ཙམ་ཡིན་པར་མཛད་ཀྱིས་འདི་སྐབས་མི་འཐད། འཕྲུལ་སྦྱོང་སྐབས་སུ། མཆོང་རྩ་གཡུ་འདབ་བཞུ་རུའི་མེ་ཏོག་དངོས་ཉིད་ལི་ཤིའི་ཚབ་བྱེད་ཅིང་པུཥྤ་བསིལ་སྣམ་དང་ལག་ལེན་ཞིབ་པ་ངག་ལས་ཤེས།

ཏོད་གསུམ་གྱི་ཛྙ་ཧིའི་ཆབ་ཏུ། རང་བྱུང་བས། གོ་སྙོད་སྙིང་ཚད་རླུང་ནད་སེལ། །ཞེས་གསུངས་པས། ཀླུང་གི་གྲམ་ལ་སྐྱེ་བའི་གོ་སྙོད་འབྲས་བུ་བཟང་སྨིན་དང་སྐབས་རེར་ཧང་ཀུ་ནག་པོ་འམ་མེ་ཏོག་ཀྱང་རུང་སྟེ། འབྲུངས་དཔེར། རོ་ནི་ཚ་ཞིང་དྲི་བསུང་ཞིམ། །རང་གི་ནུས་པས་སྙིང་ཚད་སེལ། །ཞེས་འབྱུང་བའམ། ཡང་ན་སྤར་གའི་ཚི་ཀུའི་ནང་མར་དེ་གཏོང་བ་གང་རུང་སྟེ། རང་བྱུང་བས། སྤར་འབྲས་རླུང་ནད་སེལ་བ་ཡིན། །ཞེས་གསུངས་སོ། །

སུག་སྨེལ་ཆབ་ནི། ལྷུགས་ཕྲེང་དུ། བྲི་གའི་འབྲས་བུ་དྲོ་ལ་སྣམ་པར་འདུག ཅེས་དང་། རང་བྱུང་བས། བྲི་གས་མཁལ་ནད་ཀུན་ལ་ཕན། །ཞེས་འབྱུང་བས། རྒྱ་ཤོད་སྐྱེ་བའི་བྲི་གའི་འབྲུ་བཟང་པོ་དེ། གྲུབ་ན་རྒྱ་རག་ཅུང་ཟད་རླངས་པ་མ་ཤོར་བར་བཙོ་བསྐམ་གྱིས་དྲོད་ནུས་བཀག་པར་བྱའོ། །ཡང་ན་སྔོག་རིགས་རྒྱ་བའི་པུཥྤ་ཉི་མར་བཙན་སྣམ་བྱས་པ་གཏོང་སྟེ། འབྲུངས་དཔེར། རོ་ཚ་ནུས་པས་ཀྱང

སླུང་དང་། །ཕོ་མཆིན་མཁལ་མའི་གྲང་ནད་འཛོམས། །ཞེས་འབྱུང་བས་སོ། །

ཀ་ཀོ་ལའི་ཚབ་ནི། རྒྱ་ཤོད་སྐྱེ་བའི་ར་མཉེའི་ཕུཙྪ་བྱེད་པར་སྣང་བ་ནི། རོ་སྙོར་ལས། ར་མཉེ་ཅུང་བསིལ་ནུས་པ་དྲོ། །ཞེས་དང་། ཟླ་ཤེལ་ལས། ར་མཉེ་ཕོ་བའི་མེ་དྲོད་བསྐྱེད། །མཆེར་གྲང་དྲོད་བསྐྱེད་ལུས་ཡང་བདེ། །ཡི་ག་འཇེད་ཅིང་བད་མཁྲིས་སེལ། །ཞེས་གསུངས་པས། སྨུ་ལ་ཕུཙྪ་གང་ཡང་རུང་བ་སླང་ར་ཉེ་མར་ཚ་སྐམ་དགོས། ཡང་ན་གླང་ཤོར་སྐྱེ་བའི་སྨུག་ནག་དངོས་ཀྱི་འབྲས་བུ་དྲོད་སྐམ་བྱས་པ་དེ་གཏོང་བ་ནི། རང་བྱུང་བས། སྨུག་དཀར་ཁྲག་གཙོད་སྨུག་ནག་གིས། །གདོན་གྲང་འདུལ་ཞིང་སྲིན་ལ་ཕན། །ཞེས་འབྱུང་བས་སོ། །ཁ་ཅིག་སྨུག་དཀར་འབྲས་བུ་ལ་བྱེད་པ་ནི་ནོར་བའོ། །

ཨ་རུ་རའི་ཚབ་ནི། རྗེ་བྲུར་མཁར་བས། རྒྱ་གར་ཡུལ་དུ་ཤིང་སྐྱེས་པ། །ཨ་རུ་ར་ཡི་ནགས་ཚལ་འཁྲུངས། །བལ་པོའི་ཡུལ་དུ་ཤིང་སྐྱེས་པ། །ཏཱ་ལ་ཀ་ཞེས་བྱ་བར་གྲགས། །བོད་ཀྱི་ཡུལ་དུ་ཤིང་སྐྱེས་པ། །ཀླུ་ཤིང་འོམ་བུ་ཞེས་བྱར་གྲགས། །ཞེས་གསུངས་པས་འོམ་བུའི་མེ་འབྲས་སྔོང་པོ་གང་རུང་དུས་བཏུས་ཚད་ལྡན་གཏོང་སྟེ། ཟླ་ཤེལ་ལས། འོམ་བུས་འདུས་ནད་ཁྲག་ཚད་སེལ། །དུག་ཚད་ཁོང་དུ་འཛོམས་པར་བྱེད། ཅེས་དང་། འཁྲུངས་དཔེར། ནུས་པས་དུག་ཚད་འདུས་པའི་ནད། །སྙིང་ཞེན་ཐམས་ཅད་སྤུད་ཅིག་གསོད། །ཅེས་གསུངས་པ་དང་། སྐབས་རེར་བྲག་ཞུན་བཟང་པོས་འདུ་བསྲེ་སྦྱོམས་བྱེད་པར་བཤད་རྒྱུད་ལས་གསུངས་པ་དེ་དང་། ཡང་ད་ལྟ་ཕལ་ཆེར་གྱིས། སྤྱིར་རམ་ལྕུམ་རྩེ་རྗེ་མཆུ་ཞེས་ཀྱང་ཟེར་བའི་རྩ་བ་རོ་བསྐ་མངར་ཁ་སྐྱུར་བཅས་ཡོད་པ་འདི་ཨ་རུའི་ཚབ་ལ་གཏོང་བ་ནི་རྒྱུད་བཤད་སྐབས་སྤྱིར་གྱིས་རིམས་སྙིང་གཟེར་ནད་སྲིན་ནད་སེལ། །ཞེས་དང་། འཁྲུངས་དཔེར། ཁོང་དུ་བཏང་བས་གཟེར་ཐབས་ནད། །རིམས་སྙིང་ཁྲག་ཐུམ་མིག་ནད་སྲིན། །ཆུ་ཤོར་སྐྲོ་ནད་ཐང་རྒྱབ་གཟེར། །རྩིབ་ལོགས་གཟེར་དང་ལྷ་ཚིགས་ལ། །ཆུ་སེར་བབས་དང་འདུས་པའི་ནད། །རོ་སྟོད་གཟེར་དང་ཚད་སྙིང་རིགས། །ཤིན་ཏུ་འཕྲོད་དགའི་ནད་རྣམས་སེལ། །ཞེས་འབྱུང་བས་དེ་གསུམ་སྐབས་བསྟུན་བྱ།

བ་རུ་རའི་ཚབ་ནི། སེ་བ་མདའ་སྐྲ་མའི་མེ་ཏོག་གམ་སེ་བ་དཀར་པོའི་འབྲས་བུ་བྱུ་རུའི་དམ་འབེ་ལྟ་བུ་དེ་གཉིས་གང་རུང་སྟེ། འཁྲུངས་དཔེར། ནུས་པས་བད་མཁྲིས་མགོ་ནད་སེལ། །ཆུ་སེར་ཚ་བ་སྐམ་ཞིང་དྭངས། །ཞེས་དང་། མཁྲིས་ནད་སྨུག་པོ་མཆིན་ནད་དང་། །སླུང་ནད་གསོ་ཞིང་མཆོག་ཏུ་བརྟན། །ཞེས་གསུངས་པ་སྐབས་ཐོབ། སྐྱ་ཤུག་གི་འབྲུ་ཉིད་གཏོང་སྟེ། རྒྱུད་སེལ་སྐབས་སུ། སྐྱ་འབྲུམ་མཁྲིས་པ་འཁྲུམས་དང་གཞང་འབྲུམ་སེལ། །ཞེས་བཤད་པ་འདིས་མཁྲིས་པ་བྱེར་བ་སྟུད་པ་དང་། པགས་ལ་རྒྱས་པ་འཛོམས་པར་ནུས་པས་གང་རུང་ངོ་། །

སྐྱུ་རུའི་ཚབ་ནི། རྒྱུད་ལས། རེ་སྐོན་ཁྲག་སྐེམ་སྨུག་པོ་རྩ་ཚད་སེལ། །ཞེས་དང་། རང་བྱུང་

བས། རེ་སྔོན་པ་ཡིས་ཁྲག་ཚད་སེལ། །ཞེས་གསུངས་པས་རེ་སྔོན་བཟང་བ་གཏོང་། འདུས་ནད་སྐབས་སུ་རེ་སྔོན་ལ་ལྷུམ་གཞོན་ནུའི་ལོ་རྐང་གྲིབ་སྐམ་བྱས་པ་ཙུང་ཟད་བསྲེས་པ་སྦྲུ་ནུའི་ཚབ་ཏུ་གཏོང་སྟེ། འབྲུངས་དཔེར། ལོ་རྐང་ནུས་པས་བད་ཀན་སེལ། །ཞེས་པའོ། །

ག་བུར་ཚབ་ནི། ཛ་ཤིན་ཏུ་མཐོ་བསིལ་གྱི་ཆབ་ལ་སྐྱེས་པའི་སྡོང་རི་ཟིལ་བའི་མེ་ཏོག་སྔོ་ཁྲ་ཅན་དེ་བསིལ་སྐམ་ཚད་བཏུས་ཀྱིས་བཅུད་དེ། སྔོན་ཤིང་ལས། མེ་ཏོག་སྔོ་སྨུག་ཡོད་པ་དེ། །ག་བུར་ནག་པོ་ཟིལ་གནོན་ཡིན། །ཞེས་དང་། འབྲུངས་དཔེར། ས་པས་ཚད་པ་རྒྱས་པ་འཇོམས། །ཁྲག་མཁྲིས་ཚ་བའི་མེ་དཔལ་གསོད། །སྨན་མཆོག་འདི་ཡིས་བསིལ་ནུས་ཀྱིས། །ཤིང་བཙུད་ག་བུར་ཟིལ་གྱིས་གནོན། །ཞེས་གསུངས་སོ། །ཡང་ན། ཛེ་ཧྲ་ཀྲ་ཤ་མིས། སྔོ་སྨན་བསིལ་གྱུར་ཚོགས་ཚད་ཁཀྲར་བསྡུས། །སྦྱོར་བའི་ག་བུར་ཚད་རིགས་མཐའ་དག་འཇོམས། །ཞེས་འབྱུང་བ་བཞིན་ཟིལ་བ་སྤུན་བདུན་དང་སྔོ་ཡི་མཛེས་མ་བདུན་རྣམས་ཀྱིས་གཙོས་ནུས་སྟོབས་ཁྱད་པར་ཅན་གྱི་བསིལ་སྨན་ཐམས་ཅད་གདུས་པའི་དུམ་བུ་དེ་ཆེས་ལེགས། ཚ་བ་རྟུལ་འཇིབ་སྐབས་ག་བུར་ཚབ་ཏུ་སྔོན་མོ་དུལ་དུལ་བྲག་སྐྱེས་ག་བུར་དང་སྦྱོར་གཉིས་གང་རུང་ལ་བྱེད་པ་ཡིན།

ཙན་དན་དཀར་པོའི་ཚབ། སྡོང་ཟིལ་མེ་ཏོག་དཀར་པོ་ཅན་གྱི་ཕུཥྤ་དང་པ་ཏ་བཅས་གཏོང་སྟེ། འབྲུངས་དཔེ་ལས། དཀར་པོས་གློ་བའི་འཁྲུགས་ཚད་སེལ། ཞེས་གསུངས། ཡང་ན་ཤང་དྲིལ་དཀར་སེར་རི་བྱུང་བལྡུས་སྲིབས་ཀྱི་ཆུ་མགོར་སྐྱེས་པའི་ཕུཥྤ་བསིལ་སྐམ་བྱས་པ་དེས་བྱ་སྟེ། དཔག་བསམ་སྔོན་ཤིང་ལས། དཀར་པོས་གློ་འཁྲུགས་སྡོངས་རིམས་སེལ། །ཞེས་དང་། འབྲུངས་དཔེར། དཀར་པོས་རིམས་འཁྲུགས་རླུང་ལ་ཕན། །ཞེས་གསུངས། ཡང་ན་རི་བྱུང་བལྡུས་ཀྱི་ལ་ཁར་སྐྱེས་པའི་ཀྱི་ལྕེ་དཀར་པོ་དེ་རིན་ཆེན་སྒྲོན་མེར། འཁྲུགས་ཚད་སྟོད་ཀྱི་མཁྲིས་ཚད་སེལ། །ཞེས་གསུངས། ཡན་ན་སྤྲོ་ལོ་དཀར་པོ་རྒྱུ་བཟང་གཏོང་སྟེ། །འདྲ་དཔེ་ལས། མེ་ཏོག་དཀར་དམར་མདངས་དྲི་ཆེ། །ཙན་དན་དཀར་པོའི་དྲིས་གོས་ཤིང་། །ཚ་བ་ཀུན་དང་གློ་ཚད་སེལ། །ཞེས་གསུངས་པ་འདི་བསིལ་བའི་ཚད་ནི་སྣོད་གཉིས་སུ་རྒྱ་མང་ཙུང་འདྲ་བ་རེ་བསྐོལ་ནས་བླུགས། གཅིག་ལ་འདི་བཏབ་པས་གཞན་དེ་ངར་མ་ཆག་དུས་ནས་སྤྲོ་ལོ་བཏབ་པ་འཁྲུགས་པར་འགྱུར་བས་ཚབ་རུང་ངོ་། །སྐབས་རེར་རི་མཐོའི་ཛ་ལ་སྐྱེས་པའི་ཏོང་ལེན་བཟང་པོས་རུང་། དེ་རྣམས་སྐབས་ཀྱིས་བརྟག་ལ་གཏང་ངོ་། །

ཙན་དན་དམར་པོའི་ཚབ། མཚོ་ཤིང་བཟང་པོའི་རྩ་བ་གཞོན་ནུ་དེ་གཏོང་སྟེ། ཧྲ་ཀྲ་ཤ་མིས། མཚོ་མོ་ཚེར་ཤིང་ར་ཁྲག་མ། །ཙན་དན་དམར་དང་ནུས་པ་མཉམ། །ཞེས་དང་། རང་བྱུང་བས། མཚོ་ཚེར་ཙན་དན་དམར་པོར་མཚུངས། ཞེས་གསུངས། རྒྱུད་ལས། མཚོ་མོས་ཁྲག་འཁྲུག་འཇུ་ཞིང་ཁྲག་ཚད་སེལ། །ཞེས་གསུངས། ཡང་ན་རྒྱ་མེན་གྱི་ཕུཥྤ་དང་པ་ཏ་འདྲེས་པ་གཏོང་སྟེ། ཤེལ་གོང་དུ།

རྒྱ་མེན་ཁྲག་འཁྲུགས་རོ་སྟོད་གཟེར་བ་འཇོམས། །ཞེས་བཤད་པ་དེ་དང་། ཡང་ན་ལུག་རུ་དམར་པོ་ལ་ཁ་སྐྱེས་པ་དེས་བྱ་སྟེ། འཁྲུངས་དཔེར། དམར་པོས་སྨུག་པོ་ཁྲག་ནད་སེལ། །ཞེས་གསུངས། འདི་ལ་ལྷམ་མཛེ་མོ་ཁྲག་གསོད་ཀྱང་ཟེར་སྐད། དེ་རྣམས་སྐབས་ཐོབ་འཕྲུལ།

ཀ་ར་ཕཱ་བཤད་སྒྲོལ་མང་ཡང་། ངོ་བོ་ཚད་རོང་ཆེན་པོར་སྐྱེས་པའི་འཇམ་འབྲས་རི་མོ་ཅན་ཁམ་ནག་ལྗང་ནག་གཉིས་འབྱུང་བ་དེ་ཡིན་པས། དེའི་ཚབ་ནི་རྒྱུད་ལས། ས་ཧཱི་ཀ་ཡིས་ཕོ་བའི་མེ་དྲོད་བསྐྱེད། །ཅེས་ནུས་པ་མཚུངས་པར་གསུངས་པས། ས་ཧཱི་ཀ་རྒྱ་ཤོད་ཀྱི་སྙེ་ནག་མ་ཉིད་ཀྱི་སྙིང་པོ་དེ་གཏོང་། བྱང་པས་སྨ་དམར་ལ་བྱེད་པའང་ཆེས་ལེགས།

འཇམ་འབྲས་ཀྱི་ཚབ་ནི། ཉེ་ཤིང་རྒྱ་ཤོད་ལྷུང་སྐྱེས་ཀྱི་འབྲས་བུ་སྨིན་ལེགས་འདི། ཕྱུགས་ཐེང་ལས། ཉེ་ཤིང་ཚ་ལ་དྲོ་བས་རླུང་དང་ཆུ་སེར་འཇོམས། ཞེས་དང་། སྔོན་ཤིང་ལས། ཉེ་ཤིང་ཆུ་སེར་གྲང་བ་སེལ། །ཚ་བ་རྙིང་པ་སེལ་བ་ཡིན། །ཞེས་གསུངས་པ་དང་། སྐབས་རེར་ཟེ་གའི་འབྲུ་བཟང་སྣ་ངར་ཉི་མར་བཙན་ཐབས་སུ་བསྐམས་པ་རུང་། །

སྲ་འབྲས་ཀྱི་ཚབ་ནི། ལྷུང་གི་རྒྱ་ཤོད་སྐྱེས་པའི་ར་མཉེའི་འབྲུ་བཟང་སྨིན་ལེགས་ཏེ། འདི་ནི་ཆུ་སེར་སེལ་ཤིང་རོ་ཙ་བྱེད། །དཔྱི་རྐེད་མཁལ་མའི་དྲོད་སྐྱེད་མཆོག །ཅེས་གསུངས། ཁ་ཅིག་དབྱིབས་ལ་ལྟོས་ཏེ་ཚར་འབྲས་ལ་བྱེད་པ་འཁྲུལ།

ཨ་འབྲས་སམ་ཤ་འབྲས་ཀྱི་ཚབ་ནི། རྒྱ་ཤོད་གཟི་མའི་འབྲས་བུ་བཟང་པོ་དེ་གཏོང་སྟེ། རོ་སྙིར་ལས། གཟི་མ་དྲོ་ལ་ཡང་བས་མཁལ་མའི་ནུས་པ་གསོ། །ཞེས་དང་། སྔོན་ཤིང་ལས། གཟི་མ་ར་མགོས་མཁལ་རྐེད་ཀྱི། །གྲང་བ་ཀུན་སེལ་རླུང་སྒྱི་འཇོམས། །ཞེས་གསུངས་པས། དེ་ལྟ་བུའི་ཉེ་ར་གཟི་གསུམ་རྒྱ་རག་བཟང་པོ་ཉུང་ངུར་རླངས་པ་མ་ཤོར་བར་བརྩོས་ལ་ཁུ་བ་རང་ཐིམ་དྲོད་དུ་བཀུག་པ་ཉིད་གཅེས་སོ། །

སྙིང་ཞོ་ཤའི་ཚབ་ནི། རི་བོང་གི་སྙིང་དང་ཤིང་འཕང་མའི་འབྲས་བུ་དམར་པོ་དེས་ཀྱང་རུང་སྟེ། རང་བྱུང་པས། འཕང་མའི་འབྲས་བུས་སྙིང་ནད་སེལ། །ཞེས་དང་། འཁྲུངས་དཔེར། རང་གི་ནུས་པས་སྙིང་ཚད་སེལ། །ཞེས་དང་། རྒྱུད་ལས་འཕང་མའི་འབྲས་བུས་སྙིང་ཚད་མོ་ནད་སེལ། །ཞེས་འབྱུང་བས་དེ་གཉིས་གང་རུང་དང་། ད་ལྟ་ཕལ་ཆེར་གྱིས་ཤིང་སོམ་ནག་གི་འབྲས་བུ་ལ་བྱེད་པར་སྣང་ཡང་། རིན་ཆེན་སྒྲོན་མེར། སོམ་ནག་འབྲས་བུ་རོ་སྐྱུར་ཞིང་། །ཙ་སྐམ་མོ་ནད་བད་རླུང་འཇོམས། །ཁམས་ཤིང་ནག་པོའི་རིགས་ཡིན་ནོ། །ཞེས་འབྱུང་བས། སྙིང་ནད་ལ་མི་ཕན་པས་མི་རུང་། །ཁ་ཅིག་དབྱིབས་ལ་ལྟོས་ཏེ། ཕོ་རོག་ནོར་བུའམ་གཡག་སྙིང་ལུག་སྙིང་དུ་གྲགས་པ་ལ་འདོད་པ་དག་ནི་འཁྲུལ་ལོ། །

སྣ་གོར་ཉོ་བའི་ཚབ་ནི། བྱང་ཐང་སྐྱེས་པའི་སྤྲད་དཀར་ཆེ་བའི་འབྲས་བུ་སྨིན་བཟང་ལ་བྱ་སྟེ། ཐོན་ཤིང་ལས། སྤྲད་མ་དཀར་པོས་ཆུ་འགགས་སེལ། །མཚེར་ནད་རྒྱུ་གཟེར་འཇོམས་པར་བྱེད། ཅེས་གསུངས། ཡང་ན་མཚོ་ལྷུམ་སྤང་སྐྱེས་ཀྱི་འབྲས་བུ་བཟང་པོ་སྟེ། རིན་ཆེན་སྒྲོན་མེར། སྤང་མཚེས་མཚེར་པའི་ཚ་བ་སེལ། །ཞེས་འབྱུང་བས་གང་རུང་ངོ་། །

མཆིན་པ་ཉོ་བཅའ་བ་མཁལ་སྐྱག་པོའི་ཚབ་ནི། སེ་རྒོད་ཀྱི་འབྲས་བུ་སྦྱུ་རུའི་དམ་འབེ་ལྟ་བུ་དེས་བྱ་སྟེ། རྒྱུད་ལས། སེ་རྒོད་འབྲས་བུས་དུག་ཚད་མཆིན་ཚད་སེལ། །ཞེས་དང་། འཁྲུངས་དཔེར། དུག་དང་སྐྱུག་པོ་མཆིན་ནད་འཇོམས། །ཞེས་གསུངས་པ་དེ་འམ། སྐབས་རེར་ཕྱི་ཡང་ཀུ་ཆེ་བ་གླུང་དུ་སྐྱེ་བའི་ཕུཥྤ་གཏོང་།

མཁལ་མ་ཉོ་བའི་ཚབ་ནི། རྒྱ་ཤུག་ཆེ་བ་སྨད་ནག་རོང་སོགས་ཀྱི་ཤུག་པའོ། །འབྲིང་བ་གཙང་འགྲམ་ཤུག་པ་ཕྲོ་ཞལ་ཅན་གྱི་འབྲུ། ཆུང་བ་གར་ཡང་སྐྱེ་བའི་ལྷ་ཤུག་འཇམ་པོ། དེ་དག་ལ་དེ་བད་རུ་ཟེར། ཀུན་གྱི་འབྲས་བུ་སྟེ། དེ་གསུམ་གང་རྙེད་གཏོང་བ་ནི། ཐོན་ཤིང་ལས། ཛི་ལས་མཁལ་མཚེར་ནད་རྣམས་སེལ། །ཆུ་སྲི་ཕྱང་བའི་ནད་ལ་ཕན། །ཞེས་དང་། རོ་སྒོར་ལས། རྒྱ་ཤུག་སྐམ་ལ་ཚ་བས་མཁལ་ནད་སེལ། །ཞེས་གསུངས། ཡང་ན་ཤིང་བྱི་ཚེར་གྱི་འབྲས་བུ་སླ་ངར་ཉི་བསྲེགས་གཏོང་སྟེ། འཁྲུངས་དཔེ་ལས། རོ་ནི་མངར་ལ་ཁ་བ་ཡིན། །ནུས་པས་རིམས་ནད་ལྕི་འཐིབས་དང་། །མཁལ་མའི་ཚད་པ་སེལ་བར་བྱེད། །ཅེས་འབྱུང་བ་དེའོ། །ཡང་ད་ལྟ་ཕལ་ཆེ་བས་སྤྲད་མའི་རིགས་གླ་སྤྲད་འདྲ་རུང་། མེ་ཏོག་སེར་པོ་ཅན་མཁལ་སྨན་དུ་འབོད་པའི་འབྲས་བུ་མཁལ་མའི་དབྱིབས་སྨིན་ངེས་ཀྱི་སྔོན་པོ་དེ་གཏོང་བ་འདུག་ཀྱང་། ཡོངས་གྲགས་ཀྱི་འཁྲུངས་དཔེ་རྣམས་སུ་མི་འབྱུང་ཞིང་། རིན་ཆེན་སྒྲོན་མེར། མཁལ་སྨན་འབྲས་བུ་མངར་བསྐ་ཁ། །མཁལ་སྲིན་འབྲས་བུ་སྐྲངས་པ་ཕན། །བསྙེན་དྲགས་སྐྱུག་ཅིང་ཡིག་ཉོག །ཅེས་འབྱུང་བས་མཁལ་སྨན་གཟེར་ལ་ཕན་ཞིང་བྱུག་ན་རྨ་རྙོག་སྐྲངས་ལ་ཕན་པར་གསུངས་པ་ཚབ་རུང་ཙམ་ཡིན་ནམ་སྙམ་པས་སྙར་ཡང་བརྟག་ཅིང་དེ་དག་སྐབས་ཐོབ་འཕྲུལ། །

གི་ཝང་ཚབ་ནི། བྲག་ཞུན་རིགས་ལྔའི་ནང་ཚན་གསེར་ཞུན་བཟང་པོ་འདི་མཆིན་ཚད་ལ་ཆེས་བསྔགས་པ་དེའོ། །སྐབས་རེར། བྱང་གི་ན་བར་སྐྱེས་པའི་མེ་ཏོག་ལུག་རུ་སེར་པོ་གྲིབ་སྐམ། བ་ལང་མཁྲིས་པར་བཏུལ་བ་སྟེ། ཐོན་ཤིང་ལས། ལུག་རུ་སེར་པོ་བ་གླང་སྣས། །རྒྱས་པའི་ཀླུང་ཚད་འབྱེད་པར་ནུས། །ཞེས་གསུངས་པས་རུང་ཙམ། ཡང་སྦྱོར་བའི་གི་ཝང་ཉིད་གཏོང་སྟེ། དེ་ནི་ཇི་སྐད་དུ། ནོར་འཛིན་ཉལ་འགྲོ་འགྲོགས་པའི་དོམ་གྱི་མཁྲིས། །གསེར་མདོག་མཉེན་འཇམ་སྲན་ཚད་ཟླ་བའི་ཚར། །ཁྱུ་མཆོག་གིས་གཙོས་རྐང་བཞིའི་མཁྲིས་ཚོགས་གདུས། །ནོ་ཚད་དབང་པོའི་གྲང་ལྡན་བྱང་སེམས་དམར། །དེ་མཚུངས་རྩི་སྟག་མཚོ་ལྷུམ་ནོ་མིག་ལྡན། །ཀུན་བསྡུས་འདམ་འཐག་གྲིབ་རྒྱུན་རྟག

འབབ་སྐམ། །སྨྱུར་བའི་གི་ཝང་རིམས་དུག་མཁྲིས་ཚད་རིགས། །ཁྱད་པར་མཆིན་ཚད་འཇོམས་པའི་དཔའ་བོ་ཡིན། །ཞེས་སོ། །

ནོམ་མཁྲིས་ཀྱི་ཚབ་ནི། དྲེད་མོང་གི་མཁྲིས་པ་གཏོང་བ་སྟེ་རིན་ཆེན་སྤྲིན་མེར། ནོམ་དཀར་མི་ལཇོམ་དམར་དྲེད། །ནོམ་ནག་དངོས་ཡིན་དེ་གསུམ་གྱི། །མཁྲིས་པས་ཚ་ཁ་ཐམས་ཅད་སྡོམ། །རུལ་གཅོད་མཁྲིས་སེལ་ཤའུ་སྙིད། །ཅེས་གསུངས་པ་དང་ཡང་མཁྲིས་སྣ་ཚོགས་ཚད་ཀྱི་ཁནྡ་གཏོང་སྟེ། མཁྲིས་གདུས་ཁནྡས་ཚ་ཁ་སྡོམ། །མཁྲིས་པའི་ནད་སེལ་ཤའུ་སྙིད། །རྗེ་རང་བྱུང་བས་གསུང་དང་རྒྱུད་ལས་ཀྱང་དེ་ལྟར་འབྱུང་ངོ་། །ཡང་ན་རྡོ་མཁྲིས་བཟང་པོའང་རུང་སྟེ། སྭ་ཡམ་ཧྲུས། རྡོ་མཁྲིས་ཚ་སྡོམ་མིག་སེར་འཇོམས། །ཞེས་སོ། །སྐབས་རེར་ལྷུམ་ནག་དོམ་མཁྲིས་སྦྱར་ཏེ། འཁྲུངས་དཔེར། སྔོ་སྨན་དོམ་མཁྲིས་ཞེས་ཀྱང་བྱ། །ནུས་པས་རྨ་གསོ་ཤའུ་སྙིད། །ཁྲག་གཅོད་རྨ་ཡི་ཚད་པ་གསོད། །ཅེས་འབྱུང་བས་གང་བབ་བྱའོ། །

སླ་སྒྲིའི་ཚབ་ནི། རི་བྱང་བལྟས་སུ་སྐྱེས་པའི་ཕུར་ནག་གི་ལོ་མ་རྒྱས་དུས་བཏུས་པ་ཉིད་གཏོང་སྟེ། རྒྱུད་བཤད་སྐབས་སུ། ཕུར་མོང་སྲིན་གསོད་གཉན་ལྗོག་ནད་གདོན་འཇོམས། །ཞེས་བཤད་པའི་ཕུར་ནག་ལའང་ཤིང་རིགས་མེ་ཏོག་སྔོན་པོ་ཆེམ་སྐྱེས་ཅན་དང་། མཁན་རིགས་ལོ་མ་ནག་སིབ་རོ་ཁ་ཞིང་སླ་སྒྲིའི་དྲི་མནམ་པ་ཅན་བཅས་གཉིས་ཡོད་པའི་ཕྱི་མ་དེའོ། །དེ་ལ་གྲུབ་ན་སླ་སྒྲི་དྲི་ཐོན་ངེས་བསྲེ་རྒྱུ་བྱུང་ན་ལེགས། སྐབས་རེར་བྱ་རྒོད་སྤོས་རི་སྤོད་སྐྱེས་པ་སླ་སྒྲིའི་དྲི་ཅན་དེས་ཀྱང་རུང་བ་སྟེ། རིན་ཆེན་སྤྲིན་མེར། ནུས་པས་གདོན་དུག་རིམས་ཚད་དང་། །ཕྱི་ནང་སྲིན་རིགས་འཇོམས་པར་བྱེད། །ལྷུམ་མ་གི་ཏ་ཞེས་བྱ་ཡིན། །དེའི་ཕྱུཊྚ་གྲིབ་སྐམ་བྱས་པ་དེའམ་ཡང་ན་གཞན་འདུལ་བ་ཞེས་བྱ་བ་བྱ་རྒོད་སྤུག་པའི་སྐྱི་དབྱིབས་རྐང་ཕྲ་གུ་བཞི་སྤུ་ཚུང་ཅན་མེ་ཏོག་སྔོ་སིབ་རྒྱ་ཁ་གྱེན་བསྟན། རྫ་རྫོབ་ནང་དུ་སྐྱེས་ཤིང་སླ་སྒྲིའི་དྲི་བྲོ་བ་དེ་ལྷུམ་ཀསྟུ་རི་སྲིན་པོ་རྐང་གཅིག་ཏུ་གྲགས་པ་དེ་གཏོང་སྟེ། འཁྲུངས་དཔེར། རོ་ནི་ཚ་ཁ་དྲི་མ་ཞིམ། །ནུས་པས་ཚད་གཞན་གག་སྲིན་འདུལ། །ཞེས་འབྱུང་། འདི་བདུད་རྩི་གངས་ཤམ་པ་དང་མ་ནོར་བ་གཅིག་སོ། །དེ་བས་གསུམ་པོ་སྐབས་བསྟུན་བྱ། །

ཨུཏྤལ་དམར་སེར་གཉིས་ནི། མེ་ཏོག་ལྕང་ཤོག་སེར་པོ་དང་། ཨ་དར་དགེའུ་དར་དང་། ཨུཏྤལ་སྔོན་པོ་ཙ་རི་སྡེ་དགེ་དགེ་རྒྱལ་རི་སོགས་ལ་སྐྱེས་པ་ཕུཊྚ་མཐིང་མདོག་ལ་ལོ་སྡོང་སྤུ་ཅན་འདི་རྣམས་ལས། ཟུར་མཁར་ཁྲོད་བོན་སོགས་ཀྱིས་སྤམ་གཉིས་དམར་སེར་དུ་འདོད། སྔོན་པོའི་ཚབ་ལུག་མིག་སྔོན་པོ་རྒྱལ་པོའི་སྨན་ཅན་གཏོང་སྟེ་རང་བྱུང་བས། ལུག་མིག་སྨུག་པོ་རིམས་ཚད་སེལ། ཞེས་གསུངས། ཨུཏྤལ་དཀར་པོ་ནི་ཀོང་པོར་སྐྱེས་པའི་ཆུ་སྐྱེས་པད་དཀར་དང་ངོ་བོ་གཅིག་པར་མཁས་པ་ཁ་ཅིག་བཞེད་དོ། །

ནཱ་ག་གེ་སར་ཚབ་ནི། ཏང་ཀུ་དཀར་པོ་ཆེ་བའི་པུཥྤ་དེ་གཏོང་སྟེ། འབྲུངས་དཔེར། དཀར་པོས་སྙིང་ཚད་དུག་ནད་སེལ། །ཞེས་གསུངས། ཁ་ཅིག་སྣང་ཁར་སྐྱེས་པའི་ཧྲག་ཏྲ་འོད་ལྡན་གན་དཀར་གྱི་མེ་ཏོག་ལ་བྱེད་པ་ནི་མི་འཐད།

པདམ་གེ་སར་གྱི་ཚབ་ནི། ཨུཏྤལ་ལ་རིགས་དཀར་སྔོ་སེར་དམར་བཞི་ཡོད་པའི་དམར་པོ་ཨ་དར་དགེའུ་དར་གྱི་པུཥྤ་ལ་བྱ་སྟེ། རིན་ཆེན་སྒྲོན་མེར། དམར་པོས་མཆིན་ཚད་ཁྲག་ཚད་སེལ། །ཞེས་གསུངས། སྐུ་ཞབས་སི་ཏུས། གོང་པོར་སྐྱེས་པའི་མེ་ཏོག་དེ་ར་རིགས་མཚུངས་པདྨ་གེ་སར་ཚབ་ཏུ་འཐད་ཆེ་གསུངས་སོ། །

ནཱ་ག་པུཥྤའི་ཚབ་ནི། ཛ་སྤང་མཚམས་སུ་སྐྱེ་བའི་ཨ་གྲོང་སྤྱི་ཐོའི་རིགས་མེ་ཏོག་དཀར་དམར་ཉག་མིག་ཅན་སིབ་སིབ་པོ་རྩ་བ་རྩྭ་ཤད་ལྟ་བུ་དེ་གཏོང་སྟེ། རིན་ཆེན་སྒྲོན་མེར། ཛ་སྤང་མཚམས་སྐྱེ་སྤྱི་ཐོའི་རིགས། །དཀར་དམར་མདངས་ལྡན་མེ་ཏོག་བཀྲ །རྩ་བ་ཕྲ་འབྲེལ་རྒྱུས་པ་འདྲ། །རོ་ནི་མངར་ཞིང་སྒྲོ་ནད་གསོ། །སྤྱི་ཐོ་ཨ་གྲོང་དཀར་པོར་གྲགས། །ཞེས་གསུངས། འདི་འགའ་རེས་སྤང་གི་གོང་མོ་སྤྱི་ཐོ་ལ་བྱེད་ཀྱང་དེ་ནི་བྱི་ཤང་དཀར་མོར་འདོད་ཀྱི་དངོས་གོང་བཤད་དེའོ། གེ་སར་འདི་གསུམ་གཏོང་ཡུལ་སོ་སོ་ཡིན་པས་འདྲ་ཚབ་གཏོང་ལུགས་ཀྱང་དེ་ལྟ་བུ་དགོས། བོད་ལྟ་མ་དག་རྒྱ་གར་ཤ་ལ་མ་ལའི་འབྲས་བུ་ལ་འདོད་པ་ནི་ཆེས་ནོར་ཞིང་། ཚབ་ཀྱང་མི་རུང་ཞེས་སི་ཏུས་གསུངས།

སེ་འབྲུའི་ཚབ་ནི། ཀླུང་ཤོད་སྐྱེས་པའི་སྐྱེར་ཆེན་འབྲས་བུས་སྨིན་ངེས་དམར་པོ་དེས་རུང་བ། འབྲུངས་དཔེར། འབྲས་བུ་ཕོ་བའི་མེ་དྲོད་བསྐྱེད། །བད་ཀན་སེལ་ཞིང་ཡི་ག་འབྱེད། །ཅེས་གསུངས། ཡང་ན་བྱ་ཤིང་ཚེར་མ་ཅན་གྱི་འབྲས་བུ་སྨིན་ངེས་དེ་གཏོང་སྟེ། རིན་ཆེན་སྒྲོན་མེར། བྱ་ཤིང་འབྲས་བུ་རོ་སྐྱུར་མངར། །བད་ཀན་སེལ་ཞིང་དྲོད་དུ་འགྲོ །ཞེས་གསུངས། འདི་ལ་ཁམས་འདིར་འབོག་མ་ཟེར་བ་དེས་ཚབ་རུང་སྐམ་པས་དེ་གཉིས་གང་རུང་གཏོང་། །

སྣ་དམར་དོང་གྲའི་ཚབ་ནི། དབྱི་མོང་ནག་པོའི་པུཥྤ་ཉི་མར་ཚ་སྐམ་བྱས་པ་སྟེ། འབྲུངས་དཔེར། རོ་ནི་ཚ་ལ་ཡིད་ཅམ་མངར། །རང་གི་ནུས་པས་དྲོད་བསྐྱེད་ཅིང་། །སྐྲན་རིགས་འདུལ་ལ་ཚུ་སེར་འདྲེན། །ནག་པོས་དྲོད་སྐྱེད་བད་ཀན་འཛོམས། །གྲང་བ་དྭངས་འབྱིན་མཁྲིས་པ་སྐྱེད། །ཅེས་གསུངས་སོ། །

པི་པི་ལིང་གི་ཚབ་ནི། མེ་ཏོག་ལྗི་ཚ་ཀླུང་ཤོད་སྐྱེས་པའི་འབྲས་བུ་བྱ་སྟེ། འབྲུངས་དཔེར། རོ་ནི་ཚ་ཞིང་ནུས་པ་ཡིས། །གྲང་སྨན་དགུ་ཚུ་གག་པ་སེལ། །ཞེས་གསུངས་པས་ཉི་མར་ཚ་སྐམ་དགོས། །

ཙ་ཏྲིས་དང་ན་ལེ་ཤམ་གྱི་ཚབ་ནི། ཀྱུ་ཤོད་སྤུབ་ཀའི་འབྲུ་གཏོང་སྟེ། རྒྱུད་ལས། སྤུབ་ཀས

རུལ་གཙོད་རྫོད་སྐྱེད་ཆུ་སེར་འདྲེན། །ཞེས་དང་། སྔོན་ཤེང་ལས། ར་སྦུས་ཕོ་སྲིན་ཟུག་གཟེར་འཇོམས། །ཞེས་དང་། རང་བྱུང་པས། སྦུབ་ཀས་གྲང་བ་རྙིང་བ་འཇོམས། །ཞེས་དང་། འབྲུངས་དཔེར། རོ་ནི་ཁ་ལ་ཞེན་ཏུ་ཚ། །ནུས་པས་རྫོད་བསྐྱེད་གྲང་སྐྲན་འཇོམས། །ཞེས་འབྱུང་བས་ཚ་སྣམ་བྱ། །གྲུབ་ན་རྒྱ་རག་གིས་བཙོ་བསྐྱིམས་རླངས་པ་མ་ཤོར་བར་བྱ་ལ། ཚ་བ་གསུམ་དང་སྦོ་ཚ་བ་གསུམ་མཉམ་དུ་འགྲོན། སྦོ་ཚ་བ་གསུམ་ལ། དཔྱི་མོང་ལོ་མ་དུས་བཏུས། ཙྩེ་ཚའི་ཕུཏྲ་སྦུབ་ཀའི་ལོ་མ་རྣམས་གཏོང་ངོ་། །

སྣ་སྐྱའམ་སྣ་གསེར་གྱི་ཚབ་ནི། དཔྱི་མོང་དཀར་པོའི་མེ་ཏོག་སྟེ། རང་བྱུང་བས། དཔྱི་མོང་དཀར་པོས་ལོང་སྐྲན་སེལ། །ཞེས་འབྱུང་། འབྲུངས་དཔེར། གྲང་བ་སེལ་ལ་ཚ་བ་སྐྱེད། །ཅེས་འབྱུང་ཞིང་ཚ་གྲང་ཆ་མཉམ་སྣམ་པར་བྱའོ། །

ཟིང་ཆའི་ཚབ་ནི། ཨུ་རྒོད་ཀྱི་ཙ་བ་ལན་ཚའི་རོ་བྲོ་བ་དེ་གཏོང་སྟེ། འབྲུངས་དཔེར། ཨུ་རྒོད་ཙ་བ་ལན་ཚ་བ། །ཕོ་མཁལ་གྲང་རླུང་སེལ་བ་ཡིན། །ཞེས་གསུངས་པས་ཚ་སྣམ་བྱས་པ་ལེགས་སོ། །

སྦྲུལ་དཀར་གྱི་ཚབ་ནི། ལྕ་ཤུག་གི་ཐང་ཆུ་སེར་འོད་ཁྲ་ལེ་བ་ལོ་གྲངས་སོང་བ་དེ་གཏོང་། རིན་ཆེན་སྒྲོན་མེར། ལྕ་ཤུག་ཐང་ཆུས་ཆུ་སེར་སྐེམ། །བཏབ་པས་རྣག་ཆུ་ཕྱི་ལ་འབྱིན། །ཞེས་དང་། ཡང་སྐྱེར་དཀར་རྩ་བའི་ཤུན་པའང་བྱ་སྟེ། རང་བྱུང་པས། སྐྱེར་བའི་བར་ཤུན་ཆུ་སེར་སྐེམ། །མཁྲིས་ནད་ཤ་སེར་མིག་སེར་འཇོམས། །ཞེས་གསུངས་པ་གཏོང་།

ཐལ་ཀ་རྡོ་རྗེའི་ཚབ་ནི། ཤུག་པ་སྤྲ་མའི་འབྲས་བུ་སྟེ། ཤེལ་གོང་ལས། སྤྲ་འབྲུམ་མཁྲིས་པ་འགྲམས་དང་གཞང་འབྲུམ་སེལ། །ཞེས་དང་། རིན་ཆེན་སྒྲོན་མེར། སྤྲ་འབྲུམ་ཆུ་སེར་ལྷགས་རྒྱས་སེལ། །ཞེས་གསུངས་པས་དེའམ་སྐྱེར་སེང་ལྡེང་བཟང་པོའང་རུང་སྟེ་དེ་གཉིས་གང་རུང་ངོ་། །ཁ་ཅིག་ལྷུམ་བུ་རྩ་མིག་གི་འབྲས་བུ་ལ་ཐལ་ཀ་རྡོ་རྗེ་ཟེར་ཡང་། འདི་གཞུང་ཆེན་རྣམས་ལས་མི་འབྱུང་ལ། རིན་ཆེན་སྒྲོན་མེར། ལྷུམ་བུ་རྩ་མིག་ཞིང་གསེབ་སྐྱེས། །འབྲས་བུ་ཁྱི་ཡི་ཕོ་མཚན་འདྲ། །རྨ་འབྱོར་མཁྲིས་པའི་ཟ་འཕྲུག་སེལ། །བཙུད་བསྡེབས་བྱུགས་པས་རོ་ཙ་བྱེད། །ཅེས་འདི་ལ་ལྷུམ་ཚད་གང་པའང་ཟེར། འདི་སྔོ་ཐལ་ཀ་རྡོ་རྗེ་ཡིན་པར་དེང་སང་བཤད་ལ་ནུས་པའི་ཆ་འགའ་རེ་མཚུངས་ཀྱང་སྔོན་བྱོན་མཁས་དབང་རྣམས་ཀྱིས་འདྲ་ཡིག་ལ་བརྟེན་ནས་གསུངས་པས་མི་ནོར་བར་རུང་སྙམ། །

སོ་མ་ར་ཛའི་ཚབ། ཤིང་ཚེར་བ་ཆེ་ཆུང་གང་རེད་ཀྱི་འབྲས་བུ་གཏོང་སྟེ། ཤེལ་གོང་དུ། ཚེར་འབྲུམ་ཡན་ལག་ཆུ་སེར་བྱེར་བ་སྤུད། །ཅེས་པ་དེའམ། སྐབས་རེར་ཤིང་སྨུག་ཤད་ཀྱི་ལོ་མ་ཕུཏྲ་བཙས་དབྱར་ནི་ལྗོག་ཁར་བསྡུས་པ་དེ་བྱ། ཤེལ་གོང་སྐབས། སྨུག་ཤད་རྨ་གསོ་ཆུ་སེར་འདྲེན་པར་བྱེད། །ཅེས་བཤད་པ་གང་རུང་བཏང་།

བསེ་ཡབ་ཚབ་ནི། ཞིང་སྐྱུར་སེའུ་འབྲས་བུ་སྨིན་ནས་དམར་སྨུག་རོ་ཞིམ་ཁུ་སྐྱུར་བ་དེས་རུང་སྙོལ་ནི། འབྲུངས་དཔེར་མི་འབྱུང་མོད། རིན་ཆེན་སྒྲོན་མེར། སྐྱུར་སེའུ་འབྲས་བུ་དམར་སྨུག་ཕྱུང་། །རོ་སྐྱུར་ནུས་པས་བད་ཀན་དང་། །ཕོ་ནད་སྐྱུང་ཞིང་ཡི་ག་འབྱེད། །ཅེས་གསུངས་པས་རུང་སྙམ། །ཟླུམ་སྡོང་གི་འབྲས་བུ་འམ། སྙིང་པོ་གཞོན་ནུ་གཏོང་སྟེ། འབྲུངས་དཔེར། རོ་ནི་སྐྱུར་ལ་རྩུབ་པ་ཡིན། འབྲས་བུ་ཟུར་གསུམ་བད་ཀན་སེལ། །ཞེས་དང་། ཡོ་ཧང་རོ་སྐྱུར་བད་ཀན་སེལ། །ཞེས་གང་རུང་གཏོང་།

མཁལ་མ་གོ་ཡུའི་ཚབ་ནི། བྲི་གའི་འབྲས་བུ་གཏོང་སྟེ། ཟློན་ཞིང་ལས། བྲི་གའི་འབྲས་བུས་མཁལ་ནད་སེལ། །ཞེས་དང་། ཡང་ན་ཕྱི་ཚེར་གྱི་པུཥྤ་འམ་ཕ་ལ་འམ་ཙཀྲ་གང་རུང་བྱ་སྟེ། རིན་ཆེན་སྒྲོན་མེར། མཁལ་མའི་ནད་དང་ཚད་པ་སེལ། ཞེས་པས་དེ་རྣམས་གང་རུང་གཏང་།

རྒྱ་སྐྱེགས་ཚབ་ནི། ལ་ཀྵ་བཙོས་གྲུངས་བྱ་སྟེ། ཞལ་གོང་ལས། ལ་ཀྵས་གློ་མཁལ་འགྲམས་ཚད་སེལ་བར་བྱེད། ཅེས་པ་དེའམ། ཡང་ན་སྲད་མར་གྱི་པུཥྤ་རུང་སྟེ། འབྲུངས་དཔེར། ཁྲག་གཟེར་འཛོམས་ཞིང་ཁྲག་ལམ་མཐུད། །ཅེས་འབྱུང་། ཡང་རི་སྟོད་ལུག་སྐྱུར་འགའ་རེས་གཏོང་ཞིང་། འགྲམས་ཚད་ལ་བཟང་གསུངས་པས་བརྟག་པར་བྱ།

སེང་ཁྲམ་ཚབ་ནི། ཞིང་མ་གལ་ཟེར་བ་ལྕང་ཆེན་དབྱར་བ་འདྲ་བ་བོངས་རིང་ལོ་མའི་རྒྱབ་སྤྲ་བ་ཡོད་པ་མེ་ཏོག་སྐེ་མ་མེད་པ་དེ་ཉིད་ཀྱི་ལོ་མ་བྱེད་པར་སྣང་བ། རིན་ཆེན་སྒྲོན་མེར། རང་གི་ནུས་པས་རྨ་གསོ་ཞིང་། །རྩ་འགྲམས་མཁལ་ཚད་ལའང་མཆོག །ཅེས་འབྱུང་། ཡང་ཞིང་བྲ་མའི་ལོ་མ་བཏང་སྟེ། འབྲུངས་དཔེར། རོ་ནི་ཁ་ལ་ནུས་པ་བསིལ། །ཤ་ཚད་རྩ་ཚད་ཐམས་ཅད་སེལ། །ཞེས་གསུངས་པས་གང་རུང་གཏོང་།

འབྲི་མོག་གི་ཚབ་ནི། སྤྲ་ལོ་དམར་པོའི་རྩ་བ་དམར་དཀར་ཁྲ་ལེ་བ་དེ་གློ་འགྲམས་གློ་རྣག་གློ་ཚད་ལ་བསྔགས་པར་འབྲུངས་དཔེར་གསུངས་པས་ལེགས།

ཟི་ར་དཀར་པོའི་ཚབ་ནི། ཟླུམ་ཟི་ར་དཀར་པོ་གོ་སྙོད་ལྟ་བུ་དེ་ཡིན་པར་བཻ་སྔོན་ལས་གསུངས་ཞིང་། ཡང་ན་གོང་མོ་སྤྱི་ཐོའི་རྩ་བ་གཏོང་སྟེ། རྒྱུད་སེལ་སྐབས། ཕྱི་ཤང་དཀར་མོས་གློ་བའི་ཚད་པ་སེལ། །ཞེས་པ་དེའམ་ལ་ལས་སྤོ་སྤྲིན་ལྕགས་ཀྱུའི་འབྲས་བུ་བྱེད་པའང་རུང་ཙམ།

ཟི་ར་ནག་པོའི་ཚབ། བོད་སྐྱེས་འབྲས་བུ་ནག་པོ་ཟུར་གསུམ་པ་གང་བུ་ཅན། ལོ་མ་སྟུམ་ལ་ཆེ་བ། མེ་ཏོག་སྔོ་ཆུང་ཅན་བཻ་སྔོན་ལས་བཤད་པ་དེ་བྱུང་ན་དང་། ཡང་ན་ཟླུམ་ཟི་ར་སེར་པོར་གྲགས་པ་མེ་ཏོག་སེར་ནག་ཅན་ཁྲིབ་སྐྱེས་དེས་གློ་མཆིན་གཉིས་ཀའི་ནད་སེལ་བར་རིན་ཆེན་སྒྲོན་མེར་བཤད་པ་དེའམ། སྐབས་རེར་རྩིའུ་ཆེ་བ་རྒྱ་ཤོད་དུ་སྐྱེས་པའི་པུཥྤ་གཏོང་སྟེ། རིན་ཆེན་སྒྲོན་མེར། དར་འབྱར་རྩིའུ་འཇིབ

ཙོ་ཆེ། །རྒྱ་ཤོད་ཉིན་སྐྱེས་ཛྲད་ཏུ་འགྲོ། །མཆིན་པའི་གྲང་བ་སེལ་བར་བྱེད། །ཅེས་པ་བཅས་གང་མོས།

ལ་ལ་ཕུད་ཀྱི་ཆབ་ནི། ལྷམ་རར་སྐྱེས་པའི་ལྷམ་ལ་ལ་ཕུད་དུ་གྲགས་པ་དྲི་ངད་ཆེས་ཆེ་བ་དེའམ། ཡང་ན་དབྱི་མོང་ཟ་བྱེད་ནག་པོ་ཆུང་ངུའི་འབྲུའི་གང་བུ་དེ་བྱ་སྟེ། འབྲུངས་དཔེར། ཕོ་བའི་དྲོད་སྐྱེད་སྨན་ཀུན་བཞིག །ཅེས་དང་། བ་ལང་ལྟ་བའི་འབྲུ་ནག་སིབ་དེ་གཏོང་བ་ཉུང་ཙམ་ཡིན་སྣམ།

ཙུ་སུའི་ཆབ། འཛིབ་ཙོ་མེ་ཏོག་དཀར་ཆེན་ཉིན་སྐྱེས་དེ་ཕོ་ནད་ལ་ཆེས་བཟློགས་པས་དེའི་ཕུཊྚ་གཏོང་། །

ཀུ་ཀུལ་ཆབ་ནི། གཟའ་ལྷམ་མགོ་དགུས་བྱ་སྟེ། གཟའ་ལས་རྣམ་རྒྱལ་དུ། དངོས་ནི་བོད་ཡུལ་སྐྱེས་པར་དཀའ། །གལ་ཏེ་སྐྱེས་ན་རི་རྒྱལ་ནི། །དབྱར་དགུན་མེད་པར་ཁ་བ་འབབ། །སྟོན་དཔྱིད་མེད་པར་བུ་ཡུག་འཚུབ། །དེ་འདྲ་གནན་པོའི་རི་ལ་སྐྱེ། །རིང་ཐུང་ཚབ་ནི་ཁྲུ་གང་ཙམ། །སྡོང་པོ་གྲུ་བཞི་བ་སྦྲུ་ཅན། །རྩ་བ་གཅིག་ལ་མདུག་མ་དགུ། །འབེན་གང་ཙམ་ནས་ཁ་བླངས་དྲོ། །མདུང་གང་ཙམ་ལ་ཁ་བ་མེད། །བབས་པའི་འབུ་སྦྲང་རོ་ཕུང་འབྱུང་། །མེར་བུས་དུད་པ་སྔོ་དམར་འཕྱུལ། །དུད་པས་བསྣེབས་ཚད་སྲོག་ཆགས་འབྲུལ། །ཚུ་རུ་བླུགས་ན་ཁོལ་བར་འགྱུར། །འདི་ཡོད་ས་ན་གངས་ཐིགས་ཡོད། །ཁོང་གཉིས་སུ་མཚན་ཡིན་པར་བཤད། །ནུས་པ་ནི། འབྲུངས་དཔེར། གཟའ་ལ་གཟའ་དུག་ནག་པོ་ཟེར། བགེགས་ལ་གུ་གུལ་ནག་པོ་ཟེར། །རླལ་ཡན་ལག་བཅད་འཁོར་ཟེར། །གནན་གཟེར་གནན་འཛོམས་ཡ་མེད་ཟེར། ཞེས་གསུངས་པ་གྲིབ་སྐམ་བྱས་པས་ངེས་པར་འོང་། ཡང་ཀླུ་བདུད་རྡོ་རྗེ་ནག་པོའི་ཕུཊྚ་གཏང་སྟེ། རྒྱུད་བཤད་སྐབས་སུ། ཀླུ་བདུད་ནག་པོས་གཟའ་ཀླུ་འབམ་གདོན་འཛོམས། །ཞེས་སོ། །

བ་ཤ་ཀའི་ཆབ་ལ། བྱང་ལུགས་ལྷམ་ནག་དོམ་མཁྲིས་འབྲས་སྐྱེ་མ་ལ་མཛད་ཀྱང་། ཟུར་ལུགས་ཕྱི་མ་རྣམས་གཡུ་སྔོང་གསེར་རལ་ལ་བྱེད་དེ། འབྲུངས་དཔེར། རོ་ཁ་ནུས་པས་ཁྲག་ཚད་སེལ། །ཞེས་དང་། རིན་ཆེན་སྒྲོན་མེར། གཡུ་སྔོང་གསེར་རལ་ཁྲག་འཁྲིང་ཞི། །རིམས་ནད་མཁྲིས་པ་ཁྲག་ཚད་འཇོམས། །ཞེས་པ་འཐད་ཆེའོ། །

བ་ལེ་ཀའི་ཆབ་ནི། གུར་ཏིག་གིས་བྱ་སྟེ། འབྲུངས་དཔེར། རོ་ཁ་མཁྲིས་ཚད་མགོ་གཟེར་དང་། མཆིན་ཚད་སྟོད་ཚད་སེལ་བར་བྱེད། །ཅེས་གསུངས། ཡང་ཟངས་ཏིག་རོ་ཁ་བ་དེས་བྱ་སྟེ། རིན་ཆེན་སྒྲོན་མེར། ཟངས་ཏིག་མཆིན་མཁྲིས་ཚ་བ་སེལ། །ཞེས་གསུངས། ཡང་ཟིལ་བའི་གྲས་སྨུག་ནག་ཟིལ་བའམ་དོམ་ནག་ཟིལ་བ་ཟེར་བའི་སྲིབ་སྐྱེ་ཕུཊྚ་དམར་སྨུག་ཅན་རོ་ཁ་བ་དེས་མཆིན་མཁྲིས་ཚད་པ་འཇོམས་པས་དེ་གཏོང་བར་རིན་ཆེན་སྒྲོན་མེར་གསུངས།

སླེ་ཏྲེས་ཚབ་ནི། གནྡྷ་ཀ་རི་གཏོང་སྟེ། རྒྱུད་གཞུང་དུ་མ་ནས་ནུས་པ་མཚུངས་པར་གསུངས། ཡང་ཤིང་བྲ་མའི་རྩ་བར་བྱེད་དེ། རང་བྱུང་བས། བྲ་མས་ཤ་ཡི་ནད་རྣམས་འཇོམས། །ཞེས་དང་། རྙ་རྨས། བྲ་མས་འབྲས་གཞིལ་ནད་རྣམས་བྱེར་བ་སྣུད། །ཅེས་དང་། རྒྱུད་ལས། བྲ་མའི་རྩ་བས་ཤ་ཚད་རྩ་ཚད་སེལ། །ཞེས་རུང་ཙམ་དང་། ཡང་ཤིང་བྱིས་ཚེར་གཏོང་སྟེ། ཕྱོན་ཤིང་ལས། བྱིས་ཚེར་རླུང་ནད་ཀུན་ལ་ཕན། །སྙེར་དུ་ཕོ་རླུང་ཞི་བར་བྱེད། །བསྐོལ་ཐང་ཚད་པ་ལྷི་འཐིབ་སེལ། །ཞེས་དང་། རྒྱུད་ལས། སྐམ་པས་འཕྲལ་གྱི་རིམས་ལ་ཕན། །ཞེས་གསུངས་སོ། །

ཏྲི་ཏ་ཀའི་ཚབ་ནི། སྲིན་ཤིང་སྣ་མའི་འབྲས་བུ་གཏོང་སྟེ། འབྲུངས་དཔེར། ནུས་པས་སྲིན་གསོད་མེ་དྲོད་སྐྱེད། །ཅེས་དང་། སྐབས་རེར་ཕུར་སྨུག་གླ་ཆང་གི་མེ་ཏོག་པ་ཏ་བཅས་བྱ་སྟེ། འབྲུངས་དཔེར། ཕོ་གླང་སྲིན་གསོད་ཁྱད་དུ་བསྔགས། །ཞེས་གསུངས་པས་གང་རུང་ངོ་། །

མ་ནུ་རྩེའི་ཚབ་ནི། སྒོག་པ་ཤ་རྩི་པུཥྤ་པ་ཏ་བཅས་དུས་བཏུས་གཏོང་སྟེ། རང་བྱུང་པས། ཤ་བ་རྩི་ཡིས་སྲིན་རྣམས་སེལ། །ཞེས་དང་། འབྲུངས་དཔེར། རོ་ནི་མངར་ལ་ཅུང་ཟད་ཚ། །རང་གི་ནུས་པས་སོ་ནད་དང་། །སྲིན་ནད་མ་ལུས་འཇོམས་པར་བྱེད། །ཅེས་དང་། ཡང་ཕུར་ནག་ཤིང་རིགས་མེ་ཏོག་སྔོན་པོ་ཅན་གྱི་པུཥྤ་ཕ་ལ་བཅས་གཏང་སྟེ། འབྲུངས་དཔེར། ནུས་པས་སྲིན་གསོད་ཕོ་གླང་འཇོམས། །གསུངས་པས་གང་རུང་ངོ་། །

སྒོག་སྐྱའི་ཚབ། སྒོག་པ་རྒྱ་བོ་ཞེས་པའི་མེ་ལོ་གཏང་སྟེ། འབྲུངས་དཔེར། རོ་ཚ་ནུས་པས་གྲང་རླུང་དང་། །ཕོ་མཆིན་མཁལ་མའི་གྲང་ནད་དང་། །སྲིན་འཇོམས་ཐེག་པའི་རྒྱུ་བསགས་འབྱིན། །ཞེས་གསུངས། བཙོང་དང་རི་སྒོག་ཚབ་ལ་སྐྱེ་ཞེས་པ་གཉིས་རི་ལྕུང་གི་ཁྱད་པར་ལས་རིགས་གཅིག་ཏུ་ངེས་སོ། །

ཤིང་ཀུན་ཚབ་ནི། ལྕང་གི་སྒོག་པ་ཀ་ཛི་ཞེས་པའི་མེ་ཏོག་དཀར་པོ་རྩ་བ་འབུ་འདྲ་བ་གཏོང་སྟེ། འབྲུངས་དཔེར། རོ་ནི་མངར་ཚ་སྲིན་ནད་དང་། །ཕོ་བའི་གྲང་རླུང་རྩད་ནས་འབྱིན། །ཞེས་གསུངས། རི་སྒོག་ཤ་རྩིའི་མེ་ཏོག་དང་། སྐབས་རེར་ཏང་ཀུ་ནག་པོ་ལྷུ་ནག་གི་ལོ་མས་ཀྱང་རུང་སྟེ། འབྲུངས་དཔེར། ནུས་པས་གྲང་ནད་སྙིང་རླུང་འཇོམས། །ཞེས་དང་། བཟོས་མ་ནི། རི་དྭངས་ཨེ་ཏྲུ་ཡན་ཡི། །ཀླད་ཚིལ་ལྷ་མིན་ཁྲག་བཅས་པ། །མིག་དང་ཟླ་བ་རྩེ་མོའི་ཆ། །རབ་ལྡན་འདམ་བཏགས་བཙོས་པ་ཉིད། །སྦྱོར་བའི་ཤིང་ཀུན་རླུང་ནད་གྲང་། །སྲིན་རིགས་འཇོམས་ལ་ཕ་ལམ་བཞིན། །ཞེས་པ་དེ་བྱའོ། །

ཙ་སོ་ཚའི་ཚབ་ནི། ལྕུམ་སོ་ཚ་ཟེར་བ་སྟག་ཡུངས་པར་གྲགས་པ་དེ་གཏོང་སྟེ། རིན་ཆེན་སྒྲོན་མེར། ལྕུམ་བུ་སོན་ཚས་བད་ཀན་སྐྲུག །ཅེས་སོ། །

ད་ཊིག་ཚབ་རམ་དམར་ཞེས་པ་གླང་གི་རྣ་མོན་སྔོན་བཀོས་གཏོང་སྟེ། རིན་ཆེན་སྒྲོན་མེར། རོ་ནི་མངར་ཁ་འབྲུ་བའི་རིགས། །ཚ་གྲང་མེད་པར་གཅོད་པར་བྱེད། །ཅེས་སོ། །

མོན་ཆ་རའི་ཚབ་ནི། རང་བྱུང་བས། པེ་ནག་འབྲས་བུ་མོན་ཆ་ར། །འབྲུ་བའི་རིགས་གཅོད་བདུད་རྩི་ཡིན། །ཞེས་དང་། རི་སྟོད་མོན་ཆུང་དགེ་བཟླ་རྩ་བ་དུས་བཀོས་ཀྱང་རུང་སྟེ། རིན་ཆེན་སྒྲོན་མེར། མོན་ཆུང་རྩ་བས་འབྲུ་གཅོད་བྱེད། །ཅེས་སོ། །

སླག་གི་ཚབ་ནི་ན་རམ་ཟིལ་བུ་ཚ་སྐམ་བྱས་པ་གཏོང་སྟེ། རིན་ཆེན་སྒྲོན་མེར། ན་རམ་ཟིལ་བུས་ཐུར་བཤལ་གཅོད། །རྩ་སྒོ་འགགས་ཤིང་ཆུ་སེར་སྐེམ། །ཞེས་སོ། །

ཀ་ཕེད་ཚབ་ནི། མེ་ཏོག་བྱ་རྐང་ཆེ་བའི་ཕུཥྤ་དེ་གཏོང་སྟེ། འབྲུངས་དཔེར། འབྲུ་བའི་རིགས་ཀུན་འཇོམས་པ་སྟེ། ཁྱད་པར་ཚ་འབྲུ་གཅོད་པའི་མཆོག །ཅེས་གསུངས་པ་དེའམ། ཡང་ན་གླང་ཤོད་ཀྱི་ཐང་དུ་སྐྱེས་པའི་ཤོ་མང་དམར་ཁམ་འདྲིས་འབྲུ་བ་ཐམས་ཅད་གཅོད་ནུས་པར་འབྲུངས་དཔེར་འབྱུང་བས་གང་རུང་ངོ་། །

ཐིལ་བའི་ཚབ་ནི། རི་ཡི་ཚག་མོན་གྱི་རྩ་བ་དུས་བཀོས་ཀྱིས་རུང་སྟེ། འབྲུངས་དཔེར། ཚག་མོན་འབྲུ་གཅོད་ཆུ་སེར་སྐེམ། །ཞེས་གསུངས།

དུར་བྱིད་ཚབ། ཁྲོན་བུ་བྱུང་ཐང་སྐྱེས་པའི་བོངས་རིང་བ་དུས་བཀོས་རུང་སྟེ། རིན་ཆེན་སྒྲོན་མེར། སྤང་ལ་སྐྱེས་པའི་ཁྲོན་ཆེན་པ། དུར་བྱིད་དངོས་བཞིན་ནུས་པ་ཆེ། །ཞེས་གསུངས། ད་ལྟ་རྒྱམ་གྱི་ཇོག་མདར་སྐྱེ་བ་དེ་ཤིན་ཏུ་ལེགས།

དནྟིའི་ཚབ་ ཐར་ནུའི་རྩ་བ་དུས་བཀོས་མཁྲེགས་པ་གཏོང་སྟེ། འདིས་དྲག་པོར་བཤལ་ནུས་པའོ། །ཐར་ནུ་དངོས་ནི་ཁནྟ་ཚད་ལྡན་ཉིད་དགོས་སོ། །

སྤྲི་རི་ཁནྟའི་ཚབ་ནི། ཐར་ནུ་ཆེ་དང་ཁྲོན་བུ་བཟང་། །དུས་བཀོས་རྩ་བ་གཟུགས་མིག་ཚ། །དམར་ཟལ་ཆུ་ལ་ཁནྟ་བསྐོལ། །སྤྲི་ཁནྟ་མཁྲིས་ནད་སྦྱོང་། །ཞེས་འབྱུང་བས་སོ། །

རྡོང་གའི་ཚབ། ཐར་ནུ་སྔོན་བུ་ཁྲོན་བུ་གསུམ། །དུས་བཀུས་ཟླ་མེ་ཐགས་ཤེས་ཚ། །བཅུར་བསྐོལ་བའི་དུམ་བུ་ཉིད། །སྦྱོར་བའི་རྡོང་ག་འཇམ་བཤལ་བསྟུགས། །ཞེས་པའོ། །

ཨ་ག་རུ་ནག་པོའི་ཚབ་ནི། ཤིང་བརྟས་ནག་གི་སྙིང་པོའི་རྣ་འདྲ་དེ་ཨར་ནག་རིགས་ཡིན་པས་དེ་དང་། སྐབས་རེར་སྲིན་ཤིང་ཛ་ཡདྒཀར་པོའི་སྡོང་པོའི་སྙིང་པོ་ནག་སྨུམ་དྲི་བསུང་ཅན་དེ་བཏང་སྟེ། རྒྱ་རྨ་ཤྭ་མིས། སྙིང་སྲོག་རླུང་དང་སྲིན་ནད་འཇོམས། །རོང་སྐྱེས་ནག་པོ་ཞེས་ཀྱང་བྱ། །སྲིན་དགྲ་སྟོང་འཇོམས་ཞེས་ཀྱང་བྱ། །ཞེས་གསུངས།

ཨར་སྐྱའི་ཚབ། ཕུར་ནག་ཤིང་རིགས་ཕུཥྤ་སྔོན་པོ་ཅན་གྱི་རྩ་བ་མཁྲེགས་པ་དེས་མཛད།

ཨར་སྨུག་གོ་སྙོད་ཚབ། བ་ལུ་དཀར་པོའི་ལོ་མ་ཁ་འབུས་དེས་ཀླུང་དང་བད་ཀན་འཐབ་པར་ཕན་པས་དེ་འམ་ཁ་ཅིག་ཐང་མ་སྨྲོན་ཤིང་ལ་བྱེད་པའང་མཐོང་།

སེང་ལྡེང་དངོས་མ་རྙེད་ན་སྐྱེར་བའི་བར་ཤུན་ནམ། སྟ་ཤུག་གི་ཁཎྜ་གཉིས་གང་རུང་བཏང་བ་ཆུ་སེར་ལ་ཆེས་བསྔགས་པའོ། །

ཅི་ཏྲ་ཀའི་ཚབ། སུ་རུ་པཉྩ་དེ་ཙི་ཏྲ་ཀའི་རིགས་སུ་གཏོགས་པས་དེ་འམ། ཡང་ན་དབྱི་མོང་ཟ་བྱེད་ནག་པོ་ཚ་སྨམ་བྱས་པ་དེ་མི་འདྲ་མི་རྡོད་སྐྱེད་ཅེས་གསུངས།

ཤིང་མངར་ཚབ། སྔོ་འདམ་བུ་ཀ་ར་བྱ་སྟེ། འབྲུངས་དཔེར། མཆིན་ཚད་རུས་ཚད་སྨུག་པོ་དང་། །མཚོན་གྱིས་ཐོག་པའི་གློ་ནད་སེལ། །ཞེས་དང་། རང་བྱུང་པས། འདམ་བུ་ཀ་རས་གློ་ནད་དང་། །རྩ་ཡི་ཚད་པ་སེལ་བར་བྱེད། །ཅེས་གསུངས།

རྒུན་འབྲུམ་ཚབ། མངར་སེའུ་ཤིང་གི་འབྲས་བུ་སྨིན་ནས་ནག་པོར་སོང་བ་དེར། རིན་ཆེན་སྦྲོན་མེར། མངར་སེའུ་འབྲས་བུ་སྨུག་ནག་སྤྲང་། །རོ་མངར་སྐྱུར་བས་གློ་ནད་དང་། །བད་ཀན་སེལ་ཞིང་བསིལ་དུ་འགྲོ །ཞེས་གསུངས། གཞུང་ཆེན་གཞན་ནས་མི་འབྱུང་བས་རུང་ཙམ། ཡང་ན་ལུག་མུར་མོ་རིགས་རྡོག་ཆུང་གློ་འབྲུགས་ལ་བསྔགས་པས་ཀྱང་རུང་ངོ་། །

བྱུ་ཤེལ་རྩེའི་ཚབ། སོག་ཀའི་འབྲས་བུ་པུ་ཤེལ་རྩེ། །ཚ་མཉམ་ཁཀྲས་ཚ་སྐྱུག་གཅོད། །ཅེས་གསུངས་པས་དེ་བྱ། །

ཉིམ་པའི་ཚབ། ཏིག་ཏ་རབ་བསིལ་གྱི་མེ་ལོ་རྩ་བཅས་གདང་སྟེ། རྣ་རྒྱ་སྦ་མིས། འཆི་བདག་ཞགས་གཅོད་རབ་བསིལ་མཚན་ཉིད། །བྱང་བལྟའི་གངས་འདབས་གཡའ་སྤང་མཐོངས་སུ། །མཁའ་འགྲོ་འདུ་བའི་གནས་ཆེན་རྣམས་སྐྱེ། །རྩ་བ་གསེར་མདོག་ལ་ཕུག་དབྱིབས་ཆེ། །ལོ་མ་གཡུ་ལོ་རྒྱ་ལྕང་དབྱིབས་ཅན། །མེ་ཏོག་མཐིང་ཁ་ཨུཏྤལ་ཇི་བཞིན། །རིམས་སོགས་འཇོམས་ལ་བསིལ་དང་ཆེར་འགྲོ །རོ་ནི་བསྐ་ཁ་ལྟེ་ལ་ཡུན་ཆགས། །ཀླ་ཡ་ལ་སོགས་མཁྲིས་ནད་བདུད་རྩི། །ཞེས་གསུངས་སོ། །

གསེར་མེའི་ཚབ་ནི། གསེར་ཏིག་སྔོ་བཟང་དེ་ཉིད་བྱ་སྟེ། འབྲུངས་དཔེར། ནུས་པས་མཁྲིས་ཚད་མགོ་ནད་དང་། །རིམས་ཚད་སེལ་བའི་བདུད་རྩི་ཡིན། །ཞེས་གསུངས། ཡང་ཏིག་ཏ་མེ་ཏོག་སེར་པོ་ཅན་ལོ་སྔོང་འབྱར་བག་ཡོད་པ་སྤྲང་ནས་སྐྱེས་པ་རག་ཏིག་ཏུ་གྲགས་པ། དྭགས་པོའི་སྨན་ནག་ཏུ་གདམས་པ་ལས། ཟངས་ཏིག་ཏུ་བཞེད་པ་དེ་གཏོང་སྟེ། འབྲུགས་དཔེར། མཁྲིས་པའི་ཚད་པ་སེལ་བར་བྱེད། །ཅེས་གསུངས་སོ། །

གསེར་གྱི་ཕུད་བུའི་ཚབ་ནི། ལྕུམ་སྐལ་མའི་ཕུད་གཟུགས་གཙང་ཕྱོགས་སུ་སྐྱེས་པ་བྱང་པས

བོད་སྐྱེས་གསེར་ཕུད་དུ་བཞེད་པ་དེ་དང་། གཡའ་ཀྱི་མ་མེ་ཏོག་སེར་ཆུང་ལ་ཡོ་མ་པདྨ་འདྲ་བ་དེ་ཅེད་དེ། འཁྲུངས་དཔེར། རོ་ནི་ཁ་ལ་བསིལ་བས་མཁྲིས་ནད་སྐྲུག །ཅེས་དང་། སྐབས་དེར་སྐྱི་བའི་འབྲས་བུ་ཟུང་སྟེ། རྒྱུད་ལས། སྐྱི་བའི་འབྲས་བུས་མཁྲིས་པ་གཉེན་དུ་འདྲེན། །ཞེས་གསུངས། །

པ་ཏྲ་ལ་ནི་སྤུར་བས་ཚོད་མ་ཟུང་བ་དེ་ཡིན། འདིའི་འབྲས་བུ་སྐྱུག་སྨན་གསེར་གྱི་ཕུད་བུ་ཡིན་པར་སི་ཏུས་གསུངས། ཐོངས་འདིར་དེའི་ཚབ་ནི། སྐྱ་ལུགས་གསེར་མེ་དང་། བྱང་པས་རྒྱ་ཁྲུར་སེར་པོ་བོངས་རིང་ལ་མཛད་ཀྱང་། འདྲ་ཡིག་དུང་མིག་རིན་སྤུངས་བུ་དོན་མ་གཉིས་ལས་འབྱུང་བ་ལྟར། རོང་ཆེན་རྣམས་ཀྱི་རི་ཐང་མཚམས་སུ་སྐྱེས་པའི་རྩ་བ་བླངས་ནས་ཕལ་ཆེར་གྱིས་ལྕུམ་རར་བཙུགས་པ་ཆུ་འདལ་པ་ཞེས་པ་ཕལ་སྐད་དུ་ཆུ་འཐག་པ་ཟེར་བ་ལོ་མ་རལ་གྱི་འདྲ་བ་རྩ་བ་ར་མཉེ་ཕྱོགས་འདྲ་ལས། སྣ་སྐྱ་ལྟར་མང་དུ་སྤེལ་ནས་སྐྱེས་པ་ཡན་ལག་སྤུ་ཕྲན་མང་ཞིང་རོ་མངར་ཁ་ཚ་རྩེ་ལྡན་པ་དེའོ། །ཞེས་ཚད་ལྡན་གྱི་གཞུང་རྣམས་སུ་བཤད་པ་དེ་རྣམས་མཁས་པའི་བཞེད་སྲོལ་མི་འདྲ་བ་ཡིན་པས་གང་ཟུང་ངོ་། །

བཙོད་ཀྱི་ཚབ། རིན་ཆེན་སྒྲོན་མེར། སཚོསསྲིབ་དང་ཤག་ལ་སྐྱེ། །མེ་ཏོག་དཀར་སེབ་ལོ་མ་ཕྲ། །རྩ་བ་དམར་མཁྲེགས་ཚོགས་པ་ཅན། །རོ་ནི་མངར་ཁ་ཁྲག་ནད་དང་། །རྒྱུ་གཟེར་འཛོམས་ཤིང་དུག་ནད་སེལ། །ཞེས་གསུངས་པ་དང་། ལུག་རུ་དམར་པོ་འང་ཟུང་སྟེ། རིན་ཆེན་སྒྲོན་མེར། ལུག་རུ་དམར་པོ་ཁྲག་ནད་སེལ། །དུག་རྣམས་སྤུད་ཅིང་ཤ་དུག་འཛོམས། །ཞེས་གསུངས་པས་གང་ཟུང་གདང་།

སྤབ་སེང་གི་ཚབ་ནི། པདྨ་གཡུ་ལོའི་ཕུཊྲ་མཐིང་མདོག་དེ་བྱ་སྟེ། འཁྲུངས་དཔེར། ཟུས་ཆག་སྦྱོར་ཞིང་རྨ་རྣམས་གསོ། །ཞེས་གསུངས་སོ། །

མ་ནུ་པ་ཏྲའི་ཚབ་ནི། མེ་ཏོག་ལུག་ཆུང་བྱ་སྟེ་འཁྲུངས་དཔེར། ནུས་པས་རིམས་དང་སྨུག་པོ་སེལ། །ཞེས་དང་རྒྱུད་ལས། ལུག་ཆུང་རིམས་དུག་སྨུག་པོ་རྩ་ཚད་སེལ། །ཞེས་གསུངས། སྐབས་དེར་གཙྪ་ཧྲ་དྲ་ཞེས་པ་འཇུག་སྒོ་མང་ཡང་ངོ་བོ་དངོས་ལ་རིགས་གཉིས་ཀྱི་ཐོ་སྤྲ་བའི་ཐོག་གུ་འདྲ་ཞིང་། ཧང་རིང་བ། མེ་ཏོག་སེར་པོ་དར་ཐོད་ཀྱི་དཔྱིབས་ལོ་མ་རྒྱ་ཁྲུར་འདྲ་བ་ཕྲ་ཉམས་ཅན། ཡང་མེ་ཏོག་སྐྱ་སོབ་འདབ་མ་ཟུར་བཞི་ཅན་དྲི་ཞིམ་པ་དཀར་སེར་གཉིས་གཞོན་ནུ་རྨ་ཚུལ་བཞིན་ཕབ་སྟེ་བསྐམས་པ་འདིས་དྲེག་དང་ཆམ་པ་དུག་སྐྲན་རིགས་བད་ཀན་ཚ་བ་རྣམས་སེལ་བའི་གཙྪ་ཧྲ་དྲར་ཤེལ་ཕྲེང་སྐབས་སུ་བཤད་པ་དེས་ཚབ་ཟུང་བར་དཔྱད་པས་གྲུབ་བོ། །

པཀྐར་ཀླུ་ལའི་ཚབ། སྣ་ཆུང་གསེར་མགོའི་མེ་ཏོག་དེས་ཟུང་སྟེ། འཁྲུངས་དཔེར། ནུས་པས་བད་ཀན་མཁྲིས་ནད་དང་། །དུག་རིགས་ཚ་བ་སེལ་བར་བྱེད། །ཅེས་སོ། །ཟུར་བས། ཕུཥྐར་ཀླུ་ལ་ཁམས་འདིའི་རུ་རྟ་ལ་བཞེད་དོ། །

ཕུང་བའི་ཚབ་ནི། ཀྱི་ལྕེ་དཀར་པོའི་རྩ་བ་གཏོང་སྟེ། འབྲུངས་དཔེར། ནུས་པས་དུག་ཚད་སྣོད་ཚད་སེལ། །གཉན་དང་ཀློག་པའི་ནད་ལ་མཆོག །ཅེས་གསུངས་སོ། །སྐབས་རེར་བོང་ང་སེར་པོ་འང་རུང་སྟེ། འབྲུངས་དཔེར། དུག་རིགས་ཚད་པའི་ནད་ལ་བརྟགས། །ཞེས་དང་། བོང་དཀར་ཡང་གཏོང་སྟེ། རྟོགས་བརྗོད་ལས། དུག་རིགས་མཁྲིས་ཚད་འཇོམས་པའི་གཙོ་བོ་ལགས། །ཞེས་གསུངས་སོ། །

ཀོ་ཁྲི་ལའི་ཚབ། ལྕུམ་ཁྲིག་ཆེན་པའམ་ཀོན་པ་གབ་སྐྱེས་སོག་ལེ་ཁ་དེ་ལོ་མ་དུས་བཏུས་གཏོང་སྟེ། རང་བྱུང་བས། སོག་ལེ་ཁ་ཡིས་ཁྲག་ཚད་སེལ། །ཞེས་དང་། ཀྲ་ཚ་ཤྭ་མིས། རང་གི་ནུས་པས་མཁྲིས་ཚད་སེལ། །སྐྲངས་འཇོམས་ཕོ་བའི་ནད་རྣམས་སྐྱུགས། །སྨུག་པོ་མགོ་ནད་སྙིང་ཚད་སེལ། །དུག་ལ་ལྕུམ་སྟག་དངོས་དང་མཚུངས། །ཁྲག་གཅོད་རྨ་གསོ་གཟེར་ལ་ཕན། །ཞེས་དང་། ཨ་སྨུག་སེར་པོ་གཞུང་ལ་སྐྱེས་པ་མགོ་ཚོམ་གནོད་སྦྲིན་མིག་ཆེ་བ། སྤྲ་ཚུང་གསེར་མགོར་འབོད་པ་དེས་ཀྱང་རུང་སྟེ། རིན་ཆེན་སྒྲོན་མེར། གཟེར་འཇོམས་མགོ་མང་སྟོད་གཟེར་འཇོམས། །ཞེས་གསུངས། སྐབས་རེར། སྲིད་དམར་དར་དམར་རྒྱལ་མཚན་འདྲ། །ཞེས་པའི་མེ་ཏོག་གཏོང་སྟེ། །འབྲུངས་དཔེར། སྨུག་པོ་ཁྲག་གཟེར་རྒྱས་པ་སེལ། །ཞེས་ཀྱང་འབྱུང་ངོ་། །

དགུ་ཐུབ་པ་ནི། ནག་པོ་དངོས་བེ་ལྡང་ཁྱད་པར་ཅན་མ་བྱུང་ཚེ་ཞུང་སོན་ལོ་དགུ་ལོན་པ་དང་། ཚར་ཞུང་དམར་པོ་བྱུང་བལྟས་སྐྱེས་པ་ལོ་དགུ་ལོན་པའི་ཁཎྜ་གང་རུང་སྟེ་དགུ་ཐུབ་དངོས་ཡིན།

ཁྲུང་སྡེར་དཀར་སྨུག་ཚབ་ནི། སྲོལ་གོང་བ་རིགས་གསུམ་ལས། མཐོ་སའི་བྱེ་ཞིབ་ཏུ་སྐྱེས་པའི་སྐྱ་སོབ་དྲི་བཟང་ཅན་དང་། སྤང་ཁྲིབ་ཏུ་བརྡལ་ནས་སྐྱེས་པའི་དམར་པོ་དེ་གཉིས་ལ་བྱ་སྟེ། རིན་ཆེན་སྒྲོན་མེར། སྐྱ་སོབ་སྤུ་ལྡན་རྫ་ཞིབ་སྐྱེས། །དཀར་པོ་རྐང་སྤྲུག་བྱ་རྐོད་སུག །མཁྲིགས་འཛམ་དམར་སྨུག་རྐང་སྤྲུག་ཅན། །མཛོ་མོ་ཡོལ་གོང་དུག་ནད་སེལ། །ཞེས་གསུངས་སོ། །

དཔའ་བོ་དཀར་པོའི་ཚབ། ཨ་ཧྲི་ཁ་རྫ་ཤག་ལ་སྐྱེས་པ་དེ་བྱ་སྟེ། འབྲུངས་དཔེར། ནུས་པས་དུག་རིགས་ཤ་ནད་སེལ། །ཞེས་སོ། །

དཔའ་སེར་ཚབ། གང་གཱ་ཆུང་གི་སྤུཥྤ་གཏོང་སྟེ། རྟོགས་བརྗོད་ལས། དུག་རིགས་ཚད་འབྲུ་འཇོམས་ཞིང་ཚད་པ་གསོད། །ཅེས་སོ། །

དཔའ་རྒོད་ཚབ། ལྕུམ་བུ་ཁྲིག་ཆུང་བ་ས་འཛམ་ལ་སྐྱེས་པའི་ལོ་མ་དུས་བཏུས་གཏོང་སྟེ། རིན་ཆེན་སྒྲོན་མེར། ཁྲིག་ཆུང་དུག་རིགས་ཤུ་ནད་དང་། །རྨ་དང་ཁྲག་མཁྲིས་ནད་ལ་མཆོག །ཅེས་གསུངས་སོ། །

སུ་མི་དམར་སེར་ཚབ། ལྕུམ་བུ་བོང་དམར་གྱིས་བྱ་སྟེ། རང་བྱུང་བས། དམར་པོས་དུག་ཚད

སེལ་བ་ཡིན། །ཞེས་སོ། །

ཤུ་མོ་ཟ་ནི་དབུས་ཕྱོགས་བོད་པའི་ཞིང་ལ་སྐྱེས་པའི་ལོ་སྟོང་སྲན་མ་འདྲ་བ་གང་བུ་སུམ་ཚོམ་དབྱིབས་ནར་མོའི་ནང་འབྲས་བུ་སྒོ་ལེབ་སྲན་མའི་རོ་བྲོ་བ་དེ་ཡིན་ཀྱང་། ཚབ་ནི་ཤང་དྲིལ་སྔོན་པོ་འམ་སྨུག་པོ་ཟ་ལ་སྐྱེས་པ་དེ་དབྱར་སྟོད་བཏུས་པའི་མེ་ཏོག་གཏོང་སྟེ། རིན་ཆེན་སྒྲོན་མེར། ཟོ་སྨུག་སློ་ནག་གློ་ཚ་གསོ། །ཞེས་སོ། །ལ་ལས། རི་སྟོད་སྲད་སེར་སྟག་གི་རྒྱལ་མཚན་འདྲ། །ཞེས་པ་དེའི་རྩ་ལོ་མེ་འབྲས་གཏོང་སྟེ། འབྲུངས་དཔེར། རྩ་ཚད་ཟ་ཚད་ཁྲག་ཤོར་གཅོད། །ཅེས་པ་ཏུང་ཙམ།

སླིབ་ནི་ཞིང་གསེབ་ལ་སྐྱེས་པ་འཁྲིལ་ཞིང་མེ་ཏོག་དཀར་སྔོན། རྩ་བ་གྲོ་རིལ་ཅན་དེ་ཡིན་མོད། དེའི་ཚབ་ནི། ལུག་མུར་གྱི་རིགས་འདྲ་ཚད་ཆུང་ངུ། རྩ་བ་ཕུག་རོན་གྱོ་མ་ཟེར་བ་དེ་གཏོང་སྟེ། རིན་ཆེན་སྒྲོན་མེར། ཞིང་གསེབ་སྐྱེས་པ་ལོ་སྟོང་ཕྲ། །རྩ་བ་ཕུག་རོན་མར་རྒྱལ་གྱིས། །སློ་ཚམ་ནད་ལ་ཐང་མཆོག་ཡིན། །ཞེས་གསུངས་སོ། །འདི་ལ་མཁས་པ་ཁ་ཅིག་གིས་ལྷམ་ཚམ་པ་སློ་གསོད་སླེ་བ་ནག་པོ་ཞེས་ཀྱང་འདོགས་སོ། །

ཡུངས་ཀར་ཚབ། ཀེ་ཚེའི་འབྲུ་ལ་བྱ་སྟེ། ཤེལ་གོང་ལས། ཀེ་ཚེས་བགེགས་འདུལ་སྐྲངས་དང་ཞྭོག་པ་སེལ། །ཞེས་པ་དེའོ། །

ཏ་བྱིའི་ཚབ། ཤིང་ཕུར་སྨུག་གམ་སླ་རྐང་གི་མེ་ཏོག་ལོ་མ་བཅས་གཏོང་སྟེ། འདི་ཕོ་སྲིན་དང་རིམས་ནད་ལ་ཆེས་བརྟགས་སོ། །

ཐུ་དག་ཚབ། སགར་ཡང་ཆུས་མེར་བ་ན་སྐྱེས་པའི་ལོ་མ་གླང་མ་འདྲ་བ་སྐེ་མ་འབྲས་སྐེ་འདྲ་ཞིང་། རྩ་བ་དཀར་ནུར་ཕྲ་སྐོམས་ཅན་སྣ་ལུ་ལྷུང་པའམ་ན་ཆུའི་ཞོན་པ་ཟེར་བ་དེ་ཡི་ལོ་སྐེ་བཅས་ལ་བྱ་སྟེ། པེ་ཟོན་ལས། ཐྲད་སྐྱེད་གག་ཞྭོག་གཉན་རིགས་གདོན་རིགས་ཆུ་སེར་འཇོམས་ཟེར་བ་དེས་ཚབ་ཏུང་ངོ། །

གཡེར་མའི་ཚབ་ནི། བྱི་ཏུག་ནག་པོ་མཆོར་ལ་སྐྱེས་པའི་སྐེ་མ་དེས་རྨ་སྲིན་འཇོམས་པ་དེ་འམ། སྐབས་རེར་ཀེ་ཤིང་ཁནྟ་པགས་ནད་ཆུ་སེར་ལ་བརྟགས་པ་དེའམ། སྐབས་རེར་ནས་ཟོན་དམར་གསུམ་བསྲེས་ཐང་གིས་གྲི་བའི་རྩ་ལམ་འབྱེད་པར་གསུངས་པས་གང་ཏུང་བཏང་།

བྱང་བའི་ཚབ། ཁྲག་ཏའི་བྲུན་སྨུག་མོ་སྟོང་ཐུན་ཏེ་རྒྱང་སེལ་ལས། ཁྲག་ཏའི་བྲུན་གྱིས་རྩ་སྦྱོངས་དམར་བཤལ་འཇོམས། །ཞེས་བཤད་པ་དེའོ། །སྐབས་རེར་སྲད་ཨ་ལ་ཧྨའི་མདོག་ཅན་གྱི་ཕུཥྤ་ལོ་མ་བཅས་ཆུང་ངུའི་དུས་བཏུས་པས་བྱེད་དེ། འཇམ་དཔལ་བཀྲ་ཤིས་ཀྱི་སྡེ་ཚན་ལྔ་འགྲོལ་དུ། །ཡིག་ཆེ་བྱང་བ་གསོད་པ་ལས། །ལྷམ་བུ་སྲད་སྨུག་བཏུ་བ་ལེགས། །ཞེས་གསུངས། འབྲུངས་དཔེར། ནུས་པས་ཆུ་འགགས་འབིགས་ཤིང་སྦྱོངས། །ཞེས་གསུངས། ཡང་བྱིའུ་སྲོད་ཆུང་ངུའམ་བྱིའུ་ཤིང་མངར་ཟེར་བ་དེས་ཏུང་སྟེ། ཟློན་ཤིང་ལས། བྱིའུ་སྲོད་མས་ཆུ་འགགས་སེལ་བར་བྱེད། །ཅེས

གསུངས། ཡང་ན་ཚབ་འདྲེན་སྤྲད་སྨུག སྤྲད་དཀར། སྤྲད་ནག སྤྲད་སྔོན་ནམ། རྒྱལ་བ་རྒྱ་ཐུབ། བྷུ་ཏུའི་ཕྲེང་ལྡན་མ། ཕྱིའུ་སྤྲད་མ། གཟི་མདངས་མེད། ཆུ་མ་རྩི་བཅས་ཆ་མཉམ་སོས་ཀ་པཱུ་མོར་བདུས་པའི་ཁཎྜ་གཏོང་སྟེ། སྔོན་ཤིང་ལས། སྤྲད་བསྡུས་ཁུ་བས་དགུ་རྫིང་སྦྱོང་། །ཞེས་གསུངས་པས་གང་ཏུང་གཏང་།

མཚལ་དམར་དམར་གྱི་ཚབ། འདམ་བུ་ཀ་རའམ། འབུ་སྲུ་ཏང་གང་ཏུང་གཏང་།

རྩིག་ལ་མ་ཡི་ཚབ། རྡོ་དམར་སྨུག་འོད་ཁྲ་ལེ་བ་དེ་མཚལ་ཡིན་པས་དེ་གཏང་།

གཡེར་ཤིང་ཚབ། རི་སྐྱིད་ལ་ཁར་སྐྱེས་པའི་ལུག་མིའི་རྩ་བ་བསིལ་སྐམ་གཏོང་སྟེ། རྒྱང་བཤད་སྐབས། ལུག་མིས་རྨ་གསོ་འབྱུམ་ནག་ཕྱི་ལ་འཕྱུད། །ཅེས་པ་དེ་དང་ཡང་སྤྱང་རྒྱན་སྔོན་པོའི་པུཥྤ་གཏང་སྟེ། འབྲུངས་དཔེར། ནུས་པས་གྲི་བའི་འབྱུམ་པ་སེལ་ཞེས་སོ།

དཏྲལ་ཆུའི་ཚབ། རྒྱ་མཚལ་ལམ་སེང་ཁན་གང་ཏུང་གཏང་། གཉན་ཚད་སྐབས་གླང་གི་བོང་ངའི་ལོ་མ་སོར་གསུམ་དུས་བཏུས་པ་བཏང་།

རྒྱ་དྲུས་ཚབ་ལྕུམ་རྒྱ་དྲུས་སེར་པོ་བྱ།

རྒྱ་སྐྱེགས་ཚབ་སྤོ་རྩད་པ་རྩོད་པ་ཞེས་འཕྲེད་དུ་བསྒྲད་ནས་སྐྱེས་པ་དེ་དང་། ཆེ་བ་འབམ་པོ་འདྲ་བ་རྩད་པ་དཀར་ནག་གམ་ཕོ་མོའི་དབྱེ་བ་ཡོད་པའང་གང་ཏུང་གཏང་།

གསེར་སྐུད་ནི། རྒྱ་དཀར་ནག་སོགས་རོང་ཆེན་རྣམས་ཀྱི་བྲག་ལོགས་སུ་གཤིབ་ནས་སྐྱེས་པ་སེར་པོ་སྤུབས་སྟོང་དང་། སྤོམ་ལ་སྟོང་ལྟེབ་ཡང་ཡོང་བ་དེ་ཉིད་ཀྱི་ཚབ་སྤང་བལ་ལ་བྱེད་དེ་ནུས་པ་མཉམ་པར་བཤད།

གླ་སྣང་ཚབ། ལྕུམ་གླ་སྣང་ཟེར་བ་རྩ་བ་རྩིལ་མོ་བ་དེ་ཉིད་དང་།

ག་དུར་ཚབ། གླ་སྣང་མེ་ཏོག་ལ་བྱ་སྟེ། འདི་ལུགས་རི་པི་ཊུ་ཀྲ་ལས། ག་དུར་མེ་ཏོག་རྒྱ་ཁ་དམར་པོ་ཞེས་ཀྱང་འདོགས། རིན་ཆེན་སྒྲོན་མེར། ནུས་པས་རིམས་ནད་རིམས་ཚད་སེལ། །རྩ་བ་བོད་སྐྱེས་གླ་སྣང་གྲགས། །ཞེས་གསུངས། པི་རོ་ཙ་ནས་ག་དུར་གླ་སྣང་དོན་གཅིག་ཡིན། །ཞེས་གསུངས་པ་འདི་ཡིན། དངོས་ནི་དབྱིབས་རྩ་བ་ཆག་མོན་འདྲ་ཞིང་། ཅུང་ཟད་མངར་ལ་སྤྱུ་ཆེས་རིང་བ། ཕྱི་བྱ་རོག་གི་སྤུག་པ་འདྲ་བ་ཡོད་པ། ལོ་མ་རིང་ཞིང་དྲིལ་ལྟེ་འདྲ་བ་སལ་བརྡལ་ནས་སྐྱེས་པ། ལྕུམ་ག་དུར་དུ་གྲགས་པ། ར་མོ་ཤེལ་སྨན་གྱིས་ཀྱང་དེ་ལ་ངོས་འཛིན། ཁ་ཅིག་དབྱིབས་ལ་ལྟོས་ནས་རྟ་མོན་ཆེས་ཆེ་བ་དམར་མཁྲིགས་ཀྱི་རྩ་བར་བྱེད་པ་ནི་འཁྲུལ་ལོ། དེང་སང་འགའ་རེས་འདི་ལ་བྱེད་པ་ནི་མ་མཁྱེན་པའོ། །

བོང་ང་དམར་པོ་སེར་པོ་དངོས་ཀྱི་ཚབ་ནི། ལྕུམ་བུ་བོངས་རིང་སྣ་རྒྱུགས་ཡོད་པ་མེ་ཏོག་དམར་པོ་སེར་པོ་འཆར་ཞིང་། རོ་མངར་ཁ་ལོ་མ་སོགས་ལེ་ཙན་དེ་ལ་བྱའོ། །

རྩ་ཁྲ་བྲུག་ཙ་རི་སོགས་ནས་འབྱུང་ལ་དེའི་ཚབ། ཁྲ་བྲུག་ཐི་ཐོག་ཅེས་ལོ་མ་མེད་པ། རྩ་བ་མ་མཉྫི་ཥྛགས་ཟེར་བ་དེ་ཚབ་ཡོང་བར་བཻ་སྔོན་ལས་གསུངས། ཁམས་འདིར། ལོ་མ་སྨུག་ལོའི་དབྱིབས། མེ་ཏོག་དམར་ནག་གྱེན་བཟེད། ཁྲ་བྲུག་གཅིན་རྫེའུ་ཟེར་བ་དེའོ། ཡང་ན་རྒྱ་ཙུམ་གྱི་འབྲས་བུ་དང་། དབྱི་མོང་དཀར་པོ་དང་། ཀོ་ཐའི་རྩ་ལོ་མེ་ཏོག་བཅས་དེ་རྣམས་གང་རུང་གཏང་།

སྨན་དཀར་ལ་ཕྱུག་མ་འཐོར་ཆེ། རྐང་འབམ་ལ་ལ་ཕུག་གཞོན་ནུ་བཏུས་ཏེ་བཙོ་བཙོས་བྱ་བ་དང་། ཡང་ན་གསང་སྨན་ཁྲག་ཁྲིག་པ་རླུང་སྐྱེས་དར་ཡ་ཀན་གཉིས་གང་རུང་གཏོང་སྟེ། གཏོང་ཐབས་ཞིབ་པར་ཞལ་ཤེས་དང་། སྔོ་གཉིས་ཀ་རློན་པ་དགོས་ལ། ཚད་ལྡན་བཏུས་སྐམ་ཀྱང་རུང་ངོ་།

ཙབ་མོའི་བཏུང་བ་དངོས་ནི། རྒྱ་གར་གྱི་ཤིང་ཏོག་བི་ཇ་པི་ར་ཏེ། མ་རུ་ལཙྪར་ཡང་གྲགས་པ་དེ་སོགས་ཤིང་ཏོག་རོ་སྐྱུར་མོའི་རིགས་ཀྱི་བཏུང་བ་ཡིན་པར་སི་ཏུས་བཞེད། བོད་འདིར་དེའི་ཚབ། འབྲུ་གཙོད་སྐབས། ཞོ་དྲོད་ཀྲལ་དུ་བཏུམས་ལ་རག་འཐག་ལ་སོང་བའི་སྐྱུར་ལང་བའི་གར་མོ་དེ་གཏང་། བད་ཀན་ཞི་སྦྱོང་སྐབས་ཙུམ་གཞོན་ནུ་ཁུ་བ་དང་། སྦྱོང་ཙུག་སྐབས་སིངས་པོ་དང་། རླུང་རྩ་རླུང་འགྱུར་སོགས་ཀྱི་སྐབས་ཟན་ཆང་དང་། རྨ་འདུལ་སྐྲངས་འགྱུར་སོགས་ལ་སྦང་མ་བྱ་དགོས་པ་བཅས་སྔོན་གྱི་གཞུང་ཚད་ལྡན་རྣམས་ལས་བཤད།

ཚ་སྲིན་སྡེར་མོའི་ཚབ། སྔོ་སྲལ་བ་ལག་པའམ། ཚ་སྲིན་སྡེར་སྲུབ་གྲགས་པ་དེས་བྱ་སྟེ། འདི་དྲི་ཚ་འགགས་པ་དང་སྨད་ཀྱི་ཚབ་སེལ་བར་གསུངས་པས་དེ་འཐམ། སྐབས་རེར་བྲག་སྤོས་བྲེ་གུ་གསེར་ཐིག་གམ། གཟིག་མཇུག་པ་བཟང་པོ་གྲིབ་སྐམ་བྱས་པས་ཀྱང་རུང་སྟེ། འབྲུངས་དཔེར། རང་གི་ནུས་པས་མཆིན་ཚད་དང་། །རྨ་གསོ་རྒྱུ་གཟེར་འཇོམས་པར་བྱེད། །ཅེས་གསུངས། སྐབས་རེར་ལོ་བཙན་བཟང་པོའི་ཕུཥྤ་གཏོང་སྟེ། རང་བྱུང་པས། ལོ་བཙན་ཚད་འབྲུ་གཅོད་ཅིང་གསོད། །ཅེས་སོ། །

སྲིག་སྲིན་ཚབ། འབུ་སྐྱོགས་དུང་འབྲ་གཏོང་སྟེ། རྒྱུད་ལས་འབུ་སྐྱོགས་སྲིན་སེལ་དམུ་ཆུ་སྐྱོངས། །ཞེས་པའམ་ཡང་ན་སྔོ་གསོར་ལྡེམ་པའམ། ཆུ་རུག་གི་རིགས་སུ་འདྲེན་པ་སྲལ་བ་ལག་པར་གྲགས་པ། ཆུ་མིག་དང་ལུ་མའི་ན་བ་ལ་སྐྱེས་པ་དེ་ཡི་ལོ་མ་གཏོང་སྟེ། རྐང་བཤད་སྐབས། གསོར་ལྡེམ་པ་ཡིས་ཆུ་འགགས་སེལ། །ཞེས་པ་གང་རུང་གཏང་།

སེ་བའི་མེ་ཏོག་ཚབ་ནི། ཤ་མང་སྨུག་པོ་མདོག་ཁམ་སྨུག་གསེར་ཤའི་དབྱིབས་འདྲ་བ་སྤང་ལ་སྐྱེས་པ་དེ་གཞོན་ནུ་གཏོང་སྟེ། འབྲུངས་དཔེར། མཁྲིས་རླུང་ནད་ལ་བདུད་རྩི་ཡིན། །ཞེས་གསུངས་སོ། །

ལྕགས་སྤྲུལ་ཚབ། རྩ་ཨ་བ་བྱུང་བལྟས་སུ་སྐྱེས་པ་དེ་བསིལ་སྐམ་བྱས་པ་གཏོང་སྟེ། སྔོན་ཤེལ་ལས། མིག་གི་ནད་ལ་བདུད་རྩི་འདྲ། །ཞེས་དང་། རང་བྱུང་བ་དང་རྒྱུད་ལས་ཀྱང་དེ་ལྟར་འབྱུང་ཞིང་།

འབྲུངས་དཔེར། རོ་ནི་ཡིད་ཙམ་ཁ་བ་དང་། །མིག་ནད་གསོ་བའི་བདུད་རྩི་ཡིན། །ཞེས་གསུངས་སོ། །

བསེ་རུའི་ཆབ་ནི། ཁ་ཤའམ་ཤ་བའི་ཐོག་རྭ་གཞོན་ནུ་གང་རུང་གཏོང་། དེ་གསུམ་ནུས་པ་མཉམ་པར་བཤད།

གངས་སྤྲེལ་ལམ་ཤ་ད་བྱིད་ཆབ། ཤ་བའི་ཐོག་རྭ་གཞོན་ནུ་དེ་རྒྱ་ཡི་བཅུད་ལེན་གྱི་མན་ངག་ཏུ་འབྱུང་ཞིང་། ཡང་ན་ཕོ་སྤྲམ་གཞོན་ནུ་ཚང་འཁོར་དུ་མ་ཞུགས་པའི་སྨད་ཤ་ཚིལ་ལྡན་ནམ། ཡང་ན་བྱི་ལ་ཕོ་ཚང་འཁོར་དུ་མ་ཞུགས་པའི་མཇུག་རྡོ་ཚིལ་བཅས་སམ། ཡང་ན་རྒྱ་ཤོད་སྐྱེས་པའི་ར་མཉེ་རྒྱུ་བཟང་ཤིན་ཏུ་ཆེ་བ་ཤ་རྒྱས་མཁྲིགས་པ་དེ་གཏོང་སྟེ། སྔོན་ཤིང་ལས། ར་མཉེ་ཕོ་མཁལ་མེ་དྲིད་བསྐྱེད། །ཆུ་སེར་སྐེམ་ཞིང་ལུས་རྩལ་ཆེ། །ཡི་ག་འབྱེད་ཅིང་བད་མཁྲིས་སེལ། །བཅུད་ལེན་པ་ཡི་མཆོག་ཏུ་འགྱུར། །ཞེས་དང་། འབྲུངས་དཔེར། ད་བྱིད་དཀར་པོ་བྱ་བ་ཡིན། །ཞེས་གསུངས་སོ། །སྐབས་རེར། ཤྭ་གཡུང་རྒྱ་ཤོད་སྐྱེས་པའི་རྩ་བ་དཀར་མཁྲིགས་རྒྱུ་བཟང་རོ་མངར་བ་དེ་ཡང་གཏོང་སྟེ། སྔོན་ཤིང་ལས། ཤྭ་བའི་རྩ་བ་བཀོས་གདུས་པས། །མཁལ་རྐེད་གྲང་ཀླུང་སེལ་བ་ཡིན། །ཞེས་པ་ཁཎྜ་ཀོ་ན་ཆེས་ལེགས། དེ་དག་ཀྱང་བཅུད་དུ་འགྱུག་པའི་མན་ངག་སོགས་ལག་ལེན་ཞིབ་ཏུ་ཤེས་དགོས། །

རྒྱ་ཙྭའི་ཆབ། ཐག་གི་ཟེ་ཙྭ་བཟང་པོ་བཞུ་བསྐོལ་ཚད་ལྡན་བགྱིས་པ་དྭངས་སངས་དེ་གཏོང་སྟེ། འདིས་ཆུའི་རྗེའུ་འགགས་བཤིག་ཅིང་ཆུ་ལམ་འབྱེད་ནུས་པར་བཤད། ནུས་པས་ལུས་ཟུངས་ལ་འབིགས་ནུས་པར་ཐོས་སོ། །

རྒྱ་ཙྭ་བཟློས་མ་ནི། རྗེ་ཟུར་མཁར་རྣམ་སྭ་མིས། ཡ་བཀྲཱ་ར་ཟྲི་གང་ལ། །རྒྱ་ཙྭ་ཕབས་ལྷར་ཅུང་ཟད་བཏབ། །ཟ་མ་ཁ་རུབ་ལུང་གཉིས་ལྡན། །སྟུམ་བྱུགས་ནང་བླུག་ཁ་ཆོད་བརྡེབ། །དྲོ་ཞིང་ཉི་ཀླུང་ཕོག་པའི་སར། །ལུས་ཕྱེད་དོང་བྱུས་ཤིང་གཉིས་འཛུགས། །ལུང་གཉིས་འདོགས་ལ་དོང་ཁ་འགེབ། །ཆར་ཆུ་ནང་དུ་འཚོར་མི་རུང་། །ཕར་འཛོག་ཚུར་འདོན་ལོ་གཅིག་སྟེ། །སྐར་མ་ཧ་ལ་གཉིས་ཀ་གཏུགས། །སྔོད་རྫོར་རྒྱ་ཙྭའི་བཟོ་ཐབས་སོ། །ཞེས་འབྱུང་ངོ་། །

རྒྱམ་ཙྭའི་ཆབ། རང་བྱུང་བས། བྱང་ཙྭ་ལྷད་མེད་རྒྱམ་ཙྭར་མཚུངས། །ཞེས་སོ། །

སྒེ་ཤྲང་ཙྭའི་ཆབ། ལན་ཙྭ་དམར་དྭངས་རོ་མངར་ཤས་ཡོད་པ་དེས་ངེས་པར་ཚོག་པ་ཀུན་གྱིས་བཞེད།

ཡྭ་ཙྭའིབ་ཆབ། ས་ཕྱུག་ངོས་ལ་ཆགས་པའི་བ་ཙྭ་དཀར་པོས་ཚོག་པར་པེ་སྔོན་ལས་གསུངས།

ཁ་རུ་ཙྭ་བཟློས་མ་ནི། རྣམ་སྭ་མིས། བྱང་ཙྭ་ལྷད་མེད་ཆ་དྲུག་ལ། །བུལ་ཏོག་ཕྱེད་དང་གཉིས་ཀྱི་ཆ། །ཀོང་བུར་བླུག་ལ་སོལ་མེས་བཞུས། །རྒྱ་ཚོས་བཟང་པོ་ཐུན་གསུམ་དང་། །གཡག་

རྐོད་རྣ་གཞོབ་ཆ་བཞི་དང་། །དར་མཚུར་ཆ་གཅིག་ཞིབ་བཏགས་ལ། །ཆུ་བསྐོལ་ནང་བཏབ་དྭངས་མ་བསིང་། །གོང་གི་ཚ་ཞུན་ཞུ་བར་བླུགས། །འདི་ནི་ཁ་ཏུ་ཙྭ་ཡིན་ནོ། །ཞེས་གསུངས་སོ། །ཡང་ན་ལོ་སྟོང་འདས་པའི་ཁང་རྙིང་གི །ཀྱང་ས་སྨུམ་ལྡན་ལྩེ་འབིགས་པ། །སྨུག་པོ་རྙིང་ནས་ཚུར་ཞིག་ཡོང་། །དེ་ཉིད་བྲེ་གང་ཆང་བྲེ་བཞིར། །བཏབ་ལ་བསྐོལ་ཞིང་ཞག་གཅིག་སོང་། །དྭངས་མ་བསིང་བ་བསྡུས་པ་ནི། །ཐྲེད་བསྐྱེད་སྲོ་སྒྲིག་བད་རླུང་འཇོམས། །ཞེས་གསུངས་པ་དེས་ཀྱང་ཏུང་ངོ་། །

ཙབ་ཏུ་ཙྭ་བཟློས་མ་ནི། རྒྱམས། བྱང་ཙྭ་སྤོ་དྭངས་ཆ་བཞི་ལ། །ཚ་ལ་མཚུར་དཀར་བུལ་ཏོག་གསུམ། །ཆ་རེ་གདབ་ལ་གོང་བཞིན་བཞུ། །འདི་ནི་ཙབ་ཏུ་ཙྭ་ཡིན་ནོ། །ཞེས་སོ། །

རྣ་ཙྭ་ནི། རྒྱམས། གཡག་རྐོད་ར་ལུག་གནའ་བའི་རྣ། །ཆ་མཉམ་སྦྱོལ་བསྲེགས་ཕྱེ་མ་དང་། །བྱང་ཙྭ་ལྷད་མེད་ཆ་མཉམ་པ། །རང་ཞུབ་ཙམ་གྱི་བ་ཞོར་བཙོ། །ཚ་ལ་རྒྱ་ཙྭ་བུལ་ཏོག་ནི། །ཁ་ཚར་བཏབ་ལ་ཟན་ལྷུར་དྲིལ། །གནའ་རྣ་སྲབ་མོའི་ནང་དུ་བཙུག །ཁ་གཏིང་བྱི་མས་ལིགས་པར་བསྡམས། །མེ་མུར་ནང་དུ་ཞག་གསུམ་སྦ། །དེ་ནི་རྣ་ཙྭ་བྱ་བ་ཡིན། །ཞེས་སོ། །

ཐལ་ཙྭ་ནི། ཇི་སྐད་དུ། བེ་དང་སེང་ལྡེང་ལ་སོགས་པའི། །ཚེར་ཅན་ཤིང་གི་ཚེར་མ་དང་། །ལྷགས་པ་བསྲེགས་ཐལ་བཞི་ཆ་དང་། །སྦྱར་བའི་ཐལ་བ་སུམ་ཆ་རྣམས། །ཐལ་འཇམ་དཔངས་སོར་ལྔ་ཙམ་བྱ། །གཡོ་མ་ཐགས་ངན་སྟེང་དུ་བཀོད། །ཁྲིའུའི་སྟེང་བཞག་གནམ་དུ་འདོགས། །ཞབས་སུ་སྣོད་གཅིག་རྒྱུན་དུ་བཟེད། །ཆུ་གཙང་ཐལ་འཇམ་མ་འཁྲུགས་ཐྲན། །མར་ནག་འདྲ་བའི་ཐིགས་པ་འབྱུང་། །གོང་བཞིན་གདུས་པ་ཐལ་ཙྭའོ། །ཞེས་སོ། །ད་ལྟ་ནགས་ཀྱི་ཤིང་སྡོང་ཁོག་མེ་ཡིས་ཚིག་མལ་ལ་ཆགས་པའི་ཐང་ཙྭ་ཡང་འདི་ཡི་རིགས་དམན་པ་སྟེ་ནུས་པ་མཚུངས་སོ། །

ཆ་ལ་ནི་རྙེད་སླ་མོད། ཚབ་ནི་ཤིང་སྦྲ་ཚེར་གྱི་ཤིང་སྡོང་ངོ་བོའི་ཁཎྜ་རེས་ཁྲབ་འཇུ་ཞིང་། བད་ཀན་སྨུག་པོའི་ཚ་བ་འཇོམས་ནུས་པར་པི་སློབ་ལས་གསུངས་པས་གཏོང་ཆོག

ཟེ་ཙྭ་དང་ཡ་བཀྲ་ར་དང་མཛེ་ཙྭ་དང་བུལ་ཏོག་དང་མཚུར་དཀར་སེར་ནག་གསུམ་རྣམས་རྙེད་སླ་བས་ཚབ་སོགས་སྨོས་མ་དགོས།

ནི་ལ་ཐོ་ཁའི་ཚབ་ནི། རྒྱ་ཙྭ་རྒྱམ་ཙྭ་ཆ་མཉམ་ཞོ་དང་སྦྱར་བ། ཟངས་སྣོ་ངོས་ལ་བྱུགས་ནས་བརྔན་ཡོད་སར་ཞག་གསུམ་བསྒྲལ་བའི་སྔོན་པོ་དེ་ལ་ནི་ལ་ཐོ་ཁའམ། འགའ་ཞིག་གིས་སག་རམ་སྔོ་ཟེར་བ་དེས་ངེས་པར་ཏུང་བའོ། །

ས་བཅད་གསུམ་པ། མཇུག་དོན།

དེ་ལྟ་བུའི་འདྲ་ཚབ་ཏུ་སློས་པ་དེ་དག་ཀྱང་། ལ་ལ་ནུས་པ་ཆ་འདྲ་དང་། ལ་ལ་ནུས་པ་ཕྱོགས་མཚུངས། ལ་ལ་ཕྱོགས་འགྲོ་ལྟ་བུས་གཏོང་ཚུལ་གྱི་སྒོ་ནས་མགོ་སློས་མཚོན་པ་ཙམ་དུ་བཀོད་པ་སྟེ། སྦྱོར་སྡེའི་འགྲོ་ཡུལ་དང་ནད་ཀྱི་གཏོང་དམིགས་རོ་ནུས་སྤྱི་དང་། ཁྱད་པར་སྨན་རང་རང་གི་ངོ་བོའི་ནུས་པ་དང་། སྟོབས་སམ་ཡོན་ཏན་གྱི་ནུས་པ་སོགས་ལ་རྗེས་སུ་དཔག་ཅིང་། དེར་མ་ཟད་སྨན་གྱི་སྦྱོར་བ་དེར། སྨན་གཉིས་ཟློས་སུ་བྱུང་བ་སོགས་ལའང་། ཞིབ་རབ་ཀྱིས་རྗེས་སུ་དཔག་སྟེ་སྦྱར་དགོས་པའི་ཕྱིར་རྩི་ཐང་སོགས་ལ་སྨན་གྱི་རིགས་རེ་རེ་ལའང་འདྲ་ཚབ་གཉིས་གསུམ་ཙམ་སློས་པ་ལེགས་ཤིང་མདོར་ན་ནུས་པ་ཁྱད་པར་ཅན་གྱི་སྨན་དེ་ཉིད་གཏོང་ཡུལ་ནད་སྟེང་དུ་གོ་མ་ལོག་པ་ཅིག་འབྱུང་དགོས་པ་ནི་མདོ་ཚིག་ཡང་དག་པར་བསྟུས་པ་སྟེ། རྩི་ཐང་སྨན་གྱི་རིགས་གང་མ་ཚང་བ་དེ་དང་དེ་ཡི་ཚབ་གཏོང་དགོས་པ་ཉིད་དོ། །ཞེས་སློས་སོ།

གང་དག་རྒྱུད་དང་མཁས་པའི་མན་ངག་དང་། །རྒྱ་བོད་ཚད་མའི་གཞུང་བཟང་ལ་འདྲིས་པའི། །སྨན་པའི་རྒྱུད་དྲུག་ཚང་བའི་སྐལ་ལྡན་ལ། །སྨྲ་བ་འདི་ནི་གཅམ་བུ་གྱ་གྱུའི་རྒྱུ། །འོན་ཀྱང་སྐལ་དམན་དང་པོའི་ལས་ཅན་དང་། །རྒྱུད་དང་ཚད་མའི་གཞུང་སྦྱང་དབེན་རྣམས་ལ། །ཀྱི་ཚོམ་མ་ལགས་གནད་ཀྱི་གསང་གཏམ་སྟེ། །ཁུངས་མེད་རང་བཟོ་གོམས་རྣམས་འཕྲུང་མོ་ཞུག །དེ་སྐད་སྙིགས་དུས་མཁས་པའི་སྣང་བྱེད་ནུབ། །ཉོངས་ཁྲུ་འབྱུང་པོའི་བྱ་ཚོགས་ནར་མར་རྒྱུ། །མི་སྲོག་ཆོད་ལེན་སྐད་ངན་སྒྲོག་དུས་འདིར། །ཕྲན་ཆུང་སྲིན་བུའི་འོད་སྒྲོ་སྐྱེངས་པའི་རྒྱུ། །ལགས་མོད་དགོས་པས་དབེན་ཞིང་ངལ་རྒྱུར་ཟད། །ཚུལ་དེ་ནའང་བློ་གཏད་གྲོགས་མཆེད་འགགས། །སྒྲིབ་མེད་དྲན་པའི་ཐག་པ་རིང་བརྐྱངས་ཚེ། །ཅུང་ཟད་མཚོན་ཙམ་གླེང་བའི་དགེ་བ་དེས། །སྐྱེ་དགུའི་དུཿཁའི་ཚ་གདུང་རབ་བཅིལ་ཏེ། །ཕན་བདེའི་གནས་ཡུལ་འཕེལ་བའི་ཀུནྡའི་ཚལ། །རྣམ་པར་རྒྱལ་པའི་ཤར་གྱི་ཐིག་ལེ་ཆེ། །ཉེར་འཚེས་ནུབ་མེད་རྒྱུ་རུ་གྱུར་ཅིག་གུ །

(མཁའ་འགྲོ་སྐྱབས། ཤ་བོ་འབྲུག་མོ།)

བསམ་གཞིགས།

༡ སྨན་གྱི་ཚབ་ཡིག་གཏོང་ཚུལ་བསྟན་པ་ལ་དགོས་པ་ཅི་ཡོད།

༢ སྨན་གྱི་ཚབ་ཡིག་གཏོང་བའི་རིགས་པའི་གཞི་འཛིན་ས་གང་ཡིན།

༣ ཅན་དན་དཀར་པོའི་ཚབ་ཏུ་སྦྱོང་ཟྲིལ་མེ་ཏོག་དཀར་པོ་ཅན་ལས་གཞན་གཏོང་ཆོག་གམ།

༤ བསེ་རུའི་ཚབ་ཏུ་ཐོ་སྨན་གཏོང་ཆོག་གམ།

༥ ཚབ་སྨན་གྱི་ནུས་པ་དངོས་སྨན་ལས་ཆེ་བ་ཡོད་དམ།

༦ ཚབ་ཡིག་གཏོང་ཚུལ་མི་ལེགས་པའམ་དགོས་པ་ཆུང་སླམ་པ་ཡོད་དམ། གང་དག་ཡིན། རྒྱུ་མཚན་ཅི།

ལེའུ་དགུ་པ། སྨན་མིང་རྒྱ་མཚོ།[①]

ཀརྨ་རང་བྱུང་རྡོ་རྗེས་མཛད།

འགྲོ་བའི་ནད་གསོ་བཅོམ་ལྡན་འདས། ། སྨན་གྱི་རྒྱལ་པོ་ཚངས་པ་སོགས། ། དྲང་སྲོང་བླ་མ་བརྒྱུད་པ་ལ། ། བཏུད་དེ་གུས་པས་ཕྱག་འཚལ་ནས། ། རིན་ཆེན་རྡོ་དང་ཆུ་ཤིང་དང་། ། རྩི་དང་སྔོ་ལྡུམ་བྱེ་བྲག་དང་། ། སྲོག་ཆགས་ལས་བྱུང་ཤ་ལ་སོགས། ། སོ་སོའི་ནུས་པ་བཤད་པར་བྱ། ། ལྷ་ཀླུ་གནོད་སྦྱིན་མིའམ་ཅིའི། ། སྐྱོད་པ་བཤད་ཀྱང་ཉེར་མི་འགྱུར། ། སྨན་གྱི་རྒྱལ་པོ་འགྲམ་བྱེད་སོགས། ། མངོན་ཤེས་ལྡན་པའི་སྤྱོད་ཡུལ་ཡིན། འདི་སྙིང་པ་ཡི་ཉེར་མཁོ་བ། ། ཅུང་ཟད་བཤད་པས་འདིར་ཤེས་བྱ། །

ས་བཅད་དང་པོ། རིན་པོ་ཆེའི་སྨན་གྱི་སྡེ་ཚན།

རྒྱལ་བའི་རིང་བསྲེལ་ནོར་བུའི་མཆོག ། དགོས་འདོད་ཐམས་ཅད་འབྱུང་བར་ངེས། ། ཉན་ཐོས་རང་རྒྱལ་བྱང་ཆུབ་སེམས། ། དེ་བཞིན་རྣལ་འབྱོར་ལྡན་པའི་གདུང་། ། མཆོད་ཅིང་ལུས་ལ་བཅིངས་པ་ཡིས། ། གདོན་ཀུན་ཕྱོགས་སུ་ཉེ་མི་ནུས། ། ནོར་བུ་རིན་ཆེན་བཻཌཱུརྻ། ། འོད་ཀྱིས་ནད་ཀུན་སེལ་བར་བྱེད། ། ཨིནྡྲ་ནཱི་ལས་ནད་ཀུན་སེལ། ། རྡོ་རྗེས་ཐོག་ཀུན་བཟློག་པར་བྱེད། ། པདྨ་རཱ་གས་ནད་ཀུན་འཇོམས། ། མར་གད་ནད་རྣམས་ཀུན་ལ་ཕན། ། བྱི་ལའི་མིག་འདྲས་སྨྱུལ་ཆེན་

---

① སྨན་མིང་རྒྱ་མཚོ་ཞེས་བྱ་བའི་གཞུང་འདི་ནི་གྲགས་ཆེ་བའི་སྨན་གཞུང་རྙིང་མ་ཞིག་ཡིན་ལ། འདི་ནི་རིན་པོ་ཆེ་དང་རྩི་ཤིང་སྔོ་ལ་སོགས་པའི་སྨན་གྱི་ནུས་པ་སྟོན་པའི་གཞུང་ཐུ་བའི་གྲས་ཡིན་པས་ལོ་རྒྱུས་ཐོག་རང་བྱུང་རྡོ་རྗེའི་སྨན་མིང་རྒྱ་མཚོ་ཞེས་སྨན་པ་རྣམས་ལ་གྲགས་ཆེ། གཞུང་འདིའི་མཛད་པ་པོ་ཀརྨ་པ་རང་བྱུང་རྡོ་རྗེ་ནི་མངའ་རིས་མང་ཡུལ་གུང་ཐང་གངས་ཞུར་མོའི་འགྲམ་ཙ་ཕུ་ཀླུང་ཤོར་ཟེར་བར་ཡབ་ཐུགས་འཆང་ཆོས་དཔལ་གྱི་སྲས་སུ་རབ་བྱུང་ལྔ་བའི་ཤིང་སྤྲེལ་སྤྱི་ལོ་༡༣༨༩ལོར་འཁྲུངས་ཤིང་། དགུང་ལོ་བདུན་ལ་མཁན་པོ་ཀུན་ལྡན་ཤེས་རབ་ཀྱི་དྲུང་དུ་རབ་བྱུང་གི་སྡོམ་པ་བཞེས་ཏེ་མཚན་ལ་རང་བྱུང་རྡོ་རྗེ་ཞེས་གསོལ། ། སྐུ་ཚུར་སོན་ནས་མཁན་པོ་གཞོན་ནུ་བྱང་ཆུབ་དང་། དགེ་འདུན་རིན་ཆེན་སོགས་མཁས་པ་མང་པོའི་ཞབས་ལ་གཏུགས་ནས་སྨན་རྩིས་གཉིས་ཀར་མཁས་ཤིང་བྱང་ཆུབ་པར་གྱུར། ཀོང་པོ་སོགས་ཡུལ་ཁག་མང་པོར་ཕེབས་ནས་འགྲོ་དོན་མཛད་པ་དང་། སྨན་གྱི་ནུས་པ་ཕྱོགས་གཅིག་ཏུ་བསྡུས་པ་སྨན་མིང་རྒྱ་མཚོ་ཞེས་པ་སྨན་རིགས་བརྒྱ་དང་སུམ་ཅུའི་འབྲུངས་དཔེ་རྒྱས་ཤིང་ཁུངས་ཐུབ་ཚད་ལྡན་འདི་བརྩམས་གནང་མཛད་པ་དང་། སློབ་མ་ཡང་གཡུང་སྟོན་རྡོ་རྗེ་དཔལ་སོགས་མང་དུ་བྱུང་བ་ཡིན་ནོ། །

བཟློག །ཆུ་ཤེལ་ཚད་པ་ཞི་བར་བྱེད། །མེ་ཤེལ་གྲང་བའི་ནད་རྣམས་འཇོམས། །ཀར་ཀ་ཀྲ་ཡིས་གཟེར་བ་སེལ། །སྤུར་ལེན་དུག་ཚད་ཐམས་ཅད་འཇོམས། །དེ་ལྟར་རྫོ་ཡི་ནོར་བུ་བཅུ། །བྱ་ཁྱུང་སྐྱུགས་པའི་ནད་ཀུན་ཕན། །དེ་བཞིན་གཡུ་སྙིང་ནུས་པ་མཚུངས། །མུ་མེན་དུག་དང་སྐྲ་དཀར་འཇོམས། །མུ་ཏིག་དུག་སེལ་གླད་པ་གསོ། །ཁྲ་མེན་གཟའ་ནད་མ་ལུས་སེལ། །བྱི་རུ་འདུས་པའི་ནད་ལ་ཕན། །ཤང་ཀ་ཤེ་ལས་གདོན་ནད་བསྲུང་། །ཕལ་བའི་དུང་བསྲེགས་འབྲིལ་ཀུན་འཇིག །གཟི་སྙིང་མིག་ནད་སེལ་བར་བྱེད། །མཆོང་དང་མར་གད་དེ་དང་འདྲ། །རྫོ་དང་སྲོག་ཆགས་ལས་བྱུང་བཅུ། །ལྕེ་སྤྱང་རྣ་ཡིས་ནོར་རྣམས་བསྲུངས། །སྤྲུལ་གྱི་ནོར་བུས་དུག་ལ་ཕན། །ཀུ་ཤ་ཛྙན་ཧྣས་རིམས་ནད་སེལ། །གསེར་མེན་དབྱིག་དུག་སྐྱུད་ཅིང་སེལ། །རིག་ཚོད་སྐྲན་ནད་འཇོམས་པར་བྱེད། །སླ་བའི་ནོར་བུས་སྦྲུལ་དུག་ཕན། །ཉ་སོགས་སྲོག་ཆགས་གླད་པའི་ནང་། །རྫོ་བ་ཆར་འབེབས་སོ་སོར་ཕན། །ཆུ་ཚན་རིང་བསྲེལ་གདོན་ནད་སེལ། །ཉ་ཕྱིས་གླད་པ་འཛག་པ་གཅོད། །འཛུ་བྱེད་ཤེལ་རྫོ་དུག་ལ་ཕན། །དེ་ལྟར་ནོར་བུར་གཏོགས་པ་བཅུ། །རོ་བཅུད་རྒྱལ་པོ་དངུལ་ཆུ་ནི། །གཉེན་པོ་གྲོགས་སྦྱར་ནད་ཀུན་སེལ། །ཚ་རིང་ནད་རྣམས་ཀུན་འགྲུབ་བྱེད། །གསེར་གྱིས་ཀ[illegible]་པ་རྣམ་པར་འཇོམས། །དངུལ་གྱིས་སོ་ནི་བཟང་པོར་འགྱུར། །ལྕགས་ཀྱིས་ཆུ་དང་མཚོན་རྣམས་བཟློག །ཟངས་ཀྱིས་དམུ་ཛིང་སྐེམས་པར་བྱེད། །མཁར་བ་ར་གན་མིག་ནད་སེལ། །ཟླུ་ནི་ནག་དང་དཀར་བ་གཉིས། །གདོན་བསྲུངས་སྦྱུ་རྣམས་ནག་པོར་བྱེད། །འདི་རྣམས་ལྕགས་བརྒྱད་གཉེན་པོ་བཤད། །ཡོན་ཏན་ཀུན་སྟེར་ཤེས་པར་བྱ། །

ས་བཅད་གཉིས་པ། རྫོ་སྨན་གྱི་སྡེ་ཚན།

དེ་ནས་ཁམས་རྣམས་བརྗོད་བྱ་སྟེ། །ཁབ་ལེན་རིགས་ནི་རྣམ་པ་བཞི། །འགུགས་བྱེད་ལྕགས་རྣམས་འགུགས་པར་བྱེད། །གཅོད་བྱེད་འཚིག་བྱེད་སྐོར་བྱེད་རྣམས། །ལྕགས་ཀུན་ལས་བྱེད་ཁམས་མཆོག་ཡིན། །མཚལ་གྱིས་རྩ་སྦྱོངས་དུག་ནད་སེལ། །གསེར་དངུལ་རྫོ་ཡང་དེ་ཉིད་མཚུངས། །ཟངས་རྫོ་མཐིང་སྒང་ནད་ཀུན་རྒྱུག །རག་རྫོས་མིག་གི་རབ་རིབ་སེལ། །ཏི་ཚ་དམར་ནག་ཆུ་སེར་སྐེམས། །ཕ་ཝང་དཀར་པོས་མིག་ལ་ཕན། །ནག་པོ་གྲུ་བཞི་ཁྲི་སྨྱོན་ཕན། །གསེར་ཟིལ་ཟངས་དང་ནུས་པ་མཚུངས། །དངུལ་ཟིལ་རྫོ་དུག་སེལ་བར་བྱེད། །ཤོང་རོས་གག་པའི་སྨན་མཆོག་ཡིན། །བ་བླས་གདོན་ནད་སེལ་བར་བྱེད། །མུ་ཟིས་མཛེ་དང་ཆུ་སེར་སྐེམས། །ནག་པོ་རྨོག་པའི་ནད་ལ་ཕན། །དམུ་ཛིང་གཉན་ཚད་སེལ་བར་བྱེད། །མཚུར་ནག་རིགས་གསུམ་གང་གིས་ཀྱང་། །དབྱིག

དུག་སེལ་ཞིང་ཁ་ནད་འཇོམས། །དར་མཚུར་རུས་ནད་ཕལ་ཆེར་འཇོམས། །ལྷང་ཚེར་དུག་ནད་ཀུན་སེལ་བྱེད། །ཁམས་བརྒྱད་ཞེ་བཅུད་བཅུར་བཅས་ཡིན། །འདི་རྣམས་སོ་སོར་དུག་བསད་གཅེས། །དེ་ནས་རྡོ་གཞན་ཡོན་ཏན་ནི། །དུང་འབྲས་དཔུལ་ཆུ་འཆིང་བར་བྱེད། །སྨུག་པོས་མིག་གདོན་ནད་ཀུན་ཕན། །བྱིའུ་མགོས་མགོ་བོའི་རུས་ཆག་སྦྱོར། །སྤྲལ་རྒྱབ་ཆུ་སེར་ནད་ཀུན་ཕན། །མདུང་རྩེ་དཀར་སྨུག་མིག་ནད་སེལ། །དཀར་པོ་ཆིག་ཐུབ་རུས་ཚད་སེལ། །གངས་ཐིགས་འབྲུམ་པའི་ཆུ་སེར་སྐེམ། །འབྲུག་སྐད་སྐད་པའི་ནད་ལ་ཕན། །ཅོང་ཞིས་རུས་པའི་དྭངས་མ་གསོ། །དེ་ལྟར་བཅུ་བོ་མགོ་ཆག་དང་། །ཆུ་སེར་ནད་རིགས་ཀུན་ལ་ཕན། །རྡོ་ཞོས་སྣོད་ཀྱི་ནད་རྣམས་སེལ། །ཕུག་རོན་སྐེ་ཡིས་ལྷུགས་དྲེག་འཇོམས། །དཀར་པོ་ལུག་གདོང་སྐྲན་ལ་ཕན། །ཏ་སྒོ་ཁ་འདྲ་འབྲིལ་རྣམས་བཤིག །སྐྱུང་ཁའི་རྒྱབ་འབྲས་སྒོ་སྐྲན་ཕན། །སེར་པོ་མཆིན་མཁྲིས་འབྲིལ་རྣམས་སེལ། །གོ་བོའི་རྒྱབ་འབྲས་གྲང་སྐྲན་འཇིག །ཚ་རྡོ་གྲང་ནད་ཕལ་ཆེར་འཇོམས། །རྡོ་སོལ་དབྱིག་གི་དུག་ལ་ཕན། །སྨུ་ཟེ་རྡོ་ཡིས་དམུ་ཆུ་སྐེམས། །འདི་བཅུ་བསྲེག་ལ་བཏང་བར་བྱ། །རྡོ་མཁྲིས་མཁྲིས་པ་མིག་སེར་སེལ། །རྡོ་སྐྱུར་གྲང་བ་བད་ཀན་སེལ། །རྡོ་རྐྱུས་རུས་པའི་ནད་ལ་ཕན། །ལུང་རྡོ་རྩ་ཡི་ནད་རྣམས་ཕན། །པེ་སྟབས་རྨ་ཡི་ནད་ལ་ཕན། །ཆུ་རྡོས་ཚད་པའི་ནད་སེལ་བྱེད། །བྲག་རྡོས་གྲང་བ་སེལ་བ་ཡིན། །རྡོ་ཆུ་དཔུལ་གྱི་དུག་ལ་ཕན། །རྒྱ་མཚོ་ལྦུ་བས་གདོན་ནད་སེལ། །ཐོད་ལེ་ཀོར་གྱིས་རྩ་ལམ་སེལ། །འདི་བཅུ་གྲོགས་དང་བསྲེས་པར་གཅེས། །རྡོ་སྤྱོས་འདུས་པའི་ནད་ལ་ཕན། །དཀར་གོང་སྲིན་ཅན་སོ་སྲིན་སེལ། །རྒྱ་མཚོའི་རྡོ་བས་སྲིན་ལ་ཕན། །སྨུག་གིས་རྨ་ཡི་ཆུ་སེར་སྐེམས། །ཀ་ཤའི་རྡོས་ཀྱང་དཔུལ་ཆུ་སྦྱོངས། །དཔུལ་ཆུའི་རྡོ་བསྲེགས་ཤ་རོ་གཅོད། །དུག་ཤེལ་དུག་ནད་སེལ་བ་ཡིན། །འཇིང་གིས་རྨ་རྙིང་སེལ་བར་བྱེད། །ལས་བྱེད་འདུ་བ་སྨོམས་པ་ཡིན། །གཡམ་པ་ཁམས་གང་ཡིན་པར་མཐུན། །རྡོ་ཚོགས་ནུས་ལྡན་རྡོ་བ་བཅུ། །གཞན་ཡང་རོ་ནུས་འདྲེས་པ་རྣམས། །ནུས་པས་ནད་རྣམས་ཞི་བྱེད་པ། །མཁས་པས་ཚུལ་བཞིན་སྦྱོད་བྱས་ལ། །གཏོང་ལུགས་མཁས་པའི་ཞལ་ལ་དྲིས། །

ས་བཅད་གསུམ་པ། ཆུ་སྨན་གྱི་སྡེ་ཚན།

དེ་ནས་ཆུ་སྨན་བཤད་པར་བྱ། །མཁའ་ལས་བབས་དང་གང་གཱ་དང་། །ས་སྦྱོགས་དཀར་ནག་གཙང་ལས་འབབ། །འཚོ་བྱེད་ངོམས་བྱེད་ཡི་གར་འོང་། །ཆེམ་བྱེད་སེམས་ནི་གསལ་བྱེད་ལ། །སྣ་ཞིང་རོ་མི་གསལ་ལ་ཞིམ། །བསིལ་ཞིང་ཡང་བ་ཡན་ལག་བརྒྱད། །ལྡན་པ་བདུད་རྩི་ལྟ་བུ་ཡིན། །ཆུ་

སྐོལ་ཡན་ལག་བརྒྱད་དང་ལྡན། །རླུང་གནོན་བད་ཀན་འབྱིན་པར་བྱེད། །མི་དྲོད་སྐྱེད་བྱེད་དྭངས་སྙིགས་འབྱེད། །སྐོམ་སེལ་སྐོལ་གྲང་ཉེས་གསུམ་སེལ། །ཆུ་ནི་ཞག་ལོན་ཉེས་གསུམ་བསྐྱེད། །གངས་ཆུ་ཚ་སེལ་གྲང་ནད་བསྐྱེད། །ཤིང་ལྟུམ་མང་བས་བད་ཀན་བསྐྱེད། །ཅོང་ཞིའི་ཆུ་ཡིས་སྨུག་པོ་སེལ། །ཁྲིན་པའི་ཆུ་ཡིས་མཁྲིས་པ་སེལ། །ཆུ་ཚན་རིགས་ནི་ལྔ་ཡོད་དེ། །ཡན་ལག་བརྒྱད་ལྡན་ནད་ཀུན་ཕན། །ཆུ་སྐྱུར་པགས་ནད་བད་ཀན་སེལ། །བ་ཚ་ལྡན་པས་རླུང་ནད་འཇོམས། །ཁ་རུ་ཚ་སྦྲོམ་ཞུ་སེལ། །མུ་ཟི་དྲི་ལྡན་ཆུ་སེར་སྐེམས། །དེ་བཞིན་སྨན་ཆུ་ལྔ་ཡོད་དེ། །རྒྱ་ཚའི་རོ་ལྡན་ནད་ཀུན་ཕན། །སྐྱུར་པོའི་རོ་ལྡན་བད་རླུང་སེལ། །བསིལ་ལ་རོ་ཁ་བད་རླུང་སེལ། །རྣ་གཞོབ་ཕོ་བ་མ་ཞུ་སེལ། །དྲི་ཆུ་མཚུངས་པས་ནད་ཀུན་འཕྲོ། །ཀུན་གྱིས་སྦྱོངས་དང་སྐྱུགས་པ་ཡིན། །ཁྱད་པར་ཅན་གྱི་ཆུ་རྣམས་ནི། །རྗེ་ཆུ་དུག་ཆུ་ཕྱི་ཆུ་དང་། །ཆུ་ཤེལ་ཆུ་དང་གཙོད་པའི་ཆུ། །རེ་རེ་ལའང་ལྔ་ལྔ་སྟེ། །དངུལ་ཆུ་འཆིང་བར་བྱེད་པ་ཡིན། །ན་ར་ཀྵ་ར་གུའུ་དང་། །ཨ་ཤ་ཤུན་ཏ་ཐི་ཏི། །དྲི་ཆུ་ལྔ་ནི་དངུལ་ཆུ་འཕྲོ། །དེ་སོགས་དྲི་ཆུ་མང་པོ་ཡི། །ཡོན་ཏན་དཔག་མེད་འདིར་མ་བརྗོད། །ནད་རྣམས་བསྐྱེད་པར་བྱེད་པའི་ཆུ། །ལྗིང་ཀ་འདམ་རྫབ་ཤ་ཕྱིབས་ཅན། །མཚོ་དང་ལུ་མ་རྙོགས་མ་ཅན། །ལྷུ་བ་སྲོག་ཆགས་མང་དང་གྲོ། །གྲང་རྫིས་སོ་ཡི་མི་བཟོད་དང་། །ཆར་གང་དུས་སུ་མ་བབས་དང་། །དུས་ཀྱི་དང་པོར་བབས་པ་དང་། །སྲོག་ཆགས་ཆུ་དང་དུག་འདྲེས་དང་། །བཤང་གཅི་འདྲེས་པའི་ཆུ་རྣམས་ནི། །གལ་ཏེ་འཐུང་ན་ལེགས་པར་བཙགས། །དྭངས་སྙིགས་ཕྱེ་ལ་ལེགས་པར་བསྐོལ། །ལྷུབ་བཅད་ལ་བཏུང་བར་བྱ། །དེ་ལྟར་ནད་སེལ་ཉི་ཤུ་ལྔ། །ནད་རྣམས་སྐྱེད་བྱེད་བཅུ་གསུམ་སྟེ། །གཞན་ཡང་སྣ་ཚོགས་རྐྱེན་གྱིས་བསྒྱུར། །མཁས་པས་ཞིབ་ཏུ་བརྟགས་ཏེ་བཏུང་། །

ས་བཅད་བཞི་པ། ཤིང་སྨན་གྱི་སྡེ་ཚན།

དེ་ནས་ཤིང་སྨན་བཤད་པར་བྱ། །ཨ་གར་ནག་པོས་སྲོག་རྩ་དྭངས། །སྙིང་གི་ཚད་རླུང་ཐམས་ཅད་སེལ། །དུ་རུ་ཀས་ཡང་རླུང་ནད་སེལ། །ཨ་གར་དམར་པོས་རླུང་ཚད་འཇོམས། །སུ་རུ་ཙན་དན་དེ་དང་འདྲ། །ཙན་དན་དཀར་པོ་དྲི་ལྡན་གྱིས། །བཅུད་ལེན་དྲི་མེད་ཚད་རྐྱང་འཕེལ། །དམར་པོས་ཁྲག་རླུང་འཐབ་པ་སེལ། །སྨུག་པོ་ཚད་པ་ཀུན་ལ་ཕན། །དེ་བ་དུ་རུས་ཚད་པ་སེལ། །ཨུ་དུམ་ཝ་ར་བཅུད་མཚན་ཡི། །ཨ་ཤད་ཏ་དང་ཤ་ཀླ་སྐ། །ཏྲི་ཕ་ལ་དང་མཆོག་སྦྱིན་ཤིང་། །ཏ་པ་ག་ར་ཧྲེས་ཀམ་ཀ །ཀླམ་པ་རི་དེ་ས་མི་ཡི། །ཨ་བམ་ཀླ་བ་ལ་ཤ་འདི། །བཅུད་ལེན་ཆེན་པོ་བཅུ་སེལ

ཞིང་། །གྲུབ་པ་ཡང་ནི་སྙིང་བར་བཤད། །སེང་ལྡེང་མཛེ་དང་ཆུ་སེར་འཇོམས། །ནི་རི་ཀི་ལ་བད་
མཁྲིས་སེལ། །གོ་མོས་ལུས་ཟུངས་བརྟས་པར་བྱེད། །སྟར་གས་རླུང་ནད་སེལ་བ་ཡིན། །ཙམ་པ་ཀ་
ཡིས་ཚད་པ་འཇོམས། །ཛོང་ཁའི་ཤིང་གིས་དུག་ལ་ཕན། །འབྲུག་ཤིང་ཆར་འབེབས་ཀླུ་ནད་
སེལ། །ཤིང་འདུས་འདུས་པའི་ནད་སེལ་བྱེད། །ཙལ་སེ་ཤིང་གིས་དུག་ལ་ཕན། །དར་ཤིང་རུས་
ནད་ཀུན་ལ་ཕན། །འདི་བཅུ་འབྲུ་ཡི་སྨན་མཆོག་ཡིན། །ཤུག་པས་སྨད་ཀྱི་ཚད་པ་སེལ། །འབྲས་བུ་
བདུད་རྩི་བཅུད་དུ་བཤད། །ས་མའི་ནུས་པ་དེ་དང་མཚུངས། །ལྕང་མས་དམུ་ཆུའི་ནད་ལ་ཕན། །
སྤྱུར་བས་བྱེར་བ་སྡུད་པ་ཡིན། །སྤྲི་ཞུར་མགོ་རུས་ཆག་པ་སྦྱོར། །གླང་མས་མོ་ནད་ཚད་པ་སེལ། །
སྟག་པས་ལུས་ཟུངས་རྒྱས་པར་བྱེད། །པེ་ཤིང་ཆུ་སེར་འདྲེན་པ་ཡིན། །སྨྱུ་དང་ཁྲིས་པས་འདུ་བ་
སྙོམས། །དེ་ལྟར་བཅུ་པོ་ཤིང་སྨན་ཡིན། །གྲུམ་ཤིང་ལས་ནི་སྨུག་འབྱུང་སྟེ། །པེ་ནག་འབྲས་བུ་མོན་
ཆ་ར། །འབྲུ་བ་གཙོད་པའི་དམ་པ་ཡིན། །སྤོས་དཀར་ཤིང་དང་སྤོས་ནག་གཉིས། །ཆུ་སེར་སེལ་
བའི་དམ་པ་ཡིན། །མདུང་ཤིང་ཐང་ཆུས་རྩ་ཀུན་ཕན། །འདྲེ་སློག་ཤིང་གིས་གཉན་ཚད་སེལ། །
དུག་ཁ་མ་ཤིང་འབྲས་(དུག)ནད་སྦྱོང་། །སྒྲོན་ཤིང་སྐྲན་ནད་ཀུན་ལ་ཕན། །སྟར་ཤིང་དུག་དང་གློ་
ནད་སེལ། །རྒྱ་མཐའ་ཚད་པ་སེལ་བར་བྱེད། །ཡོན་ཏན་ཅན་གྱི་ཤིང་བཅུ་འོ། །སྐྱེར་བས་དུག་སེལ་
མིག་ལ་ཕན། །སེ་བས་རྩ་སྦུབས་ནད་རྣམས་བསྐྱུ། །འོམ་བུས་དུག་ཚད་མ་ལུས་འཇོམས། །རྒྱ་ལྕང་
བར་ཤུན་སྐྱུག་པའི་སྨན། །ཁྲི་ཤིང་གློ་མིག་བད་ཀན་འདྲེན། །འཕང་མའི་འབྲས་བུས་སྙིང་ནད་
སེལ། །ཐ་མའི་ཤིང་གིས་ནད་ཀུན་འཇོམས། །སྐྱུར་ཤིང་བད་ཀན་སེལ་བ་ཡིན། །གྲོ་གས་མགོ་ཆག་
ཆུ་སེར་འདྲེན། །སེ་རྒོད་བར་ཤུན་དུག་ཚད་སྡུད། །འདི་བཅུ་བར་ཤུན་བཟུང་བར་བྱ། །ད་ལིས་
གྲང་རླུང་ཀུན་སེལ་ལོ། །སུ་རུ་དེ་དང་ཕྱོགས་མཐུན་དྲོད། །སྲིན་མ་མ་ཞུ་གློ་ནད་སེལ། །ཚེ་ཡི་སྨུག་
པོ་སྐྲངས་རྣམས་འདུལ། །ཛ་ཤིང་ཚད་པ་ཀུན་ལ་ཕན། །ཤིང་སྦོན་གྱིས་ཀྱང་ཚད་པ་འཇོམས། །
སྐྱེར་[སྐྱི]ཚེར་འབྲས་བུས་གག་པ་སེལ། །ཡུག་ཤིང་ཚད་པ་སྙོམས་པར་བྱེད། །སྨག་ཤིང་རྩ་གསོ་ཆུ་
སེར་འདྲེན། །སྨུག་མས་མཁལ་མའི་ཟུངས་འཛིན་བྱེད། །འདི་བཅུ་ཉེད་སླ་ཀུན་ཏུ་རྒྱུག །སྐྱ་ཤིང་
ཕུར་མས་རྣག་ཆུ་སྐེམས། །མཛེ་ཚེར་ཅན་དན་དམར་པོ་མཚུངས། །གཡེར་མའི་ཤིང་གིས་རྩ་ལམ་
སེལ། །སླ་ཚེར་བ་ཡང་བསིལ་བར་གཏོགས། །གསོམ་དང་རྒྱ་ཤིང་ཐང་ཤིང་གསུམ། །བསིལ་
སྙོམས་ཕྱོགས་སུ་གཏོགས་པ་ཡིན། །ཐང་ཆུས་རྩ་ཡི་ཆུ་སེར་སེལ། །ལ་ཏའི་ཤིང་གིས་གློ་ཚད་སེལ། །
བཙོད་ཀྱིས་རྒྱུ་ལོང་ཚད་པ་སེལ། །ཤིང་མངར་སྣེན་མོས་ཚད་པ་སེལ། །དེ་ལྟར་བཅུ་གསུམ་བསིལ་
སྙོམས་རིགས། །གཞན་ཡང་འབྲས་བུའི་རྩི་སྨན་རྣམས། །ཕལ་ཆེར་ཤིང་ལས་འབྱུང་མོད་ཀྱི། །དེ་
རྣམས་འོག་ཏུ་བརྗོད་པར་བྱ། །

ས་བཅད་ལྔ་པ། རྩི་སྨན་གྱི་སྡེ་ཚན།

རྩི་སྨན་རྒྱལ་པོ་ག་བུར་ཏེ། །གཉུག་བུར་རྒྱུས་ཚད་སེལ། །ཤེལ་ནི་རྩུབ་ཤིང་དེ་དང་འདྲ། །སྐྱག་ཟིལ་སེར་མཉེན་ཁྲག་མཁྲིས་སེལ། །མང་ནི་རླུང་ལྡན་ཚད་པ་འཇོམས། །གུར་གུམ་མཆིན་ཚད་ཁྲག་ལ་ཕན། །ཀུ་སུམ་ཡང་དེ་དང་མཐུན། །རྡོ་ཏིས་སྙིང་གི་ཚད་པ་སེལ། །སླ་རྩི་གཉན་ཚད་དུག་ལ་ཕན། །ཙུ་གང་གློ་ཚད་ཀུན་ལ་ཕན། །དེ་རིགས་ས་དང་ཤིང་བྱུང་གཉིས། །ཀ་ཀོ་ལ་ནི་མཆེར་ནད་ཕན། །ཨེལ་ཞིམ་བྱ་ཤིན་ཏུ་ཚ། །ལི་ཤི་གཟེར་ནད་མཆིན་མཁྲིས་གཟེར། །སུག་སྨེལ་ཕོ་ལོང་གཞི་འཛིན་བྱེད། །བསིལ་དྲོད་སྙོམས་པ་གཉིས་གཉིས་དྲུག །གི་ཝང་ཚད་ནད་ཀུན་ལ་ཕན། །གུ་གུལ་གདོན་ཚད་མ་ལུས་འཇོམས། །དེ་ལྟར་རྩི་ཡི་གཙོ་བོ་བཅུ། །བཟང་ངན་ཡུལ་གྱིས་སུམ་ཙུ་ཡོད། །

ས་བཅད་དྲུག་པ། ཤིང་སྨན་སྤོ་སྨན་ཐང་སྨན་བཅས་ཀྱི་སྡེ་ཚན།

ཤིང་ཀུན་རླུང་ནད་ཐམས་ཅད་འཇོམས། །ཛཱ་ཀ་ཏ་ཡིས་དངུལ་ཆུ་འཆིང་། །ཏུ་རུ་དཀར་ནག་གཉིས་པོ་ཡིས། །ཚད་འཁྲུགས་གཉན་ནད་སྲོག་རླུང་སེལ། །ཨུཏྤལ་མཆིན་པའི་ཚད་པ་འཇོམས། །བསེ་ཡབ་བད་ཀན་སེལ་བ་སྟེ། །སེ་འབྲུས་བད་རླུང་ཀུན་ཞི་སྙོམས། །བྱི་མས་མཁལ་ནད་རྩ་ཚད་སེལ། །ག་གོན་བསམ་སེའི་ནད་ལ་ཕན། །ཨུ་རི་[ཤི]རས་ཀྱང་སྟོད་ནད་སེལ། །འདི་བཅུ་ཀུན་ལ་ཤེས་པར་རིགས། །སྤོ་བོ་སོན་ཚས་ནད་ཀུན་སྐྱུགས། །གསེར་གྱི་ཕུད་བུས་སྟོད་དུ་འདྲེན། །གསེར་གྱི་མེ་ཏོག་མཁྲིས་པའི་སྨན། །ཁུ་བ་ཁའོ་དེ་དང་མཚུངས། །ཡུང་བ་གཞང་འབྲུམ་སེལ་བའི་གཙོ། །ཤིང་མངར་གློ་ཚད་རླུང་ལ་ཕན། །ཙི་ཏྲ་ཀ་ཡིས་མེ་དྲོད་བསྐྱེད། །ཤང་ཀ་སྦྲུས་པས་ཤེས་རབ་སྐྱེ། །སླེ་ཏྲེས་འདུ་བ་སྙོམས་པར་བྱེད། །གཉྫ་ཀ་རི་དེ་འདྲ་བཅུ། །ཤིན་ཏུ་སྦྱོར་ལ་དེ་འདྲ་གཅིས། །སོམ་ནྲ་ཛས་མཛེ་ནད་སེལ། །ཏིལ་དཀར་ཏིལ་ནག་རླུང་ནད་སེལ། །དུག་ཅུང་མཁྲིས་ནད་གཉེན་པོ་སྟེ། །ཟི་ར་དཀར་ནག་སྲོག་རླུང་འཇོམས། །ཐལ་ཀས་གཟའ་དང་ཆུ་སེར་འདྲེན། །ཀུན་གྱིས་ཆུ་སེར་འདུས་པ་སྐྱོམས། །ནཱ་ག་གེ་སར་པུཥྤ་དང་། །པདྨ་གེ་སར་གསུམ་པོ་ཡིས། །གདོན་སེལ་དབང་པོའི་ནད་སེལ་བཅུ། །སླ་གོར་སློ་ནད་བད་ཀན་ཕན། །མཁལ་མ་འོ་ཤ་རིགས་གསུམ་དང་། །ཨ་འབྲས་སྐྱ་འབྲས་འཛམ་འབྲས་གསུམ། །མཁལ་ནད་གྲང་ནད་ཀུན་ལ་ཕན། །གྲང་ནད་ཀུན་འཇོམས

ན་ལེ་ཤམ། །ཉེས་པ་གསུམ་སེལ་པི་པི་ལིང་། །བད་རླུང་སེལ་བ་སྣ་སྐྱུ་མཆོག །དོང་གྲ་སྒོ་རྣག་གྱེན་
དུ་འདྲེན། །འདི་བཅུ་བད་རླུང་འཇོམས་པའི་མཆོག །བ་ཤ་ཀ་ཡིས་ཁྲག་ནད་སེལ། །བ་ལེ་ཀ་ཡིས་
ཁྲག་འཁྲུགས་སློམས། །སླ་སྣང་སྒོ་བའི་ཚད་པ་འཇོམས། །ལི་ག་དུར་གྱིས་དུག་ཐབས་འཇིག །ཀ་
པེད་རྒྱུ་ཡོང་ཚད་འཁྲུ་སེལ། །རྡ་བུ་ལུ་ཡིས་སྒོ་ཚད་སེལ། །ཤུ་དག་དཀར་པོས་ཤ་ཆེར་བསྐྱེད། །ནག་
པོས་གཉན་ཚད་གྱེན་དུ་འདྲེན། །ཞིམ་པ་ཚ་ནད་ཀུན་ལ་ཕན། །རྒུན་འབྲུམ་ཕྱིས་པའི་སྒོ་ནད་
སེལ། །སྟོད་ཀྱི་ཚད་སེལ་སྨན་མཆོག་བཅུ། །ཀོ་ཐྱི་ལ་ཡིས་དུག་ཚད་སེལ། །ལྕུམ་སྟག་སླང་ཆེན་དེ་
དང་མཚུངས། །ཤང་རཀང་བུམ་པ་ཨ་ལྷང་སྦྱོ། །བྱ་འཕུར་ལེབ་དང་སུ་མི་སྨན། །དཔའ་བོ་དཀར་
སེར་དམར་པོ་གསུམ། །འདི་བཅུ་དུག་ཚད་ཐམས་ཅད་འཇོམས། །རྒྱང་བ་གཉིས་གསུམ་གང་ཚོགས་
སྦྱར། ཕྱི་ཏང་ག་དང་མ་ནུ་རྩེ། །ལ་ལ་ཕུད་རྣམས་སྲིན་ལ་ཕན། །འབྲས་བུས་ཡ་མའི་ནད་རྣམས་
ཕན། །ལང་ཐང་རྩེ་ཡང་དེ་བཞིན་ནོ། །གཡེར་མས་ཆུ་སེར་རྩ་སྲིན་སེལ། །དྲྭ་ཀོད་རྩ་བས་སྲིན་ནད་
སེལ། །འབྲས་བུ་མནུ་དེ་དང་འདྲ། །ཟེམ་ཧྥམ་ཁྲག་འཁྲུགས་ནད་ལ་ཕན། །ཧེ་ཏ་རྩ་སྲིན་རླུང་སྲིན་
སེལ། །དེ་ལྟར་སྲིན་རྣམས་སེལ་བ་བཅུ། །ཁྱུང་སྡེར་དཀར་སྨུག་དུག་སེལ་ལ། །གོ་བྱེ་སྨུག་པོ་སེལ་
བའི་མཆོག །འུ་སུ་སླང་ཐབས་སྣང་སེལ་མཆོག །སླང་མགོ་གྲང་ཆུ་སེལ་བའི་མཆོག །སྣ་ཏིག་ཚ་
ཆུ་སེལ་བའི་མཆོག །རྒྱུས་པ་གསོ་བ་ཨ་ཧི་མཆོག །དན་རོག་སྦྱོང་བྱེད་གསོད་བྱེད་མཆོག །ཀླུ་ཡི་
གཉེན་པོ་ཀླུ་དུག་ཡིན། །ཤི་ལ་མི་ཏ་ཛ་སྨན་འཇིག །དེ་ལྟར་མཆོག་གི་སྨན་བཅུའོ། །ཨ་རུ་ར་ལ་
རིགས་བདུན་ཡོད། །བཅུད་ཀྱིས་ལེན་པ་ཤ་ཆེན་ཏེ། །དྲི་དང་བཤལ་ལ་སླུང་པོ་མཆོག །རྣམ་རྒྱལ་
འཇིགས་མེད་གདོན་ལ་བསྟུགས། །འཚོ་བ་གཙང་བ་འཕེལ་བ་གསུམ། །ཐ་མ་ཤེས་བྱ་དེ་རྣམས་
སོ། །བ་རུ་ར་དང་སྐྱུ་རུ་དང་། །འདུས་པའི་ནད་རྣམས་སེལ་བར་བྱེད། །སྙིང་ཞོ་ཤ་ཡིས་སྙིང་ནད་
སེལ། །དོང་ཁས་སྨུག་པོ་སྦྱོངས་པར་བྱེད། །ཨ་རཏྣ་ཡིས་ནད་རྣམས་འཁྲུ། །པདྨ་རྩ་ལོས་ལུས་ཟུངས་
བསྐྱེད། །མནུ་ནུ་ཏས་འདུ་བ་སློམས། །པ་ཏྲས་བད་ཚད་འཇོམས་པར་བྱེད། །པུཥྐར་རྩིབ་ལོགས་
གཟེར་བ་འཇོམས། །ཤུ་ཟུར་ནུས་པ་དེ་དང་མཚུངས། །བཅུ་གཅིག་འདུས་པ་སོ་སོར་མངར། །མི་
ཏོག་གསུམ་པས་གག་པ་སེལ། །རྒྱ་སྨན་ཚད་པ་འདར་བུ་འཇོམས། །སྐྱུར་རྩི་ཆེན་པོས་བད་ཀན་
སེལ། །སྙིར་ར་ཀུ་བ་དངུལ་ཆུ་འཆིངས། །ཞུ་མཁན་ཁ་ཡི་ནད་རྣམས་སེལ། །རམས་ནི་གདོན་གྱི་
ནད་ལ་ཕན། །ད་ཏིག་འཁྲུ་གཅོད་དབུགས་ནད་སེལ། །ར་ཏི་ཕྱོང་རོས་དུག་ཞི་བྱེད། །ཟ་ཁྲབ་དམུ་
ཆུའི་ནད་ལ་ཕན། །ཤིང་ཁ་ཡིས་ཀྱུང་དུག་ལ་ཕན། །སྣ་ཚོགས་ནུས་ལྡན་བཅུ་ཡིན་ནོ། །རྩ་བའི་དུག་
ཆེན་ལྔ་པོ་ནི། །ཙ་དུ་བ་དང་སྲང་གི་དང་། །ཀཱ་ལ་ཀུ་ཏ་ནཱི་ལ་དང་། །སེར་པོ་དང་ལྔ་བོང་ངའི་
རིགས། །གཉན་སེལ་ནད་རྣམས་འཇིག་པར་བྱེད། །ལང་གས་མི་ཡིས་དངུལ་ཆུ་འཆིངས། །རྒྱ་རྒྱུ་

ར་ནི་སྲིན་ཀུན་ཕན། །འོལ་མོ་སེ་ཡིས་མཁལ་ནད་སེལ། །ཟླ་མ་འདྲེན་ཏེ་རྫོ་ག་ཏེ། །ཉེ་བའི་དུག་ལྷ་ཡོན་ཏན་ཅན། །ཤིང་གི་ལྷ་ནི་དག་པར་བྱེད། །རྒྱ་ར་ར་ཙ་ཙུད་བྱེད་དེ། །ཨུ་པ་ལིང་ག་ལས་རྣམས་འགྲུབ། །རྒྱ་ཤུ་ཀྲ་མ་ཟླ་ར་ཏེ། །དཔའ་བོ་གཅིག་པུ་རལ་བ་དམར། །རྒྱ་ཧཾ་དང་ནི་ལ་ཏུ་ཡུ། །ཟིག་ཐིག་བཙུ་པོ་དངུལ་ཆུ་འཆིངས། །གདོན་བསྲུང་ནད་རྣམས་ཞི་བར་བྱེད། །

ས་བཅད་བདུན་པ། སྔོ་སྨན་དང་ས་ཏོག་ལས་བྱུང་བའི་སྨན་གྱི་སྡེ་ཚན།

དེ་ནས་སྔོ་རྣམས་བཤད་པར་བྱ། །ཕྱི་ཡང་ཀུ་ཡིས་མཆིན་ཚད་སེལ། །ཙ་གང་སྣོག་སྐྱུས་གློ་ནད་སེལ། །གོ་སྙོད་སྙིང་ཚད་གློ་ནད་སེལ། །སྐྱ་ཡོས་རྒྱུ་ལོང་ཚད་པ་སེལ། །བྲི་ག་མཁལ་མའི་ནད་ཀུན་ཕན། །འདི་ལྷ་བཟང་པོ་ལྷ་དང་མཚུངས། །བོང་ང་དཀར་པོས་རིམས་རྣམས་སེལ། །དམར་པོས་དུག་ཚད་སེལ་བ་ཡིན། །སེར་པོ་དེ་དང་རྗེས་སུ་མཐུན། །ཡུ་གུ་ཤིང་དང་སླང་ཏུ་གཉིས། །ཕག་སླང་ཞེས་བྱ་དུག་ཀུན་འཇོམས། །པར་པ་ཏ་ཡིས་ཁྲག་ཚད་སེལ། །རྩོང་ལེན་དེ་དང་འདྲ་བ་ཡིན། །ཁྲར་མོང་ཞོ་ཅན་དབྱིག་དུག་སེལ། །སྤང་རྩི་དོ་བོས་དུག་ཚད་སེལ། །ཐག་སྐྱུས་སྤྱར་དུག་སྣད་ཅིང་གསོད། །སྤྲིལ་མདུག་དུག་ཚད་ཀུན་ལ་ཕན། །ཁྲི་མདུག་དངུལ་ཆུ་དུག་གསོད་བྱེད། །མཐིང་མདུག་མགོ་བོའི་ལྕ་བ་འདེགས། །སྟག་མདུག་རུས་པའི་ནད་རྣམས་སེལ། །ཁྱུང་མདུག་རུས་ཚད་བྱེར་བསྡུད། །འདི་བཅུ་སྤྱར་ན་དུག་ཀུན་ཕན། །ཚད་པ་གསར་རྙིང་ཐམས་ཅད་སེལ། །རྒྱ་ཏིག་ཚད་པ་ཀུན་ལ་ཕན། །སུམ་ཏིག་ཆེ་བས་རྣག་རྣམས་སྐེམས། །ཆུང་བས་རྒྱུ་ལོང་ཁྲག་རྣམས་སྐེམས། །ལྕགས་ཏིག་ཟངས་ཏིག་དངུལ་ཏིག་གསུམ། །རུས་ཚད་སེལ་ཞིང་མགོ་ལ་ཕན། །ལྕུམ་ཏིག་རྩ་ཚད་མ་ལུས་སེལ། །རྒྱལ་བའི་སྨྱུན་གྱིས་རྣག་ཁྲག་སྐེམ། །དབང་ཕྱུག་མིག་གིས་དུག་ཚད་སྣད། །ལུག་མིག་གདོན་ཚད་ནད་ལ་ཕན། །འདི་རྣམས་ཚད་པ་ཐམས་ཅད་སེལ། །མིང་ཅན་ཚད་པའི་སྔོག་པ་སེལ། །བོད་ཀྱི་གུར་གུམ་གཉན་ཚད་སེལ། །མེ་ཏོག་གུར་གུམ་དེ་དང་འདྲ། །སྟག་ཤ་དཀར་ནག་གཉིས་པོ་ནི། །གཉན་ཚད་ཆུ་སེར་སྐེམ་པའི་མཆོག །ཁྲི་ལྕེ་ནག་པོས་གཉན་སྐྲངས་སེལ། །དཀར་པོས་དུག་ཚད་མཛེ་ནད་འཇོམས། །སྤང་སྤོས་ཚ་སྐྲངས་འདུལ་བར་བྱེད། །གཉན་ཐུབ་དྲི་ཆེན་གཉན་ནད་འཇོམས། །སྨུ་མེན་ཧ་བ་དེ་དང་འདྲ། །འདི་བཅུས་གཉན་ཚད་འཇོམས་པ་ཡིན། །ཤང་དྲིལ་དཀར་པོས་ནད་ལ་ཕན། །དམར་པོ་དྲི་ཅན་གདོན་ཚད་ཕན། །སྔོན་པོས་གློ་རྣག་ཞི་བར་བྱེད། །སེར་པོ་ཚད་པ་ཀུན་ལ་ཕན། །དྲག་པོ་རལ་བས་གཟའ་ནད་སེལ། །ཟིན་ཏིག་དེ་མཚུངས་མིག་ལ་ཕན། །བྱ་རྒོད་སུག་པ་དེ་དང་འདྲ། །གཡུ་སྔོང་གསེར་མགོས་གདོན་ཚད་ཕན། །ཨ་བྲག་ཆེན་པོས

ནད་རྣམས་འཛོམས། །ཟོ་རྣམས་འབྱུང་ནད་ཞི་བར་བྱེད། །འདི་བཙུ་གདོན་ཚད་སྤྱི་སྨན་ཡིན། །གཡའ་ཀྱིས་མཁྲིས་པ་ཞི་སྦྱོང་བྱེད། །རེ་སྐོན་པ་ཡིས་ཁྲག་ཚད་འཛོམས། །སྟོང་རི་མཁྲིས་སྨན་མཁྲིས་ཚད་སེལ། །རྡོ་མཁྲིས་ནག་དང་དཀར་བ་གཉིས། །རྩ་གསོ་མཁྲིས་པའི་ནད་ལ་ཕན། །ཁྲག་རྐང་ལྕགས་ཀྱུས་ཚད་པ་སེལ། །གཉྰ་ཆུང་དང་ག་བུར་མཚུངས། །ཀྱུ་དྲུས་སྟོད་ཚད་འཛོམས་པ་ཡིན། །བཙད་འབྲོར་རྩ་ཚད་མཐུད་པར་བྱེད། །ཚག་སྦྱོར་ཏུས་པ་སྦྱོར་བར་བྱེད། །འདི་ཀུན་ཁྲག་མཁྲིས་ཀུན་ལ་ཕན། །རྟག་ཏུ་ཏྟུ་ཡིས་མིག་ནད་སེལ། །ཨ་ལྷ་དང་ནི་ཨ་འདྲ་གཉིས། །མིག་གསལ་ཞ་རེངས་སེལ་བ་ཡིན། །ཞུག་ཆོས་རྩ་གསོ་རྣ་བར་ཕན། །ཁྲིག་ཆེན་ཏུ་ཏ་ཞུས་པ་མཚུངས། །འབྲུགས་སེལ་རྣ་བ་འབྱེད་པ་ཡིན། །ཁྲིག་ཆུང་དབུ་ཐོག་འབྲས་བུ་ཡིས། །ཀླད་པ་འཛག་པ་གཅོད་པ་ཡིན། །སྨུག་པ་དག་བྱེད་རྣ་ནད་སྦྱོང་། །སྤོ་ལོ་དཀར་པོས་གློ་ཚད་འཛོམས། །དམར་པོས་ཚད་སེལ་ཁ་དྲི་སྦྱོངས། །འདི་བཙུ་དབང་པོའི་ནད་རྣམས་སེལ། །འབྲི་ཏས་རྣག་སྐེམ་ཡན་ལག་ཕན། །སོག་ལེ་ཁ་ཡིས་ཁྲག་ཚད་སེལ། །ཡུ་མོ་སྲོལ་གོང་མགོ་ལ་ཕན། །མདེའུ་འབྱིན་བུ་འབྱིན་ཆུ་སེར་སྐེམས། །ཀླད་སྨན་ཞུས་པ་དེ་དང་འདྲ། །ཆུ་ཚལ་དར་ཡ་རྩ་ཚད་སེལ། །ཆུ་སྟི་དར་ཡ་དུག་ལ་ཕན། །མེ་ཏོག་དར་ཡས་ནད་ཀུན་སེལ། །སེར་ཆེན་རྣག་དང་སྟོང་ཚད་འཛོམས། །ཀླེ་མིག་མགོ་ཡི་ནད་ལ་ཕན། །མགོ་དང་ཡན་ལག་བྱུང་ཁོག་ལ། །གང་ཚོགས་ཕན་པ་རྣམ་པ་བཅུ། །སྲད་སེལ་རིགས(ནི)རྣམ་བཞི་ཡོད། །ཚད་པ་བད་ཀན་སློམས་པར་བྱེད། །མེ་ཏོག་རྒྱུན་མ་རྣམ་པ་བཞི། །ཁྲག་རི་འདོན་བྱེད་བསིལ་བ་རྣམས། །ཕྱུང་བཙུད་དཀར་དམར་ཚད་པ་སེལ། །འདི་བཙུ་བསིལ་སློམས་གཞན་གྱི་གྲོགས། །འབམ་པོས་ཡན་ལག་སྐྲངས་རྣམས་འཛོམས། །ཀླུ་དུག་ཆུང་ངུས་སྐྲངས་རྣམས་སེལ། །མེ་ཏོག་དཀར་པོས་ཁྲག་འབྲུ་སེལ། །ཆུ་མ་སྟི་ཡིས་སྐེམ་པ་སེལ། །སྤང་རྒྱན་དཀར་པོས་གློ་ཚད་སེལ། །སྔོན་པོ་དེ་དང་ཕྱོགས་མཐུན་བསིལ། །གཡག་ཏུ་རིགས་གསུམ་ཆུ་སེར་སྐེམ། །ཏ་ལྷགས་སྨུག་པོ་ཚ་སྐྲངས་འདུལ། །ལུམས་དང་ཁོང་བཏང་གང་འོས་བཙུ། །བསིལ་སྡེབས་བརྒྱ་རྩ་བསྟན་པ་དེ། །རེ་རེ་གཉིས་གསུམ་ནད་སྡེབས་ནས། །དོན་སྟོད་ཁྲག་མཁྲིས་གསར་རྙིང་གི །སྦྱར་ཞུས་ཤེས་ན་ནད་ཀུན་འཛོམས། །ཟླ་ཤོད་འབྲས་བུ་སྟོད་ཀྱི་གཙོ། །ཚད་པ་ཀུན་སློང་གྲང་བ་སེལ། །སླང་སྔ་བསིལ་ཀྱང་ཆུ་འགག་སེལ། །དབྱི་མོང་དཀར་པོས་ཡོང་སྐྲན་སེལ། །ནག་པོ་དེ་དང་མཚུངས་པ་ཡིན། །སྲུབ་ཀས་གྲང་སྐྲན་ཐམས་ཅད་འཛོམས། །ལྕེ་ཚ་བ་ཡིས་གག་པ་སེལ། །དོ་བོས་ཏུལ་གཅོད་ཆུ་སེར་འདྲེན། །ཤུ་མོ་ཟ་ཡིས་རྣག་རྣམས་སྐེམ། །བྲེགས་མཁལ་ནད་གྲང་ནད་སེལ། །སོག་ཁ་རྩ་ནད་མ་ལུས་ཕན། །འདི་བཙུ་ཕན་ཚུན་བསྡེབས་པ་ཡིས། །སྐྲན་འཛིག་ཆུ་སེར་མ་ལུས་འདྲེན། །རྩ་ནད་རྩ་ཆུ་འགག་པ་སེལ། །ཟ་ཀན་ཕོལ་འབྲས་ཀུན་ལ་ཕན། །གྲོགས་སུ་སེ་འབྲུ་རྒྱམ་ཚ་སྦྱོར། །འབུ་སུ་ཏང་གིས་མཁལ

མར་ཕན། །སྲིད་ནག་དུག་རྣམས་འདྲེན་པར་བྱེད། །སྲིད་དཀར་སློ་ཚད་སེལ་བའི་མཆོག །སྲིད་སྟོན་སྲིད་སེར་གཉིས་ཡོད་དེ། །སྲིད་སྨུག་དམུ་ཆུ་དག་ལ་ཕན། །རྒྱལ་མོ་ཆུ་འཛིན་ཆུ་འཛིན་གཉིས། །གྲང་ཆུ་ཚ་ཆུ་ཀུན་འདྲེན་མཆོག །བལ་སྲན་ཆུ་འབེབས་འཇིག་པར་བྱེད། །སྲིད་མ་དྲི་ཅན་གདོན་ནད་སེལ། །འདི་བཅུ་བསིལ་ཛྲད་རྐྱེན་གྱིས་བསྒྱུར། །རླུང་ནད་ཀུན་ལ་སྒོག་སྐྱུ་མཆོག །ལོ་མ་དེ་དང་ཕྱོགས་མཐུན་ཡིན། །བཙོང་ནག་རྐང་འབམ་གྲང་བ་སེལ། །གཤམས་དང་ཚབ་ཕླ་ཆུ་རྒྱུ་དང་། །བཙོང་དམར་ནུས་པ་དེ་དང་འདྲ། །རྒྱ་བ་འཛིམ་དང་སླ་སྒོག་གསུམ། །སྲིན་དང་ཆུ་སེར་གྲང་བ་སེལ། །རྨ་ལོ་ཆེ་ཆུང་བཅུད་ལེན་ཡིན། །ལུས་ཟུངས་གསོ་ཞིང་རླུང་ནད་འཇོམས། །ཏ་ལི་དེ་དང་ཕྱོགས་མཐུན་ཛྲད། །གོ་སྙེས་བད་ཀན་གྲང་བ་སེལ། །གོ་བྱེ་རྐོད་ཀྱིས་སྲིན་རྣམས་འཇོམས། །ཟངས་རྩི་དཀར་པོས་རྣག་སྐེམ་ཛྲད། །འདི་གསུམ་ནུས་པ་ཕྱོགས་མཐུན་ཡིན། །ཉུག་པ་བྱེ་ཉུག་སྲིན་ལ་ཕན། །ཐུལ་བ་ཆུ་ཐུལ་སྐེམས་པ་སྐྱེ། །དུག་ལ་གནས་སྐབས་ལ་ལར་ཕན། །ཤབ་རྩི་ཡིས་སྲིན་རྣམས་སེལ། །དེ་ལྟར་ཛྲད་ལྡན་སྲིན་གསོད་བཅུ། །འདི་འདྲ་ལུས་ཟུངས་ཐམས་ཅད་སྐྱེད། །དབང་པོ་ལག་པས་དྭངས་མ་བསྐྱེད། །ཨ་ཤྭ་གནྡྷ་ཤ་བསྐྱེད་ལ། །ཙྪ་བ་གཟེ་མ་ཉེའུ་ཤིང་། །རམ་མཉེ་རྩ་བ་འདི་རྣམས་ཀྱིས། །བཅུད་ལེན་མཁལ་མའི་གྲང་ནད་སེལ། །ཀ་བང་ལུས་ཟུངས་འཕེལ་བ་སྐྱེ། །གྲོ་མས་གྲང་སེལ་སྨུག་པོ་བསྐྱེད། །སྐྱི་བས་རྩ་ནད་གྲང་བ་འཇོམས། །འདི་བཅུ་རོ་ཙ་གྲང་བ་སེལ། །དུར་བྱིད་ནད་རྣམས་སྦྱོང་བ་སྐྱེ། །ཐར་ནུས་གཞན་རྣམས་སྦྱོང་བ་ཡིན། །ཁྲིན་བུ་སྦྱོང་བྱེད་གྲོགས་ཀྱི་མཆོག །སྟོན་བུས་ནད་རྣམས་ཐུར་ལ་འདྲེན། །ཤོག་ཤིང་སྟོན་པོ་སྦྱོངས་ཀྱི་གྲོགས། །ཆུ་རྩ་ལྕུམ་རྩ་ཆུ་སྒྲུན་དང་། །ལ་ལྕུམ་པ་ཡི་ལོ་མ་རྐང་། །ཛྲད་ལྡན་བད་ཀན་གྲང་བ་སེལ། །རྩ་བ་བསིལ་སྐྱོམས་ནད་ཀུན་འབྲུ། །རེ་ལྕུག་གཞན་སྦྱོང་ཉུལ་བ་གཅོད། །དེ་ལྟར་སྦྱོང་བྱེད་རྣམ་པ་བཅུ། །སྤལ་བ་ལག་པས་ཆུ་འགག་སེལ། །ལོ་བཙན་ཚ་གྲང་འབྲུ་བ་གཅོད། །ཐ་རམ་ནུས་པ་དེ་དང་འདྲ། །ན་རམ་རམ་བུ་སོན་བུ་གསུམ། །ཛྲད་ལྡན་ཁྲག་འཕེལ་འབྲུ་བ་གཅོད། །ལོ་བཙན་ཆེན་པོ་གདོན་ལ་ཕན། །བོང་ང་ཡིས་ཀྱང་གྲང་བ་སེལ། །ཟྭ་འདྲ་ཛྲད་ཀྱི་ཕྱོགས་ཡིན་ལ། །ཆུ་སྐྱུར་བྱེད་ཅིང་རྒྱུ་ཁན་སེལ། །དེ་ལྟར་འབྲུ་གཅོད་རྣམ་པ་བཅུ། །མཁན་དམར་གྲང་སྐྲན་འདུལ་བའི་མཆོག །དཀར་པོ་མཁལ་མའི་ནད་ལ་ཕན། །ཨ་གྲོང་སློ་མང་སོག་པ་སེལ། །མཁན་ཆུང་གསེར་མགོ་དེ་དང་མཚུངས། །ཨེར་ཤིང་མཁལ་འདྲ་དུག་ལ་ཕན། །སྐང་བུ་དྲིལ་བུས་མཁལ་རླུང་སེལ། །གཡུ་དྲིལ་ནུས་པ་དེ་དང་འདྲ། །ཉི་དགའ་ཛྲད་ལྡན་ཆུ་འགགས་སེལ། །ལོ་ཉུང་ལོ་ལྡན་བཅུད་དུ་བྱེད། །མར་ནག་ལོ་འབྲས་གྲང་བ་སེལ། །སློ་མཁལ་གྲང་སེལ་རྣམ་པ་བཅུ། །སྒྲི་སྨན་ཅུང་བསིལ་ཤ་དུག་ཕན། །བྱེའུ་ལ་ཕུག་དེ་དང་མཚུངས། །རི་ཤོ་སྐམས་ཏེ་གྱེན་དུ་སྐྱུག །ཤོ་མང་སྐྲངས

དང་སྲིན་ལ་ཕན། །ཉུང་དཀར་གདོན་དང་དུག་ལ་ཕན། །ཆུ་ཕུད་སྨུག་པོ་ཀུན་ལ་ཕན། །ཚན་ཆུང་སྤྲི་ལོ་མེས་ཞིག་ཕན། །སྤྱང་ཚེར་དཀར་པོ་ནག་པོ་ཡིས། །གཉེན་འདྲེན་འབྲས་དང་སྐྲང་རྣམས་འདུལ། །གྲེས་འབྲས་སྐྲངས་ཏེ་སྲིན་ལ་ཕན། །བསིལ་དྲོད་རྐྱེན་གྱུར་སྨན་སྣ་བཅུ། །སླ་བའི་རྩ་དང་ཀོ་བའི་རྩ། །ཀོ་བའི་མེ་ཏོག་མགོ་ལ་ཕན། །སྤྲུ་དཀར་ཁྲག་གཅོད་སྤྲུ་ནག་གིས། །གདོན་གྲང་འདུལ་ཞིང་སྲིན་ལ་ཕན། །སྤྲ་བ་ཆེ་ཆུང་ལུག་བལ་དང་། །རྒྱབ་སྐྱ་ཁྲག་གཅོད་སྐྲངས་པ་ཡིན། །ཅྭ་ཀོད་སྤྲོས་ཀྱིས་པགས་ནད་སེལ། །གཡའ་སྤུབ་རི་ཙ་གྲང་བ་སེལ། །ཁྲག་ལ་ཕན་ཅིང་གྲང་སེལ་བཅུ། །དེ་ལྟར་དྲོད་སྨན་རྒྱལ་པོ་འདི། །ཕན་ཚུན་བསྡེབས་པས་གྲང་ནད་སེལ། །ཀུ་ཤ་ཤ་ཆེར་བསྐྱེད་པ་སྟེ། །རམ་ཙི་སྡིག་པའི་དུག་ལ་ཕན། །སྤྲུ་ཤེལ་རྩེ་ཡིས་ནད་འཛོམས་ལ། །ཆུ་སྲིན་སྡེར་མོས་རྩ་ཆད་མཐུད། །གང་བ་འཛིན་པ་དེ་དང་མཐུན། །མ་དྲེད་སྨུག་པོ་གླང་ཐབས་སེལ། །སྣོད་འབྲས་བད་ཀན་སྨུག་པོ་ཕན། །འཇག་མ་སྤུག་ཚ་མཁལ་ནད་འཕྲོག །སྨུག་ཆུང་ལྷན་ཡོན་གྲང་བ་སེལ། །འདམ་བུ་ཀ་རས་ཁྲག་ངན་འདྲེན། །དེ་ལྟར་རྩ་ཡི་རིགས་གྱུར་བཅུ། །ཏང་ཀུན་དཀར་ནག་དུག་ཚད་སྟུད། །བྱི་ཆུང་དཀར་དམར་གྲོ་རལ་དང་། །བེ་ལྕུམ་དེ་དང་མཚུངས་པ་ཡིན། སྲུག་འདྲ་དཀར་པོས་གློ་ཚད་སེལ། །ཤིང་ནི་མེས་ཞིག་དུག་ལ་ཕན། །ཨ་ཧྲི་ཀ་ཡིས་ཟླ་མཚན་གཅོད། །སྣ་ཤོ་བ་ཡང་བསིལ་བར་གཏོགས། །དོམ་དུག་སྲིན་གྱི་ནད་ལ་ཕན། །རྒྱང་ཤོག་དཀར་པོས་མཛེ་ནད་སེལ། །སེར་པོ་སྔོན་པོས་རུས་ཚད་འབྱིན། །བསིལ་ལ་སྐྲོམས་པ་རྣམ་པ་བཅུ། །ཨ་བྲུག་ཚེར་སྔོན་མགོ་ལ་བསྡུགས། །ནད་མ་ནུད་མ་ཁྲག་དུག་སེལ། །ཤ་བ་སྐྱིད་ལྕེན་མིག་ལ་ཕན། །སྤྱོར་ནག་དུག་ཚད་འབྱིན་པར་བཤད། །མ་མཆིན་དེ་འདྲ་སྤྲུལ་ལ་ཕན། །གངས་ཚན་ཤ་རུ་རྩ་ལ་ཕན། །ན་ག་པ་ལས་རྒས་པ་འཛོམས། །ཕོ་རོག་ནོས་བུས་གློ་རྣག་འདྲེན། །ཕུར་ཆུ་སྲིན་ནད་གསོད་པ་སྟེ། །ལེབ་རྒན་རྩི་ཡིས་གློ་ནད་སེལ། །ཁ་ཤོག་ལོང་གིས་སྲིན་ནད་སེལ། །ལ་ཕུག་གིས་ཀྲུང་སྲིན་ལ་ཕན། །སྐྱུང་མོ་ཆུ་སྐྱུར་སྐྱོག་པ་སེལ། །ས་རྩེ་བ་ཡིས་འབྲུ་བ་གཅོད། །སྲིན་མའི་མེ་ཏོག་མཁལ་ནད་སེལ། །ལྕ་ཡི་བུ་ཏོས་མཁྲིས་པ་སེལ། །སྤྲ་ཀོད་པ་ཡིས་རྨ་རྣམས་འདུལ། །ཡོག་མོས་རྨ་རྙིང་འབྲས་ལ་ཕན། །ལུག་མུར་བད་ཀན་གྲང་བ་སེལ། །སྟེའུ་རླུང་རྒྱས་འབྱིན་པར་བྱེད། །ནས་སོག་གྲོ་སོག་ཁྲི་དང་འབྲས། །སོ་བ་སྲིད་པའི་སོག་མའི་ཚིགས། །སོ་སོས་ཚང་གི་མ་ཞུ་སེལ། །བྲ་སྐོགས་འབྲས་ལ་ཕན་པ་སྟེ། །སྤྲོ་མ་ཡིས་ཀྲུང་ཡ་མ་སེལ། །སྤྲ་མ་འབྲས་དང་འདྲ་བར་བཤད། །ཟར་མ་རླུང་ལ་ཕན་པ་ཡིན། །བེ་ལྕེ་ཚད་པ་ཕལ་ལ་འགྲོ། །གཡུ་ལོ་བ་ཡང་དེ་བཞིན་ནོ། །གསེར་ཤས་སྲིན་རྣམས་འབྱིན་པར་བྱེད། །སྨུག་ཤ་མཁྲིས་པ་རླུང་སེལ་ཡིན། །ཚ་ཤས་རླུང་གི་ནད་ལ་ཕན། །ཉེ་ཏུ་ཕ་ཀྲས་རླུང་སྐྱེད་བྱེད། །དུག་ཤས་ཡན་ལག་སྐྲངས་ལ་ཕན། །རྩེ་ཤ་ཤ་ཡི་དུག་ལ་ཕན། །ཕ་ཕང་སྣོ་ཏིས་མེས་ཞིག་སེལ། །ཐ་

བཙ་བོ་མཁྲིས་རླུང་སེལ། ། ལི་དང་ཀུ་ཤས་དུག་ཚད་ཞི། ། ཁམ་བུ་སེར་ཁམ་མཁྲིས་པ་སེལ། ། སྟར་ཁུན་སྟར་བུས་གློ་ནད་སེལ། ། བསེ་སྐྱུར་བད་ཀན་སེལ་བར་བྱེད། ། འོ་སེ་ཐང་འབྲས་དུག་ལ་ཕན། ། དེ་ལྟར་སེལ་ཏོག་རྣམ་པ་བཅུ། ། འབྲས་ཆེན་ཆུ་འབྲས་བཅུད་དུ་འགྱུར། ། རི་འབྲས་ཚད་པ་འཇོམས་ཤིང་སེལ། ། སྲོ་དང་གྲུས་མ་ཆེ་ཆུང་རྣམས། ། རླུང་སྐྱེས་ལུས་ཟུངས་འཇུ་ལ་འཕྲོད། ། ནས་སྔོན་བསྲེག་པས་གློ་རྣག་སེལ། ། རླུང་ལ་ནས་སྙིང་ཟན་སྐམ་ཕན། ། གསར་བས་མཁྲིས་སེལ་བད་རླུང་བསྐྱེད། ། སོ་བས་རླུང་ནི་བསྐྱེད་པ་ཡིན། ། གྲོ་ནི་རྩ་གསོ་སྙོམས་པ་ཡིན། ། བྲ་བོས་ཁྲག་ནད་འཇིག་པར་བྱེད། ། སྲན་ཆེན་དཀར་པོས་རླུང་འཇོམས་ལ། ། གཞན་གྱིས་རླུང་སྐྱེས་ལུས་ཟུངས་འཇུ། ། གང་དུ་དཀོན་པར་སྨན་དུ་འགྱུར། ། སོད་པར་ཟས་བཅོས་ཞེས་པར་གྱིས། ། སྨིན་དང་མ་སྨིན་རི་ཀླུང་དང་། ། ཆུ་ལ་སྐྱེས་དང་སྐམ་ལ་སྐྱེས། ། ཉུས་པ་བྱེ་བྲག་མང་ཡོད་ཀྱང་། ། འདིར་ནི་མང་སོགས་མི་བརྗོད་དོ། །

ས་བཅད་བརྒྱད་པ། སྲི་ལ་གཅེས་པའི་སྨན་རྫ་གསུམ་བཤད་པ།

བུ་རམ་རླུང་གི་ནད་ལ་ཕན། ། སྦྲང་རྩི་རྩ་དང་དབང་པོ་གསོ། ། ཀ་ར་དཀར་པོས་ཚད་པ་གསོ། ། ཤ་ཁར་ཡིས་བཅུད་ཆེན་ཏེ། ། སྦྲང་རྐོད་གྲང་བ་འཇོམས་པ་ཡིན། ། ཏིག་ཏའི་སྦྲང་གིས་ཚད་པ་འཇོམས། ། ཞུང་བུར་དུག་གི་ནད་ལ་ཕན། ། ཤུག་སྦྲུར་བུར་རྩ་བ་བཅུད་ཀྱི་རིགས། ། མེ་ཏོག་སྣ་ཚོགས་བསྡུས་པ་ཡིན། ། དབང་པོའི་ནད་རྣམས་སེལ་བ་སྟེ། ། སྨན་ལྟར་སྦྱོར་བ་སོ་སོར་བྱ། །

ས་བཅད་དགུ་པ། ལན་ཚྭའི་སྨན་གྱི་སྡེ་ཚན།

རྒྱམ་ཚས་ཉེས་པ་གསུམ་ག་སེལ། ། རྒྱ་ཚ་རྩ་སྦྱོངས་བདུད་རྩི་ཡིན། ། ཟེ་ཚས་སྲིན་གསོད་རྡོ་སྐྲན་འཇིག ། མཛེ་རིགས་གསུམ་དང་ཆུ་སེར་སྐེམ། ། བྲག་ཚས་སྐྲན་དང་མ་ཞུ་སེལ། ། ལྷ་ཚ་ལྷ་བ་རྨེན་བུ་ཕན། ། འཇང་གི་ཚྭ་ནག་དེ་དང་མཚུངས། ། ཁ་རུ་ཚ་ནི་དྲོད་ཀྱི་གཙོ། ། རྒྱུ་ལོང་ཚ་སེལ་ང་མཚར་ཆེ། ། རྩབ་རུ་ཚ་ཡང་དེ་དང་འདྲ། ། སྣ་ཚ་རྒྱུ་ལོང་གྲང་བ་སེལ། ། བྱང་ཚ་དཀར་པོ་རྒྱམ་ཚར་མཚུངས། ། ཚྭ་དམར་བྲག་ཚ་དྲག་པོར་སྦྱངས། ། ཡ་བཀྲ་རས་དབྱིག་དུག་སེལ། ། ཚ་ལ་དཀར་པོ་དེ་དང་འདྲ། ། བུལ་ཏོག་ནད་རྣམས་ཐུར་དུ་འཁྲུ། ། ཞིང་ཚས་རླུང་སེལ་གློ་རྣག་འདྲེན། ། ཟེ་མྱང་ཚ་ཡིས་གྲང་སྐྲན་སེལ། ། ཐལ་ཚ་དེ་དང་ཕྱོགས་མཐུན་དྲོད། ། ཁ་ཚས་ལྷ་བ་འཇོམས་པར་བྱེད། ། ཐང་

ཀན་ཚ་ཡིས་རྨ་འབྲས་གཅོད། །ཚྭ་ཆུས་ཚྭ་ཡིས་མ་ཞུ་སེལ། །དེ་ལྟར་ཚྭ་སྨན་ཉི་ཤུ་པོ། །

ས་བཅད་བཅུ་པ། ཐལ་སྨན་གྱི་སྡེ་ཚན།

དེ་ནས་ཐལ་སྨན་འགའ་ཞིག་བཤད། །གསེར་དངུལ་ཐལ་བས་ཤ་རོ་གཅོད། །ཟངས་ཐལ་ཆུ་སེར་མ་ལུས་སྐེམ། །ལྕགས་དྲེག་མཆིན་པའི་ཚ་བ་སེལ། །ཕུག་སྐྱེ་ཅོང་ཞི་ལ་སོགས་བཅུ། །སྐྲན་རྣམས་འཇོམས་པར་ཐར་བཞིན་བཤད། །སྙིག་སྐྱུའི་ཐལ་བས་ཚད་རླུང་སེལ། །སླ་པོའི་ཐལ་བས་རྒྱུ་ཡོང་སེལ། །ཁྱི་ལྕེའི་ཐལ་བས་རྩ་ཚད་སེལ། །སྲད་དཀར་ཐལ་བས་འདུས་རིམས་སེལ། །མཚོ་ཡི་ཐལ་བས་རྣག་ཁྲག་གཅོད། །དར་ཟབ་ཐལ་བ་དེ་དང་མཚུངས། །མཁན་པ་ཕུར་མོང་ཡོག་མོ་དང་། །བེ་དང་ཤིང་རུལ་ཐམས་ཅད་དང་། །སྟག་མའི་ཐལ་བས་རྨ་འབྲས་སེལ། །ཤུག་སོལ་གློ་མིག་བད་ཀན་སེལ། །སོ་ཕག་ཛྷ་མ་དུག་ལ་ཕན། །ཐབ་འོག་ས་ཚིག་རྒྱུ་སྲིན་སེལ། །ཨ་རུ་སྒྲོན་ཤིང་སྤོ་ཚ་གསུམ། །བསྲེགས་པས་མ་ཞུ་སྐྲན་ཀུན་ཕན། །གཞན་ཡང་སྤོ་ཤིང་རྩེ་ཀུན་གྱི། །རང་རང་ཐལ་བའི་མེ་ཏོག་རྣམས། །འདིར་མ་བསྟན་པ་ལག་ལེན་ལྟོས། །

ས་བཅད་བཅུ་གཅིག་པ། སྲོག་ཆགས་ལས་བྱུང་བའི་སྨན་གྱི་སྡེ་ཚན།

དེ་ནས་སྲོག་ཆགས་ལས་བྱུང་བའི། །ཤ་རུས་མཁྲིས་པའི་རིགས་རྣམས་ལ། །རགས་པའི་རིམ་པ་འགའ་ཞིག་བཤད། །མི་ལུས་འདི་ལ་ཡོན་ཏན་མང་། །སྐྲ་ཡི་མར་ཁུ་ཞུན་ཆེན་གཉིས། །རླུང་སེལ་ཆུ་སེར་ཀུན་ལ་ཕན། །གཞོབ་ཀྱིས་རྣག་ཁྲག་གཅོད་པའི་མཆོག །མཚན་སྦུ་གདོན་དང་དུག་ལ་ཕན། །ཤ་ཆེན་རླུང་གདོན་དུག་ལ་ཕན། །རུས་པ་བསྲེགས་པས་རྨ་འབྲས་གཅོད། །ཐལ་ཆེན་འབྱུང་པོ་ཐམས་ཅད་ཕན། །མིག་དབང་གཟའ་ཡི་ནད་ལ་ཕན། །ཁྲུ་མས་དྭངས་མའི་དུག་ཞི་བྱེད། །དྲི་ཆུ་དྲོན་མོས་ཁ་ནད་སེལ། །དྲི་ཆུ་གྲང་མོས་མིག་ནད་སེལ། །དྲི་ཆེན་གདོན་སྐྲན་ཀུན་ལ་ཕན། །མཁྲིས་ཆེན་མཁྲིས་ནད་ཀུན་ལ་ཕན། །དེ་བཞིན་ལུས་ཀྱི་ཆ་ཤས་ཀྱི། །ནད་སེལ་བཅུད་བྱེད་ཉེར་བཞི་ཡོད། །རྒྱས་པར་རྡོ་རྗེ་མཁའ་འགྲོར་ལྟོས། །ཁྱི་ཤས་གྲང་བའི་དམུ་ཆུ་སྐེམ། །རྟ་ཤས་གྲང་བ་སེལ་བར་བྱེད། །གླང་ཆེན་ཤ་རུས་གདོན་ལ་བསྔགས། །བ་གླང་ཤ་ཡིས་མཁྲིས་ཚད་སེལ། །དེ་རྣམས་ཤ་ཆེན་རྣམ་པ་ལྔ། །ཁད་སི་ནི་སྟོབས་བསྐྱེད་ལ། །ན་གི་དྲི་དང་དངུལ་ཆུ་འཆིང་། །སེང་གེ་ཤ་ཡིས་གདོན་དུག་སེལ། །སྟག་གཟིག་ཤ་ཡང་དེ་དང་འདྲ། །དོམ་གྱི་ཤ་ཡིས་ཚད་པ་སེལ། །དྲེད་

སྨོའི་ཤ་ཡིས་གྲང་རླུང་འཇོམས། །མི་རྐོད་ཕག་རྐོད་ར་རྐོད་རྣམས། །བསིལ་ལ་གདོན་ནད་སེལ་བའི་རིགས། །གུང་དང་དབྱི་དང་སྟག་སྟག་རྣམས། །ཕྱོགས་མཐུན་བཅུད་ལྡན་གདོན་ནད་སེལ། །ཁ་ཤས་གདོན་སེལ་གློ་བ་ཡིས། །གློ་རྣག་སེལ་བའི་སྨན་དུ་བཤད། །འཕྱི་བའི་ཤ་ཡིས་གྲང་རླུང་སེལ། །གྲུམ་པ་ཏེ་ལོ་སྲི་མོང་གསུམ། །གདོན་ནད་ཆུ་སེར་སྐེམ་པ་ཡིན། །རྐོད་གཡག་ཤ་རུས་རླུང་སེལ་མཆོག །འབྲི་གཡག་དེ་དང་ཕྱོགས་མཐུན་དྲོད། །ལུག་ཤ་བད་ཀན་ཞི་ཞིང་བཅུད། །ར་ཤ་བསིལ་ལ་ཚ་བར་འཁྲོད། །ཕག་ཤ་བསིལ་ལ་ཚད་འབྲས་སེལ། །བོང་བུའི་ཤ་ཡིས་རླུང་ཀུན་ཕན། །ཁྱིམ་གཡག་ཤ་ཡང་དྲོད་དུ་གཏོགས། །རྒྱ་དང་ཁ་ཤ་ཤ་བ་དང་། །གཉན་གཙོད་རྣ་བ་གླ་བ་དང་། །རི་དྭགས་ཤ་རྣམས་ཕལ་ཆེར་སྙོམས། །རྐྱང་དང་རྟ་ནི་ཕྱོགས་མཐུན་ཡིན། །མ་ཧེ་བ་མེན་བཅུད་བྱེད་ལ། །ཆུ་བསིལ་བཅུད་ལྡན་ཡོན་ཏན་མང་། །བྱི་ལས་རོ་ཙ་བྱེད་པ་སྐྱེ། །སྤྲང་ཁྲུས་མ་ཞུ་སེལ་བའི་མཆོག །དབྱིད་སྤྲིན་གོར་ཁྲུ་བ་གསོ། །ཙངས་པ་དེ་དང་ཕྱོགས་མཐུན་ནོ། །སྡིག་སྲིན་མཁལ་མའི་ཆུ་སེར་འདྲེན། །ཉ་ཤས་རྨ་སྨན་དུག་ལ་ཕན། །གསེར་སྦྲུལ་གཉན་ནད་ཐམས་ཅད་སེལ། །ལྕགས་སྦྲུལ་མིག་ནད་ཐམས་ཅད་སེལ། །སྦྲུལ་གཞན་ཤ་སྐྱེད་དྲོད་དུ་བྱེད། །བྱ་རྐོད་གདོན་རྣམས་སྨན་ཡིན་ལ། །ཏ་ཏོའི་གྲི་བས་མ་ཞུའི་སྨན། །ཁྲ་གླག་བཅུད་ལྡན་འབྱུང་པོ་སེལ། །ནེ་ལེ་འོལ་བ་དེ་ཕྱོགས་མཐུན། །ཨུག་པ་སྲིན་བྱ་གདོན་སེལ་ལ། །རྨ་བྱ་བྱ་ཕང་གྲང་བ་སེལ། །དུག་ནད་ཅན་གྱིས་བསྟེན་མི་རུང་། །ཐབ་ཟེར་ཤིང་རྟ་སོ་བྱ་སོགས། །ཁྲ་བྱུག་ཕུ་རིག་ནེ་ཙོ་དང་། །ཕུག་རོན་ཁྱིམ་བྱ་གོང་མོ་དང་། །སྲེག་པ་ག་ལིང་ཆུ་སྲེག་དང་། །བྱེའུ་སྣ་ཚོགས་ཤ་རྣམས་ཀྱིས། །སྤྲེར་ནི་ལུས་ཡང་རྩལ་སྟོབས་བསྐྱེད། །སོ་སོའི་ཡོན་ཏན་འདི་རུ་མ་བརྗོད། །ཕུ་ཤ་གདོན་སེལ་ཕོ་རོག་དང་། །ཁྭ་ཏ་གདོན་དང་མཁྲིས་ལ་ཕན། །སོ་བྱ་ཆུ་འཁག་སེལ་བ་སྐྱེ། །ཁྲུང་ཁྲུང་དང་ངུར་ཆུ་སྐྱར་མོ། །ཆུ་བྱ་ཕལ་ཆེར་བསིལ་བ་ཡིན། །ཀ་ལན་ཏ་ཀས་རོ་ཙ་བྱེད། །རི་བོང་ཤྭད་པས་དམར་ནད་སེལ། །ཇིག་རུས་དེ་དང་མཚུངས་པ་ཡིན། །འབྲུག་རུས་མགོ་ནད་རུས་དུག་སེལ། །རུས་སྦལ་རུས་པས་མཛེ་ལ་ཕན། །སྲི་ལོང་རླུང་མཁྲིས་ཐམས་ཅད་སེལ། །མགོ་རུས་ཕལ་གྱིས་རླུང་སྲིན་སེལ། །མཇུག་ཆུང་མཁལ་སྙིད་ནད་རྣམས་སེལ། །རྐང་རྣམས་ཡན་ལག་ནད་ལ་ཕན། །དེ་བཞི་རུས་བཅུད་རྣམ་བཞི་ཡིན། །བྱ་མ་བྱི་ཡིས་མོ་ནད་སེལ། །བྱང་བཙ་སྦྱོང་གཙོ་བོ་སྐྱེ། །སྦྲུར་མགྱོགས་དེ་ནི་གྲོགས་སུ་བཟང་། །གཞན་ཡང་སྟོམ་ཕྱིག་ལ་སོགས་པའི། །སྲོག་ཆགས་ཕྲ་མོ་ཀུན་ལ་ཡང་། །ནུས་པ་སོ་སོར་དཔག་མེད་ཀྱང་། །སྙིགས་དུས་སེམས་ཅན་སྡིག་ཅན་གྱིས། །རིག་ན་གནོད་དོགས་མ་བཤད་དོ། །སྦྲུལ་ཆེན་མཁྲིས་པའི་ནད་རྣམས་འཇོམས། །རྨ་བྱའི་མཁྲིས་པས་ཀླུ་ནད་སེལ། །དོམ་མཁྲིས་རྩ་ཚད་མིག་ལ་ཕན། །གཡག་རྐོད་མཁྲིས་པས་གྲང་ནད་སེལ། །ཉ་མཁྲིས་ཚད་པ་རྨ་ཚད་སེལ། །ཕག་མཁྲིས་ཚ་སེལ་མིག་ལ

ཕན། །ཕྱི་བའི་མཁྲིས་པས་རྨ་རླུང་སེལ། །གཞན་ཡང་ཐུར་བསྟན་སྲོག་ཆགས་རིགས། །ཕལ་གྱིས་རྨ་གསོ་ཚད་པ་སེལ། །སོ་སོའི་ནུས་པ་འདི་རྣམ་བརྗོད། །དུག་སྦྲུལ་རྭ་ནི་སྨན་གྱི་མཆོག །དུག་དང་སྦྲིན་ནི་འཇོམས་པར་བཤད། །བསེ་རུ་དཀར་པོས་དུག་ཚད་སེལ། །ནག་པོས་རྣག་སྐེམ་སྡོམས་པ་ཡིན། །ཁ་ཤའི་རྭ་ཡང་རྣག་སྐེམ་སེལ། །རྒྱ་རུ་བུ་འཕྱིན་བསིལ་སྡོམས་ཡིན། །ཤ་རུ་ཆུང་ངུས་རྣག་སྐེམ་སེལ། །ཆེན་པོས་དམུ་ཆུ་སྐེམ་པ་དང་། །རྨ་རྐན་འབྲས་ལ་བསྲེགས་བཏང་མཆོག །གཙོད་རུས་འབྲུ་བ་གཙོད་པ་སྟེ། །དགོ་བའི་རྭ་ཡང་དེ་དང་མཚུངས། །གཉན་གྱིས་ནད་རྣམས་སྤྱི་ལ་ཕན། །མ་ཧེའི་རྭ་ཡིས་འོར་ནད་སྐེམས། །མཛོ་རུས་ཛ་ཐན་དུག་ལ་ཕན། །གླང་ཐུག་རྭ་ནི་མགོ་ཆག་ཕན། །ལུག་ཐུག་རྭ་ཡིས་མོ་ནད་ཕན། །རྐེད་གཡག་གཡག་ཐུག་རྭ་ཡིས་ནི། །རྨ་འབྲས་ཕོལ་མིག་ནད་ལ་ཕན། །ར་རུ་བསིལ་བའི་ཕྱོགས་སུ་གཏོགས། །སྐྱིན་ཀུང་དེ་དང་ཕྱོགས་མཐུན་ནོ། །གནའ་བའི་རྭ་ཡང་ཚད་པར་ཕན། །ཆུ་གླང་རྭ་དང་དེ་དང་མཚུངས། །ཏ་ཟིག་ཏ་པོན་གདོན་ལ་ཕན། །རྭ་དང་མཁྲིས་པ་སུམ་ཅུ་ཡོད། །རྨ་བྱའི་སྒྲོ་ཡིས་སྦྲུ་དུག་སེལ། །སྨད་ཐུར་དེ་དང་མཚུངས་པ་ཡིན། །འུག་པ་སྒྲོ་ཡིས་སློ་རྣག་འདྲེན། །སོ་བྱའི་མཇུག་སྒྲོས་ཆུ་འགག་སེལ། །གོ་བོས་སྒྲོ་སེར་ཆུ་རྣམས་སྐེམ། །ཕུ་ཤུད་སྦྲིན་བྱ་བྱ་རྐོད་རྣམས། །གདོན་ནད་སེལ་བར་ཤེས་པར་བྱ། །སྟག་གི་སྨ་རས་དུག་ལ་ཕན། །བལ་རྩི་བསྐོལ་བས་རླུང་ནད་སེལ། །ར་བལ་མཆེར་བའི་ནད་ལ་ཕན། །ཁྱི་སྤུས་སྐྲངས་པའི་ནད་ལ་ཕན། །གཞན་ཡང་སྤུ་སྒྲོ་མང་ཡོད་ཀྱང་། །ཤ་དང་ཕྱོགས་མཐུན་འདི་རྣམ་བརྗོད། །མི་ཏ་ཁྱི་གསུམ་མར་[ན]གསར་གྱི། །རིལ་མས་དུག་ནད་སེལ་བར་བྱེད། །སྤྱང་བྲུན་གདོན་ནད་སེལ་བ་ཡིན། །ཁྱི་བྲུན་དཀར་པོས་གཉན་སྔོག་གསོད། །ཕག་རིལ་འབྲུམ་ནག་སྨན་མཆོག་ཡིན། །ཁྱུག་ཏའི་བྲུན་གྱིས་དམར་བཤལ་ཕན། །ཤིང་སྦྲིན་བྲུན་གྱིས་སྦྲིན་ནད་སེལ། །གསེབ་སྡོན་སྤངས་ཀྱིས་ཁྱི་སྨྱོན་སེལ། །འདི་དག་རེ་རེའི་ནད་སེལ་བས། །ཁྱད་པར་ཁོང་དུ་གཏོང་བ་ཡིན། །རྨ་བྱའི་བྲུན་གྱིས་གཉན་ལ་ཕན། །ཤ་ཟན་བྱ་རྣམས་ཀུན་གྱི་བྲུན། །ནུས་པས་གདོན་སྐྲངས་འདུལ་བར་བྱེད། །ཕུག་རོན་རིལ་མ་ལ་སོགས་པ། །འབྲུ་ཟན་བྲུན་གྱིས་གྲང་སྐྲན་འདུལ། །སླ་བ་ཤ་བ་ར་ལ་སོགས། །རྩྭ་ཟན་བྲུན་གྱིས་ཚ་སྐྲངས་འདུལ། །བ་གླང་མཛོ་ལྷི་ལ་སོགས་པ། །གཡུ་བྲུན་ཡན་ལག་ནད་ལ་ཕན། །ཚ་སེལ་རྣམས་ལ་ཆུ་གྲང་སྦྱར། །གྲང་བ་རྣམས་ལ་ཆང་རུས་ཁྲུ། །གཞན་ཡང་སྨན་བཞི་སོ་སོར་སྦྱར། །རྒྱས་པར་འདི་ན་མ་བཤད་དོ། །བ་རའི་མར་གྱིས་མཁྲིས་པ་སེལ། །འབྲི་ལུག་མར་གྱིས་རླུང་སེལ་ལ། །བ་མེན་མཛོ་མོས་ཉེས་གསུམ་སེལ། །འབྲུ་མར་ཐམས་ཅད་རླུང་ལ་ཕན། །ཤིང་འབྲས་ཚ་བོ་བཞིན་ཞེས་བྱ། །ཞུན་མར་ཀུན་ལ་ཤེས་པ་ཡོད། །འོ་སྣོན་རྣམས་ཀྱིས་བད་ཀན་སྐྱེད། །བཞོས་ཐོག་ལེགས་བསྐོལ་ནད་ཀུན་ཕན། །ཏ་བོང་འོ་མས་གྲང་བ་སེལ། །ཞོ་ནི་བད་སེལ་སྦྲུམ་དང་ཐུད། །

གྲང་བ་སེལ་བའི་དམ་པའོ། །ཆུར་ཁྲུས་དེ་རྣམས་འཇུ་བར་བྱེད། །དེ་ལྟར་བརྒྱད་བརྒྱ་བཅུ་ཕྲག་གསུམ། །ལྟག་པའི་སྨན་ནུས་བཤད་པ་འདི། །གངས་ཅན་རྒྱ་བོད་ཕལ་ན་ཡོད། །མིང་གི་རྣམ་གྲངས་ཡུལ་སྐད་ཀྱི། །དུ་མ་བཤད་ཀྱང་ཕལ་ཆེར་འདུས། །བློ་ལྡན་རྣམས་ཀྱིས་ཞིབ་ཏུ་དཔྱོད། །རྩ་བ་དཀྲུན་ལ་ལོ་མ་དབྱར། །མེ་ཏོག་སོས་ཀ་འབྲས་བུ་སྟོན། །ཁམས་རྣམས་རྒྱས་པའི་དུས་སུ་བླངས། །ཤ་རྣམས་དར་བབ་གློ་བུར་བཟང་། །རིན་ཆེན་རྡོ་ཤིང་ངེས་མེད་བླང་། །རྐང་བར་བཏང་ནསྨན་ཧ་གཅེས། །སྔོ་དང་ཁམས་རྣམས་འཇམ་བཙལ་ལ། །དུག་འདོན་གྲོགས་དང་བསྡེབས་ཤེས་ནས། །ནད་རྣམས་མ་ལུས་འཇོམས་པར་བྱེད། །སྐྱིགས་དུས་ནད་མང་ཙི་སྨན་དཀོན། །དེའི་ཕྱིར་གཞན་ལ་ཕན་སེམས་ནས། །གཞུང་མང་གདམས་པ་དུ་མ་ལ། །གསུང་མང་ཕྱོགས་གཅིག་བསྡུས་པ་ནི། །དྲང་སྲོང་བརྒྱུད་པའི་རྗེས་ཞུགས་པ། །རང་བྱུང་རྡོ་རྗེས་སྤྲུར་བ་ཡིན། །འགྲོ་བའི་ནད་རྣམས་སེལ་བར་ཤོག །

སྨན་རྣམས་ཀྱི་ཡོན་ཏན་ཕྱོགས་རེ་བསྟན་པ་ཡིན་ནོ། །རེ་རེ་གྲོགས་དང་བསྡེབས་ན་ནད་མང་པོ་འཇོམས་པ་ཡོད་དེ། ཡི་གེ་མང་དོགས་ནས་མ་བྲིས་སོ། །ནད་སོ་སོའི་སྦྱོར་བ་གཞུང་དུ་ཤེས་པར་མཛོད་ཅིག །འགྲོ་ལ་ཕན་པ་རྒྱ་ཆེན་པོ་འབྱུང་བར་གྱུར་ཅིག ལུག་ལོ་ཟླ་བ་གཉིས་པའི་ཡར་ཚེས་རྒྱ་མཚོ་སྔང་གི་དགོན་གསར་དུ་སྦྱར་བའི་དགེ་བས་འགྲོ་རྣམས་ནད་ཀྱི་སྡུག་བསྔལ་ལས་ཐར་བར་ཤོག །

(མཁའ་འགྲོ་སྐྱབས།)

བསམ་གཞིགས།

༡ གཞུང་འདིར་གཞན་དང་མི་འདྲ་བའི་ཁྱད་ཆོས་གང་དག་ལྡན།

༢ སྲོག་ཆགས་ཀྱི་སྨན་ལ་གཅེས་པའི་ཡན་ལག་ཚང་དགོས་སམ།

༣ སྐྱེས་རྒྱུན་ཆད་པའི་སྨན་རྫས་ཀྱི་ཚབ་ལ་ཅི་ཞིག་གཏོང་དགོས།

༤ ཤ་རྣམས་དར་བབས་དང་གློ་བུར་དུ་ཤི་བ་བཟང་བའི་རྒྱུ་མཚན་ཅི།

༥ རྩ་བ་དཀྲུན་དང་ལོ་མ་སོས་ཀ མེ་ཏོག་དབྱར་ཀ འབྲས་བུ་སྟོན་ཁར་བཏུ་དགོས་པར་གསུངས་པའི་རྒྱུ་མཚན་ཅི།

༦ སྤྱི་ལ་གཅེས་པའི་སྨན་ཧ་གསུམ་ཞེས་པའི་སྤྱི་དེར་གོ་བ་ཇི་ལྟར་ལེན་དགོས།

ལེའུ་བཅུ་པ། རིན་པོ་ཆེའི་རོ་ནུས་ཞུ་རྗེས་བཞུགས་སོ།[1]

གཡུ་ཐོག་ཕྱུང་པོ་རྡོ་རྗེས་མཛད།

སངས་རྒྱས་སྨན་གྱི་བླ་དང་འཇམ་པའི་དབྱངས། །སྟོན་གྱི་དྲང་སྲོང་ཆེན་པོ་རྣམས་དང་ནི། །གསོ་བྱེད་རིག་འཛིན་འགྲོ་མགོན་སྨན་གྱི་རྗེ། །རྣམ་མཁྱེན་སྐྱེས་བུའི་ཚོགས་ལ་ཕྱག་འཚལ་ལོ། །དེ་ནས་བདད་ཀྱི་གཉེན་པོའི་སྨན་ནི་བཤད། །ཤིན་ཏུ་རྒྱ་ཆེར་སྤྲོས་པ་མ་ཡིན་ཏེ། །མདོར་བསྡུས་ཙམ་ཞིག་ཁོ་ནར་བདག་གིས་བསྟན། །

ས་བཅད་དང་པོ། རྩ་བ་མདོར་བསྟན་པ།

འདི་ལ་རྩ་བ་དང་ནི་རྒྱས་བཤད་གཉིས། །རྩ་བ་རོ་དང་ནུས་དང་དབྱེ་བ་དང་། །སྦྱོར་ཚན་དང་ནི་ལས་དང་རྣམ་པ་བཞི། །[2]

དང་པོ། རོ་བཤད་པ།

རོ་ལ་རོ་ནུས་ཞུ་རྗེས་གསུམ་དུ་འདུས། །ཞུ་རྗེས་མངར་དང་སྐྱུར་དང་ཁ་བ་གསུམ། །ནུས་པ

---

[1] རིན་པོ་ཆེའི་རོ་ནུས་ཞུ་རྗེས་བཞུགས་སོ་ཞེས་པ་འདི་ནི་གཡུ་ཐོག་ཕྱུང་པོ་རྡོ་རྗེས་མཛད་པར་གྲགས་ལ། ཕྱིས་ཀྱི་བསྟན་བཅོས་ཤེལ་ཕྲེང་དང་བསྡུར་ན་ནང་དོན་དང་ཚིག་སྦྱོར་སོགས་གང་ཐད་ནས་ཤིན་ཏུ་བསྡུས་པས་གནའ་རྩོམ་གྱི་གཤིས་ཤར་འདུག། འོན་ཀྱང་ཤེལ་ཕྲེང་སོགས་སུ་མ་གྲགས་པའི་སྨན་མིང་དང་ནང་དོན་ཡང་གང་མང་ཡོད་པས་སློབ་སྦྱོང་དང་ཞིབ་འཇུག་ལ་མཁོ་བའི་ཡིག་ཆ་ལེགས་པོ་ཞིག་ཏུ་མཐོང་། གཞུང་འདིའི་རྩོམ་པ་པོ་གཡུ་ཐོག་ཕྱུང་པོ་རྡོ་རྗེ་ནི་གསར་རྙིང་གཉིས་ཏེ་རྙིང་མ་ནི་ཡབ་འདྲེ་རྗེ་རྒྱ་གར་བཙ་དང་ཡུམ་བཙན་པོའི་སྲས་མོ་དགའ་སྐྱོང་མ་བྱ་བའི་སྲས་སུ་འཁྲུངས། དད་བརྩོན་དང་ཤེས་རབ་ཆེ་བས་ཆུང་དུས་ནས་མཁས་པའི་གྲགས་པ་ཐོབ། བདུད་རྩི་སྨན་སྒྲུབ་མཛད་པས་ལྷ་རྣམས་ཞལ་མཐོང་། ནད་ཀྱི་རྒྱུ་རྐྱེན་རྣམས་སྐྱུ་རུ་ར་སྔོན་པ་ལག་མཐིལ་དུ་བཞག་པ་བཞིན་མཁྱེན། མཁས་པ་འདིས་ནི་འདུས་སྡོང་མང་པོ་རྗེ་ཁྲི་སྲོང་གནམ་འཕྲུལ་གྱི་རྒྱལ་པོའི་བླ་སྨན་མཛད། རྒྱ་པ་ཆོས་སྒྲོན་ཁབ་ཏུ་བཞེས་པས་སྲས་གཡུ་ཐོག་ཡོན་ཏན་མགོན་པོ་འཁྲུངས། གསར་མ་ནི་ཐར་ཀྱི་འདྲེ་རྗེ་བཙ་སོགས་རྙིང་མ་རྣམས་སྐར་ཡང་བསྟན་འགྲོའི་དོན་དུ་རང་རང་གོང་མའི་མཚན་དང་བཅས་གཙང་གི་སྣ་བཞི་རེ་ཐང་དུ་སྤྱོན། རྗེ་མོ་པདྨ་འོད་ལྡན་ཞེས་བྱ་བ་མཁའ་འགྲོའི་མཚན་ལྡན་པ་དེ་ཁབ་ཏུ་བཞེས་པར་སྲས་གསར་མ་ཡོན་ཏན་མགོན་པོ་འཁྲུངས་ཞེས་དེའུ་དམར་བས་གསུངས། གཞུང་འདི་ནི་མཇུག་བྱང་ལ་བརྟག་ན་ཕྱུང་པོ་རྡོ་རྗེ་གསར་མའི་ཡིན་པ་འདྲ་སྙེ་དཔྱད་པར་བྱའོ། །

[2] རྣམ་པ་བཞི་གསུངས་ཀྱང་རོ་དང་ནུས། དབྱེ་བ། སྦྱོར་ཚན། ལས་བཅས་ལྔ་འདུག

ཡང་ཤྀ་ཚ་བསིལ་འདམ་དང་རྩུབ། །ཇོ་རུལ་རྣམ་བརྒྱད་ཉི་ཟླའི་སྟོབས་ལས་བྱུང་། །སྦྱར་ཐབས་ཐང་ཕྱེ་རིལ་བུ་ལྡེ་གུ་དང་། །སྨན་མར་སྨན་ཆང་དག་དང་རྣམ་དྲུག་གོ །

གཉིས་པ། རྟེན་བཤད་པ།

རྟེན་ནི་ས་ཆུ་མེ་རླུང་ནམ་པ་ལྔ། །ས་ཡིས་རྟེན་བྱེད་ལྕི་དང་རྟུལ་བ་འབྱུང་། །ཆུ་ཡིས་བརླན་སྣུད་བསིལ་ལ་འཇམ་པ་འབྱུང་། །མེ་ཡིས་སྨིན་བྱེད་ཚ་ཞིང་རྣོ་བ་འབྱུང་། །རླུང་གིས་སྐྱེད་བྱེད་ཡང་ལ་རྩུབ་པ་འབྱུང་། །ནམ་མཁས་གོ་འབྱེད་ཤས་ཆེར་རོ་དྲུག་བསྐྱེད། །

གསུམ་པ། དབྱེ་བ་བཤད་པ།

དབྱེ་བ་མངར་སྐྱུར་ལན་ཚྭ་ཁ་ཚྭ་བསྐ། །མངར་བ་ས་ཆུ་སྐྱུར་བ་མེ་སས་བསྐྱེད། །མེ་ཆུས་ལན་ཚྭ་ཆུ་རླུང་སྟོབས་ཆེ་ཁ། །ཚ་བ་མེ་རླུང་ས་རླུང་སྟོབས་འཕེལ་བསྐ། །མངར་བ་ཁར་ཆགས་ཞིམ་ཞིང་དབང་པོ་དྭངས། །སྐྱུར་བ་སོབ་རྩེ་ཆུ་འཛག་མིག་འཛུམ་བྱེད། །ལན་ཚྭས་ལྕེ་ཚྭ་ཁ་རུ་མཆིལ་མ་འདུ། །ཁ་བ་སྐྱུར་བྲོ་ཁ་ཡི་དྲི་མ་སྦྱང་། །ཚ་བ་ཁ་ལྕེ་སྲེག་ཅིང་མིག་ཆུ་འཛག །བསྐ་བ་ལྕེ་རྐན་ལ་ཆགས་རྩུབ་སྐམ་བྱེད། །

བཞི་པ། སྡེ་ཚན་བཤད་པ།

དང་པོ་མངར་བའི་སྨན་གྱི་སྡེ་ཚན་ནི། །ཤིང་མངར་རྒུན་འབྲུམ་ར་མཉེ་ཉེའུ་ཤིང་། །ཨུ་བ་ག་ར་སྦྲང་དང་བུ་རམ་གྲོ་སྲན་ཤ་མར་རོ། །སྐྱུར་བ་སྟར་བུ་སེ་འབྲུ་སྐྱུ་རུ་ར། །རྒྱ་ཤུག་ཞོ་དར་ཆང་དང་སྐྱུར་རྩབས་སོ། །ལན་ཚྭ་རྒྱ་ཚྭ་རྒྱམ་ཚྭ་ལྕེ་མྱང་ཚྭ། །རྭ་ཚྭ་ཤིང་ཚྭ་ཐལ་ཚྭ་ཁ་རུ་ཚྭ། །མཛེ་ཚྭ་ཟེ་ཚྭ་ཞ་ཚྭ་རྩབས་སུ་ཚྭ། །ཚ་ལ་བུལ་ཏོག་ཡ་བཀྲ་རའོ། །ཁ་བ་ཏིག་ཏ་བོང་ང་དཀར་དམར་དང་། །ཏོང་ལེན་གསེར་གྱི་མེ་ཏོག་བ་ཤ་ཀ །སླ་རྩི་མཁྲིས་པ་བྲག་ཞུན་ལ་སོགས་ཡིན། །ཚ་བ་སྒ་དང་པི་པི་ལིང་དང་ནི། །ཙ་བ་རིས་དང་བཙོང་དང་སྒོག་སྐྱུའོ། །བསྐ་བ་ཨ་རུ་ར་དང་བ་རུ་ར། །འོམ་བུ་ལ་སོགས་དེ་བཞིན་ཤེས་པར་བྱའོ། །

ལྔ་པ། ལས་བཤད་པ།

རོ་དྲུག་ནད་གང་སེལ་བའི་ལས་བསྟན་པ། །མངར་བའི་རོ་ཡིས་རླུང་དང་མཁྲིས་པ་སེལ། །ཉ་ སྲིང་མ་གཏོགས་ཕལ་ཆེར་བད་ཀན་བསྐྱེད། །སྐྱུར་བས་བད་ཀན་སེལ་བྱེད་གཞན་མི་བསྐྱེད། །ཚ་བ་ ལན་ཚྭ་བད་རླུང་སེལ་བྱེད་དོ། །སྐོག་སྐྱུ་དང་ནི་རྒྱམ་ཚྭ་པི་པི་ལིང་། །གསུམ་པོ་མ་གཏོགས་ཕལ་ཆེར་ མཁྲིས་པ་བསྐྱེད། །ལན་ཚྭ་ཧ་ཅང་བསྟེན་དྲགས་བད་ཀན་བསྐྱེད། །དེ་བཞིན་ཚ་བ་བསྟེན་དྲགས་རླུང་ ལ་གནོད། །ཁ་བས་མཁྲིས་པ་ཁོན་སེལ་བྱེད་ལ། །བད་རླུང་གཉིས་ནི་མཆོག་ཏུ་བསྐྱེད་པར་བྱེད། ། བསྐ་བས་མཁྲིས་སེལ་བད་རླུང་ལ་མི་གནོད། །ཞུ་རྗེས་མངར་དང་ལན་ཚྭའི་ཞུ་རྗེས་མངར། །སྐྱུར་བ་ རོ་མཚུངས་ཁ་ཚ་བསྐ་གསུམ་ཁའོ། །ནུས་པ་འཇམ་ལ་ལྕི་བས་རླུང་ནད་སེལ། །བསིལ་བ་རྟུལ་བས་ མཁྲིས་པ་སེལ་བར་བྱེད། །དེ་དག་བཞི་ཡིས་བད་ཀན་བསྐྱེད་པར་བྱེད། །ཡང་རྣོ་ཚ་རྣོས་བད་ཀན་ སེལ་བར་བྱེད། །དང་པོས་རླུང་བསྐྱེད་འོག་མས་མཁྲིས་པ་བསྐྱེད། །ལ་ལ་རོ་ཡིས་ལ་ལ་ནུས་པ་ ཡིས། །ལ་ལ་ཞུ་རྗེས་དུས་སུ་ལས་བྱེད་པས། །རོ་སྡེབས་ནུས་སྡེབས་ཞུ་རྗེས་སྡེབས་ལ་སྦྱར། །རོ་ནུས་ མཐུན་ན་རོ་ཡི་ལས་བྱེད་དེ། །ཞུ་རྗེས་ལ་སོགས་མ་བཅོས་སྟོབས་ལྡན་ཡིན། །དེ་མི་མཐུན་ན་རོ་ནུས་གོ་ ཟློག་ལ། །མངོན་ཤེས་དྲང་སྲོང་རྗེས་སུ་ཞུགས་སྡེབས་ཏེ། །ཚ་སེལ་གྲང་སེལ་ཀུན་ལ་ཤེས་པར་བྱ། །

ས་བཅད་གཉིས་པ། རྒྱས་པར་བཤད་པ།

རྒྱས་བཤད་སྤྱི་མཐུན་བསོད་ནམས་ལས་གྲུབ་པའི། །ཚངས་པའི་སྨན་སྦྱོར་སྟོང་དང་རྩ་གཉིས ལས། །སྐལ་སྡེ་ཡོངས་གྲགས་ནུས་པ་ཁྱད་འཕགས་རྣམས། །རིན་ཆེན་རྡོ་རྩི་སྔོ་ཤིང་ནུས་པ་ བསྟན། །

དང་པོ། རིན་པོ་ཆེ།

རིན་ཆེན(སོ་ན། རིན་ཆེན་བཙོ་མ།)གསེར་གྱིས་ཚེ་རིང་རྒས་སྲ་དང་། །དབྱིག་དུག་སེལ་ཅིང་ རོ་བསྐ་ཞུ་རྗེས་བསིལ། །

མུ་ཏིག(ཉ་ཕྱིས་ཤུན་པ། ཟླད་འཛིན། གང་སྟོག ཉའི་རྣ་བ་ཟེར་རོ།)རོ་བསྐ་ཞུ་རྗེས་བསིལ

ཡིན་ནོ། །ནུས་པས་ཀླད་པ་འཇག་གཙོད་དུག་ཚད་འཇོམས། །

ཐྱ་ཏུས(པར་ན་ཀ་ར་ཟེར།)མཆིན་ནད་དུག་ཚད་སེལ་བྱེད་ཅིང་། །རོ་བསྐ་ཞུ་རྗེས་བསིལ་བྲོད་སྐོམས་པ་ཡིན། །

དཊུལ་ཚུ(ཊུས་པ་འབིགས་བྱེད། བཙུད་རྒྱལ། ནམ་མཁའི་མདོག་ཅན། ཀུན་རྒྱུག་ཟེར་རོ།)རོ་བསྐ་ཞུ་རྗེས་ཤིན་ཏུ་བསིལ། །མགོ་དང་བྱང་ཁོག་ཡན་ལག་རྣག་ཆུ་སྐེམ། །འབྲས་དང་ཚ་གྲང་ནད་སེལ་དུག་རྣམས་འཇོམས། །

གཡུ(སྔོ་ལྡང་། དྲུག་དཀར། མཐིང་རིས་ཟེར།)ནི་རོ་བསྐ་ཞུ་རྗེས་བསིལ་བར་བྱེད། མཆིན་ཚད་དུག་ཚད་མཆིན་རྒྱས་ནད་རྣམས་སེལ། །

ལྕགས(ཨཡུཛ་ར། རྣོན་པོ། གཙོད་བྱེད།)ནི་རོ་སྐྱུར་ཞུ་རྗེས་བསིལ་བ་ཡིན། །མཆིན་ནད་དུག་ནད་སེལ་ཅིང་མིག་ལ་ཕན། །

དུང་ནི(བུ་ཤ་ནི། འཁྱིལ་བྱེད། དཀར་བྱིན། རྩལ་པོ་ཆེ་ཟེར།)རོ་བསྐ་ཞུ་རྗེས་བསིལ་དུ་བྲོད། ཊུས་ཚད་འབྲས་དང་ཆུ་སེར་སྐེམ་པར་བྱེད། །མཛེ་དང་སྐྲོག་པ་སྒྲངས་འབུར་འཇོམས་པའི་མཆོག །

ཟངས(མི་རི་ཏ། རིན་ཆེན་དམར་ལྡན། དབང་ཕྱུག་དམར་མདོག་ཟེར།)ནི་རོ་མངར་ཞུ་རྗེས་བསིལ་ཡིན་ཏེ། །གློ་རྣག་སྐེམས་ཤིང་ཚ་ཆུ་སྐེམ་པར་འདོད། །

གཉིས་པ། རྫོ་སྨན་མདོར་བསྡུས།

རྫོ་སྨན་མདོར་བསྡུས་བསྟན་པར་བྱ་བ་ནི། སྤལ་རྒྱབ་སྨུག་པོ(ཧི་དུག་ཚེར། ག་བུར་དྲི་ལྡན་ཟེར།)རོ་བསྐ་ཞུ་རྗེས་བསིལ། ཆུ་སེར་འདྲེན་སྐེམ་ཊུས་ཆག་ཀླད་པ་སྦྱོམ། །སྤལ་རྒྱབ་དཀར་པོ་རོ་མངར་ཞུ་རྗེས་བསིལ། །དཀར་པོ་ཆིག་ཐུབ་རོ་ཁ་ཞུ་རྗེས་བསིལ། །འདི་གཉིས་བད་ཀན་སེལ་ཞིང་ཊུས་ཆག་གསོ། །སྨུག་པོ་ཆིག་ཐུབ་སྨུག་པོ་སྤལ་རྒྱབ་གཉིས། །གངས་ཐིགས་རོ་བསྐ་ཞུ་རྗེས་བསིལ་དུ་འདོད། །ཊུས་ཆག་གསོ་ཞིང་མཆིན་ཚད་གསོ་བར་བྱེད། །ཅོང་ཞི་རོ་མངར་ཞུ་རྗེས་ཙུང་ཟད་དྲོད། །ཊུས་ཆག་གསོ་ཞིང་མཁལ་ནད་གྲང་བ་གསོ། །རོ་ཙ་རྒྱས་ཤིང་ཤ་མདངས་འཕེལ་བར་བྱེད། །རྫོ་མཁྲིས་རོ་ཁ་ཞུ་རྗེས་བསིལ་བ་སྟེ། །རྨ་འདྲུབ་ཤའུ་བསྐྱེད་ཅིང་ཆུ་སེར་འདྲེན། །ཁབ་ལེན་རོ་བསྐ་ཞུ་རྗེས་བསིལ་ལ་སྐོམས། །ནུས་པས་ཊུས་ཆག་གསོ་དང་ལྕགས་གཡའ་འགོག །པེ་སྣབས་རོ་བསྐ་ཞུ་རྗེས་བསིལ་བ་ཡིན། །ནུས་པས་རྨ་རྣམས་འདྲུབ་ཅིང་རྨ་རྣམས་གསོ། །མཚལ(དཱ་ཚུ་ཟེར།)ནི་རོ་བསྐ་ཞུ་རྗེས་ཙུང་ཟད་བསིལ། །ལྷ་བ་འཛིན་ཅིང་ཆུ་སེར་འདྲེན་རྨ་འདྲུབ། །མཆིན་ཚད་སེལ་ཞིང་

ཙ་ནད་ཚུ་སེར་སྦྱོངས། །གསེར་རྡོ་རོ་བསྐ་ཞུ་རྗེས་བསིལ་དྲོད་སྙོམས། །ནུས་པས་དུས་ཚག་གསོ་ཞིང་མིག་ལ་ཕན། །སྤང་བྲིལ་རོ་བསྐ་ཞུ་རྗེས་བསིལ་བའི་མཆོག །ཁྲག་དང་སྐྱུག་པ་གཅོད་ཅིང་མགོ་ཚག་གསོ། །མདུང་རྩེ(ལིག་བུ་མིག གསལ་བྱེད་རྡོ། རྡོ་ཁབ་ལེན་ཟེར་སོ།)རོ་བསྐ་ཞུ་རྗེས་བསིལ་ལ་སྙོམས། །རྒྱ་ཁ་འབྲུབ་ཅིང་ཁྱད་པར་མིག་ལ་ཕན། །ཏ་ཤིག(རྡོ་ཐོད་ལེ་གོར། རྩིས་ས་རིས་རྡོ་ཡང་ཟེར།)རོ་མངར་ཞུ་རྗེས་བསིལ་བ་ཡིན། །མིག་རིམས་སེལ་ཞིང་ཙ་ནད་སྦྱོང་བར་བྱེད། །བྲག་ཞུན(ཤི་ལ་ཛ་ཏུ། རྡོ་བཙུད། བྲག་ཁུ་ཟེར།)རོ་བསྐ་ཞུ་རྗེས་བསིལ་བ་སྟེ། ནུས་པས་མཆིན་དུག་གཉན་ཚད་འབྲུ་བསེལ། །མུ་ཟི(ས་བཙུད། པ་ཧྲ་ཧྲི་ལ། ཆུ་མེ་འབར་བའི་གསིལ་ཟེར།)རོ་ཁ་ཞུ་རྗེས་བསིལ་བར་འདོད། །ཆུ་སེར་སྐེམ་ཞིང་རྫེ་ཡི་ནད་ཀུན་སེལ། །

གསུམ་པ། རྩི་སྨན་ཤིང་སྨན་མདོར་བསྡུས།

རྩི་ཤིང་སྨན་ནི་རྒྱ་ཆེར་མ་ཡིན་པའི། །མདོར་བསྡུས་ཉེར་མཁོ་ཙུང་ཟད་བཤད་པར་བྱ། །ག་བུར(ཧི་མ།)རོ་ནི་བསྐ་ཞིང་ཚ་ཁ་ལ། །ཞུ་རྗེས་ཤིན་ཏུ་བསིལ་བའི་མཆོག་ཏུ་བཤད། །ནུས་པས་ཚད་པ་ཐམས་ཅད་སེལ་བར་བྱེད། །གི་ཝང(སིང་ཀླ་ལ། གླང་ཆེན་རྩི།)རོ་ནི་བསྐ་ལ་ཁ་བར་འདོད། །ཞུ་རྗེས་བསིལ་ལ་དུག་དང་ཚད་པ་སེལ། །ཙན་དན་དཀར་པོ་རོ་ཁ་ཞུ་རྗེས་བསིལ། །འཁྲུགས་དང་དུག་ཚད་གློ་ཚད་ཚ་སྐྲངས་འཇོམས། །གུར་གུམ(ཀུང་ཀུ་མ)རོ་མངར་ཁ་དང་ཞུ་རྗེས་བསིལ། །མཁལ་ཚད་མཆིན་ཚད་ཕོ་བའི་ཚད་པ་དང་། །སྙིང་འཁྲུགས་སེལ་ཞིང་སྨད་འཁྲུགས་རྩ་ཁ་སྡོམ། །ཅུ་གང་རོ་ནི་བསྐ་ལ་མངར་བར་འདོད། །ཞུ་རྗེས་བསིལ་འཇམ་ནུས་པས་གློ་ནད་སེལ། །ཧྲུ་ཏི(ལི་ཤི་པེར་ཟེར།)རོ་བསྐ་ཞུ་རྗེས་དྲོ་ལ་སྙོམས། །ནུས་པ་ཕྱི་སྐྲུམ་རླུང་ནད་སྙིང་ནད་འཇོམས། །ཀ་ཀོ་ལ(ཨེ་ལ།)ནི་རོ་ཚ་ཞུ་རྗེས་དྲོད། །ནུས་པས་ཕོ་མཆེར་གྲང་ནད་སེལ་བར་བྱེད། །ལི་ཤི(ཀུ་སུམ་ཟེར།)རོ་ཚ་ཞུ་རྗེས་དྲོ་ལ་སྙོམས། །ནུས་པས་སྲོག་རྩ་མཆེར་བའི་གྲང་བ་སེལ། །སུག་སྨེལ(སེག་བརྟར་རིས། ཏྲི་པི་ཏི་ཟེར།)རོ་ཚ་ཞུ་རྗེས་དྲོ་ལ་སྙོམས། །ནུས་པས་ཆུ་འགགས་སེལ་ཞིང་ཙ་ནད་སྦྱོང་། །མཁལ་ནད་མཁལ་འགྲམས་བད་ཀན་སེལ་བར་བྱེད། །ཕོ་བའི་མེ་དྲོད་བསྐྱེད་ཅིང་གྲང་ནད་སེལ། །ཙན་དན་དམར་པོ་རོ་ཁ་ཞུ་རྗེས་བསིལ། །ཁྲག་དང་ཚད་པ་ཚ་བའི་ཆུ་སེར་སེལ། །ཨ་ག་རུ་ནི་རོ་ཚ་ཙུང་ཟད་བསྐ། །ཞུ་རྗེས་བསིལ་ལ་སྙོམས་ཤིང་སྙིང་ཚད་དང་། །སྙིང་རླུང་སྲོག་རྩ་རླུང་ཞུགས་སེལ་བར་བྱེད། །གེ་སར་རྣམ་གསུམ་རོ་ནི་བསྐ་ཁ་ལ། །ཞུ་རྗེས་བསིལ་བའི་ནུས་པས་གློ་ཚད་སེལ། །བསེ་རུ་རོ་ཚ་ཞུ་རྗེས་བསིལ་ཡིན་ཏེ། །དུག་སེལ་ཁྲག་ངན་རྣག་ཆུ་སྐེམས་པའི་མཆོག །སླ་རྩི་རོ་ཁ་ཞུ་རྗེས་བསིལ་

དུ་འདོད། །ནུས་པས་དུག་ནད་མཆིན་ནད་མཁལ་ཚད་དང་། །གཉན་ནད་སྲིན་ནད་རྩ་ནད་ཕོ་ལོག་སེལ། །དོམ་མཁྲིས་རོ་ཁ་ཞུ་རྗེས་བསིལ་བ་ཡིན། །རྒྱ་གསོ་རྨེན་གཅོད་རྩ་སྦོམ་མཁྲིས་ཚད་སེལ། །ཨུཏྤལ་སྔོན་པོ་རོ་བསྐ་ཞུ་རྗེས་བསིལ། །ནུས་པས་མཆིན་ཚད་གློ་བའི་ཚད་པ་སེལ། །ཀ་ལ་ཕ་རི་རོ་ཁ་ཞུ་རྗེས་བསིལ། །ནུས་པས་རྙོག་ཚད་གློ་ཚད་འཁྲུགས་ཚད་སེལ། །བ་ལེ་ཀ་ནི་རོ་ཁ་ཞུ་རྗེས་བསིལ། །གློ་མཆིན་ཚ་བ་སེལ་ཞིང་ཚད་འཁྲུ་གཅོད། །ཁྲག་འཁྲུགས་དུངས་སྐྲིགས་འབྱེད་དང་རྨ་ཚད་སེལ། །བ་ཤ་ཀ་ནི་རོ་ཁ་ཞུ་རྗེས་བསིལ། །ནུས་པས་ཁྲག་ཚད་ཐམས་ཅད་འཇོམས་པའི་མཆོག །མཁྲིས་ཚད་ཆུ་སེར་སེལ་ཞིང་རྩ་ཁ་འབྱེད། །ཤིང་མངར་རོ་མངར་ཞུ་རྗེས་ཅུང་ཟད་བསིལ། །ནུས་པས་གློ་ནད་སེལ་ཞིང་རྩ་ཁ་འབྱེད། །ལིག་དུར་གྱི་རོ་ནི་ཁ་ལ་མངར། །ཞུ་རྗེས་བསིལ་ལ་རིམས་ནད་གློ་ཚད་སེལ། །རྒུན་འབྲུམ་རོ་མངར་ཞུ་རྗེས་བསིལ་བར་བཤད། །ནུས་པས་གློ་ནད་སེལ་ཞིང་མཁྲིས་པ་སྦྱོང་། །རུ་ཧ་རོ་ཁ་ཅུང་ཟད་ཚ་བ་ཡིན། །ཞུ་རྗེས་བསིལ་ལ་གློ་སྙིང་ཁྲག་ཚད་སེལ། །སྟར་བུ་རོ་སྐྱུར་ཞུ་རྗེས་བསིལ་དུ་འདོད། །ནུས་པས་རྣག་འདྲེན་གློ་འགོག་བད་ཀན་བཤིག །མ་ནུ་པཏྲ་རོ་ཁ་ཅུང་ཟད་མངར། །ཞུ་རྗེས་བསིལ་ཡིན་ཚད་ནད་རྩིབ་ལོགས་ཀྱི། །ཟུག་གཟེར་འཇོམས་ཤིང་ཁྲག་ནད་སེལ་བའི་མཆོག །མ་ནུ་གླ་སྒང་རོ་མངར་ཞུ་རྗེས་བསིལ། །ནུས་པས་གློ་ནད་རིམས་ཚད་སེལ་བ་ཡིན། །མ་ནུ་པ་ཏྲ་རོ་བསྐ་ཞུ་རྗེས་བསིལ། །ནུས་པས་རིམས་དང་ཚད་པ་སེལ་བ་ཡིན། །མ་ནུ་སྟ་དག་རོ་སྐྱུར་ཞུ་རྗེས་དྲོད། །ཕོ་མཆིན་གྲང་ནད་སེལ་ཞིང་སྨན་ཡང་བཤིག །ཨ་སུ་རོ་ཚ་ཞུ་རྗེས་དྲོ་བ་ཡིན། །ནུས་པས་ཕོ་མཆིན་བད་ཀན་སེལ་བར་བྱེད། །བསེ་ཡབ་རོ་སྐྱུར་ཞུ་རྗེས་བསིལ་བར་འདོད། །ནུས་པས་བད་ཀན་སྨུག་པོ་སེལ་བར་བྱེད། །སྣ་སྐྱ་རོ་ཚ་ཞུ་རྗེས་དྲོ་ལ་རློམས། །ནུས་པས་མ་ཞུ་འཇུ་ཞིང་བད་ཀན་སེལ། །གཏྲ་ཀ་རི་རོ་ཁ་ཞུ་རྗེས་བསིལ། །ནུས་པས་རླུང་ཚད་སེལ་ཞིང་རིམས་སྐྲན་འཇོམས། །དཔའ་བོ་སེར་པོ་རོ་བསྐ་ཞུ་རྗེས་བསིལ། །ནུས་པས་དུག་ཚད་ཚད་པ་སེལ་བར་བྱེད། །དཔའ་བོ་དཀར་པོ་རོ་ནི་བསྐ་ཞིང་ཚ། །ཅུང་ཟད་ཁ་ལ་ཞུ་རྗེས་བསིལ་བ་ལགས། །ནུས་པས་དུག་ཚད་མ་ལུས་ཞི་སྦྱོང་བྱེད། །ཕྱུང་སེར་དཀར་སྨུག་རོ་ཁ་ཞུ་རྗེས་བསིལ། །ནུས་པས་སྦྱར་དུག་ཚད་པ་སེལ་བའི་མཆོག །བོང་ང་དཀར་དང་དམར་དང་སེར་གསུམ་གྱི། །རོ་ནི་ཁ་ལ་ཞུ་རྗེས་བསིལ་བ་ཡིན། །ནུས་པས་སྦྱར་དུག་བཙན་དུག་ཤ་དུག་སེལ། །སྤོས་དཀར་རོ་ནི་ཁ་ཞིང་བསྐ་བར་བྱེད། །ནུས་པས་དུག་དང་ཆུ་སེར་ཆུ་ལམ་འདྲེན། །ཐལ་ཀ་རྡོ་རྗེ་རོ་ཁ་ཞུ་རྗེས་བསིལ། །ནུས་པས་ཆུ་སེར་འཇོམས་ཤིང་རུས་ཆག་གསོ། །སོ་མ་ར་ཛ་རོ་ཁ་ཞུ་རྗེས་བསིལ། །ནུས་པས་ཀླགས་ནད་དུག་ནད་ཆུ་སེར་སྐེམས། །ཨ་རུ་ལན་ཚ་མ་གཏོགས་རོ་ལྔ་ལྡན། །ཞུ་རྗེས་ཅུང་ཟད་བསིལ་ལ་སྐེམས་པ་ཡིན། །ནུས་པས་རླུང་མཁྲིས་བད་ཀན་ཚ་གྲང་འཇོམས། །བ་རུ་ར་ནི་རོ་ཁ་ཅུང་ཟད་བསིལ། །ནུས་པས་བད་ཀན་ཚ་བ་སེལ་བ་ཡིན། །སྐྱུ་རུ་ར་ནི

རོ་སྐྱུར་ཞུ་རྗེས་བསིལ། །ཁྲག་ངན་འབྱེད་ཅིང་ཁྲག་ངན་སྐེམ་པར་བྱེད། །ཚོས་བཙོད་སེང་ལྡུམ་རོ་ཁ་ཞུ་རྗེས་བསིལ། །ནུས་པས་ཚ་སྐྲངས་འཛོམས་ཞིང་རུས་ཆག་སྦྱོར། །ཧོང་ལེན་རོ་ཁ་ཞུ་རྗེས་བསིལ་ཡིན་ནོ། །ནུས་པས་རིམས་རྙོགས་དུག་འཁྲུགས་རྩ་ཚད་སེལ། །རྒྱ་རུ་རོ་ཚ་ཞུ་རྗེས་བསིལ་ལ་སྐེམས། །ནུས་པས་རྣག་ཆུ་སྐེམས་དང་བུ་འབྱིན་བྱེད། །ཁ་ཤའི་རོ་ནི་ལན་ཚ་བྲོ་ཞིང་ཁ། །ཞུ་རྗེས་བསིལ་ཡིན་ནུས་པས་རྣག་ཆུ་སྐེམས། །ཤ་རུ་རོ་ཚ་ཞུ་རྗེས་བསིལ་ཡིན་ནོ། །ནུས་པས་བད་ཀན་སེལ་ཞིང་དང་ག་འབྱེད། །སེ་འབྲུ་རོ་སྐྱུར་ཞུ་རྗེས་བསིལ་ཡིན་ནོ། །ནུས་པས་བད་ཀན་སེལ་ཞིང་དང་ག་འབྱེད། །སྨན་སྣ་རོ་ཚ་ཞུ་རྗེས་དྲོད་ཡིན་ཏེ། །ནུས་པས་སྟོད་ཀྱི་གྲང་བ་མ་ལུས་སེལ། །ཤིང་ཚ་རོ་ཚ་ཞུ་རྗེས་དྲོ་བ་ཡིན། །ནུས་པས་བད་མཁྲིས་སེལ་ཅིང་མེ་དྲོད་གསོ། །པི་པི་ལིང་ནི་རོ་ཚ་ཞུ་རྗེས་དྲོད། །བད་རླུང་གྲང་བ་སེལ་ཞིང་མེ་དྲོད་བསྐྱེད། །ན་ལེ་ཤམ་ནི་རོ་ཚ་ཞུ་རྗེས་དྲོད། །མེ་དྲོད་བསྐྱེད་ལ་ཙི་ཏྲ་ཀ་ཡང་མཚུངས། །ཟི་ར་དཀར་ནག་རོ་ཚ་ཞུ་རྗེས་དྲོད། །དཀར་པོས་གློ་ཚད་ནག་པོས་མཆིན་གྲང་སེལ། །ལ་ལ་ཕུད་ནི་རོ་ཚ་ཞུ་རྗེས་དྲོད། །ནུས་པས་ཕོ་ནད་གྲང་བ་མ་ལུས་སེལ། །ཤིང་ཀུན་རོ་ཚ་ཞུ་རྗེས་དྲོད་དུ་འདོད། །ནུས་པས་རླུང་སེལ་དྲོད་བསྐྱེད་སྲིན་ནད་འཛོམས། །བྱི་ཏང་ག་ཡང་ཤིང་ཀུན་མཚུངས་པ་ལ། །སྲིན་གསོད་མེ་དྲོད་བསྐྱེད་པ་དམར་ལེབ་མཚུངས། །གསེར་གྱི་བྱེ་མ་ཐིག་སྲིན་རོ་ནི་ཚ། །ཞུ་རྗེས་དྲོད་ལ་ཆུ་འགགས་མཁལ་ནད་སེལ། །བྱི་མས་མཆོག་ཏུ་མགོ་བོས་རུས་ཆག་སྦྱོར། །ཨ་འབྲས་སྐྱ་འབྲས་འཛམ་འབྲས་གསུམ་པོ་ནི། །རོ་ནི་ཚ་དང་བསྐ་ལ་ཁ་བ་སྟེ། །ཞུ་རྗེས་དྲོད་ཡིན་མཁལ་མའི་གྲང་བ་སེལ། །གུ་གུལ་རོ་ཁ་ཞུ་རྗེས་བསིལ་ཡིན་ཏེ། །གཉན་ནད་ཆུ་སེར་རྨ་འབྲུབ་ཛོ་ནད་འཛོམས། །ཤུ་དག་རོ་ཚ་ཁ་ལ་ཞུ་རྗེས་དྲོད། །གག་ལྷོག་གདོན་དང་མ་ཞུའི་རིམས་ནད་འཛོམས། །

བཞི་པ། ཙྭ་སྔོའི་སྨན་མདོར་བསྡུས།

རྒྱ་ཙྭ་རྒྱམ་ཙྭ་ཁ་རུ་ཙྭ་དང་ནི། །རྩབས་རུ་ཙྭ་དང་ཟེ་ཙྭ་མཛེ་ཙྭ་དང་། །རྒྱ་ཙྭ་ཡ་བག་ཀྵ་ར་བུལ་ཏོག་དང་། །ཚ་ལ་ནྭ་ཙྭ་རོ་ནི་ལན་ཙྭ་ལྡན། །ཞུ་རྗེས་དྲོད་ཡིན་ཚ་ལ་ཅུང་ཟད་སྐེམས། །རྒྱ་ཙྭས་སྨན་བཞིག་གག་པ་རྨེན་ངན་གཙོད། །ཆུ་འགགས་སེལ་ཞིང་ཇོ་འཇུ་རྩ་ནད་སྦྱོང་། །རྒྱམ་ཙྭས་བད་རླུང་སེལ་ཅིང་མ་ཞུ་འཇུ། །ཁ་རུ་ཙྭ་ནི་དྲོད་བསྐྱེད་སྒྲིགས་པ་སྦྱོངས། །རྩབས་རུ་ཙྭ་ནི་གྲང་རླུང་མ་ཞུ་སེལ། །ཟེ་ཚས་ཇོ་སྨན་རྗེའུ་མ་ཞུ་འཇུ། །མཛེ་ཚས་ཆུ་སེར་འདྲེན་ཅིང་ཤ་རོ་གཙོད། །ཕྲ་ཙྭས་སྐེ་ཕྲ་འཛོམས་ཤིང་མེ་དྲོད་གསོ། །ཡ་བཀྵ་རས་སྨན་བཞིག་དྲོད་བསྐྱེད་བྱེད། །བུལ་ཏོག་རྩམ་པ་འཇུ་ཞིང་

ཏུ་ལ་རྣམས་གཅོད། །ཞྭ་ལས་རྨ་འབྲུབ་རྫོ་དང་ཁྲག་ནད་འཇོ། །ད་ཆུས་སྐྲན་བཞིག་རྨ་གསོ་འབྲུ་བར་བྱེད། །

ལྔ་པ། སྲོག་ཆགས་སྨན་མདོར་བསྡུས།

སྦྲུལ་བ་རོ་མངར་ཞུ་རྗེས་དྲོ་བ་ཡིན། །གག་པ་གློག་ནད་ལྟེ་སྐྲངས་ཆུང་ནད་འཇོམས། །ཉ་ཤ་རོ་མངར་(ཅུང་ཟད་ཁ་བ་ཡིན།) ཞུ་རྗེས་དྲོ་ལ་ལྗི། སྐྲན་དང་བད་ཀན་འཐམས་དང་ཟུངས་ལ་ཕན། །ད་བྱིད་རོ་ནི་མངར་ལ་ཅུང་ཟད་སྐྱུར། །ཞུ་རྗེས་དྲོད་ཡིན་རོ་ཙ་མཁལ་གྲང་གསོ། །ཀ་ལནྟ་ཀའི་རོ་ནི་ཅུང་ཟད་མངར། །ཞུ་རྗེས་དྲོད་ཡིན་ནུས་པས་བྱང་སེམས་འཕེལ། །རྨིགས་པ་དེ་མཚུངས་རྩངས་པས་རོ་ཙར་འགྱུར། །སྦྲུལ་ཤ་རོ་མངར་ཅུང་ཟད་ཁ་བ་ལ། །ཞུ་རྗེས་དྲོད་ཡིན་ཤ་འཕེལ་མིག་ནད་སེལ། །མི་ཤ་ཅུང་ཟད་རོ་མངར་ལན་ཚ་ལ། །ཞུ་རྗེས་དྲོད་ཡིན་གཉན་ནད་ཆུང་ནད་འཇོམས། །

དྲུག་པ། བཤལ་སྨན་མདོར་བསྡུས།

ཀ་པེད་རོ་མངར་བསྐ་ལ་ཞུ་རྗེས་དྲོད། །ནུས་པས་གྲང་འབྲུ་གཅོད་ཅིང་རྩམ་པ་འཛིན། །དྲེགས་ཀྱི་རྣམ་དང་མོན་ཚ་ར་དང་མཚུངས། །རོ་སྐྱུར་ཀ་པེད་ཞུ་རྗེས་ནུས་པ་མཚུངས། །པོ་སོ་ཆ་ནི་རོ་ཚ་སྐྱུར་ལ་དྲོད། །ནུས་པས་མ་ཞུ་བད་ཀན་གྱེན་དུ་འདྲེན། །དན་རོག་རོ་ཚ་ཞུ་རྗེས་དྲོད་ཡིན་ཏེ། །བད་ཀན་ནད་རྣམས་སྦྱོང་བར་བྱེད་པའི་མཆོག །དོང་ག་རོ་མངར་ཞུ་རྗེས་བསིལ་དུ་འདོད། །ནུས་པས་ཚད་ནད་སྦྱོང་བར་བྱེད་པ་ཡིན། །ཤྲཱི་ཁནྜ་རོ་ཚ་ཅུང་ཟད་དྲོད། །ཞུ་རྗེས་བསིལ་ཞིང་ཏུས་ནད་ཆུ་སེར་སྦྱོང་། །

བདུན་པ། སྐྱུག་སྨན་མདོར་བསྡུས།

སྐྱུག་སྨན་མདོར་བསྡུས་ལྷ་ཡིད་པལ་ལ་བསྟན། སྤང་རྩི་དོ་བོ་རོ་ཁ་ཞུ་རྗེས་བསིལ། །ནུས་པས་དུག་ཚད་སེལ་ཞིང་ཚད་འབྲུ་གཅོད། །རེ་ཀོན་(ཕུན་རོན་རྐང་། རྩི་དམར་རྐང་གཅིག་ཟེར་རོ།) རོ་ཁ་ཞུ་རྗེས་བསིལ་བ་ཡིན། །ཚད་འབྲུ་གཅོད་ཅིང་བད་ཀན་སྨུག་པོ་སེལ། །ཤ་ལང་(ཀྱི་ལྡེ་བ་ལ་ཟེར།) རོ་ཁ་ཞུ་རྗེས་བསིལ་བར་འདོད། །མཁྲིས་ཚད་རྣག་ཁྲག་སྐྲངས་པ་མཛེ་ནད་འཇོམས། །སྲོ་ལོ་རོ་མངར་ཞུ་

རྗེས་བསིལ་བར་འདོད། །ནུས་པས་གློ་ཡི་ནད་རིགས་ཀུན་ལ་ཕན། །གཡའ་ཀྱི་མ་ནི་རོ་ཁ་ཞུ་རྗེས་བསིལ། །མཁྲིས་པ་ཞི་སྦྱོང་བྱེད་ཅིང་ཚད་པ་འཇོམས། །སུམ་ཅུ་ཏིག་ནི་རོ་ཁ་ཞུ་རྗེས་བསིལ། །མཁྲིས་ཚད་སེལ་ཅིང་ཁྲག་ནད་མགོ་གཟེར་གཅོག །བོད་ཏིག་རོ་ཁ་ཞུ་རྗེས་བསིལ་ཡིན་ཏེ། །མཁྲིས་ཚད་རིམས་ཚད་ཚ་སྐྲངས་ཁྲག་ལ་བཏུགས། །སྔོན་ཐོག (སེར་པོ།) ཁྲག་རྐང་སྐྲ་བཟང (པར་པ་ལ་ཟེར།) རོ་ནི་ཁ། །ཞུ་རྗེས་བསིལ་ལ་རིམས་དང་འཁྲུགས་ཚད་སེལ། །དེ་བ (ཤིང་ཤོལ་བུའི་སྙིགས་པ་) རོ་ཁ་ཞུ་རྗེས་བསིལ་བ་ཡིན། །ནུས་པས་རིམས་ནད་ཀུན་ལ་མཆོག་ཏུ་ཕན། །མདེལ་འབྱིན་རོ་ཁ་བསྐ་ལ་ཞུ་རྗེས་བསིལ། །ནུས་པས་བུ་ཚ་བུ་རོགས་ཟུག་རྒྱུ་འབྱིན། །སུག་པ་རོ་མངར་ཞུ་རྗེས་བསིལ་བ་ཡིན། །ནུས་པས་གློ་བའི་རིམས་ནད་ཀུ་ལ་ཕན། །ཁྲི་ཡང་ཀུ་ཡི་རོ་ནི་མངར་ལ་ཁ། །ཞུ་རྗེས་བསིལ་ཡིན་མཆིན་ནད་གློ་ནད་སེལ། །སྟོ་བྱེར་རོ་ཁ་ཞུ་རྗེས་བསིལ་བར་བྱེད། །ནུས་པས་རུས་པ་གསོ་ཞིང་རྨ་ལ་ཕན། །བྱི་ཚེར་རོ་ནི་ཁ་ལ་ཅུང་ཟད་བསྐ། །ཞུ་རྗེས་བསིལ་ལ་རིམས་དང་མཁལ་ཚད་སེལ། །ཤུག་ཚེར་རོ་ནི་ཁ་ལ་ཞུ་རྗེས་བསིལ། །མཁལ་ཚད་ཆུ་སེར་གཉན་ནད་ཀུན་ལ་ཕན། །དར་ཡ་ཀན་ནི་རོ་ཁ་ཞུ་རྗེས་བསིལ། །ནུས་པས་རུས་ཆག་གསོ་ཞིང་རྨ་རྣམས་གསོ། །ཚད་འབྲུ་གཅོད་ཅིང་ཡན་ལག་ཆུ་འཐུང་འགྱུར། །བྱང་ཁོག་ནག་སྙིམས་ཚ་སྐྲངས་འཇོམས་པའི་མཆོག །བྱ་རྐང (ལོ་བཙན་ཟེར།) རོ་ཁ་ཞུ་རྗེས་བསིལ་བ་ཡིན། །ནུས་པས་ཚད་འབྲུ་གཅོད་ཅིང་ཤིག་ནད་སེལ། །གང་གཱ་ཆུང་ནི་རོ་ཁ་ཞུ་རྗེས་བསིལ། །ནུས་པས་རྨ་དང་འབྲུ་བ་སྐྲངས་པ་འཇོམས། །ཨ་བྱག་རོ་ནི་ཁ་ལ་བསྐ་ཞིང་བསིལ། །ནུས་པས་རུས་ཆག་སྦྱོར་ཞིང་ཤའུ་བསྐྱེད། །སྟག་ཤ་རོ་ཁ་ཞུ་རྗེས་བསིལ་བ་ཡིན། །ནུས་པས་དུག་ཚད་གཉན་དང་རྨ་ནད་སེལ། །ཚད་འབྲུ་གཅོད་ཅིང་རུས་ཆག་སྦྱོར་བ་ཡིན། །མིང་ཅན་རོ་ཁ་བསྐ་ལ་ཞུ་རྗེས་བསིལ། །ནུས་པས་གཉན་ནད་སེལ་ཞིང་དུག་ཚད་འཇོམས། །དུག་ཕྲུ་རོ་མངར་ཞུ་རྗེས་བསིལ་བ་ཡིན། །ནུས་པས་གཉན་གསོད་གཉན་གཟེར་འཇོམས་པར་བྱེད། །བ་ལུ་རོ་བསྐ་ཞུ་རྗེས་དྲོད་ཡིན་ཏེ། །ནུས་པས་བད་ཀན་སེལ་ཅིང་མེ་དྲོད་གསོ། །དབྱི་མོང་རོ་ཚ་ཞུ་རྗེས་དྲོ་བ་ཡིན། །ནུས་པས་སྐྲན་བཤིག་མེ་དྲོད་གསོ་བར་བྱེད། །སུབ་ཀ་རོ་ཚ་ཞུ་རྗེས་དྲོད་ཡིན་ཏེ། །ནུས་པས་རུལ་གཅོད་སྐྲན་བཤིག་མེ་དྲོད་བསྐྱེད། །ཀྱེ་ཚ་རོ་ཚ་ཞུ་རྗེས་དྲོ་བ་ལ། །ནུས་པས་རྨ་ཡི་རུལ་གཅོད་མེ་དྲོད་བསྐྱེད། །ཆུ་སེར་འདྲེན་ཞིང་གག་པ་གཅོད་པར་བྱེད། །པ་ཡག་པ་ཡི་རོ་ནི་ཁ་ལ་བསིལ། །ནུས་པས་རྨ་ལ་ཕན་ཞིང་གློ་ནག་འདྲེན། །རྩི་སྟག་མོ་ནི་རོ་སྐྱུར་བསྐ་ལ་དྲོད། །ནུས་པས་སྐྱུག་པ་སྤུང་ཞིང་བཤལ་སྨ་འདྲེན། །ཆུ་རྩའི་རོ་ནི་ཁ་ལ་བསྐ་དང་བཅས། །ཞུ་རྗེས་བསིལ་ཡིན་རྨ་འབྲུབ་གཉན་ནད་སྦྱོང་། །ཐར་ནུ་རོ་ནི་ཁ་ཞིང་ཅུང་ཟད་མངར། །ཞུ་རྗེས་བསིལ་ཡིན་གཉན་ནད་ཚ་གྲང་སྦྱོང་། །ཞྭགས་ནད་ཆུ་སེར་ཕྱི་རུ་འདྲེན་པར་བྱེད། །དུར་བྱིད་རོ་མངར་ཞུ་རྗེས་དྲོད་དུ་འདོད། །ནུས་པས་རྨ་ཡི་རུལ་གཅོད

(ཚ་གྲང་ནད་ཀུན་)ནད་རྣམས་སྦྱོང་། །བྲོན་བུ་རོ་མངར་ཞུ་རྗེས་བསིལ་དྲོད་སྙོམས། །འདི་ལ་མཁྲིས་པ་སྦྱོང་བའི་ནུས་པ་ཡོད། །སྟོན་བུའི་རོ་ནི་མངར་ཞིང་བསྐ་ལ་ཚ། །ཞུ་རྗེས་བསིལ་ཡིན་ཆུ་སེར་སྦྱོང་བར་བྱེད། །རེ་ལྕག་པ་ནི་རོ་ཚ་ཞུ་རྗེས་དྲོད། །ནུས་པས་འབྲས་འདུལ་རུལ་གཙོད་གཉན་ནད་སྦྱོང་། །སྤྱང་ཚེར་རོ་མངར་བསྐ་ལ་ཞུ་རྗེས་དྲོད། །བད་ཀན་མ་ཞུ་ལ་སོགས་སྐྱུག་པར་བྱེད། །རི་ཤོ་རོ་བསྐ་ཞུ་རྗེས་བསིལ་བ་ཡིན། །མཁྲིས་པ་ཕོ་ཀླུང་གྱེན་དུ་འདྲེན་པར་བྱེད། །ཐང་ཕྲོམ་པ་(ལང་ཐང་རྩེ་ལ་ཟེར།)ཡི་རོ་ནི་བསྐ་ཞིང་ཚ། །ཞུ་རྗེས་བསིལ་ཡིན་སྲིན་ནད་ཀུན་ལ་ཕན། །ཁ་ཤོག་པ་(དཀར་པོ་ཆིག་ཐུབ་ལ་ཟེར།)ཡི་རོ་ནི་བསྐ་ཞིང་ཚ། །ཞུ་རྗེས་བསིལ་ཡིན་སྲིན་ནད་སེལ་བ་དང་། །དུག་སྣད་གག་སྐྱག་པོ་སྐྱག་འཇོམས་པར་བྱེད། །ཡུ་གུ་ཤིང་(རྣམ་པར་ཟེར།)ནི་རོ་ཁ་ཞུ་རྗེས་བསིལ། །ནུས་པས་དུག་ཚད་ཁྲག་ཚད་རྨ་ནད་སེལ། །བྱི་ཙ་ལ་ཕུག་རོ་ཚ་ཞུ་རྗེས་དྲོད། །ནུས་པས་ཤ་དུག་ཤ་ནད་སེལ་བར་བྱེད། །ཐག་སྐྱུ་ཏ་པོ་རོ་ཁ་བསྐ་དང་ལྡན། །ཞུ་རྗེས་བསིལ་ཡིན་དུག་ཚད་ཚ་འབྲུ་སེལ། །རེ་རལ་རོ་ཁ་ཞུ་རྗེས་བསིལ་བ་ཡིན། །ཤ་དུག་སྦོ་ལ་སྦྱར་བའི་དུག་ནད་འཇོམས། །སྐྱེར་པ་རོ་ཁ་ཞུ་རྗེས་བསིལ་བར་བྱེད། །ནུས་པས་དུག་བྱེར་སྣད་ཅིང་མིག་ལ་ཕན། །ཨ་ཕྱ་རོ་བསྐ་ཞུ་རྗེས་བསིལ་བ་ཡིན། །མིག་ནད་དུག་དང་བྱང་ཁོག་རྣག་ཆུ་སེལ། །འོམ་བུ་རོ་བསྐ་ཞུ་རྗེས་བསིལ་ཞིང་སྙོམས། །ནུས་པས་དུག་སྣད་ཤ་དུག་ཤ་ནད་འཇོམས། །སྲད་མ་དཀར་པོའི་རོ་ནི་བསྐ་ཞིང་མངར། །ནུས་པས་སྦོ་སྦྱོར་དུག་རྣམས་འཇོམས་པར་བྱེད། །ཉེ་དགའ་རོ་མངར་བསྐ་ལ་ཞུ་རྗེས་དྲོད། །མཁལ་ནད་ཆུ་འགགས་རྩ་ནད་སྐྲངས་པ་སེལ། །

བརྒྱད་པ། མཇུག་དོན།

རིན་ཆེན་རྡོ་སོགས་སྨན་དུ་མི་འགྱུར་བ། །ནད་དག་སྦྱར་ན་གང་ཡང་མེད་པར་འཁྲུམས། །ཕ་ཁོལ་གྱིས་མཛད་ཡན་ལག་བརྒྱད་པ་དང་། །(གནས་དྲུག་ལེའུ་བརྒྱ་དང་ཉི་ཤུ།) འཇམ་དཔལ་དབྱངས་ཀྱིས་གསུངས་པའི་བསྟན་བཅོས་དང་(མདོ་ལྔ་དཔྱད་ལྔ་བཅུ་ལ་སོགས་པ།) ཀླུ་སྒྲུབ་སྙིང་པོས་མཛད་པའི་གསོ་དཔྱད་དང་། (འཚོ་བ་ཟས་ཀྱི་མདོ། ཕན་པ་སྨན་གྱི་མདོ། གཏར་སྲིག་དཔྱད་ཀྱི་མདོ། རིག་པ་རྩའི་མདོ། སྨན་དཔྱད་བཟོ་ཡི་མདོ་ལྔའོ། །)གསོ་དཔྱད་ཀུན་ལ་གཅེས་པའི་དོན་བསྡུས་པའི། །(གསོ་དཔྱད་གཞུང་བཅུ་ལ། བདུད་རྩི་སྙིང་པོ། བདུད་རྩི་བུམ་པ། བསྡུས་པའི་སྦྱོར་བ། སྦྱོར་བ་མར་གསར། ས་ལུ་ལྗོན་པ། བདུད་རྩི་ཀུ་སུ་ཏ། འགྲམ་པ་ཏིའི་བསྟན་བཅོས། སོ་མ་ར་ཛ། རིན་པོ་ཆེའི་ཕྲེང་བ། རིན་པོ་ཆེ་དཔྱིག་དང་བཅུའོ། །)རྒྱུད་ཆེན་(རྩ་རྒྱུད། བཤད་རྒྱུད། མན་ངག་

རྒྱུད། ཕྱི་མ་རྒྱུད་དོ། །)རྒྱུད་ཆུང་(ཙ་རྒྱུད་རིན་ཆེན་གསལ་བ།) བདུད་རྩི་སྙིང་པོ་(ལེའུ་བརྒྱ་ང་གཅིག་སློབ་དཔོན་ཟླ་བ་མངོན་དགའ་མཛད་དོ། །)དང་། གཞན་ཡང་མཁས་པའི་(ཆེར་རྗེ་དཔལ་དབང་། མི་ཉག གཡུ་ཐོག་མགོན་པོ་གསུམ་གྱི་)མན་ངག་དོན་བསྡུས་ཏེ། ལྷ་ཡི་(ཡུལ་ལྷ་རྡེ་)ཁང་པ་ལྷ་ཡི་དཔལ་(རྩོམ་པ་པོ་)གྱིས་གསུངས། (ཞུ་བ་པོ། བྱ་ཚེ། སློབ་མ་ལ་སོགས་པའོ། །)བཟང་པོས་སེམས་ཅན་དོན་དུ་གསོལ་བཏབ་སྩེབས། །གང་ཞིག་ཆགས་སྡང་སྒྲིབ་གྱིས་སྒྲིབ་པ་ཀུན། །མཁས་པའི་མཆོག་གསུང་རྣམས་ལ་བཟོད་པར་གསོལ། །རིན་ཆེན་རྡོ་རྗེ་ཤེང་སྒོ་མདོར་བསྡུས་པའི། །རོ་ནུས་ཞུ་རྗེས་སྩེབས་པའི་དགེ་བ་གང་། །གནས་སྐབས་ནད་སེལ་མཐར་ཐུག་བྱང་ཆུབ་བསྒྲོ། །རྫོགས་སོ། །མངྒ་ལཾ།

(མཁའ་འགྲོ་སྐྱབས།)

བསམ་གཞིགས།

༡ ལེའུ་འདི་དང་རྒྱུད་བཞིར་བསྟན་པའི་ནུས་པ་བརྒྱད་མི་འདྲ་བའི་རྒྱུ་མཚན་ཅི།

༢ སྨན་གྱི་ནུས་པ་བརྒྱད་པོ་ཉི་ཟླའི་སྟོབས་ལས་བྱུང་ཞེས་པ་དེར་གོ་བ་ཇི་ལྟར་ལེན་དགོས།

༣ འདིར་འབྱུང་བ་ས་སོགས་ཀྱི་ངོ་བོའི་ནུས་པ་གཉིས་གཉིས་ལས་མ་བསྟན་པའི་རྒྱུ་མཚན་ཅི།

༤ སྦྱར་བས་བད་ཀན་སེལ་བྱེད་གཞན་མི་བསྐྱེད་ཅེས་པ་དེ་ལ་གཞུང་གཞན་དང་མི་འདྲ་བའི་ཁྱད་པར་གང་འདུག

༥ ལན་ཚ་ཧ་ཅང་བསྟེན་དྲགས་ན་བད་ཀན་བསྐྱེད་པ་དང་། ཚ་བ་བསྟེན་དྲགས་ན་རླུང་ལ་གནོད་པའི་རྒྱུ་མཚན་ཅི།

༦ གཉེན་པོ་སྨན་གཅིག་གི་རོའི་ནུས་པ་དང་། ནུས་པའི་ནུས་པ། ཞུ་རྗེས་ཀྱི་ནུས་པ་གསུམ་གྱི་འབྲེལ་བ་ཇི་ལྟར་ཡིན།

༧ སྨན་ལ་ལ་རོ་ཡིས་ལས་བྱེད་པ་དང་། ལ་ལ་ནུས་པ། ལ་ལ་ཞུ་རྗེས་ཀྱི་དུས་སུ་ལས་བྱེད་ཅེས་པ་དེར་གོ་བ་ཇི་ལྟར་ལེན་དགོས།

ལེའུ་བཅུ་གཅིག་པ། རོ་དྲུག་སྨན་གྱི་སྦྱེབས་སྦྱོར་གསལ་བར་འགྲེལ་བ་དྲང་སྲོང་ཞལ་ལུང་བ་ཀུ་ལའི་འདབ་ཕྲེང་།[①]

དེའུ་དམར་བསྟན་འཛིན་ཕུན་ཚོགས་ཀྱིས་མཛད།

གླེང་གཞི།

༄༅། །ན་མོ་སུ་ན་ཏ་ཛྷཱ་ཁ་ཛྙཻ་སརྦ་གུ་ར་ཝེ། །ཚོགས་གཉིས་རྒྱ་ཡི་གཏེར་ཆེན་ལས་གྲོན་པའི། །མཚན་དཔེའི་ཆ་ཤས་ཡོངས་སུ་གང་བའི་དཔལ། །ཐུགས་རྗེའི་བསིལ་འོད་འགྲོ་ལ་རྟག་འཆར་བའི། །སྨན་རྒྱལ་འགྲོ་བའི་གདུང་སེལ་ཟླ་བ་རྒྱལ། །མཁྱེན་རྩེའི་ཁྱོན་མཐའ་འདས་པའི་ནོར་འཛིན་ནས། །རྗེས་འཛིན་འདབ་བརྒྱ་བཞད་པའི་ས་ལེ་སྦྲམ། །བཀའ་གླེགས་ཀེ་སར་འབུམ་ལྡན་ཀུ་མུ་དའི། །ཅོད་པན་ཚངས་པའི་གནས་སུ་ཕེབས་བསྐལ་མཆོག །རྫོགས་ལྡན་དང་པོའི་ལང་ཚོར་ཅོ་འདྲི་བའི། །སྲབ་དགའ་བརྒྱ་འབུམ་འགྱུར་ཅི་ཡང་ནུས། །སྒོ་གསུམ་མི་ཕྱེད་དད་གསུམ་ཕྲེང་བའི་ཚལ། །ཆོས་ཀྱི་འཁོར་ལོར་སྦྱར་ནས་ལན་མཆོད་འབུལ། །དེ་ལྟར་མཆོད་པར་བརྗོད་ཅིང་ཆོས་དང་ཆོས་ཉིད་ཐམས་ཅད་མཁྱེན་ཅིང་གཟིགས་པའི་བཀའི་ཅོད་པན་སྤྱི་བོར་ཕེབས་པའི་སྐལ་བཟང་དགའ་བའི་བཞད་གླུས་མདུན་བསུས་ཤིང་། བཀའ་ལན་གང་སྤོབས་གསོལ་འདེབས་སུ་མཆོད་པ་འབུལ་བར་དམ་བཅས་ནས། ཞུ་བྱ་དངོས་ནི། འབྲི་ཕེབས་བཀའ་གླེགས་རིན་ཆེན་ལས། གསོ་བ་རིག་པའི་རྒྱུད་བཞིའི་ནང་གསེས་དུམ

① འདི་ནི་དེའུ་དམར་བསྟན་འཛིན་ཕུན་ཚོགས་ཀྱིས་ཀརྨ་པའི་གདན་ས་རུ་རྫུར་མང་ཆེ་ཚང་མཆོག་སྤྲུལ་ཀརྨ་རིག་འཛིན་གསུང་རབ་རྒྱ་མཚོ་ཞེས་པས་བཀའ་འདྲི་ཕེབས་པ་ལ་ལན་དུ་མཛད་པ་ཞིག་ཡིན། འདིའི་ནང་ནད་ཀྱི་འཕེལ་ཟད་འབྲུགས་གསུམ་ལ་བཞེད་ཚུལ་མི་འདྲ་བ་ཡོད་པ་མ་ཟད། ནད་དང་གཉེན་པོ་སྦྱོར་ཚུལ་ཀྱང་རིགས་པས་ཕྱེས་ནས་གསུངས་ཡོད་པས་ཞིབ་འཇུག་གི་རིན་ཐང་ལྡན། འོན་ཀྱང་རོ་སྦྱེབས་སྦྱོར་བ་ལས་མངར་བའི་སུམ་སྦྱོར་སྐབས་འབྲུགས་འདུག་པ་ནི་ཡི་གེ་བའི་སྐྱོན་ནམ་གང་ཡིན་ཆ་མ་འཚལ་བས་བརྟག་གཞིར་ཆེའང་ཁ་ཤས་ཡོད་པས་དཔྱད་དགོས། རྩོམ་པ་པོ་དེའུ་དམར་བསྟན་འཛིན་ཕུན་ཚོགས་ནི་གོ་འཇོ་གསེར་ཁར་ཞེས་པར་ཡབ་བི་ཛིའི་རིགས་རྡོ་རྗེ་བཀྲ་ཤིས་དང་ཡུམ་དཀར་པོ་བཟའ་ལྷ་དགའ་ཞེས་པ་གཉིས་ཀྱི་སྲས་སུ་བོད་རབ་བྱུང་བཅུ་གཅིག་པའི་ཆུ་མོ་གླང་། སྤྱི་ལོ་༡༦༧༣ལོར་སྐུ་བལྟམས། སྐུ་ན་ཆུང་དུས་ནས་ཡབ་དང་ཁུ་བོ་ལས་ཡི་གེ་དང་སྨན་རིག་བསླབས། ཁམས་པ་སྒར་དུ་བླ་མ་ཀུན་དགའ་བསྟན་འཛིན་རིན་པོ་ཆེ་ལས་རབ་ཏུ་བྱུང་། སྐུ་གམ་དུ་བཅར་ནས་ཆོས་གཞུང་དང་གསོ་དཔྱད་རིག་པ་གསན། རི་བོ་རྩེ་ལྔ་སོགས་རྒྱ་ཡུལ་མང་པོ་དང་འཕགས་ཡུལ་དུ་བྱོན་ནས་བོད་སྨན་ལ་མཁོ་བའི་སྨན་རྫས་རྣམས་ཀྱི་ངོས་འཛིན་དང་ལས་སྣོན་བྱེད་ཚུལ་ཞིབ་ཕྲ་གཟིགས་པ་དང་། བཟོ་རིག་པའི་གནས་ལའང་ལག་ལེན་མི་ཉུང་བ་སྣངས། ཁོང་གི་གསུང་རྩོམ་ལ་ཤེལ་གོང་ཕྲེང་དང་། རོ་དྲུག་སྨན་གྱི་སྦྱེབས་སྦྱོར་གསལ་བར་འགྲེལ་བ་དྲང་སྲོང་ཞལ་ལུང་བ་ཀུ་ལའི་འདབ་ཕྲེང་སོགས་བཀའ་འབུམ་པོད་བཞི་བཅུ་དང་གསོ་རིག་པོད་དྲུག་བརྩམས་པར་གྲགས།

བུ་གཉིས་པ་བཤད་པ་སྐུ་ཡི་རྒྱུད་ཀྱི་ལེའུ་ཉེར་གཅིག་པ་སྦྱོར་བ་སྨན་གྱི་སྐབས་འདིར། རོ་སྡེབ་སྦྱོར་བ་ལྔ་བཅུ་རྩ་བདུན་ཏེ། །གཉིས་པར་སྦྱར་ལ་མངར་ལྔ་སྐྱུར་བ་བཞི། །ལན་ཚ་གསུམ་ལ་ཁ་གཉིས་ཚ་བ་གཅིག །གསུམ་དུ་སྦྱར་ལ་མངར་བཅུ་སྐྱུར་བ་དྲུག །ལན་ཚ་གསུམ་ལ་ཁ་གཉིས་ཚ་བ་གཅིག །བཞི་སྦྱོར་མངར་བཅུ་སྐྱུར་བཞི་ལན་ཚྭ་གཅིག །ལྔ་སྦྱོར་མངར་བ་ལྔ་ལ་སྐྱུར་བ་གཅིག །བཞི་བ་གཉིས་པ་བཅོ་ལྔ་ལྔ་བ་དྲུག །གསུམ་པ་ཉི་ཤུ་དྲུག་དུ་སྦྱར་བ་གཅིག །རྒྱུང་བ་དྲུག་སྟེ་དྲུག་ཅུ་རྩ་གསུམ་མོ། །འཕེལ་ཟད་བདུན་ཅུ་རྩ་བཞིའི་གཉེན་པོར་སྦྱོར། །ཞེས་པའི་ཚིགས་བཅད་ཤོ་ལོ་ཀ་གཉིས་དང་། རྐང་པ་གསུམ་པོ་འདི་ལ་སྔོན་བྱོན་མཁས་པ་དག་གིས་རྒྱུད་འགྲེལ་རྣམས་སུ་ཕྱོགས་འགྲེལ་ཕྱིམ་མགྲོགས་ལས་ཞིབ་འགྲེལ་རྫོ་རུས་འཕྲོད་པ་ཞིག་མ་མཐོང་བས། ད་ལམ་གང་ནས་རོ་བསྡེབ་ལྔ་བཅུ་རྩ་བདུན་རེ་རེ་ནས་སྦྱར་ལུགས་དང་། འཕེལ་ཟད་བདུན་ཅུ་རྩ་བཞི་འདི་ཞེས་དེ་ཡི་གཉེན་པོར་སྦྱར་ཚུལ་དཔེར་སྦྱོར་ཞིབ་འགྲེལ་ཞིག་བྲིས་ནས་འཕྲུལ་དུ་བསྐུར་གནང་འཚལ་ཞེས་ཕེབས་པའི་ལན་འབུལ་ཞུ་བ་ལ། ཚུལ་གསུམ་སྟེ། སྨན་སྦྱོར་དྲུག་ཅུ་རྩ་གསུམ་རེ་རེ་ནས་བཤད་པ་དང་། ནད་ཀྱི་འཕེལ་ཟད་བདུན་ཅུ་རྩ་བཞི་སོ་སོར་བརྗོད་པ། དེ་ཡི་གཉེན་པོར་སྦྱོད་ཚུལ་ལོ།

ས་བཅད་དང་པོ། སྨན་སྦྱོར་དྲུག་ཅུ་རྩ་གསུམ་རེ་རེ་ནས་བཤད་པ།

དང་པོ་ནི། རྩ་བ་རོ་དྲུག་པོ་འདི་ལ་སྦྱར་ཐབས་ལྔ་བཅུ་རྩ་བདུན་ཡོད་དེ། དེ་ཡང་གཉིས་སྦྱོར་ལ་མངར་བ་གཙོ་བོར་བྱས་པ་ལྔ་ཡོད་པ་དེ་ནི། མངར་བ་སྐྱུར་བ་གཉིས་སྦྱར་བ་དང་གཅིག （འདུས་དང་ཁྲུད་པར་རླུང་སེལ）མངར་བ་ལན་ཚྭ་གཉིས་སྦྱར་བ་དང་གཉིས། （འདུས་དང་ཁྲུད་པར་རླུང་སེལ）མངར་བ་དང་ཁ་བ་སྦྱར་བ་དང་གསུམ། （མཁྲིས་པ་སེལ）མངར་བ་དང་ཚ་བ་སྦྱར་བ་དང་བཞི། （འདུས་དང་ཁྲུད་པར་རླུང་སེལ）མངར་བ་དང་བསྐ་བ་སྦྱར་བ་དང་ལྔའོ། （འདུས་པ་མཁྲིས་ཤས་ཆེ་བ་སེལ་）

སྐྱུར་བ་གཙོ་བོར་བྱས་པའི་སྦྱོར་བ་ལ་བཞི་ཡོད་པ་ནི། མངར་བའི་སྦྱོར་བ་སྔོན་སོང་ཟིན་པས་མངར་བ་ཡར་དོར་ལ། དེ་འཕྲོས་སྐྱུར་བ་ནས་རིམ་པས་སྦྱར་ཏེ། སྐྱུར་བ་དང་ལན་ཚྭ་སྦྱར་བ་དང་གཅིག （བད་ཤས་ཆེ་བའི་རླུང་）སྐྱུར་བ་དང་ཁ་བ་སྦྱར་བ་དང་གཉིས། （མཁྲིས་ཤས་ཆེ་བའི་རླུང་།）སྐྱུར་བ་དང་ཚ་བ་སྦྱར་བ་དང་གསུམ། （བད་ཤས་ཆེ་བའི་རླུང་།）སྐྱུར་བ་དང་བསྐ་བ་སྦྱར་བ་དང་བཞི། （བད་མཁྲིས་སེལ）

དེས་འཕྲོས་པའི་ལན་ཚྭ་གཙོ་བོར་བྱས་པའི་གཉིས་སྦྱོར་ལ་གསུམ་ཡོད་པ་ནི། ལན་ཚྭ་དང་ཁ་བ

སྦྱོར་བ་དང་གཅིག （འདུས་པ་སེལ）ལན་ཚྭ་དང་ཚ་བ་སྦྱོར་བ་དང་གཉིས། （བད་རླུང་ཤས་ཆེ་བ）ལན་ཚྭ་དང་བསྐ་བ་སྦྱོར་བ་དང་གསུམ་མོ། （འདུས་པ་བད་ཤས་ཆེ་བ་སེལ）

ཁ་བ་གཙོ་བོར་བྱས་པའི་སྦྱོར་བ་གཉིས་ཡོད་པ་ནི། ཁ་བ་དང་ཚ་བ་སྦྱོར་བ་དང་གཅིག ཁ་བ་དང་བསྐ་བ་སྦྱོར་བ་དང་གཉིས་སོ།

ཚ་བ་གཙོ་བོར་བྱས་པའི་སྦྱོར་བ་གཅིག་ཡོད་པ་ནི། ཁ་བ་དང་བསྐ་བ་སྦྱོར་བ་དང་གཅིག་སྟེ་བསྡོམས་པས་གཉིས་སྦྱོར་བཅོ་ལྔ་དང་།

དེ་ཡང་གསུམ་སྦྱོར་ལ་མངར་བ་གཙོ་བོར་བྱས་པ་བཅུ་ཡོད་པ་ནི། མངར་བ་སྐྱུར་བ་དང་ལན་ཚྭ་སྦྱོར་བ་དང་གཅིག མངར་བ་སྐྱུར་བ་དང་ཁ་བ་སྦྱོར་བ་དང་གཉིས། མངར་བ་སྐྱུར་བ་དང་ཚ་བ་སྦྱོར་བ་དང་གསུམ། མངར་བ་སྐྱུར་བ་དང་བསྐ་བ་སྦྱོར་བ་དང་བཞི། མངར་བ་ལན་ཚྭ་དང་ཁ་བ་སྦྱོར་བ་དང་ལྔ། མངར་བ་ལན་ཚྭ་དང་ཚ་བ་སྦྱོར་བ་དང་དྲུག མངར་བ་ལན་ཚྭ་དང་བསྐ་བ་སྦྱོར་བ་དང་བདུན། མངར་བ་ཁ་བ་དང་ཚ་བ་སྦྱོར་བ་དང་བརྒྱད། མངར་བ་ཁ་བ་དང་བསྐ་བ་སྦྱོར་བ་དང་དགུ། མངར་བ་ཚ་བ་དང་བསྐ་བ་སྦྱོར་བ་དང་བཅུའོ། །

སྐྱུར་བ་གཙོ་བོར་བྱས་པའི་སྦྱོར་བ་ལ་དྲུག་ཡོད་པ་ནི། སྐྱུར་བ་ལན་ཚྭ་དང་ཁ་བ་སྦྱོར་བ་དང་གཅིག སྐྱུར་བ་ལན་ཚྭ་དང་ཚ་བ་སྦྱོར་བ་དང་གཉིས། སྐྱུར་བ་ལན་ཚྭ་དང་བསྐ་བ་སྦྱོར་བ་དང་གསུམ། སྐྱུར་བ་ཁ་བ་དང་ཚ་བ་སྦྱོར་བ་དང་བཞི། སྐྱུར་བ་ཁ་བ་དང་བསྐ་བ་སྦྱོར་བ་དང་ལྔ། སྐྱུར་བ་ཚ་བ་དང་བསྐ་བ་སྦྱོར་བ་དང་དྲུག་གོ །

ལན་ཚྭ་གཙོ་བོར་བྱས་པའི་སྦྱོར་བ་ལ་གསུམ་ཡོད་པ་ནི། ལན་ཚྭ་ཁ་བ་དང་ཚ་བ་སྦྱོར་བ་དང་གཅིག ལན་ཚྭ་ཁ་བ་དང་བསྐ་བ་སྦྱོར་བ་དང་གཉིས། ལན་ཚྭ་ཚ་བ་དང་བསྐ་བ་སྦྱོར་བ་དང་གསུམ་མོ། །

ཁ་བ་གཙོ་བོར་བྱས་པའི་སྦྱོར་བ་ལ་གཅིག་ཡོད་པ་ནི། ཁ་བ་ཚ་བ་དང་བསྐ་བ་སྦྱོར་བ་དང་གཅིག་སྟེ་བསྡོམས་ན་ཉི་ཤུའོ། །

དེ་ཡང་བཞི་སྦྱོར་ལ་མངར་བ་གཙོ་བོར་བྱས་པ་བཅུ་ཡོད་པ་ནི། མངར་བ་སྐྱུར་བ་དང་ལན་ཚྭ་ཁ་བ་སྦྱོར་བ་དང་གཅིག མངར་བ་སྐྱུར་བ་དང་ལན་ཚྭ་ཚ་བ་སྦྱོར་བ་དང་གཉིས། མངར་བ་སྐྱུར་བ་དང་ལན་ཚྭ་བསྐ་བ་སྦྱོར་བ་དང་གསུམ། མངར་བ་སྐྱུར་བ་དང་ཁ་བ་ཚ་བ་སྦྱོར་བ་དང་བཞི། མངར་བ་སྐྱུར་བ་དང་ཁ་བ་བསྐ་བ་སྦྱོར་བ་དང་ལྔ། མངར་བ་སྐྱུར་བ་དང་ཚ་བ་བསྐ་བ་སྦྱོར་བ་དང་དྲུག མངར་བ་ལན་ཚ་དང་ཁ་བ་ཚ་བ་སྦྱོར་བ་དང་བདུན། མངར་བ་ལན་ཚྭ་དང་ཁ་བ་བསྐ་བ་སྦྱོར་བ་དང་བརྒྱད། མངར་བ་ལན་ཚྭ་དང་ཚ་བ་བསྐ་བ་སྦྱོར་བ་དང་དགུ། མངར་བ་ཁ་བ་དང་ཚ་བ་བསྐ་བ་སྦྱོར་བ་དང་བཅུའོ། །

སྐྱུར་བ་གཙོ་བོར་བྱས་པའི་སྦྱོར་བ་ལ་བཞི་ཡོད་པ་ནི། སྐྱུར་བ་ལན་ཚྭ་དང་ཁ་བ་ཚ་བ་སྦྱོར་བ་དང་

གཅིག སྐྱུར་བ་ལན་ཚྭ་དང་ཁ་བ་བསྐ་བ་སྦྱར་བ་དང་གཉིས། སྐྱུར་བ་ལན་ཚྭ་དང་ཚ་བ་བསྐ་བ་སྦྱར་བ་དང་གསུམ། སྐྱུར་བ་ཁ་བ་དང་ཚ་བ་བསྐ་བ་སྦྱར་བ་དང་བཞིའོ། །

ལན་ཚྭ་གཙོ་བོར་བྱས་པའི་སྦྱོར་བ་ལ་གཅིག་ཡོད་པ་ནི། ལན་ཚ་ཁ་བ་ཚ་བ་བསྐ་བ་སྦྱར་བ་དང་གཅིག་སྟེ་བཞི་སྦྱོར་བཅོ་ལྔའོ། །

རོ་ལྔ་སྦྱོར་ལ་མངར་བ་གཙོ་བོར་བྱས་པ་ལྔ་ཡོད་པ་ནི། མངར་བ་སྐྱུར་བ་དང་ལན་ཚ་ཁ་བ་ཚ་བ་སྦྱར་བ་དང་གཅིག མངར་བ་སྐྱུར་བ་དང་ལན་ཚ་ཁ་བ་བསྐ་བ་སྦྱར་བ་དང་གཉིས། མངར་བ་སྐྱུར་བ་དང་ཁ་བ་ཚ་བ་བསྐ་བ་སྦྱར་བ་དང་གསུམ། མངར་བ་སྐྱུར་བ་དང་ལན་ཚ་ཚ་བ་བསྐ་བ་སྦྱར་བ་དང་བཞི། མངར་བ་ལན་ཚ་དང་ཁ་བ་ཚ་བ་བསྐ་བ་སྦྱར་བ་དང་ལྔའོ། །

སྐྱུར་བ་གཙོ་བོར་བྱས་པའི་སྦྱོར་བ་ལ་གཅིག་ཡོད་པ་ནི། སྐྱུར་བ་ལན་ཚ་དང་ཁ་བ་ཚ་བ་བསྐ་བ་སྦྱར་བ་དང་གཅིག་སྟེ། རོ་ལྔ་སྦྱོར་ལ་བསྡོམས་པས་དྲུག་གོ །

རོ་དྲུག་སྦྱོར་ནི་མངར་སྐྱུར་ལན་ཚ་ཁ་ཚ་བསྐ་བ་གཅིག་སྟེ་ཀུན་བསྡོམས་པས་ལྔ་བཅུ་ཙ་བདུན་འབྱུང་བ་ཡིན་ལུགས། དེ་ཡི་སྡོམ་ཚིག་ཀྱང་། བཞི་བ་གཉིས་པ་བཅོ་ལྔ་ལྔ་པ་དྲུག །ཅེས་སོགས་རྐང་པ་གསུམ་གྱིས་བསྟུས་ཏེ། བཞི་སྦྱོར་དང་གཉིས་སྦྱོར་ལ་བཅོ་ལྔ་ཡོད་པ་བསྡོམས་པས་སུམ་ཅུ། ལྔ་སྦྱོར་ལ་དྲུག་ཡོད་པས་སོ་དྲུག སུམ་སྦྱོར་ལ་ཉི་ཤུ་ཡོད་པ་བསྡོམས་པས་ལྔ་བཅུ་ཙ་དྲུག དེ་ལ་དྲུག་སྦྱོར་གཅིག་བསྣན་པས་ལྔ་བཅུ་ཙ་བདུན་ནོ། །དེ་ཡི་སྟེང་དུ་རོ་གཅིག་རྐྱུག་རྐྱང་པ་དྲུག་བསྣན་པས་རེ་གསུམ་གསུངས་པའོ། །

ས་བཅད་གཉིས་པ། ནད་ཀྱི་འཕེལ་ཟད་བདུན་ཅུ་ཙ་བཞི་སོ་སོར་བརྗོད་པ།

སྤྱི་དོན་གཉིས་པ་ནི། སྦྱོར་བ་དེ་ཡིས་གསོ་བར་བྱ་བའི་ཡུལ་ཉེས་གསུམ་ནད་ཀྱི་འཕེལ་ཟད་བདུན་ཅུ་ཙ་བཞི་ནི། རྒྱུད་ཀྱི་ལེའུ་བཅུ་གཉིས་པ་ནད་ཀྱི་དབྱེ་བ་བཤད་པའི་སྐབས་སུ། གཙོ་བོའི་དབྱེ་ན་རང་རྒྱུད་གཞན་རྒྱུད་ཅན། །རང་རྒྱུད་ཅན་ནི་རྐྱང་པ་རང་རྟགས་སྟོན། །འཕེལ་དང་རབ་འཕེལ་མཆོག་འཕེལ་ཟད་པར་སྦྱར། །ཅེས་པས། ཉེས་པ་གསུམ་པོ་འཕེལ་བ་དང་། ཟད་པ་རབ་ཏུ་ཟད་པའམ་དབྱེ་བའི་གྲངས་བརྗོད་པ་ནི། ཉེས་གསུམ་གཞན་དབང་དུ་མ་སོང་བའི་རང་རྒྱུད་ཅན་ལ་རླུང་འཕེལ་བ། རབ་ཏུ་འཕེལ་བ། མཆོག་ཏུ་འཕེལ་བ་གསུམ། མཁྲིས་པ་འཕེལ་བ། རབ་ཏུ་འཕེལ་བ། མཆོག་ཏུ་འཕེལ་བ་དང་གསུམ། བད་ཀན་འཕེལ་བ། རབ་ཏུ་འཕེལ་བ། མཆོག་ཏུ་འཕེལ་བ་གསུམ་སྟེ་བསྡོམས་འཕེལ་དགུ།

དེ་བཞིན་ཟད་པ་ལའང་རླུང་ཟད་པ། རབ་ཏུ་ཟད་པ། མཆོག་ཏུ་ཟད་པ་དང་གསུམ། མཁྲིས་པ་ཟད་པ། རབ་ཏུ་ཟད་པ། མཆོག་ཏུ་ཟད་པ་དང་གསུམ། བད་ཀན་ཟད་པ། རབ་ཏུ་ཟད་པ། མཆོག

ཏུ་ཟད་པ་དང་གསུམ་བཅས་བསྡོམས་ཟད་དགུ་སྟེ་རྒྱུང་བའི་འཕེལ་ཟད་བཅོ་བརྒྱད་དོ། །

དེ་ཡང་ཉེས་གསུམ་གཞན་དབང་དུ་སོང་བའི་གཞན་རྒྱུད་ཅན་ནི། གཞུང་ལས། གཞན་རྒྱུད་ཅན་ལ་ལྡན་འདུས་ཟླ་གཉན་གསུམ། །ཞེས་པས། ལྡན་པ་འདུས་པ་འདྲེས་པ་གསུམ་གྱི་གྲངས་ཡོངས་པ་ལས་ཟླ་གཉན་འདིར་བགྲང་མི་དགོས། དེ་གསུམ་གྱི་དང་པོ་ལྡན་པ་ལ། ལྡན་པ་མཉམ་གསུམ་གཅིག་རབ་ལྷག་པ་དྲུག །ཅེས་གསུངས་པའི་དང་པོ་མཉམ་གསུམ་ནི། རླུང་མཁྲིས་མཉམ་པར་འཕེལ་བ། བད་རླུང་མཉམ་པར་འཕེལ་བ། བད་མཁྲིས་མཉམ་པར་འཕེལ་བ་དང་གསུམ། རླུང་མཁྲིས་མཉམ་པར་ཟད་པ། བད་རླུང་མཉམ་པར་ཟད་པ། བད་མཁྲིས་མཉམ་པར་ཟད་པ་དང་གསུམ་སྟེ་མཉམ་པའི་འཕེལ་ཟད་དྲུག

གཅིག་རབ་ལྷག་པའི་དྲུག་ནི། རླུང་རབ་ཏུ་འཕེལ་མཁྲིས་པ་ལྷག་པར་འཕེལ་བ། རླུང་རབ་ཏུ་འཕེལ་བད་ཀན་ལྷག་ཏུ་འཕེལ། མཁྲིས་པ་རབ་ཏུ་འཕེལ་བད་ཀན་ལྷག་པར་འཕེལ་བ། མཁྲིས་པ་རབ་ཏུ་འཕེལ་རླུང་ལྷག་པར་འཕེལ་བ། བད་ཀན་རབ་ཏུ་འཕེལ་མཁྲིས་པ་ལྷག་པར་འཕེལ་བ། བད་ཀན་རབ་ཏུ་འཕེལ་རླུང་ལྷག་པར་འཕེལ་བ་དང་དྲུག རླུང་རབ་ཏུ་ཟད་མཁྲིས་པ་ལྷག་པར་ཟད། རླུང་རབ་ཏུ་ཟད་བད་ཀན་ལྷག་པར་ཟད། མཁྲིས་པ་རབ་ཏུ་ཟད་བད་ཀན་ལྷག་པར་ཟད། མཁྲིས་པ་རབ་ཏུ་ཟད་རླུང་ལྷག་པར་ཟད། བད་ཀན་རབ་ཏུ་ཟད་མཁྲིས་པ་ལྷག་པར་ཟད། བད་ཀན་རབ་ཏུ་ཟད་རླུང་ལྷག་པར་ཟད་པ་དྲུག་སྟེ་གཅིག་རབ་ལྷག་པའི་འཕེལ་ཟད་བཅུ་གཉིས་ཏེ་བསྡོམས་ལྡན་པའི་འཕེལ་ཟད་བཅོ་བརྒྱད།

གཉིས་པ་འདུས་པ་ལ། གཞུང་ལས། འདུས་པ་མཚུངས་གཅིག་རབ་འབྲིང་སུམ་སྦྱོར་དྲུག །གཉིས་གཅིག་ལྷག་པ་ལ་དྲུག་གོ་ལྡོག་ཟད། །ཅེས་གསུངས་པ་ལྟར། དང་པོ་མཚུངས་གཅིག་ནི། རླུང་དང་མཁྲིས་པ་བད་ཀན་གསུམ་ག་མཚུངས་པར་འཕེལ་བ། རླུང་མཁྲིས་བད་ཀན་གསུམ་མཚུངས་པར་ཟད་པ་གཅིག་བཅས་འཕེལ་ཟད་གཉིས།

རབ་འབྲིང་སུམ་སྦྱོར་དྲུག་ཅེས་པ་ནི། རླུང་རབ་ཏུ་འཕེལ་མཁྲིས་པ་འབྲིང་དུ་འཕེལ་བད་ཀན་ཐ་མལ་དུ་འཕེལ་བ་དང་། མཁྲིས་པ་རབ་ཏུ་འཕེལ་བད་ཀན་འབྲིང་དུ་འཕེལ་རླུང་ཐ་མལ་དུ་འཕེལ་བ་དང་། བད་ཀན་རབ་ཏུ་འཕེལ་རླུང་འབྲིང་དུ་འཕེལ་མཁྲིས་པ་ཐ་མལ་དུ་འཕེལ་བ་དང་། བད་ཀན་རབ་ཏུ་འཕེལ་མཁྲིས་པ་ལྷག་པར་འཕེལ་རླུང་ཐ་མལ་དུ་འཕེལ་བ་དང་། མཁྲིས་པ་རབ་ཏུ་འཕེལ་རླུང་འབྲིང་དུ་འཕེལ་བད་ཀན་ཐ་མལ་དུ་འཕེལ་བ་དང་། རླུང་རབ་ཏུ་འཕེལ་བད་ཀན་འབྲིང་དུ་འཕེལ་མཁྲིས་པ་ཐ་མལ་དུ་འཕེལ་བ་སྟེ་རབ་འབྲིང་སུམ་སྦྱོར་གྱི་འཕེལ་དྲུག

ཟད་པ་ལ་རླུང་རབ་ཏུ་ཟད་མཁྲིས་པ་འབྲིང་དུ་ཟད་བད་ཀན་ཐ་མལ་དུ་ཟད། མཁྲིས་པ་རབ་ཏུ་ཟད་བད་ཀན་འབྲིང་དུ་ཟད་རླུང་ཐ་མལ་དུ་ཟད་པ་དང་། བད་ཀན་རབ་ཏུ་ཟད་རླུང་འབྲིང་དུ་ཟད་མཁྲིས་པ་ཐ་མལ་དུ་ཟད་པ་དང་། བད་ཀན་རབ་ཏུ་ཟད་མཁྲིས་པ་ལྷག་པར་ཟད་རླུང་ཐ་མལ་དུ་ཟད།

མཁྲིས་པ་རབ་ཏུ་ཟད་རླུང་འཕྲིང་དུ་ཟད་བད་ཀན་ཐ་མལ་དུ་ཟད་པ་དང་། རླུང་རབ་ཏུ་ཟད་བད་ཀན་འཕྲིང་དུ་ཟད་མཁྲིས་པ་ཐ་མལ་དུ་ཟད་པ་དང་དྲུག་སྟེ་རབ་འཕྲིང་སུམ་སྦྱར་གྱི་འཕེལ་ཟད་བཅུ་གཉིས།

གཉིས་གཅིག་ལྷག་པ་དྲུག་ཅེས་པ་ནི། རླུང་མཁྲིས་གཉིས་འཕེལ་ཞིང་བད་ཀན་ལྷག་པར་འཕེལ་བ། བད་མཁྲིས་འཕེལ་ཞིང་རླུང་ལྷག་པར་འཕེལ་བ། བད་རླུང་འཕེལ་ཞིང་མཁྲིས་པ་ལྷག་པར་འཕེལ་བ་དང་གསུམ། རླུང་འཕེལ་ཞིང་བད་མཁྲིས་ལྷག་པར་འཕེལ་བ། མཁྲིས་པ་འཕེལ་ཞིང་བད་རླུང་ལྷག་པར་འཕེལ་བ། བད་ཀན་འཕེལ་ཞིང་རླུང་མཁྲིས་ལྷག་པར་འཕེལ་བ་གསུམ་སྟེ་བསྡོམས་དྲུག

ཟད་པ་ལ་རླུང་མཁྲིས་གཉིས་ཟད་ཅིང་བད་ཀན་ལྷག་པར་ཟད་པ། བད་མཁྲིས་ཟད་ཅིང་རླུང་ལྷག་པར་ཟད་པ། བད་རླུང་ཟད་ཅིང་མཁྲིས་པ་ལྷག་པར་ཟད་པ་དང་གསུམ། རླུང་ཟད་ཅིང་བད་མཁྲིས་ལྷག་པར་ཟད་པ། མཁྲིས་པ་ཟད་ཅིང་བད་རླུང་ལྷག་པར་ཟད་པ། བད་ཀན་ཟད་ཅིང་རླུང་མཁྲིས་ལྷག་པར་ཟད་པ་དང་བཅུ་གཉིས་ཏེ་འདུས་པ་ལ་སྤྱི་ཕྱི་བསྡོམས་པས་ཉེར་དྲུག་གོ །

གསུམ་པ་འཕེལ་ཟད་འདྲེས་པ་ལ། རྒྱུད་ལས། འཕེལ་ཟད་འདྲེས་ལ་འཁྲུགས་འཕེལ་ཟད་སྦྱར་དྲུག །གཅིག་ཟད་གཉིས་འཕེལ་གོ་ལྡོག་བཅས་པ་དྲུག །ཅེས་གསུངས་པས་དང་པོ་འཁྲུགས་འཕེལ་ཟད་སྦྱར་དྲུག་ནི། རླུང་འཁྲུགས་མཁྲིས་པ་འཕེལ་བད་ཀན་ཟད་པ་དང་། མཁྲིས་པ་འཁྲུགས་བད་ཀན་འཕེལ་རླུང་ཟད་པ་དང་། བད་ཀན་འཁྲུགས་རླུང་འཕེལ་མཁྲིས་པ་ཟད་པ་དང་། བད་ཀན་འཁྲུགས་མཁྲིས་པ་འཕེལ་རླུང་ཟད་པ་དང་། མཁྲིས་པ་འཁྲུགས་རླུང་འཕེལ་བད་ཀན་ཟད་པ་དང་། རླུང་འཁྲུགས་བད་ཀན་འཕེལ་མཁྲིས་པ་ཟད་པ་དང་དྲུག

གཉིས་པ། གཅིག་ཟད་གཉིས་འཕེལ་གོ་ལྡོག་བཅས་པ་དྲུག་ཅེས་པ་ནི། རླུང་ཟད་ནས་བད་མཁྲིས་གཉིས་འཕེལ་བ། མཁྲིས་པ་ཟད་ནས་བད་རླུང་གཉིས་འཕེལ་བ། བད་ཀན་ཟད་ནས་རླུང་མཁྲིས་གཉིས་འཕེལ་བ་དང་གསུམ། རླུང་འཕེལ་ཞིང་བད་མཁྲིས་གཉིས་ཟད་པ། མཁྲིས་པ་འཕེལ་ཞིང་བད་རླུང་གཉིས་ཟད་པ། བད་ཀན་འཕེལ་ཞིང་རླུང་མཁྲིས་གཉིས་ཟད་པ་དང་གསུམ། སྤྱི་ཕྱི་དྲུག་སྟེ་འདུས་པའི་འཕེལ་ཟད་འཁྲུགས་གསུམ་འདྲེས་པ་བཅུ་གཉིས་ཏེ། གོང་གསལ་རང་རྒྱུད་ཙམ་གྱི་ཁྱུང་པའི་འཕེལ་ཟད་བཅོ་བརྒྱད། གཞན་རྒྱུད་ཅན་ལ་ལྟོས་པའི་འཕེལ་ཟད་བཅོ་བརྒྱད། འདུས་པ་འཕེལ་ཟད་ཉེར་དྲུག་དང་། འཕེལ་ཟད་འཁྲུགས་གསུམ་འདྲེས་པ་བཅུ་གཉིས་ཏེ། བསྡོམས་པས་འཕེལ་ཟད་དབྱེ་བ་བདུན་ཅུ་རྩ་བཞིའོ། །དེ་ཡང་དྲུག་ཅུ་རྩ་བཞིར་བསྡུ་ན། ཡན་ལག་བརྒྱད་པར། ཉེས་གསུམ་ལ་འཕེལ་བ་རེ་རེ་ལ་འཕེལ་དང་རབ་འཕེལ་མཆོག་འཕེལ་སྦྱར་བའི་ནང་རབ་མཆོག་གཉིས་ལ་སྦྱར་བའི་འཕེལ་ཟད་བཅུ་གཉིས་པོ་འདིར་མ་སྨོས་སོ། །དེས་ན་འཕེལ་ཟད་བདུན་ཅུ་རྩ་བཞིའི་ཐོག་ནས་བཅུ་གཉིས་ཕྲི་བས་འཕེལ་ཟད་དྲུག་བཅུ་རྩ་གཉིས་བཤད་པ་ཡིན་ལ། ཟླ་ཟེར་ལས་ཀྱང་འཕེལ་ཟད་དྲུག་བཅུ་རྩ་གཉིས་སམ་རྩ་གསུམ་དུ་

བཤད་པ་ཡིན་ནོ། །

ས་བཅད་གསུམ་པ། ནད་འཕེལ་ཟད་བདུན་ཅུ་རྩ་བཞི་དང་ གཉེན་པོ་སྨན་སྦྱོར་དྲུག་ཅུ་རྩ་གསུམ་སྤྱོད་ཚུལ།

སྤྱི་དོན་གསུམ་པ་ནི། ནད་ཀྱི་འཕེལ་ཟད་དེ་ཡི་གཉེན་པོར་རོ་སྦྱིབ་དྲུག་ཅུ་རྩ་གསུམ་དང་སྤྱད་ཚུལ་
ཞུ་བ་ནི། རོ་གཉིས་སྦྱོར་བཅོ་ལྔའི་ནང་ནས། མངར་བའི་གཉིས་སྦྱོར་ལྔ་དང་པོ་མངར་བ་དང་སྐྱུར་བ་
གཉིས་སྦྱར་བས་རྒྱུད་ལས། མདོར་བསྡུས་མངར་བའི་རོ་ཡིས་རླུང་མཁྲིས་སེལ། །ཞེས་གསུངས་པ་
སོགས་རགས་པ་ན། མངར་བས་རླུང་མཁྲིས་སེལ་ཞིང་སྐྱུར་བས་བད་ཀན་སེལ་བ་ཡིན་པས། འདུས་པའི་
ནད་སེལ་བའི་དོན་ཡིན་ལ། དེ་ཡང་ཞིབ་ཏུ་དཔྱད་ན། མངར་བ་ནི་ས་ཆུ་ལྡན་པ་ཡིན་ཞིང་། སྐྱུར་བ་ནི་
ས་མེ་ལྡན་པ་ཡིན་པས། རླུང་མཆོག་ཏུ་འཕེལ་བ་དང་། བད་མཁྲིས་ལྡན་པ་ཆ་མཉམ་དུ་འཕེལ་བའི་
འདུས་པ་སེལ་ལོ། །དེ་ལས་ཀྱང་ཤིན་ཏུ་ཞིབ་པར་འདོད་པ་རྣམས་ཀྱིས་བརྟག་པ་ཕྲ་མོའི་སྒོ་ནས་རྒྱུད་
ལས་བཅུ་དང་བདུན་གྱིས་མཚན་ཉིད་ཉི་ཤུ་འཛོམས། །གསུངས་པ་ལྟར་རོ་དྲུག་འབྱུང་བཞི་གཉིས་རེས
བསྐྱེད་ཚུལ་སོ་སོར་ངོས་བཟུང་ནས། འབྱུང་བ་དེ་ཡང་རེ་རེ་བཞིན་ཡོན་ཏན་བཅུ་བདུན་སོ་སོར་བརྟག
པར་བྱས་ནས། ནད་ཀྱི་མཚན་ཉིད་ཉི་ཤུ་གང་དང་གང་འདུལ་གསལ་བར་མངོན་སུམ་དུ་ངོ་སྤྲོད་པ་འདི་ནི།
ཁོ་བོའི་ཡང་མེས་བརྒྱུད་པའི་ཕྱག་ལེན་གྱི་གཞུང་སྲོལ་མཐིལ་མཛད་པར་འདུག་ལགས། དེ་བཞིན་རགས
ཞིབ་ཕྲ་བའི་རིམ་པས་གཞན་རྣམས་ལའང་ཤེས་པར་འགྱུར་གྱིས། སླར་ཡང་དེ་བཞིན་དུ། གཉིས་པ་
མངར་བ་ལན་ཚྭ་གཉིས་སྦྱར་བས་འདུས་པ་སེལ་ཞིང་། ཁྱད་པར་རླུང་ཤས་ཆེ་བ་སེལ་བ་དང་། གསུམ་པ་
མངར་ཁ་གཉིས་སྦྱོར་གྱིས་རླུང་མཁྲིས་ལྡན་པ་དང་། ཁྱད་པར་མཁྲིས་ཤས་ཆེ་བ་སེལ། བཞི་བ་མངར་ཚ་
གཉིས་སྦྱོར་གྱིས་འདུས་པ་དང་ཁྱད་པར་རླུང་ཤས་ཆེ་བ་སེལ་ལོ། ལྔ་བ་མངར་བསྐ་གཉིས་སྦྱོར་གྱིས
འདུས་པ་དང་ཁྱད་པར་རླུང་མཁྲིས་ཆེ་བ་སེལ་ལོ། །

སྐྱུར་བའི་གཉིས་སྦྱོར་བཞི་ནི། དང་པོ་སྐྱུར་བ་དང་ལན་ཚྭ་གཉིས་སྦྱོར་གྱིས་བད་རླུང་ལྡན་པ་དང་
ཁྱད་པར་བད་ཤས་ཆེ་བ་སེལ། གཉིས་པ་སྐྱུར་ཁ་གཉིས་སྦྱོར་གྱིས་བད་མཁྲིས་ལྡན་པ་སེལ། གསུམ་པ་
སྐྱུར་ཚ་གཉིས་སྦྱོར་གྱིས་བད་རླུང་ལྡན་པ་དང་ཁྱད་པར་བད་ཤས་ཆེ་བ་སེལ། བཞི་བ་སྐྱུར་བསྐ་གཉིས་སྦྱོར་
གྱིས་བད་མཁྲིས་ལྡན་པ་སེལ་བའོ། །

ལན་ཚའི་གཉིས་སྦྱོར་གསུམ་གྱི་དང་པོ་ལན་ཚ་ཁ་བ་གཉིས་སྦྱོར་གྱིས་འདུས་པ་དང་ཁྱད་པར་རླུང་
ཤས་ཆེ་བ་སེལ། གཉིས་པ་ལན་ཚྭ་ཚ་བ་གཉིས་སྦྱོར་གྱིས་བད་རླུང་ལྡན་པ་དང་ཁྱད་པར་རླུང་ཤས་ཆེ་བ

སེལ། གསུམ་པ་ལན་ཚྭ་བསྐ་བ་གཉིས་སྦྱོར་གྱིས་འདུས་པ་སེལ་བའོ། །

ཁ་བའི་གཉིས་སྦྱོར་གཉིས་ཀྱི་དང་པོ་ཁ་ཚ་གཉིས་སྦྱོར་གྱིས་འདུས་པ་སེལ། གཉིས་པ་ཁ་བསྐ་གཉིས་སྦྱོར་གྱིས་རླུང་མཁྲིས་ལྡན་པའི་ནང་ནས་མཁྲིས་པ་མཆོག་ཏུ་འཕེལ་བ་སེལ་ལོ། །

ཚ་བའི་གཉིས་སྦྱོར་གཅིག་པུ་ནི། ཚ་བསྐ་གཉིས་སྦྱོར་འདིས་འདུས་པ་སེལ་ལོ། །

རོ་གསུམ་སྦྱོར་ནི་ཤུའི་ནང་ནས་མངར་བའི་གསུམ་སྦྱོར་བཅུ་ནི། །དང་པོ་མངར་སྐྱུར་ལན་ཚྭ་གསུམ་སྦྱར་བས་འདུས་པ་དང་ཁྱད་པར་རླུང་ཤས་ཆེ་བ་སེལ།[1]། གཉིས་པ་མངར་སྐྱུར་ཁ་གསུམ་སྦྱར་བས་འདུས་པ་དང་ཁྱད་པར་མཁྲིས་ཤས་ཆེ་བ་སེལ། །གསུམ་པ་སྐྱུར་བ་ལན་ཚྭ་བསྐ་བ་གསུམ་སྦྱར་བས་འདུས་པ་དང་ལྷག་ཏུ་བད་རླུང་ཆེ་བ་སེལ། བཞི་བ་སྐྱུར་ཁ་ཚ་གསུམ་སྦྱར་བས་འདུས་པ་དང་ཁྱད་པར་བད་ཤས་ཆེ་བ་སེལ་བའོ། ལྔ་བ་སྐྱུར་ཁ་བསྐ་གསུམ་སྦྱར་བས་འདུས་པ་དང་ལྷག་པར་མཁྲིས་ཤས་ཆེ་བ་སེལ། དྲུག་པ་སྐྱུར་ཚ་བསྐ་གསུམ་སྦྱར་བས་འདུས་པ་དང་ལྷག་པར་བད་ཀན་སེལ། ལན་ཚྭའི་གསུམ་སྦྱོར་གསུམ་གྱི་དང་པོ་ལན་ཚྭ་ཁ་ཚ་གསུམ་སྦྱར་བས་བད་ཀན་ཆེ་བ་དང་མཁྲིས་པ་རབ་ཏུ་འཕེལ་བ་དང་རླུང་མཆོག་ཏུ་འཕེལ་བའི་འདུས་པ་སེལ། གཉིས་པ་ལན་ཚྭ་ཁ་བསྐ་གསུམ་སྦྱར་བས་འདུས་པ་དང་ཁྱད་པར་བད་མཁྲིས་ཤས་ཆེ་བ་སེལ། གསུམ་པ་ལན་ཚྭ་ཚ་བསྐ་གསུམ་སྦྱར་བས་འདུས་པ་དང་ཁྱད་པར་བད་རླུང་ཆེ་བ་སེལ་བའོ། །

ཁ་བའི་གསུམ་སྦྱོར་གཅིག་ནི། ཁ་ཚ་བསྐ་གསུམ་སྦྱར་བས་འདུས་ནད་སེལ་ཞིང་ལྷག་ཏུ་མཁྲིས་ཤས་ཆེ་བ་སེལ་བའོ། །

རོ་བཞི་སྦྱོར་བཅོ་ལྔའི་ནང་ནས། མངར་བའི་སྦྱོར་བ་བཅུའི་དང་པོ་མངར་སྐྱུར་ལན་ཚྭ་ཁ་བཞི་སྦྱར་བས་འདུས་པ་དང་ཁྱད་པར་བད་མཁྲིས་ཆེ་བ་སེལ། གཉིས་པ་མངར་སྐྱུར་ལན་ཚྭ་ཚ་བ་བཞི་སྦྱར་བས་འདུས་པ་དང་བད་རླུང་ཆེ་བ་སེལ། གསུམ་པ་མངར་སྐྱུར་ལན་ཚྭ་བསྐ་བ་བཞི་སྦྱར་བས་འདུས་པ་དང་ལྷག་ཏུ་བད་རླུང་ཆེ་བ་སེལ། བཞི་བ་མངར་སྐྱུར་ཁ་ཚ་བཞི་སྦྱར་བས་འདུས་པ་དང་ལྷག་ཏུ་བད་མཁྲིས་ཆེ་བ་སེལ། ལྔ་བ་མངར་སྐྱུར་ཁ་བསྐ་བཞི་སྦྱར་བས་འདུས་པ་དང་ཁྱད་པར་རླུང་མཁྲིས་ཆེ་བ་སེལ། དྲུག་པ་མངར་སྐྱུར་ཚ་བསྐ་བཞི་སྦྱར་བས་འདུས་པ་དང་ཁྱད་པར་བད་མཁྲིས་ཆེ་བ་སེལ། བདུན་པ་མངར་དང་ཁ་ཚ་ལན་ཚྭ་བཞི་སྦྱར་བས་འདུས་པ་དང་ཁྱད་པར་རླུང་མཁྲིས་ཆེ་བ་སེལ། བརྒྱད་པ་མངར་དང་ལན་ཚྭ་ཁ་བསྐ་བཞི་སྦྱར་བས་འདུས་པ་དང་ཁྱད་པར་རླུང་མཁྲིས་སེལ། དགུ་བ་མངར་དང་ལན་ཚྭ་ཚ་བསྐ་བཞི་སྦྱར་བས་འདུས་པ་བད་རླུང་ཆེ་བ་སེལ། བཅུ་བ་མངར་དང་ཁ་ཚ་བསྐ་བཞི་སྦྱར་བས་འདུས་པ་དང་མཁྲིས་ཤས་ཆེ་བ་སེལ་བའོ། །

སྐྱུར་བའི་བཞི་སྦྱོར་བཞིའི་དང་པོ་སྐྱུར་བ་ལན་ཚྭ་ཁ་ཚ་བཞི་སྦྱར་བས་མཁྲིས་པ་འཕེལ་ཞིང་རླུང་རབ་ཏུ་འཕེལ་བ་བད་ཀན་མཆོག་ཏུ་འཕེལ་བའི་འདུས་པ་སེལ། གཉིས་པ་སྐྱུར་དང་ལན་ཚ་ཁ་བསྐ་བཞི་སྦྱར་

[1] མངར་བའི་གསུམ་སྦྱོར་བཅུ་ལས་གསུམ་པ་ནས་ཆད། སྐྱུར་བའི་གསུམ་སྦྱོར་ལས་གསུམ་པའི་ཡན་ཆད་པས་བསྐང་བར་བྱ།

བས་བད་མཁྲིས་ཆེ་བ་སེལ། གསུམ་པ་སྐྱུར་དང་ལན་ཚ་ཚ་བསྐ་བཞི་སྦྱར་བས་བད་རླུང་ཆེ་བ་སེལ། བཞི་བ་སྐྱུར་དང་ཁ་ཚ་བསྐ་བཞི་སྦྱར་བས་བད་མཁྲིས་ལྡན་པ་ཆ་མཉམ་དུ་འཕེལ་བ་སེལ་བར་བྱེད་དོ། །

ལན་ཚྭའི་བཞི་སྦྱོར་གཅིག་ནི། ལན་ཚྭ་ཁ་ཚ་བསྐ་བཞི་སྦྱར་བས་འདུས་པ་དང་ཁྲད་པར་མཁྲིས་ཤས་ཆེ་བ་སེལ་བར་བྱེད་པའོ། །

རོ་ལྔ་སྦྱོར་དྲུག་གི་ནང་ནས། མངར་བའི་སྦྱོར་བ་ལྔ་ནི། དང་པོ་མངར་སྐྱུར་ལན་ཚྭ་ཁ་ཚ་ལྔ་སྦྱར་བས་འདུས་པ་དང་ཁྲད་པར་བད་རླུང་ཤས་ཆེ་བ་སེལ། གཉིས་པ་མངར་སྐྱུར་ལན་ཚྭ་ཁ་བསྐ་ལྔ་སྦྱར་བས་རླུང་འཕེལ་ཞིང་བད་མཁྲིས་རབ་ཏུ་འཕེལ་བ་སེལ། གསུམ་པ་མངར་སྐྱུར་ལན་ཚྭ་ཚ་བསྐ་ལྔ་སྦྱར་བས་འདུས་པ་མཁྲིས་འཐབ་བད་རླུང་ཆེ་བ་སེལ། བཞི་བ་མངར་སྐྱུར་ཁ་ཚ་བསྐ་ལྔ་སྦྱར་བས་རླུང་འཕེལ་ཞིང་བད་མཁྲིས་གཉིས་མཚོག་ཏུ་འཕེལ་བའི་འདུས་པ་སེལ། ལྔ་བ་མངར་བ་ལན་ཚྭ་ཁ་ཚ་བསྐ་ལྔ་སྦྱར་བས་རླུང་མཁྲིས་ལྷག་པར་འཕེལ་བའི་འདུས་པ་སེལ་བའོ། །

སྐྱུར་བའི་ལྔ་སྦྱོར་གཅིག་ནི། སྐྱུར་དང་ལན་ཚྭ་ཁ་ཚ་བསྐ་ལྔ་སྦྱར་བས་རླུང་མཁྲིས་ལྷག་པར་འཕེལ་བའི་འདུས་པ་སེལ་བ་ཡིན་ནོ། །

རོ་དྲུག་སྦྱོར་མངར་སྐྱུར་ལན་ཚ་ཁ་ཚ་བསྐ་བ་དྲུག་སྦྱོར་འདིས་ནི་རླུང་མཁྲིས་བད་ཀན་མཉམ་དུ་འཕེལ་བའི་འདུས་པ་སེལ་བའོ། །དེ་ནི་རོ་དྲུག་འདི་དག་ལས་འབྱུང་ལྔ་འདུས་པ་ནང་འཕྲད་པས་མི་མཐུན་སྟོབས་ཆེས་སྟོབས་ཆུང་འགྲོག་པའི་ལྷག་མ་ཀུན་ཚོགས་པའི་དབང་གིས་སོ། །

རོ་རྐྱང་རྒྱུག་དྲུག་པོ་རེ་རེ་ནས་སོ་སོར་བཏང་པའི་ནུས་པ་ནི། མངར་བས་རླུང་མཁྲིས་ལྡན་པ་སེལ། སྐྱུར་བས་བད་རླུང་ལྡན་པའི་ནང་ནས་བད་ཤས་ཆེ་བ་སེལ། ལན་ཚྭས་བད་རླུང་ལྡན་པ་སེལ། ཁ་བས་མཁྲིས་པ་སེལ། ཚ་བས་བད་རླུང་སེལ། བསྐ་བས་རླུང་མཁྲིས་ལྡན་པ་སེལ་བར་བྱེད་པ་སྟེ། དེ་དག་གོང་དུ་སྨོས་པ་བཞིན་དུ། རོ་དྲུག ནུས་པ་བརྒྱད། ཞུ་རྗེས་གསུམ། ཡོན་ཏན་བཅུ་བདུན། འབྱུང་ལྔའི་ཁོག་ནས་འདོན་པའི་སྒོ་ནས། མེ་དྲོད་གསུམ། ན་སོ་གསུམ། ཡུལ་དུས་གསུམ་གསུམ་དང་། མཚན་ཉིད་ཉི་ཤུ་སོགས་དང་། ཞིབ་པར་སྦྱོར་བའི་རྗེས་འགྲེལ་རྒྱས་པར་མཛད་ཚེ། ནད་གཅིག་འཇོམས་གཉིས་བསྐྱེད་དང་། གཉིས་འཇོམས་གཅིག་བསྐྱེད་སོགས་གསལ་ཞིང་། བསྐྱེད་པ་གང་བསྐྱེད་ལུགས། འཕེལ་དང་རབ་འཕེལ་མཆོག་འཕེལ་གྱི་བསྐྱེད་ཚད་དང་། གང་འཇོམས་པ་དེ། ཟད་དང་། རབ་ཟད། མཆོག་ཟད་སོགས་འབྱུང་བའི་ཆ་ཚོད། སྟོབས་དང་མཐུན་པའི་རྗེས་རོ་འདོན་རྒྱུ། བསྐྱེད་པའི་རྗེས་ལྷག་ཟུར་དུ་འཕེལ་བ་སོགས་ངོ་མཚར་བའི་ལྷད་མོ་གསོ་བ་རིག་པ་ལ་སློབ་མདོན་པར་དད་ཅིང་མི་ཕྱོགས་ཀ་མེད་འབྱུང་བ་ནི་གསོལ་མ་དགོས་མཁྱེན་དབྱིངས་ཟབ་པའི་ཆོས་སློང་དུ་བཞུགས་པ་ལྟར་ལགས་སོ། །

(སྐལ་བཟང་རྡོ་རྗེ། ཤ་བོ་འབྲུག་མོ། བློ་བཟང་དོན་གྲུབ།)

བསམ་གཞིགས།

༡ རོ་སྦྱིབས་ཀྱི་སྦྱོར་བ་འདི་དག་ལ་ཕན་ཚུན་ནང་འགལ་ཡོད་དམ།

༢ རོ་སྦྱིབས་སྦྱོར་བ་ལ་ང་བདུན་ཡོད་དམ་རེ་གསུམ་ཡོད།

༣ རོ་གསུམ་སྦྱོར་ལས་མངར་སྐྱུར་གཉིས་ཀྱི་སྦྱོར་བ་ཆད་འདུག་པ་སྙོང་ཐུབ་བམ།

༤ ལེའུ་འདིར་བསྟན་པའི་སྦྱོར་ཚུལ་ལ་མི་འཐད་པ་ཡོད་དམ།

བྱུར་བཀོད།

དང་པོ། སྨན་ངོ་གསལ་བྱེད་འདྲ་ཡིག་ཕྱོགས་བསྡུས།[①]

༄༅། །ཨ་རུ་ར་ནི་ཡུངས་ཆུང་སྐམ་པོ་འདྲ། །རྣམ་རྒྱལ་མདུག་རིང་ཀུ་བ་འདྲ། །གསེར་མདོག་གསེར་གྱི་སྙིང་འདྲ། །ཤ་ཆེན་སྤལ་བ་འགྲངས་པ་འདྲ། །འཇིགས་མེད་སྤལ་སྙོང་སྔོང་མོ་འདྲ། །འཕེལ་བྱེད་སེ་འབྲུའི་གང་བུ་འདྲ། །སྟོང་བུ་རིལ་བ་སྤྱི་བླུགས་འདྲ། །བ་རུ་ཨུང་ཆུང་པེམ་པ་འདྲ། །སྐྱུ་རུ་ཤལ་པོའི་རྣ་ཆ་འདྲ། །སྐྱུ་རུ་རག་ཤ་སེར་པོ་འདྲ། །ཛ་ཏི་མཁལ་མ་མགོ་ཡུ་འདྲ། །ཛ་ཏི་མི་མགོ་སྐམ་པོ་འདྲ། །ཛ་ཏི་སྲིག་པའི་སྙིང་འདྲ། །ལི་ཤི་ཟངས་ཀྱི་གཟེར་ཆུང་འདྲ། །སུག་སྨེལ་བྲ་བོ་སྨིན་པ་འདྲ། །ཀ་ཀོ་ལ་ནི་མི་རྐན་བྲུལ་གྲོན་འདྲ། །ཀ་ཀོ་ལ་ནི་དྲེས་ཛོག་འདྲ། །ཀོ་ལ་མི་རྐན་སེན་མོ་འདྲ། །ཀོ་ལ་བྱིང་བྱིང་བྲ་ལུ་འདྲ། །ཤིང་གི་ཙུ་གང་མཆོག་ཡིན་པ། །འབྲས་ཀྱི་ཕྱེ་མ་དཀར་ཞིབ་ནི། །མར་དཀར་དག་གིས་སྦྲུས་འཕུར་འདྲ། །ཆུ་ཙུ་གང་འབྲིང་སྐྱེ་བག་ཕྱེ་སིག་མེད་འདྲ། །ས་ཙུ་གང་ཐ་མ་རྡ་སོ་བཅག་པ་འདྲ། །ཧ་ཤིག་བརྡར་བའི་ཕྱེ་མ་འདྲ། །གུར་གུམ་གཡག་ཤ་ཕྱེ་མ་འདྲ། །དངུལ་ལས་བྱུང་བའི་བྲག་ཞུན་ནི། །ཁ་དོག་དྭངས་སྐྱ་འོ་ཕྲིས་འདྲ། །སློན་དུས་འོ་མའི་ཕྲིས་མ་འདྲ། །གསེར་ལས་བྱུང་བ་དོམ་མཁྲིས་འདྲ། །ཁྲོ་བ་གུར་གུམ་ཆུ་དང་འདྲ། །ཏིག་ཏ་ཡུངས་ཀར་ངར་བ་འདྲ། །སྙིང་བུ་ཞོ་ཤ་མི་སྙིང་འདྲ། །མཁལ་མ་ཞོ་ཤ་མཁལ་མ་འདྲ། །ཟླ་གོར་ཞོ་ཤ་ཟླ་བ་ཕྱེད་ཚལ་འདྲ། །སྦྲ་གོར་ཞོ་ཤ་སྦྲང་མིག་འདྲ། །མཆིན་པ་ཞོ་ཤ་མཆིན་པ་འདྲ། །ཨ་འབྲས་ཤ་བའི་རླིག་འབྲས་འདྲ། །ཨ་འབྲས་ཤིང་གི་ལྤ་བ་འདྲ། །སྲ་འབྲས་ལྕུགས་ཀྱི་བུམ་ཆུང་འདྲ། །སྲ་འབྲས་འབུ་རོ་སྐྱི་བཙད་འདྲ། །འཇམ་འབྲས་སྤྲུལ་གྱི་སྙིང་འདྲ། །འཇམ་འབྲས་འབུ་ཡི་ཛྷ་མ་འདྲ། །ཀ་རཉྫ་ནི་སྦྲུལ་གྱི་སྙིང་འདྲ། །ཕོ་རིས་སྲུན་མ་བཙོས་སྐམ་འདྲ། །ན་ལེ་ཤམ་ནི་བྲ་རིལ་འདྲ། །པི་པི་ལིང་བྱི་བའི་རིལ་མ་འདྲ། །སྨན་སྣ་ར་མཉེ་སྐམ་པོ་འདྲ། །ཙི་ཏྲ་ཀ་ཤིང་མངར་ངར་བ་འདྲ། །སེ་འབྲུ་ཀུ

[①] སྨན་ངོ་གསལ་བྱེད་འདྲ་ཡིག་ཕྱོགས་བསྡུས་ཞེས་པ་འདི་ནི་སློབ་དེབ་འདིའི་རྩོམ་སྒྲིག་པས་ཞེལ་གོང་ཕྲེང་དང་སྒྲོལ་མ་རྫོ་འབུམ་སོགས་ནས་བསྡུས་པ་ཡིན། འདྲ་ཡིག་སྐོར་གྱི་གནའ་རྩོམ་གྲགས་ཅན་ནི་འདྲ་ཡིག་དུང་གི་མིག་ཅེས་གྲུ་གུའི་སྨན་པ་སེང་མདོ་འོད་ཅན་གྱིས་མཛད་པར་གྲགས་པ་དེ་ཡིན་ཀྱང་དཔེ་ཐུབ་པས་ད་ལྟ་མཇལ་དུ་མེད། སྨན་གྱི་འདྲ་ཡིག་གི་ཁྱད་ཆོས་ནི། སྨན་རང་གི་ཁྱད་རྟགས་དམིགས་ཀྱིས་བསལ་ནས་བསྟན་འདུག་པས་སྨན་ངོ་ངོས་འཛིན་དུས་ཡིད་ལ་འཛིན་བདེ་བ་སྟེ་དཔེར་ན། དན་རོག་ཕྲུར་བ་སྙི་བཅད་འདྲ། །ཞེས་པའམ་དོང་གཁྲག་རྒྱ་ནག་པོ་འདྲ། །ཞེས་པ་སོགས་ཀྱི་འདྲ་ཡིག་ཡོད་ལ་འཇགས་པ་ཞིག་ཡིན་ན་སྨན་ངོ་ལ་གསར་དུ་མཇལ་བ་ཞིག་གིས་ཀྱང་མ་ནོར་བར་ངོས་འཛིན་ཐུབ་པ་ལྟ་བུའོ། །

བའི་དབྱིབས་དང་འདྲ། །དཔའ་བོ་དཀར་པོ་ཞུང་ཤུན་འདྲ། །དཔའ་བོ་སེར་པོ་གསེར་ཤུན་འདྲ། །ཤིང་ཀུན་རྒྱུས་པ་རྐམ་པོ་འདྲ། །འབྲ་གོ་ཏ་ཡི་ནུ་མ་འདྲ། །པ་ཏྲ་ཞུང་མ་གཤགས་པ་འདྲ། །ཕུ་ཤེལ་རྩེ་འཇག་མའི་རྩ་བ་འདྲ། །བྱི་ཏང་འབྲས་བུ་སྲན་མ་སད་ཕྱིར་འདྲ། །མ་ནུ་རྩེ་ནི་བྱིའུའི་མཆིན་པ་འདྲ། །མེར་རྩེ་བུ་མོའི་བྱ་ལེ་འདྲ། །ཚི་གུ་བྱིའུ་མཆིན་འདྲ་ལ་དམར། །གོ་བྱེ་ཏ་ཡི་ནུ་མདེའུ་འདྲ། །གོ་བྱེ་ཁྲག་གི་རྒྱལ་བ་འདྲ། །ད་ཊིག་འབྲས་བུ་ལུག་ཤིག་སྒོ་ང་འདྲ། །སོ་ཆའི་འབྲས་བུ་མི་རྒན་རླིག་པ་འདྲ། །དན་རོག་སྦུར་བ་སྐྱེ་བཅད་འདྲ། །ཤྲཱི་ཁཎྜ་ཕབས་རྫོག་འདྲ། །དོང་ག་མི་བརྒྱགས་རྟགས་འགྲེང་འདྲ། །དོང་ག་ཁྲག་རྒྱུ་ནག་པོ་འདྲ། །དོང་ག་ཡོང་ག་ཁྲག་བརྒྱངས་འདྲ། །དོང་གཞོལ་ནག་བཅད་པ་འདྲ། །སོ་མ་ར་ཛ་བྱིའུའི་མཁལ་མ་འདྲ། །སོ་མ་ར་ཛ་ཐང་ཕྲོམ་འབྲས་བུ་འདྲ། །ཐལ་ཀ་རྡོ་རྗེ་ཁྲི་ཡི་ཕོ་མཚན་འདྲ། །བསེ་ཡབ་མི་རྒན་རྣ་མཆོག་འདྲ། །བསེ་ཡབ་བུ་རམ་སྦུར་མ་འདྲ། །སྟར་བུ་བུ་རམ་སླུག་པོ་འདྲ། །རྒུན་འབྲུམ་སེ་འབྲུམ་སྙིང་པ་འདྲ། །རྒུན་འབྲུམ་མཐོ་རེར་འབྲས་བུ་བརྒྱ། །འབྲས་བུ་རེ་ལ་ནུས་པ་གསུམ། །ནུས་པ་རེ་ཡི་སྟེང་འོག་ཏུ། །ཕོ་མོ་གཉིས་ཀྱི་མཚན་མ་གསལ། །འབྲས་བུ་རླིན་པ་ཁྲག་རྒྱལ་འདྲ། །སྐམས་ནས་བྱང་ནག་རོ་སྐམ་འདྲ། །སྲིན་ཤིང་སྣ་མའི་འདྲ་དཔེ་ནི། །རྩ་བ་སྦྲུལ་ནག་ཆུན་པོ་འདྲ། །ཡལ་ག་ཤ་བའི་རྭ་ལག་འདྲ། །ལོ་མ་སྟག་གི་རྣ་བ་འདྲ། །ག་པེད་བྱིས་པའི་ཟླད་པོར་འདྲ། །རྡོ་ཐོག་ཤིང་སྐྱེས་ཀུ་བ་མཚར། །འབྲས་བུ་བྱིས་པའི་ཐོད་པོར་འདྲ། །པདྨ་གེ་སར་པདྨའི་ཟེ་བ་འདྲ། །པདྨ་གེ་སར་གྲོ་གའི་ཕྱེ་མ་འདྲ། །པདྨ་གེ་སར་ཏ་ཛ་གྲིས་གཏུབས་འདྲ། །ནཱ་ག་གེ་སར་ཏ་ཛ་གཏུབས་པ་འདྲ། །ནཱ་ག་པུཥྤ་ཟངས་ཁོག་དུམ་བུ་འདྲ། །ཙན་དན་དཀར་པོ་དག་ལ་རིགས་གསུམ་ཡོད། །སྦྲུལ་གྱི་སྙིང་པོ་དཀར་ཡོལ་བཅག་པ་འདྲ། །གོ་ཤིརྵ་ནི་སྟག་མ་བཅག་པ་འདྲ། །ས་མཆོག་སོམ་སྐེ་སོམ་པའི་དུམ་བུ་འདྲ། །ཀུན་ཀུང་སྨུམ་ལ་དྲི་ཞིམ་བཟང་། །ཨ་ག་རུ་ཆུ་ཤིང་རུལ་པོ་འདྲ། །ཨར་ནག་འཁྲོང་གི་རྣ་ཚལ་འདྲ། །བ་ཤ་ཀ་ཆབ་རྩིའི་ལོ་མ་འདྲ། །བ་ལེ་ཀ་ནི་ཚོས་ཤིང་རུལ་བ་འདྲ། །བ་ལེ་ཀ་ནི་ཕུར་མོང་རྩ་བ་འདྲ། །བ་ལེ་ཀ་ནི་དབྱི་མོང་རྐས་པ་འདྲ། །བ་ལེ་ཀ་དབྱི་མོང་རྩ་བ་འདྲ། །ལི་ག་དུར་སྨིན་བུ་རྐམ་པོ་འདྲ། །སྟབ་སེང་ཤོལ་པོའི་ཀོག་པོ་འདྲ། །ཤིང་མངར་གསེར་གྱི་ལྕུག་མ་འདྲ། །ནིམ་པ་ཟྭ་ཤིང་རྐམ་པོ་འདྲ(སྡོང་པོ)། །ནིམ་པ་སྐྱུར་བའི་ཚལ་བ་འདྲ(རྩ་བ)། །ནིམ་པ་ཟྭ་ཡི་ཕྱེ་མ་འདྲ(ལོ་མ)། །ནིམ་པ་ཟ་ཡི་ལོ་མ་འདྲ། །སླེ་ཏྲེས་བྲ་མའི་སྡོང་བོ་འདྲ། །གཙྭ་ཀ་རི་སེ་བ་གཞོན་ནུ་འདྲ། །སྨག་ནི་གྲོ་མའི་ཕྱེ་མ་འདྲ། །སྦྲོན་ཤིང་རིན་པོ་ཆེ་ཡི་མཆོད་སྡོང་འདྲ། །སྤོས་དཀར་ཐང་ཆུ་རྐམ་པོ་འདྲ། །གུ་གུལ་ནག་པོ་ནལ་སོ་འདྲ། །ཤེལ་ཏ་ཤུག་པའི་ཐང་ཆུ་འདྲ། །ཤིང་ཚ་ཟངས་མའི་ཤལ་ཆུང་འདྲ། །ཤིང་ཀུན་ལྷད་པ་རྐམ་པོ་འདྲ། །མོན་ཆ་ར་ནི་ཁྲག་ཕྱེ་རྐམ་པོ་འདྲ། །ཕུཥྐར་སྨུ་ལ

ལུག་སུག་འདྲ། །ཟུ་ཧ་ཤ་ཟུ་གོག་པོ་འདྲ། །ངོང་གྲ་སྤལ་བ་རྐང་མེད་འདྲ། །སུ་མི་འབྲི་ཤ་སྐམ་པོ་འདྲ། །ཧོང་ལེན་མེ་ཏོག་སྨུག་པོ་འཁྲོང་ལོ་འདྲ། །རྩ་བ་གོང་མོའི་རིལ་མ་འདྲ། །ཨུཏྤལ་ཧ་ལོ་བེམ་པ་འདྲ། །དབང་ལག་ཉིན་སྲིབ་སྐམ་གཤེར་སྐྱེས། །ལྕུམ་བུ་མི་རྐོད་ལག་པ་འདྲ། །སྲོ་ལོ་དམར་པོ་ཚན་དམར་ཧེ། །སྔོན་དུས་དམར་བསབན་བཙུན་འདྲ། །རྩེ་མོ་ཙད་ཀྱིས་བཅད་པ་འདྲ། །རྩ་བ་མི་ཡི་གློ་བ་འདྲ། །ག་དུར་བྱ་རོག་ཕུས་མོ་འདྲ། །ཉེ་ཤིང་ལྕགས་ཕྱེ་གཏོར་བ་འདྲ། །འབྲས་བུ་ལྕགས་ཀྱི་སྨན་ཆུང་འདྲ། །གཟེ་མ་ཚེར་མ་ར་མགོའི་དབྱིབས། །བྲག་སྤོས་གསེར་ཐིག་གཟིག་མཇུག་འདྲ། །ཕྱུང་ཉེར་དཀར་པོ་བྱ་ཕོའི་ཕྱི་ཉེར་འདྲ། །སྨུག་པོ་བྱ་རོག་ཉེར་མོ་སྐྱུམ་པ་འདྲ། །ཕྱུང་ཉེར་སྨུག་པོ་ཕོ་རོག་ཉེར་མོ་འདྲ། །ཕོན་བུ་སྤུང་གི་ལ་ཕུག་འདྲ། །ཆུ་རྩི་སྣེ་མ་ཟེར་བ་འདྲ། །མེ་ཏོག་བྱ་དཀར་གདངས་ཞུགས་འདྲ། །རྩ་བ་ཟངས་ཁབ་གཤིབས་པ་འདྲ། །སྣ་ཤོ་ཡུ་མོའི་རྣ་མཆོག་འདྲ། །དབྱི་མོང་མི་ཀན་མགོ་བོ་འདྲ། །མེ་ཏོག་དྲིལ་ཆུང་ཁ་ཟུམ་འདྲ། །ཚར་བོང་ཐོག་བུ་མི་ཀན་མགོ་བོ་འདྲ། །ཐང་ཕྲོམ་རས་དཀར་ཁུག་མ་འདྲ། །འབྲས་བུ་ནག་ཞིབ་མཁལ་མའི་དབྱིབས། །སླ་སྣང་ས་ནག་གྲོ་མ་འདྲ། །སླ་སྣང་མོན་ཆུང་སྐམ་པོ་འདྲ། །ཏུར་ཕའི་སྣེ་མ་བོན་ཚེ་འདྲ། །ཨ་ཕ་རྒྱ་ཁབ་གཤིབས་པ་འདྲ། །ཨ་ཕ་དར་ལྷང་སྐྱུད་པ་འདྲ། །ཨ་ཕ་ཕག་གི་ཟེ་བ་འདྲ། །གསེར་ལྡེམ་རྩེ་གསུམ་ཤིང་གསོར་འདྲ། །ཉ་ལྟིབས་སྤོ་ལྷང་བལ་འདབ་ཆུར་བཙུག་འདྲ། །གང་གཱ་ཆུང་ནི་རྒྱལ་པོའི་ཐེལ་ཙེ་འདྲ། །ལུག་རུ་ལུག་ཐུག་རྭ་འདྲ་འཁྱིལ། སླང་སྣ་སླང་ཆེན་སྣ་རྒྱུག་འདྲ། གསེར་གྱི་མེ་ཏོག་གསོར་གྱི་རྩེ་མོ་འདྲ། །གསེར་གྱི་ཕུད་བུ་སྤུར་བ་མགོ་བཅད་འདྲ། །གསེར་གྱི་ཕུད་བུ་སྤུར་ཆུང་ཞར་མ་འདྲ། །དུག་མོ་ཉུང་ནི་བྱེའུ་ལྕེ་སྐམ་པོ་འདྲ། །དུག་མོ་ཉུང་ནི་ནེ་ཙོའི་ལྕེ་དང་འདྲ། །ཝ་སུ་གཙུ་ཁ་སྦྱོར་འདྲ (དཀར)། །ཤུ་ཏི་སླུ་བའི་འབྲས་བུ་འདྲ། །ཟེ་ར་དཀར་པོ་གོ་སྙོད་འདྲ། །ཟེ་ར་ནག་པོ་ཕག་ཤིག་འདྲ། །ཟེ་ར་ནག་པོ་ལྕགས་ཀྱི་ཕྱེ་མ་འདྲ། །ཟེ་ར་ནག་པོ་ཨུག་ཆོས་འབྲས་བུ་འདྲ། །ལ་ལ་ཕུད་ནི་ཐགས་མཁན་སྙོམ་བུ་འདྲ། །ལ་ལ་ཕུད་ནི་ཡོག་མོའི་འབྲུ་གུ་འདྲ། །ཤུ་མོ་ཟ་ནི་ཞིང་ལས་སྐྱེས། །ལོ་མ་སྲུན་ཆུང་འདྲ་བ་ལ། །གོང་བུ་བྱ་ཕོའི་ཕྱི་ཉེར་འདྲ། །སྣང་ཐོག་ཧ་ཡི་ཛོག་མ་འདྲ། །གང་བུ་རིང་ལ་ཐང་ལོ་འདྲ། །འབྲས་བུ་གསེར་གྱི་བྱེ་མ་འདྲ། །བྲི་ག་བོན་པོའི་ཟ་ཆུང་འདྲ། །སོག་ཀ་ལུག་གི་སོག་པ་འདྲ། །སྲུབ་ཀ་སེང་གེའི་ཉེར་མོ་འདྲ། །འབྲས་བུ་ནས་སྔོན་ལྕགས་ཀྱུའི་མཆུ། །གསེར་ཤ་ཕྲུ་བ་བུབ་པ་འདྲ། །ཤ་མང་སྨུག་པོ་སྤང་ལ་སྐྱེས། །བྲོ་མཁན་ཕྲེང་ལ་གཤར་བ་འདྲ། །འདྲེ་ཤ་དཔལ་གྱི་ལྷ་བ་འདྲ། །གྲི་ཡང་ཀུ་ནི་དྲེའུ་ཀན་ཛོག་མ་འདྲ། །ཞིམ་ཐིག་མཐིང་རིལ་མཆུ་དང་འདྲ། །སྣེ་བ་མར་གྱི་རྐྱལ་བ་འདྲ། །སྣེ་བའི་རྩ་བ་མར་རྐྱལ་འདྲ། །ཆུ་རུག་སྤལ་བའི་ལག་པ་འདྲ། །ཁྲ་ཐུག་རྭ་ལྷང་ཞེས་བྱ་བ། །ལོ་མ་གྲིས་མ་གཞོན་ནུ་འདྲ། །མེ་ཏོག་མཆོང་གི་བུམ་པ་འདྲ། །རྩ་བ་གསེར་གྱི་

སྐོར་རྩེ་འདྲ། །ཕྱི་ཤིང་དཀར་མོ་གཅན་གཟན་སྨར་འདྲ། །ནད་མ་གཡུ་ཞགས་འཁྱིལ་བ་འདྲ། །འབྲས་བུ་སྨིལ་བའི་སྒོ་ང་འདྲ། །ཐ་རམ་འབྲས་བུ་ཁྲག་རྙིང་སྒྲིལ་བ་འདྲ། །ག་ཕུར་རིས་ལོ་གཅན་གཟན་སྦྲ་སྲིར་འདྲ། །གཟའ་དུག་རྩ་བ་མི་རོ་འདྲ། །སྟོང་བུ་དུར་ཕག་མགོ་དགུ་འདྲ། །ལོ་མ་ལྕུགས་ཐིབ་བརྩེགས་པ་འདྲ། །རྒྱལ་པོ་དེ་ཡི་བཙུན་མོ་ནི། །རྩ་བ་ཀྲ་བྱའི་སྨུག་པ་འདྲ། །སྟོང་བུ་དར་ལྷུང་སྐྱུད་པ་འདྲ། །ལོ་མ་དགེའུ་ཆུང་རྣ་མཆོག་འདྲ། །མེ་ཏོག་གཡུ་ཡི་དྲིལ་བུ་འདྲ། །འབྲས་བུ་ལྷུ་ཧྲིག་ཚོམ་བུ་འདྲ། །ཕྱི་ཧུག་གཟིག་གི་མཇུག་མ་འདྲ། །གཉྫ་ཧྲ་དྲ་སྲུ་བའི་ཐོག་བུ་འདྲ། །གཉྫ་ཧྲ་དྲ་སྲུ་བ་དྲིལ་བ་འདྲ། །འོལ་མོ་སེ་ནི་ཁྲག་གི་རྒྱལ་བ་འདྲ། །པ་ཏོ་ལ་ནི་སྣ་སྐྱུ་འདྲ། །བོང་ང་དཀར་པོ་རྐོད་ཀྱི་ཡ་མཆུ་འདྲ། །རྒྱ་ཚྭ་རྡོ་རྒྱུས་སྣ་རིང་འདྲ། །རྒྱ་ཚྭ་ཅོང་ཞི་བཙག་པ་འདྲ། །རྒྱམ་ཚྭ་འཁྲུགས་པ་བཙག་པ་འདྲ། །རྒྱམ་ཚྭ་ཤ་སྣབས་པ་དང་འདྲ། །ཁ་རུ་ཚྭ་ནི་མེ་རྡོ་བཙག་པ་འདྲ། །ཁ་རུ་ཚྭ་ནི་ཅོང་ཞི་ནག་པོ་འདྲ། །ཁ་རུ་ཚྭ་ནི་རྡོ་སྔོན་བཙག་པ་འདྲ། །རྩབས་རུ་ཚྭ་ནི་བུ་རམ་བསྲེགས་པ་འདྲ། །རྩབས་རུ་ཚྭ་ནི་དམར་སྨུག་གོ་རུལ་འདྲ། །ཟྭེ་མྱང་ཚྭ་ནི་ལན་ཚྭ་འདྲ་སྐྱེ་དམར། །ཡ་བཀྲ་ར་བག་ཕྱི་འདྲ། །ཡ་བཀྲ་ར་བག་ཕྱི་སྨུག་མེད་འདྲ། །བཙངས་ན་ཁྲིག་སྒྲ་འབྱིན་པས་ཁ་བ་འདྲ། །རྣ་ཚྭ་ར་རུ་ཕྱི་མ་འདྲ། །རྣ་ཚྭ་ར་རུ་འདྲ་ལ་རྣ་གཞོབ་བྲོ། །ཐལ་ཚྭ་ཐལ་བའི་རིལ་བུ་འདྲ། །ཡང་ན་ནག་སོབ་ཐལ་བསྒོངས་འདྲ། །མཛེ་ཚྭ་ཚ་ལའི་ཕྱི་མ་འདྲ། །ཤྲ་ཚྭ་ཚ་སྤྲག་བཙག་པ་འདྲ། །སྤྲལ་རྒྱབ་སྨུག་པོ་གོས་ནག་ལྕུགས་འབུར་བཏབ་པ་འདྲ། །སྤྲལ་རྒྱབ་དཀར་པོ་ཕྱིང་གདན་དུང་འབུར་བཏབ་པ་འདྲ། །ཚིག་ཐུབ་དཀར་པོ་དཀར་ལ་སྣ་རིང་ཅུ་གང་འདྲ། །དྲི་ལྡན་སྨུག་པོ་ཞེས་བྱ་གཡམ་རྡོ་འདྲ། །ཚིག་ཐུབ་སྨུག་པོ་སྨུག་དམར་སྣ་རིང་སྤྲུག་ཟན་འདྲ། །གངས་ཐིགས་དཀར་པོ་དུང་དཀར་ཕྱིས་པ་འདྲ། །ཁབ་ལེན་མཐིང་ཁ་སྤུབ་ཅན་ལྕུགས་རྡོ་འདྲ། །བེ་སྣབས་སོག་ག་རེའུའི་ཚིལ་བུ་འདྲ། །མཆིལ་ར་ནི་མཆིན་པ་འདྲ། །མཆིལ་ར་ནི་དམར་སྨུག་གཡག་མཆིན་འདྲ། །ཕག་མགོ་སེར་ཁྲ་ཕག་པའི་མགོ་བོ་འདྲ། །ཕྱི་མགོ་དཀར་པོ་ནས་ཟན་མགོ་བོ་འདྲ། །གསེར་རྡོ་སྦོ་སེར་ཟངས་ལ་རྩ་ཞུགས་འདྲ། །དངུལ་རྡོ་ནག་སྦོ་ལྷང་ནག་ཟིལ་ཆགས་འདྲ། །སྐྱང་ཟིལ་ཕག་ཟེ་གཤིབས་པ་འདྲ། །སྐྱང་ཟིལ་སངས་རྒྱས་དབུ་སྐྲ་འདྲ། །སྐྱང་ཟིལ་སྦོ་སྐྱ་བཤའ་ཚེ་ནག་པོ་འདྲ། །གསེར་ཟིལ་སྦོ་སྐྱ་ལ་ཟིལ་ཆགས་འདྲ། །དངུལ་ཟིལ་སྦོ་ནག་ཤིང་རྐམ་སྤྲ་མ་འདྲ། །གྲུ་བཞི་ཕྱི་ནག་ནང་སེར་ཆེ་ལོང་མིག་མེ་འདྲ། །རྡོ་ཀླད་སྐྱ་ལ་སོབ་སྟེ་ཀླད་རྐམ་འདྲ། །ཡི་གྲི་དམར་ལ་སོབ་ལ་ལྷ་བ་འདྲ། །ད་ཆུ་ཆུ་འཛག་བལ་ཐག་ཆུ་སྤུར་འདྲ། །མཚལ་ནག་རྒྱ་ཁབ་གཤིབ་པ་འདྲ། །རྡོ་མཁྲིས་སེར་ལ་རོ་ཁ་མཁྲིས་རྐམ་འདྲ། །གཤའ་དཀར་དཀར་ལ་སོབ་སྟེ་འགྲོན་བུ་འདྲ། །ཕྱོང་རོས་དམར་སེར་ས་སེར་མེ་བསྲེག་འདྲ། །བ་བླ་ལ་སེར་སོབ་དྲི་མེད་སྨུ་ཟི་སེར་པོ་འདྲ། །རྡོ་སོལ་ནག་ལ་འཚེར་ཏེ་གཡའ་པགས་འདྲ། །ཁ་ཅིག་གཡའ་མ་མེ་འབར་ཞེས་ཀྱང་

ཟེར། །བཞུ་དཀར་ནག་དྲི་ཆེ་བཞུ་འདྲ། །ཏི་ཚ་སེར་པོ་ཟླ་ལ་སྣ་ཐུང་སྐྱེར་བ་འདྲ། །ཏི་ཚ་ནག་པོ་ཤིན་ཏུ་མཁྲིགས་པའི་ཕག་ལུད་འདྲ། །ལུག་བུ་མིག་ནི་སེར་ལ་འཚེར་ཏེ་ལྟ་བཤོས་འདྲ། །བཙག་ཡུག་དམར་པོ་སྤུབས་མང་མདུང་རྩེ་འདྲ། །ཙོང་ཞི་ཉ་སོ་བཙག་པ་ལྟ་བུ་ནི། །མཁྲིགས་ཤིང་ཟླ་ལ་ཚོལ་བུ་འདྲ། །ཕོ་ཙོང་ཉ་སོ་འདྲ་སྟེ་རི་མོ་ཅན། །མོ་ཙོང་འཁྱུགས་པའི་རྩེ་ལྡིང་འདྲ་བར་བཤད། །མ་ནིང་མཉེན་འབོལ་ སྲིན་བལ་འདྲ། །རྡོ་ཐལ་ཐོ་སྐྱ་སོབ་སྟེ་ཚ་ཐུག་འདྲ། །ཏ་ཤིག་དམར་སྨུག་ར་མཆིན་ཏུལ་བ་འདྲ། །མོ་རྡེ་དཀར་སྨུག་མཁྲིགས་ཏེ་ཕྱེ་ཐྲ་འདྲ། །ཀླུ་རྩི་ཕྲ་ཡི་ཚིག་མ་འདྲ། །དོམ་མཁྲིས་སྔོ་ངའི་སེར་ཐིག་འདྲ། །

(སྐལ་བཟང་རྡོ་རྗེ། མཁའ་འགྲོ་སྐྱབས།)

བསམ་གཞིགས།

༡ སྨན་གྱི་འདྲ་ཡིག་བསྟན་པ་འདི་ལ་དགོས་པ་ཅི་ཡོད།

༢ འདྲ་ཡིག་གི་བསྟན་བཅོས་གྲགས་ཅན་གང་ཡིན།

༣ འདྲ་ཡིག་དང་འཕྲུངས་དཔེ་གཉིས་ལ་ཁྱད་པར་ཡོད་དམ།

༤ དོང་ག་ཡོང་ག་ཁྲག་བརྒྱངས་འདྲ་གསུངས་པའི་འདྲ་ཚུལ་ཇི་ལྟར་ཡིན།

༥ འདྲ་ཡིག་རྣམས་སྨན་དེའི་དམིགས་བསལ་ཁྱད་ཆོས་གང་ལ་སྟོས་སམ།

གཉིས་པ། བཟོ་འགྲེལ་ཨ་ཕ་ཕྲིན་གྱི་ཡང་བཅུད་ལེགས་བཤད་ཚར་རྒྱན།[1]

དེའུ་དམར་བསྟན་འཛིན་ཕུན་ཚོགས་ཀྱིས་མཛད།

༄༅། །ན་མོ་གུ་རུ་ཛྙཱ་ན་ཧྲཱྀ། སྨན་གྱི་བླ་མ་རིག་འཛིན་བརྒྱུད་པར་བཅས། །ཕྱག་གིས་མཆོད་ཅིང་བཟོ་འགྲེལ་ཡང་དག་བཤད། །རྒྱུད་རྒྱལ་ཨ་ཕ་ཕྲིན་ཆེན་ལ་སོགས་པའི། །རྒྱུད་དང་བསྟན་བཅོས་བརྒྱུད་ལྡན་བླ་མའི་གསུངས། །འགའ་ཞིག་ལས་ཐོས་ཕྲིན་ཆེན་ཡང་བཅུད་ནི། །ལེགས་བཤད་རྣ་བའི་བདུད་རྩི་ཡིད་སྤྲོ་བ། །ཅུང་ཟད་འབེབས་འདི་བརྒྱུད་འཛིན་རྣམ་དཔྱོད་ཀྱི། །ཞིང་ས་བཟང་པོའི་ས་བོན་བཅུད་དུ་ཡོངས། །

རྒྱུད་དང་མན་ངག་གསང་ཚིག་ལས། །སྨན་སྦྱོར་རྒྱུ་ཡི་དབྱེ་བ་ནི། །སྔག་གཟིག་དོམ་དྲེད་གུང་སོགས་རབ། །གྲུམ་དང་རྒྱ་གོ་ར་རྐོད་འབྲིང་། །ཧིས་ལོ་འཕྲི་བ་ཐ་མར་བཤད། །དེ་དག་རྒྱུ་བཅའ་མ་གྲུབ་ཆེ། །སྨན་གྱི་ཕྱི་སྣོད་མི་བཏུབ་པས། །ཚུ་དལ་སྐལ་མ་དགུ་རིམ་དུ། །བྱས་ཀྱང་སྨན་ཡལ་བཅུད་མི་ཐུབ། །དེ་བས་གཙན་གཟན་གྲ་སྒྲུ་གཅེས། །ཕྱི་གྲྭ་མ་ཉམས་སྨན་མི་བཟི། །སྒྲུབས་གྲྭ་མ་ཉམས་སྨན་མི་རྐོག །ཀླད་སྲང་མ་ཉམས་དྲི་མི་འཚོར། །དེ་ལྟར་རྒྱུ་བཅའ་མཉེ་ལེགས་པར། །རང་རང་ཤེས་རབ་རིགས་བརྒྱུད་དང་། །དཔག་སྟེ་བཟོ་ལུགས་འདི་ལྟར་བྱ། །སྨན་སྒྲོ་གྲུ་གང་བྱས་པ་དེ། །རིགས་བརྒྱུད་སྨན་པ་ཡིན་པའི་རྟགས། །ཁ་རྟེལ་གྲུ་གང་བྱས་པ་དེ། །ཡོན་མཆོད་རྟེན་འབྲེལ་འགྲིག་པའི་རྟགས། །མགོ་ལྷྒགས་ཞབས་རྒྱ་བྱས་པ་དེ། །ཀུན་གྱིས་སྤྱི་བོར་འཁུར་བའི་བརྡ། །འདི་ལ་ཡུང་བཞི་བཏགས་པ་དེ། །རྒྱུད་བཞི་ཁོང་དུ་ཆུད་པའི་བརྡ། །ཕྲན་ཚར་བཅོ་བརྒྱད་བཏགས་པ་དེ། །ཆ་ལག་བཅོ་བརྒྱད་ཤེས་པའི་བརྡ། །གྱེན་ལ་སྤྲུ་གུ་འཕེན་པ་འདི། །འབྲེལ་ཚད་མཐོ་རིས་འདྲེན་པའི་རྟགས། །སག་རི་སྦོ་དམར་སྐྱེད་དཀྲིས་འདི། །སྤུ་ཏི་ཕྱེད་རགས་བཅིངས་འདྲའི་བརྡ། །དར་ཚོན་སྣ་ལྔ་བཏགས་པ་དེ། །ཉོན་མོངས་དུག་ལྔ་འཇོམས་པའི་རྟགས། །ཕུར་མ་སྣ་ཚོགས་བཀྲ་བ་དེ། །ཀུན་གྱིས་འགྲན་ཟླ་བྲལ་བའི་བརྡ། །དྲིལ་བུ་གཡེར་ཁ་བཏགས་པ་དེ། །སྙན་པ་

---

① འདི་ནི་དེའུ་དམར་བའི་གསུང་རྩོམ་ལས་བྲངས་པ་ཡིན་ལ་བརྗོད་བྱ་ནི་སྨན་སྒྲོ་སྟེ་སྨན་ཁུག་གི་རྒྱུ་བཟང་ངན་དང་བཟོ་དབྱིབས། སྨན་ཉེར་ཚགས་བྱེད་ཚུལ་སོགས་གསུངས་ཡོད་པ་མ་ཟད་སྨན་པ་ལ་ལྡན་དགོས་པའི་ཆ་རྐྱེན་ཀྱང་ཞོར་དུ་བསྟན་འདུག་པས་གནའ་དུས་བོད་ཀྱི་སྨན་པ་རྣམས་ཀྱིས་སྨན་རྫས་ལ་ཚགས་བྱེད་སྟངས་རྟོགས་ཐུབ་ཅིང་། སྨན་པའི་བླངས་བྱ་ཇི་ལྟར་ཡིན་པ་དང་འགྲོ་དོན་ཇི་ལྟར་སྒྲུབ་པའི་ཚུལ་ཡང་ཕྱོགས་ཙམ་ཞིག་རྟོགས་ཐུབ་བོ། །

ཕྱོགས་བཅུར་སྒྲོག་པའི་རྟགས། །ལུང་བཞི་རྡེལ་གེ་བྱས་པ་དེ། །སྨན་པ་ཤེས་རྒྱུད་འཛམ་པའི་
རྟགས། །ལུང་བཞི་སོར་གསུམ་བྱས་པ་དེ། །དུག་གསུམ་ཉེས་གསུམ་འཇོམས་པའི་བརྡ། །སྤྲོལ་
ལུང་ཟུང་ཆབ་བརྫབ་པ་དེ། །ཐབས་ཤེས་ཟུང་དུ་འདྲུག་པའི་རྟགས། །ཆབ་ལུང་སོར་དྲུག་བྱས་པ་
དེ། །སྨན་པའི་རྒྱུ་དྲུག་ཚང་བའི་རྟགས། །ཆབ་མ་བྲུ་གང་བྱས་པ་དེ། །ཀུན་དང་མཐུན་པར་འདྲུག
པའི་རྟགས། །ཁ་གཉིས་གཅིག་སྒྲིལ་བསྡམས་པ་དེ། །ཆོས་ཀུན་གཅིག་འདུས་དོན་ཤེས་རྟགས། །
ཁ་ཐིག་དར་སྐུད་གྲུ་གསུམ་བྱས། །ཆོས་སྐུ་སྐྱེ་མེད་མཚོན་པ་ཡིན། །དེ་འདྲ་ཟུང་ལྡན་བྲུ་ཚད་དྲུག །
ཕ་རོལ་ཕྱིན་དྲུག་སྤྱོད་པའི་རྟགས། །ཁ་ཐིག་གཡས་སུ་བསྒྲིམས་པ་དེ། །ལོངས་སྐུ་འགགས་མེད་མཚོན་
པ་ཡིན། །འཕྲུལ་ཚད་སོ་སོར་བཀྲམ་པ་དེ། །སྤྲུལ་སྐུས་འགྲོ་དོན་མཛད་པའི་རྟགས། །སྐུ་གསུམ་
ལྡན་པའི་ཁ་ཐིག་དེ་ར། །ཚོན་སྐུད་སྣ་ལྔར་ཡོད་པ་འདི། །ཡེ་ཤེས་ལྔ་དང་ལྡན་པའི་རྟགས། །ཁ་དེ་
བྱ་རྒོད་མགྲིན་ལྟར་བཅིངས། །ཕ་མེས་སྨན་བརྒྱུད་བཟུང་བའི་རྟགས། །ཕ་མེས་བརྒྱུད་ཚོད་མི་བསྟུན་
པའི། །རང་བཞིན་ཚོད་མེད་བཅིངས་པ་དང་། །ཁ་ལ་མདུན་རྒྱུས་གདབ་པ་དེ། །མན་ངག་གབ་ཏུ་
སྦས་པའི་རྟགས། །ལྕགས་གདུབ་རག་ཐག་སྒྲོག་ཆིངས་དེ། །གཞན་གྱིས་མ་ཕྱིར་ཟེར་བའི་བརྡ། །
དེ་ལ་གཟི་ལྕགས་བརྒྱབ་པ་དེ། །ངོས་མིན་ཡོད་པ་མ་ཡིན་དེ། །བདུད་རྩི་སྨན་གྱི་ཆེ་བ་ཡིན། །ཁྲི་
གདན་མཐོན་པོར་བཞག་པ་དེ། །འགྲོ་བའི་མགོན་སྐྱབས་ཡིན་པའི་བརྡ། །གཟན་ཕྲུར་གྲུ་བཞིར
བཀབ་པ་དེ། །སྡོད་མིན་རྣམས་ལ་སྦས་པ་ཡིན། །སྨན་ཕྲུར་ཞིང་བཞི་བྱས་པ་དེ། །ཚད་མེད་བཞི
དང་ལྡན་པའི་བརྡ། །ཞིང་རེར་སོར་བཅུ་ཡོད་པ་དེ། །འབྱོར་བ་བཅུ་ཡིས་ཕྱུག་པའི་རྟགས། །སྲིད་
དུས་བཞི་ཡོད་པ་དེ། །མི་འཇིགས་བཞི་ཡིས་དཔའ་བའི་རྟགས། །སྣ་གཉིས་ཕྲན་ཚར་གྲངས་མེད་
དེ། །ཕན་ཐོགས་བསམ་མི་ཁྱབ་པའི་རྟགས། །བཟོ་དབྱིབས་ཟླུམ་པོར་འཁྲིལ་བ་དེ། །སྲིད་གསུམ་
གཙུག་ན་འཁྱུར་བའི་རྡ། །བཟོ་ཆེ་དེ་ལ་སྦྲུ་གུ་མ་ཡང་ཟེར། །ཡང་ན་ཤེས་རབ་བློ་ལྡན་པས། །སེང་
གེའི་ཐོད་པ་ལྟར་བཅོས་པ། །སྨྲ་བ་ཀུན་ལ་མཁས་པའི་རྟགས། །སྟེང་འོག་གླིགས་ཤིང་ལྟར་སྦྲུར
བ། །ཤེས་བྱ་ཀུན་ལ་མཁས་པའི་རྟགས། །བར་དུ་ཞབས་རྒྱ་ཡར་བརྒྱུད་པ། །མཐོ་དམན་དྲག་ཞན
ཀུན་འདུས་རྟགས། །སྟེང་ཁེབ་གཅན་ལྤགས་གྲུ་བཟང་བགྱིས། །གོང་སྡོད་མཁན་གཞན་མེད་པའི་
བརྡ། །སེང་ཐོད་ཞབས་རྒྱའི་རྩེ་གཉིས་མ། །འཛའ་འགྲིག་ཅོད་པན་གཉིས་འབྱུང་དེ། །ལུས་ཅན
ཀུན་ལ་སྲོག་སྦྱིན་པའི། །གཙུག་གི་ཅོད་པན་ཡིན་པའི་རྟགས། །དེ་འོག་འགྲམ་གཉིས་འཛའ་འགྲིག
གཉིས། །སྨན་པ་ཚོགས་གཉིས་བསགས་པའི་རྟགས། །དེ་ཡི་ཞབས་ཀྱི་གདོང་དཀྱིལ་ལ། །འཛའ་
ཡིག་བ་གཉིས་བརྩེགས་འབྱུང་། །སྨན་པ་སྒྲིབ་གཉིས་སྤངས་པའི་རྟགས། །སྒྲོག་གདན་འཛའ་དབུས
དཀྱུར་པོ་ལ། །གསེར་གྱི་འཕྲུལ་ལོང་དགུ་མཛེས་པ། །ཐིག་པ་རིམ་དགུ་རྫོགས་པའི་བརྡ། །བཤད་

དང་ལྡན་པ་སྨན་སྦྱོའི་མཆོག །ཡོན་ཏན་ཁྱད་འཕགས་དེའི་ནང་ན། །སྨན་སྦྱོར་བཞི་བརྒྱ་རྩ་བཞི་འདི། །འགྲོ་བས་མི་བཟོད་ནད་ཀྱི་རིགས། །བཞི་བརྒྱ་རྩ་བཞི་འཇོམས་པའི་རྟགས། །སྨན་རིགས་སྣ་ཚོགས་བསགས་པ་དེ། །སྣ་ཚོགས་ནད་ལ་བསྡུགས་པའི་རྟགས། །ནད་སྦྱོར་བཟོ་རིགས་སྣ་ཚོགས་བྱས། །མན་ངག་སྣ་ཚོགས་ཤེས་པའི་རྟགས། །ཁ་ལ་ཤིང་བྱང་བཏགས་པ་དེ། །འགྱུར་མེད་དོན་དང་ལྡན་པའི་རྟགས། །འབྱེད་བསྡམ་འཇུག་པ་བདེ་བ་འདི། །ཀླུམ་སྐོར་པད་མ་ལྟར་བསྡུས་པ། །ཕྱོགས་མེད་རྒྱལ་ཁམས་བསྐོར་བའི་བརྡ། །

སྟོད་དུ་སྨན་རྣམས་གཞུག་ཚུལ་ནི། །ཛཱ་ཏི་ལི་ཤི་ཙུ་གང་སོགས། །རྩི་ལས་བྱུང་བའི་སྨན་རྣམས་ནི། །སྟག་གཟིག་གཅན་ལྤགས་ཁྲུག་མར་སྒྲ། །ཨ་རུ་བ་རུ་སྐྱུ་རུ་སོགས། །ཤིང་ལས་བྱུང་བའི་འབྲས་དང་ཁྲིབ། །ཤས་བཟང་ཀླུམ་སྐོར་རལ་གར་སྒྲ། །ཡོ་མ་མེ་ཏོག་ས་སྨན་ཕལ། །ཤ་ཀ་ཏླ་ཏེལ་སྟོད་དུ་སྒྲ། །རྒྱ་ཚྭ་རྒྱམ་ཚྭ་ཚྭ་ལ་སོགས། །ཆུ་ལས་བྱུང་བའི་སྨན་རྣམས་ནི། །རས་ཁྲུག་ཀང་མཁྲིགས་དཀར་པོར་སྒྲ། །བྲག་ཞུན་སེ་འབྲུ་སྤར་བུ་སོགས། །རྣོན་སྣུམ་འབྱར་བག་ལྡན་པ་རྣམས། །ཐགས་བཟང་ཕ་ཚི་གཙང་མར་སྒྲ། །ཙན་དན་དཀར་དམར་ཨ་གར་སོགས། །ཤིང་སྡོང་ལས་བྱུང་ཚལ་བ་རྣམས། །སག་རིའི་དཔའ་ཆབ་རིང་པོར་སྒྲ། །དངུལ་ཆུ་དང་ནི་སྦྱར་གྲུབ་པའི། །རྡོ་དང་དྲི་ལྡན་བྱིན་རླབས་ཅན། །ཕུགས་པར་སྒྲུག་སྦུབས་དམ་པར་སྒྲ། །མཁྲིས་པ་ཁཎྜ་མར་ཆིལ་སོགས། །རྣ་འམ་ཤིང་གི་པར་བུར་སྒྲ། །ཐལ་སྨན་ཞིབ་བཏགས་ཕྱེ་མ་རྣམས། །སྦུབས་གསང་མེད་པའི་ཁྲུག་མར་སྒྲ། །ཐར་ནུ་དུར་བྱེད་དན་ད་སོགས། །ཉེ་སྨན་རྩི་སྣུམ་འབྱར་བག་ཅན། །དུག་བསད་རྩི་ལྡན་སྟོད་དུ་སྒྲ། །སྦལ་སྦྲུལ་ལ་སོགས་ཤ་ཁྲག་རིགས། །རས་བཟང་སྐམ་པོར་དྲིལ་ནས་བྱ། །གང་ཡང་ནུས་མཐུན་སོ་སོར་སྒྲིལ། །མི་མཐུན་བསེལ་དྲོད་མེ་དང་མར། །ཇི་བཞིན་ལྷན་ཅིག་མི་བཞག་གསུངས། །སྨན་ཡང་རྩི་དུག་སྦྲགས་མི་རུང་། །བཞག་ན་ངན་པ་གློ་རྗེ་བས། །བཟང་པོའི་གློ་འཕྲོག་བྱེད་མཚུངས་པས། །སྤང་བར་བྱ་ཞེས་རྒྱུད་ལས་གསུངས། །དེ་ལྟར་ཤེས་པའི་སྨན་མཛོད་དེར། །མན་ངག་གླེགས་བམ་བཅུག་པ་དེ། །འཕགས་པ་འཇམ་དཔལ་མཚོན་པ་ཡིན། །ལྷེམ་ཚེ་དཀར་པོ་པདྨ་ཅན། །འཇིག་རྟེན་དབང་ཕྱུག་མཚོན་པ་ཡིན། །དྲག་རྩུབ་ཕག་ནག་ཟེ་བ་དེ། །མཐུ་སྟོབས་ཕྱག་རྡོར་མཚོན་པ་ཡིན། །དེ་གསུམ་ཕྱོགས་གཅིག་བཅུག་པ་དེ། །རིགས་གསུམ་མགོན་པོ་མི་འབྲལ་འཛོམས། །

སྨན་པས་ལམ་བགྲོད་དམ་ཚིག་ནི། །ཉམ་ཐག་འབྱོར་མེད་ནད་པ་ལ། །ཕྱོགས་རིས་མེད་པར་སྨན་སྦྱིན་པ། །སྦྱིན་པའི་ཕ་རོལ་ཕྱིན་པ་ཡིན། །བུད་མེད་ཁྲི་སོགས་མ་དག་པས། །འགོམ་འདོག་བཙོག་གྲིབ་མ་གོས་པ། །ཚུལ་ཁྲིམས་ཕ་རོལ་ཕྱིན་པ་ཡིན། །ཡོན་ཟས་ལ་འཁོང་སྨན་རིན་ཆོད། །

མཁས་འདྲ་མཐོ་མཐོན་བྱེད་སྤྱངས་པ། །བཟོད་པའི་ཕ་རོལ་ཕྱིན་པའོ། །སྨན་དེ་སྦྱར་བར་བཅམ་པ་ན། །སྨན་ཤོག་ཁ་ཡན་མི་འཛིག་པ། །གློ་བུར་དགྲ་ཐག་བྱུང་བ་སོགས། །གལ་སྲིད་ཡན་པར་བཞག་དགོས་སོ། །རླུམ་ལ་སྨན་སྒྲོ་ཆ་སྦྱར་བཀབ། །དེ་སྟེང་རིགས་གསུམ་མཚོན་རྒྱས་བཏབ། །དེ་བཞག་དེའི་རུང་ཙམ་ཡིན། །སྨན་སྒྲོ་གཞི་བྱེས་གང་དུ་ཡང་། །ཙོག་པུར་བཞུགས་པ་མ་གཏོགས་པ། །བསྐྱལ་དང་ས་རྫེན་ཐོག་མི་འཛིག །དེས་ནི་གསམ་གདན་ཕར་ཕྱིན་མཆོན། །མགོ་ཆ་གདར་ཆ་བསྲིགས་ཆ་སོགས། །རྩེ་མཚོན་གླིགས་བམ་རྒྱུན་མི་གཅོད། །དེ་ཡིས་ཤེས་རབ་ཕར་ཕྱིན་མཆོན། །

སྦྱིན་བདག་ཚོགས་བསགས་དམ་ཚིག་ནི། །འདི་ལྟར་ཡོན་ཏན་དུ་མ་དང་། །ལྡན་པ་སྨན་སྒྲོའི་ནོར་བུའི་མཛོད། །རིགས་བརྒྱད་ལྡན་པའི་བླ་མ་ཡིས། །བྱིན་རླབས་རབ་ཏུ་གནས་བྱས་ཤིང་། །ཀླུྃ་ལས་རྣམ་སྣང་རིག་མ་བཅས། །བསྐྱེད་པ་ལྷ་ཡི་དཀྱིལ་འཁོར་དུ། །བྱིན་རླབས་བདེ་གཤེགས་སྨན་བླ་ནི། །གཙོ་འཁོར་རྒྱུད་གསུངས་བཅས་པའི་གནས། །འདི་ལ་ལྷ་ཕྱག་སུས་འཚལ་བ། །བད་ཀན་ནད་ཀྱིས་མི་འཆི་འོ། །འདི་ལ་མཆོད་པ་སུས་འབུལ་བ། །རླུང་ནད་དྲག་པོས་མི་གཟིར་རོ། །འདི་ལ་གསོལ་བ་སུས་བཏབ་པ། །མཁྲིས་ནད་གནོད་པས་མི་ཚུགས་སོ། །འདི་ལ་བཀུར་སྟི་སུས་བྱས་པ། །ལྡན་འདུས་ནད་ཀྱིས་མི་འཆི་འོ། །འདི་ལ་ཁྲི་སྟན་སུས་བཤམས་པ། །གཉན་གཟེར་དྲག་པོས་མི་འདེབས་སོ། །འདི་ལ་རྗེས་སུ་ཡིད་རངས་པ། །དུས་མིན་ནད་ཀྱིས་འཆི་མི་འགྱུར། །འདི་ལ་འགོམ་བརྩིག་མ་ཤོར་ན། །དེ་ལ་ཆམ་རིམས་ནད་མི་འབྱུང་། །འདི་ལ་ལོག་ལྟ་མ་བགྱིས་ན། །ནད་གདོན་དྲག་པོ་གང་བྱུང་ཡང་། །སྨན་ནུས་མི་འཇུག་མི་སྲིད་དོ། །སྨན་སྒྲོ་བདུད་རྩིའི་བང་མཛོད་འདི། །དམེ་ཤི་བུད་མེད་བཅས་པ་དང་། །སྲོག་གཅོད་མི་ཚངས་སྤྱོད་པ་དང་། །སྦུམ་ལྷུགས་བདེན་རྫུན་དབྱེ་བ་སོགས། །བཤན་གྲིབ་རོ་གྲིབ་བཤའ་གཏོར་སོགས། །འཛེམ་ཞིང་དམ་ཚིག་སྲུང་བ་ན། །ཆོས་དང་ཟས་གོས་ནོར་ལ་སོགས། །གང་འདོད་འབྱུང་བའི་ནོར་བུ་ཡིན། །དེ་ཕྱིར་དཀོན་པའི་འདུ་ཤེས་དང་། །རྩིས་ཆེར་བྱུང་ཤིག་ཡོན་མཆོད་རྣམས། །

ཞེས་པ་འདི་ཡང་རྒྱུད་དང་མན་ངག་རྒྱ་གཞུང་འགའ་ལས་བྱུང་བ་བི་ཇི་མེ་ཉི་གྲགས་པས་མཛད་པ་དང་། དྭགས་པོ་ཟླ་འོད་གཞོན་ནུ་བི་ཇི་རིན་ཆེན་གྲགས་པ། སྨན་སྒོམ་རིན་ཆེན་འོད་ཟེར་སེང་གེ་རྣམས་ཀྱིས་མཛད་པ་རྣམས་ཕྱོགས་གཅིག་ཏུ་བསྡེབས་ནས་ཁོ་བོ་རང་ལོ་བཅུ་གསུམ་སྟེང་དུ་བྲིས་ཤིང་། ཕྱིས་ཞང་སྨན་ནག་པས་མཛད་པ་ཞིག་ཀྱང་རྙེད་པས་ཁ་བསྐངས་ཏེ་བྲིས་པ་འདི་སྨན་འབངས་རྫོངས་ཀན་བསྟན་འཛིན་ཕུན་ཚོགས་ཀྱིས་བགྱིས་པ་དགེ་ལེགས་སུ་གྱུར་ཅིག །

(སྐལ་བཟང་རྡོ་རྗེ། ཤ་བོ་འབྲུག་མོ།)

བསམ་གཞིགས།

༡ དྲི་ལྡན་གྱི་སྨན་དང་རྩི་ལས་བྱུང་བའི་སྨན་ལྷན་ཅིག་ཏུ་ཉར་ཚགས་བྱེད་ཆོག་གམ། རྒྱུ་མཚན་ཅི།

༢ རས་སྡོད་དུ་བཞག་མི་ཆོག་པའི་སྨན་རིགས་གང་དག་ཡིན།

༣ དེང་དུས་ཀྱི་ཆ་རྐྱེན་ལ་གཞིགས་ཏེ་སྨན་ཉར་ཚགས་བྱེད་ཐབས་དང་སྨན་སྡོད་ཀྱི་རྒྱུ་ཆ་གསར་བ་འགའ་བགྲང་ཐུབ་བམ།

གསུམ་པ། སྨན་ལ་རབ་གནས་བྱེད་པའི་ཡིག་ཆུང་བཞུགས།①

ཟུར་འཚོ་བ་ཕྱུག་རྡོར་མགོན་པོས་མཛད།

༄༅། །ཨོཾ་ཨཱ་ཧཱུྃ། གུ་རུ་བཻ་ཌཱུརྱ་ལ་ན་མོ། །གསོ་བ་རིག་པ་སྡེ་སྣོད་ཚུལ་བཞིན་འཛིན་པ་ལས། རྒྱུ་དྲུག་ནང་ནས་དམ་ཚིག་དང་ལྡན་པ་གལ་ཆེར་བཤད། དེ་ལ་བཞག་པར་བྱ་བའི་དམ་ཚིག་དྲུག བཟུང་བར་བྱ་བའི་དམ་ཚིག་གཉིས། ཤེས་པར་བྱ་བའི་དམ་ཚིག་གསུམ་དང་བཅས་པ་ཡིན་པ་ལས། དང་པོ་བློ་ལ་བཞག་པར་བྱ་བའི་དམ་ཚིག་དྲུག་ནི། སློབ་དཔོན་ལ་སངས་རྒྱས་ཀྱི་བློ་བཞག དེའི་གསུང་ལ་དྲང་སྲོང་རྒྱུད་པ་དང་བཅས་པའི་བློ་བཞག གསོ་དཔྱད་གཞུང་དང་མན་ངག་རྣམས་ལ་ནི། དེ་བཞིན་གཤེགས་པའི་བཀའ་མདོ་རྒྱུད་ཀྱི་བློ་བཞག ཆེད་གྲོགས་ལ་སྤུན་གྱི་བློ་བཞག ནད་པ་ལ་བུ་ཚའི་བློ་བཞག རྣག་ཁྲག་དང་མི་གཙང་བ་མཐོང་ཚེ། རྗོག་པ་མེད་པར་ཕྱི་ཕག་ཏུ་བློ་བཞག་པ་དང་དྲུག་གོ །

གཉིས་པ་བཟུང་བར་བྱ་བའི་དམ་ཚིག་གཉིས་ནི། སྨན་སྣ་རྒྱུད་པ་དྲང་སྲོང་རིག་འཛིན་སྨན་གྱི་ལྷ་མོའི་ཚོགས་དང་བཅས་པ་རྣམས་ལ་ཡི་དམ་དང་བཀའ་སྲུང་ལྟ་བུར་བཟུང་སྟེ། སྐྱབས་ཅིང་མཆོད་བསྟོད་ལ་སོགས་པ་བྱའོ། །དཔྱད་ཀྱི་ལག་ཆ་རྣམས་ཡི་དམ་གྱི་ཕྱག་མཚན་ལྟ་བུར་བཟུང་སྟེ་མི་འབྲལ་བར་བྱའོ། །

གསུམ་པ་ཤེས་པར་བྱ་བའི་དམ་ཚིག་གསུམ་ནི། སྨན་ནོར་བུར་ཤེས་པར་བྱ་བ་དང་། བདུད་རྩིར་ཤེས་པར་བྱ་བ་དང་། མཆོད་རྫས་སུ་ཤེས་པར་བྱ་བ་དང་གསུམ་མོ། །

དེ་ཡང་རབ་ཏུ་གནས་པར་བྱ་བ་དང་འོད་དགུའོ། །②

---

① སྨན་ལ་རབ་གནས་སམ་བྱིན་རླབས་བྱེད་པ་ནི་བོད་ཀྱི་ཐུན་མོང་མ་ཡིན་པའི་ཁྱད་ཆོས་སུ་གྲུབ་ཅིང་། ཆོ་ག་དེས་སྨན་གྱི་ནུས་པ་བསྐྱེད་ནུས་པར་ཡིད་ཆེས་ཤིང་ལག་ལེན་དུ་འཁྱེར་ནས་ཡུན་རིང་སོང་ཡང་དེང་དུས་རྒྱུན་ཆད་ལ་ཉེ་བས་ལག་ལེན་འདིའི་རིགས་ལ་ལྟ་རྟོགས་ཡོང་ཕྱིར། འདིར་གོང་སྨན་དཀོན་མཆོག་ཕན་དར་གྱི་སློབ་མ་ཟུར་འཚོ་བ་ཕྱུག་རྡོར་མགོན་པོས་མཛད་པའི་རབ་གནས་བྱེད་ཚུལ་གྱི་ཡིག་ཆུང་འདི་བཀོད་པའོ། །ཡིག་ཆུང་འདིའི་མཛད་པ་པོ་ཟུར་འཚོ་བ་ཕྱུག་རྡོར་མགོན་པོ་ནི་རྣམ་ཐར་རྒྱས་པ་མཇལ་བའི་སྐལ་བ་མ་བྱུང་བས་གསལ་པོ་བཤད་རྒྱུ་མི་འདུག་ཀྱང་། རབ་བྱུང་དགུ་བའི་ནང་ཙམ་ལ་གཙང་གི་ས་སྐྱའི་སྨན་གྲོང་དུ་བྲང་ཏིའི་སྨན་རྒྱུད་གོང་སྨན་དཀོན་མཆོག་ཕན་དར་གྱི་ཞབས་ལ་གཏུགས་ནས་གསོ་བ་རིག་པ་སྦྱངས་ཤིང་གཅེས་བཏུས་རིན་ཆེན་ཕྲེང་བ་དང་། ཕྱི་རྒྱུད་ཀྱི་ས་བཅད་སོགས་མཛད་པར་གྲགས།

② དེ་ཡང་རབ་ཏུ་གནས་པར་བྱ་བ་དང་པོ་རིན་པོ་ཆེ་ལྟར་བཙལ་ཞིང་བཅང་། གཉིས་པ་ལེགས་པར་སྦྱར། གསུམ་པ་བདག་བསྐྱེད་བཟུང་བ། བཞི་བ་ཤེས་པ་བརྗོད་པ། ལྔ་བ་སྙིང་པོ་བགྲང་བ། དྲུག་པ་རིག་འཛིན་མཆོད་པ། བདུན་པ་དངོས་གྲུབ་བླང་བ། བརྒྱད་པ་ནད་པས་བསྟེན་པ། དགུ་བ་ཕན་ཡོན་བཀྲ་ཤིས་བརྗོད་པ་དགུའོ། །ཞེས་པའི་དང་པོ་ནས་ཕན་ཡོན་བར་ཆད་དམ་སྐམ། འོད་ནི་ཕན་ཡོན་གྱི་ཡོན་ཏན་རམ་དཔྱད།

དང་པོ་རིན་པོ་ཆེ་ལྟར་བརྩལ་ཞིང་བཙང་། གཉིས་པ་ལེགས་པར་སྦྱར། གསུམ་པ་བདག་སྐྱེད་བཟུང་བ། བཞི་བ་ཤེས་པ་བརྗོད་པ། ལྔ་བ་སྙིང་པོ་བགྲང་བ། དྲུག་པ་རིག་འཛིན་མཆོད་པ། བདུན་པ་དངོས་གྲུབ་བླང་བ། བརྒྱད་པ་ནད་པས་བསྟེན་པ། དགུ་བ་ཕན་ཡོན་དང་བཀྲ་ཤིས་བརྗོད་པའོ། །

དང་པོ་རིན་པོ་ཆེ་ལྟར་བརྩལ་ཞིང་བཙང་བ་ནི། འཛིག་རྟེན་ན་གསེར་ལ་རིན་པོ་ཆེའི་མཆོག་ཏུ་བྱེད་མོད་ཀྱི། དེས་ནི་འཆི་བ་ཟློག་མི་ནུས་ལ། སྨན་བཟང་པོས་ནི་དུས་མ་ཡིན་པར་འཆི་བ་ཟློག་ནུས་པ་ཡིན། རིན་པོ་ཆེའི་མཆོག་ཡིན་ཏེ། ཚ་བའི་ནད་ལ་བསིལ། གྲང་བའི་ནད་ལ་དྲོད། རླུང་གི་ནད་ལ་བཅུད་སྨྲར་དུ་རུང་ཞིང་། བདག་གཞན་གཉིས་ཀའི་དགོས་འདོད་འབྱུང་བའི་ཕྱིར། རིན་ཆེན་ཁོ་ན་ཡིན་ཏེ། དཀའ་བས་བསྒྲུས་ཏེ་བརྩལ་ཞིང་། སྙེད་ན་ཆུད་ཟོས་མེད་པར་བཙང་སྟེ། དགོས་པའི་དུས་སུ་སྦྱད་པར་བྱ།

གཉིས་པ་འཕྲོད་པར་སྦྱར་བ་སྨན་བདུད་རྩིར་ཤེས་པར་བྱ་བ་ལས། ཐོག་མར་ནུས་ཞོ་ཞུ་རྗེས་གསུམ།[1] འཕྲོད་ཅིང་ལེགས་པར་སྦྱར་བ་ལས། གསོ་བ་རིག་པའི་བཀའ་བསྟན་ཆོས། རྒྱུད་མན་ངག་རྣམས་ལེགས་པར་མཐོང་ཞིང་། དོན་ཁོག་ཏུ་ཆུད་ཅིང་། གསོ་ཡུལ་ནད་ལ་གྲངས་མེད་རྩིས་མེད་ཅིང་། སྟོང་ཉིས་བརྒྱ། བཞི་བརྒྱ་རྩ་བཞི། བརྒྱ་རྩ་གཅིག་ལེགས་པར་ངོས་བཟུང་ལ། སྡེ་དང་ལྡན་པ་བྱས་ལས། དེ་རྣམས་ཀྱི་གཉེན་པོ་སྟོང་རྩ་གཉིས། ལག་ལེན་སུམ་བརྒྱ་དྲུག་ཅུ། སུམ་ཅུ་རྩ་གསུམ་ལག་ལེན་སྙིང་པོ། ཟས་སྤྱོད་སྨན་སྐྱེད་[དཔྱད]བཞིའི་སྒོ་ནས། རོ་ནུས་ཞུ་རྗེས་ལེགས་པར་སྦྱོར་བའོ།

གསུམ་པ་བདག་སྐྱེད་བཟུང་བ་ནི། སྐྱབས་འགྲོ་སེམས་བསྐྱེད་ཚད་མེད་བཞི་སོགས་སྔོ་དང་འདྲ། ལྷུན་གྲུབ་གཞལ་ཡས་ཁང་གི་སྐྱེད་མཆོག་ནི། གཞལ་ཡས་ཁང་གྲུ་བཞི་བ། ཤར་དུ་དཀར་པོ་ལ་གྲུབ་པ། ལྷོ་བཻཌཱུརྱ་སྔོན་པོ་ལ་གྲུབ་པ། ནུབ་པདྨ་རཱ་ག་དམར་པོ་ལ་གྲུབ་པ། བྱང་ཨིནྡྲ་ནཱི་ལ་ལྗང་ཁུ་ལ་གྲུབ་པར་ཏ་བབ་བཞིས་བརྒྱན་པ། ཀ་རྒྱན་གྱིས་མཛེས་པ། རྩིག་པ་རིན་པོ་ཆེ་ལྔ་དང་ལྡན་པ། རིན་པོ་ཆེའི་སྣམ་བུ་དང་བདུག་དང་། རྒྱལ་མཚན་དང་བ་དན་དང་། དྲིལ་བུ་ལ་སོགས་པ་རྣམས་ཀྱིས་ལེགས་པར་བརྒྱན་པ། རྩིག་པའི་ཕྱི་རོལ་ཏུ་མཆོད་པའི་ལྷ་མོ་རྣམས་ཀྱིས་མཛེས་ཤིང་། གཞན་ཡང་རྡོ་རྗེའི་ར་བའི་ས་གཞི་ལ། མཆོད་པའི་སྤོས་སྤྱད་རིན་པོ་ཆེ་སྣ་ལྔ། འདོད་ཡོན་ལྔ་ལ་སོགས་པས་ཇི་ལྟར་མཛེས་ཤིང་སྤྲས་པའོ། །

གཞན་ཡང་དེའི་དབུས་ན། སྐྱོན་གྱི་མ་གོས་པའི་པདྨ། ཐབས་དང་ཤེས་རབ་ཉི་ཟླའི་གདན་ལས། རང་ཉིད་སྨན་པའི་རྒྱལ་པོ་སྐུ་མདོག་མཐིང་ག ཞལ་གཅིག་ཕྱག་གཉིས་པ། ཕྱག་གཡས་ན་ནད་འཇོམས་སྨན་མཆོག་ཨ་རུ་ར་རྣམ་རྒྱལ་བཟང་པོ་བསྣམས་པ། གཡོན་པ་སྨན་གྱིས་གང་བའི་ལྷུང་བཟེད་འཛིན་པ། མཚན་བཟང་པོ་སུམ་ཅུ་རྩ་གཉིས་དང་། དཔེ་བྱད་བཟང་པོ་བརྒྱད་ཅུས་སྤྲས་པ། དར་དམར་པོའི་ཆོས

[1] རོ་ནུས་ཞུ་རྗེས་གསུམ་ཡིན་ནམ་དཔྱད།

གོས་གསོལ་བ། ཞབས་གཉིས་རྡོ་རྗེའི་སྐྱིལ་ཀྲུང་དུ་བཞུགས་པ། དེའི་སྤྱི་བོར་ཨོཾ་དཀར་པོ། འགྲིན་པར་ཨཱཿདམར་པོ། ཐུགས་ཁར་ཧཱུྃ་སྔོན་པོ། ཐུགས་ཁའི་ཧཱུྃ་ལས་འོད་ཟེར་འཕྲོས་པས། མདུན་གྱི་ནམ་མཁར་སངས་རྒྱས་སྨན་བླ། དྲང་སྲོང་རིག་འཛིན་རྒྱུད་པ་དང་བཅས་པ་སྤྱན་དྲངས། བཛྲ་ས་མ་ཡ་ཛཿ། ཛཿཧཱུྃ་བཾ་ཧོཿ། གཉིས་སུ་མེད་པར་གྱུར། །མ་ལུས་སེམས་ཅན་ཀུན་གྱི་མགོན་གྱུར་ཅིང་། །བདུད་སྡེ་དཔུང་བཅས་མི་བཟད་འཇོམས་མཛད་ལྷ། །དངོས་རྣམས་མ་ལུས་ཡང་དག་མཁྱེན་གྱུར་པའི། །བཅོམ་ལྡན་འཁོར་བཅས་གནས་འདིར་གཤེགས་སུ་གསོལ། །ཤར་ཕྱོགས་མངོན་པར་དགའ་བའི་ཞིང་ཁམས་ནས། །བདེ་བར་གཤེགས་པ་སངས་རྒྱས་སྨན་བླ་ཡང་། །སུམ་ཁྲི་དྲུག་སྟོང་འཁོར་དང་ལྷན་ཅིག་ཏུ། །སྤྱན་འདྲེན་མཆོད་པའི་གནས་འདིར་གཤེགས་སུ་གསོལ། །སྨན་གྱི་ལྷ་དང་རིག་འཛིན་དྲང་སྲོང་དང་། །རིག་གསུམ་མགོན་དང་ཀླུ་སྒྲུབ་ཡབ་སྲས་རྣམས། །འཆི་མེད་བདུད་རྩི་འདི་ལ་དབང་བསྒྱུར་ཞིང་། །འགྲོ་བའི་དོན་ཕྱིར་མཆོད་ཅིང་གཤེགས་སུ་གསོལ། །ང་ཡི་ཡིད་ལ་བསམ་པ་ལྷ་མོ་ཁྱོད། །མཛེས་ཤིང་སྨན་གྱི་བུམ་པ་ལེགས་འཛིན་ཅིང་། །དགའ་བའི་མིག་གིས་ལྷ་བྱེད་ཡིད་འོང་མ། །དྲི་ཞིམ་མདངས་ལྡན་ལྷ་མོ་ད་ཚུར་བྱོན། །ས་གཞི་སྤོས་ཀྱིས་བྱུགས་ཤིང་མེ་ཏོག་བཀྲམ། །རི་རབ་གླིང་བཞི་ཉི་ཟླས་བརྒྱན་པ་འདི། །སངས་རྒྱས་ཞིང་དུ་དམིགས་ཏེ་ཕུལ་བ་ཡིས། །འགྲོ་ཀུན་རྣམ་དག་ཞིང་ལ་སྤྱོད་པར་ཤོག །ཨོཾ་གུ་རུ་རཏྣ་མཎྜ་ལ་པུ་ཛ་མེ་གྷ་སམུ་དྲ་ས་པ་ར་ན་ས་མ་ཡ་ས་ཏྭ་ཨ་ཧཱུྃ།

[བཞི་པ་ཤེས་པ་བརྗོད་པ]། ཚོགས་གཉིས་རབ་རྫོགས་མཁྱེན་བརྩེའི་རྒྱན་གྱིས་སྤྲས། །སྤྲིན་བྲལ་ཉི་མ་བྱེ་བའི་འོད་ཟེར་ཅན། །འགྲོ་བའི་ནད་སེལ་དཔལ་མགོན་སྐྱབས་གཅིག་པོ། །འདྲེན་མཆོག་མཚུངས་མེད་ཤཱཀྱའི་སྟོབས་ལ་འདུད། །ཚོགས་གཉིས་རྫོགས་མཛད་འཁོར་འདས་ཐམས་ཅད་ཀུན། །མཁྱེན་བརྩེ་ནུས་པའི་ཕྱག་གིས་སྨུར་སྲོང་ནས། །རྣམ་དག་དོན་གཉིས་ཆོས་སྐུར་སྨིན་མཛད་པ། །སྨན་པའི་རྒྱལ་པོའི་ཞབས་ལ་ཕྱག་འཚལ་ལོ། །འགྲོ་བ་ཀུན་གྱི་ཀུན་ཁྱབ་ཐུན་མོང་ནད། །མ་རིག་འབྱུང་བ་བཞི་བརྒྱ་རྩ་བཞི་དང་། །སྟོང་དང་ཉིས་བརྒྱ་བརྒྱད་ཁྲི་བཞི་སྟོང་སོགས། །མ་ལུས་ཞི་མཛད་བཻ་ཌཱུརྻ་ལ་འདུད། །འཚོ་མཛད་སྨན་པའི་རྒྱལ་པོ་བཅོམ་ལྡན་འདས། །དུག་གསུམ་ནད་སེལ་སངས་རྒྱས་སྨན་གྱི་བླ། །སྐུ་མདོག་མཐིང་ཁ་བཻ་ཌཱུརྻ་ཡི་འོད། །སྤྲུལ་བའི་སྐུ་ལ་མཚན་དང་དཔེ་བྱད་ལྡན། །རླུང་མཁྲིས་བད་ཀན་ནད་ཀྱིས་གདུངས་པ་ལས། །ནད་ཀྱི་གཉེན་པོ་ཕྱག་གཡས་ཨ་རུ་ར། །ཕྱག་གཡོན་བདུད་རྩི་སྨན་གྱི་ལྷུང་བཟེད་བསྣམས། །བཻ་ཌཱུརྻ་ཡི་འོད་ལ་ཕྱག་འཚལ་ལོ། །རིག་པའི་གནས་མཆོག་བཅོ་བརྒྱད་ཐུགས་སུ་ཆུད། །ཚེ་ལ་དབང་བའི་དངོས་གྲུབ་བཅུད་ལེན་བརྙེས། །མངོན་ཤེས་སྙིང་རྗེས་འགྲོ་མཆོག་འདུ་བ་སྐྱོམས། །དྲང་སྲོང་རིག་འཛིན་རྣམས་ལ་ཕྱག་འཚལ་ལོ། །དྲང་སྲོང་རྒྱུད་སྲུང་[གསུང]ལུང་རིག་མན་ངག་ཀུན། །ལེགས་པར་ཐུགས་ཆུད་འཆད་རྩོད་རྩོམ་པ་ཡིས། །གསོ་དཔྱད་བསྟན་པའི་ཚུལ

ཀུན་རྒྱས་པར་མཛད། །རྗེས་འཇུག་འབད་པ་དུ་མས་དོན་ཆེན་གྲུབ། །ཡན་ལག་བཞི་ལྡན་ཀུན་གྱིས
འགྲན་ཟླ་སྤངས། །ཉི་ཟླ་ལྟ་བུར་གྲགས་པ་སྨན་པའི་རྗེ། །རྩོད་དུས་འདི་ན་སྨན་བླ་གཉིས་པ་སྟེ། །
ཡོན་ཏན་མགོན་པོའི་ཞབས་ལ་ཕྱག་འཚལ་ལོ། །དྲང་སྲོང་རྒྱུད་པས་བྱིན་རླབས་ཞིང་། །ལུང་རིག
མན་ངག་ཤེས་བྱའི་དཀྱིལ་འཁོར་ལས། །ཇི་བཞིན་རྟོགས་པའི་བློ་གྲོས་སྤྱན་ཡངས་པོ། །དྲང་སྲོང
འཇམ་དཔལ་འཚོ་བྱེད་ལ་ཕྱག་འཚལ། །ཚོགས་གཉིས་མཁྱེན་པའི་རྒྱ་གཏེར་ལས་འབྲུངས་ཤིང་། །
སྒྲུབ་པ་གཉིས་ལ་བརྩེ་བའི་ཡིད་བཞིན་ནོར། །དོན་གཉིས་འགྲོ་ལ་ཕན་བདེའི་ནུས་ལྡན་པ། །མཁས
དབང་རྗེ་རྗེའི་མཚན་ཅན་ཞབས་ལ་འདུད། །གངས་ཅན་མཁས་པའི་གཙུག་རྒྱན་བྲང་ཏི་པ། །དེ་ཡི
རྒྱུད་པ་འཛིན་པ་སྐྱེས་བུའི་མཆོག །རིགས་དྲུག་འགྲོ་དོན་མཛད་པའི་བྱང་ཆུབ་སེམས། །ཆོས་རྒྱལ
བཀྲ་ཤིས་ཞབས་ལ་ཕྱག་འཚལ་ལོ། །གསོ་རིག་བཀའ་དང་བསྟན་བཅོས་ཀུན་ལ་མཁས། །མན་ངག
ཟབ་མོ་དུ་མ་རྒྱན་གྱིས་མཛེས། །སྨན་བླའི་རྣམ་སྤྲུལ་དྲང་སྲོང་རྒྱུད་འཛིན་སྲས། །དཀོན་མཆོག་བདེ
ལེགས་ཞབས་ལ་ཕྱག་འཚལ་ལོ། །གསོ་རིག་གཙུག་རྒྱན་སྨན་པ་ཀུན་གྱི་རྗེ། །བཀའ་དང་བསྟན་འཆོས
མན་ངག་ཀུན་ལ་མཁས། །འགྲོ་བ་ནད་པ་རྣམས་ཀྱི་སྐྱབས་གཅིག་པུ། །དཀོན་མཆོག་ཕན་དར་ཞབས
ལ་ཕྱག་འཚལ་ལོ། །ད་ལྟ་འཛམ་གླིང་འདི་ན་མཁས་གྱུར་ཞིང་། །རྒྱུད་པའི་བྱིན་རླབས་མ་ལུས
བཞུགས་པའི་མཆོག །ཕྱི་ནང་གསང་བའི་ནད་ལས་ཐར་མཛད་པའི། །དཀོན་མཆོག་ཕན་དར
ཞབས་ལ་ཕྱག་འཚལ་ལོ། །རིག་བྱེད་ལྷ་མོ་གྲུབ་པའི་བློ་གྲོས་དང་། །གཟི་བརྗིད་འོད་འཆང་སྨུག་ཟིལ
མ་དང་ནི། །མདངས་ལྡན་བདུད་རྩི་མ་ལ་སོགས་པ་ཡི། །སྨན་གྱི་ལྷ་མོ་རྣམས་ལ་ཕྱག་འཚལ་ལོ། །
བདུད་རྩི་སྨན་ལ་བྱིན་གྱིས་བརླབ་ཏུ་གསོལ། །ཚངས་པ་སྐྱེས་དགུའི་བདག་དང་ཐ་སྐར་བུ། །དྲག་པོ
དབང་པོ་ཉི་ཟླ་ས་མེ་རླུང་། །དྲང་སྲོང་སྨན་གྱི་ཚོགས་དང་བཅས་པ་དང་། །འབྱུང་བའི་ཚོགས་ཀྱིས
ཁྱེད་ལ་སྲུང་བར་ཤོག །རྫོགས་པའི་སངས་རྒྱས་རྣམ་པར་[སངས]རྒྱས་ཆེ། །འཇིག་རྟེན་སྐྱོང་བས
ཕྱོགས་བཞི་ནས། །སྣོད་བཞི་དག་ནི་བླང་ནས་ནི། །བདེ་བར་གཤེགས་ལ་ཕུལ་བ་དང་། །མཐུ་ཡིས
གཅིག་ཏུ་སྤྲུལ་མཛད་པ། །ལྷ་ཡི་སྣོད་མཆོག་དེ་དང་ནི། །བདུད་རྩི་འདྲ་བའི་སྨན་རྣམས་ནི། །སྟོན
པའི་ཕྱག་ན་བསྣམས་གྱུར་བ། །བདེན་པའི་ཚིག་ནི་འདི་དག་གིས། །སྨན་རྣམས་བདུད་རྩིར་འགྱུར
བར་ཤོག །དེ་ནས་ལྷ་མོ་འཕྲོག་མ་ཡིས། །ལྷ་རྫས་དགེ་བ་ཨ་རུ་ར། །བླངས་ནས་སྟོན་ལ་རབ་ཏུ
ཕུལ། །བདུད་རྩི་འདྲ་བའི་སྨན་བསྣམས་ཞེས། །བདེན་པའི་ཚིག་ནི་འདི་དག་གིས། །ནད་པ
རྣམས་ཀྱི་ནད་སེལ་ཞིང་། །ཉེས་པ་ཐམས་ཅད་འཕྲོག་བྱེད་པ། །སྨན་རྣམས་བདུད་རྩིར་འགྱུར་བར
ཤོག །སངས་རྒྱས་རྣམས་ཀྱི་གཟི་བརྗིད་དང་། །གཙུག་ཏོར་ཅན་གྱི་སྟོབས་རྣམས་དང་། །ཐམས
ཅད་སྐྱབས་ཀྱི་བདེན་ཚིག་དང་། །ཡོག་དང་སེལ་གྱི་ཏིང་འཛིན་དང་། །གསེར་ཐུབ་ཞེས་བྱའི་ཡེ་ཤེས

དང་། །འོད་འཕྲུང་མཁན་གྱི་རྫུ་འཕྲུལ་དང་། །ཤཱཀྱ་སེང་གེའི་མཐུ་རྣམས་ཀྱིས། །སྨན་རྣམས་བདུད་རྩིར་འགྱུར་བར་ཤོག །ནད་པ་ཤར་ཕྱོགས་ཁ་བསྟན་ལ། །སྨན་རྣམས་ཉེ་བར་བསྔལ་བར་བྱས། །དེའི་གེ་[རྗེས]ནས་རིག་སྔགས་འདི། །ལག་མཐིལ་བཞག་ལ་ལྷག་པར་གྱིས། །སད་ཧཱུ་ཐེ་དམ་ཁ་ཊ་བི་ཁ་ཊེ་ཙ་ལ་བི་ཙ་ལི་བི་ལི་པི་བ་ལི་བ་ལ་བ་སྟེ་སྦྱིན་དེ་ཙ་རེ་ཊེ། ཨ་སྟྲི་ཏ་ཝི་ཀྲཱ་ཊེ་སྭཱ་ཧཱ༔ རླུང་ལས་གྱུར་དང་མཁྲིས་ལས་གྱུར། །བད་ཀན་ལས་གྱུར་འདུས་ལས་གྱུར། །ནད་རྣམས་ཐམས་ཅད་རབ་བཅོམ་སྟེ། །བདག་ལ་རྟག་ཏུ་བདེ་ལེགས་ཤོག །ལྷ་རྣམས་ཀྱི་ནི་བདུད་རྩི་ལྟ་བུ་དང་། །དྲང་སྲོང་རྣམས་ཀྱི་གཙུག་གི་ནོར་བུ་ལྟར། །མངོན་ཤེས་རྣམས་ཀྱི་སྙིང་རྗེའི་འགྲོ་མཆོག་འདུ་བ་སྟོམ། །ཁྱོད་ལ་སྨན་འདི་ཉེ་བར་གནས་གྱུར་ཅིག །རླུང་མཁྲིས་བད་ཀན་བཞི་བརྒྱ་རྩ་བཞིའི་ནད། །ཚེ་ལ་བར་དུ་གཅོད་པ་ཞི་བ་དང་། །བགེགས་རིགས་སྟོང་ཕྲག་བརྒྱད་ཅུ་ཞི་བ་དང་། །ཡིད་འཕྲོག①སུམ་བརྒྱ་དྲུག་ཅུ་ལ་སོགས་པ། །སེམས་ལ་བར་དུ་གཅོད་པ་ཞི་བར་མཛོད། །

ལྔ་པ་སྙིང་པོ་བགྲང་བ་ནི། ཨོཾ་ན་མོ(ཕྱག་འཚལ་ལོ)ཧྲ་ག་ཝ་ཏེ༔བྷཻ་ཥ(སྨན་པ་བཻཌཱུརྱ)ཀྱཻ་གུ་རུ་བཻཌཱུརྱ ༔པྲ་བྷ(འོད་ཀྱི་རྒྱལ་པོ)རཱ་ཛཱ་ཡཿཏ་ཐཱ་ག(དེ་བཞིན་གཤེགས)ཏ་ཡཿཨ་ར་ཧ(དགྲ་བཅོམ་པ)ཏེ༔སམ་མྱག(ཡང་དག་པར་རྫོགས་པའི་སངས་རྒྱས)སམ་བུདྡྷཱ་ཡཿཏ་ཡ་ཐཱཿ(འདི་ལྟ་སྟེ)ཨོཾ་བྷཻ(སྨན་པའི་སྨན་པ)ཥཛྱེ༔བྷཻ་ཥཛྱེ༔མ་ཧཱ(སྨན་པ་ཆེན་མོ)བྷཻ་ཥཛྱེ༔ར་ཛ་ས(རྒྱལ་པོ་ཀུན་གཤེགས་པའི)མུན་ག་ཏེ(ཞི་ཚུལ་བས)སྭཱ་ཧཱ༔②

དྲུག་པ་རིག་འཛིན་མཆོད་པ་ནི། གཟུངས་ལན་བདུན་བཟླས་པའི་སྨན་དེ་དག་བདུད་རྩི་དྲི་མ་མེད་པ། ཁ་དོག་དཀར་པོ་རོ་བརྒྱ་དང་ལྡན་པ། ནད་གདོན་ཐམས་ཅད་མ་ལུས་སེལ་བའི་ནུས་པ་དང་ལྡན་པར་སྒོམ་ལ། སྨན་གྱི་ཕུད་དེ་མཆོད།

བདུན་པ་དངོས་གྲུབ་བླང་བ་ནི། སངས་རྒྱས་སྨན་བླ་དྲང་སྲོང་བརྒྱད་པ་དང་། རིག་འཛིན་སྨན་གྱི་ལྷ་མོ་དང་བཅས་པ་ཐམས་ཅད་ལ་མཆོད་པ་ཕུལ་བས་མཉེས་པར་བསམ་མོ། །རང་གི་ལྕེ་ལ་སྨན་ཅུང་ཟད་ཅིག་བཞག་པའི་བདུད་རྩི་གང་སྟེ། ནད་གདོན་བར་གཅོད་རྣམས་བསལ། ཚེའི་དངོས་གྲུབ་ཐོབ་པར་བསམ་ལ། ནུབ་ཨུ་རྒྱན་གནས་མཆོག རྒྱལ་སྲས་དྲང་སྲོང་རྣམས་ཀྱི་ཕོ་བྲང་དེ། །སྐལ་བཟང་ལྷ་ཚོགས་རྣམས་ཀྱི་ཐུགས་ཀྱི་སྲས། །ཛོ་ན་མི་དྲ་དྲང་སྲོང་བཅུ་ཕྲག་གཅིག །དུག་གསུམ་ནད་གསོ་སྟོང་ཕྲག་དགུ་བཅུ་གཅིག །དེའི་ཉེ་ཁོར③སྡེ་སྐོར་བརྒྱ་བཅུ་ཏུ། །ཡང་དག་ཚིག་གི་ཟེར་བ་བཏུས་པ

① ཡེ་འཇོག་ཡིན་ནམ་དཔྱད།
② ཤན་སྦྱར་འདི་འཁྲུགས་འདུག་པས་རྒྱུད་འགྲེལ་པ་སྟོན་སོགས་དང་བསྡུར་བར་བྱ།
③ ཉིང་ཁུ་ཡིན་ནམ་དཔྱད།

སོགས། །དྲང་སྲོང་སྨན་བརྒྱུད་དམར་ཁྲིད་མཛུབ་ཚུགས་ནི། །འགྲོ་བའི་ཟུག་རྡུ་ཉི་མར་བ་མོ་ལྟར། །མ་ལུས་ཞི་བྱེད་སྐྱེས་བུ་མི་ལྷ་ཡིས། །བདུད་རྩི་སྨན་ལ་བྱིན་གྱིས་རློབ་ཏུ་གསོལ། །ཡར་ཀའི་[①] རྟོགས་པ་དང་། །བི་ཛྙ་པའི་ནུས་མཐུ་དང་། །ཀླུ་སྒྲུབ་སྙིང་པོ་མཁྱེན་པ་དང་། །འཇམ་པའི་དབྱངས་ཀྱི་ཤེས་རབ་དང་། །སྤྱན་རས་གཟིགས་ཀྱི་ཐུགས་རྗེ་དང་། །ཕྱག་ན་རྡོ་རྗེའི་མཐུ་སྟོབས་ཀྱིས། །སྨན་རྣམས་བདུད་རྩིར་འགྱུར་བར་ཤོག །གསེར་ཐུབ་མཁན་གྱི་ཚགས་པ་དང་། །འོད་སྲུང་མཁན་གྱི་ཏིང་འཛིན་དང་། །ཤཱཀྱ་སེང་གེའི་མཐུ་རྣམས་ཀྱིས། །སྨན་རྣམས་བདུད་རྩིར་འགྱུར་བར་ཤོག །དེ་ལྟར་བསྟོད་པའི་བསྟོད་དང་ནི། །སྨན་གྱིས་ནད་ཀུན་སེལ་བར་བྱེད། །སྐྱེས་བུ་སེང་གེའི་ལྷ་ལ་ཕྱག་འཚལ་ལོ། །སྐྱེས་བུ་མིའི་ལྷ་ལ་ཕྱག་འཚལ་ལོ། །ཇི་ལྟར་ཁྲབ་འཛུག་ཡུལ་འཁོར་སྲུང་། །གཞན་གྱིས་ཕན་པར་མ་གྱུར་བ། །བདེན་པའི་ཚིག་ནི་འདི་དག་གིས། །ནད་པ་རྣམས་ཀྱི་ནད་སེལ་ཅིང་། །ཉེས་པ་ཐམས་ཅད་གྲོལ་བྱེད་པའི། །སྨན་རྣམས་བདུད་རྩིར་འགྱུར་བར་ཤོག །ཉི་མ་ཟླ་བ་སྒྲ་གཅན་གྱི་ཁ་ནས་ཐར་བ་བཞིན་ནད་གདོན་བགེགས་བར་དུ་གཅོད་པ་སྲུང་བྱ་མི་མཐུན་པའི་ཕྱོགས་ལས་རྣམ་པར་རྒྱལ་ནས། ཤིན་ཏུ་ཡང་བཀྲ་ཤིས་པར་གྱུར་ཅིག

བརྒྱད་པ་ནད་པས་བསྟེན་པ་ནི། འཕྲོད་པར་འགྱུར་ཞིང་བྱིན་གྱིས་བརླབས་པའི་སྨན་དེ། ནད་གདོན་ཐམས་ཅད་བསལ་ལ་འཆི་བ་སོས་པར་བསམ་ལ་འཐུང་གཞུག་གོ །

དགུ་བ་དམ་ཚིག་དེ་རྣམས་སྲུང་བའི་འབྲས་བུ་ནི། སྨན་བླ་དྲང་སྲོང་སྨན་གྱི་ལྷ་མོའི་ཚོགས་དང་བཅས་པ་རྣམས་ཀྱིས་བྱིན་རླབས་ཐོབ། བཀྲ་ཤིས་པ་དང་བསོད་ནམས་དང་སྙན་གྲགས་ཆེར་འབྱུང་བའོ། །

ཕུན་ཚོགས་སྐུ་ལ་མཚན་དཔེའི་བཀྲ་ཤིས་ཅན། །ཕུན་ཚོགས་སྨན་པའི་རྒྱལ་པོའི་བཀྲ་ཤིས་ཤོག །ཕུན་ཚོགས་ཐུགས་ལ་མཁྱེན་བརྩེའི་བཀྲ་ཤིས་ཤོག །ཕར་ཚོགས་སྨན་པའི་རྒྱལ་པོ་བཀྲ་ཤིས་ཤོག །དཔལ་ལྡན་ས་སྐྱ་སྨན་གྲོང་བ། །དྲང་རི་ཡབ་སྲས་རྒྱུད་པ་ཡི། །རྒྱུད་འཛིན་གོང་སྨན་ཞང་དཔོན་པའི། །བྱིན་རླབས་བཀའ་བབས་ལྡན་པར་ཡོད། །ཡེ་དྷརྨཱ་ཧེ་ཏུ་པྲ་བྷ་ཝ་ཧེ་ཏུནྟེ་ཥཱན་ཏ་ཐ་ག་ཏོ་ཧྱ་ཝ། དར་ཏེ་ཥཱཉྩ་ཡོ་ནི་རོ་དྷ་ཨེ་ཝཾ་ཝཱ་དཱི་མ་ཧཱ་ཤྲ་མ་ཎཿཡེ་སྭཱ་ཧཱ། འདི་སོགས་ཁྲིགས་སུ་བསྡེབས་པ་ཡིས། །གསོ་རིག་བསྟན་པ་རྒྱས་པ་དང་། །འགྲོ་ཀུན་ནད་ལས་གྲོལ་བ་དང་། །བཻཌཱུརྻ་ཡི་ཞིང་དུ་སྐྱེས་པར་ཤོག །

ཅེས་པ་འདི་ནི་མཁས་པའི་དབང་པོ་སྨན་བླ་གཉིས་པ་གོང་སྨན་དཀོན་མཆོག་ཕན་དར་གྱི་ཞབས

① ས་ར་ཀ་ཡི་ཞེས་པའི་རྒྱ་གར་གྱི་སློབ་དཔོན་ཆེན་མོ་དེ་ལ་ཟེར་རམ་དཔྱད།

པད་ཡུན་རིང་བརྟེན་ཅིང་། གསོ་བ་རིག་པའི་རྩལ་ལ་ཐོས་བསམ་གྱི་བྱ་བ་ལན་གཅིག་མ་ཡིན་པར་བྱས་པའི་ཟུར་འཚོ་བ་ཕྱུག་ན་རྡོ་རྗེ་མགོན་པོ་ཡིས། རྒྱ་བོད་མཁས་གྲུབ་དུ་མའི་གསུང་རྒྱུན་དང་། ཁྱད་པར་གོང་སྨན་ཡབ་སྲས་ཀྱི་ཐུགས་བཅུད་འོ་མའི་རྒྱ་མཚོ་བསྲུབས་པ་ལས་བྱུང་བས། གཅེས་བསྡུས་རིན་ཆེན་ཕྲེང་བ་འདི་ཉིད། དད་ལྡན་གྱི་བུ་སློབ་དུ་མ་དག་ལ་མི་ཏོག་དང་བཅས་ཏེ་བསྐྱལ་བའི་ངོར་སྦྱར་བའོ། །འདིས་ཀྱང་བསྟན་པ་དང་འགྲོ་བའི་དོན་རྒྱ་ཆེན་པོ་བྱེད་ནུས་པར་གྱུར་ཅིག །དགེ་ལེགས་འཕེལ་ཞིང་འཕྲིན་ལས་རྒྱས་པར་ཤོག །བཀྲ་ཤིས། མངྒ་ལཾ། རྫོགས་སོ། །

(སྐལ་བཟང་རྡོ་རྗེ། ཤ་བོ་འབྲུག་མོ།)

བསམ་གཞིགས།

༡ སྨན་ལ་རབ་གནས་བྱེད་པར་དགོས་པ་ཅི་ཡོད།

༢ སློབ་དཔོན་ལ་སངས་རྒྱས་ཀྱི་བློ་དང་དེའི་གསུང་ལ་དྲང་སྲོང་རྒྱུད་པ་དང་བཅས་པའི་བློ་འཛོག་དགོས་པའི་རྒྱུ་མཚན་ཅི།

༣ སྨན་རྣམས་ནོར་བུ་དང་བདུད་རྩི། མཆོད་རྫས་སུ་ཤེས་དགོས་པའི་རྒྱུ་མཚན་ཅི།

བཞི་པ། གསོ་བྱེད་རིན་པོ་ཆེའི་འཁྲུངས་དཔེ་དང་། གསོ་དཔྱད་སྤོའི་མན་ངག་སྤོ་འབུམ། གཡུ་ཐོག་ལྷ་འབུམ་གསུམ་གྱི་སྨན་མིང་འཚོལ་བདེའི་ཀ་ཕྲེང་བྱ་ར།

【ང་།】

【ཅ།】

【ཆ།】

【ཇ།】

【ཉ།】

【ཏ།】

【མ།】

【འ།】

【ཡ།】

【ར།】

【ལ།】

【ཤ】

【ས།】

【ཧ།】

【ཨ།】

བོད་ལུགས་སྨན་གཉེར་ཆེད་ལས་དངོས་གཞི་ཚན་པའི་
(ལོ་བཞི་ལམ་ལུགས) སྦྱ་འབྲེལ་སློབ་
དེབ་ཀྱི་དཀར་ཆག

ཁོངས་མི། སློབ་མ་འབུམ། སློབ་མ་མཚོ།

༦ **བོད་སྨན་དབྱེ་འབྱེད་རིག་པ།**

གཙོ་སྒྲིག་པ། ཀརྨ་ཚོགས་གཉིས།

གཙོ་སྒྲིག་གཞོན་པ། སློབ་མ་དོན་གྲུབ།

ཁོངས་མི། འབྲུག་རྩེ། བདུད་མགོན་ཚེ་རིང་། ངག་དབང་རྡོ་རྗེ། སྒོམ་པ་བཀྲ་ཤིས།
སློབ་མ་འབུམ། ཆོས་དབྱིངས་རང་གྲོལ།

༧ **བོད་སྨན་འདུལ་སྐྱོང་རིག་པ།**

གཙོ་སྒྲིག་པ། བཙུན་ཐར་རྒྱལ།

གཙོ་སྒྲིག་གཞོན་པ། རྡོ་རྗེ་ཚེ་བརྟན། བཀྲ་ཤིས།

ཁོངས་མི། ཀུན་བཟང་རྒྱལ།

༨ **བོད་སྨན་བཟོ་རྩལ་གྱི་རྩ་བའི་རིགས་པ།**

གཙོ་སྒྲིག་པ། བཙུན་ཐར་རྒྱལ།

གཙོ་སྒྲིག་གཞོན་པ། ཙོ་ཧྲ།

ཁོངས་མི། རིག་འཛིན་རྡོ་རྗེ། རྡོ་རྗེ་རབ་བརྟན། སྐལ་བཟང་བཀྲ་ཤིས།

༩ **བོད་སྨན་སྨན་སྦྱོར་རིག་པ།**

གཙོ་སྒྲིག་པ། བྱ་མདོ་སྐྱུ་བྱམས་རྒྱལ།

གཙོ་སྒྲིག་གཞོན་པ། ལྷ་མོ་སྐྱབས། རིན་ཆེན་དོན་གྲུབ།

ཁོངས་མི། ཀ་རིང་སྐལ་བཟང་རྡོ་རྗེ། དཔལ་ཆེན་གསང་བདག

△༡༠ **ཕུང་ཁམས་སྐྱེ་མཆེད་ཀྱི་རྣམ་བཞག**

གཙོ་སྒྲིག་པ། ཏ་མགྲིན་རྒྱལ།

ཁོངས་མི། ཚེ་རིང་རྣམ་རྒྱལ།

△༡༡ **སུམ་རྟགས་རྩ་འགྲེལ།**

གཙོ་སྒྲིག་པ། པན་དེ་ཚེ་རིང་།

མཆན། རྟགས་△འདི་བརྐྱབ་པའི་སློབ་དེབ་ནི་བོད་ཀྱི་གསོ་རིག་གི་སྨན་པའི་ཆེད་ལས་དང་སྨན་གཉེར་ཆེད་ལས། བོད་སྨན་དོ་དམ་ཆེད་ལས་བཅས་ཐུན་མོང་གིས་བཀོལ་རྒྱུར་ཕུལ་བ་ཡིན།

藏药学专业本科(四年制)系列教材目录

1、《藏药经典》

主　编：尕藏多杰

副主编：罗藏东主

编　委：卡着杰　杨本扎西　夏吾周毛

2、《藏药学原理》

主　编：尕玛措尼

副主编：西绕加措

编　委：洛桑东智　小卓玛草

3、《藏药植物学》

主　编：子巴

副主编：扬乐

编　委：角巴加　万玛太

4、《藏药动物学》

主　编：南加太

副主编：才让　仁增多杰

编　委：扎西东主　波毛措

5、《藏药矿物学》

主　编：三智加

副主编：降拥四朗

编　委：卓玛本　大卓玛草

6、《藏药鉴定学》

主　编：尕玛措尼

副主编：卓玛东珠

编　委：周则　东果才让　阿旺多吉　公巴扎西　卓玛本
切羊让忠

7、《藏药炮制学》

主　编：增太加

副主编：刀知才旦　扎西

编　委：更藏加

8、《藏药制剂工艺原理》

主　编：增太加

副主编：子巴

编　委：仁增多杰　多杰拉旦　尕藏扎西

9、《藏药方剂学》

主　编：香多·李先加

副主编：拉毛加　仁青东主

编　委：尕让·尕藏多吉　华欠桑多

△10、《藏医心身概论》

主　编：旦正加

编　委：才让南加

△11、《藏语语法注释》

主　编：完德才让

注：画△者为藏医、藏药、藏医药管理等各专业共用教材

བོད་ལུགས་སྨན་གཉེར་ཆེད་ལས་དངོས་གཞི་ཅན་པའི་
(ལོ་བཞི་ལམ་ལུགས) སློབ་དེབ་རྩོམ་ཞུས་ཨུ་
ཡོན་ལྷན་ཚོགས་ཀྱི་མིང་ཐོ།

藏药学专业本科(四年制)
教材编审委员会名单

རྩོམ་སྒྲིག་འགན་འཁུར་པ།　ཏ་མགྲིན་རྡོ་རྗེ།
责 任 编 辑：　丹 真 多 杰
དེབ་གཞིའི་བཟོ་འགོད་པ།　ཏ་རྡོ།
装 帧 设 计：　达多
མདུན་ཤོག་བཟོ་མཁན།　ཧུང་ཁའེ་ལས་བཟོ་ཁང་།
封 面 制 作：　宏 凯 工 作 室
པར་ཞུས་འགན་འཁུར་པ།　བདེ་སྐྱིད་མེ་ཏོག
责 任 校 对：　李 莉

༄༅། །སྐད་གཞུང་གཅེས་བཏུས།

གཙོ་སྒྲིག་པ།	སྐལ་བཟང་རྡོ་རྗེ།
དཔེ་སྐྲུན་མཁན།	མི་རིགས་དཔེ་སྐྲུན་ཁང་།
འགྲེམས་སྤེལ་མཁན།	མི་རིགས་དཔེ་སྐྲུན་ཁང་གི་བོད་ཡིག་རྩོམ་སྒྲིག་ཁང་།
གནས་ཡུལ།	པེ་ཅིན་གྲོང་ཁྱེར་ཧོ་ཕིང་ལི་བྱང་ལམ་ཨང་14པ།
སྦྲག་ཨང་།	100013
དྲ་གནས།	http://www.mzpub.com
ཁ་པར།	010-64227665
བརྒྱུད་འཚོང་མཁན།	རྒྱལ་ཡོངས་ས་གནས་སོ་སོའི་ཞིན་ཧྭ་དཔེ་ཚོང་ཁང་།
པར་གཞིའི་སྒྲིག་ཐེངས།	2006ལོའི་ཟླ་12པར་པར་གཞི་དང་པོ་བསྒྲིགས།
པར་ཐེངས།	2020ལོའི་ཟླ་8པར་པེ་ཅིན་དུ་པར་ཐེངས་བཞི་པ་བརྒྱབ།
དེབ་ཚད།	787mm×1092mm 1/16
པར་ཤོག	18
པར་གྲངས།	3101−4100
རིན་གོང་།	སྒོར 54.00
དཔེ་རྟགས།	ISBN 978-7-105-08128-8

图书在版编目（CIP）数据

藏药经典/尕藏多杰主编. —北京:民族出版社，2006.12
(2020.8重印)
《藏药学专业本科（四年制）系列教材》
ISBN 978-7-105-08128-8

Ⅰ. 藏… Ⅱ. 尕… Ⅲ. 藏药—医学院校—教材—藏语 Ⅳ. R291.4

中国版本图书馆CIP数据核字(2006)第146838号

藏药经典

主　编	尕藏多杰
出版发行	民族出版社
地　址	北京市和平里北街14号
邮　编	100013
网　址	http://www.mzpub.com
印　刷	三河市华东印刷有限公司
经　销	各地新华书店
版　次	2006年12月第1版　2020年8月北京第4次印刷
开　本	787mm×1092mm　1/16
印　张	18
印　数	3101-4100
定　价	54.00元
书　号	ISBN 978-7-105-08128-8

该书若有印装质量问题，请与本社发行部联系退换
编辑室电话：010-58130509　发行部电话：010-64227665